笹栗俊之・宮田篤郎 編

ベッドサイドの薬理学

丸善出版

序

　薬理学は、「薬物と生体の相互反応機序を解明することによって、薬物治療の基盤を構築する学問」と定義できる。こういうといかめしいが、その目的は薬物治療法を発展させることなので、薬理学は患者に直接関わる身近な学問のひとつといえる。したがって、ほとんどの医療系大学の教育課程において薬理学は必修科目となっている。ただ、多くの場合、薬理学は基礎系科目のひとつとして扱われ、その教育方法はというと、薬物を系統分類して解説する講義と、簡単な実験をいくつか行う実習の組み合わせが一般的であり、医薬品の正しい使い方を身につけさせる臨床的な教育をしっかり行っている大学はとても少ない。

　一方、医療の現場に目を向けると、薬による健康被害が日々多発している。しかも、薬物に対する医療者（特に医師）の認識の甘さが原因の健康被害がかなりの率で起こっている。薬の使い方をきちんと学んでいなくても大学を卒業できることと、薬による健康被害が多発していることとは、無関係ではないだろう。

　また、今日の医療環境も、薬の不適正使用や過誤を誘発する。まず、医薬品の多さがある。販売されている薬のすべてが優れたものであれば多くても構わないのだが、現実はそうではない。しかも、リスクの大きな薬、使い方を一歩間違えると致命的な被害を起こしかねない薬が増えている。超高齢社会の影響も大きい。多剤併用率の増加により薬物相互作用が発生しやすくなり、臓器障害患者の増加により有害反応が現れやすくなっている。

　さらに、EBM（証拠に基づく医療）の推進が叫ばれはじめて久しいが、EBM の実践方法について十分教育できていないので、せっかくのスローガンが名ばかりになりかねない。

　このように、薬物治療の現場には様々な未解決の問題がある。それらから目を背けて従来のような薬理学教育を続けていては、薬を正しく使える医師は育たず、医療過誤は後を絶たない。従来の系統講義は当然ながら必要だが、それだけに留まらず、臨床の現場でただちに使える実践的な薬理学、すなわち本書のタイトルにした『ベッドサイドの薬理学』を、次世代を担う学生たちに伝えていかなければならない。

　薬理学教育を改善するための方法はいろいろ考えられるが、方法よりも重要なのは、医学教育における薬理学の位置づけを根本から見直すことであろう。そもそも、医学は、正常の人体を研究する生理学系、病気の原因や病態形成機序を研究する病理学系、それに病気の治療法を研究する治療学系の3系統に大別できる。薬理学は、その定義によれば、治療学系の根幹に位置するはずなのだが、おかしなことに生理学系に近い科目として扱っている大学が多い。「臨床薬理学」という科目を別に設けて医薬品の適正使用を高学年で学ぶ機会を設けている大学もあるが、そうでなければ、薬理学をもっと臨床寄りに位置づける必要がある。

　しかし、そのようなカリキュラムに合う教科書、すなわち、基礎医学的側面から臨床医学的側面まで、

すべてをカバーした薬理学教科書は日本には少ない。そこで、新しい時代の薬学教育をリードできる教科書をつくりたいと考えたのが、本書を企画した動機である。

本書は、医学部医学科の学生を当面の対象に想定したが、薬を使う人の立場に立って書いているので、診療に従事する医師の使用にも十分堪えると自負している。医学生は、少なくとも臨床研修を卒える頃までは本書を手放さず、機会あるごとに読み返してほしい。もちろん、ほかの医療系学生（歯学、薬学、看護学生など）や医療系スタッフの教科書や参考書としても十分使えるはずである。

本書を企画した時点ではもっとスリムな教科書とするつもりだったが、あまり簡単な記述ではかえって理解しにくくなることがわかり、重要なポイントは省略せずしっかり解説したため、予定より若干分厚い教科書となった。とはいえ、本書はレファレンスブックではない。完全に自分のものになるまで繰り返して読める教科書となるように編集したつもりである。

本書は4つのパート（編）からなるが、第I〜III編が薬理学総論、第IV編が薬理学各論にあたる。

第I編「薬理学の基本原理」では、まず薬理学とは何なのかを述べた後、薬理学の中心的コンセプトである薬物動態と薬力学について、難しい理論を避け、要点をわかりやすく整理して解説し、次いで、大半の医薬品の標的となる生理活性物質のシグナル伝達機構について簡潔にまとめた。

第II編「薬物治療の基礎知識」と第III編「医薬品開発の基礎知識」では、従来の教科書があまり大きく取り上げてこなかった薬理学の臨床的側面について解説した。第II編では、診療に必要な薬物治療の基本について解説し、第III編では、医薬品開発や臨床薬効評価に関する基礎知識をまとめた。

各論にあたる第IV編「主な疾患の治療薬」では、薬物を、構造や作用機序だけでなく、対象疾患も考慮して体系的に配置し、解説した。掲載する薬物は、臨床上重要と考えられるものを厳選した。薬物の重要度に応じて解説にはメリハリをつけ、とくに重要な薬には多くの行を割き、代表的な薬には構造式をつけた。また、各章を理解するのに必要な生理・生化学の知識があれば、章の冒頭に簡潔に解説した。なお、医療従事者は商品名ではなく一般名で薬を覚えるべきとの考えから、本文中には原則として商品名は記載していない。ただ、それでは不便かもしれないので、一般名と商品名の対照表を巻末につけた。

本書は分担執筆ではあるが、執筆者を少数に抑え、編者がすべてを調整し、全体として統一感のある本に仕上げた。なお、章または節の冒頭に、最重要事項を「キーポイント」としてまとめているので、それらを念頭において本文を読み進んでほしい。

本書を企画したのは実は6年も前のことである。当時は2年ぐらいあれば完成できると思っていた。ところが様々な事情で計画は進まず、一時は頓挫して出版を諦めかけたこともあった。しかし1年ほど前にいったん仕切り直してすべての原稿を全面的に書き改め、ようやく出版に漕ぎ着けることができた。その間、丸善出版株式会社の方々に一方ならずお世話になった。とくに本書を担当していただいた企画・編集部の小野栄美子さんには大変なご心配やご苦労をおかけしたが、最後まで見放さずにお付き合いいただき大変感謝している。この場をかりて心より御礼申し上げる。

2018年　早　春

編　者

執 筆 者 一 覧

監 修 者

笹 栗 俊 之　　九州大学大学院医学研究院臨床薬理学分野　教授

宮 田 篤 郎　　鹿児島大学大学院医歯学総合研究科生体情報薬理学　教授

執 筆 者

有 岡 将 基　　九州大学大学院医学研究院臨床薬理学分野　助教

池 松 秀 之　　株式会社リチェルカクリニカ　代表取締役

上 野　 晋　　産業医科大学産業生態科学研究所職業性中毒学研究室　教授

江 頭 伸 昭　　九州大学病院薬剤部　准教授

大 池 正 宏　　九州大学大学院医学研究院生体情報薬理学分野　准教授

栗 原　 崇　　鹿児島大学大学院医歯学総合研究科生体情報薬理学　准教授

笹 栗 俊 之　　九州大学大学院医学研究院臨床薬理学分野　教授

高 橋 富 美　　産業医科大学医学部薬理学講座　教授

樗 木 晶 子　　九州大学大学院医学研究院保健学部門　教授

西　 昭 徳　　久留米大学医学部薬理学講座　教授

宮 田 篤 郎　　鹿児島大学大学院医歯学総合研究科生体情報薬理学　教授

吉 原 達 也　　医療法人相生会 福岡みらい病院　臨床研究センター

（2018 年 2 月現在、五十音順）

目　　次

I編　薬理学の基本原理 ……………………………………… 1

1　薬 理 学 と は ……………［笹栗俊之］… 2
は じ め に　2
薬理学の中心概念　2
薬物と生体の相互反応　2 / 投与量から濃度へ　3 / 薬物動態と薬力学　4

2　薬物の体内動態 ……………［笹栗俊之］… 5
薬物の膜通過機構　5
単純拡散　5 / 薬物トランスポーター　6
薬 物 の 吸 収　8
全身投与　8 / 局所投与　11
薬 物 の 分 布　11
血漿蛋白質との結合　11 / 組織における結合と蓄積　12 / 分布の制御機構　12
薬 物 の 代 謝　12
第 I 相反応　13 / 第 II 相反応　14
薬 物 の 排 泄　14
尿中排泄　15 / 胆汁中および糞中排泄　16
薬物動態の基本パラメーター　16
分布容積　16 / クリアランス　17 / 生体利用率　19
薬物投与計画　19
治療域　19 / 投与量と投与間隔　20 / 負荷投与と維持投与　21 / 病態による薬物動態の変動　21

3　薬物の作用機序 ……………［笹栗俊之］… 22
薬 物 の 標 的　22
人体を標的とする薬物　22 / 病原体を標的とする薬物　27

薬理作用の様式　27
濃度と反応　27 / 効力と最大効果　28 / 作動作用　28 / 拮抗作用　29 / 余剰受容体　31
薬物感受性を変化させる要因　31

4　生理活性物質と薬物 ………［宮田篤郎］… 34
ア ミ ン　34
アセチルコリン　34 / カテコールアミン　35 / セロトニン　37 / ヒスタミン　38
ア ミ ノ 酸　39
γ–アミノ酪酸　39 / グリシン　40 / グルタミン酸　40
ペ プ チ ド　42
内因性オピオイド　42 / 視床下部ホルモン　43 / 下垂体後葉ホルモン　43 / オレキシン　44 / 下垂体前葉ホルモン　44 / アンギオテンシン　45 / エンドセリン　45 / ブラジキニン　45 / ナトリウム利尿ペプチド　46 / インスリン　47 / グルカゴン　47 / インクレチン　47 / 副甲状腺ホルモンとカルシトニン　48 / サイトカイン　48
甲状腺ホルモン　49
ヌクレオシド・ヌクレオチド　50
アデノシン　50 / ヌクレオチド　51
ステロイドホルモン　51
エイコサノイド　52
一 酸 化 窒 素　53

II編　薬物治療の基礎知識 …………………………………… 55

1　薬物治療とは ……………［笹栗俊之］… 56
薬物治療の目的　56
予防薬　56 / 診断薬　56 / 治療薬　56
薬物治療の基本戦略　56
自己を標的とする薬　56 / がん細胞を標的とする薬　57 / 病原体を標的とする薬　57
薬物治療の適正化　57
正しい診断と情報収集　57 / 科学的根拠に基づく治療　57 / モニタリング　58 / チーム医療　58 / インフォームド・コンセント　58 / 服薬アドヒアランス　58
薬 の 名 前　58

化学名　58 / 一般名　58 / 商品名　59

2　薬 物 有 害 反 応 ……………［笹栗俊之］… 61
有害反応とは　61
有害反応のグレード　61
発生機序による有害反応の分類　62
毒性による有害反応　62 / アレルギーによる有害反応　62 / 遺伝子変異による毒性反応　62 / 原因不明の有害反応　62
重篤な薬物有害反応　62
有害反応の予防・診断・治療　66

予 防 *66* / 診 断 *67* / 治 療 *67*

重篤な有害反応が起こってしまったら　*67*

安全性情報の収集と提供　*67*

薬　害　*68*

3　薬物乱用と依存 …………… ［江頭伸昭］…*70*

薬 物 乱 用　*70*

薬 物 依 存　*70*

薬物依存の発現機序　*70* / 依存性薬物　*71*

4　薬 物 相 互 作 用 …………… ［笹栗俊之］…*75*

薬物相互作用とは　*75*

相互作用の分類　*75*

薬物動態上の相互作用　*76*

吸収過程での相互作用　*76* / 分布過程での相互作用　*76* / 代謝過程での相互作用　*77* / 排泄過程での相互作用　*80*

薬力学上の相互作用　*80*

相互作用による有害反応を避けるには　*81*

5　薬効と有害反応の遺伝的差異

…………………………… ［笹栗俊之］…*82*

薬理遺伝学（薬理ゲノム学）　*82*

薬物動態に影響を与える遺伝的差異　*82*

薬物代謝酵素　*82* / 薬物トランスポーター　*85*

薬力学（薬理作用）に直接影響を与える遺伝的差異　*86*

がん細胞の変異　*87*

6　小児の薬物治療 …………… ［西　昭徳］…*88*

生後発達に伴う薬物動態の変化　*88*

吸　収　*88* / 分　布　*89* / 代　謝　*89* / 排　泄　*91*

生後発達に伴う薬力学の変化　*92*

小児の薬用量の決定　*92*

小児薬物療法の課題　*92*

7　高齢者の薬物治療 ……………… ［笹栗俊之］…*94*

超高齢社会と薬物治療　*94*

薬物動態の変化　*94*

吸　収　*94* / 分　布　*94* / 代　謝　*94* / 排　泄　*95*

薬理作用の変化　*95*

高齢者の薬物治療で心がけること　*95*

8　妊婦・授乳婦の薬物治療…… ［笹栗俊之］…*97*

妊 娠 と 薬 物　*97*

妊娠による薬物動態の変化　*97*

発生毒性と胎児毒性　*97*

妊婦の薬物治療　*98*

妊娠中によくある疾患について　*99*

男性の避妊を要する薬　*100*

授 乳 と 薬 物　*100*

9　臓器障害者の薬物治療 …… ［笹栗俊之］…*101*

肝機能障害者の薬物治療　*101*

肝クリアランス　*101* / 肝機能障害者の薬物動態　*101* / 肝機能の評価　*102*

腎機能障害者の薬物治療　*102*

腎障害による薬物動態の変化　*102* / 腎機能の臨床評価　*103* / 腎機能障害者への薬物投与計画　*103* / 透析患者の薬物治療　*104*

10　薬物治療のモニタリング… ［笹栗俊之］…*105*

治療薬物モニタリング　*105*

薬物動態モニタリング　*105*

必要性と有用性　*105* / 特定薬剤治療管理料　*106* / 血中濃度測定法　*106*

薬力学モニタリング　*107*

11　時 間 治 療 …………… ［笹栗俊之］…*108*

生 体 リ ズ ム　*108*

時間薬理学と時間治療　*109*

薬物動態と薬理作用の日内変動　*109*

時間治療が有用な疾患　*110*

12　薬物送達システム ………… ［髙橋富美］…*112*

Ｅ Ｐ Ｒ 効 果　*113*

13　医薬品の管理 …………… ［江頭伸昭］…*114*

毒薬、劇薬の管理　*114*

表　示　*114* / 保　管　*114* / 在庫または交付　*114*

麻 薬 の 管 理　*114*

管理・保管　*115* / 施用・交付　*115* / 廃　棄　*115* / 事故届　*115*

向精神薬の管理　*115*

記　録　*116* / 保　管　*116* / 廃　棄　*116* / 事　故　*116*

覚せい剤・覚せい剤原料の管理　*116*

譲受・譲渡、交付　*116* / 保　管　*116* / 記　録　*116* / 廃　棄　*116* / 事故届　*116*

生物由来製品、特定生物由来製品の管理　*117*

表　示　*117* / 記　録　*117*

14　処 方 と 調 剤 …………… ［江頭伸昭］…*118*

処　方　*118*

処方箋の記載事項　*118* / 処方箋の有効期限　*120*

調剤と薬剤交付　*120*

処方箋の点検　*120* / 調　剤　*120* / 薬剤交付　*122* / 処方箋の保存　*122*

III編　医薬品開発の基礎知識 …………………………………………………… 123

1　医薬品の開発 ……………［笹栗俊之］…124
医 薬 品 と は　124
創 薬 と 育 薬　124
医薬品開発のプロセス　124
　　候補化合物の探索　124 / 非臨床試験　124 / 臨床試験
　　126 / 承認審査　126 / 製造販売後調査・臨床試験　127 /
　　いわゆる"自主臨床試験"　127
医薬品開発を支援する人びと　127
医薬品開発の国際化　128
　　ハーモナイゼーション国際会議　128 / 国際共同試験
　　128

2　臨床試験の科学 ……………［笹栗俊之］…129
臨床試験とは　129
研究デザインとエビデンス・レベル　129

臨床試験の方法　130
　　誤差とバイアス　130 / 対照薬　132 / 評価項目　133
　　系統的レビュー　133

3　臨床試験の倫理 ……………［笹栗俊之］…134
臨床試験は必要か　134
歴 史 的 背 景　134
ヘルシンキ宣言　135
研究倫理の3原則　135
研究倫理の3要件　135
　　インフォームド・コンセント　135 / 倫理審査　136 /
　　責任ある研究遂行　136
日本の法と倫理指針　136
　　医薬品の臨床試験の実施の基準に関する省令　136 / 人
　　を対象とする医学系研究に関する倫理指針　136

IV編　主な疾患の治療薬 …………………………………………………… 139

1　鎮痛・麻酔に用いる薬 ……［栗原　崇］…140
鎮 痛 薬　140
局 所 麻 酔 薬　146
全 身 麻 酔 薬　149
筋 弛 緩 薬　153
　　末梢性筋弛緩薬　153 / 中枢性筋弛緩薬　155

2　神経疾患の薬 …［栗原　崇・西　昭徳］…157
頭痛の治療薬　157
　　片頭痛の治療薬　157 / 緊張型頭痛の治療薬　160 / 群
　　発頭痛の治療薬　160
抗 め ま い 薬　160
抗 て ん か ん 薬　162
　　作用機序　163 / てんかん動物モデルを用いた抗痙攣薬
　　の評価　163 / 主な抗てんかん薬　164
パーキンソン病治療薬　170
　　パーキンソン病　170 / ドパミンによる大脳基底核神経
　　回路の調節とパーキンソン病における変化　170 / 主な
　　パーキンソン病治療薬　171 / 臨床使用　176
重症筋無力症治療薬　177
　　コリンエステラーゼ阻害薬　179

3　精神疾患の薬 …［西　昭徳・江頭伸昭］…182
抗 精 神 病 薬　182
　　薬理作用から導かれた統合失調症の病因論　182 / 主な
　　抗精神病薬　184
気分障害治療薬・精神刺激薬　190
　　抗うつ薬　190 / 気分安定薬　195 / 精神刺激薬　196
抗不安薬・催眠薬　198

抗 不 安 薬　198 / 催眠薬　200
認 知 症 治 療 薬　204
　　アルツハイマー病　205 / アルツハイマー病の薬物療法
　　209

4　循環器疾患の薬 …［笹栗俊之・樗木晶子］…210
血圧異常症の薬　210
　　降圧薬　210 / 肺高血圧症治療薬　216 / 低血圧症治療
　　薬（昇圧薬）　217
虚血性心疾患の薬　217
　　狭心症と急性冠症候群　217 / 抗狭心症薬　218 / 急性
　　冠症候群治療薬　220
心 不 全 の 薬　221
　　心不全の病態生理　221 / 薬物治療の基本　221 / 主な
　　心不全の薬　222
抗 不 整 脈 薬　225
　　不整脈の成因　225 / 不整脈の種類　227 / 抗不整脈薬
　　の分類とその変遷　228 / 主な抗不整脈薬　229 / 不整
　　脈治療の変遷　235
脳 卒 中 の 薬　235
　　脳卒中の分類　235 / 抗脳浮腫薬　235 / 虚血性脳血管
　　障害の薬　235 / 高血圧性脳出血の薬　236 / くも膜下
　　出血の薬　236

5　腎疾患および水・ナトリウム代謝異常の薬
……………………………［笹栗俊之］…237
腎臓病・腎不全の薬　237
　　主な腎臓病の治療薬　237 / 主な腎不全の治療薬　239
利 尿 薬　241

viii　目　次

主な利尿薬　242

水利尿を調節する薬　245

抗水利尿薬（尿崩症治療薬）　245 / 水利尿薬　247

6　血液疾患の薬 ……………［笹栗俊之］…248

抗血栓薬　248

血栓と止血　248 / 血栓症　249 / 主な抗血栓薬　249

止血薬　254

主な止血薬　254

造血薬　255

主な造血薬　256

7　呼吸器疾患の薬 ……………［大池正宏］…258

呼吸刺激薬　258

鎮咳薬・去痰薬　258

鎮咳薬　259 / 去痰薬　259

かぜ症候群治療薬　260

気管支喘息治療薬　260

慢性閉塞性肺疾患治療薬　264

8　消化器疾患の薬 ……………［大池正宏］…265

制吐薬・消化管機能調整薬　265

鎮痙薬　266

消化性潰瘍治療薬　266

止瀉薬・整腸薬・瀉下薬　269

炎症性腸疾患治療薬　271

肝・胆・膵疾患治療薬　272

9　代謝性疾患の薬 ……………［宮田篤郎］…274

糖尿病治療薬　274

糖尿病　274 / 主な糖尿病治療薬　274

脂質異常症治療薬　281

リポ蛋白質と脂質異常症　281 / 主な脂質異常症治療薬　282

痛風・高尿酸血症治療薬　286

高尿酸血症　286 / 痛風・高尿酸血症の治療　286

骨粗鬆症治療薬　289

骨粗鬆症　289 / 主な骨粗鬆症治療薬　290

ビタミン製剤　293

10　内分泌系疾患の薬…………［宮田篤郎］…295

視床下部ホルモン関連薬　295

ソマトスタチン製剤　296 / 黄体形成ホルモン放出ホルモン製剤　296

下垂体ホルモン関連薬　296

成長ホルモン関連薬　296 / 性腺刺激ホルモン関連薬　296 / 後葉ホルモン関連薬　297

甲状腺ホルモン関連薬　297

抗甲状腺薬　298 / 甲状腺ホルモン製剤　299

副腎皮質ホルモン関連薬　299

分泌低下症の治療薬　299 / 分泌過剰症の治療薬　300

性ホルモン関連薬　300

男性ホルモン関連薬　300 / 女性ホルモン関連薬　301

11　泌尿器・生殖器疾患の薬…［宮田篤郎］…304

排尿障害治療薬　304

蓄尿障害（尿失禁）治療薬　304 / 排出障害治療薬　306

勃起不全治療薬　307

子宮収縮抑制薬（切迫流・早産治療薬）　308

子宮収縮薬（陣痛誘発・分娩促進薬）　309

12　炎症・免疫異常の薬………［高橋富美］…311

発熱・炎症に用いる薬　311

発熱と炎症　311 / 解熱鎮痛薬　312 / 抗炎症薬　312 / 抗リウマチ薬　316

免疫異常に用いる薬　318

免疫反応と疾患　318 / 免疫抑制薬　319 / 免疫増強薬　320 / 抗アレルギー薬　321

13　感染症の薬…［池松秀之・有岡将基］…323

抗ウイルス薬　323

抗ヘルペスウイルス薬　323 / 抗サイトメガロウイルス薬　324 / 抗インフルエンザウイルス薬　324 / 抗RSウイルス薬　325 / 抗B型肝炎ウイルス薬　325 / 抗C型肝炎ウイルス薬　325 / インターフェロン製剤　326 / 抗ヒト免疫不全ウイルス薬　327

抗細菌薬　328

ペニシリン系抗生物質　328 / セフェム系抗生物質　330 / β-ラクタマーゼ阻害薬　331 / モノバクタム系抗生物質　331 / ペネム系抗生物質　331 / カルバペネム系抗生物質　331 / ホスホマイシン系抗生物質　332 / グリコペプチド系抗生物質　332 / リポペプチド系抗生物質　333 / アミノグリコシド系抗生物質　333 / テトラサイクリン系抗生物質　333 / マクロライド系抗生物質　334 / クロラムフェニコール系抗生物質　335 / リンコマイシン系抗生物質　335 / ストレプトグラミン系抗生物質　335 / オキサゾリジノン系合成抗菌薬　336 / ピリドンカルボン酸（キノロン）系合成抗菌薬　336 / サルファ系合成抗菌薬（サルファ薬）　337 / リファマイシン系抗生物質　337 / 抗結核薬　338 / その他　338

抗真菌薬　338

ポリエン系薬　339 / アゾール系薬　339 / ピリミジン系薬　339 / キャンディン系（エキノキャンディン系）薬　339

抗原虫薬　340

マラリア治療薬　340 / アメーバ赤痢治療薬　341 / トキソプラズマ症治療薬　342

駆虫薬　342

ワクチン・トキソイド・抗毒素　344

消毒薬　345

低水準消毒薬　345 / 中水準消毒薬　346 / 高水準消毒薬　346 / その他（創傷・潰瘍部消毒薬）　346

14　抗悪性腫瘍薬（抗がん薬）…［高橋富美］…347

悪性腫瘍（がん）の薬物治療　347

細胞毒性薬　347

アルキル化薬　348 / 代謝拮抗薬　349 / 抗がん性抗生

物質　351 / 微小管阻害薬　351 / トポイソメラーゼ阻害薬　352 / 白金製剤　353

分子標的薬　354

増殖シグナル阻害薬　354 / 血管新生阻害薬　355 / プロテアソーム阻害薬　355 / mTOR 阻害薬　356 / 抗 CD 20 抗体薬　356 / 免疫チェックポイント阻害薬　356

ホルモン療法薬　357

その他の抗がん薬　358

15　眼疾患治療薬……………[宮田篤郎]…360

緑内障治療薬　360

加齢黄斑変性症治療薬　362

白内障治療薬　363

抗炎症薬　363

抗アレルギー薬　363

感染症治療薬　364

その他の薬物　364

16　皮膚疾患の薬……………[宮田篤郎]…365

基剤と皮膚吸収性　365

感染症治療薬　366

抗アレルギー薬・抗炎症薬・免疫抑制薬　367

褥瘡・皮膚潰瘍治療薬　369

乾癬治療薬　369

尋常性痤瘡治療薬　370

17　中毒の治療薬……………[上野　晋]…371

中毒治療薬の作用機序　371

急性中毒の治療薬　371 / 慢性中毒（依存症）の治療薬　374

18　救命救急に必要な薬………[吉原達也]…375

重度の血圧低下に用いる薬　375

アドレナリン受容体作動薬　375 / アセチルコリン受容体拮抗薬　376

心機能を抑制する薬　376

β 受容体拮抗薬　376

血管を拡張させる薬　376

硝酸薬　376 / カルシウムチャネル遮断薬　377

抗不整脈薬　377

鎮静薬（およびその拮抗薬）　378

鎮痛薬（およびその拮抗薬）　378

筋弛緩薬（およびその中和薬）　378

その他　379

19　輸液と輸血……………[吉原達也]…380

輸液製剤　380

電解質輸液　380 / 糖質輸液　381 / 高カロリー輸液　381 / 脂肪製剤　381 / アミノ酸製剤　382 / 代用血漿剤　382

血液製剤　382

全血液　382 / 血球製剤　382 / 血漿製剤　382 / 輸血による有害反応　383

付　表 ……………………………………………………… 385

索　引 ……………………………………………………… 395

I 編

薬理学の基本原理

薬理学とは 1

> ● キーポイント
> 1. 薬理学は、薬物療法を発展させるため、薬物と生体の相互反応を解明する学問である。
> 2. 薬物と生体の相互反応は、生体が薬物に対処するプロセス（薬物動態）と、薬物が生体に働きかけるプロセス（薬力学）の2つに大きく分けられる。
> 3. 体内薬物濃度（血中薬物濃度）は、薬物動態と薬力学を結ぶ、薬物療法における最も中心的なパラメーターである。
> 4. 薬理学の研究は、医薬品の使用法の改善と、新しい医薬品の開発につながる。
> 5. 薬物療法は、薬理学の知識に基づいて行わなければならない。

はじめに

今日、医療のあらゆる場面で薬物が用いられている。疾病の予防、診断、治療のいずれにとっても、薬物は欠かすことができない。

薬理学 pharmacology は、薬物を用いた予防、診断、治療の方法を発展させるために、薬物と生体の相互反応を研究する学問である。すなわち、薬物が生体に効果を与える機序、生体が薬物を処理する機序を解明し、それによって、医薬品の使用法を改善したり、新しい医薬品を開発したりする研究領域である。薬理学の研究領域は医学（体の学問）と薬学（薬の学問）の重なる部分に相当し（図 I-1-1）、医学にとっても薬学にとってもきわめて重要な領域である。

薬理学が研究対象とする薬物は、医薬品またはその候補物質であることが多いが、場合によっては毒物を対象とすることもあり、化合物すべてが研究の対象となりうる。また生体のほうも、あらゆる生物種（より正確にはウイルス粒子のような非生物も含

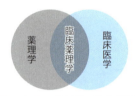

図 I-1-2 薬理学と臨床薬理学

む）が対象となり、また、分子から個体まで様々なレベルの生体試料が研究対象となりうる。

薬理学のうち、人体を直接的な研究対象とする薬理学を**臨床薬理学** clinical pharmacology という。臨床薬理学は、薬理学のなかで患者の薬物療法に直結する部分であり、その研究領域は、薬理学と臨床医学が重なる部分である（図 I-1-2）。

薬理学の中心概念

薬物と生体の相互反応

薬理学は薬物と生体の相互反応の学問だと述べた。相互反応とは、文字通り、薬物−生体間で起こる双方向性のプロセス、すなわち〈薬物 → 生体〉方向のプロセスと〈生体 → 薬物〉方向のプロセス

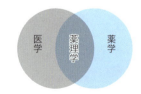

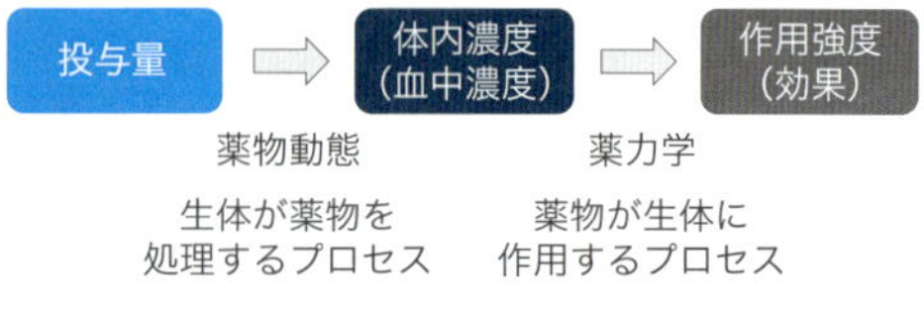

図 I-1-1 薬理学の研究領域

投与量 ⇒ 体内濃度（血中濃度） ⇒ 作用強度（効果）

薬物動態　　　　　薬力学
生体が薬物を　　　薬物が生体に
処理するプロセス　作用するプロセス

図 I-1-3 薬理学の中心概念

からなる（図 I-1-3）。この点は重要なので、もう少し説明を加えよう。

まず、非常に単純な実験系、すなわち、細胞膜上の受容体を活性化する薬物を培養細胞に投与する場合を考えよう。この場合、受容体は、培養液中に投与したのと同じ濃度の薬物に曝露され、薬物と受容体の結合に依存した反応を細胞に引き起こす。これは〈薬物 → 生体〉方向のプロセスである。これとは逆の〈生体 → 薬物〉方向のプロセスは、このような系では（少なくとも投与初期には）ほぼ無視できる。したがって、このような単純な実験系だけを扱うのであれば、〈薬物 → 生体〉の１方向だけ考えていればよい。

しかし、次のような場合はどうだろうか。中枢神経細胞の受容体に作用する薬物を、ヒトに経口投与する場合を考えよう。このような薬物が標的に到達するには、内服されたあと、消化管腔 → 小腸粘膜 → 門脈 → 肝臓 → 肝静脈 → 下大静脈 → 右心室 → 肺 → 左心室 → 大動脈 →（全身循環）→ 頸動脈 → 脳毛細血管内皮 → グリア細胞 → 間質液 → 中枢神経細胞という経路を辿らなければならない。では投与した薬物のうち、どれくらいが標的分子にたどり着けるのだろうか。内服された薬物の一部は、消化液中で分解されるかもしれない。小腸粘膜では一部しか吸収されないかもしれない。小腸上皮と肝臓を通過するあいだに、代謝・除去されてしまう可能性も高い。一部は肺で代謝されるかもしれない。全身循環に入ると、腎臓から排泄されるかもしれず、再び肝臓を通って代謝されるかもしれない。あるいは脂肪や筋肉に蓄積されるかもしれない。脳血管に入ったとしても、血液脳関門があるため、脳内には容易に入れない。入れたとしても、細胞内に標的がある場合、さらに細胞膜を通過できなければならない。

このように、投与された薬物は、生体中を移動するあいだに様々な〈生体 → 薬物〉方向の処理を受ける。処理されずに標的分子に到達した薬物だけが〈薬物 → 生体〉方向のプロセスに取りかかることができるのである。培養細胞のように単純な系を除けば、〈薬物 → 生体〉方向のプロセスに取りかかる前に薬物が受ける〈生体 → 薬物〉方向のプロセスを無視することはできない。

投与量から濃度へ

膜受容体を標的とする薬物を培養液中に投与する

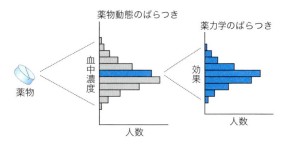

図 I-1-4　薬物動態・薬力学のばらつき

ような単純系では、投与量が決まれば、標的分子が曝露される薬物濃度は一義的に決まる。しかし、生物個体に薬物を投与するような場合、投与量が同じでも、標的分子周囲の薬物濃度は個体によってかなり異なる。それは、〈生体 → 薬物〉方向のプロセスが個体によって大きく異なるからである（図 I-1-4）。

古くは、生体はブラックボックスに近かったため、薬物の効果は投与量で決まると考えざるを得なかった。医師は経験に基づいて投与量を決め、その"匙加減"がうまい医師が名医とされた。しかし今日、〈生体 → 薬物〉方向のプロセスの解明が進み、投与量はあまりあてにならないこと、投与量と治療効果の関係は患者間で大きく変動することがわかっている。

そこで、新たなパラメーターが必要となる。それが、**体内薬物濃度**である。もし薬物標的分子が曝露される薬物濃度がわかれば、薬物の効果をかなり正確に予測できるだろう。しかし、ほとんどの場合、標的分子周囲の濃度を直接知ることは技術的に不可能である。そのため、代替手段として**血中薬物濃度**が用いられる。それは、第一に、血中濃度と標的分子周囲の濃度は相関することが多いこと、第二に、血液なら容易に採取できること、第三に、血液中の微量の薬物を定量する方法が開発されたことなどによる。これにより、薬物療法の基本概念は、<u>投与量に基づく古い考え方から、血中濃度に基づく新しい考え方に転換された</u>といえる（図 I-1-3）。

ただ、血中濃度といっても、**全血中濃度、血漿中濃度、血清中濃度**といろいろある。さらに薬物は、蛋白質と結合しているかいないかにより**結合形薬物**と**遊離形薬物**に分けられる。詳しくは後ろの章で解説するが、薬理作用の強さに直接関係するのは**血漿中遊離形薬物濃度**である。したがって、これを測定できれば最も正確に薬効を予測することができる。

しかし、遊離形を分離して測定する手順が煩雑なので、一般に測定されるのは結合形薬物と遊離形薬物をあわせた濃度である。

薬物動態と薬力学

これまで述べてきた〈生体 → 薬物〉方向のプロセスと〈薬物 → 生体〉方向のプロセスには、れっきとした名前がある。前者、すなわち生体が薬物に働きかけるプロセス（what the body does to the drug）を**薬物動態** pharmacokinetics（PK）といい、後者、すなわち薬物が生体に働きかけるプロセス（what the body does to the drug）を**薬力学** pharmacodynamics（PD）という。薬力学は、**薬理作用** pharmacological action と言い換えることもできる（ただし、これらにはニュアンスに違いがあり、薬力学という用語は、薬の濃度と薬の効果の定量的関係を表すときによく用いられるのに対し、薬理作用という用語は、薬がからだに働きかける生化学的な機序に着目するときに用いられることが多い）。すでに述べた"濃度中心の基本概念"に関連づけていえば、薬物動態とは、体内薬物濃度の時間的推移をもたらすプロセスであり、薬力学とは、薬物動態によって決定された濃度の薬物が標的分子に働きかけて作用を表すプロセスである（図 I-1-3）。

のちに解説する様々な要因により、薬物動態にも薬力学にも個体差がある（図 I-1-4）。投与量から薬効を予測することがしばしばむずかしいのは、こ

れら2つの個体差をかけあわせた変動が起こりうるからである。血中濃度（できれば遊離形薬物濃度）を知ることができれば、前半（薬物動態）の変動が除かれるため、かなり正確に薬効を予測できるようになる。ただし、ワルファリンのように、後半（薬力学）の個人差が著しく大きいため、血中濃度だけでは薬効を予測できない薬もある。

もう一つ述べておきたいのは、細胞内動態の重要性である。薬物の作用強度を本当に決めるのは標的分子に接する部位の濃度であり、多くの場合、血中濃度は代替的な指標にすぎない。とくに、薬物の標的が細胞内にあると、トランスポーターなどの影響で血中濃度と作用部位の濃度が大きく解離することがある（例えば、抗がん薬に耐性を獲得した細胞など）。薬物動態は、細胞内動態も含めて検討されるべきである。

実際の薬物療法では、当該薬物の薬物動態と薬力学の特徴を知り、当該患者の〈投与量 – 血中濃度 – 薬効〉の関係を把握して、患者ごとに適切な投与計画をたてなければならない。

さいごにもう一度、薬理学の定義に戻りたい。図 I-1-3 の概念を用いれば、薬理学をより簡潔に定義できる。すなわち、薬理学とは、薬物動態と薬力学（または薬理作用）を研究する学問だといえる。続く2つの章で、これら2つのプロセスの概要をみていくことにしよう。

薬物の体内動態 2

> ● キーポイント
> 1. 薬物動態とは、生体が薬物を処理するプロセスである。
> 2. 薬物動態は、吸収・分布・代謝・排泄の4つの相に分けられる。
> 3. 薬物動態を定量的に理解するため、分布容積とクリアランスを中心として、様々な薬物動態パラメーターが用いられる。
> 4. 薬物投与にあたっては、薬物動態パラメーターに基づいて、最適な投与経路、投与量、投与間隔を決める。

　インスリンのような生理活性物質製剤を別にすれば、大部分の薬物は生理的には不要の物質であり、場合によっては害を及ぼしかねない"異物"である。そのため、生体には、薬物を体外へ排除するための防御機構が備わっている。薬物が効果を現すためには、この防御機構をかいくぐり、十分な量が標的分子まで到達する必要がある。

　投与された薬物を（多くは異物として）生体が処理するプロセスを**薬物動態** pharmacokinetics という。薬物動態は、**吸収** absorption・**分布** distribution・**代謝** metabolism・**排泄** excretion の4相（頭文字をとって **ADME** とよばれる）に分けると理解しやすい（図 I-2-1）。これらは、それぞれ、生体が薬物を取り込み、体内各所に分配し、除去しやすいかたちに変換し、体外へ捨て去る処理過程を表している。しかし、必ずしもこの順番で処理が進むわけではなく、むしろ、投与された薬物に対して生体が並行して行う4つの作業と理解したほうがよい。

　本章では、薬物動態の全過程に必要な、薬物の細胞膜通過機構について述べたのち、吸収・分布・代謝・排泄の4相について解説し、さいごに、薬物動態を定量的に評価するための基本パラメーターについて簡潔に述べる。

薬物の膜通過機構

　吸収・分布・代謝・排泄のすべての過程において、薬物は細胞膜を何度も通過しなければならない。単に細胞の層を越えて移動するだけなら細胞間隙を通過できる場合もあるが、細胞内に入るには必ず細胞膜を通過する必要がある。細胞膜は、化学物質の通過を選択的に制御する防御機構の1つである。細胞膜は脂質二重層からなり、脂溶性の高い薬物は単純拡散により容易に通過できるが、脂溶性の低い（水溶性の高い）薬物は容易に通過できず、通過するには膜に埋め込まれた各種輸送体（トランスポーター）の助けを必要とすることが多い。

単 純 拡 散

　体液中の薬物は、濃度勾配に比例する速度で、高濃度部位から低濃度部位へと拡散する。これを**単純拡散** simple diffusion または**受動拡散** passive diffusion という。高濃度部位と低濃度部位が細胞膜で隔てられている場合、濃度勾配以外に、薬物の脂溶性（あるいは水溶性）、イオン化の度合い、膜の面積、分子量などによって拡散速度が影響を受ける。脂溶性の薬物が最も速やかに拡散でき、イオン化の度合いが小さいほど、膜面積が大きいほど、小さい分子

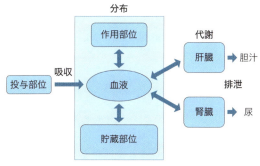

図 I-2-1　薬物動態のプロセス

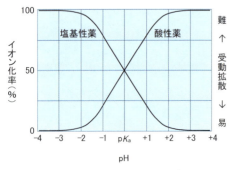

図 I-2-2　pH とイオン化率

水溶液の pH と薬物の pK_a の関係は、ヘンダーソン-ハッセルバルヒの式 pH = pK_a + log([A⁻]/[HA]) で表される（A⁻ は酸 HA の共役塩基）。これより、酸性薬では pH = pK_a + log（イオン形薬物濃度 / 非イオン形薬物濃度）、塩基性薬では pH = pK_a + log（非イオン形薬物濃度 / イオン形薬物濃度）となり、酸性薬は pH が高いほど、塩基性薬は pH が低いほど、イオン化率が高くなることがわかる。

ほど、速やかに拡散できる。

　大部分の薬物は弱酸または弱塩基であり、イオン体または非イオン体として体液に溶けている。イオン化の度合いは、体液の pH と薬物の pK_a により決定される。pK_a は、イオン体と非イオン体の濃度が等しいときの pH である。体液の pH が pK_a より低い場合、弱酸性薬物では非イオン体が優勢となるが、弱塩基性薬物ではイオン体が優勢となる。逆に、体液の pH が pK_a より高い場合、弱酸性薬物ではイオン体が優勢となるが、弱塩基性薬物では非イオン体が優勢となる。細胞膜を隔てたイオン体・非イオン体の分布は、**ヘンダーソン-ハッセルバルヒの式** Henderson-Hasselbalch equation から予想できる（図 I-2-2）。

薬物トランスポーター

　水溶性の高い（脂溶性の低い）薬物の膜通過には、蛋白質性の輸送体（**トランスポーター**）を必要とする。トランスポーターは細胞膜上に発現するが、発現には極性があるため、小腸上皮細胞、肝細胞、腎尿細管細胞、血管内皮細胞などで一方向性の輸送が可能となる。このため、薬物動態の全過程（吸収・分布・代謝・排泄）にわたって、薬物や代謝物の運搬に必須の生体分子となっている（図 I-2-3）。トランスポーターはまた、脳や生殖器などの重要臓器を薬物（異物）から保護したり、様々な細胞を薬物（異物）の侵入から保護したりするバリアーとしても働いている（後述）。

　トランスポーターには多くの種類がある（表

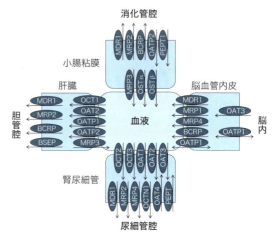

図 I-2-3　薬物トランスポーター

I-2-1）。これらは、生体物質の移動や生体異物の排出を可能にする機序として進化したものと考えられるが、薬物も同じ分子群により運搬される。基質特異性はかなり低く、CYP（後述）よりさらに低いとされる。1種類のトランスポーターが多種類の薬物を輸送でき、1種類の薬物がいくつものトランスポーターで運ばれるため、1種類のトランスポーターの機能が多少変化するだけで薬物動態が大きな影響を受ける例は、それほど多くは知られていない（→ p.85）。

　トランスポーターには、細胞内から細胞外への輸送にかかわる"排出型"と、細胞外から細胞内への輸送にかかわる"取り込み型"がある。"排出型"トランスポーターは、ATP の加水分解エネルギーを直接用いて能動的に物質を汲み出す **ABC トランスポーター** ATP-binding cassette transporter が大部分であり、"取り込み型"トランスポーターは、膜電位やイオン濃度勾配を駆動力として物質を運び入れる **SLC トランスポーター** solute carrier transporter が大部分である。以前は、個々のトランスポーターに固有の名称がつけられていた。現在では遺伝子による系統的な命名がなされているが、主要なトランスポーターは伝統的な名称でよばれることが多い。

■ MDR 1

　MDR 1（multidrug resistance-1）は ABC トランスポーターの原型ともいえる分子であり、がん細胞の多剤耐性に関与する遺伝子として発見された。**P 糖蛋白質** P-glycoprotein とよばれることも多い（P は透過性 permeability に由来する）。12 回膜貫通型

表 I-2-1 主な薬物トランスポーター

グループ	主な分子（通称）	系統分類名	主な発現部位	基質 生体成分	基質 薬物・異物
ABCトランスポーター	MDR1（P糖蛋白質）	ABCB1	小腸、肝、腎、胎盤、精巣、脳	脂溶性化合物	ジゴキシン、カルシウムチャネル遮断薬、β受容体拮抗薬、HMG-CoA還元酵素阻害薬、副腎皮質ホルモン製剤、モルヒネ、マクロライド系抗生物質、キノロン系抗菌薬、免疫抑制薬、アゾール系抗真菌薬、抗ウイルス薬、抗がん薬などきわめて多数
	MRP2	ABCC2	肝、腎、小腸	抱合ビリルビンなど	グルクロン酸抱合体、硫酸抱合体、グルタチオン抱合体、テモカプリラート、プラバスタチン、メトトレキサート、葉酸、SN-38
	MRP4	ABCC4	腎、肝、脳	尿酸、胆汁酸	アザチオプリン、メルカプトプリン、セフェム系抗生物質
	BCRP	ABCG2	肝、腎、胎盤、小腸、精巣、脳、骨髄	ステロイドホルモン硫酸抱合体、尿酸	メトトレキサート、SN-38、ゲフィチニブ、ロスバスタチン、シプロフロキサシン、発がん物質
有機陽イオントランスポーター	OCT1/2	SLC22A1/2	肝、腎、脾、脳、胎盤	コリン、ドパミン、カルニチン	プロカインアミド、ニコチンアミド、アザセトロン、シメチジン、メトホルミン
	OCTN1/2	SLC22A4/5	腎、骨髄、脾	カルニチン	ベラパミル、キニジン
有機陰イオントランスポーター	OAT1/2	SLC22A6/7	腎、脳	プロスタグランジン、α-ケトグルタル酸、コハク酸、尿酸	NSAIDs（アスピリンなど）、フロセミド、プロベネシド、βラクタム系抗生物質（ベンジルペニシリンなど）、メトトレキサート、プロスタグランジン製剤
	OATP1/2	SLCO1A2/B1	肝、脳	胆汁酸、エストロゲン、プロスタグランジン、甲状腺ホルモン、抱合ビリルビン	プラバスタチン、アトルバスタチン、フェキソフェナジン、メトトレキサート、プロスタグランジン製剤
ペプチドトランスポーター	PEPT1/2	SLC15A1/2	小腸、腎、脳、肺	ジペプチド、トリペプチド	βラクタム系抗生物質、ACE阻害薬、モルヒネ
アミノ酸トランスポーター	LAT1/2	SLC7A5/8	—	中性アミノ酸、甲状腺ホルモン	レボドパ、メチルドパ、ガバペンチン、メルファラン、甲状腺ホルモン製剤
ヌクレオシドトランスポーター	ENT1/2 CNT1/2	SLC29A1/2 SLC28A1/2	—	ヌクレオシド	ヌクレオシド誘導体（抗がん薬、抗ウイルス薬など）

の蛋白質で、分子内に2ヵ所のATP結合部位を有する（図I-2-4）。小腸上皮細胞の管腔側、肝細胞の胆管側、尿細管細胞の管腔側、脳・精巣・胎盤の血管内皮細胞の血管側などに発現し、薬物（異物）の排出に主要な役割を果たしている。ジゴキシン、ベラパミル、シクロスポリン、タクロリムス、ビンカアルカロイド、アントラサイクリン系抗生物質をはじめ、多数の薬物や代謝物を細胞外へ排出する。MDR1で輸送される薬物同士が競合して、相互作用が起こることがある（→ p.76、80）。

■ MRP

MRP（multidrug resistance-associated protein）もABCトランスポーターで、7種類のサブタイプが見出されている（MRP1～7）。とくに17回膜貫通型の**MRP2**は、肝細胞胆管側に発現し、ビリルビンなどの生体物質や薬物の抱合体を肝細胞内から胆汁中へ排出させる働きを担う重要なトランスポーターである。デュビン・ジョンソン症候群 Dubin-

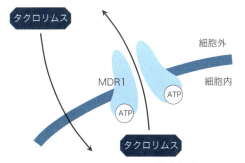

図 I-2-4 MDR1（P糖蛋白質）
MDR1を代表とするABCトランスポーターは、一般に2個の膜貫通ドメインと2個のATP結合部位を含み、ATPの加水分解エネルギーにより、細胞内から細胞外へ薬物を排出する。

Johnson syndromeはMRP2の遺伝子異常による体質性黄疸で、抱合型ビリルビンの排泄障害を示す。テモカプリルやプラバスタチンなどの排泄にかかわる。12回膜貫通型の**MRP4**は、近位尿細管の管腔側に強く発現し、プリンヌクレオチド類似化合物の排泄に大きくかかわり、プリン体の最終代謝物である尿酸、アザチオプリンやメルカプトプリンなどのチオプリン系薬物およびその代謝物を細胞外へ汲み出す役割を担っている。白血病細胞などにも発現が認められ、プリン代謝拮抗薬の薬剤耐性の原因となる。

■ BCRP

BCRP（breast cancer resistant protein）は6回膜貫通型のABCトランスポーターで、薬剤耐性乳癌で見出されたのでこの名があるが、MDR1同様に広い臓器分布を示す。尿酸、メトトレキサート、SN-38（イリノテカンの活性代謝物）などの細胞外排出にかかわる。

■ OAT / OATP

OAT（organic anion transporter）や**OATP**（organic anion transporter peptide）は、有機陰イオンを輸送する12回膜貫通型SLCトランスポーターで、尿細管細胞の血管側、肝細胞の類洞側、小腸上皮細胞の管腔側、脳血管内皮細胞などに発現する。OAT（OAT1～4）は、βラクタム系抗生物質、非ステロイド性抗炎症薬、メトトレキサート、フロセミド、チアジド系利尿薬など、OATP（OATP1B1など）は、プロスタグランジン、甲状腺ホルモン、胆汁酸などの生体物質や、プラバスタチン、フェキソフェナジンなど数多くの薬物の輸送に関与する。

■ OCT / OCTN

OCT（organic cation transporter）/ **OCTN**は、OATに類似した構造を有するSLCトランスポーターで、多くの臓器に発現しているが、主に塩基性薬物の尿細管からの排泄に重要な役割を果たす。プロカインアミド、キニジンなど多くの薬物の輸送に関与する。

■ PEPT 1 / 2

PEPT1、**PEPT2**は小腸上皮管腔側および尿細管上皮管腔側に発現し、ジペプチド、トリペプチドの消化管吸収や尿細管再吸収にかかわるペプチドトランスポーターで、βラクタム系抗生物質、ACE阻害薬、バラシクロビルなど、ペプチド類似化合物の吸収や再吸収に関与する。

薬物の吸収

投与された薬物が、体内に入るプロセスを**吸収** absorption という。しかし、単に体内に入るだけでは、必ずしも標的分子に到達できるとは限らない。とくに全身投与された薬物は、血流によって目的臓器まで運ばれる必要があるため、吸収された量より全身循環血中に入ることのできた薬物量のほうが重要である。後に述べる理由で、吸収された薬物がすべて全身循環に入るとは限らないからである。投与された薬物のうち全身循環に入る薬物の割合を示すには、**生体利用率** bioavailability というパラメーターが用いられる（後述）。生体利用率が高い薬物ほど、全身循環に入りやすい。薬物を血管内に直接投与する場合、基本的には投与した全量が全身循環に入るため、このときの生体利用率を100%とする。

吸収の様式は、全身投与か局所投与か、どのような投与方法（投与経路）を用いるかによって大きく異なる。投与経路は、**経口**（**内服**、**内用**ともいう）、**注射**、**外用**の三つに大きく分けられる。外用には、経口、注射以外のすべての手段（舌下投与、直腸内投与、経気道投与、経皮投与、点眼など）が含まれる。

全身投与

全身投与 systemic administration は、いったん全身循環血中に薬物を入れ、血流を介して各臓器に薬物を送る方法である。全身投与には、注射投与、経口投与、舌下投与、直腸内投与、経気道投与、経皮投与など様々な投与経路があり、それぞれにあわせた剤形が開発されている（図 I-2-5）。おのおのの投与経路や剤形を選択するのには理由があるが、そ

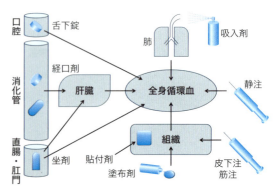

図 I-2-5 投与経路と剤形

れぞれ長所もあれば短所もある。同じ薬物であっても、複数の投与経路や剤形を有する場合が多く、これによって薬物動態が大きく変わる可能性がある。

代表的な投与方法の特徴を以下に整理する。

■ 注 射 投 与

注射投与 parenteral injection は薬物を体内に直接入れる方法であり、生体利用率は概して高い。なかでも動脈内注射の生体利用率は完全（100％）だが、特殊な場合を除けば、安全面や技術面からこの方法は用いられない。注射投与に主として用いられる経路は、静脈内・筋肉内・皮下の３つであり、一般に血中への移行はこの順に速い。

静脈内注射（静注） intravenous injection は、ほぼ完全な生体利用率が比較的容易に得られる投与方法である（ただし、初回の肺通過によって除かれる量が無視できない薬物もある）。全身循環への薬物送達は迅速で、ほかの方法では得がたい正確性と即時性で、薬物送達速度を管理できる。また、組織傷害性が強いためほかの投与方法がむずかしい薬物も、血液ですぐに希釈されるため静注なら投与できることがある。ただし、血中薬物濃度が急激に上昇しやすく有害反応が現れやすいこと、いったん注射された薬物は取り戻すことができないことなどに注意が必要である。注射薬は原則として水溶液に限られ、油性基剤に溶けた薬物や沈殿をつくる薬物、血栓や溶血などを起こす薬物は静注してはならない。

筋肉内注射（筋注） intramuscular injection は、比較的速やかに薬物を全身循環に入れることができるが、血中への移行速度は注射部位の血流速度に依存する。このため、注射部位の加温、マッサージ、筋肉運動などにより、移行速度は変化しうる。注射液は必ずしも水溶液でなくてもよく、油性基剤の薬物や懸濁液などとして投与すれば、注射部位からゆっくり血中へ移行させることもできる。ただし、筋肉障害を残す危険性がないわけではないので、合理的な理由がある場合のみにとどめるべきである。

皮下注射（皮下注） subcutaneous injection は、比較的安全かつ容易なのでよく用いられ、必要な場合には自己注射も可能である。皮下は血流が少なく、薬物が皮下脂肪に溶け込みやすいため、全身循環への移行は緩やかで、持続的な効果をもたらす。インスリン製剤のように、化学修飾や剤形の工夫により、移行速度を意図的に変えることもできる。ただし、刺激性のある薬物や組織傷害性のある薬物は激痛や壊死を起こす可能性があり、皮下注は避けるべきである。

■ 経 口 投 与

経口投与 oral ingestion とは、薬物を口から投与して消化管粘膜から吸収させる方法で、**内服**あるいは**内用**ともいう。剤形としては、錠剤、カプセル剤、散剤、顆粒剤、液剤などが代表的である。非侵襲的かつ容易に薬物を投与できるため有用性が高く、最も一般的な投与方法である。しかし、薬物によっては吸収されにくいこと、嘔吐を催す薬物は投与しにくいこと、胃酸や消化酵素、腸内細菌などにより分解される可能性があること、食物や併用薬が吸収に影響する可能性があること、吸収されても全身循環に入る前に除去される可能性があること（後述）、患者の協力が必要なことなどが問題となりうる。

消化管吸収速度は、薬物の物理化学的性質、消化管の吸収面積、消化管運動など様々な因子に影響される。

ほとんどの薬物は単純拡散によって吸収されるため、非イオン形で脂溶性の高いものほどよく吸収される。消化管の pH は大きく変動するため（胃で1〜2、上部小腸で3〜6、下部小腸で7〜8）、これに伴い非イオン形薬物の割合も大きく変化する（図 I-2-2）。弱酸性の薬物は、胃では非イオン形が増え、小腸ではイオン形が増える。このため、弱酸性薬物はある程度胃で吸収され、いったん吸収されると周囲の pH が上昇するためイオン形が増え、消化管腔へは戻りにくくなる。このような現象を**イオントラッピング**という。しかし、より重要なことは、弱酸性薬物であっても、吸収の大部分は小腸粘膜で起こることである。これは、小腸内壁の吸収面積が圧倒的に大きいため、比率ではわずかな非イオン形であっても持続的に吸収されていくためである。すなわち、主な吸収部位は薬物の pK_a によらず小腸粘膜だといえる。したがって、胃の内容物を腸に送り出す速度（**胃内容排出速度**）が蠕動運動や形状（牛角胃）などの影響で大きくなると、薬物の種類によらず一般に吸収速度は増加する。

血管内投与以外では、薬物の生体利用率は100％ではなくなる。全身循環に入る前に代謝や排泄が起こり、除去されてしまうからである。これを**初回通過効果** first pass effect（FPE）という。経口投与の大きな特徴は、初回通過効果の影響を最も強く受けることである（図 I-2-6）。なぜなら、消化管から

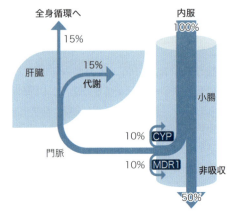

図 I-2-6 初回通過効果

この模式図では、経口投与された薬物量（100％）の50％が小腸で吸収されるが、うち10％は小腸粘膜のCYPで代謝され、10％はMDR1により消化管腔へ戻される。残り30％が門脈に入るが、その半分の15％が肝臓で代謝されるため、全身循環に入ることのできる薬物量は、投与された量の15％になる（生体利用率15％）。

吸収された薬物は、まず消化管上皮の酵素で代謝される可能性がある。ここを通過できても、薬物は門脈系に入るため、全身循環に入る前に肝臓を通過しなければならない。肝臓は最大の代謝臓器であり、腎臓につぐ排泄臓器でもある。ニトログリセリンやリドカインのように、初回通過効果によってほとんどが除去され、全身循環に到達できない薬物もある。このような薬物には、初回通過効果を回避できる投与手段を選択しなければならない。

一方、初回通過効果やその後の代謝を利用する投与方法もある。**プロドラッグ** prodrug は、それ自体には薬理活性がほとんどないが、体内で代謝されて初めて活性体に変化する薬物である。吸収性の改善、作用の持続化、毒性の低減、味やにおいの改善などを目的として意図的に設計されることが多いが、発見された薬物が偶然プロドラッグだったということもある。設計する場合、様々な化学修飾がありうるが、エナラプリルやバラシクロビルなどのように、カルボキシ基や水酸基（ヒドロキシ基）をエステル化して脂溶性を高めるような例が最も多い。これらは、肝臓などのエステラーゼで容易に分解され、活性型に変わる。

■ 舌下投与

口腔内の静脈は上大静脈に通じているため、口腔粘膜から吸収された薬物は、肝臓の初回通過効果を受けずに全身循環に入ることができる。とくに舌下静脈の血流は大きいため、**舌下投与** sublingual administration は、速やかに全身循環に薬物を届けるのに便利な方法である。しかし、口腔粘膜の表面積は小さいため、かなり脂溶性の高い薬物でないと十分量を速やかに吸収させるのはむずかしい。したがって、この方法で投与できる薬物は限られ、有機硝酸薬のほかは少ない。初回通過効果が大きいため経口投与では効かないニトログリセリンにとって、舌下投与は重要な投与方法である。舌下錠がよく用いられるが、舌下噴霧するスプレー剤も開発されている。

■ 直腸内投与

直腸内投与 rectal administration は、意識のない患者、経口摂取が禁じられた患者、悪心・嘔吐で経口投与できない患者、内服がむずかしい幼小児などに有用である。坐剤として投与されることが多い。直腸上部の静脈は門脈系に通じているが、直腸下部の静脈は直接全身循環に通じている。このため、投与した薬物の半分程度が肝臓の初回通過効果を受けると考えられるが、生体利用率は経口投与より高くなる。

■ 経気道投与

吸入麻酔薬のような揮発性でガス状の薬物は、**吸入** inhalation により肺胞上皮と気道粘膜上皮から吸収させることができる。肺の表面積は十分大きいので肺静脈への移行は速やかである。また、薬物の溶液であっても、空気と混ぜて霧状のエアゾールにすれば、吸入で投与できる。ただし、この方法は、全身投与を目的とするよりも、喘息治療薬などのように呼吸器への局所効果を狙って用いることが多い。**点鼻** nasal drops という方法も、全身投与、局所投与ともに用いられる。純粋な全身投与を目的に点鼻投与される薬物には、デスモプレシンなどがある。

■ 経皮投与

経皮投与 transdermal administration は薬剤を皮膚に塗布または貼付する方法だが、正常の皮膚は表皮の障壁に覆われているため、容易に通過できる薬物は少ない。経皮吸収の速度は、皮膚の吸収面積と薬物の脂溶性によって決まる。ただし、薬物を油性基剤に懸濁したり、皮膚を湿潤化したりすれば、吸収率を上げることができる。また、火傷などで表皮が損傷された皮膚や、炎症などで血流が増加した皮膚では、吸収速度が増加する。いったん静脈やリンパ管に入れば、肝臓の初回通過効果を受けずに全身循環に入ることができる。薬物放出を制御できる貼

付剤を用いれば、血中濃度を長時間維持させることも可能となる。

局所投与

局所投与 local administration は、投与部位近傍の組織への効果を求めて行われる投与方法である。この場合、副作用を避けるため、または作用を長時間持続させるため、全身循環に入る薬物は少ないほうが望ましい。この点、生体利用率を高めたい全身投与とはまったく異なる。

薬物は、病巣の位置により様々な部位に投与される（結膜、皮膚、皮下、口腔粘膜、気道粘膜、肺胞上皮、消化管粘膜、膀胱粘膜、腟粘膜など）。純粋に局所作用だけを求める場合、全身循環に入った薬物の作用は副作用（→ p.61）ということになる。ステロイドの外用剤などでは、副作用を避けるため、全身循環に入ると速やかに代謝され低活性化または不活性化される薬（**アンテドラッグ**）が用いられることもある。

ここでは、代表例として、**点眼** eye drops と**局所麻酔** local anesthesia をあげる。点眼では、通常、角膜を通過して薬物が眼内に吸収される。ふつうの点眼薬では一部が鼻涙管を通じて流出し、鼻粘膜から吸収され全身循環に入るため、副作用が起こることがある。局所麻酔薬の標的は投与部位近傍の末梢神経なので、局所の薬物濃度を長時間保つため、また全身性の副作用を避けるため、血管内には移行しにくいほうがよい。そのため、血管収縮薬（アドレナリン）と混注することにより血管への移行を遅らせ、局所濃度を維持することもある。

薬物の分布

薬物が各組織に移行し分配される過程を**分布** distribution という。全身循環に入った薬物はやがて血管外に出て、組織の間質液や細胞内に分布する。組織移行の速度と量は、基本的には血流量と組織容量によって決まる。したがって、薬物は、まず肝臓、腎臓、脳など血流の豊かな組織に速やかに分布し（第Ⅰ相）、ついで、血流は比較的少ないが容量の大きな組織、すなわち筋肉、脂肪、皮膚、そのほかの臓器に緩やかに（一般に、数分から数時間をかけて）移行する（第Ⅱ相）。定常状態における血管外薬物の大部分は、第Ⅱ相により分布したものである。

血液の pH は 7.4、組織の pH は 7.0 程度であり、大きな差はないため、イオントラッピングは組織移行にあまり大きな影響を与えない。血液・組織間の薬物の配分比を決めるのは、主に血中・組織中高分子への薬物の結合である。

血漿蛋白質との結合

多くの薬物は、血漿蛋白質と結合して血液中を流れている。結合は、アルキル化薬など一部を除けば、一般に可逆性である。非結合形（遊離形）薬物だけが組織へ移行できる（図 I-2-7）。

酸性薬物（アスピリン、インドメタシン、ワルファリン、グリベンクラミド、ベザフィブラート、ベンゾジアゼピン、ジゴキシンなど）の主な結合蛋白質は**アルブミン** albumin、塩基性薬物（ジピリダモール、ジソピラミド、プロプラノロール、クロルプロマジンなど）のそれは **α₁ 酸性糖蛋白質** α₁ acid glycoprotein である。多くの薬物で、治療域（後述）における**血漿蛋白質結合率**（したがって**遊離形薬物分率**）はほぼ一定だが、血漿蛋白質の増減が起こると遊離形分率が変化し、薬効が影響を受ける可能性がある。

血漿蛋白質への結合は一般に非選択的なので、同じ蛋白質に多くの薬物や内因性物質が結合する。このため、これらの物質間で結合の競合が起こりうる。例えば、アルブミンと結合している非抱合型ビリルビンが酸性薬との競合により遊離するため、新

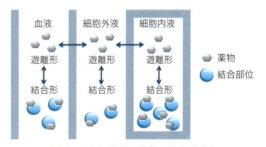

図 I-2-7　遊離形薬物と結合形薬物
体内の各コンパートメント（血液、細胞外液、細胞内液）では、蛋白質など高分子に結合している結合形薬物と、結合していない遊離形薬物が平衡状態にある。コンパートメント間は細胞膜で隔てられているため、結合形薬物は通過できず遊離形のみが移動できる。各コンパートメントの pH に差がなく、トランスポーターの存在を無視できると仮定すると、各コンパートメントの遊離形薬物濃度は、十分な時間ののちには等しくなる。現実的には等しくはならないとしても、各コンパートメントの遊離形薬物濃度は相関するため、血中遊離形薬物濃度が作用強度と相関することになる。高分子との結合比率は各コンパートメントにより異なり、これによって薬物の分布容積が大きく影響を受ける。

生児ビリルビン脳症（核黄疸）を起こしやすくなることが知られている。

組織における結合と蓄積

多くの薬物は、血液中や間質液中よりも組織中に高濃度で分布して蓄積する。これは、一般に、蛋白質やリン脂質など細胞成分と薬物が結合する結果であり、ふつう可逆性である。このような蓄積により、組織は薬物の貯蔵庫として機能し、作用時間の持続に貢献しうる。一方、薬物の蓄積は、当該組織における有害反応の原因ともなりうる。

一般的な可逆的結合以外に、脂肪組織や骨組織では特殊なかたちで蓄積が起こる。多くの脂溶性薬物（例えばチオペンタール）は、脂肪組織の中性脂肪に溶解して蓄積される。脂肪組織は血流量が少ないので、安定した貯蔵庫となりやすい。骨組織には特殊な薬物が蓄積する。テトラサイクリン系抗菌薬のように2価金属イオンとキレートを形成する薬物は、骨のCa^{2+}と結合して蓄積される。このため児の成長に悪影響を与えるおそれがあり、妊婦や小児に用いるべきではない。一方、骨粗鬆症治療薬のビスホスホネートも、骨基質ヒドロキシアパタイトに強く結合して蓄積されるが、こちらは治療効果に貢献する。

分布の制御機構

もし薬物の組織分布が血流速度と組織容量だけで決まるならば、血流が豊富で容量も大きい中枢神経系にはどのような薬物でも容易に移行し蓄積されることだろう。しかし、そうはならない。いくつかの組織は、血中から薬物が容易に移行できないように、特別の障壁を設けている。なかでも中枢神経系は、最も堅固な障壁によって血液と隔てられている。この障壁を**血液脳関門** blood-brain barrier（BBB）といい、脳という最重要臓器を異物や毒物から守るために進化した防御機構と考えられている（図 I-2-8）。実際、脳へは脂溶性の高い薬物しか移行できず、小分子であっても水溶性の薬物はほとんど移行しない（したがって、水溶性の高い薬は中枢神経系の副作用を示さない）。

血液脳関門の機序はいくつかある。第一に、ふつうの毛細血管の内皮細胞は**点接合** spot-welding で隣りあい、小分子の薬物は細胞間間隙をぬって通過することができるが、脳血管の内皮細胞は**密着接合**

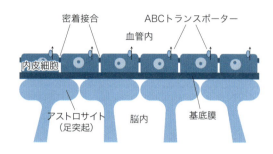

図 I-2-8　血液脳関門

tight junction により隙間なく接着しており、それを許さない。第二に、アストロサイトの足突起が血管を外側（脳側）から囲み、薬物の障壁を構成している。第三に、脳の内皮細胞にはMDR1をはじめとするトランスポーターが多く発現しており、これによって脂溶性の薬であっても通過が阻害される。

血液脳関門ほど厳しくはないが、精巣にも障壁がある（**血液睾丸関門** blood-testis barrier）。生殖細胞が異物から傷害されるのを守る機構である。胎盤にもある程度の障壁が形成されるが（**血液胎盤関門** blood-placenta barrier）、あまり厳しくはなく、ある程度の脂溶性があれば通過できる。胎児の血液は母体の血液よりやや酸性側に傾いているため、塩基性薬のイオントラッピングが起こる。

間質液から細胞内への移行も自由ではない。水溶性の高い薬物は、トランスポーターによらずに細胞内に入ることはむずかしい。脂溶性薬物は、トランスポーターにより薬物の侵入が阻害される場合がある。トランスポーター遺伝子の発現誘導は、がん細胞が薬剤耐性を獲得する機序ともなる。

薬 物 の 代 謝

一般に、脂溶性の高い薬物ほど吸収・分布が容易なので、標的分子に到達しやすい。しかし、異物を排除するという生体防御の観点からみると、脂溶性の高いままでは都合が悪いことが多い。脂溶性薬物は腎糸球体で濾過されても尿細管で容易に再吸収されるため、体外への排除がむずかしい。ある程度水溶性の薬物であれば未変化体のまま腎臓から排泄できるが、その割合は一般に高くない。そこで、生体は、薬物を化学修飾して水溶性の高い化合物に変換することで、体外に排除しようとする。この、水溶性を増加させるための化学修飾を、薬物の**代謝** metabolism という。例えば、脂溶性の高いチオペン

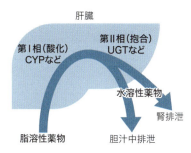

図 I-2-9 薬物の代謝

タールを、代謝することなしに未変化体のまま尿中排泄しようとすると、体内から除くのに何十年もの時間がかかる。しかし実際は、代謝されて水溶性の物質に変えられるため、数時間で除去される。

生体には異物や薬物を代謝する多種類の酵素が発現している。これらは、内因性物質の代謝にもかかわることが多い。どの臓器・組織にもある程度の代謝酵素活性があるが、薬物代謝を担う酵素の大部分は肝臓に発現しており、肝臓は最大の代謝臓器といえる。

代謝は、薬理活性の減弱や消失を伴うことが多い。もし薬理活性がまったく消失するとすれば、事実上、代謝された時点で薬物が体内から消失したと見なすことができる。しかし、代謝されても薬理活性が減弱・消失するとは限らない。代謝物も未変化体に匹敵するほどの薬理活性を有する場合や、逆に活性が新たに現れたり増強したりする場合もある。このような現象はしばしば利用される。すでに述べたプロドラッグはその典型例である。プロドラッグではなくても、代謝物が薬理活性を保持していれば、薬効の持続に貢献できるかもしれない。一方、代謝が反応性に富む中間体を生じることがあり、これが有害反応を引き起こすこともある。

代謝には大きく分けて2つのタイプがあり、**第Ⅰ相反応**、**第Ⅱ相反応**とよばれる（図 I-2-9）。

第 Ⅰ 相 反 応

第Ⅰ相反応は、酸化、還元、加水分解などにより、親化合物に官能基を導入したり、親化合物の官能基を露出させたりする代謝反応で、脂溶性薬物の極性や反応性を増加させるため、水溶性が増したり、続く第Ⅱ相反応が起こりやすくなる。官能基には、$-OH$（水酸基）、$-COOH$（カルボキシ基）、$-CHO$（アルデヒド基）、$=CO$（ケトン基）、$-NH_2$（アミノ基）、$-NO_2$（ニトロ基）、$-SO_3H$（スルホ基）などがある。

第Ⅰ相反応の大部分は、小胞体（一部はミトコンドリア）に局在する**シトクロム P450** cytochrome P450（**CYP**）とよばれる一群の水酸化酵素遺伝子スーパーファミリーが担っている。CYPは、細菌から植物、哺乳動物に至るほとんどすべての生物に存在する分子量50,000程度（約500アミノ酸）の酵素で、活性部位にヘムを有し、反応過程でヘム鉄が酸化・還元を受ける。NADPH存在下で基質を水酸化する。還元状態でヘム鉄が一酸化炭素と結合すると波長450 nmの電磁波に最大吸収を示すのでこのように命名された。動物では、CYPの活性は肝臓で最も高いが、消化管（小腸）にもかなりの活性が存在する。それ以外にも、ほとんどすべての臓器に少量ながら存在する。

CYPは、分子種により基質特異性が異なるが、酵素としては例外的に、基質特異性がきわめて低いのが特徴で、1つの分子種が多数の脂溶性物質を代謝することができる。また、その逆もいえ、1種類の物質がいくつものCYP分子種で代謝されうる。このため、おのおのの分子種は基質特異性ではなくアミノ酸の相同性に基づいて命名されており、"CYP1A1"のようにファミリーを示すアラビア数字、サブファミリーを示すアルファベット、分子種を示すアラビア数字の組合せで表される。

CYPは、本来、脂溶性の生体異物や内因性物質（ステロイドや脂質など）を代謝するために進化した酵素群と考えられるが、脂溶性の薬物も外来異物として処理できる。臨床的に用いられる薬物のうち、CYPによって代謝されるものは80%以上にのぼるといわれる。

CYPには分子種の異なる多数のアイソフォームが存在し、ヒトでは50種類以上の分子種が報告されている。薬物代謝酵素としては、**CYP1A2**、**CYP2C9**、**CYP2C19**、**CYP2D6**、**CYP3A4**などが最も一般的で、いずれも数多くの薬物の代謝にかかわる分子種としてよく知られている。ついで、CYP1A1、CYP2A6、CYP2C8、CYP2E1、CYP3A5などが重要である（表 I-2-2）。これらのうち、最も発現量が多く、最も多種類の薬物を代謝する酵素はCYP3A4である。ただし、胎児期にはCYP3A7が主として発現しており、新生児期にCYP3A4に置き換わる。なお、CYP7～27は主として内因性物質の合成や代謝にかかわり、ステロイ

表 I-2-2　薬物代謝にかかわる主なシトクロム P450（CYP）

群	亜群	分子種	主な基質
1	A	CYP1A1	ベンゾピレン
		CYP1A2	カフェイン、テオフィリン、プロプラノロール、アセトアミノフェン
	B	CYP1B1	ベンゾピレン
2	A	CYP2A6	テガフール、ニコチン
	B	CYP2B6	ケタミン、プロポフォール、セルトラリン、エファビレンツ、シクロホスファミド
	C	CYP2C8	パクリタキセル
		CYP2C9	フェニトイン、ロサルタン、ワルファリン、トルブタミド、ベンズブロマロン、イブプロフェン、ジクロフェナク
		CYP2C19	ジアゼパム、イミプラミン、クロミプラミン、オメプラゾール、ランソプラゾール、クロピドグレル
	D	CYP2D6	イミプラミン、フルボキサミン、ハロペリドール、プロプラノロール、メトプロロール、デキストロメトルファン、コデイン、タモキシフェン
	E	CYP2E1	エタノール、ハロタン、セボフルラン、アセトアミノフェン、アセトン、ベンゼン
3	A	CYP3A4	ジアゼパム、トリアゾラム、ミダゾラム、カルバマゼピン、ニフェジピン、ジルチアゼム、アミオダロン、アトルバスタチン、ステロイドホルモン類、エリスロマイシン、クラリスロマイシン、リファンピシン、シクロスポリン、タクロリムス、タモキシフェン、パクリタキセル、ドセタキセルなどきわめて多数
		CYP3A5	CYP3A4に類似
		CYP3A7	CYP3A4に類似

ドや脂溶性ビタミン類などに対して高い基質特異性を示す。

　CYP は様々な天然物質、食物、毒物、薬物により発現誘導されたり、活性を阻害されたりすることが知られている。医薬品のなかにも CYP を誘導するものや阻害するものが数多くあり、臨床使用上注意を要する（→ p.77）。

　CYP 以外では、モノアミンオキシダーゼ、アルコール脱水素酵素、アルデヒド脱水素酵素、カルボニル還元酵素、カルボキシエステラーゼ、エポキシド加水分解酵素などが第 I 相反応を触媒する。

第 II 相反応

　第 II 相反応は、親化合物または第 I 相反応で生成された代謝物に存在する官能基と内因性の物質とのあいだに、共有結合を形成する合成反応（抱合反応）である（第 I 相代謝を経ずに直接第 II 相代謝を受ける薬物もある）。これにより、薬物は極性の高い抱合体となり、水溶性が一段と増加する。第 II 相反応は、各種の転移酵素によって担われる。これらの多くは細胞質中に局在し、肝臓の活性が最も高い。第 I 相反応により代謝された薬物は、多くの場合、同じ細胞内で連続的に第 II 相反応を受けると考えられる。

　共有結合する内因性物質としてはグルクロン酸（図 I-2-10）が最も一般的で、多数の薬物がグル

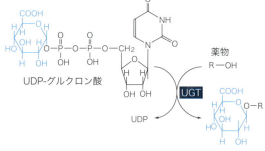

図 I-2-10　グルクロン酸抱合
グルクロン酸抱合は、UDP-グルクロン酸転移酵素（UGT）により、UDP-グルクロン酸から薬物（ここでは R–OH）にグルクロン酸（青色）を転移させ、グルクロン酸抱合体を生ずる反応である。図は薬物の水酸基にグルクロン酸をエーテル結合させる反応。カルボキシ基にエステル結合させるなど、ほかの反応様式もある。

クロン酸抱合体として尿中や胆汁中に排泄される。薬物へのグルクロン酸の結合は **UDP-グルクロン酸転移酵素** UDP-glucuronosyltransferase（**UGT**）によって触媒される。そのほかの内因性物質としては、硫酸、酢酸、アミノ酸、グルタチオンなどがある（表 I-2-3）。

薬物の排泄

　未変化体または代謝物として薬物が体外に除かれるプロセスを**排泄** excretion という。薬物の排泄経

表 I-2-3　第Ⅱ相反応にかかわる主な代謝酵素

抱合反応	酵素	官能基	基質の例
グルクロン酸抱合	UDP-グルクロン酸転移酵素（UGT1A1など）	水酸基、カルボキシ基、アミノ基、チオール基	ビリルビン、モルヒネ、ブプレノルフィン、ロラゼパム、エゼチミブ、アトルバスタチン、エストロゲン、サリチル酸、アセトアミノフェン、イブプロフェン、SN-38
硫酸抱合	硫酸転移酵素（SULT）	水酸基、アミノ基	アセトアミノフェン、エストロゲン、メチルドパ
アセチル抱合	N-アセチル基転移酵素（NAT1、NAT2）	アミノ基	クロナゼパム、プロカインアミド、メサラジン、サルファ薬、イソニアジド
グリシン抱合	グリシン転移酵素	カルボキシ基	安息香酸、サリチル酸、ウルソデオキシコール酸、フェニル酢酸
グルタチオン抱合	グルタチオン S-転移酵素（GST）	ニトロ基、ハロゲン化合物、不飽和カルボニル化合物、エポキシドなど	エタクリン酸、ブスルファン
メチル抱合	メチル基転移酵素（TPMTなど）	水酸基、アミノ基、チオール基	イソプロテレノール、アンフェタミン、レボドパ、カプトプリル、メルカプトプリン、アザチオプリン

路としては、腎臓（尿中排泄）と肝臓（胆汁中排泄）が最も重要である。胆汁中に排泄された薬物のうち腸肝循環（後述）を免れたものと、もともと吸収されなかった薬物が糞中に排泄される。一部の薬物（麻酔ガスなど）は肺から呼気中に排泄される。乳汁中への排泄は、量的には少ないが、乳児への影響が問題となる。そのほか、唾液や汗、涙、毛髪、皮膚などへもわずかに排泄が起こる。

揮発性物質の呼気中排泄を除けば、脂溶性の高い非極性化合物より、水溶性の高い極性化合物のほうが排泄されやすい。水溶性の高い薬物は、未変化体のまま尿中へ排泄され、一部は肝から胆汁中へも排泄される。脂溶性の高い薬物は、未変化体のままでは容易に排泄されず、肝臓などで代謝され水溶性を高めたのち、尿中や胆汁中へ排泄される。

尿 中 排 泄

薬物および代謝物の尿中排泄は、**糸球体濾過、尿細管分泌、尿細管再吸収**の3つのプロセスによって決まる。

尿中排泄量 ＝ 糸球体濾過量 ＋ 尿細管分泌量 －
　　　　　　尿細管再吸収量

分子量5,000以下の血漿成分はすべて濾過され尿細管腔へ移行するが、血漿蛋白質に結合している薬物は濾過されない。このため、薬物の糸球体濾過量は、糸球体濾過率（GFR）と遊離形薬物の割合に依存する。

薬物の糸球体濾過速度 ＝ $GFR \cdot C_p \cdot fuB$
　　　ただし、C_p は血漿中薬物濃度、fuB は遊離形薬物分率

尿細管分泌は、主に近位尿細管のトランスポーターによる能動的プロセスである。比較的極性の高い酸性薬物（アセタゾラミド、フロセミド、ヒドロクロロチアジド、メトトレキサート、ペニシリン、プロベネシドなど）は OAT や OATP を介して、塩基性薬物（アトロピン、ネオスチグミン、シメチジン、モルヒネ、プロカインアミドなど）は OCT や OCTN を介して血中から尿細管細胞内に取り込まれ、MDR1 や MRP2 などによる能動的分泌により尿細管腔へ排泄される（図 I-2-3）。同じトランスポーターによって運搬される薬物間には競合による相互作用が起こりうる（➡ p.80）。

尿細管再吸収の大部分は単純拡散による。水は99％再吸収されるため薬物は100倍濃縮され、尿細管中の薬物は血中に対し大きな濃度勾配を有している。その結果、薬物は尿細管上皮細胞を介して受動的に再吸収される。尿量が増加すると濃度勾配が減少するため、再吸収量は減少する。薬物中毒の際、輸液と利尿薬で尿量を増やすのはこのためである。一般に、水溶性物質より脂溶性物質のほうが、またイオン体より非イオン体のほうが再吸収されやすい。このため、尿の pH が再吸収に大きく影響する。尿が酸性に傾くと酸性薬の再吸収が増え、アルカリ性に傾くと塩基性薬の再吸収が増える。薬物中毒の治療などでは、この原理が応用されている（➡ p.80）。

胆汁中および糞中排泄

胆汁は1日に1,000 mL程度分泌される。肝細胞の胆管腔側細胞膜には、尿細管腔と同じようにMDR1やMRP2などのトランスポーターが発現しており、薬物やその代謝物を肝細胞内から胆管腔内へと能動的に分泌している。ただし、水溶性が非常に高い薬物や代謝物は、胆汁中より尿中に排泄されやすい。このため、胆汁中へ排泄される物質はある程度の脂溶性を有する場合が多く、小腸から再び体内に吸収されることも多い。グルクロン酸抱合体のような抱合代謝物であっても、腸内細菌が分泌する**β-グルクロニダーゼ**などの酵素で脱抱合されると脂溶性が増し、再吸収可能となる。小腸で再吸収された物質は、門脈を経て再び肝臓に達する（これを**腸肝循環** enterohepatic circulation という）。腸肝循環を経て再び全身循環に戻った薬物や代謝物により、薬効の持続時間が延びる可能性があり、実際、エゼチミブのように腸肝循環を利用して持続時間の長い医薬品が開発されている。このような薬物では、典型的な場合、投与後の血中濃度推移が多峰性を示す（図I-2-11）。

なお、経口投与された薬物の場合、糞中には、胆汁中へ排泄された薬物や代謝物のほか、もともと消化管で吸収されなかったものも含まれている。また、全身循環から消化管腔への直接分泌も起こりうる。

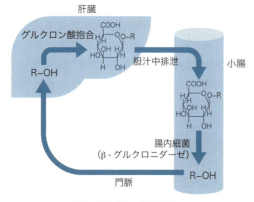

図 I-2-11　腸肝循環

腸肝循環することが知られる薬物として、モルヒネ、クロルプロマジン、フェニトイン、バルプロ酸、ジゴキシン、スピロノラクトン、ワルファリン、エゼチミブ、ビタミンD_3、エストロゲン、インドメタシンなどがある。

薬物動態の基本パラメーター

薬物動態を定量的に理解できれば、適切な濃度（薬効は現れるが、毒性は現れない濃度）の薬物に標的分子を曝露するためには、どのような投与経路、投与量、投与間隔で薬物を投与すればよいか、科学的に予測できるようになる。また、病態の変化による薬物動態の変動に適切に対処するためにも、薬物動態の定量的評価は欠かせない。薬物動態を解析するためには、薬物動態を表現する各種パラメーターを用いる。そのなかで、**分布容積**と**クリアランス**の2つは最も中心的なパラメーターである。それら以外に、経口投与など血管外投与される薬物にとって**生体利用率**は重要であり、また、臓器別クリアランスを求めるには**尿中未変化体排泄率**が必要となる。さらに、病態における薬物動態の変動を考察するのに、**血漿中遊離形（非結合形）薬物分率**が必要となることがある。

分 布 容 積

体内薬物の分布が定常状態にあるとき、体内薬物量は血中薬物濃度（C_p）に比例する。このときの比例定数が**分布容積** volume of distribution（V_d）である。

$$体内薬物量 = V_d \cdot C_p \qquad (I\text{-}2\text{-}1)$$

分布容積は、血漿中と同じ濃度で薬物が体内に均等に分布すると仮定したとき、体内全薬物が占める容積、いわば仮想の容積を表している。

体重60 kgの健常成人では、全体液量36 L、細胞内液量24 L、細胞外液量12 L、血液量5 L、血漿量3 Lである。これらの値と薬物の分布容積を比較することで、薬物の体内分布状態をおおよそ推定できる（表I-2-4）。血漿中でほとんどすべてがアルブミンなど高分子に結合し、血管外にほとんど出ない薬物の分布容積は、血漿量にほぼ一致する。血管から間質液には容易に移行するが、水溶性のため細胞内にほとんど入らない薬物や、血漿蛋白質への結合率がかなり高い一方、細胞内蛋白質へはほとんど結合しないような薬物では、分布容積は細胞外液量にほぼ等しくなる。血液中でも細胞内でもほとんど高分子に結合しない薬物や、血液中の結合率と細胞内の結合率がほぼ等しい薬物では、分布容積は全体液

薬物動態の基本パラメーター **17**

表 I-2-4 分布容積の小さい薬物と大きい薬物

体液量との比較	V_d（体重 60 kg）	例 （括弧内は V_d [L/kg]）
血漿量に近い	3 L 程度	ヘパリン（0.058）、インドシアニングリーン（0.072）
細胞外液量に近い	12 L 程度	フロセミド（0.13）、ワルファリン（0.14）、アスピリン（0.15）、ジクロフェナク（0.17）、グリメピリド（0.18）、セファゾリン（0.19）、タムスロシン（0.20）、アモキシシリン（0.21）、バルプロ酸（0.22）、バルサルタン（0.23）、セフタジジム（0.23）、フルオロウラシル（0.25）、スルファメトキサゾール（0.26）、アミカシン（0.27）、シスプラチン（0.28）、インドメタシン（0.29）、ゲンタマイシン（0.31）、バンコマイシン（0.39）
全体液量に近い	36 L 程度	プレドニゾロン（0.42）、アレンドロン酸（0.44）、プラバスタチン（0.46）、フェノバルビタール（0.54）、メトトレキサート（0.55）、エタノール（0.5～0.7）、フェニトイン（0.64）、リチウム（0.66）、アシクロビル（0.69）、ニフェジピン（0.78）、エリスロマイシン（0.78）、シクロホスファミド（0.78）、ヒドロクロロチアジド（0.83）、アロプリノール（0.87）、タクロリムス（0.91）、アセトアミノフェン（0.95）、リスペリドン（1.1）、ジアゼパム（1.1）、クリンダマイシン（1.1）、メトホルミン（1.12）、ファモチジン（1.1～1.4）、アテノロール（1.3）、ミノサイクリン（1.3）、レボフロキサシン（1.36）
全体液量より、かなり大きい	100 L 以上	レボドパ（1.7）、パクリタキセル（2.01）、チオペンタール（2.3）、クラリスロマイシン（2.6）、二硝酸イソソルビド（3.1）、クロナゼパム（3.2）、モルヒネ（3.3）、ニトログリセリン（3.3）、プロプラノロール（4.3）、シクロスポリン（4.5）、ベラパミル（5.0）、アンフェタミン（6.11）、イマチニブ（6.2）、ジゴキシン（9.51）、イトラコナゾール（10.7）、イミプラミン（11.1）、アムロジピン（16）、ハロペリドール（18）、クロルプロマジン（21）、アジスロマイシン（31）、アミオダロン（66）

V_d 値は、Goodman & Gilman's The Pharmacological Basis of Therapeutics（12 th edition）やインタビュー・フォームなどによる。測定条件はそれぞれ異なる可能性がある。

量に一致する。さいごに、血液中の高分子結合率より、細胞内の高分子結合率が大きい薬物では、分布容積は全体液量より大きくなる。

■ **分布容積の変動要因**

式の導き方は省略するが、細胞外液量（V_p）と細胞内液量（V_t）を用いて分布容積を表すと下記のようになる。ただし、fuB と fuT は、それぞれ血漿中と細胞内の遊離形（非結合形）薬物分率である。

$$V_d = V_p + (fuB/fuT) \cdot V_t \qquad （I\text{-}2\text{-}2）$$

① 分布容積が小さい薬物（$V_p / V_d > 0.7$、あるいは体重 60 kg で $V_d < 20$ L）

このような薬物では、式 I-2-2 の第 2 項は無視できるほど小さいので、分布容積は細胞外液量にほぼ一致する。

$$V_d = V_p \qquad （I\text{-}2\text{-}3）$$

このような薬物では、浮腫や腹水など、いわゆるサードスペースへの体液貯留により分布容積が増大する。

② 分布容積が大きい薬物（$V_p / V_d < 0.3$、あるいは体重 60 kg で $V_d > 50$ L）

このような薬物は、圧倒的大部分が細胞内液中に存在する。そこで、式 I-2-3 の第 1 項はほぼ無視で

き、分布容積は第 2 項だけでほぼ表すことができる。

$$V_d = (fuB/fuT) \cdot V_t \qquad （I\text{-}2\text{-}4）$$

細胞内液量（V_t）が大きく変動することは少ないので、分布容積は、細胞外液中および内液中の遊離形分率に依存することになる。肝疾患や腎疾患でアルブミンが低下したり、炎症性疾患で α_1 酸性糖蛋白質が増加したりすると、血漿中遊離形分率が変化するため分布容積が変わる。

③ 分布容積が中程度の薬物

①にも②にも該当しない薬物は、第 1 項も第 2 項も無視できない。細胞外液量によっても、遊離形分率によっても、分布容積はある程度変動する。しかし、1 つの要因だけで著しく変動することはないため、概して分布容積が変動しにくい薬物といえる。

クリアランス

クリアランス clearance（**CL**）は、生体の薬物除去能を示すパラメーターである。病態により大きく変動しうるため、臨床上、最も考慮しなければならない重要なパラメーターといえる。

代謝や排泄により全身から薬物が消失していく速度は、その時点での血中濃度（C_p）に比例する。こ

の比例定数がクリアランスである。

$$薬物の消失速度 = CL \cdot C_p \qquad (\text{I-2-5})$$

この式を時間で累積（積分）すれば、左辺は消失する薬物の全量となる。消失する薬物の全量とは、すなわち全身循環に入った体内薬物全量にほかならない。一方、右辺の血中濃度を時間で累積した値は**濃度‒時間曲線下面積** area under the concentration-time curve（**AUC**）というが、AUC は体内薬物量に対応するパラメーターであることがわかる。

$$消失薬物全量（体内薬物全量）= CL \cdot AUC \qquad (\text{I-2-6})$$

■ 全身クリアランスと臓器クリアランス

上で定義したクリアランスは、体全体の薬物除去能を表す**全身クリアランス**である。実際に薬物が消失するプロセスには、活性体を消失させる代謝と、薬物を体外に排除する排泄の2つがあり、これらの大部分は肝臓と腎臓に担われている（厳密には肝・腎臓以外からの除去もあるが、多くの場合、無視して差し支えない）。薬物消失速度を臓器別に考えたい場合、それぞれの比例定数（臓器クリアランス）を、肝クリアランス（CL_H）、腎クリアランス（CL_R）などと表す。全身クリアランスはこれらの和となる。

$$肝臓での消失速度 = CL_H \cdot C_p \qquad (\text{I-2-7})$$
$$腎臓での消失速度 = CL_R \cdot C_p \qquad (\text{I-2-8})$$
$$CL = CL_H + CL_R \qquad (\text{I-2-9})$$

このうち腎クリアランスは、**未変化体尿中排泄率**（体内薬物量のうち、代謝されずに尿中に排泄された薬物の割合）がわかれば、計算できる。一方、肝臓での消失を直接測定するのはむずかしいため、肝クリアランスは全身クリアランスと腎クリアランスの差として求める。

$$CL_R = 未変化体尿中排泄率 \cdot CL \qquad (\text{I-2-10})$$
$$CL_H = CL - CL_R \qquad (\text{I-2-11})$$

■ 消失速度定数と消失半減期

薬物血中濃度の低下速度は、そのときの血中濃度に比例する。血中濃度 C_p を時間の関数 $f(t)$ とすると、その低下速度は導関数 $f'(t)$ で表されるので、k_e を比例定数（消失速度定数）として、

$$f'(t) = -k_e \cdot f(t) \qquad (\text{I-2-12})$$

血中濃度の初期値を C_0 として、この微分方程式を解くと、

$$C_p = C_0 \cdot e^{-k_e t} \qquad (\text{I-2-13})$$
$$\ln C_p = \ln C_0 - k_e t \qquad (\text{I-2-14})$$

すなわち、血中濃度の対数値（$\ln C_p$）は時間の一次関数として減少する（図 I-2-12）。一定時間内の減少率は血中濃度にかかわらず一定であり、血中濃度が 1/2 に減少する時間を**消失半減期** elimination half-life（$t_{1/2}$）といい、血中濃度を治療域に維持できる時間を評価するために有用なパラメーターである。$C_p = C_0/2$ とおいて上式を解けば、

$$t_{1/2} = \ln 2/k_e = 0.693/k_e$$
$$(0.693 は \ln 2 の近似値) \qquad (\text{I-2-15})$$

一方、消失速度定数（k_e）は、薬物に汚染された体液量に対する薬物除去能の比率と捉えることもできる。

$$k_e = CL / V_d \qquad (\text{I-2-16})$$

したがって、分布容積が増加するほど、あるいはクリアランスが減少するほど、血中濃度が長く維持されることになる。

■ クリアランスの変動要因

クリアランスは、肝障害や腎障害をはじめ様々な病態で大きく変動する。病態によるクリアランスの変化を予測することは、薬物治療の安全性・有効性を確保する上で非常に重要である。

薬物が臓器により消失する速度の律速因子は、全身循環から臓器への薬物の供給速度（**臓器血流量**）と、臓器細胞内の薬物が代謝・排泄により消失する速度（**臓器処理能**）の2つである。臓器クリアランスにより薬物を特徴づけるには、臓器を1回通過したときの血中濃度の低下率、すなわち**抽出比** ex-

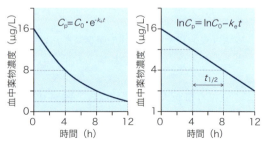

図 I-2-12　消失半減期

traction ratio（E_X）を計算する。臓器クリアランスを CL_X、臓器血流量を Q_X とすれば、

$$E_X = CL_X / Q_X \quad (\text{I-2-17})$$

① 抽出比が大きい薬物（$E_X > 0.7$）

臓器処理能（代謝能・排泄能）が相対的に大きいため臓器血流量が律速因子となる薬物であり、**血流量依存性** flow-dependent の薬物という。このような薬物の臓器クリアランスは、臓器血流量に近似する。

$$CL_X = Q_X \quad (\text{I-2-18})$$

このような薬物は、臓器血流量が低下する病態で臓器クリアランスが大きく低下する。

② 抽出比が小さい薬物（$E_X < 0.3$）

臓器処理能が相対的に小さいため、これが律速因子となる薬物であり、**処理能依存性** capacity-dependent の薬物という。このような薬物の臓器クリアランスは、臓器 X の固有クリアランス（CL_{intX}）と血中遊離形分率（fuB）の積に近似する。

$$CL_X = CL_{intX} \cdot fuB \quad (\text{I-2-19})$$

このような薬物は、臓器機能が低下する病態で臓器クリアランスが大きく低下する。また、遊離形分率が小さい薬物（$fuB < 0.2$）では、遊離形分率の変化が影響を与える。

③ 抽出比が中程度の薬物

①にも②にも該当しない薬物の臓器クリアランスは特定の因子に強く依存することはなく、概して変動を受けにくいといえる。

生体利用率

血管内に直接投与される薬物はほぼ 100％ 全身循環血中に入るが、ほかの経路で投与された薬物は、吸収効率や初回通過効果などの影響を受けるため、投与量すべてが全身循環に到達するわけではない。そのため、全身循環に入る薬物量を知りたいところだが、直接測定することはできない。そこで、**生体利用率** bioavailability（F）というパラメーターが用いられる。生体利用率は、投与した薬物のうち全身循環に到達する薬物の割合である。血管外投与された薬物の血中濃度 - 時間曲線は一般に山形となるが（図 I-2-13）、生体利用率は、この曲線の AUC と静脈内投与時の AUC との比で表される。

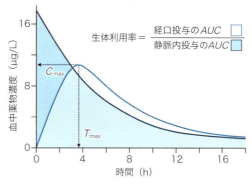

図 I-2-13　生体利用率

$F = $ 知りたい投与方法の AUC / 静脈内投与の AUC
$$(\text{I-2-20})$$

全身循環血中に到達する薬物量 = 投与量・F
$$(\text{I-2-21})$$

なお、**最高血中濃度**（C_{max}）および C_{max} を与える**最高血中濃度到達時間**（T_{max}）は、薬物が全身循環へ到達する速度を表すパラメーターとして用いられる（図 I-2-13）。

薬物投与計画

治療域

薬物投与開始後十分な時間が経過して体内分布が平衡状態にあるとき、薬効の大きさは血中濃度（より正確には血漿中遊離形薬物濃度）に対応すると考えてよい。薬効は、**最小有効濃度** minimum effective concentration（**MEC**）以上の濃度で現れ、薬効持続時間は、薬物濃度が MEC 以上を維持する時間に相当する（図 I-2-14）。薬物の毒性について

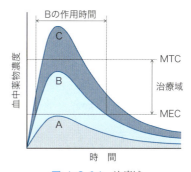

図 I-2-14　治療域

A では、血中濃度のピーク値が MEC 未満であり、効果は期待できない。B では、血中濃度が MEC 以上になると効果が期待でき、ピークは MTC 未満なので有害反応は起こりにくい。C では、ピーク値が MTC 以上となっており、有害反応が現れやすい。

も同じことがいえる。毒性の大きさは、血中濃度が**最小中毒濃度** minimum toxic concentration（**MTC**）以上になると現れる。したがって、薬効は示すが毒性は示さない濃度の幅が存在することになり、これを**治療域** therapeutic range（**TR**）という。治療域が広いほど安全に効果を得やすい薬物、狭いほど使い方がむずかしい薬物といえる。

動物実験で求められる**半数致死量** median lethal dose（**LD$_{50}$**）と**半数効果用量** median effective dose（**ED$_{50}$**）の比（LD$_{50}$/ED$_{50}$）を**治療指数** therapeutic index といい、治療域の広さの目安となる（図 I-2-15）。治療指数が3より小さい薬物（ジゴキシンは2〜3）は治療域が狭い薬物、10より大きい薬物（ジアゼパムは約100）は治療域が広い薬物と考えられる。

投与量と投与間隔

薬物の体内分布が平衡に達していない投与開始初期は、薬物が全身循環に入る速度のほうが消失速度よりはるかに大きいので、血中濃度は上昇していく。消失速度は血中濃度に比例して増加するため、ある時点で全身循環に入る速度と消失速度が等しくなる（**定常状態** steady state；図 I-2-16）。投与方法を変更しなければ全身循環に入る速度は一定と見なせるので、定常状態に達するまでの時間は消失速度によって決まる（消失半減期の4〜5倍）。

薬物投与計画をたてる際には、通常、定常状態における血中薬物濃度を治療域に維持することを目的とする。定常状態とは、薬物が全身循環に入る速度と全身循環から除かれる速度が等しい状態である。生体利用率が完全（100%）とすれば、クリアランスの定義により次式が成り立つ。

定常状態の C_p ＝投与速度 /CL　　（I-2-22）

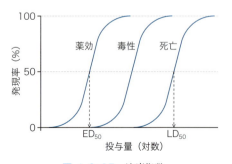

図 I-2-15　治療指数

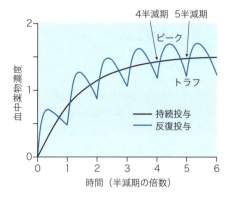

図 I-2-16　定常状態

薬物を一定の速度で持続投与すると、半減期の4倍から5倍の時間で血中濃度はほぼ一定（定常状態）となる。投与速度を増加させると、定常状態の血中濃度は比例して増加する。しかし、投与速度を変えても定常状態に達するまでの時間は変わらない。一定間隔の反復投与ではピーク値とトラフ値の振幅が生じるが、平均値は定常状態に至る。

投与速度は、投与量を投与間隔で割ったものと考えられるので、

定常状態の C_p ＝（投与量 / 投与間隔）/CL
　　（I-2-23）

一般に、生体利用率（F）は完全ではないので、

定常状態の C_p ＝F・（投与量 / 投与間隔）/CL
　　（I-2-24）

つねに一定のスピードで投与できる持続静注のような場合は問題ないが、経口投与など間欠的な投与の場合、瞬間の投与速度は変動するため、血中濃度には上下の幅が生じる（この場合、上式の"定常状態の C_p"は、平均血中濃度となる）。このような場合、最も高い血中濃度は MTC より低く、最も低い濃度は MEC より高く保つべきである。

理想的には、血中濃度の変動を最小限にとどめるため、少量ずつ頻回に投与するほうがよい。しかし、あまりにも短時間ごとの投与は現実的ではない。投与間隔を消失半減期と等しくすれば最大変動幅が2倍となり、多くの場合、この程度の変動は容認される。しかし、消失半減期が短いため、半減期ごとの投与もむずかしいような場合、有害反応の質や時間薬理学的な側面（→ p.109）、患者のアドヒアランス（→ p.58）などを総合的に考慮して、実際の1回投与量と投与間隔を決めることになる。状況により、最大投与量を一度に投与したり、薬効を得たい時間帯だけ MEC 以上に保ったりすることもある。

負荷投与と維持投与

すでに述べたように、最初から同じ速度で薬物を投与し続けた場合、定常状態に達するには消失半減期の4〜5倍の時間がかかる。消失半減期が短い薬物ならふつう問題はないが、分布容積が大きく消失半減期が長い薬物では、定常状態に達するまでに何日間、何週間もかかり、血中濃度がMECを超えるまでに長時間を要することがある。急ぐ必要がなければそれでもよいが、急いで薬効を得たい場合、血中濃度の上昇を待てないかもしれない。このような場合、組織へ分布する薬物量を、初回投与量（初期投与速度）を増加させて補うことがある。これを**負荷投与** loading dose という。負荷投与量は分布容積から次のように計算できる（ここでは生体利用率100%とする）。

$$負荷投与量 = 目標とする C_p \cdot V_d \qquad (I\text{-}2\text{-}25)$$

ただし、負荷投与を用いると血中濃度が急激に上昇するため、ワルファリン（消失半減期 約36時間）のように重篤な毒性が現れやすい薬物では、きわめて慎重に投与する必要がある。

負荷投与により目標血中濃度が得られたら、以後の投与速度は、代謝と排泄により薬物が消失する速度にあわせる必要がある。これを**維持投与** maintenance dose といい、維持投与速度はクリアランスから計算する（ここでは生体利用率100%とする）。

$$維持投与速度 = 目標とする C_p \cdot CL \qquad (I\text{-}2\text{-}26)$$

病態による薬物動態の変動

薬物動態に影響を与えるような病態を有していない患者なら、上記に基づいて投与速度（投与量と投与間隔）を決めればよいが、薬物動態に大きな変動をもたらす病態を有していたり、薬物治療の途中で病態が変化したりする場合は非常に多い。そのようなとき、基本パラメーターを知ることができれば、クリアランスや分布容積の変動を予測できるので、投与計画に適切な修正を加えて、安全かつ有効な薬物治療を行うことができる。

薬物の作用機序

3

```
● キーポイント
1. 薬物の大部分は、特定の生体高分子に結合することにより効果を表す。
2. 一般に、薬物は、生理的な調節機構を修飾することにより効果を表す。
3. 薬理作用の様式は、受容体理論で定量的に表現できることが多い。
4. 薬物療法を行う際には、薬理作用の変動要因に注意を払う。
```

作用部位に到達した薬物は、一般に、特定の生体高分子に結合し、物理化学的な変化をもたらす。これにより、生体が備えている調節機構や情報伝達機構が修飾され、薬物の効果が現れる。このプロセスを**薬力学** pharmacodynamics または**薬理作用** pharmacological action という。"薬力学"と"薬理作用"はどちらも同じプロセスを表しているが、ニュアンスは若干異なり、前者が、薬物濃度と作用強度の定量的関係を表す際に主として用いられるのに対し、後者は、生理・生化学的な機序に着目して用いられることが多い。薬理作用の研究は、薬物の作用機序を明らかにするのみならず、生体機能の調節機構を明らかにすることにもつながる。

薬物の標的

薬物の**作用点** site of action を有する生体分子の大部分は、**薬物受容体** drug receptor、すなわち"薬物が特異的に結合して機能を修飾する生体高分子"という概念で捉えることができる。受容体の概念は、その物質的本体が解明される前から、薬理作用の説明に不可欠であった。今日では、多くの薬物受容体が特異性の高い高次構造を有する蛋白質分子からなること、そのかなりの部分を内因性リガンド（ホルモン・オータコイド・神経伝達物質など）に対する受容体が占めることが明らかとなっている。すなわち、内因性リガンドの受容体を介する機序で、数多くの薬物の作用が説明できる。ただし、イオンチャネルや酵素なども薬物の特異的な標的である限り、薬物受容体と称する。

同じ受容体に作用する薬物群では、化学構造と薬理活性とのあいだに強い相関が認められることが多く、**構造-活性相関** structure-activity relationship という。例えば、ムスカリン性アセチルコリン受容体の作動薬・拮抗薬の基本構造は、内因性リガンドであるアセチルコリンによく似ている。これは、受容体上に、薬物分子の形状と相補的な構造をもつ部位があり、そこに合致する薬物だけが結合して作用を発揮できるためである。薬物と受容体の特異的な結合はこれによってもたらされる。

一方、薬物の標的は生体高分子とは限らない。低分子成分やイオンに作用する薬物や、非特異的に生体に影響を与えて効果を表す一部の薬物の場合、その作用を"受容体"という概念では扱いにくい。本書では、薬物受容体を含め、薬物との相互作用により薬理作用をもたらすあらゆる生体分子の総称として**薬物標的分子**（あるいは単に**標的分子**）という表現を用いることにする。表 I-3-1 は、薬物の標的分子を系統的に分類したもので、以下これに沿って解説する。

人体を標的とする薬物

生体高分子を標的とする薬物

大部分の薬物の効果は、生体高分子との特異的な相互作用の結果として生じる。薬物は高分子の構造に変化をもたらし、これに関連した生体機能を変化させる。薬物と高分子の相互作用には、**イオン結合、水素結合、疎水性結合、van der Waals 結合、共有結合**など、あらゆるタイプの物理化学的結合力が関与する。しかも、同時に複数種の結合力が関与する

薬物の標的 **23**

表 I-3-1　薬物の標的分子

局　在			代表的な薬物（標的分子）
人体	生体高分子	細胞外分子	ネオスチグミン（コリンエステラーゼ） エナラプリル（アンギオテンシン変換酵素） ヘパリン（トロンビン） アルテプラーゼ（プラスミノーゲン） エタネルセプト（TNF-α）

局　在				代表的な薬物（標的分子）
細胞膜分子	細胞膜受容体	G 蛋白質共役型受容体		アテノロール（β_1受容体） サルブタモール（β_2受容体） アトロピン（ムスカリン受容体） ファモチジン（H_2受容体） プラミペキソール（D_2受容体） ロサルタン（AT_1受容体） スマトリプタン（5-HT$_{1B/1D}$受容体） モルヒネ（μ 受容体）
		イオンチャネル内蔵型受容体		ベクロニウム（ニコチン受容体） ジアゼパム（GABA$_A$受容体）
		1 回膜貫通型受容体		インスリンアスパルト（インスリン受容体）
	イオン輸送機構	Ca^{2+} 輸送機構		ニフェジピン（L 型 Ca^{2+}チャネル） エトスクシミド（T 型 Ca^{2+}チャネル）
		Na^+ 輸送機構		フェニトイン（電位依存性 Na^+チャネル） ジゴキシン（Na^+/K^+-ATP アーゼ） フロセミド（$Na^+/K^+/2Cl^-$共輸送体）
		K^+ 輸送機構		アミオダロン（電位依存性 K^+チャネル） グリメピリド（ATP 依存性 K^+チャネル）
		H^+ 輸送機構		オメプラゾール（H^+/K^+-ATP アーゼ）
	その他の膜輸送機構			フルボキサミン（セロトニントランスポーター） エゼチミブ（コレステロールトランスポーター）
細胞内分子				シロスタゾール（ホスホジエステラーゼ3） ニトログリセリン（可溶性グアニル酸シクラーゼ） セレコキシブ（シクロオキシゲナーゼ2） プラバスタチン（HMG-CoA 還元酵素） リチウム（GSK-3β） ジスルフィラム（アルデヒド脱水素酵素2） シクロスポリン（カルシニューリン） セレギリン（MAO-B）
核内分子	転写因子・核内受容体			プレドニゾロン（グルココルチコイド受容体） エプレレノン（ミネラルコルチコイド受容体） ラロキシフェン（エストロゲン受容体） レボチロキシン（甲状腺ホルモン受容体） フェノフィブラート（PPARα） アルファカルシドール（ビタミン D 受容体）
	核酸および関連分子			シスプラチン（DNA） フルオロウラシル（チミジル酸合成酵素） パクリタキセル（チューブリン） イリノテカン（トポイソメラーゼI）
低分子成分				炭酸水素ナトリウム（水素イオン） エダラボン（脳内フリーラジカル） ジメルカプロール（重金属イオン） ポリスチレンスルホン酸カルシウム（腸管内カリウムイオン） コレスチミド（腸内胆汁酸） 球形吸着炭（腸内尿毒素）
病原体				ベンジルペニシリン（細菌のペプチドグリカン合成酵素） クラリスロマイシン（細菌のリボゾーム 50S サブユニット） レボフロキサシン（細菌のDNA ジャイレース） イトラコナゾール（真菌のシトクロム P 450） オセルタミビル（インフルエンザウイルスのノイラミニダーゼ） ジドブジン（ヒト免疫不全ウイルスの逆転写酵素）

ことが多い。一般に、共有結合が関与すると、薬理作用の持続時間は長くなる。しかし、共有結合でなくても、高い結合親和性を有する場合は、実質的には不可逆的な結合となるため、作用持続時間は長くなる。

　生体高分子には、薬物（医薬品）の標的となりやすい分子となりにくい分子がある。基本的には、細胞特異性が高い分子ほど標的になりやすい。なぜなら、理想的な薬物とは、目標とする細胞のみに効果を与え、それ以外の細胞には作用しない薬物だからである。内因性リガンドに対する受容体や、特徴的な細胞機能に関連した酵素などは、細胞特異的に発現するものが多いため、標的となりやすい。内因性リガンドや基質の構造を模倣や修飾することにより、作動薬や拮抗薬を生み出しやすい。一方、細胞内情報伝達因子や基本転写因子などは、細胞間で共通に発現しているものが多いため、標的になりにくいことが多い。

細胞外分子を標的とする薬物：　血漿中や間質液中など、細胞外スペースに存在する高分子を標的とする薬物は、比較的限られる。しかし、このような標的分子の大部分は酵素であり、重要な薬物が含まれている。

細胞膜分子を標的とする薬物：　大半の薬物がこれに該当する。その理由として、細胞膜上には、① 細胞機能調節の鍵となる分子が多く、作用が増幅されやすいこと、② 細胞特異的な分子が多く、副作用の少ない薬を開発しやすいこと、③ 内因性リガンドに対する受容体として進化した分子が多く、創薬の糸口が得られやすいこと、などがあげられる。数多くの内因性リガンド受容体のほか、イオンチャネルやトランスポーターもしばしば標的分子となる。

細胞膜受容体を標的とする薬物

■ G蛋白質共役型受容体を標的とする薬物

数多くの内因性リガンドの信号を受け取る**G蛋白質共役型受容体** G protein-coupled recepter（**GPCR**）スーパーファミリーは、細胞特異的な発現、多様性、生理的重要性などにより、医薬品の標的分子として最も多く利用されている。GPCRは7回膜貫通型であり、G蛋白質（グアニンヌクレオチド結合蛋白質）と共役し、アデニル酸シクラーゼ、ホスホリパーゼCβ、Ca^{2+}チャネル、K^+チャネルなどの活性化や抑制を介し、細胞機能を調節する（図I-3-1）。

　GPCRを標的とする薬物は、作動薬として作用するか、内因性リガンドへの拮抗薬として作用する。該当する薬物は枚挙に暇がない。

■ イオンチャネル内蔵型受容体を標的とする薬物

神経伝達物質の細胞膜受容体の一部は、膜を貫通するサブユニットが複数重合して**イオンチャネル**を形成しており、Na^+、K^+、Cl^-、Ca^{2+}などの通過性を調節して細胞を興奮させたり抑制したりする（図I-3-2）。特定のイオンだけを通過させるチャネルもあれば、いくつかのイオンを通過させるチャネルもある。このような受容体には、ニコチン性アセチルコリン受容体（陽イオンチャネル）、γ-アミノ酪酸（GABA）$_A$受容体（Cl^-チャネル）、セロトニン5-HT$_3$受容体（陽イオンチャネル）、グリシン受容体（Cl^-チャネル）、イオンチャネル型グルタミン酸受容体（陽イオンチャネル）などがある。

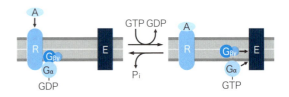

図 I-3-1　G蛋白質共役型受容体（GPCR）
非刺激時にはGDPを結合したG蛋白質（G）が受容体（R）に結合している。G蛋白質は三量体（$\alpha\beta\gamma$）であるが、$\beta\gamma$は解離しないので、実際的には$G\alpha$と$G\beta\gamma$の二量体として機能する。作動薬（A）が受容体に結合すると、G蛋白質が解離するとともに、GDPに代わってGTPが結合する。$G\alpha$と$G\beta\gamma$はそれぞれ効果器（E）に働きかけ、細胞応答を促す。効果器は受容体によって異なり、アデニル酸シクラーゼやホスホリパーゼC、イオンチャネルなどである。$G\alpha$はGTPアーゼ活性を有するため、効果器に結合したGTPはGDPに加水分解され、再び$G\beta\gamma$と会合して受容体に結合し、受容体活性化の1サイクルが完了する。

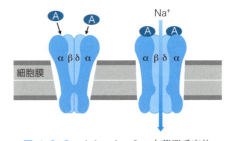

図 I-3-2　イオンチャネル内蔵型受容体
ニコチン性アセチルコリン受容体の断面を想定し、イオンチャネル開閉様式を示す。$\alpha_1\alpha_2\beta\gamma\delta$の五量体だが、手前の$\gamma$サブユニットは省略した。非刺激時にはチャネルは閉じているが、作動薬Aが結合するとサブユニットのコンフォメーションが変化し、チャネルが開く。Na^+の流入は細胞膜の脱分極を起こし、細胞を興奮させる。

これらを標的とする薬物は、イオンチャネルの通過性を変えることにより膜電位やイオン組成を変え、細胞機能を調節する。

■ 1回膜貫通型受容体を標的とする薬物

ペプチドホルモンや増殖因子、サイトカインに対する受容体は、**プロテインキナーゼ**（主として**チロシンキナーゼ**、一部はセリン/トレオニンキナーゼ）の活性化により情報を細胞内に伝達する（図 I-3-3）。受容体分子にプロテインキナーゼが内在する場合と、受容体に結合するほかのプロテインキナーゼ分子が活性化される場合がある。ただし、TNF-α など炎症性サイトカインの受容体には、プロテインキナーゼを介さずに炎症反応やアポトーシスを誘導するものがある。また、心房性ナトリウム利尿ペプチド（ANP）ファミリーの受容体は、プロテインキナーゼではなくグアニル酸シクラーゼを分子内に含んでおり、細胞内cGMPを増加させ、cGMP依存性プロテインキナーゼを活性化することにより情報を伝える。

これに属する薬物のうち最も古いのはインスリンだが、近年、様々な生物学的製剤や低分子化合物が開発されている。

イオンチャネル・イオントランスポーターを標的とする薬物　細胞膜には、イオンを通過させるチャネルや、イオンを運搬するトランスポーターとしての機能を有する蛋白質が存在し、膜電位や細胞内イオン組成の調節機構として働いている。

■ カルシウムイオン（Ca^{2+}）調節機構を標的とする薬物

筋収縮、細胞運動、ホルモン分泌、伝達物質放出、受精、発生、免疫、シナプス可塑性など、多種多様な細胞機能が、細胞内 Ca^{2+} 濃度の変化（Ca^{2+} シグナル）によって調節されている。細胞内 Ca^{2+} 濃度は、静止時には細胞外の約1万分の1の低レベル（100 nmol/L 程度）に保たれており、Ca^{2+} シグナルは、チャネルを介する細胞外からの Ca^{2+} 流入と、細胞内貯蔵部位からの Ca^{2+} 放出の2通りの方法で形成される（図 I-3-4）。上昇した細胞内 Ca^{2+} 濃度は、トランスポーターを介する細胞外への排出と貯蔵部位への再取り込みにより、再び低下する。

細胞膜には、電位依存性 Ca^{2+} チャネル（VDCC）、受容体共役型 Ca^{2+} チャネル、機械受容チャネル、貯蔵部位共役型 Ca^{2+} チャネルなど、種々の Ca^{2+} チャネル、細胞内 Ca^{2+} を細胞外へ汲み出す Ca^{2+}-ATPアーゼ、Na^+ 濃度勾配により Ca^{2+} を細胞外に輸送する Na^+-Ca^{2+} 交換体などが存在するが、これらを標的とする医薬品のほとんどは、VDCC を遮断する Ca^{2+} チャネル遮断薬である。

■ ナトリウムイオン（Na^+）調節機構を標的とする薬物

Na^+ は、① 興奮性細胞（神経細胞と筋細胞）の興奮（活動電位の発生）、② 上皮細胞の水輸送や腺分泌、③ 細胞外液量や浸透圧の調節などに重要な役割を果たしている。Na^+ チャネルやトランスポーターを介して細胞内に流入した Na^+ は、Na^+/K^+-ATPアーゼによって細胞外へ排出され、細胞内 Na^+ 濃度は 15 mmol/L 程度に維持されている。

これら Na^+ 調節分子を標的とする薬はたくさんある。

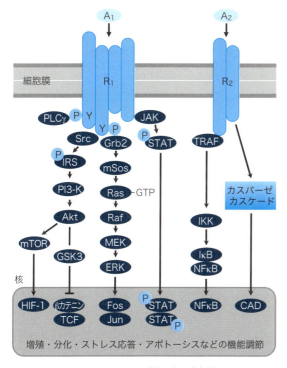

図 I-3-3　1回膜貫通型受容体
作動薬 A_1 は、ペプチドホルモンや増殖因子、サイトカイン、作動薬 A_2 は炎症性サイトカインを想定している。受容体（R_1、R_2）のシグナルは、ホスホリパーゼ Cγ や各種チロシンキナーゼ、アダプター蛋白質などに伝えられる。続いて、蛋白質リン酸化、脱リン酸化、蛋白質結合、グアニンヌクレオチド交換など様々な様式により、シグナルは下流に伝達され、さらに核内へと伝わり、細胞の増殖・分化・ストレス応答・アポトーシスなどの制御を行う。Y：チロシン残基、P：リン酸基。各情報伝達因子については専門書を参照のこと。

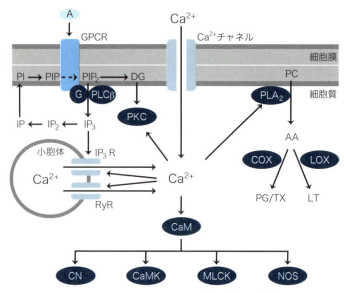

図 I-3-4　カルシウムイオン（Ca^{2+}）調節機構

細胞膜上には、電位依存性チャネルをはじめ、様々な Ca^{2+} チャネルが存在する。チャネルが開くと細胞内外の圧倒的な濃度勾配により Ca^{2+} が流入する。骨格筋や心筋では流入した Ca^{2+} により、筋小胞体のリアノジン受容体（RyR）が開き、貯蔵 Ca^{2+} が細胞質へ放出され、細胞質 Ca^{2+} 濃度をさらに増加させる。一方、GPCR により活性化されるホスホリパーゼ $C\beta$（$PLC\beta$）や 1 回膜貫通型受容体により活性化される $PLC\gamma$ は、細胞膜イノシトールリン脂質の代謝を促進し、イノシトール三リン酸（IP_3）を産生する。IP_3 は小胞体上の受容体（IP_3R）に結合し、貯蔵 Ca^{2+} の放出を促す。増加した細胞内 Ca^{2+} は、プロテインキナーゼ C（PKC）やホスホリパーゼ A_2（PLA_2）を活性化する。また、カルモジュリン（CaM）と結合し、カルシニューリン（CN）、カルモジュリン依存性プロテインキナーゼ（CaMK）、ミオシン軽鎖キナーゼ（MLCK）、NO 合成酵素（NOS）などを活性化し、様々な細胞応答を引き起こす。PI：ホスファチジルイノシトール、PIP：ホスファチジルイノシトール一リン酸、PIP_2：ホスファチジルイノシトール二リン酸、DG：ジアシルグリセロール、IP：イノシトール一リン酸、IP_2：イノシトール二リン酸、PC：ホスファチジルコリン、AA：アラキドン酸、PG：プロスタグランジン、TX：トロンボキサン、LT：ロイコトリエン、COX：シクロオキシゲナーゼ、LOX：リポキシゲナーゼ。

■ **カリウムイオン（K^+）調節機構を標的とする薬物**

Na^+/K^+-ATPアーゼの働きにより、細胞内 K^+ は高く（約 140 mmol/L）、Na^+ は低く保たれている。細胞膜には K^+ チャネルがあるため K^+ は細胞外へ出ようとする。このため、細胞内の静止膜電位は負に保たれている。K^+ チャネルが閉じると膜は脱分極し、開くと過分極側に移行する。したがって、K^+ チャネルを標的とする薬物により細胞の興奮性を調節することができる。また、Na^+/K^+-ATPアーゼ、H^+/K^+-ATPアーゼ、$Na^+/K^+/2Cl^-$ 共輸送体などの各種トランスポーターも、細胞膜を介する K^+ の輸送に関与する。

K^+ チャネルには数多くのサブタイプがあるが、そのうちいくつかが医薬品の標的となっている。

■ **水素イオン（H^+）調節機構を標的とする薬物**

Na^+-H^+ 交換体は細胞膜の主要な H^+ 輸送系であり、細胞内 pH の低下を防ぐ役割を担っている。胃粘膜壁細胞には、H^+ を細胞外に汲み出し、K^+ を細胞内に取り込む H^+/K^+-ATPアーゼ（プロトンポンプ）が発現しており、プロトンポンプ阻害薬の標的となっている。

その他の生体物質の膜輸送機構を標的とする薬物

細胞膜には、高分子の生体物質や生体異物、薬物を輸送する**トランスポーター**が発現している（➡ p.6）。トランスポーターを非特異的に阻害する薬物は古くから用いられてきたが、最近は特異的に修飾する薬剤の開発が増加している。

細胞内分子を標的とする薬物： 細胞内分子には、種々の細胞内情報伝達因子（環状ヌクレオチド、イノシトールリン酸、Ca^{2+}、チロシンキナーゼ、低分子量 G 蛋白質、MAPキナーゼファミリーなど）のほか、各種細胞機能にかかわる酵素、結合蛋白質、細胞内小器官蛋白質など、多種多様な細胞成分が含まれる。細胞膜分子を標的とする薬物も、効果を表すためには、これら細胞内分子の媒介を必要とすることが多い。しかし、細胞特異性の高い一部の酵素を除けば、これら細胞内分子自体が標的となることは、それほど多くはない。それは、多くの細胞に共通する分子が多いためであろう。

核内分子を標的とする薬物： 核には、遺伝子発現

を制御する数多くの転写調節因子や核酸などの高分子が含まれている。転写因子の一部は、脂溶性の高い内因性リガンドの受容体として機能を果たしている。このような受容体には、リガンドが結合していない状態では主に細胞質にあり、リガンドが結合すると二量体となり核内へ移行して転写を調節するものが多いが、便宜上、核内分子として扱う。

転写因子・核内受容体を標的とする薬物：薬物の標的になりやすいのは、内因性リガンドと特異的に相互作用する**核内受容体** nuclear receptor である（図 I-3-5）。内因性リガンドを製剤化したものや、核内受容体の作動薬・拮抗薬が数多く開発されている。

核酸またはその関連分子を標的とする薬物：DNA はほとんどの細胞に存在し、きわめて重要な役割を担っているため、良性疾患を対象とする薬物の標的にするのは非常にむずかしい。このカテゴリーに属する医薬品の大部分は、悪性腫瘍を標的とする薬物である。しかし、正常細胞への作用を避けることはむずかしく、有害反応はほぼ必発する。

低分子成分を標的とする薬物

体内に存在する低分子やイオンなどと結合して効果を表す薬物も、かなりの数にのぼる。

標的分子の特定がむずかしい薬物

例えば浸透圧利尿薬のように、特異性の低い物理化学的な効果をもたらす薬物は、標的分子を特定するのはむずかしい。また、欠乏している生体成分を補充するために投与する薬物の場合も、標的分子を特定するのはむずかしいことがある。

病原体を標的とする薬物

抗菌薬や抗ウイルス薬の多くは、病原体特有の分子に結合し、その機能を阻害することにより効果を表す。

薬理作用の様式

薬物と受容体の結合を物理化学的な一般原則によって定量的に説明する試みを**受容体理論** receptor theory といい、薬物受容体の多くに適用できる。

濃度と反応

薬物の濃度と生体の反応をグラフ上にプロットしたものを**濃度-反応曲線** concentration-response curve といい、薬物の効果を受容体コンパートメント（標的分子が薬物に曝露される空間）における濃度の関数として表すもので、受容体理論の基本をなす（図 I-3-6）。

反応の大きさが、薬物による受容体の占有率と一致すると仮定すると、受容体占有率が上がるにつれ反応は大きくなり、薬物がすべての受容体を占有するときに最大値 E_{max}（漸近線）に到達する。通常、

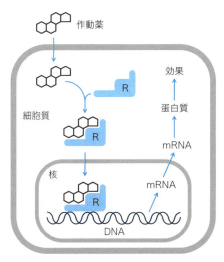

図 I-3-5　核内受容体
作動薬は細胞膜を通過し、細胞質で受容体蛋白質（R）と結合する。受容体蛋白質には、リガンド結合領域と DNA 結合領域が存在する。図示していないが、作動薬と結合した受容体蛋白質は二量体（ホモダイマーまたはヘテロダイマー）を形成して核内に移行し、DNA の応答配列 response element を認識して結合し、遺伝子の転写を促す。

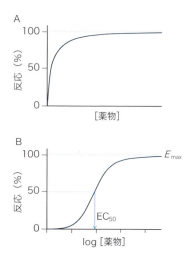

図 I-3-6　濃度-反応曲線
(A) 薬物濃度を線形目盛りで表示すると双曲線となり、薬物の特性がわかりにくい。(B) 薬物濃度を対数目盛りで表示するとシグモイド曲線となり、特性がわかりやすい。最大反応 E_{max} の 50%を生じる濃度を EC_{50} とよび、薬物の効力を表す指標となる。

濃度–反応関係を完全に表現するのに必要な濃度範囲は広いため、濃度には対数目盛を用いる。例外もあるが、多くの薬物で曲線はS字状となり、これから、① 反応の閾値、② 勾配、③ 最大反応、すなわち、薬物の活性を特徴づけ、かつ定量化する3つの基本特性を知ることができる。

しかし、細胞や組織片を用いた実験ならともかく、個体においては、濃度–反応曲線を正確に描くことはむずかしい。このため、**投与量–反応曲線 dose-response curve** がしばしば用いられるが、濃度–反応曲線とは異なり、投与量–反応曲線の個体差はしばしばきわめて大きいことに注意するべきである。

効力と最大効果

一般に、薬理作用の強さは、**効力 potency** と**最大効果 efficacy** によって示される。効力とは、薬物濃度に対する薬理作用の効率を表し、受容体に対する薬物の**親和性 affinity** によって決まる。効力が大きい薬物ほど、より低濃度で受容体に結合できる。最大効果とは、薬物と受容体の結合によって生成される最大反応の大きさであり、薬物の**固有活性 intrinsic activity** によって決まる。

薬物–受容体間の相互作用は式 I-3-1 で表され、前半が効力を、後半が効果を規定するプロセスを表している。D は薬物、R は受容体、DR は両者の複合体、E は効果、k_1 は結合速度定数、k_2 は解離速度定数である。

$$D + R \underset{k_2}{\overset{k_1}{\rightleftarrows}} DR \longrightarrow E \quad (\text{I-3-1})$$

平衡状態では $k_1[D][R] = k_2[DR]$ が成立する（[ ] は濃度を表す）。解離速度と結合速度の比 (k_2/k_1) を**解離定数（K_D）**という。平衡状態では次式が成り立つ。

$$K_D = k_2/k_1 = [D][R]/[DR] \quad (\text{I-3-2})$$

薬物による受容体占有率 f は、総受容体に占める薬物受容体複合体の割合なので、

$$f = [DR]/([R] + [DR]) \quad (\text{I-3-3})$$

これを、K_D を用いて表すと、

$$f = \frac{[D]/K_D}{1 + [D]/K_D} = \frac{[D]}{[D] + K_D} \quad (\text{I-3-4})$$

式 I-3-4 から、薬物濃度 [D] が一定なら K_D が小さいほど f が大きいことがわかる。また、[D] が K_D に等しいとき、f は 1/2 となることから、K_D は全受容体数の 50% に薬物が結合するときの薬物濃度を意味していることがわかる。効力が大きい薬物とは、K_D が小さく、受容体への結合をより低濃度で達成できる（親和性が高い）薬物である。

もし、[DR] と反応の大きさが単純な比例関係にあると仮定すると、受容体占有率 f と反応率（最大反応に対する反応の割合）は一致し、f が 50% のとき、反応率も 50%、f が 100% のとき、反応率も 100% となる。K_D は f が 50% のときの薬物濃度なので、これは最大反応の 50% が得られる薬物濃度（**EC_{50}**）と一致する。したがって、このような薬物では、EC_{50} を測定すれば K_D を知ることができる。

作 動 作 用

■ 受容体の立体配座と作動薬

受容体は、少なくとも2つの立体配座の状態、活性化状態（R_a）と不活性化状態（R_i）をとると推定される。薬物の固有活性とは、R_a と R_i の平衡状態をどのようにシフトさせるかということである。これは、R_a と R_i に対する薬物の相対的な親和性によって決まる（図 I-3-7）。

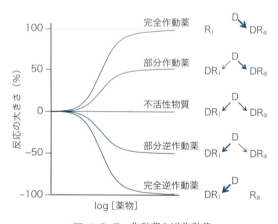

図 I-3-7 作動薬と逆作動薬

グラフは、完全作動薬または完全逆作動薬の最大反応を ±100 としたときの濃度–反応関係を表す。最大反応が 0 と 100 のあいだにあるものを部分作動薬、0 と －100 のあいだにあるものを部分逆作動薬という。最大反応が 0 なら不活性物質であるが、そのような物質が受容体に結合する場合は拮抗薬となる。グラフの右に、活性化状態の受容体（R_a）と不活性化状態の受容体（R_i）に対する薬物（D）の結合様式を示す。矢印の太さは親和性の大きさを表す。

[Brunton L, et al. Goodman & Gilman's The Pharmacological Basis of Therapeutics, 12th Ed. McGraw-Hill; 2011:figure 3-1 を参考に改変]

R_i より R_a に対してより高い親和性を有する薬物は、活性化状態に向けて平衡を動かし、受容体を活性化する。このような薬物を**作動薬** agonist という。多くの内因性リガンドは作動薬としての性質を有している。

逆に、R_a より R_i に対してより高い親和性を有する薬物は、不活性化状態に向けて平衡を動かし、受容体を不活性化する。このような薬物を**逆作動薬** inverse agonist という。逆作動性は、内因性リガンドが存在しない基底状態でも恒常的に活性化されている受容体が存在する場合に、初めて明らかとなる。基底状態の平衡が圧倒的に R_i に偏っている場合は、逆作動性を検出することはむずかしい。逆作動薬の例は GPCR を抑制する薬物にみられ、メトプロロール、ロサルタン、ファモチジン、リスペリドンなどが知られている。

どちらの立体配座に対しても同等の親和性を有する物質は、立体配座の平衡状態を変えず、それ自体では受容体活性に対して何ら影響を与えない不活性化合物である。しかし、作動薬や逆作動薬がすでに存在する状況では、このような化合物は、作動薬に対しても逆作動薬に対しても、競合的拮抗薬（後述）として作用する。

■ 完全作動薬と部分作動薬

活性型の立体配座 R_a のみに親和性を有する薬物は、受容体を完全に活性化状態に移行させる。このような薬物を**完全作動薬** full agonist という。これに対し、R_a への親和性が R_i へのそれを上回ってはいるものの、R_a への選択性が完全ではない薬物を**部分作動薬** partial agonist という。

部分作動薬は、R_a への親和性がより高い作動薬が存在する状況下では、拮抗薬として作用する。R_a への親和性が R_i へのそれをわずかに上回る程度の部分作動薬は、受容体への刺激を完全に除くことなしに、過大な刺激を抑制することができる。このような薬物は、受容体の強力な遮断による有害反応を和らげる目的で用いられる。例えば、アドレナリン β 受容体拮抗薬の"内因性交感神経興奮作用"とは部分作動性を表しており、ピンドロールやアセブトロールなどがこれを有している。アリピプラゾールは、ドパミン作動性神経の活動が亢進している場合は拮抗薬として、低下している場合は作動薬として作用する、ドパミン D_2 受容体部分作動薬である。

拮 抗 作 用

作動薬の受容体結合を阻害する物質を**拮抗薬** antagonist という。拮抗作用には、以下のように、いくつかの様式がある。

■ 競合的拮抗薬

受容体への結合親和性を有するが、固有活性はもたない（それ自体で効果を表すことはない）物質が、結合部位で作動薬と競合し、作動薬の結合を阻害する場合、そのような物質は**競合的拮抗薬** competitive antagonist として機能する。多くの拮抗薬がこれに属する。

このような拮抗薬は、作動薬の濃度 – 反応曲線を右方（高濃度側）へ平行移動させるが、最大反応の大きさには影響を与えない。すなわち、作動薬の濃度を上げていくと、作動薬により拮抗薬は受容体から追い出され、十分高濃度にすると、反応の大きさはついに100%となる（図 I-3-8A）。

競合的拮抗薬は固有活性をもたないので、その効力は、作動薬への拮抗作用から間接的に求めなければならない。

作動薬 A の濃度が $[A]_0$ のときの受容体占有率 f_A は、

$$f_A = \frac{[A]_0/K_A}{1 + [A]_0/K_A} \qquad (\text{I-3-5})$$

（K_A は A の解離定数）

濃度 $[I]$ の拮抗薬 I 存在下で、同じ大きさの反応を得るために必要な A の濃度を $[A]$ とすると、

$$f_A = \frac{[A]/K_A}{1 + [A]/K_A + [I]/K_I} \qquad (\text{I-3-6})$$

（K_I は I の解離定数）

これらより、式 I-3-7 が導かれる。

$$[A]/[A]_0 = 1 + [I]/K_I \qquad (\text{I-3-7})$$

$[A]/[A]_0$ は、拮抗薬によって作動薬の濃度–反応曲線が何倍平行移動するかを表す値であり、**濃度比** concentration ratio（C_R）とよばれる。この式より、濃度 – 反応曲線の右方移動の大きさ（拮抗薬の効力）は、拮抗薬の濃度と親和性によって決まることがわかる。さらに、$[I]$ が K_I に等しいとき、濃度比は2となるため、K_I は曲線を2倍だけ右方移動させるのに要する拮抗薬の濃度を表すことがわか

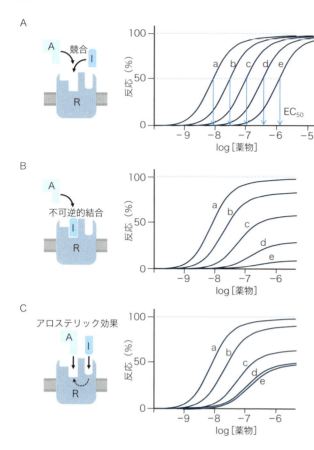

図 I-3-8 競合的拮抗薬と非競合的拮抗薬
(A) は競合的拮抗作用、(B) と (C) は非競合的拮抗作用の2つの様式を示す。(A) 競合的拮抗は、作動薬Aと拮抗薬Iが受容体R上の同じ結合部位を奪い合うことにより起こる。拮抗薬の濃度 (a < b < c < d < e) に依存して濃度‐反応曲線が右方移動し、作動薬のEC_{50}は増加するが、最大反応は変わらない。(B) 作動薬と拮抗薬が同一部位に結合する場合でも、拮抗薬の結合が不可逆あるいはそれに近い場合には、濃度‐反応曲線が右方移動するとともに、最大反応が抑制される。(C) 作動薬とは異なる部位に結合した薬物が、受容体のコンフォメーションを変えて拮抗作用を及ぼす場合にも、曲線は右方移動し最大反応が低下する。ただし、拮抗薬が一定の濃度に達すると、拮抗作用は飽和する (dとeの差が小さいことに注目)。

る。

K_Iの対数に負号をつけた値を **pA_2** といい、競合的拮抗薬の効力を表す指標として用いられる。

$$pA_2 = -\log K_I \qquad (\text{I-3-8})$$

pA_2は、**Schildプロット** (図 I-3-9A) によって求めることができる。式 I-3-7 と式 I-3-8 より、

$$\log(C_R-1) = \log[I] + pA_2 \qquad (\text{I-3-9})$$

縦軸に$\log(C_R-1)$、横軸に$\log[I]$をプロットすると、横軸切片が$-pA_2$を与える。

競合的拮抗薬の効力は、放射性リガンド結合実験でも知ることができる (図 I-3-9B)。放射性リガンドの受容体結合を50%置換する拮抗薬の濃度 (IC_{50}) を測定し、**チェン・プルソフの式** Cheng-Prusoff equation (式 I-3-10) から解離定数K_Iを求める。[L]は放射性リガンドの濃度、K_Dはその解離定数。

$$K_I = \frac{IC_{50}}{1 + [L]/K_D} \qquad (\text{I-3-10})$$

■ 非競合的拮抗薬

拮抗薬には、作動薬の濃度を上げても最大反応の大きさを回復させることのできないものもあり、**非競合的拮抗薬** non-competitive antagonist とよばれる。これには少なくとも2つの異なる機序が推定される。

一つは、拮抗薬が受容体から解離しにくい場合である (図 I-3-8B)。すなわち、作動薬と同じ部位に拮抗薬が結合し、その結合が不可逆的な共有結合である場合や、共有結合ではなくても結合力が強いため解離が遅い場合は、拮抗薬は、濃度‐反応曲線の右方移動を起こすと同時に、最大反応の抑制をもたらす。

もう一つは、拮抗薬が**アロステリック効果**を引き起こす場合である (図 I-3-8C)。この場合、拮抗薬は、受容体の作動薬結合部位において結合を競り合うのではなく、受容体上の異なる部位に結合し、受容体の構造に変化をもたらし、作動薬の結合を妨げたり、生成する反応を小さくしたりする。ただし、この効果には飽和性があり、アロステリック部位が完全に占有されたときの拮抗作用が限界である。

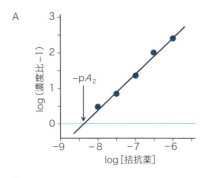

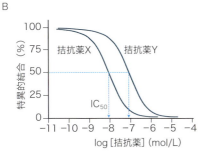

図 I-3-9 競合的拮抗薬の効力

(A) Schildプロット。$\log(C_R - 1) = \log[I] + pA_2$ なので、縦軸に $\log(C_R - 1)$、横軸に $\log[I]$ をプロットすると、傾き1、横軸切片 $-pA_2$ の直線となる。傾きが1にならないなら、競合的拮抗とはいえない。(B) 拮抗薬の濃度を上げていくと、放射性リガンドは置換され、特異的結合が低下する。放射性リガンドの濃度と K_D がわかっていれば、結合が50%拮抗されるときの濃度（IC_{50}）から拮抗薬の解離定数 K_I を計算することができる。IC_{50} は放射性リガンドの濃度によって変わるが、K_I は拮抗薬により一定の値となる。拮抗薬Xは拮抗薬Yより K_I が小さく、効力が大きいといえる。

なお、薬物によるアロステリック効果は、受容体活性を逆に増強する場合もある。例えば、ベンゾジアゼピン系薬物の効果は、GABA_A 受容体のGABAに対する感受性をアロステリック効果により増強することによって得られる。

余剰受容体

これまでは、薬物による受容体占有率（%）と反応の大きさ（%）が一致する、つまり、占有率が100%に達したときに反応も最大値に達する、と仮定していた。

しかし、一般に、最大反応を引き起こすのに100%の受容体を占有する必要はないことがわかっている。つまり、受容体占有率が100%未満であっても、最大反応が得られることが多いのである。したがって、一般に EC_{50} は K_D より小さくなる。受容体数が効果器数より多いためにこのようなことが起こるとされ、最大反応に達しても占有されていな

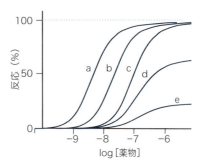

図 I-3-10 余剰受容体

受容体に不可逆的に結合する拮抗薬の濃度を上げていくと（a < b < c < d < e）、作動薬の濃度-反応曲線は右方移動するが、余剰受容体がなくなる濃度cまでは最大反応が保たれる。濃度をさらに上げると、余剰受容体はもはや存在しないため、最大反応が低下する（dとe）。

い受容体を**余剰受容体** spare receptor という。

余剰受容体の存在は、非競合的拮抗薬の作用様式から推定できる。非競合的拮抗薬の濃度が低濃度であれば、あたかも競合的拮抗薬のように濃度-反応曲線は右方移動するが、高濃度では最大反応が低下する（図 I-3-10）。

余剰受容体があると、① 低濃度の作動薬で強力なシグナルが発生する、② 受容体数がある程度減少しても最大反応が低下しない（脱感作が起こりにくい）、③ 非競合的拮抗薬の存在下でも最大反応は低下しにくい、などの特徴がみられる。

薬物感受性を変化させる要因

薬物の作用は、標的分子（受容体）→ 情報伝達因子 → 効果器と伝わり、生体反応となって現れる。したがって、この過程のどこかに生化学的あるいは生理学的な変化が生ずると、生体の薬物感受性が変動する。また、この過程は実はこれほど単純ではなく、標的分子や情報伝達因子は周囲からの制御を受けており、とくに、下流の因子からのフィードバック制御をほとんどつねに受けている。もう少し正確に表すと、**標的分子（受容体）⇌ 情報伝達因子 ⇌ 効果器**となる。

薬物感受性を変化させる要因には環境的要因と遺伝的要因がある。前者には、脱感作、過感受性、薬物相互作用などが含まれ、後者には、薬物感受性にかかわる諸因子の遺伝子変異や遺伝子多型などが含まれる。

■ 脱感作

持続的あるいは頻回に作動薬を投与すると、薬物への反応性が低下し、同じ濃度の薬物に再び曝露されたときの効果が減弱することがある。このような現象を**脱感作** desensitization という。

耐性 tolerance、**順応** adaptation、**不応性** refractoriness、**タキフィラキシー** tachyphylaxis なども、脱感作とほぼ同じ現象を意味している。ただし、"耐性"という用語は、薬物感受性の低下だけではなく、代謝酵素やトランスポーターの誘導などにより薬物濃度が低下することによる薬理作用減弱の場合にも用いられる。また、"薬剤耐性"という用語もあるが、これは病原微生物やがん細胞が薬剤への抵抗性を獲得する現象（**薬剤抵抗性** drug resistance）という意味に用いられることが多い。

脱感作が起こるのは、①受容体のシグナルが下流の情報伝達系に伝わりにくくなる（**脱共役** uncoupling）、②受容体が膜から細胞質へ移動して作動薬に接触しにくくなる（**内在化** internalization）、③受容体の数が減少する（**ダウンレギュレーション** down-regulation）、などの結果と考えられている。

①、②の機序については、GPCRでは解明が比較的進んでいる（図 I-3-11）。作動薬でGPCRを刺激するとGPCR特異的キナーゼ（GRK）が活性化され、GPCRのリン酸化が起こる。このリン酸化はβ-アレスチンとよばれる細胞質蛋白質のGPCRへの結合を促し、GPCRとG蛋白質を脱共役させる。さらに、β-アレスチンはクラスリンやダイナミンを動員してエンドサイトーシスを誘導し、受容体を細胞質内に内在化させる。

脱感作は、本来、過剰な刺激に対する生体の防御機構と考えられるが、薬物治療にとっては問題となることがある。

例えば、気管支喘息に対してβ₂受容体作動薬を反復使用すると脱感作により気管支拡張反応が減弱し、症状が悪化する場合がある。モルヒネを持続投与すると耐性が生じ、薬物感受性の低下を補うため投与量を増やす必要が生じることもよく知られている。また、クロニジンは血管運動中枢α₂受容体のダウンレギュレーションを起こすため、急に中止すると高血圧クリーゼが誘発される可能性がある。さらに、心不全の重症化は心筋β₁受容体のダウンレギュレーションを起こすため、β₁受容体を介するカテコールアミン製剤（ドブタミンなど）の強心作用は減弱すると考えられる。

脱感作には、同じ受容体を共有する作動薬に対してのみ起こる**同種脱感作** homologous desensitization と、ほかの受容体を介する作動薬にも及ぶ**異種脱感作** heterologous desensitization とがある。前者は、受容体分子自体に対するフィードバック抑制であるが、後者は、共通の情報伝達経路を構成する因子が抑制されることによる。

■ 過感受性

脱感作とは逆に、受容体刺激の長期的な減少が、

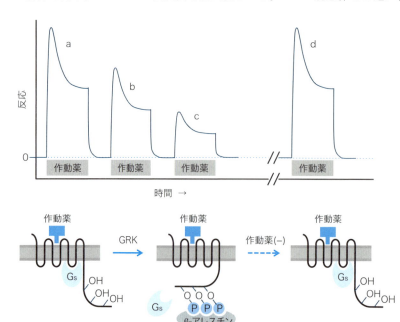

図 I-3-11 受容体脱感作
受容体が作動薬に曝露されると、反応はピークに達したのち、減弱してある一定のレベルに達する (a)。作動薬を短時間で繰り返し投与すると、受容体は脱感作され、反応は徐々に減弱する (b、c)。作動薬を長期間にわたり除去すると、受容体の感受性が回復し、反応は下のレベルに戻る (d)。脱感作は、GPCRの場合、GRKによる受容体リン酸化とβ-アレスチンの結合により、G蛋白質が受容体に共役できなくなることによって起こる。また、これに引き続き、受容体の内在化が起こり、より長期的には、受容体のダウンレギュレーションが起こることもある（図示せず）。

作動薬に対する**過感受性** supersensitivity をもたらすことがある。過感受性は、内因性リガンドのシグナルが伝わりにくくなった病的状態において、受容体の合成・動員を促進して（**アップレギュレーション** up-regulation）、これを代償しようとする結果の現れと考えられるが、薬物治療において問題となることがある。

例えば、β受容体拮抗薬の長期投与は、受容体密度を増加させて感受性を増大させるため、突然中止すると、急激な血圧上昇や頻脈が生じる場合がある。また、グアネチジンを長期投与している状態でカテコールアミンを投与すると、重度の血圧上昇を来す可能性がある。これは、グアネチジンが交感神経終末のノルアドレナリンを枯渇させて"除神経"状態とすることで、血管平滑筋α_1受容体の感受性が亢進するためである。

■ 薬力学的相互作用

薬物相互作用のうち、標的分子あるいはそれより下流で生ずる相互作用を薬力学的相互作用といい、薬物感受性を変化させる大きな要因となる（➡ p.80）。薬物感受性は、増強される場合と減弱される場合がある。増強の場合、作用部位が同一ならば一般に**相加作用** additive effect となるが、異なる部位に作用する薬物同士では、和以上の効果（**相乗作用** synergistic effect）が現れることもある。

■ 遺伝的差異

薬物標的分子およびその下流に位置する分子の遺伝子変異や遺伝子多型により、薬物感受性が変化することがある。

一部の有害反応は遺伝子変異によって誘発されることが知られており、グルコース-6-リン酸脱水素酵素欠損症では、サルファ薬など酸化能を有する薬物で溶血性貧血が起こる。また、リアノジン受容体遺伝子 RYR1 の変異により、揮発性麻酔薬やスキサメトニウムによる悪性高熱症が起こる（➡ p.86）。

遺伝子多型による薬物感受性の差異については、臨床的に問題となるものはそれほど多くは知られていない。代表例としては、ワルファリンの標的分子であるビタミンKエポキシド還元酵素複合体 1（VKORC1）の遺伝子多型があげられる（➡ p.86）。そのほか、アドレナリンβ_1受容体やβ_2受容体の遺伝子多型により、β受容体遮断薬やβ_2受容体作動薬に対する感受性が異なるという報告もある。

生理活性物質と薬物

4

● キーポイント

1. 大半の薬物は、生理活性物質の作用を増強または減弱させることにより効果を表す。
2. 医薬品として最も多いのは生理活性物質受容体の作動薬と拮抗薬で、なかでもG蛋白質共役型受容体をターゲットとするものが多い。
3. 薬の作用機序を知るには、生理活性物質の性質を系統的に理解する必要がある。

ヒトの体内では、生体恒常性を維持するため、あるいは組織の成長・修復を促すため、様々な情報が飛び交っている。その情報伝達は、神経や心臓などの電気的インパルスを除けば、アミン、アミノ酸、ペプチド、ヌクレオチド、脂質などの様々な化学物質が担っており、これらは特異的な受容体を刺激することによって特定の生体反応を引き起こす。

からだに作用して種々の生体反応を引き起こす化学物質を総称して**生理活性物質** bioactive substance という。広い意味では栄養素や毒素などを生理活性物質に含めることもあるが、ここでは、体内で産生され微量で生理機能を調節する化学物質に限定することにする。そのような物質は、**ホルモン** hormone、**神経伝達物質** neurotransmitter、**オータコイド** autacoid の3つに分けられるが、これらの境界は必ずしも明瞭ではない[*1]。

医薬品の開発は、生理活性物質の研究に負うところが大きい。生理活性物質そのものやその誘導体、受容体の作動薬・拮抗薬、合成酵素・分解酵素の阻害薬、トランスポーターの阻害薬などが治療薬として非常に多く用いられている。したがって、薬の作用機序を理解するため、また、新たな医薬品を開発

するためには、生理活性物質の構造や機能の系統的な理解が欠かせない。

本章では、医薬品と関係が深い生理活性物質を中心に、化学構造別にまとめて解説する。

ア　ミ　ン

アセチルコリン

アセチルコリン acetylcholine（**ACh**）は、コリンアセチルトランスフェラーゼによりコリンとアセチル CoA から合成される（図 I-4-1）。神経末端の電気的興奮によりシナプス間隙に放出され、受容体に結合しなければ **ACh エステラーゼ**により速やかにコリンと酢酸に分解される。ACh は全身の神経系シナプスに存在し、とくに神経筋接合部で主要な伝達物質として働いている。脳内にも幅広く分布する。

ACh 受容体は、互いにほとんど関連のない2つのタイプ、イオンチャネル型の**ニコチン性 ACh 受容体**（**nAChR**）とG蛋白質共役型の**ムスカリン性 ACh 受容体**（**mAChR**）に分けられる。nAChR はさらに、**筋肉型**（**N_M型**）、**神経型**（**N_N型**）、**中枢神経型**に分類され、mAChR は5つのサブタイプ（**M_1～M_5**）に分類される（表 I-4-1）。

N_M 受容体は神経筋接合部シナプス後膜にあり、ACh の刺激により骨格筋収縮を起こす。N_N 受容体は、自律神経節シナプス後膜にあり交感神経・副交感神経をどちらも興奮させるが、交感・副交感のどちらの支配が優るかは組織により異なる。

mAChR は、心臓では心拍数と心筋収縮力を減少

[*1]　一般に、ホルモンは、特定の内分泌器官で産生・分泌されて血液で全身に運ばれ、分泌細胞と標的細胞が遠く離れていても作用するものをいう。標的に達するまでに時間がかかるため、半減期は比較的長い。神経伝達物質は、特定の神経間のシナプス伝達を媒介する物質である。これら以外の生理活性物質の総称がオータコイドで、特定の細胞から分泌され、近傍の細胞に作用することが多い（このため**局所ホルモン** local hormone ともよばれる）。半減期は一般に短い。しかし、これらは厳密に区別できないことも多い。

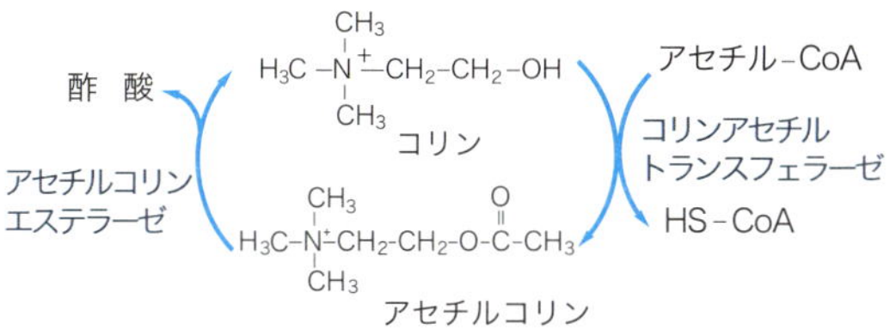

アミン　**35**

図 I-4-1　アセチルコリンの生合成と代謝

させる。血管では内皮依存性に血管平滑筋を拡張さ
せる。消化管では平滑筋収縮により運動を亢進さ
せ、消化液の分泌を促進する。また、平滑筋収縮に
より気管支、子宮、膀胱を収縮させる。眼では縮瞳
筋を収縮させ、房水流出促進により眼圧を低下させ
る。

　N_M 受容体拮抗薬は筋弛緩薬（➡ p.153）として、
ACh エステラーゼ阻害薬は重症筋無力症などの治
療薬（➡ p.181）として、mAChR 拮抗薬は鎮痙薬
（➡ p.266）、気管支拡張薬（➡ p.264）、尿失禁治療
薬（➡ p.305）、パーキンソン病治療薬（➡ p.176）
などとして広く臨床応用されている。

カテコールアミン

　カテコール基を有する**アドレナリン** adrenaline、
ノルアドレナリン noradrenaline、**ドパミン** dop-
amine を総じて**カテコールアミン** catecholamine と
よぶ。これらはチロシンから生合成される（図
I-4-2）。チロシンは水酸化酵素によりジヒドロキ

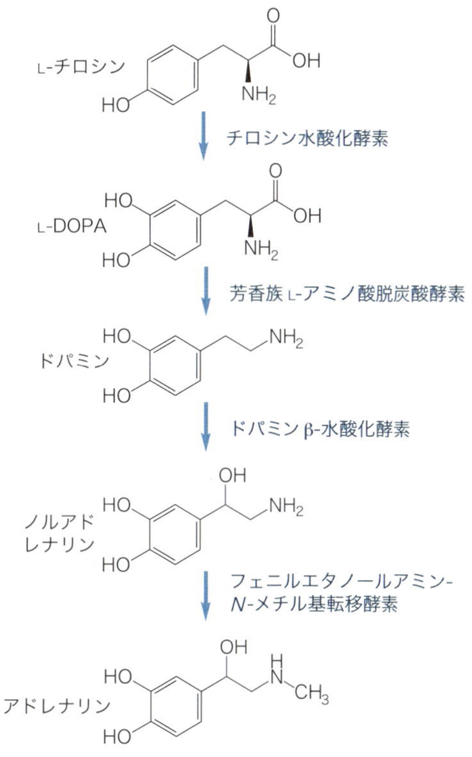

図 I-4-2　カテコールアミンの生合成

シフェニルアラニン（DOPA）となり、さらに芳香
族アミノ酸脱炭酸酵素（AADC）によりドパミンと
なる。ドパミンはさらに β-水酸化酵素によりノル
アドレナリンとなり、ノルアドレナリンが N-メチ

表 I-4-1　アセチルコリン受容体

受容体サブタイプ			細胞内情報伝達	作動薬[*1]	拮抗薬[*1]
ニコチン性 （イオンチャネル型）	N_M	神経筋接合部	Na^+チャネル開口、脱分極、細胞内 Ca^{2+}上昇	アセチルコリン カルバコール ニコチン	スキサメトニウム デカメトニウム（N_M） ヘキサメトニウム（N_N） ツボクラリン ベクロニウム ロクロニウム
	N_N	自律神経節 副腎髄質			
	CNS	中枢神経			
ムスカリン性 （G 蛋白質共役型）	M_1	中枢神経 分泌腺	イノシトールリン脂質代謝、細胞内 Ca^{2+}上昇	アセチルコリン カルバコール ベタネコール ムスカリン ピロカルピン セビメリン	アトロピン スコポラミン ブチルスコポラミン ピレンゼピン（M_1） チオトロピウム（M_3） オキシブチニン プロピベリン トルテロジン ソリフェナシン（M_3） イミダフェナシン トロピカミド（M_4） トリヘキシフェニジル ビペリデン
	M_2	心　筋	K^+チャネル開口、過分極 アデニル酸シクラーゼ抑制		
	M_3	副交感神経効果器(心筋以外)	イノシトールリン脂質代謝、細胞内 Ca^{2+}上昇		
	M_4	中枢神経	K^+チャネル開口、過分極 アデニル酸シクラーゼ抑制		
	M_5	中枢神経	イノシトールリン脂質代謝、細胞内 Ca^{2+}上昇		

*1　臨床使用されている薬物をゴシック体で示す。

ル化されるとアドレナリンが生じる。

アドレナリンは副腎髄質から、ノルアドレナリンは副腎髄質、交感神経節後線維、中枢神経から、ドパミンは中枢神経から主に分泌される。いずれも血液脳関門は通過できない。神経末端からシナプス間隙に放出されると、受容体に結合しなければ速やかにシナプス前膜の**モノアミントランスポーター**により再取り込みされ、シナプス小胞に貯蔵されるか、モノアミンオキシダーゼ（MAO）により速やかに分解される（図 I-4-3）。

■ アドレナリン・ノルアドレナリン

アドレナリンとノルアドレナリンに応答する受容体は共通で**アドレナリン受容体**とよばれる。アドレナリン受容体には **α 受容体** と **β 受容体** があり、さらにサブタイプに分けられ9種類の分子種が知られている（表 I-4-2）。このうち α₂ 受容体は**自己受容体** autoreceptor とよばれ、シナプス前膜に存在してノルアドレナリンの放出を抑制する。

アドレナリンは、心拍数を増加させ、心筋収縮力を増強し、気管支を拡張させる。肝臓・筋肉ではグリコーゲンを分解して血糖値を上げ、脂肪組織では脂肪分解を促す。ノルアドレナリンは細動脈の収縮を起こし、中枢神経系では覚醒や気分の調節、血圧の調節などに重要な役割を果たしている。

臨床的には、アドレナリンはショック（→ p.375）や気管支喘息発作（→ p.261）などの救急治療に使用される。ノルアドレナリンは昇圧薬として用いら

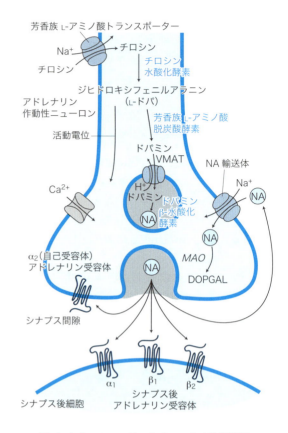

図 I-4-3　ノルアドレナリンによる神経伝達
DOPGAL：3,4-ジヒドロキシフェニルエチレングリコール、MAO：モノアミンオキシダーゼ、NA：ノルアドレナリン、VMAT：小胞モノアミノ輸送体。

表 I-4-2　アドレナリン受容体

受容体サブタイプ			代表的局在	細胞内情報伝達	親和性	作動薬[*1]	拮抗薬[*1]
α	α₁	α₁A	脳、血管、心臓、輸精管	G_q イノシトールリン脂質代謝	NAd ≧ Ad	**アドレナリン** **ノルアドレナリン** **フェニレフリン** **オキシメタゾリン**	**プラゾシン** **タムスロシン**(α₁A) スピペロン(α₁B)
		α₁B	脳、肺、血管、心臓		Ad = NAd		
		α₁D	脳、血管、輸精管		Ad = NAd		
	α₂	α₂A	脳、肺、腎臓、脾臓、大動脈、骨格筋	G_i、G_o アデニル酸シクラーゼ抑制	Ad = NAd	**アドレナリン** **クロニジン** **メチルドパ** **グアナベンズ** オキシメタゾリン(部分)	ヨヒンビン プラゾシン(α₂B、α₂C)
		α₂B	肝臓、腎臓、肺、大動脈、血管		Ad ≧ NAd		
		α₂C	脳		Ad = NAd		
β	β₁		心臓、松果体、脳	G_s アデニル酸シクラーゼ活性化	Ad = NAd	**アドレナリン** **イソプレナリン** **ドブタミン**(β₁) **デノパミン**(β₁) **プロカテロール**(β₂) **リトドリン**(β₂) **ミラベグロン**(β₃)	**プロプラノロール** **メトプロロール**(β₁) **アテノロール**(β₁)
	β₂		平滑筋、骨格筋、肝臓		Ad ≫ NAd		
	β₃		脂肪組織、膀胱		Ad = NAd		

[*1] 臨床使用されている薬物をゴシック体で示す。

表 I-4-3　ドパミン受容体

受容体		分布（中枢）	分布（末梢）	作用	情報伝達	作動薬[*1]	拮抗薬[*1]
D_1様	D_1	線条体、嗅結節、側坐核	副甲状腺 網膜 血管平滑筋 神経節 腎臓	神経興奮 平滑筋弛緩または収縮 利尿	G_sと連関 cAMP増加	ドパミン（$D_2 \gg D_5 > D_1$） ペルゴリド（$D_2 > D_1$） カベルゴリン（$D_2 > D_1$） ロチゴチン（$D_1 = D_2$） アポモルヒネ（$D_5 = D_2 > D_1$）	—
	D_5	視床、海馬、視床下部					
D_2様	D_{2S}	線条体、嗅結節、側坐核、黒質、下垂体	交感神経終末 腸神経叢 網膜 CTZ 頸動脈小体 肺 腎臓	神経抑制	G_iと連関 cAMP減少	ドパミン（$D_2 = D_3 = D_4$） ブロモクリプチン（$D_2 = D_3 \gg D_4$） ペルゴリド（$D_2 = D_3$） カベルゴリン（$D_2 > D_3$） タリペキソール（$D_3 > D_2$） プラミペキソール（$D_3 \gg D_2$） ロピニロール（$D_3 > D_2$） ロチゴチン（$D_3 \geqq D_2$） アポモルヒネ（$D_4 > D_2 = D_3$）	クロルプロマジン ハロペリドール リスペリドン スピペロン スルピリド（D_{2S}、D_{2L}、D_3） ドンペリドン（D_{2L}） クロザピン（D_4）
	D_{2L}						
	D_3	嗅結節、側坐核、カレハ島、黒質					
	D_4	前頭葉、中脳、扁桃核					

[*1]　臨床使用されている薬物をゴシック体で示す。
CTZ：化学受容器引き金帯 chemoreceptor trigger zone。

れることがある。α_2作動薬は降圧薬（→ p.211）などとして、β_1作動薬は強心薬（→ p.222）として、β_2作動薬は気管支拡張薬（→ p.260）や子宮収縮抑制薬（→ p.308）として、β_3作動薬は尿失禁治療薬（→ p.305）として、α_1拮抗薬は降圧薬（→ p.212）や排尿障害治療薬（→ p.306）として、β_1拮抗薬は降圧薬（→ p.212）や心不全治療薬（→ p.224）などとして用いられる。

■ ドパミン

ドパミン受容体は D_1様受容体（D_1、D_5）と D_2様受容体（D_{2S}、D_{2L}、D_3、D_4）に分類される。D_1様受容体はアデニル酸シクラーゼを活性化し、D_2様受容体は逆に抑制する（表I-4-3）。

ドパミンは中枢神経細胞に興奮性あるいは抑制性のシグナルを伝達し、錐体外路性運動機能、認知機能（学習や記憶）、報酬系（欲求充足による快感覚の提供）などに関与する。また、視床下部のドパミン神経は下垂体からのプロラクチン放出を抑制する。ドパミンが過剰になると統合失調症様の症状を呈し、欠乏するとパーキンソン病様の症状を呈する。

臨床的には、ドパミン自体が、腎臓、心臓、血管への主に D_1作用を利用して、急性心不全や重症心不全の治療に用いられる（→ p.222）。また、D_2作動薬はパーキンソン病治療薬（→ p.173）として、D_2拮抗薬は抗精神病薬（→ p.184）や制吐薬（→ p.265）として用いられる。

セロトニン

セロトニン serotonin または 5-ヒドロキシトリプタミン（5-HT）は、トリプトファンから合成される（図I-4-4）。トリプトファンが水酸化されて

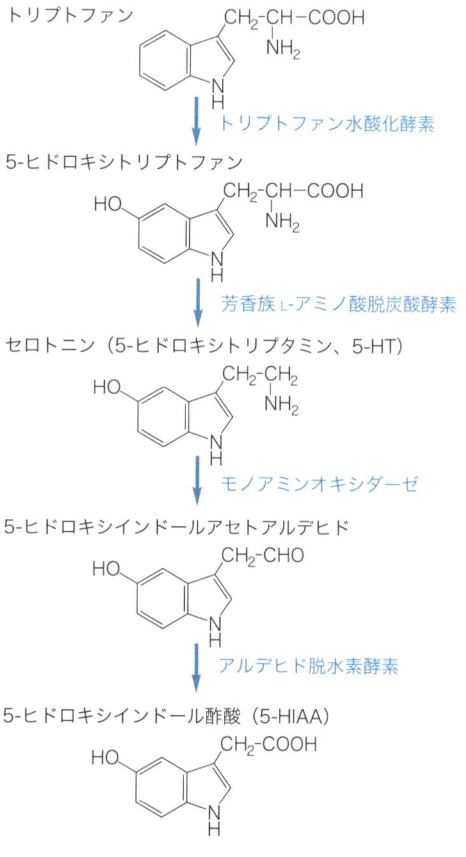

図 I-4-4　セロトニンの生合成と代謝

表 I-4-4　セロトニン受容体

受容体	主な分布	生理機能	情報伝達	作動薬[*1]	拮抗薬[*1]
5-HT$_{1A}$	中枢神経	神経抑制、睡眠、摂食、体温調節、不安	G$_i$ cAMP 減少	タンドスピロン バスピロン	スピペロン エルゴタミン メチテピン
5-HT$_{1B}$	中枢神経 血　管	シナプス前抑制 肺血管収縮	G$_i$ cAMP 減少	エルゴタミン スマトリプタン	メチテピン
5-HT$_{1D}$	中枢神経 血　管	自発運動 脳血管収縮	G$_i$ cAMP 減少	スマトリプタン	エルゴタミン メチテピン
5-HT$_{2A}$	中枢神経 平滑筋 血　管 血小板	神経興奮 収　縮 収縮・拡張 凝　集	G$_q$ リン脂質代謝	LSD（中枢）	LSD（末梢） リスペリドン オランザピン ケタンセリン シプロヘプタジン サルポグレラート
5-HT$_{2B}$	中枢神経 胃平滑筋 血　管	神経興奮 収　縮 収　縮	G$_q$ リン脂質代謝	ノルフェンフルラミン LSD（中枢）	LSD（末梢） オランザピン
5-HT$_{2C}$	中枢神経（脈絡叢）	脳脊髄液分泌	G$_q$ リン脂質代謝	LSD（中枢）	LSD（末梢） メスレルギン アゴメラチン オランザピン
5-HT$_3$	中枢神経、末梢神経	神経興奮、不安、嘔吐	陽イオンチャネル開口	―	オンダンセトロン グラニセトロン ラモセトロン
5-HT$_4$	中枢神経 消化管平滑筋	神経興奮 収　縮	G$_s$ cAMP 増加	シサプリド モサプリド レンザプリド テガセロッド	―
5-HT$_5$	中枢神経	不　明	G$_i$ cAMP 減少	―	―
5-HT$_6$	中枢神経	長期記憶	G$_s$ cAMP 増加	―	クロザピン オランザピン
5-HT$_7$	中枢神経、消化管、血管	不　明	G$_s$ cAMP 増加	LSD	メチテピン

[*1]　臨床使用されている薬物をゴシック体で示す。
　LSD：リゼルグ酸ジエチルアミド lysergic acid diethylamide.

5-ヒドロキシトリプトファンとなり、さらに AADC により脱炭酸されてセロトニンが生じる。腸クロム親和性細胞（EC 細胞）や血小板に多く含まれ、中枢神経系にも存在する。血液脳関門は通過できない。

　セロトニン受容体には少なくとも 14 種のサブタイプがある（主な 11 種を表 I-4-4 に示す）。そのうち 5-HT$_3$ はイオンチャネル型だが、ほかは G 蛋白質共役型である。

　機能は多様性に富み、末梢では、血小板凝集と止血、催吐、炎症、血管収縮などに関与する。中枢では、食欲調節、睡眠、気分安定、幻覚、情動行動、痛みの受容、催吐などに関与する。抗うつ薬の大部分は、セロトニンの再取り込みを阻害することでセロトニン活性を高める（➡ p.190）。また、片頭痛の標準治療薬はセロトニン受容体作動薬である（➡ p.157）。そのほか、多彩な機能に応じて様々な病態の治療薬が開発されている。

ヒ ス タ ミ ン

　ヒスタミン histamine は、ヒスチジン脱炭酸酵素によりヒスチジンから合成され、主にヒスタミン N-メチル基転移酵素とジアミン酸化酵素により代謝され、イミダゾール酢酸となって排泄される。ほとんどの組織に存在するが、肺、皮膚、消化管に豊富に存在する。マスト細胞や好塩基球に多く含まれているが、胃に存在する腸クロム親和性細胞様細胞

表 I-4-5　ヒスタミン受容体

受容体	主な分布	生理機能	情報伝達	拮抗薬[*1]
H_1	血管内皮 血管平滑筋 気管支平滑筋 心　臓 副腎髄質 中枢神経 知覚神経	NO 産生（血管拡張）、血管透過性亢進 血圧低下 平滑筋収縮 房室伝導遅延 カテコールアミン遊離 覚醒、自発運動、摂食抑制、飲水促進 疼痛、掻痒	$G_{q/11}$ リン脂質代謝	ジフェンヒドラミン クロルフェニラミン フェキソフェナジン プロメタジン ケトチフェン
H_2	胃壁細胞 心室筋 洞房結節 血管平滑筋 マスト細胞 T 細胞	胃酸分泌促進 心筋収縮力増強 心拍数増加 血管拡張 ヒスタミン遊離抑制 免疫抑制	G_s cAMP 増加	シメチジン ファモチジン ラニチジン
H_3	中枢神経 腸神経叢	神経伝達物質遊離抑制（自己受容体）	$G_{i/o}$ cAMP 減少	クロベンプロピット チオペラミド
H_4	骨髄由来細胞	走化作用（ケモカイン受容体）	$G_{i/o}$ cAMP 減少	チオペラミド

[*1]　臨床使用されている薬物をゴシック体で示す。

（ECL 細胞）や脳のヒスタミン作動性ニューロンにも含まれる。

　ヒスタミン受容体には H_1～H_4 の 4 つのサブタイプが発見されているが、H_3 受容体はさらに細分化されると考えられている。すべて G 蛋白質共役型受容体である（表 I-4-5）。

　ヒスタミンは、H_1 受容体を介して血管拡張（直接作用または内皮依存性反応）、血圧低下、血管透過性亢進、気管支平滑筋収縮などを起こし、アレルギー反応や炎症反応のメディエーターとして働く。そのため、H_1 受容体拮抗薬は主にアレルギー性疾患に用いられる（➡ p.321）。中枢神経系におけるヒスタミンの機能はよくわかっていないが、H_1 受容体拮抗薬には強力な催眠・鎮静作用があり睡眠改善薬としても用いられる。H_2 受容体は胃の壁細胞からの塩酸分泌を促すため、H_2 受容体拮抗薬は消化性潰瘍の治療に用いられる（➡ p.266）。

ア　ミ　ノ　酸

γ-ア ミ ノ 酪 酸

　γ-アミノ酪酸 γ-aminobutyric acid（**GABA**）は主に中枢神経に存在し、末梢組織には微量しか存在しない。中枢神経細胞の 20％は GABA 作動性神経であり、とくに黒質 – 線条体に高濃度で存在し、灰白質に低濃度で存在している。血液脳関門を通過できないため、脳内でグルタミン酸の α 位のカルボキ

シ基がグルタミン酸脱炭酸酵素（ピリドキサールリン酸を補酵素とする）によって除かれて生じる（図 I-4-5）。GABAアミノ基転移酵素によって代謝され、さらに酸化されてコハク酸となりクエン酸回路に入る。

　受容体には、$GABA_A$、$GABA_{A\rho}$、$GABA_B$ の 3 つのサブタイプがある（$GABA_{A\rho}$ は $GABA_A$ の特殊形である）。**$GABA_A$ 受容体**はシナプス後膜にあり、4 回膜貫通型サブユニットの五量体がリガンド依存性 Cl^- チャネルを形成する。サブユニットには、α1～6、β1～3、γ1～3、δ、ε、π、θ、ρ1～3 の少なくとも 19 種がある。$2\alpha : 2\beta : \gamma$ や $2\alpha : 2\beta : \delta$ など様々な構成がみられる。サブユニットにより局在が異なり、脳内では α1、β2、γ2 の組合せが最も多い。Cl^- を選択的に透過させ、膜過分極により神経細胞の興奮を抑制する。**$GABA_B$ 受容体**はシナプス前膜と後膜に存在する G 蛋白質共役型受容体である。シナプス前では、アデニル酸シクラーゼを抑制して電位依存性 Ca^{2+} チャネルを抑制し、伝達物質の放出を阻害する。シナプス後では K^+ チャネルを開口し、興奮を抑制する（表 I-4-6）。

　GABA は中枢神経系における主要な抑制性伝達物質である。脳内に広範に分布し、ほとんどの神経系が GABA に感受性を示す。催眠鎮静薬、抗不安薬の多くは $GABA_A$ 受容体機能を亢進させることにより、効果を表す（➡ p.199）。薬物感受性はサブユニット構成により異なり、α1β2γ2 からなる受容

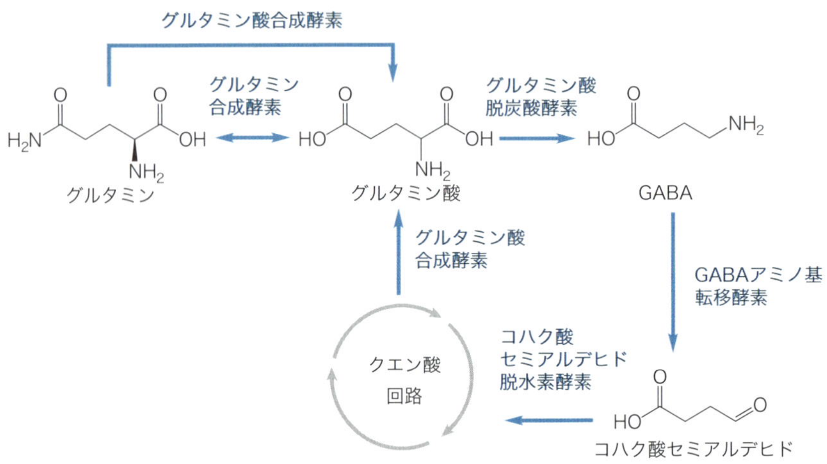

図 I-4-5　GABA の生合成と代謝

体はベンゾジアゼピン感受性だが、ρ のみからなる GABAAρ はベンゾジアゼピン感受性がない。一方、GABAB 受容体は筋弛緩薬バクロフェンの標的である（➡ p.156）。バルプロ酸（➡ p.166）の抗てんかん機序は複雑だが、GABA アミノ基転移酵素阻害が主たる機序の 1 つと考えられている。

グ リ シ ン

　グリシン glycine は最も単純な天然アミノ酸で、生体内で合成できる非必須アミノ酸である。主に脳や脊髄で神経伝達物質として作用し、とくに脊髄灰白質に高い濃度で存在している。

　既知のグリシン受容体はすべてイオンチャネル型である。2 つの α サブユニットと 3 つの β サブユニットが五量体を形成し、裏打ち蛋白質のゲフィリ

ンと結合している。グリシンが結合すると内蔵 Cl⁻ チャネルの透過性が増して膜を過分極させ、後シナプス細胞の興奮を抑制する。

　グリシンは GABA についで重要な抑制性神経伝達物質である。脊髄灰白質の抑制性介在ニューロン（レンショウ細胞）から遊離され、α 運動ニューロンの興奮を抑制し、骨格筋収縮を抑制する。破傷風毒素は、脊髄の抑制性介在ニューロンからのグリシンの分泌を抑制することにより激しい痙攣を誘発する。

グルタミン酸

　グルタミン酸 glutamic acid は中枢神経に広く分布し、中心的な興奮性伝達物質として働いている。末梢組織にも存在するが、中枢神経系での濃度はそ

表 I-4-6　GABA 受容体

受容体	構　造	局在	情報伝達	作動薬[*1]	モジュレーター[*1]	拮抗薬
GABAA	4TM サブユニット（α1～6、β1～3、γ1～3、δ、ε、π、θ、ρ1～3）の五量体	脳	Cl⁻チャネル開口	GABA ムシモール	ベンゾジアゼピン系薬 非ベンゾジアゼピン系催眠薬 バルビツール酸系薬 揮発性麻酔薬 エタノール アロプレグナノロン	ビククリン（競合）ガバジン（競合）ピクロトキシン（非競合）
GABAAρ	ρ サブユニットの五量体	網膜	Cl⁻チャネル開口	GABA	Zn²⁺	ピクロトキシン（非競合）
GABAB	7TM サブユニット（GABAB1、GABAB2）の二量体	脳	Gi を介する cAMP 減少 シナプス前 Ca²⁺ チャネル抑制 シナプス後 K⁺ チャネル開口	GABA バクロフェン	—	ファクロフェン サクロフェン

[*1]　臨床使用されている薬物をゴシック体で示す。

アミノ酸　**41**

表 I-4-7　グルタミン酸受容体

受容体	サブタイプ		サブユニット	情報伝達	作動薬[*1]	拮抗薬[*1]
イオンチャネル型 （3TM、四量体）	NMDA 受容体		GluN1 （グリシン結合部位） ＋ GluN2A～D （グルタミン酸結合部位）	Na^+、K^+、Ca^{2+}チャネル↑	GluN1： 　グリシン 　D-セリン 　**サイクロセリン** GluN2： 　グルタミン酸 　アスパラギン酸 　NMDA	GluN1： 　HA966 　キヌレン酸 GluN2： 　D-AP5 　CPP チャネル阻害： 　Mg^{2+} 　ミノサイクリン 　**アリピプラゾール** 　フェンシクリジン 　**ケタミン** 　**メマンチン**
	非 NMDA 受容体	AMPA 受容体	GluA1～4	Na^+、K^+チャネル↑	AMPA キスカル酸 カイニン酸	ポリアミン ジョロウグモ毒
		カイニン酸 受容体	GluK1～5	Na^+、K^+チャネル↑	カイニン酸 ドウモイ酸	ポリアミン
代謝型 （7TM、二量体）	グループ I		mGlu1、5	G_q PI 代謝↑、K^+チャネル↓	DHPG	—
	グループ II		mGlu2、3	G_i cAMP↓	APDC	—
	グループ III		mGlu4、6、7、8	K^+チャネル↑、Ca^{2+}チャネル↓	L-AP4	—

[*1]　臨床使用されている薬物をゴシック体で示す。
NMDA：N-メチル-D-アスパラギン酸、AMPA：α-amino-3-hydroxy-5-methylisoxazole-4-propionic acid、DHPG：ジヒドロキシフェニルグリシン dihydroxyphenylglycine、APDC：ピロリジン-1-カルボジチオ酸アンモニウム ammonium pyrrolidine-1-carbodithioate、L-AP4：L-(＋)-2-アミノ-4-ホスホノブタン酸 L-(＋)-2-amino-4-phosphonobutyric acid、HA966：3-アミノ-1-ヒドロキシピロリジン-2-オン、D-AP5：D-2-アミノ-5-ホスホノペンタン酸 D-2-amino-5-phosphonopentanoic acid。

れよりかなり高い。また、生体内で合成できる非必須アミノ酸であり、体内蛋白質の構成成分として普遍的に存在している。

　グルタミン酸受容体は、**イオンチャネル型**と**代謝型**に大別できる（表 I-4-7）。前者は**N-メチル-D-アスパラギン酸（NMDA）**を選択的作動薬とする**NMDA 受容体**と、NMDA 感受性のない非 NMDA 受容体に分けられる。NMDA 受容体は、グリシン結合部位のある GluN1 とグルタミン酸結合部位のある GluN2 のヘテロ二量体が 2 つ組み合わされた四量体である。非 NMDA 受容体はさらに、**α-アミノ-3-ヒドロキシ-5-メチル-4-イソオキサゾールプロピオン酸（AMPA）**に親和性の高い**AMPA 受容体**と AMPA 親和性が低くカイニン酸親

和性が高い**カイニン酸受容体**に分類される。いずれも陽イオン（Na^+、K^+）の透過をもたらすが、NMDA 受容体は Ca^{2+} も透過させる。NMDA 受容体と AMPA 受容体は広く脳内に分布するが、カイニン酸受容体は海馬 CA3 野などにとくに密に分布する。代謝型受容体は G 蛋白質共役型である。いずれもシナプス後細胞に存在するが、NMDA 受容体はグリア細胞にも、カイニン酸受容体と代謝型受容体はシナプス前細胞にもある。

　NMDA 受容体は静止膜電位のもとでは Mg^{2+} により不活性化されており、活性化にはグリシンおよびグルタミン酸の結合と、脱分極による Mg^{2+} の解離が同時に必要である。活性化されると遅く持続的な興奮性シナプス後電位（EPSP）を発生させる。

緩徐な Ca^{2+} 流入を介して海馬における長期増強（シナプス可塑性）をもたらすため、記憶・学習に関与すると考えられている。また、脳虚血後の神経細胞死への関与も示唆されている。代謝型受容体も、細胞内 Ca^{2+} の増加によりシナプス可塑性をもたらす。これに対し AMPA 受容体とカイニン酸受容体は速い EPSP を発生させる。NMDA 受容体は通常は不活性化されているため、普段の興奮性シナプス伝達は主に AMPA 受容体が担うと考えられる。

全身麻酔薬のケタミン（➡ p.149）、アルツハイマー型認知症治療薬のメマンチン（➡ p.207）は NMDA 受容体の非競合的拮抗薬である。

ペプチド

生理活性ペプチドは、数個から数十個のアミノ酸からなる低分子であり、機能により、循環器関連ペプチド、消化管関連ペプチド、視床下部ホルモン、下垂体ペプチド、痛覚関連ペプチド、摂食調節ペプチド、睡眠・覚醒調節ペプチドなどに分類される（表 I-4-8）。なかでも神経伝達物質として働くペプチドは**神経ペプチド** neuropeptide とよばれ、これまでに 60 種以上もの存在が確認されている。脳内シナプス伝達の約 50% に関与するといわれ、摂食行動、飲水行動、体温調節、体液量・浸透圧調節、体内時計、性行動、ストレス応答、免疫能など広範な生理機能にかかわる。

生理活性ペプチドは、非特異的な蛋白質分解の産物ではなく、固有の生合成過程を経てつくられる。その遺伝子は、シグナルペプチドを有する大きな分子量の前駆体蛋白質遺伝子の一部としてコードされている。副腎皮質刺激ホルモン（ACTH）と β-エンドルフィンのように、単一の前駆体蛋白質遺伝子中に複数のペプチド遺伝子がコードされる場合もある。前駆体蛋白質中のペプチドの両端には、特異的プロテアーゼによる限定分解を受けるための塩基性アミノ酸対が存在する。まず遺伝子から**プレプロ型前駆体蛋白質**が翻訳され、小胞体に輸送されたのち、シグナルペプチドが切断され、**プロ型前駆体蛋白質**となる。ついでゴルジ装置や分泌顆粒において、塩基性アミノ酸対における限定分解、糖鎖添加、C 末端アミド化などの**翻訳後プロセシング**を受け、初めて活性ペプチドとなる。受容体の大部分は、7 回膜貫通部位を有する G 蛋白質共役型受容体である。作用発揮後は、速やかにプロテアーゼにより分解される。

内因性オピオイド

モルヒネなどのオピオイド鎮痛薬が結合する受容体には生理的なペプチド性リガンドが存在し、**内因性オピオイド**という。内因性オピオイドには、**β-エンドルフィン**などのエンドルフィン endorphin 類、**エンケファリン** enkephalin 類、**ダイノルフィン** dynorphin 類の 3 系統が知られる。構成アミノ酸

表 I-4-8　生理活性ペプチド

分　類	主なペプチド
循環器関連ペプチド	昇圧作用：アンギオテンシン、エンドセリン 降圧作用：ナトリウム利尿ペプチド、アドレノメデュリン
消化管関連ペプチド	グルカゴン、グルカゴン様ペプチド-1(GLP-1)、セクレチン、ガストリン、コレシストキニン(CCK)
視床下部ホルモン	甲状腺刺激ホルモン放出ホルモン(TRH)、黄体形成ホルモン放出ホルモン(LHRH)、副腎皮質刺激ホルモン放出ホルモン(CRH)、成長ホルモン放出ホルモン(GHRH)、ソマトスタチン
下垂体ペプチド	下垂体後葉ホルモン：バソプレシン、オキシトシン 下垂体前葉ホルモン：成長ホルモン(GH)、プロラクチン、プロオピオメラノコルチン（副腎皮質刺激ホルモン[ACTH]、β-エンドルフィン）、甲状腺刺激ホルモン(TSH)、黄体形成ホルモン(LH)、卵胞刺激ホルモン(FSH) 下垂体中葉ホルモン：メラノサイト刺激ホルモン(MSH)
痛覚関連ペプチド	鎮痛作用：エンドルフィン、エンケファリン、ノシセプチン、ノシスタチン 痛覚増強作用：サブスタンス P/K、ニューロキニン、ボンベシン、カルシトニン遺伝子関連ペプチド(CGRP)、下垂体アデニル酸シクラーゼ活性化ペプチド(PACAP)
摂食調節ペプチド	食欲促進：ニューロペプチド Y(NPY)、メラニン凝集ホルモン(MCH)、グレリン 食欲抑制：ペプチド YY(PYY)、CCK、GLP-1、メラノサイト刺激ホルモン(αMSH)、レプチン
睡眠・覚醒調節ペプチド	オレキシン
その他	カルシトニン、キスペプチン、ガラニン

の数はそれぞれ異なるが、N 端にはいずれも Tyr–Gly–Gly–Phe–という共通配列がある。受容体も複数あり、エンドルフィン類は**μ 受容体**、エンケファリン類は**δ 受容体**、ダイノルフィン類は**κ 受容体**との親和性が高い。

μ 受容体には2つのサブタイプがある。μ_1 は主に脊髄より上位の中枢にあり、鎮痛作用にかかわるとされている。μ_2 は脊髄や末梢神経などにあり、鎮痛作用のほか、呼吸抑制、徐脈、血圧低下、多幸感、悪心、腸蠕動抑制、オッディ括約筋収縮、排尿障害、筋硬直、縮瞳などを起こすといわれる。κ 受容体は主に脊髄にあり、鎮痛作用のほか、鎮静、不快感、幻覚、せん妄、ADH 分泌低下などを起こす。δ 受容体も主に脊髄にあり、鎮痛作用、掻痒感にかかわるとされる。いずれも G 蛋白質を介してイオンチャネルに作用し、神経細胞の過分極を生じて神経伝達が抑制されると考えられるが、神経回路などは不明な点が多い。

臨床的には、モルヒネなどの天然オピオイドや合成オピオイド受容体作動薬が、鎮痛薬（➡ p.141）はもちろん、鎮咳薬（➡ p.259）、止瀉薬（➡ p.269）、鎮痒薬（➡ p.140）などとしても用いられる。また、オピオイド受容体拮抗薬が、オピオイド中毒（➡ p.373）やオピオイドによる便秘の治療薬として用いられる。

視床下部ホルモン

視床下部は脳の腹内側基底部に位置し、脳幹や大脳辺縁系と連絡して、食行動、エネルギー消費、飲水行動、体温、生殖行動、日内リズムなどの調節を行っている。これらの役割を果たすため、視床下部は様々なペプチドを合成・分泌することで、下垂体−内分泌系に情報を伝える。視床下部から下垂体への情報伝達は、視床下部ニューロンから分泌されたホルモンを血流（下垂体門脈）により下垂体細胞に届けることによってなされるため、**神経内分泌系** neuroendocrine system とよばれる。主な視床下部ペプチドホルモンには以下のようなものがある（臨床応用について ➡ IV 編 10 章）。

■ **成長ホルモン放出ホルモン** growth hormone-releasing hormone（GHRH）

44 アミノ酸からなり、下垂体前葉に作用して成長ホルモン（GH）の合成・分泌を促す。

■ **副腎皮質刺激ホルモン放出ホルモン** corticotropin-releasing hormone（CRH）

41 アミノ酸からなり、下垂体前葉に作用して副腎皮質刺激ホルモン（ACTH）の合成・分泌を促す。

■ **甲状腺刺激ホルモン放出ホルモン** thyrotropin-releasing hormone（TRH）

ピログルタミン酸・ヒスチジン・プロリンからなるトリペプチドで、C 端がアミド化されている。下垂体前葉に作用し、甲状腺刺激ホルモン（TSH）の合成・分泌を促す。

■ **黄体形成ホルモン放出ホルモン** luteinizing hormone-releasing hormone（LHRH）

性腺刺激ホルモン放出ホルモン gonadotropin-releasing hormone（**GnRH**）ともいう。10 アミノ酸からなり、下垂体前葉に作用して黄体形成ホルモン（LH）と卵胞刺激ホルモン（FSH）の合成・分泌を促す。

■ **ソマトスタチン** somatostatin

成長ホルモン放出抑制ホルモンなどともいう。14 アミノ酸からなり、下垂体前葉では GH の分泌を強く抑制する。また TSH の分泌も抑制する。視床下部のほか、脊髄、膵島 δ 細胞、消化管粘膜などにもあり、インスリンやグルカゴンの分泌を抑制し、胃酸分泌、消化管運動、膵外分泌も抑制する。

下垂体後葉ホルモン

■ **バソプレシン** vasopressin（VP）

バソプレシンは9アミノ酸からなるペプチドホルモンで、主な作用から**抗利尿ホルモン** antidiuretic hormone（ADH）ともよばれる。視床下部の視索上核・室傍核で産生され、神経線維を通って下垂体後葉に蓄えられ、血液中に分泌される。

VP には、V_1（V_{1a}）、V_2、V_3（V_{1b}）の3種類の受容体が存在する。いずれも G 蛋白質共役型で、V_2 受容体はアデニル酸シクラーゼに、V_1、V_3 受容体はホスホリパーゼ C に連関している。VP は、腎集合管の V_2 受容体に作用してアクアポリン2の管腔側への移動を促し、水の再吸収を促す。また高濃度では V_1 受容体に作用して血管収縮を起こす。また、下垂体前葉には V_3 受容体があり CRH による ACTH の分泌を促す。

下垂体性尿崩症には、VP またはその誘導体が用いられる（➡ p.246）。また、心不全・肝硬変における体液貯留や多発性嚢胞腎に対して V_2 受容体拮

抗薬が用いられる（➡ p.247）。

■ オキシトシン oxytocin

オキシトシンは、視床下部で生合成され下垂体後葉から分泌される9アミノ酸からなるペプチドホルモンである。G蛋白質共役型のオキシトシン受容体を介して作用する。バソプレシンと相同性が高く（2アミノ酸のみ異なる）、オキシトシンとバソプレシンは互いの受容体への結合親和性が高い。

オキシトシンは子宮筋を収縮させ、陣痛をもたらす。また、乳腺の筋上皮細胞も収縮させ、射乳を引き起こす。一方、血管拡張作用や抗利尿作用もあり、抗利尿作用は心・腎疾患患者、妊娠中毒症患者に悪影響を及ぼす可能性がある。オキシトシン受容体は、脳内、とくに大脳辺縁系にもみつかっており、動物実験により交配や親行動に重要と考えられている。

医薬品としては、分娩誘発や微弱陣痛、分娩後出血などに、オキシトシンそのものが用いられる（➡ p.309）。

オレキシン

オレキシン orexin は、摂食中枢として知られる視床下部外側野などの神経細胞が産生するペプチドで、オレキシンA（33アミノ酸）とオレキシンB（28アミノ酸）がある。これらは共通の前駆体（プレプロオレキシン）から生成され、2つのG蛋白質共役型受容体、**オレキシン1受容体（OX1R）**と**オレキシン2受容体（OX2R）**に作用する。どちらの受容体も神経細胞を持続的に興奮させるが、脳内分布が異なるため、2つの受容体は別の役割を担う可能性が高い。

オレキシンは、摂食行動の制御系および睡眠・覚醒の制御系に深く関与する。また報酬系との関連も示唆され、多彩な機能を有すると考えられる。ただし、すべては覚醒に応じて引き起こされる現象と見なすこともでき、最も中心的な役割は覚醒の維持にあると考えられる。事実、オレキシン産生ニューロンの変性・脱落が**ナルコレプシー**の原因であることが示され、この物質が覚醒の維持に重要な役割を担っていることが明らかとなっている。

オレキシン受容体拮抗薬は催眠薬としてすでに用いられており（➡ p.203）、逆に作動薬をナルコレプシー治療薬として開発する試みがなされている。

下垂体前葉ホルモン

下垂体前葉は下垂体門脈を介する視床下部からのシグナルにより、各種のペプチドホルモンを全身血中に分泌する。主なホルモンを以下に示す（臨床応用について ➡ IV編10章）。

■ 成長ホルモン growth hormone（GH）

191アミノ酸からなり、全身の標的器官に直接作用する場合と、肝臓などから**インスリン様成長因子-1（IGF-1）**を分泌させ、これを介して作用する場合がある。全身の成長を促すとともに代謝を促進する。

■ プロラクチン prolactin

成長ホルモンと類縁の199アミノ酸からなり、下垂体のほか子宮や胎盤でも産生される。視床下部ニューロンのドパミンにより分泌が抑制される。乳腺の分化・発達、乳汁の合成・分泌を促す。また母性行動にも関与する。

■ 副腎皮質刺激ホルモン adrenocorticotropic hormone（ACTH）

241アミノ酸からなる**プロオピオメラノコルチン（POMC）**の翻訳後プロセシングにより産生される。39アミノ酸からなり、副腎皮質に作用してグルココルチコイドなど副腎皮質ホルモンの分泌を促す。

■ β-エンドルフィン

POMCの翻訳後プロセシングにより、β-リポトロピンを経て産生される31アミノ酸からなる内因性オピオイドである。機能についてはすでに述べた。

■ 甲状腺刺激ホルモン thyroid-stimulating hormone（TSH）

92アミノ酸のαサブユニット（LH、FSH、hCGにも共通）と、112アミノ酸からなりTSHに固有のβサブユニットで構成される二量体である。甲状腺に作用して甲状腺ホルモンの分泌を促す。

■ 黄体形成ホルモン luteinizing hormone（LH）

共通のαサブユニットと、121アミノ酸のβサブユニットからなる。男女とも性腺に作用して性ホルモン分泌を促す（精巣のライディッヒ細胞からテストステロンを、卵巣の顆粒膜細胞からエストロゲンやプロゲステロンを分泌させる）。女性では排卵を促し、排卵後の卵胞から黄体を形成させる。

- 卵胞刺激ホルモン follicle-stimulating hormone（FSH）

共通のαサブユニットと、118アミノ酸のβサブユニットからなる。男女とも生殖細胞の成熟を促す。精巣ではセルトリ細胞のアンドロゲン結合蛋白質（精子形成に必要）の産生を促し、卵巣では未成熟卵胞の成長を促して成熟させる。

アンギオテンシン

アンギオテンシンangiotensin（Ang）は主に血圧調節にかかわるペプチドホルモンである。Ⅰ〜Ⅳの4種類が知られるが、強い活性があり臨床上最も重要なのは**Ang Ⅱ**である。肝臓で産生される**アンギオテンシノーゲン**（453アミノ酸）が、腎臓から分泌される蛋白質分解酵素**レニン** renin によって切断されてAng Ⅰ（10アミノ酸）が生じるが、これには活性がない。血漿や血管内皮に存在する**アンギオテンシン（Ang）変換酵素（ACE）**によりAng ⅠのC端が切断されて活性型のAng Ⅱ（8アミノ酸）となる（図 I-4-6）。

アンギオテンシン受容体にはAT_1とAT_2の2つのサブタイプがある。いずれもG蛋白質共役型である。AT_1は、血管平滑筋、心臓、肝臓、肺、副腎皮質などに、AT_2は脳、副腎、子宮、胎生組織などに分布する。AT_1は、ホスホリパーゼC、D、A_2、Ca^{2+}チャネルの活性化や、アデニル酸シクラーゼの抑制などにより、Ang Ⅱのよく知られる生理作用のすべてに関与する。一方、AT_2のシグナル伝達や機能は依然不明であるが、AT_1作用に拮抗することが示唆されている。

Ang Ⅱは、AT_1受容体を介して血管平滑筋収縮、アルドステロン合成・分泌促進、交感神経終末からのノルアドレナリン遊離促進、尿細管でのナトリウム再吸収促進、飲水行動促進などの作用を示す。また血管平滑筋細胞増殖や心筋肥大を起こす。血圧上昇効果はノルアドレナリンより約40倍強い。皮膚、内臓、腎臓の血管を収縮させるが、脳や骨格筋の血流への影響は小さい。Ang産生系およびAT_1は、高血圧（→p.214）や心不全（→p.224）の中心的な治療標的となっており、多くの医薬品が開発されている。

エンドセリン

エンドセリンendothelin（ET）は血管内皮細胞が産生するペプチド（21アミノ酸）で、強力な血管収縮作用を示す。異なる遺伝子にコードされる**ET-1、ET-2、ET-3**の3種類があり、受容体にはET_AとET_Bの2種類がある。ET_AはET-1とET-2に親和性が高く、ET-3への親和性は低い。ET_Bは3種に同等の親和性を示す。

ETは、一過性の血管拡張作用と、それに引き続く持続的な血管収縮作用を示す。ただしET-3の血管拡張作用はほかの2種に比べ非常に弱い。ET_Aは血管収縮作用、ET_BはNOを介する血管拡張作用に関与するといわれる。

肺高血圧症、心不全、腎不全などの病態への関与が示唆されており、ET受容体拮抗薬は肺動脈性肺高血圧症の治療薬として使用されている（→p.216）。

ブラジキニン

ブラジキニンbradykinin（BK）は9アミノ酸からなるペプチドで、侵害刺激により惹起される炎症反応のメディエーターである。BKは、血漿や組織（膵臓、腎臓、唾液腺、大腸、皮膚など）に存在する蛋白質分解酵素**カリクレイン** kallikrein が、肝臓でつくられる前駆体蛋白質**キニノーゲン**を分解して生成される。BKは、主として血漿中の**キニナーゼⅠとキニナーゼⅡ**により速やかに分解される（半減期は十数秒）。

BK受容体には2つのサブタイプが知られ、B_1

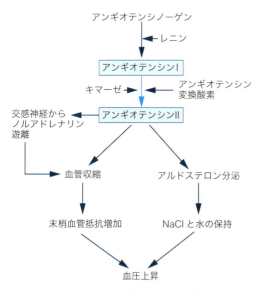

図 I-4-6　アンギオテンシンの作用

受容体、B_2 受容体とよばれる（両方とも G 蛋白質共役型）。B_1 受容体は、血管平滑筋には常時発現しているが、侵害刺激により炎症部位で発現誘導される。一方、B_2 受容体は正常組織に常時発現している。$G_{q/11}$ を介して Ca^{2+} を動員、または G_i を介してアラキドン酸を産生する。

BK は、① 発痛・炎症作用（C 線維の刺激侵害受容器刺激、プロスタグランジン産生を介する疼痛増強、血管透過性亢進による浮腫）、② 血管作用（内皮細胞の NO 産生を介する血管拡張、血圧低下）、③ 平滑筋作用（腸、気道、子宮平滑筋の収縮）、④ 腺分泌作用（気道、消化管の粘液分泌）、⑤ 腎作用（Na^+ 再吸収の抑制）などをもたらす。BK は、炎症、ショック、播種性血管内凝固（DIC）、血管性浮腫などの病態に関与し、また、高血圧症では腎カリクレインが低下していることが示されている。

BK あるいは受容体を直接標的とする医薬品はまれだが、膵炎や DIC に用いられる蛋白質分解酵素阻害薬（➡ p.272）の作用点の 1 つはカリクレインであり、また、アンギオテンシン変換酵素（ACE）阻害薬は、キニナーゼ II（ACE と同じ酵素）を阻害することにより BK 濃度を高め、血管拡張により血圧を低下させると考えられている（➡ p.214）。

ナトリウム利尿ペプチド

ナトリウム利尿ペプチド natriuretic peptide には、**心房性ナトリウム利尿ペプチド（ANP）**と、**脳性ナトリウム利尿ペプチドまたは B 型ナトリウム利尿ペプチド（BNP）**、**C 型ナトリウム利尿ペプチド（CNP）**の 3 種類がある（図 I-4-7）。生理的にとくに重要なのは ANP と BNP である。ANP は心房から、BNP は心室から循環血液中に分泌される。

ナトリウム利尿ペプチドの受容体には、**ANP_A 受容体と ANP_B 受容体**の 2 つがある。いずれも細胞内ドメインにグアニル酸シクラーゼ活性をもち、細胞内 cGMP を増加させる。ANP_A 受容体に対する親和性は ANP が最も高く、ついで BNP が高く、CNP は低い。一方、ANP_B 受容体に対する親和性は、CNP が飛び抜けて高く、ANP と BNP は同程度である（図 I-4-8）。

ANP は強力なナトリウム利尿作用、血管拡張作用、血管平滑筋弛緩作用、レニン-アンギオテンシン系抑制作用、交感神経系抑制作用、アルドステロン分泌抑制作用、バソプレシン分泌抑制作用を示す。心不全、高血圧、頻脈発生時には ANP の血中濃度が増加し、上記の作用で心臓の前負荷・後負荷を軽減して心機能を改善する。そのほか、血管内皮・血管平滑筋細胞の増殖を抑制する作用もある。急性心不全の治療薬として臨床的にも用いられている（➡ p.225）。BNP の機能は ANP とほとんど同じだが、心筋梗塞や心不全の病状の指標として用いられている。心筋梗塞では BNP の血中濃度が左室機能と敏感に対応する。また心不全では、重症度に応じて BNP の分泌が健常者の 10 倍から 250 倍まで上

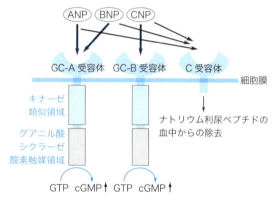

図 I-4-8　ナトリウム利尿ペプチドの受容体

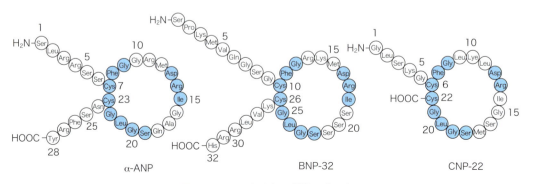

図 I-4-7　ナトリウム利尿ペプチド

昇する。

インスリン

インスリン insulin は、血糖値に応じて膵臓ランゲルハンス島のβ細胞で合成されるペプチドホルモンである。最初一本鎖のプレプロインスリンとして合成されるが、シグナルペプチドの除去、S–S結合の形成、C-ペプチドの切除などにより修飾され、A鎖（21アミノ酸）とB鎖（30アミノ酸）が2つのS–S結合を介して連結したかたちで分泌顆粒に蓄えられる（図 I-4-9）。

グルコース輸送体 GLUT2 によりβ細胞へ取り込まれるグルコースが増えると、解糖系で産生されるATPが増加し、**ATP感受性K$^+$チャネル**が閉じて膜が脱分極を起こす。これにより電位依存性 Ca^{2+} チャネルが開いて細胞内 Ca^{2+} 濃度が高まり、分泌顆粒から血中へインスリンが放出される。ACh やグルカゴンは分泌を促進し、ソマトスタチンやアドレナリンは抑制する。

分泌されたインスリンが各組織の**インスリン受容体**と結合すると、受容体に内在するチロシンキナーゼが活性化され、細胞質内の**インスリン受容体基質 1** insulin receptor substrate 1（**IRS 1**）がリン酸化される。IRS 1からPI3キナーゼを経てAktへとシグナルが伝わり、細胞質の **GLUT4** が細胞表面へ浮上する。GLUT4はグルコースをカリウムとともに血中から細胞内へ取り込む。

インスリン受容体は全身の細胞にあるが、とくに肝臓、脂肪組織、骨格筋に多く発現している。肝臓や骨格筋ではグリコーゲン合成酵素を活性化して取り込んだグルコースからグリコーゲンを合成し、脂肪組織ではグルコースを脂肪に変えて貯蔵する。グルコースの取り込みが促進される結果、血糖値が低下する。

インスリンは血糖値の恒常性維持に必須のホルモンである。グルコースが高濃度になると、アルデヒド基により蛋白質に糖化反応が起こって微小血管障害などの有害作用をもたらす。これを防ぐため血糖値はインスリンによりつねに一定範囲に保たれているが、この機構が破綻すると糖尿病になる。糖尿病の治療には、インスリン（またはそのアナログ）、インスリン分泌促進薬、インスリン抵抗性改善薬などが用いられる（➡ p.277、279）。

グルカゴン

グルカゴン glucagon は29アミノ酸のペプチドホルモンで、ランゲルハンス島のα細胞や消化管（胃底部など）から分泌される。インスリンとは逆に、血糖値が下がると分泌されて血糖値を上昇させる異化ホルモンである。

グルカゴン受容体はG蛋白質共役型で、アデニル酸シクラーゼを介してプロテインキナーゼAを活性化し、グリコーゲンホスホリラーゼやホルモン感受性リパーゼなどを活性化する。その結果、肝臓ではグリコーゲン分解、アミノ酸からの糖新生が促進され、血糖値が上昇する。また、脂肪の分解を促進して遊離脂肪酸を放出させる。

グルカゴンは低血糖の治療薬などとして用いられる（➡ p.278）。

インクレチン

糖を経口投与すると、静注時より大きなインスリン作用が現れる。これは、インスリン分泌を促すホルモンが食後に消化管から分泌されるためで、この

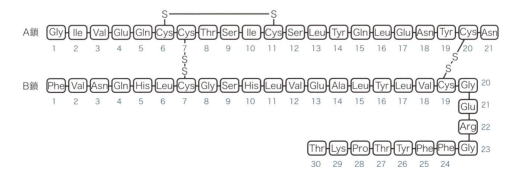

図 I-4-9　ヒトインスリンの構造

ホルモンを**インクレチン** incretin と総称する。インクレチンとしては、**グルコース依存性インスリン分泌刺激ポリペプチドまたは胃抑制ペプチド（GIP）**と**グルカゴン様ペプチド-1（GLP-1）**の2つが知られる。

■ GIP

42アミノ酸からなるポリペプチドで、小腸上部の**K細胞**から血中に分泌され、膵β細胞にあるG蛋白質共役型のGIP受容体に結合し、細胞内cAMPを上昇させる。食後早期のインスリン分泌促進に重要な役割を果たしているが、2型糖尿病患者ではインスリン分泌促進効果が低下するといわれる。また、インスリン存在下で脂肪細胞の糖取り込みを促進させ、肥満を起こす。

■ GLP-1

GLP-1は、食物摂取に伴い、小腸下部や大腸の**L細胞**から血中に分泌されるポリペプチドで、グルカゴンと同じ遺伝子に由来する30または31アミノ酸からなる。膵β細胞にあるG蛋白質共役型のGLP-1受容体に結合し、細胞内cAMP濃度を上昇させる。これにより、GIP同様、食後早期にインスリン分泌を促進する。GLP-1はまた、膵α細胞からのグルカゴン分泌を抑制する。ただし、α細胞への直接作用かどうかは不明である。

GLP-1受容体は中枢神経系にも発現しており、食欲の抑制に関与する。また胃にも発現しており、胃の運動を抑制して食物の吸収を緩やかにし、満腹感を持続させて食欲を抑制すると考えられている。

糖尿病の治療薬として、GLP-1アナログやインクレチン分解酵素（DPP-4）阻害薬が多数開発され、臨床使用されている（➡ p.278）。

副甲状腺ホルモンとカルシトニン

副甲状腺より分泌される**副甲状腺ホルモン** parathyroid hormone（**PTH**）は84アミノ酸からなり、骨と腎臓に作用して血中カルシウム濃度を増加させる。骨では、骨芽細胞のPTH受容体を刺激してRANKLを発現させ、破骨細胞の分化・形成を促進して骨吸収を促す。腎臓では、カルシウムの再吸収を促進するとともにリンの再吸収を抑制する。また、腎臓におけるビタミンDの活性化を促し、これにより小腸からのカルシウム吸収を促進する。

カルシトニン calcitonin は32アミノ酸からなるポリペプチドである。血中カルシウム濃度の上昇に応じて甲状腺C細胞などから分泌され、破骨細胞のカルシトニン受容体に作用して骨吸収を抑制し、血中カルシウム濃度を下げる。

このようにPTHとカルシトニンの作用は相反するが、興味深いことに両方とも骨粗鬆症の治療薬として用いられている。PTHは、持続投与すると骨密度を低下させるが、間欠投与なら逆に骨形成を促進して骨折リスクを減少させる。PTHのN端34アミノ酸（テリパラチド）は骨粗鬆症の標準治療薬の1つとなっている（➡ p.290、291）。また、PTH分泌を抑制するカルシウム受容体作動薬が二次性副甲状腺機能亢進症の治療に用いられる（➡ p.241）。

サイトカイン

サイトカイン cytokine は、主に免疫系の細胞から分泌されるポリペプチド（分子量8〜30 kDa程度）で、免疫・炎症に関与するものが多いが、細胞の増殖・分化・死、創傷治癒などに関係するものもある。すでに数百種が同定されているが、機能的には、**インターロイキン（IL）、リンフォカイン、ケモカイン、インターフェロン（IFN）、造血因子、増殖因子、神経成長因子、アディポカイン、細胞傷害因子**などに分けられる（ただし重複するものが多い）。一般に不安定なので、伝達様式はオートクリン（自己分泌）やパラクリン（傍分泌）を主とする。ピコモルレベルの微量で活性を示すものが多い。一般の生理活性物質と異なり、1つのサイトカインが複数の生理活性を示したり、複数のサイトカインが同じ生理活性を示したりする。また、ほかのサイトカインの分泌を調節することで、サイトカインネットワークを形成しやすい。

サイトカイン受容体には様々な受容体ファミリーが含まれ、**チロシンキナーゼ型受容体ファミリー**（増殖因子など）、**セリン／トレオニンキナーゼ型受容体ファミリー**（TGF-βなど）、**免疫グロブリンスーパーファミリー**（IL-1など）、**I型サイトカイン受容体ファミリー**（ILの多く、エリスロポエチン、G-CSFなど）、**II型サイトカイン受容体ファミリー**（IFNなど）、**III型サイトカイン受容体ファミリー**（TNFなど）、**IL-17受容体ファミリー**（IL-17）、**G蛋白質共役型受容体ファミリー**（IL-8、ケモカインなど）などがある（表I-4-9）。

IFN（➡ p.320）、造血因子（➡ p.256）、一部の増殖因子などは、それ自身が医薬品として用いられ

表 I-4-9　サイトカイン受容体

分　類	特　徴	サイトカイン
I 型サイトカイン受容体ファミリー	N 末端が細胞外に、C 末端が細胞内に存在し、膜貫通部位を1つ有する膜蛋白質。N 端側には4つのシステイン残基の繰り返しや、WS ボックスとよばれる特徴的なアミノ酸配列がある	IL の多く、GM-CSF、G-CSF、エリスロポエチン、トロンボポエチン、白血病阻止因子(LIF)、毛様体神経栄養因子(CNTF)、GH、レプチンなど
II 型サイトカイン受容体ファミリー	I 型サイトカイン受容体に類似した構造的を有する	インターフェロン、IL-10など
III 型サイトカイン受容体ファミリー	Fas/TNF 受容体ファミリーともよばれ、TNF 受容体、Fas、CD40 などを含む。TNF 受容体および Fas の細胞内にはデスドメイン death domain とよばれる配列があり、細胞死の誘導に深くかかわる	TNF-α など
セリン/トレオニンキナーゼ型受容体ファミリー	細胞内にセリン/トレオニンキナーゼドメインをもつ	TGF-β、アクチビン、インヒビンなど
チロシンキナーゼ型受容体ファミリー	細胞内にチロシンキナーゼドメインをもち、増殖因子刺激に応答する	EGF、PDGF、FGF、M-CSF、SCF など
G 蛋白質共役型受容体ファミリー	7回膜貫通型受容体	ケモカイン、IL-8など
免疫グロブリンスーパーファミリー	免疫グロブリンと相同性のある細胞外ドメインをもつ	IL-1など
IL-17 受容体ファミリー	細胞外にフィブロネクチン III 様ドメイン、細胞内に SEFIR とよばれるドメインをもつ	IL-17A〜F

ている。また、サイトカインまたはその受容体に対する抗体製剤や拮抗薬が増加しつつある（➡ p.317）。

甲状腺ホルモン

甲状腺ホルモン thyroid hormone はチロシンの誘導体（チロシン2つがエーテル結合し、芳香環上にヨウ素が結合している）で、**トリヨードチロニン** triiodothyronine（T_3）と**チロキシン** thyroxin（T_4）の2種類があり、T_3 は3個、T_4 は4個のヨウ素原子を結合している（図 I-4-10）。活性は T_3 のほうが数倍高い。なお、甲状腺からはカルシトニン（既出）も分泌されるが、通常これは甲状腺ホルモンとはよばない。

甲状腺ホルモンは、甲状腺濾胞の壁を形成する濾胞上皮細胞で合成・分泌される。濾胞上皮細胞は**チログロブリン** thyroglobulin とよばれる糖蛋白質を合成し、濾胞内にコロイドとして蓄積する。濾胞上皮細胞はまた、血中からヨウ素イオン（I^-）を取り込みペルオキシダーゼで酸化して陽イオン（I^+）として濾胞内に送り込む。濾胞内で、チログロブリンのチロシン残基にヨウ素が1〜2個ずつ付加され、再び濾胞上皮細胞内で、ヨウ化チロシン残基同士が

2つずつエーテル重合する。これがリソソームで消化されて T_3、T_4 が切り離され、血中に放出される。血中を循環する甲状腺ホルモンのほとんどは T_4 で、組織で脱ヨードされて活性の高い T_3 となる。

甲状腺ホルモンの作用は、全身のほとんどの細胞に発現している**甲状腺ホルモン受容体（TR）**を介して起こる。TR は核内受容体で、ホルモンとの結合で活性化されると DNA に結合して特定の遺伝子の転写活性を調節する。これにより、成長・発育を促進し、全身の細胞で呼吸量・エネルギー産生量を増大させ、基礎代謝量を亢進させる。

甲状腺機能亢進症では甲状腺ホルモンの合成・分泌を抑制する薬が用いられ、甲状腺機能低下症では

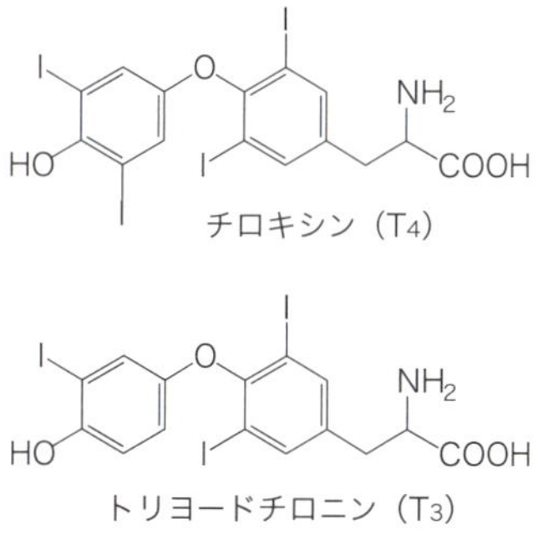

チロキシン（T4）

トリヨードチロニン（T3）

図 I-4-10　甲状腺ホルモン

4 生理活性物質と薬物

甲状腺ホルモン自体が補充投与される（➡ p.297）。

ヌクレオシド・ヌクレオチド

アデノシン

アデノシン adenosine はアデニンとリボースからなるヌクレオシドの1つで、遺伝情報のコードに用いられるほか、ATP や ADP としてエネルギー輸送にかかわったり、cAMP として細胞内シグナル伝達にかかわったりもするが、一方、特異的な受容体を介して様々な効果を及ぼす生理活性物質でもある。

アデノシンは、プリン受容体の1つである **P1 受容体**（**アデノシン受容体**ともいう）のリガンドである。アデノシン受容体には **A_1**、**A_{2A}**、**A_{2B}**、**A_3** の

4つのサブタイプがある。A_1 および A_{2A} は高親和性でカフェインやテオフィリンで拮抗される。A_{2B}、A_3 は低親和性で、虚血などでアデノシン濃度が上昇したときに活性化される。いずれも G 蛋白質共役型でアデニル酸シクラーゼを活性化または抑制する。中枢神経系や心臓など多くの組織に分布している（表 I-4-10）。

中枢神経系では、A_1 受容体を介してシナプス前後に働き、興奮性シナプス伝達を抑制的に制御し、A_{2A} 受容体は神経活動抑制、睡眠などを導く。パーキンソン病では A_{2A} 受容体を介して D_2 受容体シグナルが抑制されている。心臓では、迷走神経終末の A_1 受容体を介して心筋収縮力や房室伝導を抑制し、徐脈を引き起こす。虚血に陥るとアデノシン産生が

表 I-4-10　プリン受容体

受容体		分布	リガンド	情報伝達	作動薬[*1]	拮抗薬[*1]
P1：アデノシン受容体(7TM)	A_1	脳、心臓、肺、腎臓、平滑筋	アデノシン	G_i、cAMP 減少、PI 代謝	ATP、アデノシン	メチルキサンチン
	A_{2A}	脳、心臓、脂肪細胞	アデノシン	G_s、cAMP 増加	ATP、アデノシン	メチルキサンチン **カフェイン** **イストラデフィリン**
	A_{2B}	心臓、肺、脳、消化管	アデノシン	G_s、cAMP 増加、G_q/G_{11}、PI 代謝	ATP、アデノシン	―
	A_3	肺、肝臓、動脈、好酸球、マスト細胞	アデノシン	G_i、cAMP 減少、G_q/G_{11}、PI 代謝	ATP、アデノシン	―
P2：ATP受容体	P2X (2TM) P2X$_1$	血小板、アストロサイト、平滑筋	ATP > ADP	非選択的陽イオンチャネル	―	―
	P2X$_2$	神経節、脳、クロマフィン細胞	ATP > ADP		―	―
	P2X$_3$	知覚神経、心臓	ATP > ADP		―	―
	P2X$_4$	ミクログリア、上皮細胞、全身	ATP > ADP		―	―
	P2X$_5$	三叉神経	ATP > ADP		―	―
	P2X$_6$	脳	ATP > ADP		―	―
	P2X$_7$	免疫細胞	ATP		―	―
	P2Y (7TM) P2Y$_1$	血小板、脳、消化管	ADP	G_q/G_{11}、PI 代謝	ADP	―
	P2Y$_2$	脳、眼上皮、心臓、血管、肺、腎臓	UTP ≧ ATP	G_q/G_{11}、PI 代謝	**ジクアホソル**	―
	P2Y$_4$	胎盤、脳、心臓	UTP > ATP	G_q/G_{11}、PI 代謝	―	―
	P2Y$_6$	胎盤、血液細胞、心臓、腎臓	UDP > UTP	G_q/G_{11}、PI 代謝	―	―
	P2Y$_{11}$	脾臓、小腸	ATP	G_s、cAMP 増加	―	―
	P2Y$_{12}$	血小板、ミクログリア	ADP	G_i/G_0、cAMP 減少	ADP	**チクロピジン** **クロピドグレル**
	P2Y$_{13}$	造血器、脳	ADP	G_i/G_0、cAMP 減少	―	―
	P2Y$_{14}$	胎盤、脂肪細胞、脳	UDP-グルコース	G_i/G_0、cAMP 減少		

[*1]　臨床使用されている薬物をゴシック体で示す。

増加し、A_{2A} 受容体を介して冠動脈が拡張する。また A_{2A} 受容体は、血小板凝集抑制作用や好中球スーパーオキシド産生抑制作用も示すといわれる。A_{2B} や A_3 受容体の機能はあまりわかっていないが、マスト細胞を活性化して気管支を収縮させるといわれる。

カフェインは、脳内 A_{2A} 受容体への拮抗により中枢興奮作用をもたらす。A_{2A} 受容体拮抗薬はパーキンソン病にも用いられる（➡ p.176）。アデノシンの心臓作用を利用し、アデノシンや ATP が発作性上室性頻拍の治療に用いられる（適応外使用；➡ p.378）。

ヌクレオチド

アデノシン三リン酸 adenosine triphosphate（**ATP**）やアデノシン二リン酸 adenosine diphosphate（**ADP**）などの**ヌクレオチド** nucleotide は、エネルギー分子や核酸構成単位であるばかりでなく、神経伝達物質などの生理活性物質としても重要な役割を担うことが明らかとなっている。

ヌクレオチド受容体は**P2 受容体（ATP 受容体）**とよばれ、**P2X 受容体**と**P2Y 受容体**の 2 タイプが知られている。イオンチャネル型の P2X には $P2X_1 \sim P2X_7$ の 7 つのサブタイプが確認されており、いずれもプリンヌクレオチド（主に ATP）をリガンドとする。$P2X_2$、$P2X_4$、$P2X_6$ は脳内に広く分布し、$P2X_3$ は三叉神経知覚ニューロンなどに分布し、ATP のシグナルを伝達する。G 蛋白質共役型の P2Y には、$P2Y_1$、$P2Y_2$、$P2Y_4$、$P2Y_6$、$P2Y_{11} \sim P2Y_{14}$ の 8 つのサブタイプが同定されており、これらは分子種により ADP、ATP、UTP などをリガンドとする（表 I-4-10）。

ATP は、中枢神経系や自律神経系の神経伝達物

質としてシナプス伝達を様々に調節している。また、ADP が $P2Y_{12}$ を介して血小板を凝集させることがよく知られており、$P2Y_{12}$ 拮抗薬は抗血小板薬としてよく用いられる（➡ p.250）。また $P2Y_2$ 作動薬は、結膜のムチン産生作用によりドライアイ治療薬として用いられている。

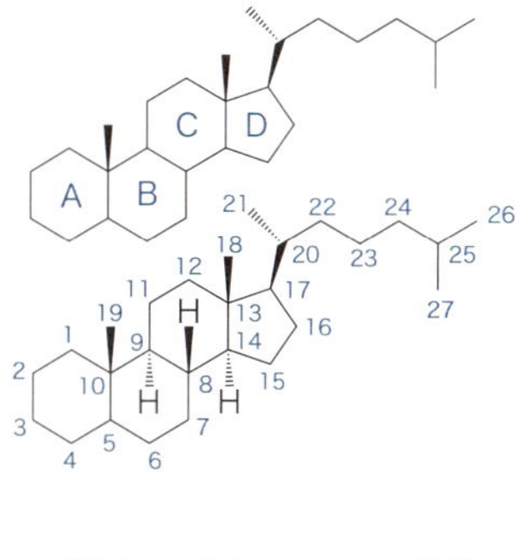

ステロイドホルモン

ステロイドホルモン steroid hormone は、3 つの六員環と 1 つの五員環が連結したシクロペンタフェナントレン（ステロイド核）を基本骨格とし、しばしば C-10 位と C-13 位にメチル基、C-17 位にアルキル基を有する（図 I-4-11）。ステロイド骨格そのものは脂溶性で水に溶けないが、ステロイドホルモンは C-3 位が水酸化またはカルボニル化されており、水溶性の性質ももっている。

ステロイドホルモンは、副腎皮質と性腺で**コレステロール** cholesterol から合成される（図 I-4-12）。主な作用により、**グルココルチコイド（糖質コルチコイド）** glucocorticoid、**ミネラルコルチコイド（鉱質［電解質］コルチコイド）** mineralocorticoid、**性ホルモン** sex hormone に分けられる。グルココルチコイド（主に**コルチゾール** cortisol）は副腎皮質束状層、ミネラルコルチコイド（主に**アルドステロン** aldosterone）は副腎皮質球状層、男性ホルモン androgen は精巣（**テストステロン** testosterone）と副腎皮質網状層（**デヒドロエピアンドロステロン** dehydroepiandrosterone）、女性ホルモン（**エストロゲン** estrogen、**プロゲステロン** progesterone）は卵巣や胎盤で主に合成され分泌される。

ステロイドホルモンは脂溶性が高いので、細胞膜を容易に通過して細胞内にある特異的な受容体と結合し、活性化された受容体は核内へ移行する。多くの場合、ステロイドが結合すると受容体は二量体を形成する。核内に入ると、ホルモン-受容体複合体は特定の DNA 配列と結合し、標的遺伝子の転写を促す。

コルチゾールは、糖・脂肪の代謝作用、蛋白質の異化作用、免疫抑制作用、抗炎症作用など多彩な作用を示す。アルドステロンは、腎臓での Na^+ 再吸収を促進する。テストステロンは、標的臓器の **5α リダクターゼ**により還元されてより強力な**ジヒドロテストステロン** dihydrotestosterone となり、男性

図 I-4-11　ステロイド核

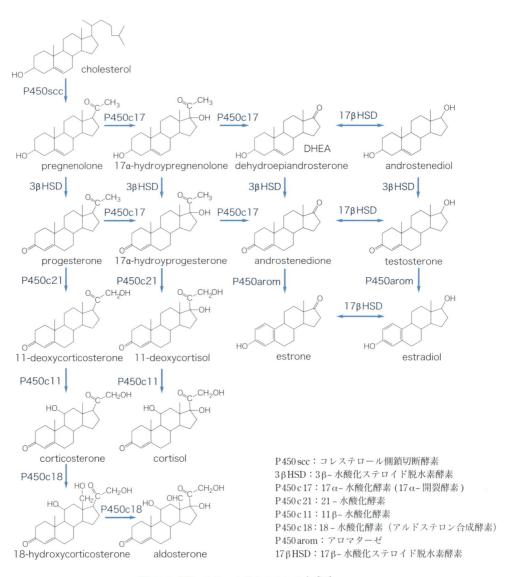

図 I-4-12　ステロイドホルモンの合成系

二次性徴を発現させ、精子形成を促す。エストロゲンは、女性の二次性徴や生殖器の発達を促し、プロゲステロンとともに月経周期を制御する。エストロゲンには、**エストロン** estrone（**E₁**）、**エストラジオール** estradiol（**E₂**）、**エストリオール** estriol（**E₃**）があるが、エストラジオールの作用が最も強い。プロゲステロンは子宮内膜に作用して妊娠準備状態とし、妊娠期においては妊娠を継続させる。また視床下部に作用し、基礎体温を上昇させる。

臨床的には、ホルモン補充、抗炎症、免疫抑制、利尿、降圧、前立腺肥大症治療、男性型脱毛症治療、避妊、更年期障害治療、骨粗鬆症治療、乳癌・前立腺癌治療などの目的で、天然ステロイドホルモンまたはその誘導体、受容体作動薬・拮抗薬、合成酵素阻害薬など非常に多くの製剤が用いられている（詳細はIV編の各章で解説する）。

エイコサノイド

炭素数20の不飽和脂肪酸の代謝によって生成される**プロスタグランジン** prostaglandin（**PG**）や**トロンボキサン** thromboxane（**TX**）（これらを合わせてプロスタノイド prostanoid という）や**ロイコトリエン** leukotriene（**LT**）などの生理活性物質を**エイコサノイド** eicosanoid と総称する。炭素数20の不飽和脂肪酸としては4つの二重結合をもつアラキ

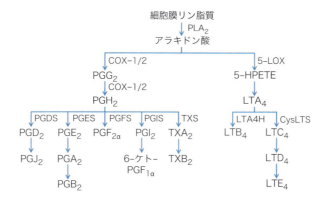

図 I-4-13 アラキドン酸カスケード

PLA$_2$：ホスホリパーゼ A$_2$、COX-1/2：シクロオキシゲナーゼ-1 または -2、5-LOX：5-リポキシゲナーゼ、PGDS：PGD 合成酵素、PGES：PGE 合成酵素、PGFS：PGF 合成酵素、PGIS：PGI 合成酵素、TXS：TX 合成酵素、LTA4H：LTA$_4$ 加水分解酵素、CysLTS：システイニル LT 合成酵素。

ドン酸 arachidonic acid が圧倒的に多いため、一般に、エイコサノイドの合成系を**アラキドン酸カスケード**という（図 I-4-13）。アラキドン酸の代謝経路には、**シクロオキシゲナーゼ** cyclooxygenase（**COX**）により PG や TX を生成するシクロオキシゲナーゼ経路と、**リポキシゲナーゼ** lipoxygenase（**LOX**）により LT を生成するリポキシゲナーゼ経路の 2 つがある。プロスタノイドには、**PGD$_2$、PGE$_2$、PGF$_{2α}$、PGI$_2$、TXA$_2$** の 5 種類がある。LT では、**LTA$_4$** は不安定で、**LTB$_4$** へ変換されるか、グルタチオンと結合してシステイニル LT（**LTC$_4$、LTD$_4$**）となる。

プロスタノイドの受容体は、リガンドである PGD$_2$、PGE$_2$、PGF$_{2α}$、PGI$_2$、TXA$_2$ に対応して **DP、EP、FP、IP、TP 受容体**とよばれる。DP には 2 つ、EP には 4 つのサブタイプがある。LT については、LTB$_4$ に対応する受容体を **BLT**、システイニル LT に対する受容体を **CysLT** という。いずれも G 蛋白質共役型である。プロスタノイドと LT の細胞内情報伝達系と主な作用を表 I-4-11 に示す。

アラキドン酸カスケードを標的とする医薬品は非常に多い。まず、副腎皮質ホルモン製剤は、ホスホリパーゼ A$_2$ を抑制してアラキドン酸の遊離を抑制する（➡ p.315）。次に、非ステロイド性抗炎症薬（NSAIDs）は、COX を阻害してプロスタノイド産生を抑制する（➡ p.250）。さらに下流では、DP$_2$（CRTH2）拮抗薬が抗アレルギー薬として（➡ p.322）、PGE$_2$ と PGF$_{2α}$ またはその誘導体が子宮収縮薬や緑内障治療薬などとして（➡ p.309、360）、PGI$_2$ 誘導体が血小板凝集抑制薬や血管拡張薬として（➡ p.250）、TXA$_2$ については合成酵素阻害薬や受容体拮抗薬が抗血栓薬（➡ p.250）や気管支喘息治療薬（➡ p.262）として、LT については CysLT 拮抗薬が気管支喘息治療薬として用いられている（➡ p.262）。

一酸化窒素

一酸化窒素 nitric oxide（**NO**）は、**NO 合成酵素** nitric oxide synthase（**NOS**）により L-アルギニンから産生される。NOS には 3 種類のアイソフォームがある。誘導型 NOS（iNOS または NOS2）は、侵害刺激に応じてマクロファージ、クッパー細胞、好中球、線維芽細胞、血管平滑筋細胞、内皮細胞などに発現誘導される。内皮型 NOS（eNOS または NOS3）は、内皮細胞、心筋細胞、腎メサンギウム細胞、骨芽細胞、破骨細胞、気道上皮細胞、血小板などに、神経型 NOS（nNOS または NOS1）は神経細胞に常時発現している。

NO は小さなガス状分子で細胞膜を自由に通過でき、細胞内で可溶性グアニル酸シクラーゼ（sGC）を活性化して cGMP を産生させ、cGMP 依存性キナーゼにより様々なリン酸化反応を起こす。iNOS が産生する NO は病原体に対する防御機構として、eNOS が産生する NO は血管平滑筋を拡張させる因子として、nNOS が産生する NO は神経伝達物質と

4　生理活性物質と薬物

表 I-4-11　エイコサノイド受容体

受容体	リガンド	細胞内情報伝達	効果	作動薬[*1]	抑制薬・拮抗薬[*1]
DP (DP$_1$)	PGD$_2$	G$_s$、cAMP 増加	血小板凝集抑制 睡眠誘発 アレルギー反応調節	―	NSAIDs
CRTH2 (DP$_2$)	PGD$_2$	G$_i$、cAMP 減少	アレルギー性炎症反応誘導	―	ラマトロバン
EP$_1$	PGE$_2$	Ca^{2+}増加 （G 蛋白質不明）	血管平滑筋収縮 ACTH 分泌促進 疼痛過敏性	―	NSAIDs
EP$_2$	PGE$_2$	G$_s$、cAMP 増加	卵胞成熟 血管拡張・血圧低下	ジノプロストン	NSAIDs
EP$_3$	PGE$_2$	G$_i$、cAMP 減少	発　熱 胃液分泌抑制 脂肪分解抑制 痛覚伝達 平滑筋収縮	ミソプロストール	NSAIDs
EP$_4$	PGE$_2$	G$_s$、cAMP 増加	動脈管開存 骨新生・吸収 免疫制御	―	NSAIDs
FP	PGF$_{2\alpha}$	G$_q$、PI 代謝	分娩誘発 平滑筋収縮 眼圧低下	ジノプロスト ラタノプロスト	NSAIDs
IP	PGI$_2$	G$_s$、cAMP 増加	血管拡張 血小板凝集抑制 腎血流増大 痛覚過敏性	リマプロスト ベラプロスト	NSAIDs
TP	TXA$_2$	G$_q$、PI 代謝	血小板凝集 平滑筋収縮 止血・血栓形成	―	NSAIDs オザグレル セラトロダスト ラマトロバン
BLT$_1$	LTB$_4$	G$_q$、PI 代謝 G$_i$、cAMP 減少	白血球遊走・活性化	―	―
BLT$_2$			不　明	―	―
CysLT$_1$	LTC$_4$ LTD$_4$	G$_{q/11}$	気管支収縮 血管透過性亢進	―	プランルカスト モンテルカスト
CysLT$_2$			不　明	―	―

[*1]　臨床使用されている薬物を**ゴシック体**で示す。

して働くと考えられているが、そのほかにも様々な生理機能に関与する可能性がある。

狭心症に用いる硝酸薬の作用本体は遊離した NO だと考えられている（➡ p.218）。また、cGMP の分解を妨げるホスホジエステラーゼ 5 阻害薬は NO の効果を増強することにより血管拡張をもたらし、勃起不全や肺高血圧症に用いられる（➡ p.216、307）。また最近では、sGC を直接活性化する薬も肺高血圧症に用いられている。

II 編

薬物治療の基礎知識

薬物治療とは

1

● キーポイント

1. 医薬品は、疾患の予防・診断・治療のいずれかを目的として使用される。
2. 薬物治療の基本戦略は、標的が正常細胞か、がん細胞か、病原体かで異なる。
3. 優れた医薬品でも、正しい方法で使わなければ、薬物治療は成功しない。
4. 医薬品には複数の名前があり、それぞれ何を意味するのかよく理解する。

薬物治療の目的

　患者への医療行為の総称を**診療** clinical practice というが、その目的によって、診療は、**予防** prophylaxis・**診断** diagnosis・**治療** treatment の3つに分けられる。これら3つのいずれにおいても医薬品が用いられ、それぞれ**予防薬・診断薬・治療薬**という。ただし、ここでは煩雑さを避けるため、医薬品を用いた診療の総称として"薬物治療"という用語を用いることにする。

予 防 薬

　感染症に対するワクチンや、心房細動患者の脳塞栓予防に用いる抗凝固薬など、現在症状はないが、発症が十分予想される疾患や症状を未然に防ぐために用いる薬物である。慢性疾患が増えるとともに、何年もあとに発症する可能性のある疾患を予防するため、長期にわたって薬を投与する場合がきわめて多くなってきた。降圧薬や脂質異常症治療薬、抗血小板薬などが代表的で、これらは治療薬という側面もあるが、将来起こると予測される重篤な血管障害を予防するために投与されることも多い。

診 断 薬

　病気を診断するために患者に投与する薬である。患者の状態を直接改善するものではないが、治療方針の決定において重要な役割を果たす。糖尿病の診断に用いるグルコース溶液、肝機能の評価に用いるインドシアニングリーン、下垂体機能検査に用いる

コルチコレリン（CRH）、X線検査に用いる種々の造影剤などがその例である。

治 療 薬

　すでに発症した疾患を改善するために用いる薬である。多くの薬物が含まれるが、さらに3つに分けることができる。すなわち**対症療法薬、補充療法薬、根治療法薬**（または**原因療法薬**）である。対症療法薬は、疾患そのものを取り除くことはできないが、疾患によって起こる症状を鎮める薬であり、解熱鎮痛薬、制吐薬などが典型である。補充療法薬は、ホルモンやビタミンなど体内物質が不足しているため発症した疾患に対して不足物質そのものを薬として投与するもので、1型糖尿病に対するインスリン投与が典型例である。根治療法薬は、病気の原因そのものを除去しうる薬で、感染症の治療薬が主なものだが、抗がん薬もめざすところは同じである。ただし、感染症にしても悪性腫瘍にしても、個体の免疫力なしに薬だけで原因を排除することはむずかしい。

薬物治療の基本戦略

　薬物治療の基本戦略は、薬の標的が自己か非自己か、すなわち患者自身の細胞か、がん細胞か、病原体かによって大きく異なる。

自己を標的とする薬

　患者自身のからだ（多くは特定の細胞）を標的とする薬である。薬物で細胞機能や生理機能を修飾す

ることにより、病態を改善する。薬効を最大化し、有害反応を最小化するため、標的とする分子に特異的に作用する薬が望ましく、また標的細胞に特有の分子に作用する薬が望ましい。細胞特異性の高い内因性リガンド受容体や酵素などが標的になりやすい。通常、細胞傷害性の低い薬物が求められる。

がん細胞を標的とする薬

がん細胞は自己の細胞から生じるが、ゲノムに変異があるため非自己とも考えられ、この曖昧さこそがんが悪性たるゆえんである。既存の抗がん薬の大部分はがん細胞を殺して排除する薬である。しかし、がん細胞は自己の細胞に似ているため、がん細胞を殺せば自己の細胞にも害が及びやすい。これが抗がん薬で有害反応がほぼ必発する理由である。ただし、最近では、有害反応の少ない抗がん薬として、がん細胞と正常細胞の差異をもたらす分子を標的とする薬（**分子標的薬**）が次々と開発されつつある。

病原体を標的とする薬

病原体（ウイルス、細菌、寄生虫など）による感染症の薬物治療戦略は、原理的には単純といえる。これらは完全な非自己なので、自己細胞には存在しない病原体特有の分子を標的とし、自己細胞を傷つけずに病原体のみ傷害する薬（これを**選択毒性**の高い薬という）をつくれば、有害反応なしに病原体のみ排除することができる可能性がある。しかし、実際に有害反応のない薬はなく、例えば、特有の有害反応として正常細菌叢を破壊することによる菌交代症がある。

薬物治療の適正化

医薬品自体がいくら優れたものであっても、正しく使わなければ薬物治療はうまくいかない。薬の有効性を最大限に引き出すとともに、有害反応を最小限に抑えることが重要である。そのためには薬物治療の基本をしっかり学ぶ必要があるが、現在の医療系大学の教育課程においては、実践的な薬物治療教育がまったく不足している。薬は医療にとってきわめて有用な武器ではあるが、両刃の剣であり、武器の扱い方を知らずに疾患と闘っても無駄どころか危険である。薬物治療教育の心もとない状態が、頻発する医療過誤の一因ではないかと思われる。

表 II-1-1　医薬品の選択基準[*1]

基　準	定　義	解　説
有効性	効くという証拠がある	できる限り、ランダム化比較試験や系統的レビューの結果に基づいて判断する
安全性	有害反応が少ない	頻度の高い有害反応や重篤な有害反応の有無を、疾患の重症度と比較して判断する
適合性	使いやすい	使用環境において、アドヒアランスを保つのが容易かどうかを判断する
費　用	安　い	単なる薬価だけではなく、使用期間をも考慮して判断する

*1　優先順位は、有効性＞安全性＞適合性＞費用とする。

薬物治療を適正化するには、下記のような重要なポイントがある。1〜3は主に科学的な側面、4〜6は主に人間的な側面である。

1. 正しい診断と情報収集

当然ながら、まずは患者の状態を正確に把握することが重要である。例外的な場合を除いて、病気の診断が確定したあとに治療計画をたてる。薬物治療を実施する上で重要なのは、既往歴や副作用歴、現在用いている医薬品やサプリメント、飲酒・喫煙など生活習慣などをきちんと把握することである。とくに、ほかの医療機関でどのような薬が処方されているか正確に知ることは、重複処方や薬物相互作用による健康被害を回避するために必須である。

2. 科学的根拠に基づく治療

診断が確定したら治療目標を定め、非薬物療法も含めて治療法を選択する。薬物療法が必要と判断されれば、用いる医薬品を選択し、投与計画をたてる。

医薬品の選択は、科学的根拠に基づくべきである。すなわち、**根拠に基づく医療** evidence-based medicine（**EBM**）を実践する[*1]。そのためには、信用できる情報源を利用し、原則として臨床試験（➡ p.129）やメタ解析（➡ p.133）の結果によって薬を選ぶ。選択にあたっては、**有効性**を第一に、続いて**安全性**、**適合性**、**費用**の4つを基準とするとよい（表 II-1-1）。しばしば遭遇する疾患については、

---

*1　EBM とは、薬物治療に限らず、医師の個人的経験に頼っていた旧来の医療を、科学的根拠に基づく医療に転換させようとする改革運動である。1990年前後に誕生した概念だが、いまではすっかり定着している。ただし、EBM の実践といっても、エビデンス一辺倒というわけではない。それが実行可能な治療法かどうかによって制限されることもあり、また、患者の価値観を尊重することも重要である。

第1選択薬をあらかじめ決めておくとよい。医師個人が選んだ自分の処方薬を**パーソナルドラッグ（Pドラッグ）**という。

使用する薬が決まれば、当該患者に適合する**用法**と**用量**を決定し、計画的に投与を開始する。

3. モニタリング

いかに計画通りに投薬したとしても、患者の状態はつねに変化する。薬を処方したあと、絶対に放置してはいけない。薬効と有害反応をつねに監視（**モニタリング**）し、変化に即応することがきわめて重要である。とくに投与開始初期には、重篤な有害反応が現れていないか、必要な検査を行いながらしっかり監視する。患者には、異変に気づいたらすぐ連絡するよう伝えておく。有効性や安全性のパラメーターに乏しい薬の場合には、血中濃度をモニタリングすることがある（➡ p.105）。

また、患者の病態が変化すると、薬物動態や薬力学に変化が及ぶ場合がある。とくに、肝機能や腎機能が低下すると、薬物動態が大きく変化する可能性がある。当該薬物の基本的な薬物動態パラメーター（生体利用率、分布容積、クリアランス、尿中排泄率など）を知り、薬物動態の変化を予測して速やかに対処することが重要である（➡ p.16）。

4. チーム医療

今日の医療では**チーム医療**が重視され、医師、薬剤師、看護師、検査技師、そのほかの医療者は、それぞれの役割を担って協力しあう。薬物治療に関しては、医師が**処方**、薬剤師が**調剤**、看護師が**与薬**の役割を担うことが多い。医薬品選択の責任は医師にあるが、薬剤師にはそれをチェックする役目があり、最終的に患者に接する看護師には正しい薬を投与しようとしているか確認する役目がある。この体制がうまく働けば、薬物治療の有効性・安全性が高まることは間違いない。ただし、自分の役割以外はほかのチームメンバーに任せきりにするのではなく、つねに患者を全体としてみる心がけが重要である。

5. インフォームド・コンセント

原則として、薬物治療には患者の**インフォームド・コンセント**が必要である。それは自己決定権の問題というよりも、患者が治療内容を十分理解する

ことが、治療効果を高めることにつながるからである。その薬を勧める根拠、期待される効果と起こりうる副作用についてよく説明し、納得を得た上で用いなければならない。添付文書が読めるような人にはコピーを渡して説明すれば、より正確に情報を伝えることができる。

6. 服薬アドヒアランス

患者が正しい薬の使い方を守っているかどうかは、以前は**服薬遵守（コンプライアンス）**、すなわち"医療者の指示に患者がどの程度従うか"という概念で評価し、正しく守らない"ノンコンプライアンス"は患者側の問題と考えられてきた。しかし、最近では、**アドヒアランス** adherence という概念で評価されるようになった。アドヒアランスとは、患者が積極的に治療方針の決定に参加し、その決定に従って治療を受けることである。アドヒアランスは、治療の内容、患者側の因子、医療者側の因子、患者・医療者の相互関係など、患者を取り巻く環境すべてに影響される。服薬アドヒアランスを良好に維持するためには、その治療法は患者にとって実行可能か、服薬を妨げる因子があるとすれば何か、それを解決するためには何が必要かなどを医療者が患者とともに考え、相談の上決定していく。

薬 の 名 前

薬物治療を行うには薬を選択しなければならないが、そのためには医薬品の名前を知る必要がある。しかし医薬品には複数の名称があり、時々混乱が起こる。医薬品には、有効成分の名称（**成分名、薬物名**）と、市販されている製剤の名称（**商品名**）があり、前者には**化学名**と**一般名**がある（表Ⅱ-1-2）。

化学名 chemical name

構造式を系統的に表したもので、これをみれば構造式を書くことができるが、複雑なため医療現場での実用性は乏しい。

一般名 generic name/nonproprietary name

原則として、WHO に登録された世界共通の名前 international nonproprietary names（INN）である。化学的・薬理学的に関連する物質に共通の**語幹** stem を使用するため、ある程度系統的であり、類

表 Ⅱ-1-2　医薬品の名称（例）

分　類		例
成分名 （薬物名）	化学名	monosodium (3*R*,5*R*)-3,5-dihydroxy-7-{(1*S*,2*S*,6*S*,8*S*,8a*R*)-6-hydroxy-2-methyl-8-[(2*S*)-2-methylbutanoyloxy]-1,2,6,7,8,8a-hexahydronaphthalen-1-yl}heptanoate
	一般名	プラバスタチンナトリウム（pravastatin sodium）
商品名	先発品名	メバロチン
	後発品名	プラバスタチン Na 塩、プラバスタチン Na、プラバチン、プラバピーク、プラバメイト、プラメバン、プロバチン、マイバスタン、メバトルテ、メバリッチ、メバリリン、メバレクト、メバン、リダック M、アルセチン、コレリット、タツプラミン……

緑薬は似た名前になる（表Ⅱ-1-3）。なお、医療現場では、一般名を意味する"ジェネリック"が"後発医薬品"の意味でしばしば用いられているが、これは、後発品が一般名によって処方されることが多いためであり、本来の意味とは異なる。

商品名 brand name/trade name/proprietary name

企業などがつける商標としての名前。一般に語呂がいいため憶えやすいが、名前から薬理作用を想像するのはむずかしいことが多い。先発品名はふつう1つか2つだが、後発品にはそれぞれ異なる名前がつけられるため、無数の名称が生じうる（表Ⅱ-1-2）。

今日、一般に、薬は商品名によって処方されている。しかし、商品名は企業が自由に決めるため、まったく異なる薬に大変よく似た紛らわしい名前がつけられ、医療過誤の原因となることがある（表Ⅱ-1-4）。また、後発品には数多くの商品名があって覚えきれないため、患者が用いている薬を完全に把握するのは容易ではない。これに対して一般名はある程度系統だっており、1つの薬には原則1つの名前しかないので、過誤が生じにくい。筆者は、医療従事者は一般名を理解し、処方は原則として一般名で行うべきだと考えている。

表 Ⅱ-1-3　語幹（ステム）

ステム	定　義	例
-azepam　-(ア)ゼパム	ベンゾジアゼピン系抗不安薬・催眠鎮静薬	ロラゼパム、ジアゼパム、クアゼパム
-azosin　-(ア)ゾシン	α_1 アドレナリン受容体拮抗薬	プラゾシン、ドキサゾシン
cef-　セフ -	セフェム系抗生物質	セファゾリン、セフタジジム、セフカペン
-coxib　- コキシブ	COX-2 阻害薬	セレコキシブ、ロフェコキシブ
-dipine　- ジピン	ジヒドロピリジン系カルシウムチャネル遮断薬	ニフェジピン、ベニジピン、アムロジピン
-erg-　-(エ)ルゴ -	麦角アルカロイド誘導体	エルゴタミン、エルゴメトリン、ペルゴリド、カベルゴリン
gli-　グリ -	血糖降下薬	グリベンクラミド、グリクラジド、グリメピリド
-mycin　- マイシン	ストレプトマイセス属抗生物質	ストレプトマイシン、クラリスロマイシン、リンコマイシン
-olol　-(オ)ロール	β アドレナリン受容体拮抗薬	プロプラノロール、アテノロール、ビソプロロール
-oxacin　-(オ)キサシン	キノロン系抗菌薬	ノルフロキサシン、レボフロキサシン、シプロフロキサシン
-parin　- パリン	ヘパリン誘導体	ヘパリン、ダルテパリン、エノキサパリン
-prazole　- プラゾール	プロトンポンプ阻害薬	オメプラゾール、ランソプラゾール、ラベプラゾール
-pril　- プリル	アンギオテンシン変換酵素阻害薬	エナラプリル、テモカプリル、リシノプリル
-profen　- プロフェン	解熱鎮痛薬	イブプロフェン、フルルビプロフェン、ロキソプロフェン
-sartan　- サルタン	アンギオテンシン受容体拮抗薬	カンデサルタン（シレキセチル）、ロサルタン、バルサルタン
-terol　- テロール	β_2 アドレナリン受容体作動薬	ホルモテロール、プロカテロール、サルメテロール
-vastatin　- バスタチン	HMG-CoA 還元酵素阻害薬	プラバスタチン、アトルバスタチン、ピタバスタチン
-vir　- ビル	抗ウイルス薬	アシクロビル、オセルタミビル

60　1　薬物治療とは

表 II-1-4　紛らわしい商品名[*1]

商品名	一般名（薬効分類）
アルマール vs. アマリール	アロチノロール(降圧薬) vs. グリメピリド(血糖降下薬)
アレロック vs. アロテック	オロパタジン(抗アレルギー薬) vs. オルシプレナリン(気管支拡張薬)
ウテメリン vs. メテナリン	リトドリン(子宮筋弛緩薬) vs. メチルエルゴメトリン(子宮筋収縮薬)
エクセラーゼ vs. エクセグラン	消化酵素合剤(消化薬) vs. ゾニサミド(抗てんかん薬)
ザイティガ vs. ザルティア	アビラテロン(抗がん薬) vs. タダラフィル(排尿障害改善薬)
サクシゾン vs. サクシン	ヒドロコルチゾン(ステロイド薬) vs. スキサメトニウム(筋弛緩薬)
セパゾン vs. セフゾン	クロキサゾラム(抗不安薬) vs. セフジニル(抗菌薬)
テオドール vs. テグレトール	テオフィリン(気管支拡張薬) vs. カルバマゼピン(抗てんかん薬)
トフラニール vs. フトラフール	イミプラミン(抗うつ薬) vs. テガフール(抗がん薬)
ノルバスク vs. ノルバデックス	アムロジピン(降圧薬) vs. タモキシフェン(抗がん薬)
バイロテンシン vs. オイテンシン	ニトレンジピン(降圧薬) vs. フロセミド(利尿薬)
マキシピーム vs. マスキュレート	セフェピム(抗菌薬) vs. ベクロニウム(筋弛緩薬)
メイロン vs. メチロン	炭酸水素ナトリウム(アシドーシス治療薬) vs. スルピリン(解熱薬)
リクシアナ vs. リフキシマ	エドキサバン(抗血液凝固薬) vs. リファキシミン(抗菌薬)

[*1]　医療事故を契機として廃止（変更）された商品名も含まれる。

薬物有害反応 2

> ● キーポイント
> 1. 有害反応を起こさない薬というものは存在しない。
> 2. 有害反応の主な機序は、毒性反応とアレルギー反応の2つである。
> 3. 多くの薬物で、生命にかかわる重大な有害反応が起こりうる。
> 4. 有害反応による健康被害は非常に多いが、注意すれば避けられるものも多い。
> 5. 薬害とは、一般に、医薬品による健康被害が系統的に発生したものをいう。

有害反応とは

薬物有害反応 adverse drug reaction は、WHOによると、"疾病の予防、診断、または治療の目的で用いる投与量の範囲内で生ずる有害かつ意図しない薬物反応"と定義されている。わかりやすくいうと、ふつうの投与量で起こりうる好ましくない作用のことである。薬から得られる望ましい効果を**薬効**というが、その反対語と考えてよい。

近い意味の用語に**副作用** side effect がある。副作用は、**主作用** main effect（その薬に求めている作用）以外のすべての作用を意味するが、それらは必ずしも有害な作用とは限らない。事実上は好ましくない作用がほとんどだが、まれには好ましい作用のこともある。一方、主作用が過剰になって有害反応が現れる場合も多く、これを"副作用"とよぶのにはやや抵抗がある。

有害反応は機序により大きく2つに分類できる。投与量（正確には体内濃度）が一定以上になると現れる有害反応を**毒性反応** toxic reaction といい、毒性反応により機能障害を来しているからだの状態を**中毒** intoxication ということもある。毒性反応は薬理作用（主作用の過剰または副作用）によって生じる有害反応であり、どのような薬でも体内濃度が過剰になれば現れる。したがって、<u>有害反応を起こさない薬はない</u>といえる。もう1つは投与量にかかわらず起こる有害反応で、多くの場合**アレルギー反応** allergic reaction である。薬物が生体成分と結合し

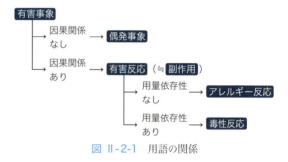

図 II-2-1　用語の関係

て**ハプテン**となり免疫反応を誘導することによると考えられる。

有害反応と混同しやすい用語に**有害事象** adverse event がある。これは、薬物との因果関係の有無にかかわらず、薬物投与後に生じた好ましくない出来事のすべてを意味する。たとえ薬物投与後に発生した現象だとしても、薬物が原因かどうか確定するのは容易ではない。そこで、とりあえず"有害事象"とよんで注意を促すのである。もし類似の症例が多く発生して因果関係があると判断されたら、有害反応とよぶことになる。有害事象という用語が必要になるのは臨床試験であり、重篤な有害事象を報告することが義務づけられている。

混乱を招きやすいので、用語の関係を図 II-2-1 に示す。

有害反応のグレード

厚生労働省は、有害反応（副作用）の重篤度を次の3段階で定義している。

グレード1　軽微な副作用と考えられるもの。

グレード2　重篤な副作用ではないが、軽微な副作用でもないもの。

グレード3　重篤な副作用と考えられるもの、すなわち、患者の体質や発現時の状態などによっては、死亡または日常生活に支障を来す程度の永続的な機能不全に陥るおそれのあるもの。

発生機序による有害反応の分類

前項で述べたように、有害反応は、薬理作用に基づく毒性反応と生体の免疫反応による薬物アレルギーに大きく分けられるが、そのほか、まれな遺伝子変異を有する人だけに発生する有害反応も知られている。また、現時点で発生機序が明確でないものも多い。典型例を表Ⅱ-2-1 に示す。

1. 毒性による有害反応

薬理作用の延長線上で起こるものなので、薬理作用がわかっていれば発症を予測できる。主作用が過剰になった場合と、主作用とは異なる作用（副作用）による場合とがある。用量依存性（より正確には、体内濃度依存性）であり、投与量を高めれば誰にでも起こりうる。原因の特定には血中濃度測定が有用な場合が多く、血中濃度が最小中毒濃度（MTC；→ p.20）を超えていればその薬物の有害反応である可能性が高い。しかし、薬物感受性が亢進している状態では、血中濃度は必ずしも上昇していないので注意を要する。

このタイプの有害反応が起こりやすい状況として、① 腎臓・肝臓の障害、高齢者、薬物代謝酵素の遺伝子多型などにより、血中濃度が上昇しやすい場合、② 薬物感受性が亢進している場合（例えば、高齢者では向精神薬の有害反応が現れやすい）、③ 併用薬や飲食物との相互作用により血中濃度の上昇や感受性亢進が起こる場合、などがある。

2. アレルギーによる有害反応

薬物あるいはその代謝物に対する抗体、リンパ球による免疫反応によって起こる有害反応で、予測が困難なことが多い。低分子化合物であっても、ハプテンとして高分子のキャリアー蛋白質と結合し免疫原性を獲得しうる。特定の人だけに現れ、用量非依存性である（少量でも起こりうる）。アレルギー体質の人、自己免疫疾患やある種のウイルス感染症などにより免疫調節能力の低下した人などに起こりやすい。血中濃度測定は予防・診断の役に立たず、リンパ球刺激試験などのアレルギー検査で確かめられる。アナフィラキシーや薬疹、発熱、好酸球増加など、特有の症状を呈することが多い。

3. 遺伝子変異による毒性反応

まれな遺伝子変異を有する人だけに発現する毒性反応で、知られているものは多くはない。代表例として、リアノジン遺伝子の変異を有する家系で起こる吸入麻酔薬による悪性高熱症があげられる。家族歴聴取や遺伝子検査により予防しうる。

4. 原因不明の有害反応

研究が進めば、おそらく毒性反応またはアレルギー反応のいずれかに分類されると予想されるが、いまのところ原因不明の有害反応は多い。軽症のものはともかく、重篤なものもあるので原因解明が急がれる。

重篤な薬物有害反応

軽いものまで含めると有害反応の種類は無数にあるが、重い有害反応については熟知しておかなければならない。各種の重篤有害反応については、厚生労働省の「重篤副作用疾患別対応マニュアル」（厚

表 Ⅱ-2-1　有害反応の分類

頻　度	タイプ	原　因	例
誰にでも起こりうる	毒性	主作用の過剰	降圧薬による低血圧 抗凝固薬による出血 血糖降下薬による低血糖
		（真の）副作用	解熱鎮痛薬による消化管障害 脂質異常症治療薬による横紋筋融解症 抗菌薬による QT 延長 抗がん薬による骨髄抑制
特定の人にしか起こらない	アレルギー性		アナフィラキシーショック 間質性肺炎の一部 薬物性肝障害の大部分 間質性腎炎 再生不良性貧血の大部分 無顆粒球症の一部 スティーブンス・ジョンソン症候群
	遺伝子変異による毒性		吸入麻酔薬による悪性高熱症

生労働省および**医薬品医療機器総合機構** Pharmaceuticals and Medical Devices Agency［**PMDA**］のウェブサイトを参照）に詳しいが，ここで代表的なものをまとめておく．発生機序がわかっていれば予防策を講じられるが，機序不明で予測できないものもあるため，投与後のモニタリングを慎重に行う必要がある．予測できない重篤有害反応の原因解明が急がれる．

■ 低血糖

軽症も含めればかなり頻度が高い有害反応であり，対応を誤ると致死的となりうる．当然ながら，インスリン製剤や経口血糖降下薬（とくにスルホニル尿素薬）で高頻度に起こる．これらは主作用の延長線上にあるが，それ以外の薬でも起こることがある．抗菌薬のスルファメトキサゾール，抗不整脈薬のジソピラミドやシベンゾリンなどは，スルホニル尿素薬様のインスリン分泌刺激作用を有し，低血糖を起こすことが知られている．β受容体拮抗薬は，肝臓のβ₂受容体を阻害することにより低血糖からの回復を遅延させるため，血糖降下薬との併用は注意が必要である．また，スルホニル尿素薬は一般にアルブミン結合能が高いため，インドメタシンやワルファリン，フィブラート系薬など，アルブミン結合能の高い薬と併用する場合にも注意が必要である．

■ 出血

血栓性疾患を予防するため，抗血小板薬（アスピリン，クロピドグレル，シロスタゾールなど）や抗凝固薬（ワルファリン，ダビガトラン，リバーロキサバンなど）を長期に内服している人は非常に多い．頭蓋内出血などを起こすと致死的となるため，そのような薬を使用する際は，問診も含めてしっかりした出血傾向のモニタリングが必須である．ワルファリンによる出血傾向に対してはプロトロンビン時間によるモニタリング法が確立されており，また中和薬もあるが，最近登場した経口抗トロンビン薬や活性化第X因子阻害薬には確立されたモニタリング方法がなく，中和薬も一部しか開発されていない．早急なモニタリング方法および中和薬の開発が求められる．

■ 血栓症

血液凝固系に直接作用する薬物以外に，女性ホルモン関連薬（エストロゲン・プロゲステロン製剤，選択的エストロゲン受容体モジュレーター）や副腎皮質ホルモン製剤で血栓症が起こりやすくなる．深部静脈血栓症が多く，肺塞栓症が続発することもある．エストロゲン・プロゲステロン製剤は，トロンビン産生の亢進や凝固阻止因子（アンチトロンビン，プロテインS，組織因子経路インヒビター［TFPI］）の血中濃度低下を招くというが機序には不明な点が多い．副腎皮質ホルモン製剤では，凝固因子産生亢進，フォン・ウィルブランド（vWV）因子活性化，血小板活性化，線溶抑制などにより血栓をつくりやすくなるといわれる．副腎皮質ホルモン製剤を必要とする自己免疫疾患でしばしば出現する抗リン脂質抗体も，血栓傾向の原因となる．また，子宮内膜症に用いられるダナゾールも血栓症を起こしやすいが，機序は明らかではない．

■ 心室頻拍（薬剤性QT延長）

種々の薬物により心電図のQT間隔が延長する（心電図上の定義はQT$_c$ ≧ 425ミリ秒）．QT間隔が著明（とくに600ミリ秒以上）に延長すると，QRS波形が基線を軸としてねじられるように変化するトルサード・ド・ポワント torsades de pointes（TdP）とよばれる多形性心室頻拍を誘発しやすい（図 II-2-2）．原因は不応期の不均一性による再入回路の形成．TdPは自然停止することもあるが，心室細

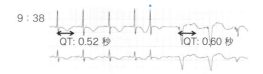

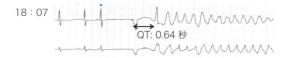

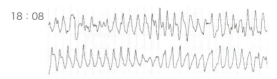

図 II-2-2 QT延長とTdP

ベプリジル投与中の78歳女性患者（高血圧性心臓病，洞機能不全）のホルター心電図記録中に発生したTdP．患者はペースメーカーを植え込んでおり，心房性期外収縮（青丸）の発生後，心室ペーシング波形がみられる（上・中段）．中段で，QTが0.60秒以上に著しく延長したのち，TdPに移行している．ベプリジルは，Ca^{2+}チャネル，Na$^+$チャネル，K$^+$チャネルのいずれをも阻害するマルチチャネル阻害性の抗不整脈薬である．この症例ではK$^+$チャネルに対する過剰な抑制によりTdPが発生した．

［心電図提供：九州大学大学院医学研究院 樗木晶子教授］

動に移行し突然死を来すこともある。女性、先天性QT延長症候群、心疾患、低カリウム血症、低マグネシウム血症、徐脈などの要因が重なると起こりやすくなる。Ia/Ic/III群抗不整脈薬、抗アレルギー薬（テルフェナジン・アステミゾール）、フェノチアジン系抗精神病薬、三環系抗うつ薬、プロブコール、シサプリド、ニューキノロン系抗菌薬、マクロライド系抗生物質などが原因となる。

■ 間質性肺炎

　抗がん薬（細胞傷害性のブレオマイシン、マイトマイシンC、シクロホスファミド、分子標的薬のゲフィチニブなど多数）、抗リウマチ薬（メトトレキサート、金製剤など）、インターフェロン製剤、小柴胡湯、アミオダロン、抗菌薬、抗炎症薬、免疫抑制薬など、間質性肺炎を起こす薬物は多岐にわたり、5％以上もの高頻度で発症するものもある。重症呼吸不全に陥り死に至ることも多い。発症の仕方は2つあり、一般に、従来の抗がん薬のように肺の細胞自体を傷害する薬物では発症まで数週〜数年を要するが、免疫反応の関与が考えられる薬物では急速（1〜2週後）に発症する。

■ 薬物性肝障害、劇症肝炎

　薬物性肝障害は、発症機序から中毒性とアレルギー性に分けられる。

　中毒性肝障害では、薬物自体またはその代謝物の毒性により肝細胞が傷害され、障害の程度は用量依存性である。一部の抗がん薬やアセトアミノフェンによるものなどが知られるが、比較的少ない。ただし、イソニアジドのように、薬物代謝酵素の変異や多型によって肝毒性が増強されて発生する場合がある（→ p.84）。

　薬物性肝障害の多くはアレルギー性である。薬物自体または反応性の高い中間代謝物がハプテンとなり、肝細胞の構成蛋白が担体となって抗原性を獲得し、T細胞依存性に肝細胞が傷害される。しかしそのプロセスについては十分解明されていない。用量依存性ではなく、患者の体質によるので予測がむずかしい。抗炎症薬、抗がん薬、抗真菌薬、漢方薬など、様々な薬で起こる可能性があり、多くは投与後1〜8週で発症する。軽症を含めると頻度は高いが、まれに劇症化すると急性肝不全に陥る（劇症肝炎）。肝細胞障害型、胆汁うっ滞型、それらの混合型など、様々な病態を呈する。

■ 横紋筋融解症

　HMG-CoA還元酵素阻害薬やフィブラート系薬などではしばしば横紋筋の軽度障害が起こり、血清クレアチンキナーゼの上昇が観察される。横紋筋融解症とよぶほどの重症筋障害が発症することはまれであるが、とくにHMG-CoA還元酵素阻害薬とフィブラート系薬の併用で起こりやすい。大量の横紋筋が壊死し、逸脱したミオグロビンが尿細管に詰まり、赤ワイン色のミオグロビン尿が観察される。急性腎不全を引き起こし、人工透析が必要となることがある。

　なお、吸入麻酔薬や脱分極性筋弛緩薬で起こる悪性高熱症や抗精神病薬で起こる悪性症候群も、横紋筋融解を伴っている。

■ うっ血性心不全

　β受容体拮抗薬や徐脈性カルシウムチャネル遮断薬（ベラパミル、ジルチアゼム）は、過量投与すると心機能を低下させうっ血性心不全を誘発するが、可逆的である。また、ピオグリタゾンや非ステロイド性抗炎症薬、副腎皮質ホルモン製剤は、循環血液量を増大させることにより心不全を来すことがある。一方、抗がん薬のアントラサイクリン系抗生物質（ドキソルビシンなど）は強い心筋毒性を有することがよく知られている。また、そのほかの抗がん薬も心筋毒性を示すことがある。心筋細胞死と線維化により、不可逆的な心不全を引き起こす。予防薬デクスラゾキサンが開発されているが、日本ではこの目的には未承認である。

■ 薬物性腎障害、間質性腎炎

　薬物による腎障害も中毒性とアレルギー性に分けられ、前者の典型はアミノグリコシド系抗生物質や白金製剤（シスプラチンなど）の毒性による腎障害である。後者、アレルギー性腎障害の代表が間質性腎炎で、抗生物質、抗結核薬、抗炎症薬、抗てんかん薬、消化性潰瘍治療薬、痛風治療薬をはじめ、どのような薬物によっても起こりうる。歴史的にはフェナセチンが有名だが、いまでは市販されていない（活性代謝物のアセトアミノフェンが用いられている）。患者の体質によるため予測が困難である。非特異的なアレルギー症状（発熱、皮疹、関節痛など）に続いて腎不全症状が出現した場合はこれを疑う。

■ 再生不良性貧血（汎血球減少症）

　薬理作用として骨髄抑制を起こす抗がん薬では血

球減少を容易に予測できるが、そのほかの薬では予測がむずかしい。クロラムフェニコールは再生不良性貧血（汎血球減少症）の原因薬物として古くからよく知られるが、用量依存性で可逆性の場合と、特異反応による非可逆性の場合がある。抗てんかん薬（フェニトイン、カルバマゼピンなど）でも起こり、特異反応と考えられている。最近では、慢性関節リウマチの標準治療薬メトトレキサートに起因する汎血球減少が多く、致死的となることもある。

発症機序については不明な点が多く、用量依存性の場合もあるが、大部分は細胞性免疫機序が関与すると考えられる。一般に、用量依存性のものは投与後しばらく経って発症するが、特異反応であれば直後から起こりうる。

一般に、用量依存性のものは投与中止により回復するが、特異反応によるものは不可逆性であり、十分な治療が行われなければ予後は悪い。

■ 無顆粒球症

薬物投与後に顆粒球数が $500／\mu$L 以下となり（基本的に赤血球や血小板は減らない）、薬物を中止すれば回復がみられるものを無顆粒球症という。原因となる薬物はきわめて多いが、抗甲状腺薬（チアマゾール、プロピルチオウラシル）、チクロピジン、サラゾスルファピリジンなどで頻度が高い。このような薬を用いるときは血球数のモニタリングが必須である。チクロピジンの発症率は $2 \sim 3\%$ ととくに高く、多くは 1 ヵ月以内に発症する。

薬物が好中球膜に結合してハプテンとなり抗体産生を引き起こす免疫性機序と、薬物またはその代謝物が顆粒球系前駆細胞を直接傷害する中毒性機序がある。すべての薬が明確に分けられるわけではないが、抗甲状腺薬やチクロピジンは前者、サラゾスルファピリジン、クロルプロマジン、プロカインアミドなどは後者といわれる。

発熱および咽頭痛で発症することが多く、薬をただちに中止して感染症に対して適切な治療をしなければ致死的となる。

■ 血栓性血小板減少性紫斑病（TTP）

薬物による TTP の多くは、フォン・ウィルブランド（vWV）因子分解酵素（ADAMTS13）に対する阻害抗体の出現による。このため vWV 因子が切断されず高活性となり、全身の小・細動脈や毛細血管で血小板血栓が形成され、血管が閉塞される。血小板の消費による出血、狭窄毛細血管を通過する赤血球の破壊による溶血性貧血、血栓による末梢組織の虚血性障害を起こす。脳や腎臓の虚血により、精神・神経障害や意識障害、腎不全を起こしやすい。

原因薬物の多くはチエノピリジン系（チクロピジン、クロピドグレルなど）である。チクロピジンのほうがクロピドグレルより $5 \sim 6$ 倍多いといわれる。そのほか、シクロスポリン、ペニシラミン、経口避妊薬、サルファ薬、インターフェロン、シルデナフィル、マイトマイシン C、ダウノルビシンなどの報告がある。

治療の基本は血漿交換療法である。

■ 偽膜性大腸炎

偽膜性大腸炎は、大腸壁に円形の膜（偽膜）がみられる感染性大腸炎である。ほとんどが嫌気性菌クロストリジウム・ディフィシル *Clostridium difficile*（CD）による菌交代症で、院内感染症のなかで最も頻度が高い。抗菌薬投与により正常腸内細菌叢が破壊され菌交代が起こり、腸内細菌の一種で多くの抗菌薬に耐性を有する CD が増殖し、その毒素が腸管粘膜を傷害する。一部では CD 以外の菌の関与もある。病院のベッドや床には CD の芽胞が多く存在し、口から入ると胃酸に強いため容易に腸管に達する。抗菌薬服用 $1 \sim 2$ 週後に下痢（時に血性）、発熱、腹痛が起こる。

原因薬品として、以前はリンコマイシンやクリンダマイシンが注目されたが、いまではあらゆる抗菌薬で起こりうることが知られている。とくに、広域ペニシリン、第二・第三世代セフェム系などの広域抗菌薬や複数の抗菌薬を使用している場合に起こりやすい。抗菌薬以外で起きることもあり、抗がん薬、抗ウイルス薬、金製剤などが報告されている。

高齢者や重篤な基礎疾患を有する患者に起こりやすく、放置すると重症化する場合があるため抗菌薬投与にあたっては十分な注意が必要である。抗菌薬投与期間が数日以内であれば発症頻度が低く、長期にわたると発症しやすくなるため、漫然と投与せず必要最小限の期間にとどめることが重要である。

■ アナフィラキシーショック

アナフィラキシー反応とは、薬物（治療用アレルゲンなども含む）に対する急性 I 型アレルギー反応で、通常投与直後から 30 分以内に蕁麻疹などの皮膚症状や消化器症状、呼吸困難などが起こる。さらに急性循環不全（血圧低下、意識障害）に陥るとアナフィラキシーショックとよばれ、生命が脅かされ

る。非ステロイド性抗炎症薬、抗菌薬、抗がん薬、造影剤、アレルギー性疾患治療用アレルゲン、血液製剤、生物由来製品などで起こりやすい。卵・牛乳由来成分を含む製剤、乳酸菌製剤、経腸栄養剤などでも起こる。一般には再投与時に現れることが多いが、抗がん薬などでは初回投与時にみられることがある。経口薬では症状発現がやや遅延することがある。

緊急治療を要し、0.1％アドレナリン製剤を筋注する（成人では通常0.3〜0.5 mL）。β受容体拮抗薬投与中の患者では十分な効果が期待できないため、グルカゴンを静注することがある（交感神経を介さずにcAMPを増加させる）。また、α受容体拮抗薬投与中の患者では、β_2作用により血圧低下を助長する可能性があり注意を要する。あらかじめアナフィラキシーの発症が予想されるときは、アドレナリンの自己注射用製剤を携帯させるとよい。

■ スティーブンス・ジョンソン症候群、中毒性表皮壊死症（ライエル症候群）

スティーブンス・ジョンソン症候群 Stevens-Jhonson syndrome は、① 38℃以上の発熱、② 粘膜症状（結膜充血、口唇びらん、咽頭痛、陰部びらんなど）、③ 皮疹（多発する紅斑、進行すると水疱・びらんを形成）の3つを主要徴候とする重症の皮膚・粘膜疹である（皮膚粘膜眼症候群ともよばれる）。多くは薬物が原因だが、ウイルスやマイコプラズマ感染によることもある。中毒性表皮壊死症（ライエル症候群 Lyell's syndrome）は、広範囲な紅斑と全身の10％を超える顕著な表皮の壊死性病変（水疱、剥離、びらん）を認めるもので、スティーブンス・ジョンソン症候群の進行型と考えられる。

原因薬物は、抗生物質、サルファ薬、非ステロイド性抗炎症薬、サラゾスルファピリジン、抗てんかん薬（カルバマゼピンなど）、アロプリノール、メキシレチンをはじめ、非常に広範囲にわたる。免疫反応により発症すると考えられているが、機序については不明な点が多い。多くは投与後2週以内に発症する。病変部にCD8陽性細胞の著明な浸潤がみられ、活性化された細胞傷害性Tリンパ球が上皮細胞を傷害することによると考えられる。

最重症の薬疹であり致死的となることもあるため、早期発見が重要である。薬を飲んだあと、高熱が出たり、皮膚が腫れたり、唇や口の中が痛んだり、目が充血したりする場合、ただちに薬を中止して医師の診察を受けるよう指導する。

有害反応の予防・診断・治療

1990年代には米国で、2000年代には日本でも、重い副作用の発生率がいくつかの病院で調査されている。それらによると、米国でも日本でも、入院患者の7〜8％に重い副作用が発生しており、入院患者の0.3〜0.4％が有害反応によって死亡している。この数字が示すのは、有害反応による死亡が3大死因（がん・心臓病・脳卒中）につぐほど多いということである。

有害反応のなかには予測がむずかしく避けられない有害反応もあるが、大部分の有害反応は、医療に携わる者の注意によって最小限にとどめることができる。有害反応による健康被害を最小化する努力を常々怠らないことは、医療従事者の義務である。

ここでは有害反応の予防・診断・治療における基本的な姿勢を示すが、各種有害反応への具体的対処法については述べる余裕がないため専門書にゆだねる。

予　　防

自分が診療してきた患者であれば、薬理作用によって発生する有害反応は、患者の状態をきちんとモニターすることによって未然に防ぐことができる。モニターといっても、血中濃度の測定や特殊な検査を要することはむしろ少なく、有害反応が現れる徴候を通常の診療で慎重に監視するだけで十分なことが多い。ただし、薬物代謝酵素などのゲノム情報は安全な薬物治療にとってぜひとも必要であり、通常の検査に取り入れられることを強く求めたい。

残念ながら、アレルギー反応による有害反応を予測するのはむずかしい。そのため、どのような有害反応が起こりうるかを患者によく伝えておくことが重要である。添付文書が読める患者には、そのコピーを渡すのもよいだろう。そして、起こった場合は早期に発見して速やかに対処することが重要である。有害反応ではないかと感じたら、医師や薬剤師に遠慮なく尋ねられる環境づくりが大切である。

なお、複数の薬物を同時に投与開始すると、有害反応が発生した場合に原因薬物がわからず、以後どの薬も使えなくなってしまう可能性がある。緊急の場合や特殊な疾患の場合には仕方がないが、原則と

して複数の薬物を同時に開始するべきではない。併用が必要な場合は、一つひとつ安全性を確認しながら段階的に種類を増やしていく。

診　断

あらゆる症状について、有害反応（医薬品のみならず健康補助食品などによるものも含める）ではないかと疑ってみることが最も大切である。どのような患者でも、問診のなかで必ず**薬剤使用歴**を聴取し、過去に使用した薬物、現在使用している薬物をすべて把握しなければならない。とくに、容易に診断がつかないときは、有害反応を必ず疑うべきである。実際、驚くほど高い確率で薬物有害反応と診断される。

有害反応を疑ったら、場合によっては血液や尿中の薬物濃度を測定する必要がある。MTC より高い濃度が検出されれば原因である可能性が高まる。因果関係を確実にするには、薬を再投与して有害反応の再現を確認する必要があるが、患者をリスクに曝すことになるため、ごく軽症で可逆的な反応でなければ行うべきではない。因果関係が確実でなくても、疑わしい薬は以後使用しない（表Ⅱ-2-2）。

治　療

心肺停止やショック症状など重篤かつ緊急の状況であれば、有害反応の診断は後回しでそれに対処しなければならないことはいうまでもない。有害反応への基本的な対処は、原因薬物の減量または中止である。ただ中止しただけでは薬物の除去が間に合わない場合は、吸収を阻害する手段、排泄を促進させる手段、中和薬、あるいは強制的に排除する手段を講じる。有害反応自体を治療する必要があれば、対症的な手段をとる（表Ⅱ-2-2）。

重篤な有害反応が起こってしまったら

薬の使い方を誤ったために患者に健康被害を与えたとすれば**医療過誤**であり、医師や薬剤師の責任が問われる。では、正しく使ったにもかかわらず重い有害反応が発生した場合はどうなるのだろう。予測できない有害反応が多くある以上、誰の落ち度でもなくそういうことが起こりうる。そのような場合に備え、公的な救済制度（**医薬品副作用被害救済制度**）が設けられている。医師の診断書などとともにPMDA に申請し、認められれば医療費などが給付される。ただし、残念ながら、抗がん薬や免疫抑制薬など重い有害反応が高頻度に発生する薬剤はいまのところ対象にならない。

安全性情報の収集と提供

未知のまれな有害反応を知ったり、既知有害反応の発生率を調べたりするためには、医療現場からの報告が欠かせない。このため、厚生労働省は、薬機法に基づく**医薬品・医療機器等安全性情報報告制度**を設けて情報収集にあたっている。医薬品や医療機器などの使用によって発生した副作用・感染症・不具合について（因果関係が明確でない場合も含まれる）、保健衛生上の危害の発生や拡大を防止する観点から報告の必要があると判断した情報（症例）を、医師や薬剤師などが厚生労働大臣に報告する（窓口はPMDA）。また、企業や患者から報告するルートもある。

報告された情報は、専門的観点から分析、評価され、必要な安全対策を講じるとともに、PMDA から広く医療関係者に情報提供される。最も緊急度の高い情報は**緊急安全性情報（イエローレター）**として、それに準じて迅速な措置が必要とされる情報は**安全性速報（ブルーレター）**として、それらには該当しないが、添付文書上の【使用上の注意】（ここに副作用情報が含まれる）の改訂が必要とされる情報は**使用上の注意の改訂情報**として伝えられる。レターの例を図Ⅱ-2-3に示す。

表 Ⅱ-2-2　有害反応の診断と治療

診断	① 原因不明の症状をみたら、鑑別診断の１つに必ず加える ② 病歴・薬剤使用歴・職業・嗜好・特徴的な症状などから推定する ③ 血液・尿など患者サンプルを用いた検査 ④ 再投与試験は原則として行うべきではない
治療	① ショック症状があれば、緊急治療 ② 原因薬物（被疑薬）の中止・除去が第一 ③ 中和薬（あれば） ④ 急ぐ場合は催吐、胃洗浄、吸着剤、下剤、利尿剤、尿 pH の変更、血液透析、血漿交換など ⑤ 対症療法

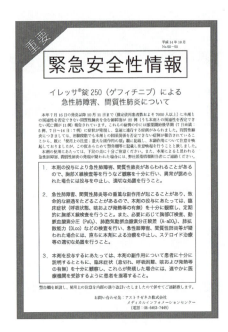 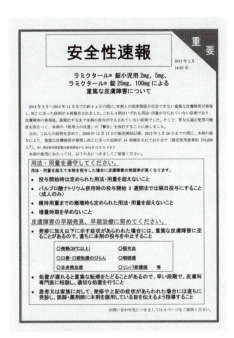

図 II-2-3 安全性情報の提供
左：ゲフィチニブによる急性肺障害・間質性肺炎発現の情報を伝えるイエローレター（背景は黄色）。
右：ラモトリギンの不適正使用による重篤な皮膚障害発現の情報を伝えるブルーレター（背景は青色）。

薬　害

薬害という用語は学術用語ではなく、厳密な定義はない。一般に "薬害" とよばれているのは、薬剤による健康被害が数多くの人々に系統的に発生したものだが、様々な原因や機序のものが含まれており、必ずしも有害反応による被害とは限らない。薬物そのものによる被害ももちろんあるが、製剤の汚染によって引き起こされたものもある（いわゆる薬害エイズ、薬害肝炎など）。日本は大きな薬害を多数経験してきた。これを繰り返さないためには、過去の代表的事例について知っておくべきである（表 II-2-3）。ここでは、有害反応が原因で起こった薬害の代表的な3例を示す。

■ サリドマイド薬害

サリドマイドは、旧西ドイツで開発され、1957年10月に "完全無毒" という触れ込みで発売された催眠・鎮静薬で、日本でも翌年1月に発売された。ところが、妊娠初期に内服すると、四肢短縮、外耳欠損など様々な異常をもった児が生まれたため、西ドイツ市場からは1961年11月に回収された。ところが、催奇形性が明らかになったあとも日本では1962年9月まで販売され続け、西ドイツについで多い被害者（認定数309人）を出した。一方、米国では、**食品医薬品局** Food and Drug Administration（**FDA**）が安全性に疑問をもち発売を許可しなかったため、被害は最小限に抑えられた。

サリドマイド事件は大規模な薬害事件として様々な問題を投げかけ、このあと、医薬品開発の規制が各国で強化され、とくに薬物の催奇形性について詳しい動物実験データが要求されるようになった。

サリドマイドはいったん市場から姿を消したが、1990年代より多発性骨髄腫などの治療薬として復活し、現在は厳しい管理の下で使用されている。

■ キノホルム薬害

キノホルムは1900年にスイスで製造された外用の創傷殺菌薬であったが、1933年にアメーバ赤痢に効くという報告がなされ、戦場などで内服薬として用いられた。戦後、日本では、下痢や消化不良などふつうの胃腸症状に多用された。

1955年頃から原因不明の神経病が日本で発生するようになった。脊髄・視神経・末梢神経に変性が起こるため**スモン** subacute myelo-optico-neuropathy（**SMON**）とよばれ、舌や尿、便が緑色を呈するという特徴があった。

いまではキノホルムの毒性によることがわかっているが、SMONの原因として感染症説が唱え続け

表 II-2-3 日本の薬害史

年*1	薬剤または健康被害	被害の概要
1948	ジフテリア予防接種	京都、島根で68人が死亡、千人規模の被害を生む
1956	ペニシリン*2	1953～1957年に1276人がショック、うち124人が死亡
1961	サリドマイド	1981年までに309人を被害者と認定
1965	アンプルかぜ薬	1959～1965年に38人が死亡
1965	キセナラミン	1963年に17人が入院、うち1人が死亡
1967	ストレプトマイシン	聴力障害などが多発
1970	キノホルム(SMON)	1955～1970年に1万人を超える患者が発生
1971	クロロキン	視聴覚障害が多発
1973	筋拘縮症	全国で数千人が被害に遭う
1975	クロラムフェニコール	再生不良性貧血が発生
1981	ヨード造影剤	1974～1981年に74人がショック、うち19人が死亡
1983	薬害エイズ	1996年までに1872人が感染、641人が発症、456人が死亡
1992	陣痛促進剤	1977年以降、死亡・子宮破裂が少なくとも76人
1993	ソリブジン	1993年9～10月に15人が死亡
1996	薬害ヤコブ病	1969年脳硬膜移植を受けた患者が、1996年に発症
2002	薬害C型肝炎	患者数は推定8,525人
2002	ゲフィチニブ	間質性肺炎などが2003年4月で616人、うち死亡246人
2004	オセルタミビル	未成年者の異常行動との因果関係が疑われている
2013	子宮頸癌予防ワクチン	神経疾患などの重篤有害反応との因果関係が疑われている

*1 薬物による健康被害であることまたはその疑いがあることが公になった年。
*2 **ゴシック体**は、薬効成分自体が原因の、または原因かと疑われる被害（そのほかは製剤の汚染などによる被害）。

られたため、"病原微生物"を殺す目的でさらにキノホルムを用いるという事態を招いた。1970年にキノホルム原因説が提唱され、ようやく使用が中止されたが、原因解明にきわめて長期間を要したため日本の薬害史上最多の被害者（認定数約6,500人）を生み、現在も慢性固定化した症状に苦しむ人が多い。

■ ソリブジン薬害

ソリブジンは日本商事が開発した帯状疱疹の治療薬である。1993年9月に発売されたが、発売後1ヵ月あまりのあいだに、フルオロウラシル系抗がん薬と併用した患者に、15件の死亡例を含む重篤な有害反応が現れた。ソリブジンの代謝物ブロモビニルウラシルの構造はフルオロウラシルによく似ているため、フルオロウラシルを代謝するジヒドロピリミジン脱水素酵素（DPD）を不可逆的に阻害する。その結果、フルオロウラシル系薬物の血中濃度が異常に上昇し、造血器障害や消化管障害が発生したと考えられる（図II-2-4）。

この相互作用は非臨床試験の段階から気づかれており、また治験第II相で3件の死亡例が出ていた

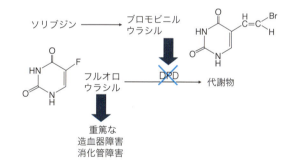

図 II-2-4 ソリブジン薬害の発生機序
DPD：ジヒドロピリミジン脱水素酵素。

が、注意が徹底されていなかった。厚生省（当時）とメーカーは、添付文書の相互作用欄に記載していることを盾に責任回避を図ったが、併用禁忌が明記されていなかった。

さらに、事件が公表される直前に多数の社員が自社株を売却するなど、製薬企業の姿勢も大きく問われた。治験GCP（→ p.136）や医薬品情報の提供方法などの抜本的見直しを促した。

薬物乱用と依存

3

> ● キーポイント
> 1. 社会規範から逸脱した目的や方法で薬物を自己摂取することを薬物乱用という。
> 2. 薬物を乱用すると身体・精神の機能が障害されるとともに、薬物依存を生むことがある。
> 3. 薬物依存には身体依存と精神依存があり、精神依存は必ず起こる。
> 4. 薬物依存の形成には中脳辺縁系ドパミン神経の活性化が関与する。
> 5. 依存性薬物の多くは耐性を形成する。

薬物乱用

薬物乱用 drug abuse とは、社会規範から逸脱した目的や方法で薬物を自己摂取することである。覚せい剤、コカイン、ヘロイン、LSD-25、MDMA、大麻などは、製造・栽培、所持、売買のみならず、使用そのものが法律によって規制されている。したがって、それらを 1 回でも使えば乱用である。また、未成年者の飲酒・喫煙、シンナーなどの有機溶剤の吸引、医薬品の治療目的以外の服用や大量摂取なども、目的や社会規範から逸脱しており、乱用に該当する。薬物を乱用すると、薬物の作用により身体・精神の機能が障害される。

覚せい剤や大麻の乱用はあとを絶たないが、近年、違法ドラッグ（脱法ドラッグ）や脱法ハーブの乱用が増加して社会問題となっており、早急な対応が求められている。違法ドラッグ、有機溶剤、大麻などの使用は、有害作用や依存性がさらに強い麻薬や覚せい剤を使用する契機となることから、**ゲートウェイドラッグ** gateway drug とよばれている。

薬物依存

依存性薬物の乱用を繰り返すと、**薬物依存** drug dependence という状態に陥る。依存とは、乱用の繰り返しの結果生じた"薬物をやめようと思っても簡単にやめられない生物学的状態"である。依存は**身体依存** physical dependence と**精神依存** psycho-

logical dependence の 2 つに分けられる。

身体依存は、依存性薬物がからだに入っているときには症状がないが、これが消失してくると**退薬症状（離脱症状）** withdrawal symptoms が発現してくる状態で、断酒による手の震えや振戦、せん妄などが典型例である。身体依存に陥ると、退薬時の苦痛を避けるために、薬物に対する強迫的欲求を示し、薬物を手に入れようと行動を起こす。身体依存は薬物の長期使用により形成されるもので、精神依存よりも遅れて出現する。

一方、精神依存では、依存性薬物が消失しても退薬症状は発現しないが、快感を求めて強迫的欲求が強くなり、薬物を手に入れようとして再び薬物を再使用してしまう。依存性薬物は、身体依存はなくても必ず精神依存を形成する。

薬物依存の発現機序

中脳の腹側被蓋野から側坐核に投射している中脳辺縁系のドパミン神経の活性化が快感を引き起こすことが知られており、薬物依存の形成に深くかかわると考えられている。実際に、アンフェタミン類、オピオイド類などの依存性薬物は、側坐核におけるドパミン遊離を著明に増加させ、ドパミン受容体拮抗薬は精神依存の形成を抑制する。メタンフェタミン、メチルフェニデート、コカインなどは、この中脳辺縁系ドパミン神経終末からのドパミンの遊離を直接促進し、再取り込みを阻害するが、モルヒネや幻覚発現薬などは、5-HT 神経、GABA 神経、あるいはグルタミン酸神経系を介して、中脳辺縁系のド

パミン神経を間接的に活性化する。

依存性薬物

アルコール、バルビツール酸誘導体、オピオイド類は、精神依存と身体依存の両方を形成する（表Ⅱ-3-1）。一方、アンフェタミン類、コカインなどでは身体依存を形成しないと考えられている。また、向精神薬のうち、抗うつ薬、気分安定薬、抗精神病薬は一般的に薬物依存を示さないが、選択的セロトニン再取り込み阻害薬（SSRI）は退薬症状を生じる場合がある。

依存性薬物では、使用を繰り返すうちに、効果が減弱し、同じ効果を得るために摂取量を増やす必要が生じる。この効果の減弱を**耐性** tolerance という。依存性薬物の多くはこの耐性を形成する。耐性が形成されやすい薬物として、オピオイド類やアルコールなどがある。一方、コカインは耐性を形成しない。

以下に、それぞれの依存性薬物について概説する。

■ アルコール

エタノール ethanol は中枢神経抑制作用を示す。多量の飲酒は臓器障害や依存性を引き起こす。また、急激な飲酒の中断は、自律神経系過活動、振戦、不眠、不安、悪心・嘔吐、幻覚・錯覚などの退薬症状を発現する。エタノールは、肝アルコール代謝酵素の誘導により血中濃度が低下し代謝耐性を示す。身体依存には $GABA_A$ 受容体の機能増強と NMDA 受容体の機能低下が、精神依存には中脳辺縁系のド

パミン神経を介した側坐核のドパミン神経の活性化が関与すると考えられている。

■ バルビツール酸誘導体・ベンゾジアゼピン誘導体

バルビツール酸誘導体 barbituric acid derivatives は、大脳皮質や脳幹網様体賦活系を抑制するだけではなく、呼吸中枢や血管運動中枢も抑制するため、大量使用により生命的危機を招きやすい。さらに、耐性・依存性が強く、中断による離脱症状が激しいことなどもあり、現在では睡眠薬としてほとんど使用されていない。バルビツール酸誘導体は、肝シトクロム P450 を誘導するため、薬物代謝を促進して血中濃度が低下し、代謝耐性を示す。身体依存形成には $GABA_A$ 受容体と NMDA 受容体の機能的なバランスの変化が関与すると考えられている。

ベンゾジアゼピン誘導体 benzodiazepine derivatives は、大脳辺縁系や視床下部に作用し、自然に近い睡眠をもたらし、大量服用しても生命の危機に陥ることはほとんどなく、耐性・依存性も比較的弱く、離脱症状もさほど問題にならないため、抗不安薬や睡眠薬として幅広く使用されている。薬理作用としては、鎮静作用、睡眠誘発・増強作用、筋弛緩作用、抗痙攣作用などを有し、「麻薬及び向精神薬取締法」により向精神薬として管理されている（➡p.115）。また、常用量であっても、長期間の使用により身体依存が形成され、中断しようとしても離脱症状が出現するために薬物の服用をやめることができない場合があり、これを**常用量依存（臨床用量依**

表 Ⅱ-3-1 主な依存性薬物一覧

作　用	薬　物	精神依存	身体依存	耐　性	退薬症状
中枢抑制	アルコール（エタノール）	++	++	++	発汗、不眠、抑うつ、振戦、嘔気・嘔吐、せん妄、痙攣など
	バルビツール酸誘導体	++	++	++	不眠、振戦、せん妄、痙攣など
	ベンゾジアゼピン誘導体	+	+	+	不眠、振戦、不安、せん妄、痙攣など
	オピオイド類（モルヒネ、ヘロイン、コデインなど）	+++	+++	+++	瞳孔散大、流涙、嘔吐、腹痛、下痢、焦燥など
	大麻（マリファナ、ハシッシなど）	+	±	+	不安、焦燥、不眠、振戦
	有機溶剤（トルエン、キシレン、アセトンなど）	+	±	+	不安、焦燥、不眠、振戦
中枢興奮	アンフェタミン類（メタンフェタミン、MDMA など）	+++	−	+	脱力、抑うつ、焦燥、過眠、食欲亢進
	コカイン	+++	−	−	脱力、抑うつ、焦燥、過眠、食欲亢進
	幻覚発現薬（LSD-25、メスカリンなど）	+++	−	++	な　し
	ニコチン（タバコ）	++	±	++	不安、焦燥、食欲亢進、集中困難

+、−：依存と耐性の有無および相対的な強さの程度を示す。

存）clinical dose-dependence とよばれている。常用量依存では、ベンゾジアゼピン系薬物の長期間の使用によるリスクと、何らかの理由で急に服薬を中止した際の反跳現象と離脱症状が問題となる。

■ オピオイド

オピオイド opioids は、ケシ（*Papaver somniferum*）から採取されるアヘン opium に含まれるアルカロイドおよびその誘導体で、モルヒネ morphine、ジアセチルモルヒネ diacetylmorphine、コデイン codeine、フェンタニル fentanyl などがある。ジアセチルモルヒネは、モルヒネをアセチル化した半合成化合物で、かつてヘロインの商品名で販売されていた（この名称のほうが一般化している）。現在は「麻薬及び向精神薬取締法」により麻薬に指定されている。

ヘロインや麻薬性鎮痛薬のモルヒネ、オキシコドン、フェンタニルや麻薬性鎮咳薬のコデインは、連用により多幸感、陶酔感が得られるとともに、耐性が現れ、しだいに用量や頻度が増え、最も強い精神および身体依存を形成する。また、麻薬拮抗性鎮痛薬のペンタゾシンやブプレノルフィン（第二種向精神薬）の連用も、精神および身体依存を形成する。ヘロインやモルヒネによって身体依存が形成されると、急激な休薬およびオピオイド受容体拮抗薬や麻薬拮抗性鎮痛薬の投与により退薬症状が誘発される。退薬症状としては悪心・嘔吐、流涙、筋肉痛、散瞳、立毛、発汗、下痢、あくび、発熱、不眠などが発現する。

オピオイド系鎮痛薬は、がん性疼痛など強い疼痛を緩和する目的で使用される。身体・精神依存を生じるが、世界保健機関 World Health Organization（WHO）のがん疼痛治療法に従い適正使用すれば依存は生じないとされている。

オピオイドは、オピオイド受容体（主に μ 受容体）に結合し、腹側被蓋野の抑制性 GABA 介在ニューロンの活性を抑制して、中脳辺縁ドパミン神経系を脱抑制し、投射先である側坐核におけるドパミン遊離を促進させ、ドパミン受容体を活性化することにより精神依存を発現する。

■ 大　麻

大麻（マリファナ）はアサ（*Cannabis sativa*）の生薬で、1886 年から 1951 年まで "印度大麻" の名で日本薬局方に収載され、鎮痛・麻酔薬として取り扱われてきたが、その後の優れた医薬品の登場によっ

て削除された。現在、WHO によって乱用薬物の1つとされており、日本でも「大麻取締法」によってその使用が厳しく禁じられている。しかしながら、世界的規模で大麻乱用者は絶えず、わが国では若年齢層で増加しており、大きな社会問題となっている。

大麻に含まれる成分とその関連化合物は約 60 種類あり、カンナビノイド cannabinoid（CB）と総称される。なかでも最も生理活性が強いのがテトラヒドロカンナビノール Δ^9-tetrahydrocannabinol（THC）であり、大麻の精神作用の主活性成分である。大麻の精神機能への作用は著しく、気分・情動の変化、視覚、聴覚および時間・空間認知などの知覚・感覚の変化、注意の集中、連想などの思考の異常、短期記憶や即時記憶の障害などがみられる。とくに、気分感情への作用が使用者の性格・教養、使用時の環境、効果の期待度によって容易に変化することが特徴である。そのほか、瞳孔散大、心拍数の増加、体温下降、結膜充血などの生理作用も有している。これらの症状は大麻使用の中止により自然に回復するが、なかには大麻精神病といわれる状態に陥ることもある。さらに、慢性使用により無動機症候群などを惹起することも知られている。また、大麻は比較的依存形成が弱いが、大麻の使用がその後のさらに依存性の強い薬物の使用への橋渡し、つまりゲートウェイドラッグとなると考えられている。

CB の受容体は CB$_1$ 受容体と CB$_2$ 受容体に分類されており、7 回膜貫通で G$_o$ あるいは G$_i$ 蛋白質と共役した受容体である。CB$_1$ 受容体は、黒質、淡蒼球、海馬、小脳、大脳皮質など主に中枢神経系に局在しており、情動行動や学習・記憶に関する脳の高次機能調節において重要な役割を果たすと考えられている。また、CB$_1$ 受容体は神経末端に存在し、アセチルコリン、ドパミン、セロトニン、グルタミン酸、GABA などの神経伝達物質の遊離を抑制的に調節している。一方、CB$_2$ 受容体は脾臓および扁桃腺など末梢に多く局在しており、とくに B 細胞、ナチュラルキラー細胞、マクロファージなどの細胞に局在しているため免疫反応や炎症反応の調節を行っていると推察されている。THC は CB$_1$ および CB$_2$ のいずれの受容体にも結合する。また、内因性 CB 受容体リガンドとしてアナンダミド *N*-arachidonoylethanolamide や 2-アラキドノイルグリセロール 2-arachidonoyl glycerol などが同定されてい

る。

■ 有機溶剤

有機溶剤とは、トルエン、キシレン、アセトン、ベンゼン、メタノールなどシンナー、塗料、接着剤などの成分である。有機溶剤の吸入による作用は、アルコールと類似した、中枢神経抑制作用である。急性中毒症状としては、酩酊・麻酔作用や知覚異常を起こす。慢性中毒症状としては、歯の腐食や大脳皮質の萎縮、視力障害などの身体的影響と、無動機症候群、幻覚・妄想、精神病状態の再燃現象などの精神的影響がある。その作用には GABA$_A$ 受容体とNMDA 受容体の機能的なバランスの変化が関与すると考えられている。

■ アンフェタミン類

アンフェタミン類には、アンフェタミン、メタンフェタミン、MDMA、メチルフェニデートなどが該当する。

アンフェタミン amphetamine とメタンフェタミン methamphetamine は、日本においては「覚せい剤取締法」で規制されており、"覚せい剤"とよばれている。その精神症状としては、精神運動性興奮、気分発揚、多幸、不安、焦燥、知覚過敏、錯覚などが、身体症状としては、不眠、食欲減退、頻脈、瞳孔散大、血圧上昇、発汗、四肢冷感、嘔吐、口渇、振戦、痙攣などがある。また、薬効の消失とともに、無欲、疲労、脱力、不快感、抑うつ、過食などの反跳現象が出現する。覚せい剤の乱用は依存を生み、結果的に、慢性中毒としての"覚せい剤精神病"（幻覚妄想状態を主とする精神病状態）を起こす。作用機序としては、ドパミンの過剰遊離が考えられている。

MDMA（3,4–メチレンジオキシメタンフェタミン 3,4 –methylenedioxymethamphetamine［エクスタシー］）は合成幻覚薬である。日本においては「麻薬及び向精神薬取締法」により規制されている。LSD–25 やメスカリンなどの幻覚薬（後述）に類似した幻覚作用があるが、化学構造はアンフェタミン類に類似しており、覚せい剤に類似した中枢神経興奮作用も有する。また、身体症状として、血圧上昇、心拍数増加、体温上昇など覚せい剤に類似した作用が認められる。作用機序としては、ドパミンとセロトニンの遊離促進と考えられている。

メチルフェニデート methylphenidate は、高い依存性を示すことからナルコレプシーのみの適応と

なっているが、その徐放剤は、ナルコレプシーには適応がなく、依存性が低いため**注意欠如・多動性障害** attention deficit hyperactivity disorder（**ADHD**）の適応を有している。作用機序としては、ドパミンおよびノルアドレナリントランスポーターに結合し再取り込みを阻害することで中枢興奮作用を示すと考えられている。

■ コカイン

コカイン cocaine とは、コカノキ（*Erythroxylum coca*）の葉に含まれている約 15 種類のアルカロイドの 1 つで、中枢神経興奮作用を有する薬物である。わが国では「麻薬及び向精神薬取締法」により麻薬に指定されている。コカインは、交感神経系の活性化や脳内報酬系の刺激作用があり、投与により、頻脈、血圧上昇、体温上昇、血糖値上昇、食欲減退、多幸感、易刺激性などが認められる。これらの症状には、ノルアドレナリン神経やドパミン神経が深く関与しており、とくに多幸感は、脳内報酬系である側坐核におけるドパミンの再取り込み阻害作用が関係していると考えられている。

■ 幻覚発現薬

幻覚発現薬とは、LSD–25、シロシビン、メスカリンなどで、これらの摂取により特有の幻覚が発現する。その作用機序としては、セロトニン神経の抑制作用が関係していると考えられている。**LSD–25**（あるいは単に **LSD**）は、麦角アルカロイドに共通する成分のリゼルギン酸にジエチルアミドをつけた半合成化合物**リゼルギン酸ジエチルアミド** lysergic acid diethylamide で、LSD はドイツ語表記の略称である。**シロシビン**はヒカゲシビレタケなどのキノコに含まれるアルカロイドである。**メスカリン**はサボテンの一種であるペヨーテ（ウバタマ）のアルカロイドであるが、メスカリン硫酸塩として化学合成することもできる。そのほかに、フェンシクリジン phencyclidine（PCP）、ケタミン、MK–801 などの非競合的 NMDA 受容体拮抗薬が幻覚を発現する。

■ ニコチン

ニコチン nicotine は、タバコの葉に含まれるアルカロイドで、「毒物及び劇物取締法」により毒物として指定された物質である。ニコチンは、アセチルコリンに構造が類似しており、中枢および末梢神経に存在するニコチン性アセチルコリン受容体に作用することで薬理効果を発揮する。身体症状として

は、血圧上昇、縮瞳、下痢、悪心・嘔吐、頭痛、不眠などがある。タバコによる慢性的な摂取によりニコチン依存症となる。このニコチン依存の形成には、脳内報酬系である中脳辺縁系のドパミン神経が関与しており、中脳の腹側被蓋野、側坐核におけるニコチン性アセチルコリン受容体にニコチンが結合して、ドパミン神経の活性化が起こり、快の感覚を個体に与えるため強化行動を引き起こす。一方、ニコチン摂取を続けると、ニコチン性アセチルコリン受容体がダウンレギュレーションを起こし、ニコチンを外部から摂取しないと神経活動が低下した状態となり、自覚的には不安症状やイライラ感など不愉快な気分を生じてしまう。ニコチン依存症の治療には、禁煙外来において、禁煙支援のためのカウンセリングとニコチン貼付剤やバレニクリン酒石酸塩など**禁煙補助薬** anti-smoking drug（smoking-cessation aid）を用いて治療が行われる。

薬 物 相 互 作 用

4

● キーポイント
1. 薬物相互作用は、薬物動態での相互作用と薬理作用での相互作用に分類できる。
2. 薬効や有害反応を促進する相互作用と、抑制する相互作用がある。
3. 有害反応を導く相互作用が最も起こりやすいのは、代謝過程である。
4. 必ず併用するべき薬もあれば、絶対に併用してはならない薬もある。
5. 健康補助食品や一般の飲食物にも、医薬品と相互作用するものがある。

薬物相互作用とは

人口の高齢化などにより、2種類以上の薬を同時に使用している人が増えている。2種類どころか10種類以上の薬を使用している人も多い（そんなことは極力避けるべきなのだが）。その上、医薬品の種類がきわめて多いため、無数の"飲み合わせ"が起こりうる。

昔から食べ物には"食べ合わせ"があるといわれてきたが、その大部分はまともな根拠がない。しかし、薬の"飲み合わせ"には科学的根拠がある。

投与される薬が1種類だけの場合、現れる薬効や有害反応は"薬と体の相互作用"によって決定される。しかし複数の薬を同時に用いる場合、それほど単純ではなくなる。そのような場合、"薬と体"だけでなく、"薬と薬"の相互作用が無視できないことがあるためである。直接的あるいは間接的に薬と薬が影響を及ぼしあい、薬の作用が強められたり弱められたりする。当然、薬の数が増えれば増えるほど、事態は複雑になる。

このように、複数の薬物の併用によって薬効や有害反応が増強したり減弱したりすることを、**薬物相互作用 drug interaction** という。相互作用には、薬効を減弱させたり有害反応を惹起したりして望ましくないものも多いが、逆に、薬効の増強や有害反応の抑制を目的として利用する場合も少なくない。

有害な相互作用は、かつては医療現場で偶然みつかるものが多かったが、今日では医薬品開発の段階から予測できることも多くなっている。

相互作用の分類

薬の組合せは無数にあるため、過去に発生した相互作用をすべて憶えるのは到底不可能な上、報告されていない事態も新たに起こりうる。相互作用の発生機序を理解し、未知の組合せにおいても起こりうる相互作用を予測できる力を養う必要がある。そのためには、機序によって相互作用を分類し、系統的に理解することが大切である（表 II-4-1）。

まず、相互作用の起こる部位を5つに分けると考えやすい。薬物動態の4つのプロセス（吸収、分布、代謝、排泄）および薬理作用が生ずる場所の合計5

表 II-4-1 相互作用の分類

分 類	定 義	部 位	機 序
薬物動態上の相互作用	作用部位の薬物濃度を変化させる	吸収過程	消化管運動の変動 消化管内での結合 消化管内 pH の変動 トランスポーター活性の変動
		分布過程	血漿蛋白質結合の競合 トランスポーター活性の変動
		代謝過程	代謝酵素活性の上昇 代謝酵素活性の低下
		排泄過程	トランスポーター活性の変動 尿 pH の変動
薬力学上の相互作用	標的分子への作用以降の過程を変化させる	作用部位、またはそれに連関する作用発現部位	多種多様

つである。前の4つは**薬物動態上の相互作用** pharmacokinetic drug interaction、後の1つは**薬力学上の相互作用** pharmacodynamic drug interaction である。以下に続く2つの節では、代表的な例をあげながら、これらを順に解説する。

薬物動態上の相互作用

吸収過程での相互作用

薬物が消化管から吸収される過程では、しばしば相互作用が起こる。下記のように、いくつかの発生機序が知られている。

■ 消化管運動の亢進と抑制

経口投与の場合、薬物の大部分は小腸から吸収される。薬物などにより胃内容排出速度や消化管蠕動運動が変化すると、併用薬が吸収部位に到達するまでの時間が変化し、血中濃度が影響を受けることがある。一般に、食後に服用するより、食間（空腹時）に服用するほうが血中濃度は上昇しやすいが、食事内容と薬物が相互作用する場合はさらに複雑になる。

● ドパミンD_2受容体拮抗薬： メトクロプラミドやドンペリドンなどのD_2受容体拮抗薬は、コリン作動神経からのアセチルコリン遊離を抑制するドパミンの作用を解除することにより、消化管運動を亢進させる。このため他薬の吸収を促進し、血中濃度を上昇させることが多い。

● ムスカリン受容体拮抗薬： ブチルスコポラミンやプロパンテリンなどのムスカリン受容体拮抗薬は、消化管運動を抑制するため他薬の吸収を遅延させることが多い。

■ 薬物同士の結合

薬物同士が結合して難溶性の複合体を形成するために消化管からの吸収が低下することがある。ほかの物質を吸着して吸収を阻害するために使われる吸着薬や、多価陽イオン（Ca^{2+}、Mg^{2+}、Al^{3+}、Fe^{2+} など）とキレート（荷電状態で脂溶性の低い複合体）を形成する薬物が代表的である。

● 吸 着： 胆汁酸の吸着に用いるコレスチラミンなどの陰イオン交換樹脂は、ワルファリンなどの酸性薬を吸着し、消化管吸収を阻害する。また、尿毒素の吸着に用いる球形吸着炭は、様々な薬物の吸収を阻害する可能性が高く、他薬と同時服用してはならない。

● キレート形成： テトラサイクリン系抗生物質やフルオロキノロン系抗菌薬はCa^{2+}、Mg^{2+}、Al^{3+}、Fe^{2+} などとキレートをつくりやすいため、これらを含む制酸剤や下剤、鉄剤などと併用すると吸収が低下する。牛乳やミネラルウォーター（硬水）はカルシウムを多く含むため、カルシウムと結合しやすい薬物（テトラサイクリン系抗生物質、フルオロキノロン系抗菌薬、ビスホスホネート製剤など）の吸収を妨げる可能性がある。一般に牛乳やミネラルウォーターなどミネラルを多量に含む飲料で薬を飲むのは避けるべきである。

■ 消化管内 pH の変動

薬物のイオン化率は pH の影響を大きく受け、酸性薬は pH が大きいほど、塩基性薬は pH が小さいほどイオン化率が高くなる。非イオン形薬物はイオン形薬物より脂溶性が高いので吸収されやすい。そのため、消化管内の pH を変化させる薬物は他薬の吸収に影響を与える可能性がある。

● 制酸薬： 炭酸水素ナトリウム、水酸化マグネシウム、水酸化アルミニウムのような制酸薬により消化管内 pH を上げると、酸性薬の吸収が低下し、塩基性薬の吸収が亢進する可能性がある。

■ 薬物トランスポーター活性の変動

消化管粘膜に発現する薬物トランスポーターの活性を阻害する薬物は、他薬の吸収を亢進させる可能性がある。

● MDR1（P糖蛋白質）の阻害： 小腸粘膜にはMDR1が多く発現しており、基質薬物の吸収を阻害している。マクロライド系抗生物質やアトルバスタチン、アミオダロンのようにMDR1を阻害する薬物を併用すると、ジゴキシンなど基質薬物の吸収が亢進し、血中濃度が上昇する可能性がある。

分布過程での相互作用

アルブミンなど血漿蛋白質との結合を複数の薬物が競い合うために生じる相互作用が、古くから知られている。同じ蛋白質の近い部位に結合する2種類の薬物を併用すると結合部位を奪い合い、結合形薬物の割合が減り、遊離形薬物の割合が増して、薬理作用が増強される可能性がある。とくに、蛋白質結合率がきわめて大きく（90％以上）、分布容積が小さい薬物は、遊離形のわずかな増加が大きな影響をもたらすため、相互作用を起こしやすいとされる。しかし最近では、遊離形の増加は一時的にすぎない

ことが多いと考えられている。

● **アルブミン結合の競合：** グリベンクラミドなどのスルホニル尿素系血糖降下薬は、血漿中では99％以上がアルブミンと結合し、わずか1％未満の遊離形が薬効を発揮する。アルブミンの同じ部位に結合しやすい解熱鎮痛薬やフィブラート系薬などを併用すると、結合していたグリベンクラミドが追い出されて作用が増強され、低血糖を誘発する可能性がある。同様にワルファリンも、95％程度がアルブミンと結合し、作用は数％の遊離形に依存するため、競合薬の影響を受け出血傾向が現れることがある。

代謝過程での相互作用

ある種の薬物が、薬物代謝酵素活性を上昇させたり、低下させたりすることがよく知られている。そのような薬物を併用すると、他薬の代謝が亢進して血中濃度が十分上昇しなかったり、他薬の代謝が減弱して血中濃度が上昇しすぎたりする。

薬物相互作用が起こる機序として最も一般的な機序であり、CYPが関与するものが大半を占める。とくにCYPの阻害によるものが多く70〜80％を占め、CYPの誘導によるものが20〜30％といわれる。

薬効を減弱させたり有害反応を誘発したりして、好ましくない結果を生む場合が多いが、例外的に、この相互作用を治療に利用することもある。

■ 代謝酵素活性の上昇

ある種の薬物が、薬物代謝酵素の発現を誘導したり活性を亢進させたりする結果、同時に用いる薬の血中濃度が十分上昇せず薬効が減弱する。抗結核薬や抗てんかん薬によるCYP3A4の誘導が最もよく知られるが、そのほかの医薬品や嗜好品などでも起こる。

● **CYP3A4の誘導：** 抗結核薬の**リファンピシン**、抗てんかん薬の**フェニトイン、フェノバルビタール、カルバマゼピン**などは、CYP3A4を強力に発現誘導することが知られる。誘導機序には、プレグナンX受容体（PXR）など核内受容体の関与が示唆されている。そのため、ジヒドロピリジン系カルシウムチャネル遮断薬、副腎皮質ホルモン製剤、経口避妊薬、免疫抑制薬など、主にCYP3A4で代謝される薬物の血中濃度の上昇が妨げられ、十分な薬効が得られなくなる可能性がある。

また、抗うつ効果を有する**セント・ジョーンズ・ワート** St. John's wort（セイヨウオトギリソウ）の抽出物が“ハーブ”として市販されているが、CYP-3A4をはじめCYP1A2なども誘導するため、併用薬の効果を減ずることがある。問診時、服用習慣について必ず把握するべきである。

● **CYP1A2の誘導：** タバコの煙や炭には、ベンゾピレンをはじめ様々な芳香族炭化水素が含まれる。これらは、細胞内で芳香族炭化水素受容体（AhR）と結合し、主にCYP1ファミリーを誘導する。なかでもCYP1A2は、キサンチン誘導体（カフェイン、テオフィリン）をはじめ、三環系・四環系抗うつ薬、非定型抗精神病薬（オランザピン、クロザピン）やプロプラノロール、メキシレチン、エルロチニブなどの代謝に関与するため、**喫煙**はこれらの薬効を減弱させる可能性がある。**炭火焼肉**を何日も続けて食べると、同様の現象が起こる可能性がある。逆に、このような薬を用いている喫煙者が禁煙すると、血中濃度が上昇しすぎて有害反応が現れる可能性がある。

● **CYP2E1の誘導：** **飲酒**（エタノール）は、エタノールをアセトアルデヒドに代謝するCYP2E1を誘導することにより、エタノール自身の代謝を促進する。“酒を飲むと酒に強くなる”のはこのためと思われる。ただし、エタノールの大部分はアルコール脱水素酵素で代謝され、また、飲酒の可否は主にアルデヒド脱水素酵素ALDH2に依存するため、CYP2E1の影響は一部でしかない。そのほか、イソニアジドなどもCYP2E1を誘導する。CYP2E1は数多くの医薬品の代謝に関与するため、飲酒は薬効・有害反応に影響を与える可能性がある。アセトアミノフェンについては比較的よく知られている。長期飲酒者では肝臓のCYP2E1が増加しているためアセトアミノフェンの代謝が亢進し、肝毒性を有する代謝物 N-アセチル-p-ベンゾキノンイミン（NAPQI）の産生が過剰となり、肝障害を来しやすい。

● **第Ⅱ相代謝酵素の誘導：** アブラナ科植物（ブロッコリーなど）の辛味成分**スルフォラファン**は第Ⅱ相代謝酵素（UGTやGST）を誘導するため、多量に摂取すると第Ⅱ相代謝を受ける様々な薬物の効果に影響を与えうる。

● **ビタミン B6 製剤：** **ビタミン B6** は、レボドパからドパミンへの変換を触媒する芳香族アミノ酸脱炭酸酵素（AADC）の補酵素として働き、酵素活

性を亢進させる。レボドパは、血液脳関門を通過して脳内でドパミンへ変換されると薬効を発揮できるが、脳に入る前に変換されてしまうと無効となり、さらに末梢での有害反応が現れやすくなる（図 II-4-1）。ビタミンB_6製剤は末梢での変換を促すため、併用には注意が必要である。

■ 代謝酵素活性の低下

薬物代謝酵素活性を阻害する薬物は非常に多く、併用薬の代謝を遅延させ血中濃度を上昇させるため薬理作用を増強する可能性がある。薬物相互作用として最も頻度が高く、なかでもCYP3A4の阻害によるものが最も多い。有害反応が現れやすくなるため好ましくない場合が多いが、治療上利用する場合もある。

● **分子種非特異的なCYPの阻害：** CYPは活性中心にヘムを含有するヘム蛋白質である。ヒスタミンH_2受容体拮抗薬シメチジンはイミダゾール基を有し、これに含まれる窒素原子がCYP活性中心のヘム鉄に強く配位結合することにより、CYPの活性を阻害する。すべてのCYPを阻害しうるため数多くの薬物の代謝を阻害するが、CYP2D6とCYP3A4の阻害作用が比較的強いという。同じH_2受容体拮抗薬でもファモチジンやラニチジンはイミダゾール基をもたず、CYP阻害作用はない。

アゾール系抗真菌薬は、イミダゾール基（ミコナゾール）またはトリアゾール基（フルコナゾール、イトラコナゾールなど）を有しており、シメチジン同様、これらに含まれる窒素原子がCYP活性中心のヘム鉄に配位結合する。したがってCYPならいずれも阻害しうるが、CYP3A4をとくに強力に阻害する。併用したニフェジピンの血中濃度上昇により過度の血圧低下を起こした例や、HMG-CoA還元酵素阻害薬の血中濃度上昇（図 II-4-2）により横紋筋融解症を来した例などが知られる。

● **CYP1A2の阻害：** キノロン系抗菌薬（ノルフロキサシン、シプロフロキサシンなど）がCYP1A2を強く阻害することはよく知られている。また、フルボキサミンは多種類のCYPを阻害するが、CYP1A2阻害が最も強い。したがって、CYP1A2で代謝されるテオフィリンやオランザピンなどとこれらを併用すると、血中濃度を上昇させ有害反応を誘発する可能性がある。

● **CYP2D6の阻害：** パロキセチン、アミオダロン、ミラベグロンなどはCYP2D6を強く阻害する。併用すると、CYP2D6で代謝される抗精神病薬（リスペリドンなど）や三環系抗うつ薬（イミプラミンなど）、抗不整脈薬（フレカイニドなど）、β遮断薬（メトプロロールなど）の有害反応を誘発する可能性がある。

● **CYP2C9の阻害：** バルプロ酸、フェニトイン、アミオダロン、ベンズブロマロンなどはCYP2C9を強く阻害する。併用すると、CYP2C9

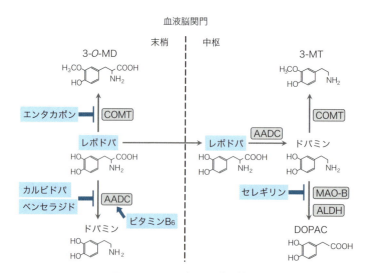

図 II-4-1 レボドパと相互作用

3-O-MD：3-O-メチルドパ、3-MT：3-メトキシチラミン、DOPAC：3,4-ジヒドロキシフェニル酢酸、COMT：カテコール-O-メチルトランスフェラーゼ、AADC：芳香族アミノ酸脱炭酸酵素、MAO：モノアミンオキシダーゼ、ALDH：アルデヒド脱水素酵素

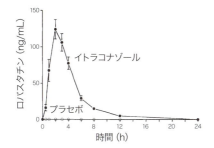
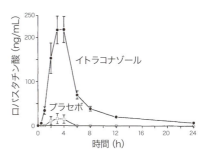

図 II-4-2 CYP3A4阻害による相互作用

イトラコナゾール（200 mg/日）またはプラセボを4日間反復経口投与後、ロバスタチン（プロドラッグ）（40 mg）を単回経口投与し、ロバスタチン（プロドラッグ）とロバスタチン酸（活性代謝物）の血中濃度を測定したところ、イトラコナゾール併用群ではどちらも著しく増加していた（Neuvonen PJ, Jalava K-M Clin Pharmacol Ther, 1996; 60: 54-61）。ロバスタチンはわが国では未承認のHMG-CoA還元酵素阻害薬。ロバスタチンおよびロバスタチン酸の代謝にはCYP3A4が大きく関与すると考えられる。

で代謝されるワルファリンやフェニトイン、セレコキシブなどの有害反応を誘発する可能性がある。

● **CYP3A4の阻害：** CYP3A4により代謝される薬物が最も多いため、CYP3A4を阻害する薬物との併用は様々な有害反応を誘発する可能性がある。分子種特異的にCYP3A4を阻害する薬物としては、**マクロライド系抗生物質**（エリスロマイシン、クラリスロマイシンなど）がよく知られている。これらは基質としてCYP3A4に結合したのち、酵素活性によって第三級アミンが脱メチル化される。その際、中間体としてニトロソアルカン体が生成し、これがヘム鉄に配位結合することでCYPを阻害する。併用した抗アレルギー薬テルフェナジンの血中濃度上昇によりQT時間が著しく延長し心室頻拍を誘発した例（テルフェナジンは販売中止となり、代わりにその活性代謝物フェキソフェナジンが販売されている）や、ジソピラミドの血中濃度上昇により同じくQT延長、心室頻拍が現れた例などが知られる。

また、**グレープフルーツ**がCYP3A4を阻害することは有名である。グレープフルーツに含まれるフラノクマリン類（ベルガモチンやジヒドロキシベルガモチン）が小腸粘膜のCYP3A4を阻害することによると考えられる。カルシウムチャネル遮断薬（フェロジピン、ニフェジピンなど）、アトルバスタチン、トリアゾラム、シクロスポリンなどCYP-3A4で代謝される経口薬はいずれも血中濃度が上昇する可能性があるが、とくに初回通過効果の大きな薬で影響が大きい。

● **キサンチンオキシダーゼの阻害：** プリン誘導体は**キサンチンオキシダーゼ**によって酸化され尿酸となって排泄されるが、**アロプリノール、フェブキソスタット、トピロキソスタット**はキサンチンオキシダーゼを阻害する。メルカプトプリンやアザチオプリンはプリン誘導体なので、これらと併用すると代謝が阻害され、血中濃度上昇により骨髄抑制などの有害反応が増強される可能性がある。併用注意または禁忌とされている。

● **芳香族アミノ酸脱炭酸酵素の阻害：** **カルビドパ**や**ベンセラジド**は、レボドパをドパミンへ代謝する**芳香族アミノ酸脱炭酸酵素（AADC）** を阻害する。血液脳関門を通過しないため脳内での代謝（活性化）は阻害されず、末梢での代謝のみを阻害し、脳内へ移行するレボドパを増加させる。これらの薬とともに投与しなければ、レボドパに十分な薬効を発揮させることはむずかしい。レボドパとの配合剤として相互作用が利用されている。最近では、さらにCOMT阻害薬**エンタカポン**も配合した製剤が販売されている（図II-4-1）。

● **アルデヒド脱水素酵素の阻害：** エタノールの代謝における律速酵素は、ミトコンドリアの**2型アルデヒド脱水素酵素（ALDH2）** である。飲酒とともにALDH2阻害薬**ジスルフィラム**や**シアナミド**を投与すると、エタノールが酸化されて生じたアセトアルデヒドを代謝できなくなり、その毒性により顔面紅潮や動悸、悪心・嘔吐、頭痛など強い悪酔い症状が現れ、飲酒を嫌悪するようになる。この相互作用を利用して、アルコール中毒を治療することがある。なお、メトロニダゾールや一部のセフェム系抗生物質（セフメタゾールなど）も、同様の嫌酒作用を示す。

● **ジヒドロピリミジン脱水素酵素の阻害：** ティーエスワン®は、**テガフール・ギメラシル・オテラシル**の3成分を含有する経口抗がん剤である。抗がん

作用は、テガフールがCYP2A6で変換されて生ずる5-フルオロウラシルが腫瘍内でさらに代謝活性化されて生じる5-フルオロヌクレオチドが、DNAやRNAの合成を阻害することによる。ギメラシルは、肝臓に多い5-フルオロウラシルの代謝酵素、**ジヒドロピリミジン脱水素酵素（DPD）**を可逆的に阻害し、5-フルオロウラシルの血中濃度を上昇させることで抗がん作用を増強する。オテラシルは主として消化管に分布し、5-フルオロウラシルを活性化するオロテートホスホリボシルトランスフェラーゼ（OPRT）を阻害することにより、消化管障害を軽減する。

排泄過程での相互作用

古くから知られている相互作用は尿中排泄に関するものが多かったが、最近では胆汁中排泄における相互作用も報告されている。薬物トランスポーターの阻害や競合が原因となる場合が多い。

■ 尿中排泄に関する相互作用

尿細管分泌における相互作用と尿細管再吸収における相互作用が知られており、一部は治療に応用される。

● 有機陰イオン輸送体の阻害：　**プロベネシド**は、近位尿細管の有機陰イオン輸送体OAT1やOAT3を強力に阻害する。ペニシリンやパラアミノサリチル酸（PAS）はこれらの輸送体を介して尿中へ排泄されるため、プロベネシドを併用すると排泄が阻害され、これらの血中濃度が上昇する。ペニシリンやPASの血中濃度維持に、この相互作用を利用することができる。

● MDR1（P糖蛋白質）の阻害：　ジゴキシンは、近位尿細管のMDR1を介して尿中に排泄される。**キニジンやベラパミル、マクロライド系抗生物質、シクロスポリン、アトルバスタチン**などMDR1を阻害する薬物を併用すると、ジゴキシンの排泄が阻害され有害反応が現れやすくなる。

● 尿のpHの変動：　尿細管での薬物再吸収には、尿のpHが大きな影響を与えることがある。酸性薬物はpHが高いほど、塩基性薬物はpHが低いほど、イオン化されて再吸収されにくくなる。したがって、バルビツール酸誘導体のような酸性薬物による中毒では、**炭酸水素ナトリウム（重曹）**を投与して尿をアルカリ化し、薬物の尿中排泄を促進する。逆に、塩基性薬の排泄を促進するには、**塩化ア**ンモニウムなどにより尿を酸性化する。

■ 胆汁中排泄に関する相互作用

肝細胞の血管側膜上にはOATP1B1やOCT1など多種類の輸送体が発現し、血液から肝細胞内への薬物取り込みを促進している。また、肝細胞の胆管側膜上にはMDR1やMRP2、BCRPなどが発現し、薬の胆汁中排泄を促進している。このような輸送体の活性を阻害する薬物を併用すると、薬の胆汁中排泄が阻害され、血中濃度が上昇して有害反応を誘発することがある。

● OATP1B1の阻害：　シクロスポリンやリファンピシン、クラリスロマイシンなどはOATP-1B1を阻害することが知られ、この輸送体で肝細胞内に取り込まれるHMG-CoA還元酵素阻害薬などの血中濃度を上昇させる。プラバスタチンやアトルバスタチン、ピタバスタチンなどにシクロスポリンを併用するとこれらの血中濃度が上昇し、横紋筋融解症などの有害反応を誘発する可能性があるため注意が必要である。

薬力学上の相互作用

薬物が標的分子（受容体）に到達したときから薬理作用を現すまでのあいだで発生する相互作用である。受容体への結合から様々な情報伝達系の活性化を経て作用発現に至るプロセスのあらゆる部位で発生する可能性があり、発生部位は無数にあるといえる。したがって、相互作用の機序によって系統的に分類することは容易ではない。

相互作用により有害反応を誘発する薬の組合せも多いが、むしろ、薬効は同じだが作用機序が異なる複数の薬物を積極的に併用し、相乗効果を利用すること（併用療法）のほうがはるかに多い。ここでは、好ましくない相互作用の代表例を示すにとどめる（表Ⅱ-4-2）。

医薬品以外でも薬力学上の相互作用は起こりうる。代表例はビタミンKを多く含む食品である。

● ビタミンK含有食品：　ビタミンKは、納豆、藻類（クロレラ、海藻など）、緑黄色野菜（モロヘイヤなど）などに多く含まれ、抗凝固薬ワルファリン（ビタミンK類似構造を有し、肝臓におけるビタミンK依存性凝固因子の合成を阻害する）の効果を減弱させる。とくに納豆菌は腸内でビタミンKを生合成するので、少量の納豆でも影響しうる。ワ

表 II-4-2　好ましくない薬力学上の相互作用の例

相互作用する薬物	症　状	相互作用の機序
ベンゾジアゼピン系薬とエタノール(酒)	中枢神経系抑制	ともに $GABA_A$ 受容体の親和性を高めて中枢神経系を抑制するため、併用すると作用が増強され、ふらつき、健忘症、意識レベル低下などを来す
アンギオテンシン変換酵素阻害薬と非ステロイド性抗炎症薬	降圧効果減弱	プロスタサイクリン合成の促進作用と抑制作用が拮抗し、アンギオテンシン変換酵素阻害薬の降圧効果が減弱する
有機硝酸薬とホスホジエステラーゼ5阻害薬	急性循環不全	異なる機序で血管平滑筋細胞内 cGMP 濃度を高めて血管を拡張するため、併用すると、急激な血圧低下、循環不全を招く
ジゴキシンとカリウム喪失性利尿薬	不整脈など	ループ利尿薬やチアジド系利尿薬により血清カリウム濃度が低下すると、ジゴキシンによる有害反応が現れやすくなる
ワルファリンと抗菌薬	出　血	抗菌薬で腸内細菌が減少すると、菌によるビタミンK産生が低下し、ワルファリンによる凝固因子産生阻害が増強されて出血しやすくなる
血糖降下薬とβアドレナリン受容体拮抗薬	低血糖の延長	βアドレナリン受容体拮抗薬により肝臓の $β_2$ 受容体が抑制されていると、血糖降下薬による低血糖からの回復が遅延しやすくなる
HMG-CoA 還元酵素阻害薬とフィブラート系薬	横紋筋融解	それぞれ単独でも横紋筋融解を起こす可能性があるが、併用により起こりやすくなり、また重症化しやすくなる
キノロン系抗菌薬と非ステロイド性抗炎症薬	痙　攣	キノロン系抗菌薬は、抑制性伝達物質 GABA の受容体結合を抑制して痙攣を誘発することがあるが、非ステロイド性抗炎症薬はこの作用を増強する

ルファリンの使用者は納豆を避け、海藻や黄緑色野菜の多量摂取を控えるべきである。

相互作用による有害反応を避けるには

　患者の診療にあたっては、患者がすでに飲んでいる薬のすべてを把握することがきわめて重要である。しかし、今日の医療システムでは、ある医療機関で処方された薬を別の医療機関が知ることは容易ではない。そのため、ほかで処方された薬がないかどうか患者から聞き出す問診が非常に重要である。医薬品に限らず、健康補助食品の使用や食品・酒・タバコなどの嗜好性も聞き取る必要がある。また、処方にあたっては、必要のない薬を出すのは言語道断だが、必要と考えた薬であっても数をなるべく抑制する努力が払われるべきである。

　近年、配合剤の開発が増えている。本来、配合剤は、併用しないと十分な薬効が得られなかったり、併用しないと有害反応が起こりやすかったりする場合に、合理的な組合せとして配合するものである。先に例示したレボドパ・芳香族アミノ酸脱炭酸酵素阻害薬配合剤やテガフール・ギメラシル・オテラシル配合剤などは、その代表例である。ところが昨今は、とくに生活習慣病の領域で、単に"同時に処方されることが多いから"という理由で配合剤が安易につくられる傾向にある。成分をすべて把握した上で用いるならよいが、含まれている成分に気づかず併用薬による相互作用を起こしてしまう危険性があるため、配合剤の是非については再考されるべきである。

薬効と有害反応の遺伝的差異

5

● キーポイント

1. 薬効や有害反応の発現には、遺伝子の差異による大きな個人差がある。
2. 遺伝子の差異は、薬物動態に影響する差異と、薬力学（薬理作用）に直接影響する差異に分けられる。
3. 臨床上最もよく問題となるのは、代謝酵素の遺伝子多型による薬物動態の差異である。

薬理遺伝学（薬理ゲノム学）

　同じ薬を同じ量投与しても、薬効や有害反応の現れ方には大きな個人差がある。薬物動態や薬理作用、アレルギー反応性が人によって異なるからである。とくに、薬物動態には著しい個人差がある。個人差の原因は様々だが、ここで扱うのは遺伝子の違いによる差である。年齢や生活習慣、併用薬、臓器障害の程度なども薬効や有害反応に大きな影響を与えるが、これらについては他章で扱う。

　薬効や有害反応の個人差のなかで遺伝子の差異によるものを対象とする薬理学の領域を、**薬理遺伝学** pharmacogenetics あるいは**薬理ゲノム学** pharmacogenomics という。薬理遺伝学は 1950 年代に生まれた古い研究領域だが、薬理ゲノム学（ゲノム薬理学ともいう）はヒトの全ゲノム解読に伴って生まれた"薬理遺伝学の現代的呼称"といえる。これらを若干異なる意味に使い分ける人もいるが、本質的な違いはないため、ここでは同義語として用いる。

　遺伝子の差異には生殖細胞系列の差異と体細胞系列の差異があり、両者は本質的に異なる。前者の影響は全身に及び、また子孫に伝わるのに対し、後者がかかわるのはがん細胞のみにほぼ限られ、子孫には伝わらない。なお、薬物の標的が病原体である場合、病原体の遺伝子変異（とくに薬剤耐性の獲得）についても考慮しなければならないが、これについては感染症の専門書に譲る。

　生殖細胞系列の差異は、進化の過程で生じた**突然変異**が淘汰されずに残ったもので、ヒトという種に多様性を与えているが、薬効や有害反応にかかわる遺伝子にも数多くの変異が見出されている。なかでも、1%以上の高い頻度で変異がみつかる場合を**遺伝子多型** genetic polymorphism とよんでいる。いろいろな変異が知られるが、最も一般的なのは**一塩基多型** single nucleotide polymorphism（**SNP**）である。遺伝子変異がある場合、それぞれの型を**遺伝子型** genotype という。DNA 塩基配列のおよそ 0.1%に多型が存在するが、そのなかで表現型に有意な影響を与えるものはそれほど多くはない。なお、"野生型"と"変異型"とによび分けたりするが、必ずしも頻度の高い遺伝子型のほうが"野生型"とは限らない。

　患者の個性に適合した診療（"テーラーメード医療"や"個別化医療"などとよばれる）を実践するためには、遺伝子を解析して患者に適する薬物を選択できるようになれば理想的である。しかし、遺伝子と薬効・有害反応の関係はまだ少ししか解明されておらず、また費用の問題もあり、実用化されているのはごく一部である。もっとも、遺伝子の違いに左右されない薬がつくれるのなら、それに越したことはないのだが。

薬物動態に影響を与える遺伝的差異

薬物代謝酵素

　薬物を代謝する酵素には、その活性に影響する数多くの遺伝子多型が見出されており、診療上問題となることが多い。一般に、酵素活性が高くて（正常で）代謝が速い人を **RM**（rapid metabolizer）また

は **EM**（extensive metabolizer）、酵素活性が低くて代謝が遅い人を **PM**（poor metabolizer）、その中間を **IM**（intermediate metabolizer）という。また、酵素活性がふつうより著しく高い人がみつかることがあり、**UM**（ultrarapid metabolizer）という。EM は"野生型"のホモ接合体、IM は"野生型"と"変異型"のヘテロ接合体、PM は"変異型"のホモ接合体であることが多い。

　未変化体（投与した薬物そのもの）が薬理活性を有する場合、PM では代謝が遅いため血中活性体濃度が上がりやすく、薬効も有害反応も強く現れやすい。ただし、プロドラッグではやや複雑である。代謝の初段にかかわる酵素であれば、PM では血中活性体濃度が上昇しにくいため薬効が減弱するが、それ以降の代謝にかかわる酵素の場合、どの代謝物が活性を有するかによって影響は異なる。PM の頻度は"人種"によって大きく異なることが知られている（表Ⅱ-5-1）。

■ CYP2C9

　CYP2C9 は、フェニトインやワルファリン、スルホニル尿素系血糖降下薬（グリベンクラミドやグリメピリドなど）、イブプロフェンなどの主要代謝酵素である（➡ p.14）。CYP2C9 の活性を著しく低下させる遺伝子多型として、CYP2C9*2（C430T）と CYP2C9*3（A1075C）が知られている（一般に、いわゆる野生型を*1、変異型を*2、*3……と表現する）。これらのアレル頻度は白人には高いが（いずれも 10%程度）、日本人には少ない（CYP2C9*2 はきわめてまれ、CYP2C9*3 は数%）。

■ CYP2C19

　CYP2C19 は、プロトンポンプ阻害薬（オメプラゾールやランソプラゾール、ラベプラゾール）やベンゾジアゼピン系薬（ジアゼパムやクロバザムなど）、フェニトイン、クロピドグレルなどの主要代謝酵素である（➡ p.14）。CYP2C19 の活性を著しく低下させる遺伝子多型として、CYP2C19*2（エ

クソン5、G681A）と CYP2C19*3（エクソン4、G636A）が知られている。*1/*1 が RM、*1/*2 と*1/*3 が IM、*2/*2、*2/*3、*3/*3 の3つの組合せが PM である。PM は欧米白人には少なく（2〜5%）、黒人では 4〜7%であるが、日本人には非常に多い（約20%）。PM における有害反応の発現より、むしろ RM における薬効の減弱が問題となることが多い。なお、南太平洋のバヌアツ共和国では、マラリア治療薬プログアニルの代謝酵素として CYP2C19 遺伝子が解析され、PM が人口の60〜70%に上ることがわかっている。

■ CYP2D6

　CYP2D6 は、三環系抗うつ薬やβ受容体拮抗薬をはじめ、数多くの薬の主要代謝酵素であるが（➡ p.14）、遺伝子は多型性に富んでいる。欧米白人では、酵素活性が著しく低い CYP2D6*3、CYP2D6*4、CYP2D6*5 のアレル頻度が高く、PM が 5〜10%に存在する。また、CYP2D6 の遺伝子増幅もかなりの頻度でみられ、このような人では代謝活性が逆に亢進する（UM）。一方、日本人を含むアジア人では PM は少なく、1%以下である。しかし、酵素活性を低下させる CYP2D6*10 のアレル頻度が高く（40〜50%）、*10 のホモ接合体は中間的な活性を示す（IM）。なお、コデインやタモキシフェンも CYP2D6 で代謝されるが、さらに活性が高い代謝物を生むため PM では薬効が減弱する。

■ UDP-グルクロン酸転移酵素1A1（UGT1A1）

　UDP-グルクロン酸転移酵素 UDP-glucuronosyl transferase（UGT）は、UDP-グルクロン酸からグルクロン酸を薬物に転移して水溶性を高める反応を触媒する酵素の総称である（➡ p.14）。代表的な第Ⅱ相代謝酵素であり、多くの分子種からなる。UGT-1A1 はビリルビンを代謝する酵素であり、活性が欠損あるいは低下すると高間接ビリルビン血症（クリグラー・ナジャール症候群 Crigler-Najjar syn-

表 Ⅱ-5-1　薬物代謝酵素活性が低い人の割合

	CYP2C9	CYP2C19	CYP2D6	NAT2	ALDH2
黒　人	1〜2%	4〜7%	7〜8%	50〜60%	0%
東洋人	3〜5%	15〜20%	0.5〜0.7%	7〜12%	30〜40%
白　人	10〜20%	2〜5%	5〜10%	50〜60%	0%
影響される主な薬物	フェニトインワルファリンスルホニル尿素系薬	プロトンポンプ阻害薬ジアゼパムクロピドグレル	三環系抗うつ薬β受容体拮抗薬	イソニアジドプロカインアミドサラゾスルファピリジン	エタノールニトログリセリン

84　　5　薬効と有害反応の遺伝的差異

表 II-5-2　UGT1A1 の遺伝子多型

	UGT1A1*6	UGT1A1*28
多型部位	第1エクソン	5′上流 TATA ボックス
塩基の変化	211番 G→A	(TA)$_6$→(TA)$_7$
アミノ酸の変化	71番 Gly→Arg	なし
アレル頻度	アジア人：20〜30% 白人：0%	アジア人：10〜15% 白人：30〜40%
与える影響	活性低下（約1/2）	発現低下（約1/2）

drome、ジールベール症候群 Gilbert syndrome）を起こす。薬物では、イリノテカンやエチニルエストラジオール、ロラゼパムなどのグルクロン酸抱合を触媒する。UGT1A1 の活性を低下させジールベール症候群を発症させる多型として、UGT1A1*6 や UGT1A1*28 が知られている。UGT1A1*6 のアレル頻度は日本人を含むアジア人で高いが（20〜30%）、白人にはまれである。UGT1A1*28 の頻度は白人では高いが（30〜40%）、アジア人では比較的低い（10〜15%）（表 II-5-2）。

イリノテカンはプロドラッグであり、エステラーゼなどで活性代謝物 SN-38 となって薬効を発揮する（図 II-5-1）。SN-38 は UGT1A1 でグルクロン酸抱合されて排泄されるため、UGT1A1 の活性が低い人では SN-38 による有害反応（消化管障害や骨髄抑制など）が現れやすい。イリノテカンの投与設計のための UGT1A1 遺伝子多型解析検査は、保

険適用となっている。

■ N-アセチル基転移酵素2（NAT2）

N-アセチル基転移酵素（NAT）には NAT1 と NAT2 の2つの分子種がある。遺伝子多型による活性の違いがよく知られるのは NAT2 で、イソニアジドやプロカインアミド、サラゾスルファピリジンなどのアセチル化を触媒する。NAT2 は、薬理遺伝学的な差異が古くから研究された酵素で、遺伝子解析が可能となる前から、アセチル化の速い人 rapid acetylator（**RA**）とアセチル化の遅い人 slow acetylator（**SA**）の存在が知られていた。のちの研究により、NAT2*5（T341C）や NAT2*6（G590A）、NAT2*7（G857A）で活性が低下することが示された（ヒトの野生型は NAT2*4 である）。SA の割合は欧米白人で高く（約50%）、日本人には比較的少ない（約10%）。

SA では、イソニアジドによる多発神経炎、イソニアジドヒドロラーゼによる別経路の代謝で生じるヒドラジンによる肝障害、プロカインアミドによる全身性エリテマトーデス（SLE）様症状、サラゾスルファピリジンによる白血球減少や消化器症状などの有害反応が現れやすい。

■ チオプリン S-メチル基転移酵素（TPMT）

TPMT は、メルカプトプリンやアザチオプリンなど、チオプリン系薬を代謝する酵素である。酵素

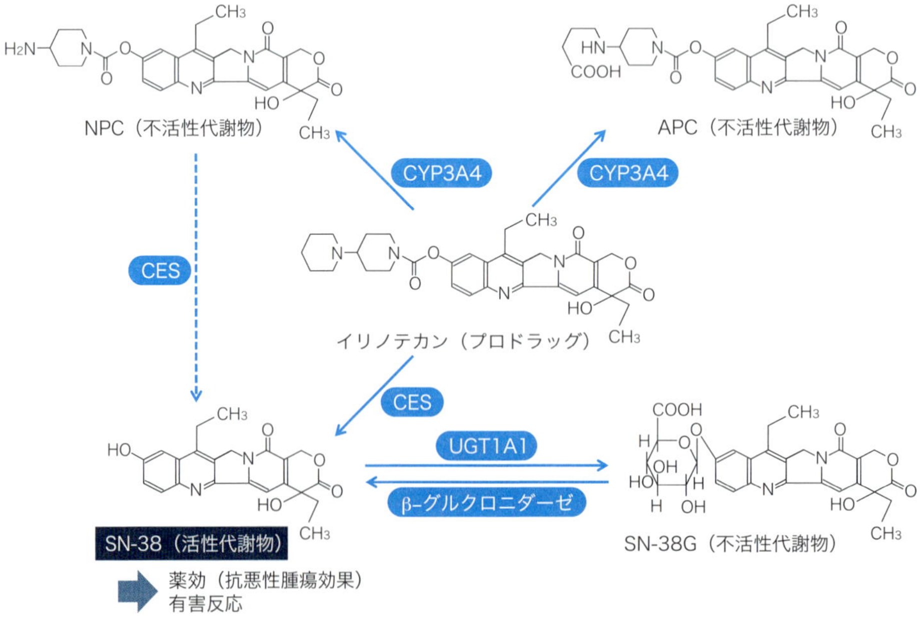

図 II-5-1　イリノテカンの代謝

CES：カルボキシエステラーゼ、NPC：7-ethyl-10-(4-amino-1-piperidino) carbonyloxycamptothecin、APC：7-ethyl-10-[4-N-(5-aminopentanoic acid)-1-piperidino] carbonyloxycamptothecin、SN-38 G：SN-38 glucuronide.

活性を低下させる多型として、TPMT＊2、TPMT＊3A、TPMT＊3C が知られ、欧米白人ではアレル頻度が5％程度で比較的頻度が高いが、日本人では1％程度である。抗がん薬や免疫抑制薬による重篤な有害反応が起こりやすくなるため、とくに欧米では問題とされている。

■ アルコール脱水素酵素1B（ADH1B）とアルデヒド脱水素酵素2（ALDH2）

エタノールはアルコール脱水素酵素（ADH）やCYP2E1などによりアセトアルデヒドに酸化され、アセトアルデヒドはアルデヒド脱水素酵素（ALDH）によりさらに酸化され、酢酸となって排泄される。ADH にも ALDH にも複数の分子種があるが、エタノールの代謝にかかわるのは主に ADH1B と ALDH2 である。

ADH1B には、1塩基置換により47番アミノ酸が Arg（＊1）または His（＊2）となる多型があり、＊2 のほうが高活性である。白人では＊1アレルが約70％を占めるのに対し、日本人では＊2アレルが約70％を占めており、エタノール自体の代謝は日本人に速い人が多い。

一方、ALDH2には、1塩基置換により504番アミノ酸が Glu（＊1）または Lys（＊2）となる多型があり、＊2はほとんど活性がない。白人や黒人はほとんど＊1アレルのみだが、日本人を含む東アジア人には＊2アレルが20％程度認められ、＊1/＊2が30〜40％、＊2/＊2が3〜5％ほど存在する。＊2アレル保持者は、飲酒により潮紅や悪心・嘔吐など悪酔い症状を呈しやすい。また、ALDH2はニトログリセリンから一酸化窒素（NO）を生成する還元代謝にも関与しており、＊2アレル保持者ではニトログリセリンによる血管拡張が遅延する。

■ ジヒドロピリミジン脱水素酵素（DPD）

DPD は生体内ピリミジン類を代謝する酵素であり、ピリミジン誘導体であるフルオロウラシル系抗がん薬の代謝経路の律速反応を触媒する。DPD 活性には大きな個体差が存在し、3〜5％の人で活性が約30％に、0.1％の人で10％以下に低下している。多くの遺伝子多型が見出されているが、DPD の活性低下をそれだけで説明するのはむずかしい。フルオロウラシル系抗がん薬の有害反応を低減するためには、表現型（活性）に基づく検査法が求められる。

■ ブチリルコリンエステラーゼ（血清コリンエステラーゼ、偽性コリンエステラーゼ）

コリンエステラーゼには、ACh に特異的なアセチルコリンエステラーゼ（主に赤血球、シナプス後膜に存在する）と、非特異的なブチリルコリンエステラーゼ（主に肝臓、血漿中に存在する）があり、後者は ACh の類似化合物も代謝する。ブチリルコリンエステラーゼには遺伝的に活性を欠く人がいる。日本人ではまれだが、イラン系ユダヤ人（ペルシャ人）では高頻度（約0.25％）に活性欠損者が認められ、血清のコリンエステラーゼ活性は極低値を示す。ブチリルコリンエステラーゼで代謝される薬物には、スキサメトニウムやエステル型局所麻酔薬（プロカインなど）があり、主に麻酔科領域で問題となる。活性欠損者では、薬効が長引いたり有害反応が現れやすくなったりする。

薬物トランスポーター

薬物動態のうち吸収・分布・排泄においては、細胞膜上の輸送体（薬物トランスポーター）が重要な役割を果たしている。近年、代謝酵素に続いてトランスポーターの遺伝子多型解析が急速に進んでいるが、トランスポーターの種類が多い上、基質特異性は低いため、臨床的に問題となるほど大きな違いを生ずる遺伝子多型はそれほど多くはみつかっていない。ここでは、比較的解明が進んでいる MDR1、OATP1B1、BCRP について述べる（➡ p.6）。

■ MDR1

MDR1（P糖蛋白質、遺伝子名 ABCB1）は、がんの薬剤耐性遺伝子として同定された最初の ABC トランスポーターで、小腸上皮細胞、血管内皮細胞、肝細胞、近位尿細管細胞など様々な細胞に発現し、薬物の吸収・分布・排泄において重要な役割を担っている。MDR1遺伝子上には多数の SNP があるが、3,435番目の C が T に変わる多型では MDR1の発現量が減少し、薬物の細胞内取り込みが亢進する。また、2,677番目の G が T または A に変わる多型も発現を低下させるといわれる。影響を受ける可能性のある薬物は著しく多岐にわたる（➡ p.7）。

■ OATP1B1

OATP1B1（遺伝子名 SLCO1B1）は肝細胞の血管側膜に発現しており、様々な生体物質の細胞内への輸送にかかわるが、HMG-CoA 還元酵素阻害薬をはじめとして様々な薬物の取り込みにも関与する。

OATP1B1には、521番のTがCに変わり174番アミノ酸がValからAlaに変わり活性が低下する*15アレルが高頻度（日本人では約15％）に存在する。*15アレル保持者ではプラバスタチンの血中濃度が上昇すること、シンバスタチンによる横紋筋融解症が起こりやすいこと、レパグリニドの血糖降下作用が増強されることなどが報告されている。また、388番のAがGに変わる多型ではOATP1B1の活性が亢進し、肝クリアランスを上昇させることが示唆されている。

影響を受ける可能性のある薬物は、HMG-CoA還元酵素阻害薬（プラバスタチン、シンバスタチン、ピタバスタチン、アトルバスタチン、ロスバスタチンなど）、高血糖治療薬（ナテグリニド、レパグリニド）、抗アレルギー薬（フェキソフェナジン）、アトラセンタン、抗がん薬（イリノテカンの活性代謝物SN-38）、エゼチミブ、トラセミド、オルメサルタンなど数多い。

■ BCRP

BCRP（乳癌耐性蛋白質、遺伝子名 ABCG2）は、乳癌の抗がん薬耐性遺伝子として同定されたが、小腸からの薬物吸収や肝細胞からの薬物排泄、血液脳関門、血液胎盤関門、腎尿細管からの薬剤排泄など様々な組織に発現するABCトランスポーターである。BCRPにはアジア人で頻度の高いC421A（Q141K）多型があり、トポイソメラーゼ阻害薬、ロスバスタチン、サラゾスルファピリジンなど基質薬物の血中濃度が上昇する。小腸上皮や肝細胞胆管側のBCRP発現量低下によると考えられている。

薬力学（薬理作用）に直接影響を与える遺伝的差異

受容体や酵素など薬物標的分子に変異が生じると、薬効・有害反応の現れ方が変化する可能性がある。しかし、大きな影響が現れるものは多くはない。先述の薬物代謝酵素や輸送体は基質特異性が低いため変異が淘汰されずに残りやすいが、受容体や酵素は生理機能に直接かかわる上、特異性が高く代替分子が少ないので、変異が淘汰されやすいのかもしれない。なお、最近ではアレルギー反応によると考えられる有害反応についても遺伝的要因が明らかにされつつある。

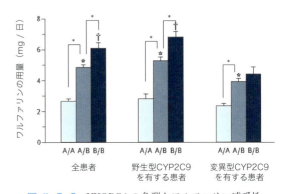

図 II-5-2 VKORC1の多型とワルファリン感受性
A：ワルファリン感受性が高いハプロタイプ群、B：ワルファリン感受性が低いハプロタイプ群。* $P<0.05$。
[Rieder MJ, et al. N Eng J Med 2005；352：2285-2293の図を改変]

■ ビタミンKエポキシド還元酵素複合体サブユニット1（VKORC1）

VKORC1は、酸化型ビタミンKを還元型ビタミンKに変換する酵素である。**ワルファリンは構造がビタミンKと似るため、VKORC1を競合的に阻害する**（→ p.252）。VKORC1遺伝子のイントロンにはmRNA発現量を低下させる複数の多型が見出されている。多型間には強力な連鎖があるため、VKORC1はいくつかのハプロタイプに分類できる。VKORC1の多型（またはハプロタイプ）は、CYP2C9の多型と並んで、ワルファリン感受性の差をもたらす主要因の1つである（図II-5-2）。白人は感受性の低いハプロタイプをもつ者が多いが、日本人では感受性の高いタイプが優勢を占め、少量で効果が得られることが多い。

■ リアノジン受容体

骨格筋小胞体のリアノジン受容体RyR1に変異（4,894番アラニンがトレオニンに変わるなど）がある人に、**吸入麻酔薬や脱分極性筋弛緩薬**を用いて麻酔をかけると、**悪性高熱症** malignant hyperthermiaを誘発することがある。RyR1によるカルシウム誘発性カルシウム放出に制御がかからず、筋細胞内のカルシウム濃度が異常に上昇して代謝が亢進し、異常高熱、筋硬直、アシドーシスなどの症状を呈する。**ダントロレン**が奏効するが、致命的となることもある。

■ ヒト白血球抗原とスティーブンス・ジョンソン症候群（SJS）

東洋人で、カルバマゼピンによるSJSがヒト白血球抗原HLA-B*1502の保有者に起こりやすいこと

が示されているが、日本人では確認されていない。また、アロプリノールによる SJS は HLA–B*5801 の保有者に多いことが示されている。

がん細胞の変異

体細胞変異の影響が問題となるのは、ほとんどの場合がんの薬物治療である。今日、正常細胞とがん細胞の遺伝子の違いに着目し、がん細胞だけに作用しやすい**分子標的薬**とよばれる薬がたくさん開発されている。しかし、このような薬では、どの遺伝子に変異が起きているかどうかで効果が大きく変わることがある。

例えば、トラスツズマブは2型ヒト上皮増殖因子（HER2）に対するモノクローナル抗体だが、HER2 の過剰発現を認めるがんでなければ効果は期待できない。そのため、HER2 過剰発現を遺伝子検査で確認した上で投与する（検査は保険の適用が認められている）。よく知られる例を表Ⅱ-5-3に記す。

がん細胞の遺伝子変異は薬物治療を続けていくあいだにも次々と起こり、これによって使用中の薬が効きにくくなったり、まったく効かなくなったりする。この**薬剤耐性**は、がんの薬物治療上、最も大きな障壁の1つである。

表 Ⅱ-5-3　分子標的薬の効果に影響する遺伝子変異

分子標的薬	がん	検査する遺伝子	薬効が得られる条件
トラスツズマブ	乳癌など	HER2	過剰発現している
イマチニブ	慢性骨髄性白血病など	BCR-ABL	陽性である
ゲフィチニブ	肺癌	EGFR	変異型である
セツキシマブ パニツムマブ	大腸癌など	KRAS	野生型である

小児の薬物治療

6

● キーポイント

1. 小児の薬物動態・薬力学は成人と大きく異なる。
2. 薬物動態・薬力学の生後発達に基づいた薬物療法を行う必要がある。
3. 年齢、体重、体表面積を用いて小児薬用量を決める換算式の特性を理解する。
4. 小児用医薬品としての新薬開発が必要である。

ルソーは"子どもは小さな大人ではない"という教育論を説いたが、この考え方は小児の薬物療法にも通じる。小児の薬物動態・薬力学は成人とは異なるため、生後発達に基づいて用法・用量を決定して適切な薬物療法を行う必要がある。とくに、薬物動態は、出生時から新生時期、乳幼児期にかけて大きく変化するため、各発達時期の薬物動態（吸収、分布、代謝、排泄）の把握が重要である。なお、添付文書で用いられる小児などの出生体重・年齢による区分を表 II-6-1 に示す。

生後発達に伴う薬物動態の変化

吸　　収

年齢を問わず**経口投与**が最も一般的な薬物投与経路であり、経口投与された薬物は消化管粘膜より単純拡散（受動拡散）により吸収される。小腸の絨毛構造は胎児期に形成されており、生後発達に伴う薬物吸収に影響する因子として胃内 pH と腸管運動が知られている。

胃内 pH は薬物の溶解度とイオン化を規定し、小腸からの薬物吸収に影響する。出生直後の新生児の胃内 pH は 6.0 〜 8.0 と高く、数時間で 1.5 〜 3.0 に低下する。その後、生後 3 ヵ月頃までに胃酸分泌能は成人レベルに達する。胃内 pH が高い新生児期には、弱塩基性薬物であるイトラコナゾールなどの溶解度が著明に低下して、消化管吸収が低下する可能性がある。胃内 pH は溶解した薬物の解離度にも影響し、胃酸の分泌が少ないと弱酸性薬物はイオン形が増加して吸収が悪くなるが、弱塩基性薬物ではイオン形が減少して吸収がよくなる。また、酸性条件下で不安定なジゴキシン、アンピシリンなどの薬物は、新生児では生体内利用率が高くなる。

腸管運動に関しては、胃内容排出時間は成人より延長し、消化管通過時間は成人（約 24 時間）より短い。そのため、新生児と乳児の薬物吸収速度は年長児より遅く、最高血中濃度到達時間（T_{max}）は遅れる。さらに、腸管粘膜上皮の薬物代謝酵素（CYP-3A4、CYP1A など）や薬物トランスポーターである MDR1（P 糖蛋白質）の生後発達が薬物吸収に

表 II-6-1　小児などの出生体重・年齢による区分

	添付文書	母子保健法	児童福祉法
低出生体重児	出生体重 2,500 g 未満	出生体重 2,500 g 未満*1	
新生児	出生後 4 週未満	出生後 28 日未満	
乳　　児	1 歳未満	1 歳未満	1 歳未満
幼　　児	7 歳未満	小学校就学まで	小学校就学まで
小　　児	15 歳未満		
少　　年			18 歳未満*2
児　　童			18 歳未満の者

*1　低体重児、または未熟児（身体の発育が未熟のまま出生した乳児）。
*2　少年：少年法では 20 歳未満の者。

影響する可能性がある。新生児期には腸内細菌叢が未発達であり、腸管内のβ-グルクロニダーゼ活性が高いため、グルクロン酸抱合された薬物が脱抱合されて腸肝循環を受けやすい。

坐剤による薬物の直腸内投与は、経口投与より薬物の吸収が速く、直腸下部2/3から吸収された薬物は門脈を経由せず初回通過効果を受けないため、乳幼児では有効な投与法である。熱性痙攣再発予防のためのジアゼパム坐剤、解熱鎮痛薬であるアセトアミノフェン坐剤、制吐薬であるドンペリドン坐剤などが頻用されている。

小児への**筋肉内注射**は、頻回の解熱薬、抗菌薬の投与により**大腿四頭筋拘縮症**が発生したという報告以来、避けられる傾向にあった。日本におけるワクチン投与法は、生ワクチン・不活化ワクチンにかかわらず**皮下注射**が大半を占める。RSウイルス感染予防のためのパリビズマブ（抗RSウイルス抗体）は筋肉内注射により投与するが、筋拘縮症の発生は報告されていない。海外では、生ワクチンは皮下注射、不活化ワクチンは筋肉内注射が標準的投与法である。不活化ワクチンの筋肉内注射は、免疫原性を高めて局所反応（発赤、腫脹、疼痛）を減らすために皮下注射よりも有効とされている。

皮膚吸収は、小児では皮膚血流が多いので成人より良好である。薬物は表皮角質層の拡散により吸収されるが、新生児では角質層が薄く吸収が亢進するため注意が必要である。また、小児の体表面積は体重の割に大きいことも特徴である。副腎皮質ステロイド外用剤を長期、広範囲に塗布した場合には、白内障、低身長、副腎不全などの有害反応を来す危険性があるため、**アンテドラッグ**（投与部位では強い活性を示すが、吸収されると速やかに不活化される薬物）を使用するなどの注意が必要である。

分　　布

体内水分量（体重当たりの割合）は、新生児では75％と多く、細胞外液量が40％、細胞内液量が35％を占める。体内水分量は、生後5ヵ月までに60％となるが、細胞外液量は30％と依然として高い。その後、徐々に若年成人期にかけて細胞外液量が減り、成人の体内水分量（体内水分量60％、細胞外液量20％、細胞内液量40％）に到達する。また、脂肪量（体重当たりの割合）は、新生児では12％程度だが、生後4〜5ヵ月に褐色脂肪baby fat

の増加により2倍（約26％）となり、その後、蛋白質量の増加に伴い脂肪量は減少して成人値の15％となる。体重当たりの薬物投与量が同じ場合、水溶性薬物の分布容積（V_d）は小児で大きく、血中濃度は低くなる。一方、脂溶性薬物の分布容積は小児と成人で大きな差はみられない。

酸性薬物（フェニトインなど）はアルブミンと、塩基性薬物（リドカインやジソピラミドなど）はα₁酸性糖蛋白質と主に結合する。新生児ではアルブミンやα₁酸性糖蛋白質の濃度が低いため、血漿蛋白質結合率が高い薬物では遊離形薬物の割合が高くなる。薬物の血中濃度（結合形＋遊離形）が低くても、遊離形の割合が増加することにより薬効は維持されている可能性がある。また、蛋白質結合率が高い薬物（80％以上）を投与する場合には、内因性ビリルビンのアルブミンからの遊離作用、ほかの蛋白質結合率が高い薬物との競合作用に注意が必要である。新生児黄疸において、スルファメトキサゾール・トリメトプリムなどの投与により核黄疸のリスクが増加することが知られている。

代　　謝

薬物は胃腸管や腎臓などでも代謝されるが、主に肝臓で代謝される。小児における肝臓の酵素活性は量的および質的に成人と異なる。単位肝組織当たりの薬物代謝酵素活性は2歳頃までに成人値に近づき、小児初期には成人値以上となるものもある（質的成長期）。一方、体重当たりの肝重量（図Ⅱ-6-1）は、成人に比べて小児で大きく、1〜2歳で最大となる。幼児期から学童期の薬物投与量（ワルファリン、ジソピラミド、テオフィリン、カルバマゼピンなど）は体重換算で成人量の2倍程度必要となることが知られているが、この現象は ① 体重当たりの肝重量がこの年齢の小児で多いこと、② CYP3A4などのシトクロムP450（CYP）活性が小児期で成人より高くなることより説明できる。体重当たりの肝重量は徐々に低下して成人値に近づくが、肝臓の重量自体は体重増加に伴い増加する（量的成長期）。

薬物代謝は、第Ⅰ相反応のCYPによる酸化と第Ⅱ相反応の抱合が主な経路である。各酵素の発達変化を概説する。

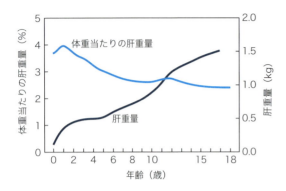

図 Ⅱ-6-1 肝重量の生後変化

肝臓の体重当たりの重量（肝重量[%]）は、新生児・乳幼児期に高く、小児期に徐々に成人の重量比率に近づく。定常状態に達した薬物の血中濃度 C steady state（C_{ss}）は、投与間隔時間当たりの投与量（$Dose$）と薬物クリアランス（CL）により決定される（$C_{ss} = Dose/CL$）。肝臓の薬物クリアランスは、単位肝組織当たりの薬物代謝酵素活性と肝重量の積により決まる。単位肝組織当たりの薬物酵素活性は2歳頃までに成人値に達するため（質的成長）、それ以降は肝重量の増加（量的成長）に伴い薬物クリアランスは増加する。小児では体重当たりの肝重量が大きいために、体重当たりの薬物投与量を多く設定する必要がある。

肝重量は、平成22年度乳幼児身体発育調査報告書および平成24年度学校保健統計調査より得られた男子の体重を用いて求めた。
[Maxwell GM Principles of Pediatric Pharmacology. Oxford University Press；1984. p.96 より引用改変]

表 Ⅱ-6-2 肝代謝酵素の生後発達

第Ⅰ相	生後発達パターン	基質となる主な薬物
CYP1A2	出生時には活性は非常に低く、生後1〜3ヵ月から発現がはじまり、4〜5ヵ月には成人値となる。小児初期には成人値以上となり、思春期に成人値まで減少する	カフェイン テオフィリン
CYP2C9	出生時には活性は低く、生後1週で活性が急速に増加し、乳児期の終わりから小児初期には成人値以上となる。思春期に成人値まで減少する	ワルファリン フェニトイン スルホニル尿素薬 ジクロフェナク
CYP2C19	出生時には活性は低く、生後1週より5ヵ月以上かけて徐々に増加する。小児期には成人値以上となる	プロトンポンプ阻害薬 クロピドグレル
CYP2D6	出生時には活性は非常に低く、生後2週で活性が急速に増加し、10歳までに成人値となる。生後2週より、遺伝子多型による活性の個人差がみられる	中枢神経作用薬（抗うつ薬、抗精神病薬、抗てんかん薬、コデインなど） 循環器作用薬（抗不整脈、β遮断薬など）
CYP3A4	出生時には活性は低く、生後1週で活性は増加し、1歳には成人値以上となる。基質によっては、高い活性は小児初期あるいは思春期まで持続し、思春期末に成人値まで減少する	ミダゾラム、シクロスポリン、カルバマゼピンなど（薬物の50%）
CYP3A7	胎生早期から発現するが、生後まもなくから乳児期にかけて低下し、1歳までにほとんど消失する	
第Ⅱ相	生後発達パターン	基質となる主な薬物
UDP-グルクロン酸転移酵素（UGT）	出生時には活性は低いが、生後急速に活性は増加し、生後2ヵ月から3歳で成人値となる	クロラムフェニコール アセトアミノフェン モルヒネ （ビリルビン）
硫酸転移酵素（ST）	出生時より成人値の70%程度の活性を示す。新生児・乳児期はグルクロン酸抱合と比較して硫酸抱合優位である	アセトアミノフェン ナロキソン
アセチル基転移酵素（NAT2）	出生時から生後2ヵ月までの活性は低い。生後6ヵ月より成人表現型となり、生後15ヵ月から4歳のあいだで成人値となる。遺伝子多型による活性の個人差がみられる	カフェイン クロナゼパム スルファメトキサゾール
メチル基転移酵素（MT）	出生時より成人値の活性を示す	アザチオプリン 6-メルカプトプリン アドレナリン

UGT：UDP-glucuronosyltransferase、ST：sulfotransferase、NAT2：N-acetyltransferase 2、MT：methyltransferase。
[Burton ME, et al., ed. Applied Pharmacokinetics and Pharmacodynamics: Principles of Therapeutic Drug Monitoring. Lippincott Williams & Wilkins；2005. p.220, 日本循環器学会 小児期心疾患における薬物療法ガイドライン2012 より引用改変]

第I相：CYP活性の生後変化

第I相反応は主にCYPにより行われる。多くのCYPの活性は出生直後には低いが、新生時期より徐々に増加し、乳幼児期に急速に活性を獲得する。小児期の酵素活性は成人以上となるが、思春期に成人レベルへと低下する。一方、**CYP 3 A 7**の活性は胎児期に高く、生後1週をすぎると徐々に消失して、代わりにCYP3A4が急速に増加する。CYP活性の生後変化は分子種により異なり、詳細を表II-6-2にまとめる。

第II相：抱合反応の生後変化

UDP-グルクロン酸転移酵素 UDP-glucuronosyl-transferase（**UGT**）のアイソフォームにはUGT1AとUGT2Bがあり、さらに複数の分子種に分類される。UGT活性の発達は分子種により異なるが、グルクロン酸抱合能は新生児では成人の約1/10と低く、UGT活性は生後2ヵ月から3歳で成人値に近づく。ビリルビンは**UGT 1 A 1**によりグルクロン酸抱合を受けるが、出生時のUGT1A1活性はきわめて低値であり出生後に急速に増加する。そのため、低いUGT1A1活性は新生児黄疸を増強する因子となっている。また、クロラムフェニコールによる**グレイ症候群** Gray syndromeは、新生時期の低いUGT活性が原因である。モルヒネの代謝にかかわるUGT2B7の活性は新生児では成人の10％程度であるが、生後2～6ヵ月で急速に増加する。

グルクロン酸抱合能は胎生期にはほとんど活性がなく出生後に急速に発達するのに対して、硫酸抱合能は新生児でも成人の70％程度まで発達しており、生直後より機能する。アセトアミノフェンは成人ではグルクロン酸抱合（UGT1A6による）を受けるが、新生児・乳幼児ではUGT1A6活性は低く、主に硫酸抱合により代謝される。

排　　泄

体重当たりの腎重量（図II-6-2A）は、肝臓と同じように、1～2歳で最大となり、その後、徐々に低下して成人値に近づく。一方、腎重量自体は体重増加に伴い増加する。腎臓の排泄機能は、**糸球体濾過**と尿細管分泌に分けることができる。**糸球体濾過率** glomerular filtration rate（**GFR**）は、満期産児の出生時には2～4 mL/分/1.73 m^{2}であるが、生後2～3日で8～20 mL/分/1.73 m^{2}と急激に増加し、生後6ヵ月で成人値に近づく（図II-6-2B）。腎糸球体で濾過される**水溶性薬物**（アミノグリコシド系抗生物質、ファモチジンなど）を新生児や乳児に投与する場合には、分布容積が大きく、半減期が延長するため、体重当たり1回投与量は多く、投与間隔は長くなる。

尿細管分泌の成熟は糸球体濾過より遅れる。新生児の尿細管分泌能は成人の20～30％であり、1歳までに成人値に近づく。尿細管における有機陰イオン輸送体発現の変化が、フロセミド、ペニシリン系抗生物質、抗ウイルス薬（アシクロビルなど）など

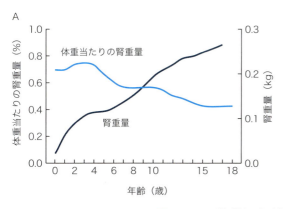
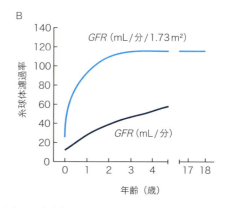

図 II-6-2　腎重量と糸球体濾過率の生後変化

（A）腎臓の体重当たりの重量（％）は新生児・乳幼児期に高いが、腎重量は成長に伴い増加する。腎重量は、平成22年度乳幼児身体発育調査報告書および平成24年度学校保健統計調査より得られた男子の体重を用いて求めた。
（B）糸球体濾過率（GFR）：GFR (mL/分) は成長に伴い増加するが、体表面積で補正したGFR (mL/分/1.73 m^2) は生後6ヵ月で成人値に近づき、3歳で成人値となる。

［A: Maxwell GM Principles of Pediatric Pharmacology. Oxford University Press；1984．p.96 より引用改変．B: Holiday MA, at al. Pediatric Nephrology. Williams & Wilkins；1994．p.1318 より引用改変］

の腎排泄に影響する。

生後発達に伴う薬力学の変化

薬物感受性と薬物応答は発達に伴い変化するが、薬物による受容体の活性化と誘導される反応（血中濃度-効果関係）の生後発達に関する情報は限られている。新生児・乳児ではシクロスポリンによる免疫抑制作用およびランソプラゾールによる胃酸分泌抑制作用が、思春期前の小児ではワルファリンによる抗凝固作用が、成人より強いことが知られている。

有害反応では、バルプロ酸による肝障害、シスプラチンによる聴覚障害、テトラサイクリン系抗菌薬による歯牙の着色（8歳未満）、デスフルランによる喉頭痙攣や気道分泌亢進などが小児で問題となる。今後、発達期の小児に特有な薬理作用の解明が必要であり、有害反応発現における遺伝子多型の関与についても検討が必要である。

小児の薬用量の決定

小児の薬物投与量と投与法の決定は単純ではない。小児薬用量は、年齢、体重、体表面積などを用いて成人薬用量より求める換算式（表Ⅱ-6-3）がこれまで考案されてきたが、すべての年齢に適応するものではない（図Ⅱ-6-3A）。そのなかでも体表面積による計算が最も実際の投与量に近似する。体表面積を用いた計算式から各年齢の投与量を求めた

Von Harnack の表が多く用いられている。しかし、この年齢ごとの投与量も完全ではなく、欧米の教科書では記載されていない。添付文書に年齢、体重、体表面積ごとの投与量が記載されている場合にはその記載に従い（図Ⅱ-6-3B）、記載がない場合には Von Harnack の表などの計算式に従って投与量を決定することが現実的である。治療域が狭い薬物では、小児薬用量に関する成書や国内外の文献などを用いて投与量を慎重に決定すると同時に、血中薬物濃度測定を考慮する。

小児薬物療法の課題

小児の薬物動態・薬力学に関する臨床薬理学的データは乏しく、小児の薬物療法は成人の用法・用量に基づいて実施されることが多い。さらに、小児科で用いられている薬のうち、添付文書に"小児に対する安全性が確立していない"と記載されているものが40％、小児の適応について記載がないものが30％を占める。つまり、70％が**適応外使用 off-label use**（承認されている効能・効果あるいは用法・用量以外での使用）である。成人での有効性と安全性は治験により保証されているが、小児における治験は実施が遅れており、小児の薬物療法は **therapeutic orphan**（治療上の見捨てられた孤児）の状況にあるといわれている。欧米では、成人での新薬開発過程で、小児医薬品としての開発も同時に推進する制度が導入されており、今後、わが国においても小児治験の充実が望まれる。

表 Ⅱ-6-3　小児薬用量の換算式

・年齢に基づく換算式

Young 式　　　　小児薬用量 ＝ 年齢 /（年齢 ＋ 12）× 成人薬用量

Augsberger-II 式 [*1]　　小児薬用量 ＝（年齢 × 4 ＋ 20）/100 × 成人薬用量

・体重に基づく換算式

Augsberger-I 式 [*1]　　小児薬用量 ＝（小児体重[kg]× 1.5 ＋ 10）/100 × 成人薬用量

・体表面積に基づく換算式　　小児薬用量 ＝ 成人薬用量 × 体表面積(m^2)/1.73
Crawford 式

Von Harnack の表

新生児	1/2歳	1歳	3歳	7.5歳	12歳	成人
1/20〜1/10 [*2]	1/5	1/4	1/3	1/2	2/3	1

[*1] Augsberger-I・II 式は体重と年齢から体表面積に近似した投与量を算出する。

[*2] 低出生体重児・新生児に対する用量は体表面積より算出すると高値となるため、乳児の 1/2 量あるいは 1/4 量を投与して評価する。

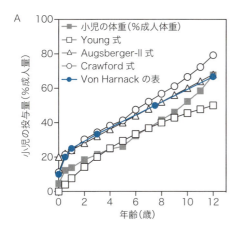
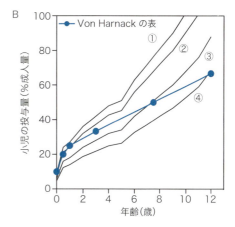

図 II-6-3 小児投与量：計算方法の比較

(A) 換算式より求めた小児投与量。年齢（Young 式、Augsberger-II 式）、体表面積（Crawford 式）、Von Harnack の表より換算した小児の投与量。
(B) 添付文書に記載された小児投与量。体重当たりの投与量（/kg/日または /kg/回）より換算して求めた。① セフジトレンピボキシル 9 mg/kg/日（成人量 300 mg/日）；② オセルタミビル 4 mg/kg/日（150 mg/日）；③ アジスロマイシン 10 mg/kg/日（成人量 500 mg/日）；④ プランルカスト 7 mg/kg/日（成人量 450 mg/日）。成人量と比較した各年齢での投与量は、薬剤により大きく異なることがわかる。

高齢者の薬物治療

7

● キーポイント

1. 加齢による薬物動態の変化としては、腎排泄能の低下が最も大きい。
2. 中枢神経系の機能低下により、有害反応として精神・神経症状を呈しやすい。
3. 高齢者の治療では、ほかの疾患が潜在している可能性をつねに考慮する。
4. 薬剤数はなるべく少なく、用法はなるべくシンプルにする。

超高齢社会と薬物治療

高齢者（65歳以上）の人口が7％、14％、21％以上を占める場合を、それぞれ高齢化社会、高齢社会、超高齢社会という。日本は、1970年には高齢化社会、1995年には高齢社会になっていたが、2007年に超高齢社会になったと推定される。2013年の推計では、全人口に占める高齢者の割合は25.0％（男性22.1％、女性27.8％）であった。

高齢になるほど多くの疾患に罹患しやすくなり、薬を飲んでいない人は少なくなる。今日、ほとんどすべての医学専門領域で、薬物治療上、高齢者への配慮を欠くことはできない。

薬効や有害反応の現れ方は、加齢により大きく変化する。その理由については、薬物動態の変化と薬理作用の変化に分けて考えるとわかりやすい。前者のほうがより大きく変化しやすく、薬効・有害反応の加齢による変化の大半を説明することができる。後者としては、有害反応の質の変化を理解することが重要である。

薬物動態の変化

薬物動態は加齢とともに著しく変化する。以下、4つの相（吸収、分布、代謝、排泄）に分けて解説する。

吸　　収

一般的には、高齢者では薬物の吸収が低下・遅延する傾向にある。食事内容の変化（低脂肪食となる傾向）、胃粘膜萎縮による胃液酸性度の低下、消化管粘膜血流量の低下、消化管運動の減弱などが、薬物の吸収に様々な影響を及ぼす可能性がある。ただし、ほかの相に比べると変化は少ない。

分　　布

加齢とともに細胞外液量が減少するため体脂肪率が増加し、薬物の分布に大きな影響がでる。水溶性薬物は、溶け込む水分が減るため血中濃度が上昇し、薬効・有害反応が現れやすくなる。一方、脂溶性薬物は、相対的に増加した脂肪に溶けて体内に長くとどまるため、作用持続時間が長引きやすくなる。

血漿蛋白質も変化しやすい。高齢者ではアルブミンが減少傾向となるため、アルブミン結合率の高い薬物（ジアゼパム、ワルファリン、グリベンクラミド、インドメタシンなど）では、遊離形が増加して薬効・有害反応が増強されやすい。また、慢性疾患に罹患する人が増えるとともに α_1 酸性糖蛋白質の増加が起こり、これに結合する薬物（プロプラノロール、ジソピラミドなど）では、遊離形が減少して薬効・有害反応が減弱する可能性がある。

代　　謝

CYPなど薬物代謝酵素の機能は、高齢者でもそれほど変わらない。しかし、肝臓全体としての機能は加齢とともに衰えることが多いため、薬物の代謝は一般に加齢とともに遅くなり、血中濃度が上昇して薬効・有害反応が増強しやすくなる。

肝代謝能の低下は、主として肝血流量の低下または肝重量の低下による。どちらの影響を受けやすいかは薬物によって異なる。プロプラノロールやリドカインなど代謝が肝血流量に強く依存する薬物 flow-limited drug は、肝血流低下の影響を大きく受け、クリアランスが低下する。一方、ジアゼパムやテオフィリンなど代謝が肝代謝酵素活性に強く依存する薬物 capacity-limited drug は、肝重量低下の影響を大きく受けてクリアランスが低下する（➡ p.101）。

なお、小腸の薬物代謝能（主に CYP3A による）は、加齢による変化を受けにくいとされる。

排　　泄

薬物の排泄にかかわる主要臓器、腎臓と肝臓の機能は、加齢によりいずれも低下する。とくに腎臓は、加齢の影響を最も強く受ける臓器の1つであり、腎排泄能は80歳では20歳の半分程度にまで低下するといわれる。主な原因は、加齢に伴うネフロン数の減少による糸球体濾過率（GFR）の低下である。そのため、薬物の血中濃度が上昇しやすく、また薬物が体内に長くとどまりやすくなる（図 II-7-1）。

高齢者では筋肉量が減少するため、腎機能が低下しても血清クレアチニン値（S_{cr}）が上昇しにくい。このため S_{cr} だけで腎機能を評価するのは非常に危険である。GFR を正確に評価するにはイヌリン・クリアランスを測定するが、煩雑なので一般的ではなく、クレアチニンクリアランス（CL_{cr}）が用いられることが多い。CL_{cr} を測定するには蓄尿する必要があるが、S_{cr} から推定する式が利用されることが多い。以前は Cockcroft-Gault の式がよく用いられていたが、高齢者の GFR を過小評価する傾向にある。現在わが国では、日本腎臓学会による推定式（eGFR）がよく用いられている（➡ p.103）。

薬理作用の変化

薬物受容体から作用発現までのプロセスで、年齢による変化が明らかにされた例は少ない。しかし、加齢に伴い身体の諸機能が衰えるため、若年者とは性質の異なる有害反応が現れやすくなる。

なかでも、中枢神経機能の衰えにより精神症状や神経症状が現れやすいことが、高齢者の有害反応の特徴である。様々な薬物により、中枢神経症状（幻覚、妄想、錯乱、不安、抑うつ、傾眠、記憶障害、不随意運動など）や、自律神経症状（起立性低血圧、便秘、尿閉、尿失禁など）が起こりやすくなる。また、"元気がない""食欲がない""ふらふらする" など、あまり特徴のない症状（いわゆる老年症候群）が高齢者ではよくみられる。向精神薬や自律神経作用薬にはとくに注意を要する。一方、心機能も薬物の影響を受けやすく、β 受容体拮抗薬など心機能を低下させる薬により、潜在していた心不全が顕在化することもある。

このような症状を、薬が原因と気づかず本当の病気と思い込み、さらに新たな薬を追加すると、いたずらに有害反応を増やしてしまいかねない。また、有害反応と気づかず "年のせい" で片づけてしまうと、ふらつきのため転んで骨折し、寝たきりとなって命を縮めることにもなりかねない。

高齢者の薬物治療で心がけること

高齢者の薬物治療においてとくに心がけるべきポイントには、次のようなものがある。

■ 不必要な薬を処方しない

高齢者は多くの症状を同時に訴えることがしばしばある。それらすべてに対症療法薬を投与していると、あっという間に "薬漬け" 状態になってしまう。すると有害反応の現れる確率が急増し、さらに症状が増えるという悪循環に陥りかねない。不必要な薬は処方せず、併用は最小限にとどめることが重

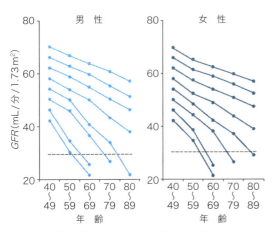

図 II-7-1　加齢による腎機能の変化

糸球体濾過率（GFR）は加齢とともに低下する。70〜79歳では、40 mL/分/1.73 m² 以上であれば腎機能低下速度は緩やかだが、40 mL/分/1.73 m² 未満になると低下が速くなる。
[Imai E, et al. Hypertens Res. 2008；31: 433-441 の図を改変]

要である。予防薬の場合、何年も先に起こるかもしれない病気を予防することと、明日起こるかもしれない重篤有害反応を回避することのどちらが重要か、患者の年齢を考慮して薬物使用の是非を判断するべきである。患者の話をよく聞き、薬物以外の非侵襲的手段で状態が改善する見込みがあれば、まずはそれを試みる。

■ 高齢者にあった薬を選ぶ

高齢者に起こりやすい有害反応を予期して薬物を選択することが重要である。とくに、衰えている生理機能をさらに低下させるような薬物の使用には慎重になるべきである。典型例として、意識レベルを低下させる**向精神薬**や、心機能を抑制する**β受容体拮抗薬**などがある。また、腎機能が大きく低下していることが多いので、腎毒性のある薬物は極力避け、尿中排泄率の高い薬物は慎重に用いる。

■ 原則として、少なめの用量からはじめる

有害反応を回避するため、薬物は原則として少量から投与を開始し、患者の状態を観察しながら徐々に適量まで増量する。ただし、少量投与が耐性菌の出現を許してしまう抗菌薬などは例外である。

■ 用法をできるだけ単純化する

正しく使用しなければ薬は有害無益となってしまうが、いくら処方箋に記した用法が正しくても、それが守られなければ意味がない。高齢者に複雑な使用方法を守ってもらうことはむずかしい。様々な投与法の薬を混在させず、できるだけ用法を単純化することが重要である。1日1回の投与ですむ薬があればそれを優先させる。どうしても複雑な処方にせざるを得ないなら、"1包化"やピルケースの使用などを考慮する。また、無理な長期処方を避け、で

きるだけ頻繁に服薬をモニターする。

■ 対症療法薬を漫然と処方しない

長期にわたって使用しなければならない薬も多いが、一時的な症状に対する対症療法薬を漫然といつまでも続けてはならない。例えば、高齢者はからだのあちこちに痛みを訴えることが多く、これに対して抗炎症薬がしばしば処方されるが、漫然と処方を続けると様々な重篤有害反応が起こりうる。抗炎症薬などは、特殊な疾患を除けば、長期間継続して処方するべきではない。

■ ほかの医療機関の処方に注意を払う

高齢者は、複数の医療機関にかかっていることが多い。これに気づかず薬を処方すると、同薬・類薬がすでに処方されていたり、併用注意・禁忌の薬が処方されていたりして、有害反応を誘発しかねない。ほかの医療機関の処方内容を知ることのできる制度がないため、現状では患者から聞き取るしか方法がない。いつも患者の話をよく聞き、ほかから処方されている薬をつねに把握しておくことがきわめて重要である。

■ 服薬を管理する

認知症ではなくても、高齢者は理解力・判断力が低下していることが多く、服薬方法を正しく守ってもらうのはむずかしい場合がある。患者の**日常生活動作** activities of daily living（**ADL**）や生活環境には十分注意を払い、それに応じた対策を講じる必要がある。同居家族にも治療の内容や注意点について説明し、信頼できる人に薬の管理を頼むのもよい。独居の場合には、それに代わる対策を考える必要がある。

妊婦・授乳婦の薬物治療

8

● キーポイント

1. 妊娠は薬物動態を大きく変化させる。
2. 薬物に曝露された時期により、児への影響は大きく異なる。
3. 妊娠中は禁忌とされている薬物も多いが、必要な薬物はむやみに禁止しない。

妊娠と薬物

　妊娠と薬物の関係には2つの側面がある。一つは母体側の変化で、妊娠に伴うからだの変化によって薬物動態が大きく変わることであり、もう一つは、いうまでもなく胎内曝露の問題である。胎芽期には主に発生にかかわる毒性（**発生毒性**または**催奇形性**）が、胎児期には主に成長・発達にかかわる毒性（**胎児毒性**）が問題となる。とくに、発生毒性への対応はむずかしい問題の1つだが、薬物による先天異常の発生頻度はそれほど高くはない。先天異常の約3%が母体の曝露された環境（感染、放射線、薬物など）によるとされるが、薬物が原因となるものはごく一部と考えられている（全出生の約0.03%）。むしろ、過度に心配することのほうが、妊娠に悪影響を与える可能性がある。母体が薬物治療を要する疾患に罹患している場合、リスクを正しく理解した上で、安全性の高い薬物を用いて治療が行われるべきである。

妊娠による薬物動態の変化

　薬物の吸収については、プロゲステロンや子宮増大の影響で消化管運動が抑制されて便秘がちとなるため、遅延することが多い。

　薬物の分布は、胎盤形成に伴って大きく変化する。胎盤に血液を供給するため循環血液量が増加し、また体脂肪が増加する。このため、水溶性・脂溶性薬物とも血中濃度は低下傾向となる。ただし、血漿量が増えるため血清アルブミン濃度が低下し、

遊離形薬物濃度が上昇しやすくなる。ほとんどの薬物は単純拡散により胎盤を通過し、胎児へ移行する。低分子、脂溶性、非イオン形、遊離形の薬物のほうが通過しやすい。また、妊娠の進行とともに絨毛膜が薄く広くなるため、移行しやすくなる。胎盤通過性を利用して胎児の治療を行うこともある。

　薬物代謝酵素活性の変化は一概にはいえないが、腎血流量・糸球体濾過率は増加するため腎クリアランスは増大する。

　したがって、薬物動態は大きく変わるものの、血中濃度の変化を一般化するのはむずかしい。個々の薬物に対して検討が加えられるべきである。

発生毒性と胎児毒性

　妊娠時の薬物使用が児に及ぼす影響は、妊娠週数により大きく異なる。一般に、妊娠8週未満の児を胎芽、それ以後を胎児とよぶが、概して、胎芽期には薬物の**発生毒性**（いわゆる**催奇形性**）が問題となり、胎児期には成長・発達への悪影響（**胎児毒性**）が問題となる（図Ⅱ-8-1）。

　発生毒性が最も現れやすいのは妊娠4〜7週である。この時期は、からだの主要器官が発生するピークだからと考えられる。胎芽への薬の悪影響が大きな注目を浴びるようになったきっかけは、いまから約50年前に起こったサリドマイド事件である（➡ p.68）。サリドマイドほど著しい発生毒性を示す薬はまれとは思われるものの、胎芽に害を及ぼす可能性が高い薬は市販薬のなかにも少なくない。発生毒性の有無は人では試せないので、安全とされている薬も、動物実験の結果とこれまでに使った経験から

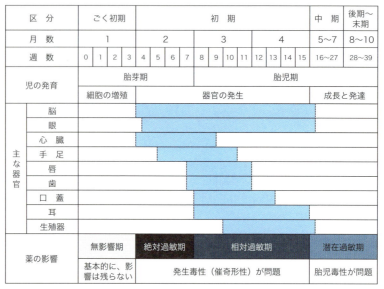

図 II-8-1 ヒトの発生と薬の影響

そういっているにすぎない。大部分の器官発生が終わる妊娠12週頃までは、薬の使用は極力避けるべきである。

妊娠16週をすぎると発生毒性は現れにくくなるが、胎児期には、児の成長や発達に対する悪影響（胎児毒性）が問題となる。母体と胎児の血液は胎盤により隔てられているが、大部分の薬は胎盤を通過して胎児の血液中に入るため、妊娠中期以降にも薬に対する細心の注意が必要である。

妊娠週数による薬物の影響の違いは、表II-8-1のようになる。

妊婦の薬物治療

胎芽・胎児へのリスクは多くの薬物で無視できないが、薬の児へのリスクより、薬物治療を行わないことによる母体や児へのリスクが高いと判断されれば、妊娠中であっても積極的に薬を使わなければならない。経験上安全性が高いとされている薬を使えば、過剰な心配は無用である。母体の生命を脅かすような重い病気の場合、児への危険性が多少あっても薬を使わざるを得ないこともある。いずれにせよ、薬物治療の利益とリスクを十分説明し、患者（妊婦）の理解と同意を得た上で薬物を用いること（インフォームド・コンセント）が大切である。

妊婦の薬物治療の原則をまとめると、次のようになるだろう。

① 妊娠12週（とくに9週）までは、可能な限り薬物使用を避ける。
② ただし、児に対する母体疾患の影響が大きいと考えられるときや、母体の生命が脅かされるような状況では、薬物を用いて積極的に治療する。
③ 可能な限り、胎芽・胎児に対して安全とされ

表 II-8-1 妊娠週数と薬

妊娠週数	薬物の影響
受精～妊娠3週末（受精・着床期）	残留性のあるものを除いて、この時期に投与された薬物が問題になることはまれである。かりに薬が受精卵に影響を及ぼしても、着床しないか流産するといわれ、着床・発育できれば、ふつう障害なく妊娠を継続できるとされる。そのような意味で、無影響期とよばれる
妊娠4～7週末（胎芽期）	中枢神経・眼・心臓・消化器・四肢など重要器官が発生・分化する時期（器官形成期）にあたり、薬物の発生毒性に最も敏感な時期である。薬物投与に最も慎重であるべき時期で、不必要な薬物の使用は絶対に避けるべきである
妊娠8～15週末（胎児期早期）	性器の分化や口蓋の閉鎖などがまだ進行するため、発生毒性のある薬は避けるべきである。一方、薬理作用に基づく胎児毒性の問題が相対的に重くなる
妊娠16週～分娩（胎児期後期）	この時期に投与された薬物が発生毒性を示して形態異常をもたらすことは少ない。しかし、胎児毒性が成長・発達に悪影響を及ぼす可能性があり、薬物治療には引き続き注意を要する

る薬物を用いる。

④　インフォームド・コンセントを得る。

妊娠中によくある疾患について

■ てんかん

抗てんかん薬服用中の妊婦から出生した児の先天異常の頻度は10％を超えるといわれ、一般より明らかに高い。発生毒性を避ける意味では薬物投与を中止したいところだが、てんかんを予防しないことによるリスクのほうが大きい。可能な限り多剤併用を避け、最も有効な1剤を必要最小量だけ投与する。

■ 高血圧症

安静と食塩制限など非薬物療法を基本とするが、コントロールが得られない場合には降圧薬を用いざるを得ない。ただし、一般患者によく用いられる薬の大部分が妊婦にとって禁忌またはそれに準ずる扱いとなっており、薬は慎重に選択しなければならない。

第1選択薬は、妊娠20週未満では、使用経験が豊富で安全性がほぼ確立されている**メチルドパ**、**ヒドララジン**、**ラベタロール**である。妊娠20週以降では、これらに加えて**ニフェジピン**を用いることができる（後述）。また、ニトログリセリンの静注は比較的安全に用いうる。

反対に、用いてはならないのは、<u>レニン-アンギオテンシン系を阻害する薬物</u>（レニン阻害薬、アンギオテンシン変換酵素阻害薬、アンギオテンシン受容体拮抗薬など）である。アンギオテンシンは児の発生・発達に重要な役割を果たすと考えられ、これを阻害することで発生毒性や胎児毒性が現れる可能性がある。

その他の降圧薬は、利益とリスクを慎重に考慮する。カルシウムチャネル遮断薬は、動物で発生毒性の報告があり、また子宮収縮抑制による分娩遅延の可能性があるため、妊婦への使用は原則禁忌とされてきたが、実際には毒性はほとんど認められず、最近では妊婦の使用禁忌が見直されはじめている（2012年、妊娠20週以降でのニフェジピンの使用が認められた）。チアジド系利尿薬は使用可能だが、電解質異常などの胎児毒性に注意する。ループ利尿薬は脱水により児に害を及ぼす可能性あり、とくに妊娠中毒症に対しては使用を避けるべきである。β

受容体拮抗薬は、児の発育遅延や呼吸抑制をもたらす可能性があるため、なるべく避けたほうがよい。

■ 糖尿病

食事療法でコントロールが困難であれば、**インスリン**の投与を開始する。高分子のインスリンは胎盤を通過することができないため、児に低血糖などの有害反応を起こす可能性が低い。経口血糖降下薬は、ヒトで発生毒性を示すという明らかな証拠はないが、胎盤を容易に通過するため投与しない。妊娠前から経口血糖降下薬を用いている女性は、妊娠を計画した時点でインスリンに変更する。

■ 脂質異常症

基本的には、妊娠中は薬物治療を行わない。HMG-CoA還元酵素阻害薬は発生毒性を示す可能性があり、妊婦には禁忌である。フィブラート系薬も妊娠に対する安全性が確立されていないため、禁忌とされている。陰イオン交換樹脂は、体内に吸収されないため理論上は危険性が低い。しかし、通常の脂質異常症であれば、あえて妊娠中に薬物治療をする必要性は小さい。

■ 甲状腺機能亢進症

若い女性に多い疾患であり、妊娠に合併することが比較的多い。抗甲状腺薬（チアマゾールとプロピルチオウラシル）は妊娠中も用いることができるが、チアマゾールは催奇形性の可能性が示唆されているため、**プロピルチオウラシル**のほうが望ましいと一般に考えられている（母乳への移行性もプロピルチオウラシルのほうが低い）。妊娠中期までは非妊娠時と同様に治療し、妊娠末期には、胎児の甲状腺機能を正常に維持するため、少量投与で遊離チロキシン濃度を正常上限程度にコントロールする。

■ 気管支喘息

原則としては、非妊娠時と同様に治療する。副腎皮質ホルモン製剤、β_2受容体作動薬、テオフィリンには、発生毒性や胎児毒性はとくに認められない。クロモグリク酸も使用できるが、ほかの抗アレルギー薬は安全性が確認されていないので使用を避けたほうがよい。

■ 発熱・疼痛

非ステロイド性抗炎症薬（NSAIDs）には発生毒性は認められていないので、必要なら妊娠初期には使うことができる。しかし、妊娠後期では、シクロオキシゲナーゼの阻害によりプロスタグランジンE_2産生が低下し、動脈管が収縮・閉鎖して胎児循

環が維持できなくなったり、分娩が遅延したり、羊水過少となったりするため、胎児毒性が強い。ジクロフェナクをはじめとして妊娠後期には禁忌とされているものが多い。**アセトアミノフェン**は比較的安全とされるため、解熱鎮痛が必要な場合はまずこれを選択する。

■ 関節リウマチ

女性に多い疾患なので、妊娠中の治療がしばしば問題となる。非妊娠時の基本薬メトトレキサートは、催奇形性のため妊婦には禁忌である。DMARDs（➡ p.316）には使用可能なものもあるが、多くは安全性未確認である。NSAIDs の使用は前項の通り。副腎皮質ホルモン製剤（プレドニゾロンなど）は使用できるが、様々な有害反応の懸念はある。生物学的製剤（インフリキシマブやエタネルセプト）は有効性が高く、児への安全性も比較的高いと考えられている（多少胎盤を通過するという報告もある）。

■ 血 栓 症

抗血小板薬では、低用量アスピリンは妊娠初期であれば比較的安全に使用できると考えられる。後期（出産予定日12週以内）の使用は、前々項と同じ理由で禁忌となっている。クロピドグレルは使えないことはないが安全性未確立、シロスタゾールは禁忌である。抗凝固薬では、ワルファリンは催奇形性があるため禁忌、ほかの経口抗凝固薬も安全性未確立または禁忌である。妊娠中に抗凝固療法が必要になったら**ヘパリン**を用いる。

■ 細菌感染症

第1選択はβ-ラクタム系（ペニシリン、セフェム系）、第2選択はマクロライド系とアミノグリコシド系（腎障害のないとき）である。テトラサイクリン系は児の骨の発達障害を来す可能性があり、またキノロン系は安全性が確認されていないので使用を避ける。

男性の避妊を要する薬

男性に投与された薬物による発生毒性・胎児毒性について顧みられることは比較的少ないが、血液睾丸関門のバリア機能は弱いため、精巣は多くの薬物に曝露されうる。精液中へ移行した薬物が妊娠や児に影響を与える可能性や、精子の形態異常や機能異常をもたらす可能性がある。

とくに、リバビリンやサリドマイド、サリドマイド誘導体のレナリドミドなどは、精液を介して女性に移行し、児に害を与えるおそれが高いため、コンドーム使用の義務化や妊婦との性交禁止などの指示が、添付文書に記されている。また、レチノイン酸誘導体（エトレチナート、タミバロテン）、サイトメガロウイルス感染症治療薬（ガンシクロビル、バルガンシクロビル）、レフルノミド、アザチオプリンなどには精子毒性があるため、男性にも避妊が必要である。

授 乳 と 薬 物

大部分の薬は、受動拡散やトランスポーターにより母乳中へ移行する。血漿蛋白質結合率の低い薬物、非イオン形薬物、脂溶性の高い薬物、分子量の小さい薬物ほど、受動拡散しやすい。また、母乳のpH は血漿の pH より低く（それぞれ約6.8 と7.4）、弱塩基性薬物はイオントラッピング（➡ p.9）のため母乳中に集積しやすい。母乳と血漿の薬物濃度比を **M/P 比** milk/plasma ratio というが、乳児の薬物曝露は M/P 比だけでは決まらず、クリアランスなど児の薬物動態に大きく影響される。

乳児の血中濃度や有害反応などから判断すると、授乳期の使用が禁止されるべき薬物はかなり限定される。一般に、授乳中に用いるべきではない（あるいは、使用中に授乳するべきではない）薬物としては、抗がん薬、免疫抑制薬、放射性同位元素（放射性ヨウ素など）、コカイン、アミオダロン、リチウム、テオフィリン、抗精神病薬、抗てんかん薬、乳汁分泌を抑制する薬物（エルゴタミン、ブロモクリプチン、経口避妊薬）などがあげられる。一方、国立成育医療研究センターの"妊娠と薬情報センター"のウェブサイトには、"安全に使用できると思われる薬"のリストが掲載されている。

臓器障害者の薬物治療

9

● キーポイント

1. 臓器障害のなかで肝障害と腎障害は、薬物動態にとくに重大な影響を与える。
2. 肝機能と腎機能を評価して適切な投与量・投与間隔を決定することが、安全な薬物治療にとってきわめて重要である。

肝機能障害者の薬物治療

肝クリアランス

肝臓は最大の代謝臓器であるとともに重要な排泄臓器でもあり、肝機能障害は薬物のクリアランスに重大な影響を与える。

肝臓による薬物除去能（**肝クリアランス**）の定式化には、"well-stirredモデル"がよく用いられる。このモデルによると、肝クリアランス（CL_H）は次のように表される。

$$CL_H = Q_H \times E_H \times CL_{int}/(Q_H + E_H \times CL_{int})$$

ただし、

Q_H：　肝血流量（肝細胞への薬物の供給速度）

E_H：　肝抽出率（肝細胞内への薬物の移行性。遊離形薬物の割合に依存する）

CL_{int}：　肝固有クリアランス（肝細胞内に入った薬物を代謝・排泄処理する能力）

このモデルに従うと、薬物の肝クリアランスは、**肝血流律速型 flow-limited type** と **肝処理能律速型 capacity-limited type** の2つのタイプに大別できる。

肝血流律速型薬物

肝固有クリアランス（CL_{int}）が肝血流量（Q_H）に比べて十分大きい薬物では、上記の式は近似的に $CL_H \fallingdotseq Q_H$ となる。したがって、肝クリアランスは肝血流量に依存し、肝抽出率（遊離形薬物の割合）には依存しない。CL_H が Q_H に近くなるため、肝臓を1回通過したことによる薬物除去率 CL_H/Q_H は1に近い値となる。これは初回通過効果がきわめ

て大きいことを意味し、このような薬物を経口投与すると、静脈内投与した場合に比べて生体利用率はかなり低くなる。

代表的な薬物に、インドシアニングリーン、リドカイン、プロプラノロール、ニフェジピン、ジルチアゼム、ベラパミル、ニトログリセリンなどがある。

肝処理能律速型薬物

肝固有クリアランス（CL_{int}）が肝血流量（Q_H）に比べて十分小さい薬物では、上記の式は近似的に $CL_H \fallingdotseq E_H \times CL_{int}$ となる。したがって、肝クリアランスは肝固有クリアランスと肝抽出率（遊離形薬物の割合）に依存し、肝血流量には依存しない。このような薬物は、肝固有クリアランスが小さいため、経口投与後の初回通過効果を受けにくい。遊離形薬物の割合が小さい薬物では、蛋白質結合率のわずかな変動が肝クリアランスに影響する。

代表的な薬物に、ジアゼパム、フェニトイン、カルバマゼピン、バルプロ酸、プロカインアミド、ワルファリン、テオフィリン、インドメタシンなどがある。

肝機能障害者の薬物動態

肝障害は、とくに代謝相と排泄相に大きな影響を与えるが、初回通過効果の低下により吸収相に、血漿蛋白質濃度の変化や体液貯留により分布相に影響を及ぼすこともある。

以下に、代表的な肝疾患が薬物動態に及ぼす影響をまとめる。

■ 肝　炎

軽症から中等症の急性肝炎では、有意な肝クリアランスの低下を認める薬物もあるが、一般に大きな

影響はみられない。慢性肝炎でも、肝硬変に至らない限り、大きな影響を与えることは少ないと考えられている。

ただし、肝炎が劇症化して肝不全に陥ると、状況はまったく異なる。**劇症肝炎**では、肝固有クリアランスが著しく低下するため、肝血流律速型の薬物であっても肝処理能律速型となり、初回通過効果はほとんど消失する。肝クリアランスは著しく低下し、血中濃度が上昇しやすい。さらに、低アルブミン血症により遊離形薬物が増加するため、毒性が現れやすくなる。劇症肝炎では、肝臓で処理を受ける薬物はごく少量から開始するべきである。

■ 脂 肪 肝

通常の脂肪肝では、重度の肝機能障害を起こすことは少なく、薬物動態に大きな影響を及ぼすことは少ない。ただし、重症型の脂肪肝（例えば、非アルコール性脂肪性肝炎など）では、薬物動態に与える影響はほとんど検討されておらず、肝機能障害に十分配慮して投薬する必要がある。

■ 肝 硬 変

肝硬変は慢性肝疾患の終末像である。肝細胞が脱落して線維組織に置き換わるため、肝固有クリアランスが低下する。さらに、線維の増生により門脈系の血管抵抗が増大し、側副血行路が形成され、肝血流量が低下する。肝固有クリアランスの低下は、肝血流律速型薬物にも、肝処理能律速型薬物にも大きく影響する。それに加え、肝血流律速型薬物では、肝血流量の低下により初回通過効果が低下して生体利用率が上昇するため、単回投与でも血中濃度の著しい上昇が起こりうる。また、低アルブミン血症、腹水貯留などは薬物の分布に影響を与える可能性がある。したがって、肝硬変患者では肝機能の評価を十分行い、肝臓で処理される薬物を投与する場合、慎重に少量から用いるべきである。

肝機能の評価

肝臓の薬物処理には、薬物ごとに異なる多種類の酵素やトランスポーターが複雑に関与する。このため、肝機能評価には、腎機能評価におけるクレアチニンクリアランスのような簡便で定量的な方法が乏しい。臨床的には、**インドシアニングリーン試験**や**Child-Pugh**スコアなどが用いられている。

■ インドシアニングリーン試験

インドシアニングリーン（ICG）は代表的な肝血

表 II-9-1　Child-Pugh スコア

	1 点	2 点	3 点
総ビリルビン (mg/dL)	<2	2〜3	>3
血清アルブミン (g/dL)	>3.5	2.8〜3.5	<2.8
プロトロンビン時間 (INR)	<1.7	1.7〜2.3	>2.3
腹 水	なし	少量(治療に反応)	多量(治療に抵抗)
肝性脳症	なし	軽度(治療に反応)	重度(治療に抵抗)

クラス A：5〜6 点、クラス B：7〜9 点、クラス C：10〜15 点。

流量律速型薬物で、肝細胞に取り込まれて代謝を受けずに速やかに胆汁中に排泄される。このため、ICG のクリアランスは肝血流量の指標となる。とくに、肝硬変において実質的な（側副血行路を通らない）肝血流量を評価するのに有用である。

■ Child-Pugh スコア

5 項目の臨床パラメーターから得られたスコアにより、クラス A〜C の 3 段階評価を行う方法である（表 II-9-1）。一般に、血清アルブミン値が 3.0 g/dL 以下、プロトロンビン時間（PT-INR 値）が 2 以上という中等度以上の肝機能障害がある場合、薬物代謝能が有意に低下するといわれている。

腎機能障害者の薬物治療

腎障害による薬物動態の変化

吸 収 相

一般に、消化管吸収に対する影響はほとんどないとされる。ただし、血中尿素濃度の上昇に伴って胃内尿素濃度も上昇し、ウレアーゼによる加水分解でアンモニア産生が増加して胃液 pH が上昇するため、一部の薬物の吸収に影響を与える可能性がある。

分 布 相

腎不全に伴う低アルブミン血症、尿毒素中の物質とのアルブミン結合の競合、アルブミンの構造変化などにより、薬物のアルブミン結合率が低下する。このため、酸性薬では遊離形の割合が増える。一方、塩基性薬が結合する α_1 酸性糖蛋白質の濃度は腎不全で上昇するため、塩基性薬の蛋白質結合率の変化は酸性薬に比べて少ない。

うっ血や浮腫、胸水など体液貯留がみられる患者では、水溶性薬物の分布容積が増大する。

代 謝 相

肝臓の薬物代謝酵素活性は腎不全で低下するとされるが、あまり明確ではない。むしろ、アルブミン結合率の高い薬物では遊離形が増えるため肝抽出率が増加し、肝クリアランスが亢進する。

一方、インスリンは肝臓とともに腎臓でも代謝される。このため、腎不全ではインスリンの代謝速度が低下し、インスリン必要量が減少する。

排 泄 相

腎臓は、水溶性物質の最も重要な排泄臓器である。腎機能が低下すると、水溶性薬物の排泄能が低下し、消失半減期が延長する。未変化体のまま腎臓から排泄される薬物や、活性代謝物が腎臓から排泄される薬物にとっては、腎機能の低下が重大な問題となる。

腎機能の臨床評価

ふつうの腎機能障害では、**糸球体濾過、尿細管分泌、尿細管再吸収**のいずれも同程度に障害されると考えてよい。腎臓から薬物が排泄される経路は、糸球体濾過または尿細管分泌である。尿細管分泌量を簡便に測定する方法はないが、糸球体濾過量は簡便かつ正確な方法で測定できる。**糸球体濾過率** glomerular filtration rate（**GFR**）は糸球体で1分間に濾過される液量で、一般に、薬物排泄能の低下と GFR の低下とは相関する。GFR の正常値は、健常成人では約 $100\,\mathrm{mL/分/1.73\,m^2}$（日本人の平均体表面積）とされている。

最も正確な糸球体濾過率測定法はイヌリンクリアランスの測定だが、手順がやや煩雑である。一般的には、24 時間蓄尿による**内因性クレアチニンクリアランス測定法**が用いられる。また、蓄尿が困難な場合に備え、血清クレアチニン濃度からクレアチニンクリアランスや GFR を推定する方法が考案されており、Cockcroft–Gault の式や日本腎臓学会の式などが用いられている。

■ **クレアチニンクリアランス**（CL_{cr}, mL/分）

$$CL_{\mathrm{cr}} \;=\; U_{\mathrm{cr}} \times V / S_{\mathrm{cr}}$$

ただし、U_{cr}：尿クレアチニン濃度（mg/dL）、V：尿量（mL/分）、S_{cr}：血清クレアチニン濃度（mg/dL）

■ **Cockcroft-Gault のクレアチニンクリアランス推算式**

男性の $CL_{\mathrm{cr}} \;=\; \{(140 - 年齢) \times 体重\} \div \{72 \times S_{\mathrm{cr}}\}$

女性の $CL_{\mathrm{cr}} \;=\;$ 男性の $CL_{\mathrm{cr}} \times 0.85$

■ **日本人の GFR 推算式**（$eGFR$, $\mathrm{mL/分/1.73\,m^2}$）

男性の $eGFR \;=\; 194 \times S_{\mathrm{cr}}^{-1.094} \times 年齢^{-0.287}$

女性の $eGFR \;=\;$ 男性の $eGFR \times 0.739$

腎機能障害者への薬物投与計画

腎機能障害者の薬物治療を行うには、上記の方法で推定した GFR を用いて投与量や投与間隔を変更する。投与したい薬物の動態により、おおむね次のように実施する。

" 肝代謝型 " の薬物（ほぼ 100%、肝臓など腎外で代謝・排泄される薬物）

薬物のクリアランスが腎臓に依存しないため、基本的には投与法を変更する必要はない。

" 腎排泄型 " の薬物（ほぼ 100%、腎臓から排泄される薬物）

GFR を指標として腎機能低下の割合 R を計算し、投与量または投与間隔を変更する。

$R \;=\;$ 患者の GFR / 健常者の GFR

投与量を変更するには、

患者への投与量 ＝ 健常者への投与量 × R

投与間隔を変更するには、

患者への投与間隔 ＝ 健常者への投与間隔 ÷ R

" 混合型 " の薬物（一部が腎臓から排泄される薬物）

一般に、尿中未変化体排泄率（fu）が 40% 以上の薬物は、投与量または投与間隔の変更が必要とされている。fu が既知であれば、**Giusti–Hayton の式**を利用して補正係数（G）を求め、投与量または投与間隔を補正する。ただし、未変化体以外に腎臓から排泄される活性代謝物がある場合、この方法は利用しにくい。

$G \;=\; 1 - fu \times (1 - 患者の GFR / 健常者の GFR)$

投与量を変更するには、

患者への投与量 ＝ 健常者への投与量 × G

投与間隔を変更するには、

患者への投与間隔 ＝ 健常者への投与間隔 ÷ G

投与量を変更するか、投与間隔を変更するか、あるいは両方とも変更するかは、薬物の性質によって検討されなければならない。なお、薬物によっては

（バンコマイシンなど）、腎機能障害者の薬物動態が詳しく調べられており、そのデータに基づく投与設計法が推奨されているものもある。

透析患者の薬物治療

透析患者でも、基本的には上述の投与設計法を用いることができるが、薬物によっては透析によって除去された量を透析後に補充する必要が生ずる。その詳細は専門書に譲ることにして、ここでは透析によって除去されやすい（または透析の影響を大きく受けやすい）薬物の特徴をまとめるにとどめる（表II-9-2）。

表 II-9-2 透析で除去されやすい薬

特　徴	解　説
分子量が小さい	分子量の小さい薬物（とくに500以下の薬物）は除去されやすいが、分子量の大きい薬物（1,500のバンコマイシン、6,000〜20,000のヘパリンなど）は除去されにくい
水溶性が高い	透析液は水溶液なので、水溶性の薬物ほど除去されやすく、脂溶性の薬物ほど除去されにくい
血漿蛋白質結合率が小さい	蛋白質に結合した薬物は除去されにくく、結合率の小さい薬物ほど除去されやすい
分布容積が小さい	分布容積が大きい薬物は透析で除去される割合が小さいため影響が少ないが、分布容積が小さい薬物ほど除去される割合が大きくなり血中濃度が低下しやすい

薬物治療のモニタリング

10

● キーポイント

1. 原則として、すべての薬物治療は監視（モニター）されなければならない。
2. 方法により、薬物動態モニタリングと薬力学モニタリングに分けられる。
3. 薬物動態モニタリングでは、一般に血中薬物濃度を指標とする。
4. 薬力学モニタリングでは、薬効・有害反応の現れ方を指標とする。
5. 予防薬のモニタリング方法を確立することは、きわめて重要である。

治療薬物モニタリング

投与量をさじ加減で決めていた時代ははるか遠い昔になったが、いかに精密な治療計画をたてても予測通りうまくいくとは限らない。したがって、治療開始後は慎重に経過を観察する必要がある。薬物治療がうまくいっているかどうか判断する主な指標は、体内薬物濃度と薬理作用（薬効と有害反応）である。

薬効や有害反応を容易に観察できる場合は、それを観察しながら治療する。自覚症状がある場合は、改善したかどうかを診る。症状がなくても、ふつうは簡単な検査（降圧薬は血圧測定、血糖降下薬は血糖測定）で薬効を知ることができるが、ワルファリンのように少々特殊な検査が必要になることもある（後述）。

しかし、薬効や有害反応はいつも簡単に観察できるとは限らない。とくに予防薬の効果を判断するのはむずかしいことが多い。そこで体内薬物濃度の測定が必要になる。標的分子周囲の濃度がわかれば理想的だが、これを測定するのはふつう困難なので、一般的には血液中の濃度を測定する。今日では、きわめて低濃度の薬物でも正確に測定できることが多い。

以上のように、薬物投与開始後、薬物動態や薬理作用を患者ごとに監視し、この結果をもとに薬物の用法・用量に修正を加え、治療の最適化を図ろうとすることを**治療薬物モニタリング** therapeutic drug monitoring（**TDM**）という。広義の TDM は、体内濃度に基づく**薬物動態モニタリング** pharmacokinetic drug monitoring と、薬効・有害反応に基づく**薬力学モニタリング** pharmacodynamic drug monitoring を含むが、一般の医療現場で TDM といえば前者をさすことが多い。

薬物動態モニタリング

一般に、薬物動態の変動はかなり大きい。このため、薬物の体内濃度は、治療計画にとって大変貴重な情報となる。薬物の体内濃度（一般的には血中濃度）をモニターすることを薬物動態モニタリングといい、狭義の TDM はこれを意味している。通常、血中濃度を治療域内（MEC と MTC ［➡ p.20］ のあいだ）に維持することを初期の目標とする。

必要性と有用性

すべての薬物について血中濃度を監視できれば理想的だが、手間も測定費用もかかるのでそれはむずかしい。血中濃度モニタリングの必要性や有用性がとくに高い場合をまとめると、以下のようになる。

薬理作用が血中濃度とよく相関する

薬理作用（薬効と毒性）が血中濃度とよく相関する薬物でなければ、血中濃度をモニターする意味は小さい。したがって、この項目は、血中濃度モニタリングにとって必須の前提条件といえる。一般的には、薬理作用の発現と血中濃度にはよい相関がみられるが、例外もある。例えば、ワルファリンは同じ

血中濃度でも薬理作用のばらつきが大きいため血中濃度によるモニタリングは適さない。

薬効や毒性を判定する適切な臨床的パラメーターがない

薬理作用が現れているかどうか、診察によって容易に判定できる薬物（例えば、降圧薬など）であれば、わざわざ血中濃度を測定する必要はないだろう。しかし、そのような臨床的パラメーターがない薬物は、血中濃度を測らない限り投与量が適切かどうか判断するのはむずかしい。その典型は発作性疾患の予防薬である。抗てんかん薬であれば、てんかん発作が起こっていない事実だけでは、薬効が現れているのか偶然起こらなかっただけなのか判定はむずかしい。予防する疾患が重篤であればあるほど、血中濃度モニタリングの意義は大きい。

治療域が狭い

治療域（有効血中濃度域）が十分広ければ投与量を誤ることは少ないが、狭い薬物ほど血中濃度モニタリングの必要性が大きくなる。MTC/MEC が 3 未満というような薬物では、とくに必要度が高いとされる。

薬物動態の変動が大きい

他薬との相互作用や遺伝子多型、年齢、体格、生活習慣、臓器障害（とくに肝障害と腎障害）などにより薬物動態が変動しやすい薬物では、至適投与量の推定は複雑でむずかしい。そのような薬物ほど、血中濃度モニタリングの必要性、有用性が大きくなる。

その他

予定されたモニタリングでなくても、血中濃度測定が必要となる場合がある。例えば、有害反応が疑われる症状をみた場合、確定診断のために血中濃度を測定することがある。また、投与量が適切と思われるにもかかわらず、薬効が現れなかったり毒性が現れたりすると、患者が服薬指示をきちんと守っているかどうかが疑われる。このような場合、血中濃度を測定して確認する必要があるかもしれない。

特定薬剤治療管理料

上記のような基準により薬物動態モニタリングがとくに必要な医薬品については、血中濃度測定に健康保険が適用される。主な対象は、抗てんかん薬、抗不整脈薬、ジギタリス製剤、抗生物質の一部、免疫抑制薬などである（表 II-10-1）。

表 II-10-1　特定薬剤治療管理料対象薬[*1]

薬剤群	薬物名
ジギタリス製剤	ジゴキシン
テオフィリン製剤	テオフィリン
不整脈用剤	プロカインアミド、N-アセチルプロカインアミド、ジソピラミド、キニジン、アプリンジン、リドカイン、ピルジカイニド塩酸塩、プロパフェノン、メキシレチン、フレカイニド、シベンゾリンコハク酸塩、ピルメノール、アミオダロン、ソタロール塩酸塩、ベプリジル塩酸塩
抗てんかん剤	フェノバルビタール、プリミドン、フェニトイン、遊離フェニトイン、カルバマゼピン、エトスクシミド、バルプロ酸、遊離バルプロ酸、ゾニサミド、トリメタジオン、クロナゼパム、ニトラゼパム、ジアゼパム、クロバザム、ガバペンチン、アセタゾラミド、ラモトリギン
アミノ配糖体抗生物質	ゲンタマイシン、トブラマイシン、アミカシン、アルベカシン
グリコペプチド系抗生物質	バンコマイシン、テイコプラニン
トリアゾール系抗真菌剤	ボリコナゾール
免疫抑制剤	シクロスポリン、タクロリムス、エベロリムス、ミコフェノール酸モフェチル
ハロペリドール製剤	ハロペリドール
ブロムペリドール製剤	ブロムペリドール
リチウム製剤	炭酸リチウム
サリチル酸系製剤	サリチル酸（アスピリン）
メトトレキサート	メトトレキサート
イマチニブ	イマチニブ

[*1] ただし、対象疾患や対象患者などの条件が定められているので注意。

血中濃度測定法

血中薬物濃度のモニタリングを可能にしたのは、微量の薬物を定量する技術の開発である。薬物の体内濃度を定量化できるようになったことにより薬物動態学が発展し、さらには薬物治療の個別化につながった。

採血のタイミング

一般的には、血中濃度が定常状態に達したのち、次回投与直前に採血して**トラフ値**（投薬直前の値）を測定する。トラフ値は変動が小さいため信頼性が高く、また採血時刻を決めやすい利点もある。治療域もふつうトラフ値で定められている。ただし、採血すべきタイミングは薬剤によって異なり、**ピーク値**を測定する場合もあるので注意する。

測定分画

血漿蛋白質結合形薬物と非結合形薬物を分離することは容易ではないので、ふつうは双方を合わせて血漿中濃度を測定する。薬効に直接関係する非結合形薬物濃度を測定したい場合は、限外濾過による分離と高感度測定法が必要になる。

なお、免疫抑制薬（シクロスポリン、タクロリムスなど）は温度依存性に血球中へ移行しやすいため、血漿を分離せず全血中濃度として測定する。

測定方法

分離分析法または免疫学的測定法がよく用いられる。

分離分析法は、物理化学的性質を利用して薬物を分離し、検出する方法で、ガスクロマトグラフィー（GC）、高速液体クロマトグラフィー（HPLC）、それらと質量分析（MS）を結合したガスクロマトグラフ質量分析（GC/MS）、液体クロマトグラフ質量分析（LC/MS）、液体クロマトグラフ-タンデム型質量分析（LC/MS/MS）などがある。分離条件を工夫することにより大部分の薬物に適用でき、代謝物も測定できる。ただ、測定キットのような手軽さはなく、条件設定に時間がかかることもある。

免疫学的測定法は薬物に対する抗体を用いる方法で、放射性免疫測定法（RIA）、酵素免疫測定法（EIA）、蛍光偏光免疫測定法（FPIA）、化学発光免疫測定法（CLIA）など様々な方法が開発され、多くの測定キットが市販されている。特殊な技術を要しない簡便・迅速な測定法だが、生体物質や代謝物、併用薬物などとの交差反応に注意する必要がある。

薬力学モニタリング

薬効や毒性の指標となる臨床的パラメーターをモニターすることをいう。これは、少しも特別なことではない。薬物治療中の患者から症状の変化を聞くこと、降圧薬内服中の高血圧症患者の血圧を測ること、薬物治療中の糖尿病患者の血糖値を測ることなど、日常的な問診や診察、臨床検査の多くがこれに該当する。新しく処方した薬については、有害反応の出現にとくに注意を払うべきである。

ただし、予防薬については特別の臨床検査が必要となることがある。典型的な例として、ワルファリンを用いた抗凝固療法のプロトロンビン時間測定によるモニタリングがあげられる。

■ ワルファリンによる抗凝固療法のモニタリング

ワルファリンは、血栓症や血栓塞栓症の予防を目的として使用される代表的な薬物である。予防する疾患も重篤だが、毒性による出血も重篤となりうるため、投与中の監視が必須である。ワルファリンは薬物動態のみならず薬理作用も変動しやすいため（➡ p.80、86）、血中濃度によるモニタリングは適さない。ワルファリンの薬理作用である血液凝固能抑制の程度をつねに監視しながら投与しなければならない。

ワルファリンは、ビタミン K に依存する第 II 因子、第 VII 因子、第 IX 因子、第 X 因子の合成を抑制するため、臨床的パラメーターとしては、第 VII 因子活性を最もよく反映する**プロトロンビン時間**（*PT*）を用いる。ただし、*PT* の絶対値は検査室によるばらつきが大きいため、対照血漿との比 ***INR***（international normalized ratio）を指標とする。*INR* の目標値は、一般に 1.6〜2.6 程度とされる。1.5 以下では薬効が期待できず、4.0 以上になると明らかに出血が増える。

$$INR = (患者血漿の\,PT\,/\,対照血漿の\,PT)^{ISI}$$

ただし、ISI（国際感受性指数）は試薬ごとに設定され、理想的には 1 である

時 間 治 療

11

● キーポイント
1. 生理現象には、日周リズムを代表とする周期性変動がみられることが多い。
2. 疾患の発症や増悪にも、起こりやすい時間帯がしばしばみられる。
3. 生理現象や病態の周期的変動（生体リズム）は、薬物動態や薬理作用に影響を及ぼす。
4. 薬物の用法・用量は、生体リズムにあわせて最適化されるべきである。

生体リズム

　患者の個性にあわせた薬物治療を普及させるため "テーラーメード治療" などとよくいわれるが、この用語は、概して、薬物動態や薬理作用の個体間変動に配慮した治療という意味で用いられている。しかしながら、薬物治療に "テーラーメード" が求められるのは、個体間に差があるからだけではない。1つの個体のなかで起こる生理現象や病態も、時間とともに自然変動する。この個体内変動には予測できない変化も多いが、日、週、月、年単位の周期的な変動（生体リズム）がみられることもあり、なかでも**日周リズム** diurnal rhythm についてはよく知られている（表II-11-1）。

　日周リズムの形成には、様々な内因と外因が関与する。内因として、生体には**時計遺伝子**によって制御される "体内時計" があり、約25時間を周期とするリズムを発信している。近年、時計遺伝子が次々と見出され、その産物 **CLOCK**、**BMAL 1**、**PER**、**CRY** などが体内時計の中心的な構成要素として働くことがわかっている（図II-11-1）。中枢的な役目を果たす体内時計は**視交差上核**にあり、ここが刻むリズムが末梢の体内時計へと伝達される。その結果、自律神経や下垂体・副腎系ホルモンなどの日内変動を生じ、さらに外因（明暗、温度、睡眠・覚醒時間、ストレスなど）が加わり、24時間の日周リズムが形成されると考えられる。

　生理現象の日周リズムと関連して、疾患にも、発

表 II-11-1　日周リズムと疾患

時間帯	最大となる生体機能	発症・増悪しやすい疾患
0〜6時	胃酸分泌 コレステロール生合成 メラトニン分泌 成長ホルモン分泌 プロラクチン分泌 がん細胞増殖	疼　痛 消化性潰瘍 アトピー性皮膚炎 気管支喘息 異型狭心症 リウマチ性関節炎
6〜12時	コルチゾール分泌 アルドステロン分泌 テストステロン分泌 エストロゲン分泌 レニン分泌 カテコールアミン分泌 血小板凝集能 ヘモグロビン値 ヘマトクリット値 尿酸値 眼　圧 髄液中オピオイド濃度	脳梗塞 突然死 狭心症 急性心筋梗塞 大動脈瘤破裂 脳出血 うつ病 緑内障
12〜18時	心拍数 血　圧 細胞増殖（骨髄・消化管粘膜）	発　熱
18〜24時	体　温 線溶能 好酸球数 リンパ球数	

症したり増悪したりしやすい時刻がしばしば認められる（表II-11-1）。例えば、起床とともに交感神経系の活動が急速に亢進するため、血圧上昇や血液凝固亢進などにより心筋梗塞や脳卒中は午前中に発症することが多い。逆に、就寝中は交感神経の活動が低下して気管支平滑筋が収縮傾向にあるため、喘息発作は深夜から明け方に起こることが多い。胃酸

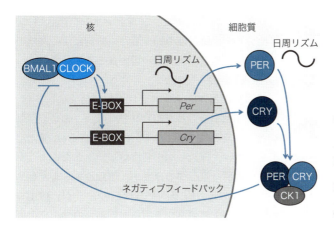

図 II-11-1　時計遺伝子と日周リズムの形成
日周リズムの形成には CLOCK と BMAL1 という2つの転写因子が中心的な役割を担う。これらがヘテロダイマーを形成し E-BOX とよばれる配列に結合すると、時計遺伝子が発現する。代表的な時計遺伝子産物 PER、CRY は夜間に発現し、リン酸化などの修飾を受ける。PER、CRY は CLOCK、BMAL1 にネガティブフィードバックをかけ、PER、CRY が分解されると CLOCK、BMAL1 の活性が再上昇する。これにより日周リズムが形成される。
CK1：カゼインキナーゼ1。

分泌も就寝中に増加するため、消化性潰瘍は夜間に増悪しやすいといわれる。また、コルチゾールの分泌は午前中増加し、午後には減少するため、発熱・炎症性疾患は午後に増悪しやすい。

もちろん、疾患によっては、日周リズムのみならず週、月、年単位のリズムを無視できないものもある（高血圧症、アレルギー性疾患、感染症など）。

時間薬理学と時間治療

薬物治療においては、生理現象や病態のリズムに配慮して薬物の用法・用量（とくに投薬時刻）を変更することにより、薬効を高めたり有害反応を減らしたりできると期待される。投薬時刻の違いによる薬物動態・薬理作用の差を解明し、さらにその機序を解明する研究領域を**時間薬理学** chronopharmacology という。そして、時間薬理学で得られた知識をもとに、患者の生体リズムにあわせて投薬タイミングを個別化して実施される治療法を**時間治療** chronotherapy とよぶ。

時間治療がとくに求められるのは、① 疾患が発症・増悪しやすい時間帯がある場合、② 薬効や有害反応が現れやすい時間帯がある場合、③ 治療域（有効血中濃度域）が狭い場合、④ 長時間の作用持続を企図してつくられた薬剤の場合などである。④ については、少し説明が必要かも知れない。1日1回投与など"長時間作用型"の薬剤は、本来ならば投与時刻など考慮しなくてもよさそうだが、実際にはトラフ値が十分な有効血中濃度に達することができない場合があり、1日のうちどの時刻に投与すべきかが問題となることがあるのである。

薬物動態と薬理作用の日内変動

生体の日周リズムが薬効に与える影響は、日周リズムが薬物動態に与える影響と薬力学（薬理作用）に与える影響に分けられる。

薬物動態の日内変動としては次のようなことが知られている。

吸　　収

消化管の運動や血流量は夜間より昼間のほうが亢進しているため、一般に、夜間に投薬するより昼間に投薬するほうが最高血中濃度は上昇しやすい。とくに脂溶性薬物では昼夜の差が大きいといわれる。

分　　布

血漿蛋白質結合率に日内変動のあることがいくつかの薬物で示されている。しかし、変動パターンは薬物により異なり、理由もよくわかっていない。

代　　謝

肝血流量は早朝に最大となり、代謝酵素活性も昼間に亢進するといわれているため、肝クリアランスは夜間より昼間のほうが大きいと考えられる。

排　　泄

腎血流量や糸球体濾過量は昼間から夕方に最大となる。一方、尿細管分泌は昼間より夜間のほうが大きいといわれる。尿の pH は夜間〜早朝に低くなるため、この時間帯には酸性薬の尿細管再吸収が亢進し、塩基性薬の再吸収は低下する。

薬力学（薬理作用）の日内変動には、自律神経活性やホルモン分泌、病勢など非常に多くの要因が関与すると想像される。

時間治療が有用な疾患

■ 高 血 圧 症

心筋梗塞や脳卒中など、高血圧の合併症として起こる心血管病は、早朝から正午にかけて発症することが多い。起床後は、交感神経系の活性化、コルチゾールの分泌増加などにより、血管緊張が亢進するとともに循環血液量が増大し、血圧が上昇する。また、起床後は、ヘマトクリット値が上昇して血液粘稠度が増し、さらに血小板凝集能が上昇するとともに線溶能が低下し、血栓がつくられやすい状況にある。脳出血は、この時間帯の血圧上昇が直接の原因となり、心筋梗塞や脳梗塞は、血圧上昇と血栓形成促進が引き金になると考えられる。

血圧には明らかな日周リズムがあり、一般には、朝の覚醒とともに上昇し、昼間の活動期に高いレベルを維持したのち、夕方から夜にかけて徐々に下降し、就寝後はさらに顕著に低下し、午前2〜4時頃最低値となる。ただ、日周リズムは人によって異なり、夜間睡眠中の血圧が高い人（夜間高血圧）や、起床時の血圧が著しく高い人（早朝高血圧）では、心血管障害のリスクが高いことが知られている。

半減期の著しく長い降圧薬があれば投与時刻を気にする必要がなくなる可能性もあるが、1日1回投与とされる薬剤でもトラフ値が十分な値に達しないことが多い。したがって、夜間高血圧や早朝高血圧の患者では、時間治療を考慮しなければならない。放出を遅延させる薬物送達システム（DDS）の開発なども試みられているが、一般には、就寝前に投薬するなどの手段で対処することが多い。

■ 消化性潰瘍

壁細胞からの胃酸分泌を抑制する目的で、ヒスタミン H_2 受容体拮抗薬とプロトンポンプ阻害薬が広く用いられている。胃酸は、肥満細胞から恒常的に分泌されるヒスタミンによる刺激に加え、中枢神経刺激や胃内容物による刺激に応じて分泌されるガストリンやアセチルコリンを介して、分泌が亢進する。したがって、H_2 受容体拮抗薬による酸分泌抑制は、プロトンポンプ阻害薬に比べると部分的といえる。就寝中の胃酸分泌は主にヒスタミン刺激によって起こる上、ヒスタミン分泌は夜間に亢進するため、H_2 受容体拮抗薬は昼間より夜間によく奏効する。このため、1日1回なら就寝前に投与するの

が効果的である。一方、プロトンポンプ阻害薬は、胃酸分泌の最終段階を抑えるため時刻による薬効の変動は少なく、内服時間の指定はとくに必要ない。

■ 脂質異常症

肝細胞におけるコレステロールの合成や代謝は、夜間に亢進することが知られている。このため、コレステロール生合成を抑制する HMG-CoA 還元酵素阻害薬は、深夜に血中濃度がピークとなるよう夕方〜就寝前に投与するほうが、朝投与するより薬効が増強される。実際、夕方投与のほうが、LDL コレステロール値のみならず心血管障害の発生率の低下も大きいことが示されている。

■ 気管支喘息

気管支喘息は、迷走神経が緊張する深夜から早朝に症状の増悪や発作が起こりやすいという特徴があり、時間治療が最も適する疾患の1つである。治療薬は、長期管理薬（コントローラー）と発作治療薬（リリーバー）に大別されるが、時間治療の対象となるのは前者である。コントローラーとして基本となるのは吸入ステロイド薬（ICS）で、重症度により長時間型アドレナリン β_2 受容体作動薬（LABA）、テオフィリン、抗アレルギー薬、抗コリン薬などを併用する。ICS については投与時間による薬効・有害反応の違いはとくになく、一般に朝夕2回投与する。LABA はそれ自体、時間治療を念頭に開発された長時間持続型製剤であり、吸入剤、経口剤、貼付剤がある。就寝前に投与すれば、症状の起こりやすい時間帯に血中濃度を最高にすることができる。テオフィリンは治療域が狭いため最近では使用頻度が減っているが、時間治療に関する検討が古くからなされてきた。血中濃度を一定にするより、深夜〜早朝の血中濃度を最高にするほうがより有効と考えられ、1日1回夕食後投与の徐放製剤が販売されている。そのほかの薬も、基本的には夜間〜早朝の血中濃度を高めるように投与する。

■ アレルギー性鼻炎

アレルギー性鼻炎には、季節性（年周リズム）を有するものと有さないものがある。前者はいわゆる"花粉症"に該当し、一般的には増悪期のみ対症療法の対象となる。一般に、アレルギー性鼻炎の症状には午前6時頃をピークとする日周リズムがあるため、抗ヒスタミン薬（H_1 受容体拮抗薬）を1日1回投与するとすれば、この時間帯に血中濃度を上昇させる就寝前投与が効果的と考えられる。また、抗

ヒスタミン薬の多くは副作用として眠気を示すため、副作用を避ける（むしろ利用する）意味でも就寝前投与は望ましいかもしれない。

■ 炎症性疾患

関節リウマチなどの炎症性疾患には、副腎皮質ホルモン製剤がしばしば用いられる。副腎皮質からの生理的なホルモン分泌には、朝に増加して夜に減少する典型的な日周リズムがある。夜間の分泌低下が下垂体からの ACTH 分泌を亢進させ、朝方に副腎のホルモン分泌が高まる。1日1回の内服投与であれば、基本的には、生理的な日周リズムにあわせて朝投与したほうがよい。朝昼に分割投与してもよいが、夕方以降は投与を避けたほうがよい。夜間に投与すると、下垂体系にネガティブフィードバックが大きく働き ACTH の分泌が抑制され、副腎機能が抑制されてしまうからである。朝投与すれば ACTH 分泌抑制が少ないので、副腎機能の低下が起こりにくい。ただし、疾患の重症度によっては 24 時間にわたる分割投与が必要になることもある。

■ がん

がんの薬物治療は満足できるレベルにはまだ遠く、薬効を高めるとともに有害反応を軽減する努力が最大限払われなければならない。従来、抗がん薬は、アルキル化薬や抗生物質など細胞周期に依存しない薬物と、代謝拮抗薬や微小管阻害薬など細胞周期の特定の時期だけに作用する薬物に分けられ、前者には比較的大量を少数回間欠投与する方法、後者には比較的少量を長期頻回投与する方法や持続静注する方法が推奨されてきた。しかし最近では、正常細胞とがん細胞の薬物動態や薬物感受性の時間的ずれを利用した時間治療が試みられつつある。

細胞周期に依存する薬物として S 期に作用するフルオロウラシルを例にとると、フルオロウラシルを代謝するジヒドロピリミジン脱水素酵素（DPD）の活性は睡眠中にピークを示す。また、骨髄や消化管上皮の正常細胞の DNA 合成能は覚醒中にピークを示すが、がん細胞の DNA 合成能にも日周リズムが認められ、しかも細胞周期の位相が正常細胞とかなりずれている可能性がある。これを利用してフルオロウラシルを夜間投与すれば、薬効を高めるとともに有害反応を軽くすることができる（図Ⅱ-11-2）。おそらく同様の理由で、メルカプトプリンやメトトレキサートも就寝前投与すると有効性が高くなる。

細胞周期に依存しない抗がん薬でも、薬物動態の日周リズムにあわせて投与すると毒性を軽減できる。例えば、ドキソルビシンは夕方投与に比べて朝方投与すると骨髄毒性が小さく、シスプラチンは朝方投与に比べて夕方投与すると腎毒性が小さい。

■ 緑内障

ヒトの房水産生には日中に増加し夜間に減少する日周リズムがあり、これと一致して眼圧も日中に上昇し夜間に低下する。緑内障の点眼薬として、以前は β 受容体拮抗薬が第1選択薬であったが、夜間には、眼圧低下作用が減弱することに加えて全身性有害反応（心機能低下、気道抵抗上昇など）の可能性が高まるため、最近では、薬効に日内変動のないプロスタグランジン製剤がまず用いられている。β 受容体拮抗薬を用いるなら、薬効と有害反応の日内変動を考慮して朝〜昼の1回点眼のみとし、夜の点眼を避けるほうが有益と考えられる。

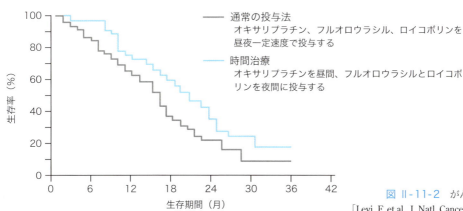

図 Ⅱ-11-2　がんの時間治療
[Levi F, et al. J Natl Cancer Inst. 1994 ; 86 : 1608]

薬物送達システム 12

> ● キーポイント
> 1. 薬物送達システム（DDS）は、薬物動態を人為的にコントロールすることにより、標的分子に対する薬物の選択性を高める方法である。
> 2. DDSには、薬物自体を化学修飾することによるものと、薬物を運搬する担体（キャリアー）を作製することによるものがある。

薬物送達システム drug delivery system（**DDS**）は、薬効を最大限に発揮させるとともに有害反応をできる限り抑制するため、対象となる薬物を"必要なときに、必要な場所へ、必要な量だけ送り届ける"方法である。この目的のためには、薬物動態を変化させることが有効と考えられ、有効成分の放出時間を制御したり、特定の部位への指向性を与えたり、代謝を回避したりするなどの方法が試みられている。

これまでに開発されたDDSは、次の2つの方法に大きく分けられる（図II-12-1）。

 A 薬物自体を化学的に修飾する。
 B 高分子などにより薬物の担体をつくる。

Aの方法としては、低分子薬の化学修飾による**プロドラッグ化**または**アンテドラッグ化**がしばしば行われてきたが、最近では、蛋白質製剤の**ポリエチレングリコール** polyethylene glycol（PEG）修飾も行われ、PEG化インターフェロンα（IFN-α）、PEG化フィルグラスチム、PEG化アスパラギナーゼ（国内未承認）などとして実用化されている。このような化学修飾により、吸収効率や組織移行性、臓器選択性、化学的安定性などを向上させることができるほか、薬物の毒性を軽減させ有害反応を減少させることもできる。例えば、PEG化IFN-αは、IFN-αをPEGで修飾して高分子化を図ったものである。これにより、主として腎排泄が遅延して生体内滞留時間を延ばせるため、非修飾IFN製剤と比べて投与回数を減らすことが可能となる。非修飾IFN製剤では1日1回の注射が必要であったのに対し、PEG化IFN-αは週1回投与の皮下注射製剤として使用されている。

Bの担体としては、高分子で構成された微粒子が一般に用いられる。微粒子の内部に薬物を封入することにより、薬物の血中滞在時間の延長や、徐放化、

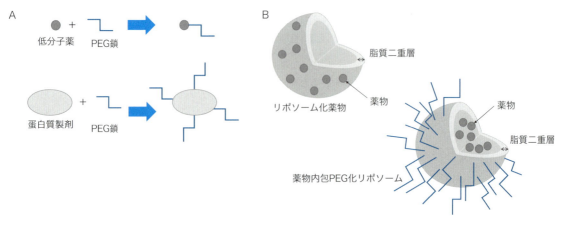

図II-12-1 PEG化による薬物自体の化学修飾（A）と薬物担体（B）

標的臓器指向性の制御が期待できる。例えば、**リポソーム** liposome 封入剤として、アムホテリシンBリポソーム製剤が開発されている。これは、脂質二重膜からなるリポソームにアムホテリシンBを組み込んだ構造をしており、血管透過性が亢進している感染部周囲に局在しやすい。一方、腎臓への分布が減ることで、アムホテリシンBの腎毒性を軽減できる。また、高分子**ナノスフェア** nanosphere 封入剤として、リュープロレリン酢酸塩製剤が実用化されている。これは、リュープロレリン濃度を長期間維持するため、生体内で分解吸収される乳酸・グリコール酸共重合体を基剤とした平均粒子径20 μmのマイクロカプセルにリュープロレリンを封入した徐放性製剤で、3ヵ月に1度の皮下注で持続的な効果が期待できる。

ＥＰＲ効果

内皮細胞によって内腔が密に被われている正常組織の血管では、直径数十nm以上の分子が血管外に漏出することはない。しかしながら、がん組織の新生血管は、内皮細胞による内腔の被覆が不完全・不規則で、血管壁に数百nm〜数μmの間隙がある。このため物質透過性が高く、分子サイズの大きな化合物でも透過・移行しやすい（図Ⅱ-12-2）。さらに、がん組織ではリンパ管による高分子化合物の回収機構が不完全なため、高分子化合物ががん組織内に滞留しやすい。これを**EPR**（enhanced permeability and retention）**効果**という。これを利用して上記Bの方法を用いれば、がん細胞に選択的な薬物送達が可能となると考えられ、ドキソルビシン塩酸塩リポソーム製剤（ドキソルビシン内包リポソーム）が開発されている。これは、表面をPEGで修飾した脂質二重層にドキソルビシン塩酸塩を封入したリポソーム製剤である。表面のPEG修飾によりマクロファージなどへの取り込みが抑制されて除去速度が低下し（"ステルス"リポソーム）、EPR効果により高い抗腫瘍活性を示す。さらに、遊離ドキソルビシンの血中濃度を抑えることにより、骨髄抑制や脱毛、心毒性などの有害反応が大きく軽減される。EPR効果を利用するには、薬剤の粒径が数十〜200 nmになるような設計が求められる。これよりも小さければ腎臓から排泄され、逆に大きいと肝臓で除去されてしまうためである。

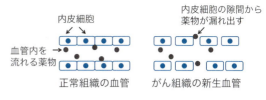

図 Ⅱ-12-2　EPR効果の模式図

医薬品の管理

13

> ● キーポイント
> 1. 医薬品の管理には、適正な在庫管理と品質管理が大切である。
> 2. 医薬品の管理は、薬機法、麻薬及び向精神薬取締法、日本薬局方などの規定に従い行わなければならない。

医薬品の管理の目的は、必要とする医薬品を必要なときに必要な場所に速やかに供給することである。緊急薬の供給がうまくいかなかったり、使用期限の切れた製剤が供給されたり、保存条件の不適切な製剤が使用されたりすることは、患者に大きな不利益をもたらすことになりかねない。そうならないためには、適正な在庫管理と品質管理が必須である。

医薬品の保管管理は、「医薬品医療機器等法（薬機法）」、「麻薬及び向精神薬取締法」、「日本薬局方」などの規定に従い行わなければならない。したがって、医薬品の管理において、個々の薬剤について毒薬、劇薬、麻薬などの規制区分、貯蔵法、使用期限、有効期間などの情報が必要である。これらの情報は医薬品の添付文書より得ることができる。

医薬品は通常室温に保存するが、不安定な医薬品、例えば、高い温度で不安定な場合は冷所または規定の温度で、光に不安定な場合は遮光のもとで保管する。

「日本薬局方通則」には、"標準温度"は20℃、"常温"は15〜25℃、"室温"は1〜30℃、わずかに温かい"微温"は30〜40℃、"冷所"は1〜15℃の場所と規定されている。

また、医薬品には吸湿しやすいものがあるため、空調設備を完備して、湿度に注意して保存する必要がある。

とくに注意が必要な医薬品の管理について、以下の項目にあげる。

毒薬、劇薬の管理

医薬品には、毒性の強さによって、薬機法で"毒

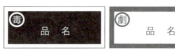

図 Ⅱ-13-1　毒薬と劇薬の表示

薬"、"劇薬"に指定され、その取扱いが規定されているものがある。毒薬は劇薬より10倍程度効力（毒性）が大きい。

表　　示

毒薬 poisonous drug は、黒地に白枠、白字で、品名および"毒"の文字が記載されている。**劇薬** powerful drug は、白地に赤枠、赤字で、品名および"劇"の文字が記載されている（図Ⅱ-13-1）。

保　　管

毒薬はほかのものと区別して鍵がかかる保管庫などに保管しなければならない。劇薬は鍵の規定はなく、ほかのものと区別して貯蔵する。

在庫または交付

在庫または交付した毒薬の使用状況の把握（使用患者名、使用量の確認）、さらに、毒薬管理帳簿により適正に管理する必要がある。

麻薬の管理

麻薬とは、精神機能に影響を及ぼし、依存性を生じやすく、乱用された場合に有害性の強い薬物で、「麻薬及び向精神薬取締法」第2条により指定されたものである。

モルヒネ塩酸塩、オキシコドン塩酸塩、フェンタ

ニル、アヘン末、コデインリン酸塩散（10%）、ケタミン、コカイン塩酸塩などが現在わが国で麻薬として指定されている。

病院、診療所など診療施設で麻薬を取り扱うためには、麻薬取扱者の免許を取得する必要がある。必要な麻薬取扱免許は麻薬施用者免許と麻薬管理者免許である。

麻薬施用者 narcotics practitioner とは、都道府県知事の免許を受けて、疾病の治療の目的で、業務上麻薬を施用し、または施用のため交付し、または麻薬を記載した処方箋を交付する者で、医師、歯科医師または獣医師に限定される。

麻薬管理者 narcotics administrator とは、都道府県知事の免許を受けて、麻薬診療施設で施用され、または施用のため交付される麻薬を業務上管理する者である。2人以上の麻薬施用者が診療に従事する麻薬診療施設では麻薬管理者が必要で、医師、歯科医師、獣医師または薬剤師が取得できる。薬剤師が麻薬管理者を務めることが多い。

管 理 ・ 保 管

医療機関における麻薬の管理は、「麻薬及び向精神薬取締法」に規定されている。

診療施設は、麻薬卸売業者からの麻薬の譲受において、麻薬譲受証、麻薬譲渡証を取り交わし、品名、数量、製品番号、容器の証紙による封緘（ふうかん）を確認する。

麻薬の保管は、麻薬帳簿を備え、麻薬以外の医薬品（覚せい剤を除く）と区別し、鍵をかけた麻薬専用の固定した金属製の保管庫または容易に移動できない重量金庫に貯蔵する。また、金庫の場所は盗難防止を考慮し、ダイヤル式の鍵とふつうの鍵の両方を使用したものを用いる。診療施設において、病棟、手術部、集中治療室（ICU）など緊急に麻薬が必要な場所には、責任者である施用医長の管理のもと麻薬注射を定数保管することができる。定数保管する麻薬は麻薬保管庫に保管する必要がある。

施 用 ・ 交 付

麻薬施用者でなければ、麻薬を施用し、施用のため交付し、または麻薬処方箋を交付することはできない。麻薬施用者は麻薬処方箋を発行または使用した場合は、診療録（カルテ）に患者の氏名、性別、年齢および住所、病名および主症状、施用または交付した麻薬の品名および数量、施用または交付の年月日を記録しなければならない。一方、麻薬処方箋には、患者の氏名、年齢および住所、麻薬の品名、分量、用法および用量、処方箋の使用期限と発行年月日、麻薬施用者の記名押印または署名および免許番号、麻薬診療施設の名称および所在地を記載しなければならない。

廃　　棄

保管する麻薬が期限切れ、変質、破損、汚染、調剤ミスなどの理由で譲渡または使用できなくなった、あるいは使用する見込みがなくなった場合は、あらかじめ所轄の都道府県知事に"麻薬廃棄届"を提出し、受理されたときに、麻薬取締員または保健所職員の立ち会いの下で麻薬を廃棄する。

麻薬処方箋により調剤された麻薬を廃棄する場合は、廃棄後30日以内に"調剤済麻薬廃棄届"を提出する。調剤済麻薬注射剤では、一部施用後のアンプル内の残液などの廃棄については手続きが不要である。一方、中止などで全量施用しない場合は、"調剤済麻薬廃棄届"が必要である。また、麻薬管理者（医師、薬剤師など）の責任で、放流または焼却処分とする。

事　故　届

盗難、紛失、破損、その他の事故が生じたときは、速やかに麻薬の品名、数量などを記載した"麻薬事故届"を保健所に提出しなければならない。なお、麻薬を盗取された場合には、速やかに警察署にも届ける。

向精神薬の管理

近年、多くの国で、麻薬、覚せい剤、大麻などに加え、睡眠薬、精神安定薬など向精神薬の乱用が増加している。わが国では、麻薬取締法を一部改正し、新たに向精神薬の取扱いについての規則を追加し、「麻薬及び向精神薬取締法」として、向精神薬が規制されている。

向精神薬とは、精神機能に影響を及ぼす物質で、「麻薬及び向精神薬取締法」および政令で定めるものである。医薬品としては抗不安薬、催眠鎮静薬、鎮痛薬などが該当する。向精神薬は、その乱用の危険性および医療上の有用性の程度により第一種から第三種までの3種類に分類され、それぞれ規制内容

が異なる。

第一種向精神薬はセコバルビタール、メチルフェニデート、モダフィニル、第二種向精神薬はアモバルビタール、ペントバルビタール、ペンタゾシン、ブプレノルフィン、フルニトラゼパム、第三種向精神薬はベンゾジアゼピン系薬剤のほか、非ベンゾジアゼピン系薬剤（ゾルピデム、ゾピクロン）、バルビタール系薬剤（バルビタール、フェノバルビタール）、ペモリン、マジンドールがある。

記　　録

第一種および第二種向精神薬を譲り受け、譲り渡し、または廃棄したときは、① 向精神薬の品名（販売名）・数量、② 年月日、③ 譲り受けまたは譲り渡しの相手方の営業所の名称・所在地の事項を記録し、2年間保存が必要である。一方、第三種向精神薬については、記録義務はないが、譲り受けについて記録し、または伝票を整理して管理することが望ましいとされている。

保　　管

向精神薬は、薬局内に盗難防止のために鍵をかけた設備内で貯蔵する。

廃　　棄

向精神薬の廃棄については、許可や届出の必要はないが、第一種および第二種向精神薬を廃棄したときは記録が必要である。この記録は最終記載の日から2年間保存しなければならない。向精神薬を廃棄するときは、焼却、希釈など回収することが困難な方法で行う。

事　　故

向精神薬が盗難、紛失、所在不明になった場合は、保健所に届け出る。盗取・詐取などの場合には、都道府県知事に届け出るとともに警察署にも届け出る。

覚せい剤・覚せい剤原料の管理

わが国で覚せい剤として市販され医療に使用されている医薬品にメタンフェタミン塩酸塩がある。覚せい剤は「覚せい剤取締法」により厳重に規制されている。一方、覚せい剤原料で医薬品として市販されているのは、エフェドリン、メチルエフェドリン、セレギリン、デプレニルがある。覚せい剤原料についても覚せい剤に準じた規制がなされている。

譲受・譲渡、交付

覚せい剤は、覚せい剤施用機関においてのみ直接譲り受けが可能であるので、院外処方箋による投薬行為はできない。一方、覚せい剤原料は、卸売業者からの"譲渡証"と、薬局および診療施設からの"譲受証"の交換によって譲り受けることができる。これらの証書は2年間保存しなければならない。

医師が覚せい剤を施用のため交付する場合は、交付を受ける者の住所、氏名、年齢、施用方法および施用期間を記載した書面（覚せい剤所持証明書）に医師の署名をして、これを同時に交付しなければならない。薬剤師は所持証明書を確認の上、調剤を行う。

保　　管

覚せい剤や覚せい剤原料は、鍵をかけた堅固な場所に保管しなければならない。また、覚せい剤原料は、覚せい剤と異なり、麻薬保管庫に一緒に保管できない。

記　　録

覚せい剤施用機関の管理者は、帳簿を備え、受け払いの記録のほか、毎年年間施用数量を都道府県知事に報告しなければならない。一方、覚せい剤原料の帳簿の記載義務はないが、管理簿を作成し、出納は正確に記録すべきである。

廃　　棄

覚せい剤や覚せい剤原料を廃棄するときは、"覚せい剤（原料）廃棄届出書"により保健所に届け出て、覚せい剤監視員の立ち会いの下に行わなければならない。

事　故　届

所有する医薬品である覚せい剤や覚せい剤原料に喪失、盗難、所在不明の事故を生じたときは、速やかに"覚せい剤（原料）事故届出書"を保健所に届け出なければならない。盗難などの場合には、所轄の警察署にも届け出る。

生物由来製品、特定生物由来製品の管理

生物由来製品 biological product とは、ヒトその ほかの植物以外の生物に由来するものを原材料とし て製造される医薬品、医療機器などのうち、保健衛 生上特別の注意を要するもので、ワクチン、抗毒素、 遺伝子組換え製剤、ヘパリンなどの動物抽出成分が 指定されている。

特定生物由来製品 specific biological product と は、生物由来製品のなかでもとくに感染症発生のリ スクが高く注意すべきものであり、当該生物由来製 品による保健衛生上の危害の発生または拡大を防止 するための措置を講ずることが必要なものである。 例として、輸血用血液製剤、人血清アルブミン、人 免疫グロブリン、人胎盤抽出物などがある。

表　　　示

生物由来製品には、直接の容器包装に白地、黒枠、 枠囲い黒字をもって"生物"と、特定生物由来製品 には"特生物"と、それぞれ表示されている。また、 どちらも製造番号・記号が併せて表示されている。 さらに、血液製剤と、血液製剤と代替性のある遺伝 子組換え製剤のうち特定生物由来製品に指定されて いるものには、原料となる血液の採血国、採血方法 として、"献血"または"非献血"の区別も表示さ れている。

記　　　録

特定生物由来製品を取り扱う医師そのほかの医療 関係者は、製品名および製品の製品番号・記号 (ロット番号)、使用した患者の氏名および住所、使 用日の事項を記録し、その記録を使用日から起算し て 20 年間保管する。

処 方 と 調 剤

14

🔵 **キーポイント**

1. 医師・歯科医師は、法の規程に従い処方箋を交付しなければならない。疑義が生じないよう、正しい処方箋の書き方を身につけなければならない。
2. 薬剤師は、処方箋の点検・確認後に調剤と薬剤交付を行う。処方内容が疑わしければ、疑義照会を行わなければならない。薬剤交付時に、薬剤の使用方法、保管方法、知らせておくべき副作用の説明などを行う。
3. 麻薬・向精神薬・新薬には、処方日数に制限がある。

処　　方

医師（歯科医師）は、患者に対し治療上薬剤を調剤して投与する必要があると認めた場合には、患者または現にその看護にあたっている者に対して処方箋を交付しなければならない（医師法第22条、歯科医師法第21条「処方せんの交付義務」）。

処方箋 prescription とは、患者の疾病に対して医薬品を交付するために、どのような薬の、どのような量を、どのような形状で、どのような方法で与えるかについての医師の指示（これを**処方**という）を記した書類である。緊急時など例外的な場合を除いて、投薬の指示は処方箋によらなければならない。薬剤師であれば誰にでも正確に理解できる書き方をしなければならない。なるべく略号を用いず、日本語でわかりやすく書く。

図Ⅱ-14-1 に院外処方箋の様式を示す。

処方箋の記載事項

公的医療保険を適用する場合、処方箋には下記項目を記載する必要がある。

① 保険者番号
② 被保険者証・被保険者手帳の記号・番号
③ 患者氏名
④ 患者年齢
⑤ 医療機関の名称と所在地、電話番号
⑥ 医師の署名、または記名押印
⑦ 交付年月日

⑧ 処方箋の使用期間
⑨ 医薬品名　　医薬品名、剤形、規格を記載する。医薬品名は原則として製剤名（薬価基準収載名）を用いる。ただし、後発品が存在する薬については、薬価基準に収載されている品名に代えて、一般名に剤形および含量を付加して記載するのが一般的である（**一般名処方**）。
⑩ 分　量　　1回分の投与量を表示する。分量は添付文書に記載の量が基準となる。頓服薬も1回量とする。成分量か製剤量か紛らわしい場合、どちらなのか明確にする。
⑪ 用法・用量　　内服薬の場合、"1日1回就寝前に服用""1日3回食後に服用"など、服用回数および服用時期を記載する。外用薬の場合、剤形に適した方法を記載する。また、処方日数や個数を○日分、○回分、○本、○個、○筒などと記載する。上限が設けられている場合があるので注意する（後述）。
⑫ 備考欄　　麻薬処方箋の場合は麻薬施用者免許証番号と患者住所を記入する。また、正当な理由があって例外的な処方をする場合はここで説明する。
⑬ 余　白　　処方欄に余白が生じた場合、"以下余白"と書いたり、追加記載できないように斜線を引いたりする。

処方例をいくつか示す。

処　方　　**119**

様式第二号

処　方　せ　ん

（この処方せんは、どの保険薬局でも有効です。）

（第二十三条関係）

公費負担者番号		保険者番号			

公費負担医療の受給者番号		被保険者証・被保険者手帳の記号・番号	・

患者	氏　名		保険医療機関の所在地及び名称	
	生年月日	明大昭平　　年　月　日　　男・女	電話番号　保険医氏名	㊞
	区　分	被保険者　　　被扶養者	都道府県番号　　点数表番号　　医療機関コード	

交付年月日	平成　　年　　月　　日	処方せんの使用期間	平成　年　月　日	特に記載のある場合を除き、交付の日を含めて4日以内に保険薬局に提出すること。

処方	変更不可	個々の処方薬について、後発医薬品（ジェネリック医薬品）への変更に差し支えがあると判断した場合には、「変更不可」欄に「レ」又は「×」を記載し、「保険医署名」欄に署名又は記名・押印すること。

備考	保険医署名 〔「変更不可」欄に「レ」又は「×」を記載した場合は、署名又は記名・押印すること。〕	

保険薬局が調剤時に残薬を確認した場合の対応（特に指示がある場合は「レ」又は「×」を記載すること。）
　　　　　□保険医療機関へ疑義照会した上で調剤　　　　　　□保険医療機関へ情報提供

調剤済年月日	平成　年　月　日	公費負担者番号	
保険薬局の所在地及び名称保険薬剤師氏名	㊞	公費負担医療の受給者番号	

備考
　1．「処方」欄には、薬名、分量、用法及び用量を記載すること。
　2．この用紙は、日本工業規格 A 列5番を標準とすること。
　3．療養の給付及び公費負担医療に関する費用の請求に関する省令（昭和51年厚生省令第36号）第1条の公費負担医療については、「保険医療機関」とあるのは「公費負担医療の担当医療機関」と、「保険医氏名」とあるのは「公費負担医療の担当医氏名」と読み替えるものとすること。

図 II-14-1　院外処方箋の例
［東京保険医協会 雛形］

【内服】 エナラプリルマレイン酸塩錠 5 mg
    1回1錠
    1日1回　朝　　　28日分

    スクラルファート細粒 90 %
    1回1 g（製剤量）
    1日3回　食間　　　14日分

【頓用】 アセトアミノフェン錠 200 mg
    1回2錠
    頭痛時頓用（4時間以上間隔を空け、1日4
    回まで）　　　　　　　10回分

【外用】 イソプロピルウノプロストン点眼液
    0.12%　5 mL　1本
    1回1滴
    1日2回　右眼に点眼

　食直前に服用するαグルコシダーゼ阻害薬や速効性経口糖尿病薬、食直後に服用するイトラコナゾールなど、用法が特殊な薬剤があるので注意を要する。

　また、休薬期間が設けられているメトトレキサートやティーエスワン®（一般名：テガフール・ギメラシル・オテラシルカリウム）などのハイリスク薬の記載ミスは重大事故につながるため、とくに注意が必要である。

　例えば、メトトレキサート（商品名：リウマトレックス）の場合は、1週間単位の投与量を1回または2～3回に分割して経口投与する。分割して投与する場合、初日から2日目にかけて12時間間隔で投与し、残りの5～6日間は休薬する。これを1週ごとに繰り返す。月曜に2回、火曜に1回投与し、4週間分処方するなら、以下のように処方を2つに分ける必要がある。

　　Rp 1　　リウマトレックスカプセル 2 mg
　　　1回1カプセル
　　　1日2回　朝夕食後　　4日分
　　　月曜に服用

　　Rp 2　　リウマトレックスカプセル 2 mg
　　　1回1カプセル
　　　1日1回　朝食後　　　4日分

　　火曜に服用

　原則的に麻薬、向精神薬や新医薬品は処方日数の制限（14、30、90日のいずれか）があるが（表II-14-1）、そのほかの場合は医師の裁量で長期処方が可能である。ただし、特別な理由がない限り、薬物治療のモニタリングに支障を来すほどの長期処方は避けるべきである。

処方箋の有効期限

　保険処方箋の有効期限は、発行日を含めて4日以内である。この期間がすぎると処方箋としての効力を失い、これによって調剤することはできなくなるため、医療機関にて再発行を受けなければならない。

調剤と薬剤交付

　処方箋を受理した薬剤師は、処方箋の点検・確認後に調剤と薬剤交付を行う。

処方箋の点検

　まずは、処方箋の形式、記載事項に脱落または誤りなどがないかを点検する。処方医の署名または記名・押印、麻薬施用者の免許番号にも注意する。

　次に、処方内容の点検では、患者情報や薬歴に基づき、処方された医薬品とその剤形、用法、用量、投与期間を確認し、さらに、重複投与、投与禁忌、相互作用、副作用、臨床検査値なども考慮して適正であるか点検する。毒劇薬の薬用量、小児および高齢者の薬用量、妊婦・授乳婦への医薬品投与に注意する。

　また、薬剤師は、処方箋を点検し、処方内容に疑わしい点がある場合は、その処方箋を交付した医師、歯科医師または獣医師に問い合わせて（**疑義照会** prescription question）、疑わしい点を確かめたあとでなければ調剤してはならないことが規定されている（薬剤師法 24 条「処方せん中の疑義」）。

調　　剤

　調剤の方法の決定の際には、薬袋に記載する事項、処方された剤形の適否、調剤する製剤の規格、医薬品の性状を熟知した上で、配合変化を生じる処方や不安定な医薬品の調製法、調剤学上当然の措置

調剤と薬剤交付　　**121**

表 II-14-1　投薬期間に上限が設けられている医薬品一覧（注射剤を除く）

14日分を限度とするもの

分　類		一般名	分　類		一般名
麻　薬		アヘン、アヘンチンキ、アヘンアルカロイド塩酸塩、アヘン・トコン散 エチルモルヒネ塩酸塩水和物 オキシメテバノール ペチジン塩酸塩 コカイン塩酸塩	向精神薬	第三種	マジンドール ブロマゼパム*1 ジアゼパム*1 フェノバルビタールナトリウム*1 バルビタール クロラゼプ酸二カリウム
向精神薬	第二種	ペントバルビタールカルシウム ブプレノルフィン塩酸塩*1、ブプレノルフィン アモバルビタール ペンタゾシン塩酸塩	新医薬品		薬価基準収載日の属する月の翌月の初日から起算して一年（厚生労働大臣が指定するものにあっては、厚生労働大臣が指定する期間）を経過していないもの

*1 14日分限度のブプレノルフィン塩酸塩、ブロマゼパム、ジアゼパム、フェノバルビタールナトリウムは坐剤である。

30日分を限度とするもの

分　類		一般名	分　類		一般名
麻　薬		オキシコドン塩酸塩、オキシコドン塩酸塩水和物 モルヒネ塩酸塩水和物、モルヒネ硫酸塩水和物 フェンタニル、フェンタニルクエン酸塩 コデインリン酸塩水和物（10％散、20mg錠）、ジヒドロコデインリン酸塩（10％散）	向精神薬	第三種	ゾピクロン エチゾラム ロフラゼプ酸エチル エスタゾラム クロチアゼパム ブロマゼパム ブロチゾラム オキサゾラム
向精神薬	第一種	メチルフェニデート塩酸塩 モダフィニル			トリアゾラム ニメタゼパム ハロキサゾラム
向精神薬	第二種	フルニトラゼパム			ペモリン
向精神薬	第三種	ロルメタゼパム フルジアゼパム アルプラゾラム クロキサゾラム クアゼパム クロルジアゼポキシド クロルプロマジン・プロメタジン配合剤 ゾルピデム酒石酸塩			メペンゾラート臭化物・フェノバルビタール配合剤 ロラゼパム プラゼパム フルラゼパム塩酸塩 メダゼパム プロキシフィリン・エフェドリン配合剤

90日分を限度とするもの

分　類		一般名
向精神薬	第三種	ジアゼパム フェノバルビタール ニトラゼパム フェニトイン・フェノバルビタール配合剤 クロバザム クロナゼパム

などを判断する。

また、調剤した薬剤師（**調剤者** dispenser）とは別の薬剤師（**鑑査者** auditor）が調剤した薬剤と処方箋を照合し、調剤鑑査を行う（数人以上の薬剤師がいる薬局の場合）。薬局に薬剤師が1人しかおらず、調剤者と鑑査者が同一の場合は、必ず自己鑑査を行う。

薬 剤 交 付

薬剤師は、販売または授与の目的で調剤したときは、患者または現にその看護にあたっている者に対し、調剤した薬剤の適正な使用のために必要な情報を提供しなければならないと規定されている（薬剤師法25条の2「情報の提供」）。そのため、薬剤師は、薬剤交付時に服用法を薬袋、説明書、口頭などにより指示するほかに、交付薬剤の保管方法、知らせて

おくべき副作用の説明などを行う必要がある。

最近、これまでに処方された薬の情報が記録された、**お薬手帳** prescription record を活用して薬剤情報提供を行うことが推進されている。複数の医療機関にかかっている場合や複数の薬を処方されている場合などに、この手帳を活用することで、ほかの病院や薬局との情報共有ができるため、薬の重複投与、相互作用、薬物アレルギーや副作用の防止につながると考えられている。

また、薬剤師は、業務を通して知った患者の診療情報の取り扱いに十分な配慮が必要である。

処方箋の保存

処方箋は、薬剤師法第27条により、調剤を完了してから3年間の保存義務がある。麻薬処方箋も3年間保存する。

Ⅲ　編

医薬品開発の基礎知識

医薬品の開発

1

● キーポイント

1. 薬の候補物質を医薬品として製造・販売するためには、国が定めた基準に則って数多くの研究調査を行ったのち、国に申請して審査を受け、承認を得なければならない。
2. 製造・販売の承認申請のために行われる臨床試験は治験とよばれ、GCP に準拠して行われる。
3. すでに承認された薬剤でも、使用方法を改善するため多くの研究調査がなされる。

医 薬 品 と は

医薬品、医療機器等の品質有効性及び安全性の確保等に関する法律（医薬品医療機器等法、薬機法）によると、**医薬品**は次のいずれかに該当するものと定義されている。

① 日本薬局方に収められているもの。
② 人または動物の疾病の診断、治療または予防に使用されることが目的とされているものであって、機械器具、歯科材料、医療用品および衛生用品でないもの（医薬部外品を除く）。
③ 人または動物の身体の構造または機能に影響を及ぼすことが目的とされているものであって、機械器具、歯科材料、医療用品および衛生用品でないもの（医薬部外品および化粧品を除く）。

医薬品には、医師の処方を必要とする**医療用医薬品**と、薬局などで一般向けに販売される**一般用医薬品**がある。医療用医薬品は、表Ⅲ-1-1 に示す長いプロセスを経て誕生する。

創 薬 と 育 薬

医薬品を開発するには数多くの研究調査（スタディ）を実施する必要があるが、これらは、開発プロセス上の位置づけから 2 つに分けられる。新しい薬の候補を発見・発明し、基礎実験、非臨床試験（動物実験や *in vitro* 実験）、臨床試験（人を対象とする実験）を経て、最終的には医薬品として製造・販売することを国に認めてもらうまでのプロセスは**創薬**とよばれる。一方、すでに国の承認を得て販売されている薬剤でも、様々なエビデンスを獲得したり使い方を改善したりするための研究調査がなされるが、このプロセスは**育薬**とよばれることがある。

医薬品開発のプロセス

候補化合物の探索

医薬品の候補化合物は、例えばペニシリンのように、まったく偶然発見されることもある。また、ジギタリスのように、民間療法から見出されたものもある。しかし、このように運まかせでは、医療現場の要求に間に合わない。

今日では、多数の天然化合物や合成化合物をスクリーニングすることにより、望ましい薬理活性を有するものを選び出し、開発の出発点となる化合物（**リード化合物**）を得ることが多い。医薬品としてふさわしい化合物を迅速に絞り込むために、多くの工夫がなされている。得られたリード化合物は様々な化学修飾を加えられ、より適する化合物に改変されていく（**最適化**）。最近では、薬物の標的分子を先に定め、これに特異的に作用する化合物を選択したり作製したりすることも多い。抗体製剤はその典型である。

非 臨 床 試 験

医薬品の候補化合物が絞り込まれたら、それを用

表 III-1-1　医薬品開発のプロセス

1. 候補物質の探索（2〜3年）
   ① 探索または合成
   ② 薬効と毒性によるスクリーニング
   ③ 物理・化学的性状の研究
2. 非臨床試験（3〜5年）
   ① 毒性試験
   　一般毒性試験：
   　　単回投与毒性試験（急性毒性試験）
   　　反復投与毒性試験
   　特殊毒性試験：
   　　生殖・発生毒性試験
   　　遺伝毒性試験（変異原性試験）
   　　がん原性試験
   　　抗原性試験
   　　依存性試験
   ② 薬理試験
   　薬効薬理試験：　開発目的とする薬理作用を実験的病
   　　態モデルや遺伝的病態モデルを用いて調べる.
   　一般薬理試験：　開発目的とする薬理作用以外の作用
   　　を動物個体または摘出臓器・組織・細胞を用いて調
   　　べる.
   ③ 薬物動態試験
   　吸収・分布・代謝・排泄に関する試験
   　血漿蛋白質結合性に関する試験
   　胎仔移行性・乳汁移行性の試験
3. 臨床試験（治験）（3〜7年）
   第I相（臨床薬理試験）
   　対象：　主に少数の健常者（数例〜数十例）
   　目的：　安全性の検討と薬物動態の調査
   第II相（探索的試験）
   　対象：　少数の患者（数十例〜数百例）
   　目的：　前期第II相試験（概念実証試験）：安全性と有効
   　　　　　性の検討
   　　　　　後期第II相試験（用量設定試験）：投与方法（用
   　　　　　法・用量）の検討
   第III相（検証的試験）
   　対象：　比較的多数の患者（数百例〜千例）
   　目的：　有効性の検証
4. 製造販売承認申請／審査／承認／発売（1〜2年）
5. 製造販売後調査・臨床試験（第IV相）
   　対象：　患者（数千〜数万例）

いて in vitro 実験や in vivo 実験（一般に動物実験）が行われる。in vitro 実験には細胞や組織などが用いられる。実験動物としてはマウス、ラット、イヌ、サルなどがよく用いられる。次の段階の臨床試験に対して、この段階の実験を**非臨床試験**とよぶ。非臨床試験の主な内容は、**毒性試験**、**薬理試験**、**薬物動態試験**の3つである。

毒 性 試 験

毒性試験は、後の臨床試験に移行できるかどうかを判断するために、非臨床試験のなかで最も重要な試験といえる。薬理作用の延長として現れる一般的な有害反応について調べる**一般毒性試験**と、特殊な

有害反応について調べる**特殊毒性試験**とに分けられる。

一般毒性試験は、**単回投与毒性試験**と**反復投与毒性試験**からなる。単回投与毒性試験は急性毒性を調べる実験で、単回投与での最大耐用量が得られ、患者に過量投与したときの急性毒性を予測するために有用である。従来は、1回投与しただけで動物の半数が死亡する**半数致死量**（**LD**$_{50}$）が求められていたが、正確な LD_{50} を知るには多数の動物を犠牲にする必要があった。今日では、動物愛護の観点から、概略の致死量と毒性徴候の用量依存性が調べられるようになっている。反復投与毒性試験は、繰り返し投与したときの用量と毒性との関係を調べ、**最大無毒性量** no observable adverse effect level（**NOAEL**）を求める実験である。連続投与による臓器障害や生体反応を知ることができ、人に初めて投与する第I相臨床試験の安全性を確保する上できわめて重要である。

特殊毒性試験としては、被験薬の性質により様々な実験が行われる。主なものに、**生殖・発生毒性試験**、**遺伝毒性試験**（**変異原性試験**）、**がん原性試験**、**抗原性試験**などがある。遺伝毒性試験は、遺伝子への傷害作用を調べるために行われる in vitro および in vivo 実験で、これが陽性であれば発生毒性やがん原性を有する可能性が高まる。生殖・発生毒性試験は、生殖毒性（性行動、受精、妊娠、出産、哺育などに対する毒性）と、発生毒性（児の発生過程における早期死亡、形態異常、発育遅延、機能異常、発がんなど）を調べる実験である。サリドマイド事件（➡ p.68）の教訓から、発生毒性は最低2種類の哺乳類で調べられる。がん原性試験では、動物に被験薬を長期投与し、がんが発生するかどうかが調べられる。抗原性試験では、被験薬がアレルギー性を有するかどうかが調べられる。そのほか、薬によって、局所刺激性試験、皮膚感作性試験、依存性試験なども行われる。

薬 理 試 験

薬理試験は、被験薬の薬理作用を調べる実験で、**薬効薬理試験**と**一般薬理試験**（**安全性薬理試験**）からなる。

薬効薬理試験は、開発目的とする薬理作用（主作用）を in vitro および in vivo 実験により調べるもので、しばしば**疾患モデル動物**が用いられる。疾患モデル動物としては、薬物や手術などにより作製され

るモデルや、遺伝子の導入や欠損によるモデルが数多く開発されている。

一般薬理試験は安全性薬理試験ともよばれ、開発目的とする薬理作用以外の作用（副作用）を *in vitro* および *in vivo* 実験で調べるものである。非臨床試験の主目的は臨床試験での安全性を確保することなので、主作用を調べる薬効薬理試験よりも、副作用を調べる一般薬理試験のほうがより重視される。あらゆる器官への作用が調べられるが、なかでも中枢神経系・心血管系・呼吸器系は安全性評価の上で最も重要な器官系なので、これらへの作用が最も重視され詳しく調べられる。

薬物動態試験

吸収・分布・代謝・排泄の4相にわたって、被験薬の動態が詳細に調べられる。薬理作用は被験薬の体内濃度と密に関係するため、被験薬の体内動態の調査は、薬効や毒性を正しく評価するためにきわめて重要である。また、他薬との相互作用の可能性を予測する上でも重要な意味がある。

臨 床 試 験

非臨床試験が終了したら、被験薬を人に用いてみる臨床試験（➡ p.129）の段階に入る。日本では、医薬品として製造・販売する承認を受けるために実施する臨床試験のことを**治験**とよんでいる。治験は、国の規制当局（医薬品医療機器総合機構 Pharmaceuticals and Medical Devices Agency［**PMDA**]）に計画を届け出た上で、厚生労働省の「**医薬品の臨床試験の実施の基準に関する省令**」（**GCP**）に則って実施する（➡ p.136）。

候補化合物を初めて人に投与しようとする場合、最も重要なのはいうまでもなく安全性の確保である。そのためには、十分な非臨床試験データとその評価がなされていなければならない。とくに、上で述べた薬物動態試験、反復投与毒性試験、遺伝毒性試験、がん原性試験、生殖・発生毒性試験などが重視される。ただ、実験動物のデータが人にあてはまるとは限らないため、十分小さい用量から慎重に投与する。経験的に、LD_{50} の $1/600$ 以下、または NOAEL の $1/60$ 以下などの量を開始量とすることが多い。

一般に、臨床試験（治験）は、目的によって第I相、第II相、第III相に分けられる。

第I相臨床試験

一般的には健常成人を対象とし、被験薬を少量から段階的に増量して安全性（有害事象・副作用）を調べることと、薬物動態を知ることを主目的とした試験で、**臨床薬理試験**とよばれることもある。患者が対象ではないので、薬効はふつう評価できない。動物実験の結果を受け、被験薬を人に投与する早期の段階であり（本当に世界で初めて人に投与する場合、とくに、**First-in-Human 試験**とよぶ）、被験薬の安全性を検討する上できわめて重要なプロセスである。

ただし、抗がん剤など重い副作用が予想される被験薬は、倫理的観点から、健常者ではなく、はじめから患者を対象とすることがある。

第II相臨床試験

第I相試験の結果を受け、医薬品の候補化合物を少数例の患者に試してみる段階であり、**探索的試験**ともよばれる。一般に前期と後期に分けられ、前期第II相試験は**概念実証試験** proof of concept study（POC study）ともよばれ、被験薬を医薬品として開発しようというコンセプトが正しいかどうかを検討する試験で、有効性と安全性が試される。後期第II相試験は**用量設定試験**ともよばれ、第III相試験で用いる至適用法・用量を検討することを主な目的とする。

第III相臨床試験

比較的多数例の患者を対象に、有効性の検証と安全性の検討を目的として行われる試験で、**検証的試験**ともよばれる。主目的は、第II相試験で示された有効性を厳格な方法で証明することで、ランダム（無作為）化や二重盲検化などバイアスを小さくする手段が採用される（➡ p.130）。数百例以上の規模になることが多いので、多数の医療機関が参加して実施されることが多い（**多施設共同試験**）。

承 認 審 査

被験薬を医薬品として製造・販売する承認を受けようとする者（多くは製薬企業）は、第III相試験までに得られた資料を添付して、国に申請する。ただし、抗がん剤などの場合、販売後に第III相試験を実施する計画とともに、第II相試験までの資料を提出して承認申請を行うことがある。規制当局（PMDA）が審査して厚生労働大臣に承認されると、医薬品としての製造・販売が可能となる。

製造販売後調査・臨床試験

医薬品の評価・審査は市販後も継続して行われ、承認から通常8年後に有効性・安全性に問題がないかどうか再審査する制度がある。このため、販売後も、副作用調査や**製造販売後臨床試験**（第IV相試験とよぶこともある）などが実施される。治験では検出できなかった副作用が、多数の人に使用されることによって明らかになることはしばしばあるため、副作用情報の収集はきわめて重要である。また、製造販売後臨床試験は、治療的使用下での有効性・安全性を確かめるために行われ、治験では調べられなかった様々な病態の患者を対象とする試験、薬物相互作用を調べる試験、真の評価項目（→ p.133）で薬を評価する試験など、様々な臨床試験が行われる。

いわゆる"自主臨床試験"

これまでに辿ってきたのは、新しい薬剤を開発して医薬品として製造・販売するため、多くは企業主導（一部、医師主導）で実施される研究の道筋であり、このなかで行われる治験や製造販売後臨床試験は、薬機法で規制されている。しかし、臨床試験はそれ以外にも数多く行われており、大部分は医師が主体的に実施するもので"自主臨床試験"などとよばれる。これらは、日本ではいまのところ法規制の対象となっておらず、厚生労働省の「**人を対象とする医学系研究に関する倫理指針**」（→ p.136）に従って実施されている（一部の"自主臨床試験"は近日中に法規制される見込み）。

医薬品開発を支援する人びと

医薬品開発のプロセス中、臨床試験は、多くの職種や立場の人びとの協力がなければ実施できない。**発案者**または**依頼者**（研究者や企業）、**実施者**（医師）、**被験者**（健常者や患者）の3者が基本構成員だが、実際にはこの3者だけで実施するのは不可能に近い。とくに治験は、臨床試験を支援する職種の人びととの協力が得られて初めて実施可能となる。

臨床試験（とくに治験）を実施する体制（チーム）を表したのが図III-1-1である。このように、多種多様な職種の協力があって初めて臨床試験の遂行が円滑にできるようになる。なかでもCRC（下記）

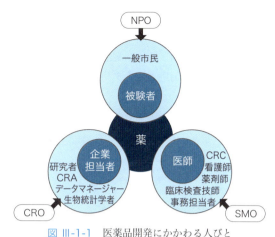

図 III-1-1　医薬品開発にかかわる人びと
CRO：contract research organization（開発業務受託機関），
SMO：site management organization（治験施設支援機関），
NPO：nonprofit organization（民間非営利団体），CRA：clinical research associate（"モニター"とよばれることが多い）．
［日本臨床薬理学会 編，"臨床薬理学 第3版"．医学書院；2011．p.13，図1-7を改変］

の役割は非常に大きい。

■ 臨床研究コーディネーター

臨床試験実施医療機関において、試験責任医師または試験分担医師の指示のもとに、臨床試験の進行を支援するスタッフを**臨床研究コーディネーター** clinical research coordinator（**CRC**）という。現在の日本では、CRCがかかわるのはほとんど治験なので、"治験コーディネーター"とよばれることも多い。CRCになるには、いまのところ特別の資格は必要ないが、看護師や薬剤師が従事することが多い。

主な仕事として、以下のようなものがある（図III-1-2）。

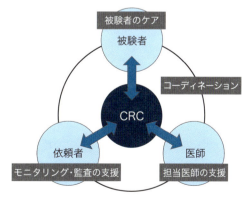

図 III-1-2　CRCの役割
［日本臨床薬理学会 編，"臨床薬理学 第3版"．医学書院；2011．p.14，図1-8を改変］

① 医師の支援：被験者への補足説明、データの転記など
② 被験者の援助：連絡、案内、心のケアなど
③ 依頼者への対応：モニタリングへの対応、事務的業務など
④ 医師・被験者・依頼者からなる研究チームの内部調整

医薬品開発の国際化

ハーモナイゼーション国際会議

ハーモナイゼーション国際会議 International Conference on Harmonization of Technical Requirements for Registration of Pharmaceuticals for Human Use（**ICH**）とは、承認申請にかかわる規制を日本・EU・米国の3極で共有することにより、優れた医薬品を速やかに世界に届けることを目的として、1991年から開かれてきた国際会議である。新規医薬品の8～9割は日欧米の3極で開発されているが、承認申請の規制が各極で異なると、他国の試験データを受け入れることができず、自国で試験を再度実施しなければならないため、時間的にも費用的にも無駄が多くなる。そこで、ICHにより医薬品開発の国際基準がつくられることになったわけである。

ICHでは、医薬品開発にかかわる分野を**品質**（Q）、**安全性**（S）、**有効性**（E）、**複合領域**（M）の4つに分け、さらにそのなかに複数の項目を設けて、項目別のガイドラインを作成している。Qは製剤の品質保証、Sは非臨床試験、Eは臨床試験、Mはその他についてのガイドラインである。例えば、各国の臨床試験の実施の基準（GCP [good clinical practice]）が準拠するべきガイドラインは**E6**（Guideline for Good Clinical Practice）で、通称**ICH-GCP**とよばれている。

国際共同試験

近年まで、治験は国内の医療機関だけで行われるのが一般的であったが、とくに第Ⅲ相のような多数の被験者を要する試験はしばしば実施が困難で、承認までに長い時間がかかっていた。これを改善するため様々な試みがなされてきたが、今日では、複数の国で同時期に同一プロトコールで臨床試験を実施することが多くなってきた。これにより、多数の被験者の確保、治験期間の短縮、経費の節約などが可能となっている。

臨床試験の科学 2

> ● キーポイント
> 1. 研究調査のデザイン（スタディ）によって、得られる証拠の強さが異なる。
> 2. 薬効を正しく評価するには、介入研究（臨床試験）を行う必要がある。
> 3. 臨床試験では、対照との比較、ランダム割りつけ、盲検化などの手段により、バイアスを最小化する努力が求められる。

臨床試験とは

医薬品開発における臨床試験の位置づけについては前章で述べたが、医学研究のなかでの位置づけはどうだろう。図III-2-1に示すように、人を対象とする医学的研究のことを、一般に**臨床研究 clinical study** とよぶ[*1]。ただし生きている人間だけでなく、個人を特定できる資料（人体由来試料や診療録情報など）を対象とする研究も、ふつう臨床研究に含まれる。臨床研究のうち人に介入を行う研究が**臨床試験 clinical trial** である。ここでいう**介入**とは、研究目的で、対象者に対して意図的・計画的に外的操作（負荷または制限）を加え、対象者の環境を変化させること（より正確には**実験的介入**）である。

臨床試験は実験なので人体実験 human experimentation とよんでも間違いではないが、通常そうはよばない。人体実験とよぶと、非人道的な実験であるかのように聞こえるからであろう。

研究デザインとエビデンス・レベル

研究方法論上の位置づけによって研究を分類すると、表III-2-1のような階層構造になる。

まず、研究は**記述的研究**と**分析的研究**に大きく分けられる。前者は、あるがままの状態を記述する方法をとり、臨床研究では症例報告などが該当する。それに対して後者は何らかの比較分析を行うもので、さらに2つに分類される。1つは、ある時間的な1断面での研究対象の状態を分析する**横断研究**で

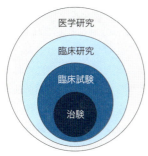

図 III-2-1　臨床試験とは

[*1] "臨床研究"に対応する英語には、"clinical research"と"clinical study"の2つがある。前者は概念的な用語、後者は個々の調査を意味する具体的な用語といえる。本項で扱うのは後者である。なお、臨床研究の"臨床"の意味については人によって解釈が異なるため、"臨床研究"を厳密に定義することはむずかしい。

表 III-2-1　臨床研究のデザイン

- 記述的研究（症例報告 / 対照のない横断研究）
- 分析的研究
  - 対照のある横断研究
  - 縦断研究
    - 後向き研究（症例対照研究）
    - 前向き研究
      - 前向き観察研究（前向きコホート研究）
      - 介入研究（臨床試験）
        - 対照のない介入研究
        - 対照のある介入研究
          - ランダム割りつけしない介入研究
          - ランダム割りつけする介入研究（RCT）
            - 盲検化しない介入研究
            - 盲検化する介入研究
              - 単盲検化する介入研究
              - 二重盲検化する介入研究

表 Ⅲ-2-2　臨床研究のエビデンス・レベル

レベル	内　容
1a	ランダム化比較試験のメタ解析
1b	少なくとも１つのランダム化比較試験(RCT)
2a	同時対照を伴う前向きコホート研究
2b	過去の対照を伴う前向きコホート研究
3	症例対照研究(後向き研究)
4	処置前後などの前後比較，対照群を伴わない研究
5	症例報告，ケースシリーズ
6	専門家個人の意見(専門家委員会報告を含む)

［日本肝臓学会「エビデンスレベル分類，推奨グレード分類」をもとに作成］

表 Ⅲ-2-3　バイアスとその対策

バイアス	対　策
個体内変動によるバイアス 　からだの状態の自然変動によって起こる	対照と比較する 　比較試験
割りつけによるバイアス 　恣意的な割りつけによって起こる	ランダムに割りつける 　ランダム化比較試験(RCT)
心理によるバイアス 　心理的・主観的な評価によって起こる	盲検化する 　単盲検試験 　二重盲検試験
評価項目によるバイアス 　主観的なエンドポイントによって起こる	客観的な評価項目を設定する 　ハード・エンドポイント
結果の発表によるバイアス 　期待通りでなかった結果は発表されにくいことによって起こる	発表倫理を徹底させる 　臨床試験登録

あり、もう１つは時間軸に沿った変化を分析する**縦断研究**である。後者はまた２つに分けられる。１つは、過去のデータに基づいて分析する**後向き研究**で、疾患の有無と過去の要因を分析する症例対照研究（ケース・コントロール研究）が典型である。もう１つは、未来に向かって状態の変化を観察する**前向き研究**で、これがまた２つに分けられる。１つは、調査者が調査対象とする系の外に身をおいてあるがままの系の変化を観察する**前向き観察研究**で、前向きコホート研究がこれにあたる。もう１つは、何らかの介入を行いその結果起こることを観察する**介入研究**であり、臨床試験がこれに該当する。それ以下の分類は、介入研究（臨床試験）を実施する上で採用される手段による細分類である（それぞれの手段については後述する）。原則として、どのようなスタディも、以上のいずれか１つに分類される。

　一般的には、表Ⅲ-2-1 に示した研究デザインの階層が深いほど、それによって得られる証拠の強さ（**エビデンス・レベル**）は大きくなる。臨床研究でよく用いられるデザインをエビデンス・レベルの大きい順に並べると、表Ⅲ-2-2 のようになる。薬効を検証するためには、一般にエビデンス・レベル１（ランダム化比較試験またはそのメタ解析［後述］）が求められる。

臨床試験の方法

誤差とバイアス

　介入研究（臨床試験）であっても、得られるエビデンスのレベルは試験デザインにより異なる。真の値と調査で得られる測定値との隔たりのことを**誤差 error** といい、誤差が小さい試験デザインほど高いエビデンスが得られる。

　誤差は、① **ランダムな誤差**と、② **系統的な誤差**に分けられる。

　ランダムな誤差は、研究の精度が低いために生じる。精度を低くする大きな原因の１つとして、被験者数（**サンプル・サイズ**）が小さすぎることがあげられる。サンプル・サイズが小さすぎると、本当は２群間に差があるにもかかわらずそれを検出できないなどという問題を生み、明確な結論が出せずに終わってしまう。サンプル・サイズは大きいほど測定値の精度は増すが、不必要に大きすぎると、リスクに曝される被験者が増えるとともに無駄な費用がかかる。明確な結論を出すのに必要最小限の人数を合理的に推定するべきである。

　一方、系統的な誤差は、一般に**バイアス（偏り bias）**とよばれる。バイアスは、様々な因子によって、真の値から遠ざかるある特定の方向に結果が導かれることによって生じる。これを回避するには、それぞれの因子に対して特別の工夫を施す必要がある。とくに介入研究（臨床試験）においては、バイアスを小さくする様々な手段が開発されてきた。ただし、バイアスを与える因子は数多く、すべてを完全にコントロールすることは困難である。研究結果を正しく解釈するには、生じうるバイアスをよく認識しておく必要がある。

　介入研究における代表的なバイアスと、それを回避するために考案された手段には、以下のようなものがある（表Ⅲ-2-3）。

■ 個体内変動によるバイアス

　人のからだの状態は刻々と変動する。生理的な現

象にも日内変動、季節による変動、加齢による変動、性周期による変動など様々な変化が起こるが、病気の状態も大きく変動する。完全治癒する急性疾患はもちろん、慢性疾患であっても病状の悪化や軽快を繰り返す。

ある病気の治療薬候補物質Xの効き目を試すため多くの患者にXを飲ませたところ、平均として患者の状態がよくなったとする。この結果から、Xは効いたといえるだろうか。本当に効いた可能性もあるが、Xを飲まなくても病状が自然に変化してよくなっていたかもしれない。この結果から"Xは効いた"と結論づけると、本当は自然変動によって効いたようにみえただけである可能性を残したままとなる。

このバイアスを小さくするため、対照と比較するという方法が考案された。Xを飲む人と飲まない人を比較するのである。飲む人と飲まない人の差を測定することによって自然変動によるバイアスを除くことができ、Xの効果を過大評価あるいは過小評価する危険を冒さずにすむ。このように、比較対照をおく介入研究（臨床試験）を**比較試験** controlled trial という。通常、飲む人と飲まない人の状態を同時に観察する方法がとられる（**同時対照**）。飲む人と飲まない人の状態を別の機会に観察せざるを得ない場合（**歴史的対照**）もあるが、この方法では、効果を測定する時間のずれによるバイアスを除けない。

同時対照をおくとしても、いくつか方法がある（図Ⅲ-2-2）。最もバイアスが小さいのは単純な**並行群間比較**という方法である。ただ、これには比較的多くの被験者を要するため、バイアスはやや増え

るが、同じ被験者に試験群と対照群の両方を兼ねさせる**クロスオーバー法**を用いることもある。また、Xの用量をいくつか試したいときには、これもバイアスがやや増えるが、**用量漸増法**を用いれば被験者数は少なくてすむ。

Xの効果を既存薬Yと比較する方法もよく行われる。ただこの場合、無投薬との比較に比べると結果が曖昧になりがちである。

■ 割りつけによるバイアス

Xを飲む群と飲まない群に被験者を分ける（割りつけ）方法よっても、バイアスを生じうる。割りつけを患者や医師の自由に任せると、Xが効きやすい人や効きにくい人が片方の群に偏ってしまう可能性がある。試験群と対照群を正確に比較しようとすると、2つの群を（Xを飲む、飲まない以外は）統計的に同じ集団と見なせなければならない。

この割りつけバイアスを除くためには、群の選択に人の意思が入らないようにする必要がある。これを**ランダム（無作為）割りつけ**といい、ランダム割りつけした比較試験を**ランダム化（無作為化）比較試験** randomized controlled trial、略して **RCT** とよぶ。

ランダム割りつけする方法にはいろいろある。一番単純なのは"籤引き"だが、文字通り籤を引くとなるとここにもバイアスが潜む（飲むほうにあたるまで繰り返して引いてしまったり、何かの拍子にあたり籤がみえてしまったり）。実際には封筒法、乱数表、コンピューターによる割りつけなど、より洗練された方法が用いられる。

■ 心理によるバイアス

Xを飲む群と飲まない群に被験者をランダム割りつけしたとする。飲む群にあたった人は、自分が効くかも知れない薬を飲んでいることを知っている。飲まない群にあたった人は、自分が何も飲んでいないことを知っている。Xを飲む人には安心感や期待感が生ずるかもしれず、場合によっては、効くかどうかわからない薬への不安感や、副作用への不安感が生ずるかもしれない。病状は人の心理に左右されることが一般に知られているので、期待感や不安感が病状を改善したり悪化させたりする可能性は否定できない。このような現象を、**プラセボ効果**という（詳しくは後述）。一方、被験者の状態を判定する医師のほうも、その患者がどちらの群に割りつけられているか知っていると、先入観から判定が狂うこと

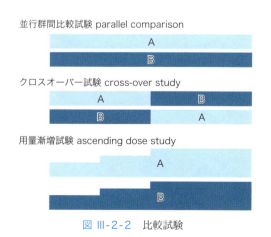

図 Ⅲ-2-2　比較試験

がありうる。とくに、効果判定に医師（評価者）の主観が入り込む余地がある場合、大きなバイアスを生む。

このバイアスを除くためには、Xを飲んでいるのかいないのか、被験者や評価者にわからなくする**盲検**（"遮蔽"や"マスク"とよばれることもある）という手段を用いる。被験者か評価者のいずれか片方を盲検化する方法を**単盲検** single-blind といい、どちらも盲検化する方法を**二重盲検** double-blind という。当然ながら、二重盲検のほうがバイアスは小さくなる。

盲検化するには特別な方法を用いる必要がある。Xを飲んでいるのかいないのか、わからなくするには、一般に**プラセボ** placebo[*2] を用いる。プラセボは、外見では被験薬と区別できないが有効成分は含んでいない薬のダミーで、通常、乳糖やデンプン、生理食塩水などが有効成分の代わりに含まれている。被験者はもちろん、評価者である医師も、（治験の場合）企業の開発担当者さえも、中身を分析しない限り被験薬とプラセボを判別することはできない。割りつけの情報は、臨床試験実施中は厳格に管理され、緊急時を除いて管理者以外が知ることはできない。試験が終了しデータが固定されたあと、初めて開封される。

■ 評価項目によるバイアス

臨床試験の結果を判定するための指標を**エンドポイント**（後述）というが、客観的な指標をエンドポイントにしないとバイアスを生じる。主観が入る余地のないエンドポイントのことを**ハード・エンドポイント**、必ずしも客観的とはいえないエンドポイントを**ソフト・エンドポイント**とよぶことがある。例えば、"死亡"は恣意的に動かせないのでまさしくハード・エンドポイントだが、"入院"は担当医の判断によるのでソフト・エンドポイントである。また、"心筋梗塞"は検査により客観的に診断できるのでハード・エンドポイントといえるが、"狭心症"は患者の訴えによることが多いのでソフト・エ

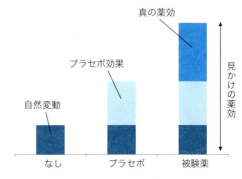

図Ⅲ-2-3 プラセボ対照試験

ンドポイントといえる。ソフト・エンドポイントによる有効性の判定には、バイアスが潜む。とくに盲検化されていない試験では大きなバイアスを生じるため極力避けたほうがよく、用いるとしても補助的な指標とするべきである。

■ 結果の発表によるバイアス

臨床研究は、医薬品の評価のために行われることが多いため、関係者の利害が絡みやすい。期待通りの結果が得られればよいが、期待に反する結果が出た場合、公表を控えさせる力が働くことがある。すると、発表される論文は期待通りの結果が出たものばかりとなり、系統的レビュー（後述）にとって大きなバイアスとなりうる。

このバイアスを小さくするには、どのような結果が出ても発表させるしくみが必要である。最近では、臨床試験を公的なデータベースに事前登録させることで、結果の公表を促そうとしている。

対照薬

薬効を厳密に評価するには、対照薬としてプラセボを用いるのが望ましい。なぜなら、薬効とプラセボ効果の関係は図Ⅲ-2-3のようになるからである。見かけ上の薬効は、① 自然変動、② プラセボ効果、③ 真の薬効の和である。真の薬効は、見かけ上の薬効から①と②を引いた部分で、すなわち被験薬とプラセボの効果の差ということになる。

ただ、すべての臨床試験をプラセボ対照とするわけにはいかない。倫理的な理由でプラセボ対照試験が実施できない場合もある[*3]。そのような場合は、**実薬**（すでに有効性が明らかとなっている薬）と比較したり、**上乗せ試験** add-on trial にしたりする。

[*2] **プラセボ**は、もともと、患者に治療薬と偽って与え、心理的効果（プラセボ効果）による症状の改善を期待する薬（の形状をしたもの）のことであった。そのため"偽薬"と翻訳されていたが、いまではそのような用い方は減っている。少なくとも臨床試験においては本当の薬と偽って用いることは原則としてないので、偽薬という訳はあまり適切ではない。そのままプラセボとよぶか、模擬薬、擬薬などと訳すべきであろう。

評　価　項　目

　評価項目（エンドポイント endpoint）とは、臨床試験の結果を評価する指標のことである。薬の有効性を調べる試験であれば、"薬が効いたという判断は何によってなされるか"を意味する。試験の目的にあい、かつ客観的に評価できる項目が望ましい。評価項目は、試験を実施する前に明確に定めておかなければならない。

　死亡率の低下や発症率の低下、QOL の向上、副作用の低減など、臨床試験で本来知りたい評価項目を**真の評価項目** true endpoint という。しかし、真のエンドポイントは短期間で評価することがむずかしいことが多く、そのような場合、血圧や血糖値、コレステロール値、腫瘍サイズなど、短期間で観察できる評価項目が採用される。このような評価項目を**代用評価項目** surrogate endpoint という。

　複数の評価項目を設定する場合には、試験の主目的のために設定する評価項目を**主要評価項目** prima-ry endpoint、副次的な目的のため設定する評価項目を**副次評価項目** secondary endpoint という。

系統的レビュー

　臨床試験の多くは世界各地で独立に実施されるため、類似の臨床試験が繰り返し行われることも多い。それらの結果はそれぞれ専門誌上に発表されるが、質の高い試験もあれば低い試験もあり、また実施条件も異なるため、同じ目的の試験であっても同じ結果が得られるとは限らない。そこで、より確かなエビデンスを得るため、複数の臨床試験（主に RCT）の結果を**メタ解析** meta-analysis という統計学的手法を用いて総合的に解析する**系統的レビュー** systematic review が行われることがある。良質な臨床試験だけを選んで解析するので、系統的レビュー（メタ解析）のエビデンス・レベルは個々の RCT よりも高い（表Ⅲ-2-2）。系統的レビューの結果をデータベース化したものとしては有名な**コクラン・ライブラリー** Cochrane library[*4] などがあり、個々の臨床試験と医療現場を結ぶ情報伝達の役割も担っている。

[*3]　**プラセボ対照試験の是非：**　臨床試験でプラセボ投与群に割りつけられると、薬効が期待できないため、被験者が不利益を被る可能性がある。プラセボ使用の是非についてはヘルシンキ宣言（➡ p.135）の改訂のたびに議論の的となってきたが、最新のフォルタレザ改訂版第 33 項「プラセボの使用」では、下記の①または②に該当すればプラセボの使用（あるいはそれに近い下記の手段）を認めてもよいとされている。
　① 現時点で最善と証明されている介入手段が存在しない場合。
　② 科学的に正しい方法論上の理由により、ある介入手段の有効性または安全性を決定するためには、最善と証明されている方法より有効性が低い介入手段の使用、プラセボの使用、または無介入が必要であり、かつ、それらに割りつけられた患者が、最善と証明されている介入手段を受けられなかった結果として、重篤もしくは不可逆的な健康被害のリスクに曝されることはないと予想される場合。

[*4]　英国の疫学者 A.L. Cochrane（1908 ～ 1988）が提唱した"すでに実施された RCT から、質の悪いものを除き、優れたものを選んで、それらの結果をまとめ、遅れることなく必要な人に届ける"という理念を実現するため、1992 年、英国の国民保健サービス（NHS）の活動として**コクラン共同計画** Cochrane collaboration がはじまった。これは、治療法の正しい評価を速やかに世界に届けるため、RCT を中心に臨床試験の系統的レビューを行い、その結果をコクラン・ライブラリーとよばれるデータベースに蓄え、これへのアクセス性を整備、維持、向上させる運動である。いまではインターネットを通じて容易にアクセスでき、EBM の情報インフラストラクチャーとして大きく貢献している。

臨床試験の倫理

3

● キーポイント

1. 戦争中の非人道的な人体実験への反省から医学研究倫理が生まれ、発展してきた。
2. 臨床試験を含めて人を対象とする研究を実施するには、研究倫理の 3 原則とそこから導かれる要件を知らなければならない。
3. 現在では、すべての臨床試験が法令や倫理指針により規制されている。

臨床試験は必要か

臨床試験は多かれ少なかれリスクを伴う。できるなら避けたいところだが、医薬品の開発にとって臨床試験は欠かせない。第一に、人に対する安全性を確認するのに、非臨床試験だけではまったく不十分である。ヒトと動物では薬物反応に差がある可能性が高い上、疾患モデル動物は病態を正確に反映するとは限らないからである。第二に、もし、ある薬物を 1 人か 2 人の患者に投与してみて病状が改善したようにみえたとしても、それは偶然かもしれない。計画性のない単なる臨床経験から一般的知識を導くことはできないのである。

歴 史 的 背 景

医学研究倫理の萌芽は 19 世紀前半にはすでに現れるが、研究倫理が大きく発展しはじめるきっかけとなったのは、第二次世界大戦中に行われた著しく非人道的な人体実験である。

20 世紀に入ると医学研究は急激に巨大化し、しばしば大量の被験者を要求するようになった。医学の発展に伴い "最大多数の最大幸福" が求められるようになると、目前の患者の利益より、その背後に控える患者予備群の利益が優先されはじめ、被験者個人の直接的な利益にならない研究も増加した。このような状況の下で第二次世界大戦が勃発し、軍事医学的な研究が、さらに多数の被験者を要求した。戦時下では人間の尊厳を守り抜くことはきわめてむ

ずかしく、人権は容易に蹂躙される。医学研究という側面からみると、戦争は、大量かつ容易に被験者を供給する恰好のシステムとして稼働した。

ナチス政権下のドイツでは、優生学や人種衛生学により "劣等民族" 排除政策がとられ、"いずれ始末される" 人間として、強制収容所の受刑者らが残虐な人体実験の犠牲となった。日本でも、関東軍731 部隊などで、多数の受刑者や戦争捕虜が、生物兵器開発や戦陣医学研究などを目的とする生体実験の犠牲となった。一方、戦勝国であった米国も、原爆開発計画に伴い、放射性物質の人体への影響を調べるため、プルトニウムを静脈注射したり、大量の放射線を人体に照射したりする実験を、一般市民や兵士などを被験者として行っていた。

戦後、ナチス・ドイツの戦争犯罪を裁いたニュルンベルク国際軍事裁判で、ナチスの医師らによる非人道的行為も裁かれた。1947 年、この医師裁判の判決に伴い、人体実験に関する最初の国際的な倫理規範となった**ニュルンベルク綱領** Nuremberg Codeが公表された。この綱領は、医学研究における人体実験の必要性を認めつつ "容認できる人体実験とは何か" を示したものである。10 項目からなる規範が示されたが、なかでも第 1 項「被験者の自発的な同意が絶対に必要不可欠である。（以下略）」は、**インフォームド・コンセント** informed consent の概念を初めて世界に向けて提示した意義深いものである。後につくられた数多くの法令や指針に多大な影響を与えたことから、ニュルンベルク綱領は医学研究倫理の原型といってよい。

ヘルシンキ宣言

ニュルンベルク綱領は、そのままのかたちで普遍的な研究倫理規範にするには無理があった。第一に、この綱領が対象としたのはナチスの医師たちが行ったような非治療的な人体実験だけであり、新しい治療法を開発する目的で行われるような臨床研究は想定されていない。第二に、第1項では被験者の自発的同意を絶対的必要条件としているため、同意能力のない被験者を対象として行わざるを得ない研究に対応できない。第三に、内容が単純で抽象的なので、実際の複雑な状況には十分答えられない。

そこで、**世界医師会** World Medical Association（**WMA**）は、ニュルンベルク綱領の精神を引き継ぎつつも、一般の臨床研究に対応できる普遍的な倫理規範をつくるための検討を重ねた。その結果、1964 年に最終稿が完成し、ヘルシンキで開かれた第 18 回世界医師会総会で採択された。これが、今日、臨床研究倫理の世界的な規範とされる**ヘルシンキ宣言** Declaration of Helsinki である。ヘルシンキ宣言は、当初は比較的シンプルであったが、その後50 年以上にわたって大小 9 回に及ぶ改訂が行われ、37 項目からなる最新版（2013 年フォルタレザ改訂版）となっている。

このあいだの大きな変化として、次のようなことがある。① 初版では倫理審査の規定はなかったが、1975 年の改訂でそれが取り入れられた。② 初版では臨床試験（介入研究）のみを対象としていたが、2000 年の改訂で観察研究を含むすべての臨床研究を対象とすることになった。③ 初版では医師のみを対象としていたが、2000 年の改訂で臨床研究にかかわるすべての人びとを対象とすることになった。④ 2000 年の改訂以来、発表倫理や利益相反など、新しい種々の問題が取り上げられている。⑤ そして何より、以前は、研究に制限を加えるためにつくられていた印象が強かったが、今日では、臨床研究は推進されるべきものであるという立場に変わっている。これは、1990 年代から盛んになった世界的な EBM（証拠に基づく医療）推進の影響と思われる。

もちろん現行版も最終版ではなく残された課題もあるが、ヘルシンキ宣言は代表的な医学研究倫理規範として広く認知されており、多くの国や組織の研究倫理に関する諸規則がこれをもとに作成されている。

研究倫理の 3 原則

ヘルシンキ宣言は研究倫理の中心的綱領ではあるが、規則を羅列するかたちで書かれている。このようなかたちでは、新しい問題が生じるたびに項目が増えて全体が肥大化するため、該当する項目を探すのに苦労する。また、該当する項目がない場合もある。そのような欠点を克服するには、どのような問題にも対応できる基本原則をつくるほうがよい。

研究倫理の基本原則を初めて示したのは、米国の**ベルモント・レポート** Belmont Report である。1974 年、米国では、臨床研究全般を規制する国家研究法が成立し、公的助成を受ける研究機関に倫理審査委員会の設置が義務づけられた。ベルモント・レポートは、この法の下に設置された委員会が検討を重ねてつくり上げた倫理原則に関する報告書で、多くの倫理的問題は、**人格の尊重** respect for persons、**善行** beneficience、**正義** justice の 3 原則のいずれかに該当することを示し、倫理的考察の枠組みを簡潔かつ的確に構築した。あくまで米国内の倫理原則であったが、世界に大きなインパクトを与えた。

ただ、今日では、ベルモント・レポートの 3 原則では十分カバーしきれない問題が増えている。そこで、筆者が若干の修正を加えたのが次の 3 原則である。

① **尊厳性の原則：** 被験者の人格が尊重され、生命の尊厳が保たれること
② **有益性の原則：** 合理的な研究であり、危険性に勝る利益が期待できること
③ **公正性の原則：** 社会正義に反しない、公正な研究であること

研究倫理の 3 要件

上記の 3 原則におおむね対応して、**インフォームド・コンセント**、**倫理審査**、**責任ある研究遂行**の 3 要件が導かれる。

インフォームド・コンセント

ニュルンベルク綱領に端を発する、被験者の人権

を保護するための最重要条件である。単なる"同意"ではなく、"十分な説明を受け、理解・納得した上での自発的な同意"であり、同意しない自由、いつでも同意を撤回できる自由が保証される。少なくとも臨床試験においては、同意は文書で取得しなければならない。ただし、被験者の"理解"には限界があるため、次の要件である倫理審査でこれを補完する必要がある。

倫 理 審 査

　臨床研究は、当該研究から独立した第三者によってリスクと利益が客観的に比較され、利益が大きいと判断されなければ実施できない。このため、日本では、臨床研究を実施する機関などに**倫理審査委員会** institutional（または independent）review board（**IRB**）が設置される。委員会が設置できなければ、他機関の委員会に審査を委託することもできる。倫理審査委員会の最も重要な役割は、被験者の人権を保護し安全を確保することである。構成委員には、医学・薬学の専門家とともに、医学・薬学の専門家でない者と当該施設に所属しない外部委員を加えなければならない。

責任ある研究遂行

　3要件中、最も新しい内容を含み、内容は多岐にわたる。ベルモント・レポートが作成された当時は、これに該当するのは主として被験者選択の公平性であったが、今日、研究を公正に実施するには、それだけではとうてい足りない。責任の所在、記録の保管、バイアスの低減、不正行為の防止、利益相反の開示、結果の発表など、多岐項目にわたって公正性を確保しなければならない。これを確実にする手段はなかなか見い出せなかったが、研究論文の発表方法を適切にコントロールすること（**発表倫理**）により担保できる可能性がある。

日本の法と倫理指針

　日本で実施される臨床研究は、一部は法令によって、大部分は倫理指針（ガイドライン）によって規制されている。法令（薬機法に基づく省令）によってハードに規制されているのは治験（および製造販売後調査・臨床試験）だけであり、そのほかの臨床研究には法規制がなく、その代わり、数々の行政指

針によりソフトに規制されている。この"ダブル・スタンダード"方式の是非については、今後よく検討される必要がある（ただし、一部の一般臨床試験は近々法規制の対象となる見込み）。

医薬品の臨床試験の実施の基準に関する省令

　医薬品の治験の規則は、厚生労働省「**医薬品の臨床試験の実施の基準に関する省令**」（**GCP**）に規定されている。1989年、「医薬品の臨床試験の実施に関する基準」（いわゆる旧 GCP）が厚生省の通知として出されたが、法的拘束力はなく内容的にも明らかに不十分であった。そこで、旧 GCP は抜本的に見直され、1997年に新しい GCP が省令として公表され、翌1998年より義務づけられた。治験の信頼性向上と被験者保護のため、治験依頼者（製薬企業など）・実施施設の長・責任医師の責任と役割が明確化され、記録の保管が厳格に求められ、被験者の同意は必ず文書によらなければならなくなり、倫理審査委員会は外部委員の参加が必須となるとともに権限が強化された。その後多少の改訂を経て現行のGCP となっている。

人を対象とする医学系研究に関する倫理指針

　治験以外の臨床研究に対しては、20世紀末までほとんど規制がなかった。ところが2000年前後に、被験者の同意を得ずに行われた臨床研究が発覚し、これを契機に各省が行政指導文書として倫理指針を作成しはじめた。2001年には文部科学省・厚生労働省・経済産業省の3省が合同で「ヒトゲノム・遺伝子解析研究に関する倫理指針」を、2002年には文部科学省と厚生労働省が「遺伝子治療臨床研究に関する指針」（旧指針を廃して再制定）と「疫学研究に関する倫理指針」を公表した。

　しかし、それらに含まれない臨床研究が数多く行われていたため、これらを規制する目的で、2003年、厚生労働省が「**臨床研究に関する倫理指針**」を作成し、ヘルシンキ宣言に基づいた詳細な規則を定めた。この指針は2008年に大きく改訂され、健康被害への補償、臨床試験の登録が規定されたことなど、全体的に規制が強化されている。しかし、法的拘束力がないこと、ほかの法令や指針の対象となっていない研究のみを対象としているため包括的な指針にはなっていないこと、ほかの法令や指針と必ずしも整合性がないことなど、問題点が多く残されて

いた。

なかでも「臨床研究に関する倫理指針」と「疫学研究に関する倫理指針」の重複や不整合による問題が大きかったため、近年これら2つの指針は統合され、2014年に**「人を対象とする医学系研究に関する倫理指針」**として公表、2015年より施行された（2017年に一部改訂）。

また、**"ディオバン事件"**[*1]のような公正性を著しく欠いた研究が明るみに出たことなどを契機とし て臨床研究を法規制しようとする動きが加速され、2017年の通常国会で臨床研究法案が可決された。これにより、治験以外の臨床試験でも一部は法規制されることとなった。

[*1] ノバルティスファーマ社が製造販売する降圧薬ディオバン®（一般名 バルサルタン）の臨床試験にノバルティスファーマ社の社員が統計解析者としてかかわり、臨床試験データが改竄されていたことが2013年に発覚、一連の論文が撤回された事件。

IV 編

主な疾患の治療薬

鎮痛・麻酔に用いる薬

drugs for analgesia and anesthesia

1

鎮痛薬 analgesics

> ● **キーポイント**
>
> 1. オピオイド鎮痛薬は、主にμ受容体を介して痛覚伝達を抑制する。
> 2. オピオイド鎮痛薬は、がん性疼痛治療の世界標準である。
> 3. がん性疼痛患者に適切に使用する限り、オピオイドの依存性はほとんど問題にならない。
> 4. オピオイド鎮痛薬を用いたがん性疼痛治療の成否は、有害反応対策によって決まる。
> 5. オピオイド鎮痛薬には"麻薬性"と"非麻薬性"があるが、法規制上の分類であり、薬理学的に明白な境界があるわけではない。

弱オピオイド
 トラマドール塩酸塩
  tramadol hydrochloride
 ペンタゾシン　pentazocine
 コデインリン酸塩水和物
  codeine phosphate hydrate
 ジヒドロコデインリン酸塩
  dihydrocodeine phosphate
強オピオイド
 ブプレノルフィン塩酸塩
  buprenorphine hydrochloride
 モルヒネ塩酸塩水和物・硫酸塩水和物
  morphine hydrochloride/sulfate hydrate
 フェンタニルクエン酸塩　fentanyl citrate
 オキシコドン塩酸塩水和物
  oxycodone hydrochloride hydrate
 メサドン塩酸塩　methadone hydrochloride
 タペンタドール塩酸塩　tapentadol hydrochloride
 ヒドロモルフォン塩酸塩
  hydromorphone hydrochloride

オピオイド受容体拮抗薬
 ナロキソン塩酸塩　naloxone hydrochloride

　痛みは臨床上最も頻度の高い訴えであり、患者が病院を訪れる動機の筆頭理由となる。わが国における最近の大規模調査によると、成人の15～23%が何らかの痛みを有しているという。超高齢社会を迎えているわが国では、がんや加齢変化に伴う運動器・脊椎関連の痛みなどを診断・治療する機会が増え、疼痛管理法、とくにがん性疼痛に対するオピオイド鎮痛薬の使用法に習熟することが必須となる[1]。ここではがん性疼痛治療における**オピオイド鎮痛薬**について主に述べ、"痛み止め"として汎用されている解熱鎮痛薬やNSAIDsに関しては本編12章に記す。

　オピオイド opioid とは、ケシから抽出されたアヘン opium のような作用を示す物質（アヘン様物質）のことで、**モルヒネ**がその代表である[2]。オピオイド鎮痛薬は、法律上麻薬に指定されている**麻薬性鎮痛薬**（モルヒネ、**オキシコドン、フェンタニル、メサドン、ヒドロモルフォン、タペンタドール、コデイン、ジヒドロコデイン**。ただし、コデイン1%散および5mg錠、ジヒドロコデイン1%散は麻薬指定から除かれている）と、麻薬には指定されていない**非麻薬性鎮痛薬**（**トラマドール、ペンタゾシン、ブプレノルフィン**など）に分類されるが、法規制上の分類であり、薬理学的に明白な基準があるわけではない。

---

[1] 「第2期がん対策推進基本計画」（2012年6月閣議決定）では、がん診療に携わるすべての医療従事者が基本的な緩和ケアを理解し、知識と技術を習得することが目標にあげられ、さらに「がん診療連携拠点病院の整備について」（2014年1月10日健康局長通知）では、がん診療連携拠点病院の指定要件として、「緩和ケア研修会標準プログラム」に準拠した「緩和ケア研修会」を定期的に実施することが明示されている。

[2] ゼルチュルネル Wilhelm Friedrich Adam Sertürner は1805年刊行の *Journal der Pharmacie* でアヘンからのモルヒネ Mohnsäure 単離の報告を行った（当時、植物由来の有機成分はすべて"酸"であると考えられていたので、~säure という接尾語をつけた）。その後、自らの実験を追試した結果を、1817年刊行の *Annalen der Phisik* に発表し、この論文で初めて Morphium の名を使用している。薬草からアルカロイドの抽出に成功した初めての例である。

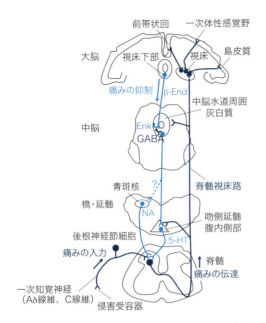

図 IV-1-1 一次知覚神経から中枢への痛覚伝達経路（━）と下行性疼痛抑制経路（━）
β-End：β-エンドルフィン含有神経、Enk：エンケファリン含有神経、GABA：GABA作動性神経、NA：ノルアドレナリン含有神経、5-HT：セロトニン含有神経。
[Mantyh PW Nat Rev Neurosci. 2006; 7: 799 の図を参考に作図]

● **薬理作用**： オピオイドの鎮痛効果は、麻薬性・非麻薬性にかかわらず、末梢（知覚）神経から大脳皮質・辺縁系に至る痛覚伝達系（図IV-1-1）に存在する**オピオイド受容体**に作用することで発揮される。オピオイド受容体のサブタイプには、μ、δ、κ の受容体3種が知られているが、鎮痛効果に最も寄与しているのは**μ受容体**とされる[*3]。μ受容体はG蛋白質連関型受容体であり、オピオイドが作用すると主として$G_{i/o}$を介して、アデニル酸シクラーゼの抑制、電位依存性Ca^{2+}チャネルの開口抑制、内向き整流性K^+チャネルの開口促進などを引き起こし、痛みの神経伝達を抑制すると考えられている。なかでも次の2つの機序が重視されている。

1. 痛みを伝える一次知覚神経（主にAδおよびC線維）の終末、およびその受け手となる脊髄後角神経細胞上のμ受容体（場合によってはδおよびκ受容体の関与も）に作用し、知覚神経終末では電位依存性Ca^{2+}チャネルの開口抑制によって痛覚伝達物質（グルタミン酸、カルシトニン遺伝子関連ペプチド、サブスタンスPなど）の放出を抑制し、また脊髄後角神経細胞ではK^+チャネルの開口を促進し、興奮を抑制することで、痛覚伝達を抑制する（図IV-1-2）。

2. 中脳水道周囲灰白質（PAG）では、少なくともμ受容体は抑制性神経（GABA作動性神経）終末に存在することが知られ、上記のように電位依存性Ca^{2+}チャネルを制御することでGABAの遊離を調節している（図IV-1-3）。オピオイドがPAGに作用するとGABA作動性神経からのGABA放出が抑制され、GABAによって抑制を受けていた神経が活性化（脱抑制）される。脱抑制される神経のなかには延髄や脊髄に投射する下行性神経があり、脊髄後角に投射する下行性神経は、一次知覚神経からの痛

[*3] κ受容体作動薬**ナルフラフィン**は、血液透析患者、または慢性肝疾患患者のかゆみの治療薬として広く用いられている。

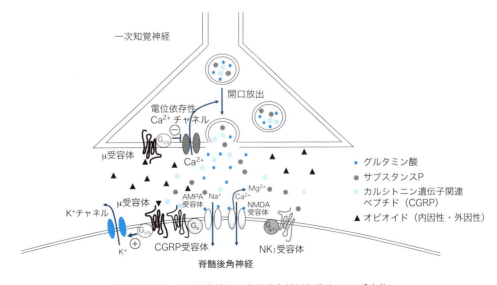

図 IV-1-2 一次知覚神経と脊髄後角神経細胞上のμ受容体

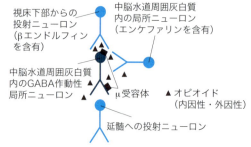

図 IV-1-3　中脳水道周囲灰白質におけるμ受容体
GABA作動性ニューロンを便宜上水色で示す。このニューロンは、内因性オピオイド（βエンドルフィンやエンケファリン）を含有するニューロンの調節を受けているとされる。外因性オピオイドとは、すなわち投与されたモルヒネなどのオピオイド鎮痛薬のことをさす。

覚伝達物質遊離や後角神経細胞の興奮を抑制することで、痛覚伝達遮断に寄与すると考えられる。この**下行性疼痛抑制系**の実体に関しては不明な点が多いが、その一部はセロトニンまたはノルアドレナリンを含有する神経と考えられている。

トラマドール、ペンタゾシン、ブプレノルフィンなどの非麻薬性鎮痛薬は、固有活性がモルヒネより小さい、μ受容体やκ受容体に対する**部分作動薬**である。そのため天井効果（有効限界）があり、薬物依存形成作用が小さいので、麻薬には指定されていない。

● **薬物動態：**　オピオイド鎮痛薬は一般に経口投与でよく吸収されるが、肝臓で大部分が代謝される（初回通過効果が大きい）。またそのクリアランスも大きく、分布容積も大きい。すなわち、血中オピオイド濃度の変動は肝臓の状態に大きく左右され、とくに肝臓の血流速度の変動に大きく影響を受けること、組織移行性が高いことが特徴である。血液胎盤関門も容易に通過し、胎児に対し呼吸抑制を生じ、また出生とともにオピオイド濃度が下がるため、連用していると新生児薬物離脱症候群を生じさせる。乳汁中へも移行するため、授乳婦にオピオイド鎮痛薬を投与する場合は授乳を中止させる。

オピオイドの多くは肝臓でCYPにより酸化され、その後グルクロン酸抱合を受け不活性化される。

トラマドールとコデイン（メチルモルヒネ）では、CYP2D6による脱メチル化が臨床的に重要である。トラマドールでは、主たる代謝物 O-デスメチルトラマドール（M_1）がμ受容体に作用する。コデインは、その10％が脱メチル化されモルヒネになって効果を現すので、CYP2D6活性はコデインの鎮痛効果に大きな影響を及ぼす。

ブプレノルフィンとフェンタニルは、CYP3A4によりそれぞれノルブプレノルフィン、ノルフェンタニルに代謝される。両者ともグルクロン酸抱合され、不活性代謝物になる。CYP3A4の活性は女性のほうが男性より高いともいわれ、フェンタニル静脈麻酔では、女性のほうが男性に比べ術中覚醒の頻度が高く、覚醒までに要する時間が短い傾向にある。

オキシコドンはCYP3A4によりノルオキシコドンに、CYP2D6によりオキシモルフォンにそれぞれ代謝される。主生成物のノルオキシコドンには鎮痛活性がほとんどなく、副生成物であるオキシモルフォンにはオキシコドンの14倍の鎮痛活性がある。しかし、オキシモルフォンの濃度はきわめて低いため、鎮痛効果にはほとんど関与しないと考えられている。

モルヒネも一部はCYP3A4やCYP2C8により N-脱メチル化されるが、多くはグルクロン酸抱合体により、モルヒネ-3-グルクロニド（M3G、55～80％）およびモルヒネ-6-グルクロニド（M6G、10～15％）に代謝される。M6Gにはモルヒネと同等の鎮痛効果があり、一方、M3Gには神経毒性があるとの報告がある。両グルクロン酸抱合体は腎臓より排泄されるため、腎機能の低下した患者では有害反応が強く出る可能性がある（このような場合、肝代謝物にほとんど薬理活性のないフェンタニルやオキシコドンの利用が好ましい）。

ヒドロモルフォンの主な代謝物は、ヒドロモルフォン-3-グルクロニドで、腎臓から排泄される。この代謝物に鎮痛作用は認められないが、M3Gより神経興奮作用は2.5倍強いとされ、ヒドロモルフォン大量投与や腎障害患者では神経毒性（振戦、ミオクローヌス、せん妄）がみられることがある。

メサドンはCYP2C19およびCYP3A4により脱メチル化されるが、活性代謝物はないとされる。

ペンタゾシンおよびタペンタドールは、ほとんどがグルクロン酸抱合により不活性代謝物へと代謝される。

● **有害反応：**　術後痛などの急性痛におけるオピオイド鎮痛薬投与で最も注意すべき有害作用は、**過鎮静**と**呼吸抑制**である。有害反応が出現してから対応するのではなく、出現しないように予防することが重要である。

鎮痛を目的としてがん患者に適切に使用する限り、オピオイド鎮痛薬の精神依存はほとんど問題にならない。身体依存に関しては、形成はされるものの、乱用などの場合に比較して形成度は弱い。投与を中断する場合には、用量を漸減して休薬すれば退薬症候（不安、イライラ感、冷汗、振戦、頻脈、下痢など）を最小限

にできる。

以下、主な有害反応について簡潔にまとめる。

便　秘　腸管運動の抑制が鎮痛よりも低用量で出現するため、鎮痛有効用量では必発する。耐性が生じないので、オピオイド鎮痛薬の投与期間中持続する。必ず塩類緩下薬（酸化マグネシウムなど）を併用し、適宜刺激性緩下薬（センナ製剤など）を加える。最近承認された末梢性μ受容体拮抗薬ナルデメジンの有効性が注目される。

一方、この副作用を下痢症状に利用することもあるが（末梢性μ受容体作動薬ロペラミドはこの副作用を利用して開発された止瀉薬である）、細菌性下痢では症状を悪化させることがあるので原因治療を優先させる。

悪心・嘔吐　鎮痛用量よりも低用量で現れる。とくに内服開始時と増量時に頻発するので、必ず制吐薬（メトクロプラミドやドンペリドンなどのD₂受容体拮抗薬など）を併用する。しかし、内服開始後1〜2週で軽減、消失する場合が多い（耐性が生じる）ので、制吐薬は中止できる場合が多い。

眠気・朦朧感　オピオイドが過量になったときと内服開始時に生じやすい。耐性が生じるので、過量でない限り数日で軽減する場合が多い。オピオイドが奏功しにくい骨転移痛や神経障害性疼痛の場合、過量投与になりやすく呼吸抑制につながるので、痛みを適切に評価し、鎮痛補助薬やほかの方法をうまく組み合わせることが重要である。

呼吸抑制　耐性が徐々に形成されること、また痛みそのものが呼吸抑制に対して拮抗的に働くことから、モルヒネの適切な投与を行う限り、問題となる呼吸抑制の発現頻度は少ない（0.5%以下）。しかし、覚醒時の呼吸数は平常でも、睡眠中に低下することがあるので注意は必要である。一方、呼吸回数が低下しても息苦しさの自覚はないため、肺癌の呼吸困難感を緩和するためによく用いられる。呼吸抑制が著しい場合は、疼痛発作や退薬症状に注意しながら、オピオイド受容体拮抗薬のナロキソンを静注する。モルヒネ投与の限界は呼吸数と瞳孔径（縮瞳効果は耐性をつくらない）を指標にする（呼吸数＜10回/分、瞳孔径＜3mmで警戒。呼吸数＜5回/分、瞳孔径＜2mmで投与を中止する）。

胆道括約筋・胆嚢の収縮による胆石発作の誘発　モルヒネは、総胆管・膵管の出口である十二指腸乳頭の周囲に存在するオッディ括約筋の収縮を強める可能性があり、胆道疾患を憎悪させる可能性がある。一般に、オピオイドは胆道系疾患による疼痛には効果は少ないとされているが、トラマドール、ブプレノルフィン、フェンタニルはオッディ括約筋への作用が弱いとされている。

● **相互作用：**　三環系抗うつ薬（アミトリプチリン、イミプラミンなど）、SSRI（パロキセチン、フルオキセチンなど）、抗精神病薬（クロルプロマジン、ハロペリドール、レボメプロマジン、リスペリドンなど）はCYP2D6を阻害するため、トラマドールおよびコデインの鎮痛効果を減弱させる。

中枢神経抑制作用のある薬物（抗精神病薬、催眠鎮静薬、三環系抗うつ薬など）を服用している患者（とくに高齢者）では併用に注意する。認知能力の低下は患者のADL（activity of daily living）やQOL（quality of life）の低下につながる。

また、三環系抗うつ薬やSSRIは内因性セロトニンの効果を高めるため、セロトニン再取り込み阻害作用を有するトラマドールまたはタペンタドールと併用すると、セロトニン症候群を引き起こす危険性がある。

● **臨床使用：**　WHO方式[*4]による鎮痛薬使用方法には、基本的にはどのような薬物にもあてはまる**5つの原則**がある。① まず内服薬で（by mouth）、② 定時に（by the clock）、③ 患者ごとに適切な用量で（for the individual）、④ 細かい配慮をもって（with attention to detail）、⑤ 三段階除痛ラダーにあわせて順に（by the ladder）用いる。

三段階除痛ラダーの第1段階では**アセトアミノフェン**や**NSAIDs**が用いられ、必要に応じて抗うつ薬、抗痙攣薬などの**鎮痛補助薬**を同時に用いる。鎮痛補助薬は、オピオイドが効きにくい疼痛（神経障害性疼痛）の存在が疑われるときに使用され、本来単独では鎮痛薬として使用されない薬物である（そのほとんどは保

[*4]　オピオイド鎮痛薬使用法の世界規模での普及に貢献したのは、WHOがん対策の4番目の柱（がんの予防、早期発見、治癒率・延命率の上昇に続くもの）として1986年に作成した「WHO方式がん疼痛治療ガイドライン」（現在普及しているのは1996年の改訂第2版）である。この治療ガイドラインは、人口の高齢化、疾病構造の変化に伴うがん患者のQOLを改善し、20世紀中に世界中のがん患者を痛みから開放することを目標に、いかなる国であっても、そして専門技術をもっていない医師であっても実施できるオピオイド鎮痛薬による疼痛コントロール法を地球規模で普及させるために作成された。これをもとに日本では2010年に世界初のエビデンスに基づいたがん疼痛薬物治療の網羅的ガイドライン「がん疼痛の薬物療法に関するガイドライン」（現在は2014年版）を、日本緩和医療学会が発表した。一方、2012年に策定された小児のがん疼痛治療ガイドライン（「WHOガイドライン：病態に起因した小児の持続性の痛みの鎮痛薬による治療」［日本語訳2013］）では、トラマドール、コデインなどの弱オピオイドの投与は小児には推奨しておらず、二段階除痛ラダーとなっている。第1段階はアセトアミノフェン、イブプロフェンなどの非オピオイド鎮痛薬を、第2段階は強オピオイド（第1選択薬はモルヒネ）の使用を推奨している。

険適応外である）。

第2・第3段階ではオピオイド鎮痛薬を用いるが、第2段階では**弱オピオイド**を、第3段階では**強オピオイド**を主に用いることとなっている[*5]。しかし、強オピオイドに進む前に弱オピオイドを投与する薬理学的必然性は以前より疑問視されており、第1段階から第3段階へ直接移行することも多い[*6]。例えば、内臓痛は一般的にオピオイドがよく効く痛みであり、非オピオイド鎮痛薬でいたずらに粘るよりも、最初からオピオイドの投与を考慮すべきである。

弱オピオイド

ペンタゾシン（強オピオイドに分類されるブプレノルフィンも）は、モルヒネなどの強オピオイドの作用に拮抗することから拮抗性鎮痛薬ともよばれ、強オピオイドとは併用しないことはもちろん、先行投与すると第3段階で使用する強オピオイドの効果を阻害しうるので、近年はトラマドールを第2段階で用いることが一般的である（トラマドールも μ 受容体、κ 受容体に対する部分作動薬であるが、強オピオイドに対する拮抗性はないと考えられている）。

非麻薬性鎮痛薬： モノアミン骨格とオピオイド骨格をもつ**トラマドール**は一般的なオピオイド鎮痛薬とは異なり、その作用機序は複雑である。トラマドールはラセミ体で、（＋）-トラマドールは（−）-トラマドールの4倍の強さのセロトニン再取り込み阻害作用をもち、（−）-トラマドールは（＋）-トラマドールよりも強いノルアドレナリン再取り込み阻害作用をもつ。また、トラマドールの主たる代謝物であるモノ-O-脱メチル体の O-デスメチルトラマドール（M_1）は、オピオイド受容体に親和性をもつ。（±）-トラマドール自身の μ 受容体結合親和性はモルヒネの数百分の1と低いが、（＋）-M_1 は 1/10 程度となる。わが国では注射剤（がん性疼痛・術後疼痛に適応）、カプセル剤（がん性疼痛に適応）、アセトアミノフェンとの合剤（慢性疼痛・抜歯後疼痛に適応）が利用できる。麻薬

[*5] 「WHO 方式がん疼痛治療ガイドライン」（1986年版）では便宜上の名称である「弱オピオイド」、「強オピオイド」を使用したが、第2版では、オピオイドの理解を広げるため、前者を「軽度から中等度の痛み治療用オピオイド鎮痛薬」、後者を「中等度から高度の痛み治療用オピオイド鎮痛薬」という実際的な名称を使用するよう変更している。しかし本書では、簡略化のため「弱オピオイド」、「強オピオイド」を使用している。

[*6] 第2段階が実質的に必要な場合ももちろんある。患者が強オピオイドに対する抵抗感を示したり、弱オピオイドへの変更を望んだ場合などである。また、世界全体をみると、経口モルヒネやほかの経口強オピオイドの入手が困難な状況が多くの国でみられる。

や向精神薬にも指定されていないので、使用しやすい。トラマドール 300 mg/日でも疼痛コントロール不良であれば、強オピオイドへ切り替える。

ペンタゾシンは μ、κ 受容体部分作動薬であり、δ 受容体拮抗作用をもつ。わが国では錠剤、注射剤が使用できるが、向精神薬に指定されている。錠剤の適用はがん性疼痛だけであるが、注射剤は術後鎮痛や救急外来での一時的な鎮痛薬としても使用可能である。当初は依存性が少ないと考えられていたが、近年その精神依存性が問題になっている。ペンタゾシンの錠剤には、溶解して注射する乱用を防止するため、ナロキソンが添加されている（経口投与ではナロキソンは初回通過で速やかに代謝される）。

麻薬性鎮痛薬： **コデイン**、**ジヒドロコデイン**は鎮咳薬として処方されることも多い。また非がん性疼痛にも使用が認められている。コデイン（メチルモルヒネ）は上述のように約10%が CYP2D6 で脱メチル化されモルヒネになる。コデインの鎮痛作用の大部分は、こうして生じたモルヒネの作用である（したがって、活性はモルヒネの 1/10）。1回 30 mg 程度から鎮痛作用が認められるが、360 mg/日が有効限界とされる。一方、ジヒドロコデインも CYP2D6 の基質でありジヒドロモルヒネに代謝されるが、コデインと異なり、CYP2D6 の阻害がジヒドロコデインの鎮痛作用を抑制するエビデンスはなく、ジヒドロコデイン自身に活性があるとされる。経口投与ではコデインと同程度の活性だが、注射では2倍の鎮痛活性があるとされる。

非常にまれではあるが、米国において、小児へのコデイン投与が手術後の死亡（患児はおそらく CYP2D6 の ultrarapid metabolizer であって、呼吸抑制が強く出た）に関連した事故があり、12歳未満へのコデイン（含有製剤も含む）の使用は禁忌となった（日本でも 2019 年から禁忌となる予定である）。

強オピオイド

1989 年のモルヒネ徐放製剤（MSコンチン®錠）の発売以来、モルヒネ、フェンタニル、オキシコドン、ヒドロモルフォンそれぞれの速放・徐放製剤がそろい、緩和医療における薬物選択の幅が大きく広がり、**オピオイドローテーション（オピオイドスイッチ）**が本格的に可能となった。オピオイドローテーションとは、鎮痛効果の改善や有害反応軽減のために、あるオピオイドからほかのオピオイドへ変更することである（モルヒネ換算で 90 mg/日以下を目標とし、180 mg/日以上を使用している場合は、オピオイドスイッチを検討する。長期高用量投与は避ける）。広義には剤形変更（例えば、経口摂取不能のため貼付剤への変更）も含めている。現在までその有効性を裏づける質の高

い臨床試験はないが、患者の20〜40%で必要になると推定されている[7]。

非麻薬性鎮痛薬：　ブプレノルフィンは、μ受容体には部分作動薬として作用し、κおよびδ受容体には拮抗薬として作用する（opioid receptor like-1/ノシセプチン受容体にも作動薬として働くとの報告もある）。μ受容体への親和性が高く、μ受容体から解離する半減期は166分である。そのために作用時間は約10時間と長い。一度作用が発現すればナロキソンを投与しても容易に拮抗されない（ナロキソン増量、呼吸促進薬の使用、人工呼吸管理を検討する）。注射剤・坐剤はがん性疼痛、術後鎮痛に用いられるが、注射剤は心筋梗塞時の鎮痛にも適応される。また脂溶性が高いことから経皮吸収に適し、貼付剤（7日間隔で貼りかえる7日製剤）もある[8]。貼付剤は非オピオイド鎮痛薬で鎮痛が困難な変形性関節症、または腰痛症に伴う慢性疼痛が適応であり、がん性疼痛には適応を有していない。ブプレノルフィンの注射（200 μg）はモルヒネの注射（10 mg）より30〜40倍強い効力をもち、経皮吸収型ブプレノルフィン（5 μg/h）も経口モルヒネ（12 mg/日）より100倍強い効力をもつ（後述の経皮吸収型フェンタニルとほぼ当力価）。ブプレノルフィンは初回通過効果が高いため内服剤はないが、米国ではオピオイド依存症の治療薬として高用量舌下剤が用いられている。

麻薬性鎮痛薬：　モルヒネには塩酸塩と硫酸塩がある。硫酸塩製剤はすべて徐放剤（細粒、錠剤、カプセル剤）であるが、塩酸塩製剤には経口剤（末、錠、内服液などの速放剤と徐放カプセル）、坐剤、注射剤がある。塩酸塩と硫酸塩の力価、薬物動態はほぼ同じである。モルヒネ塩酸塩末、錠、注射剤は非がん性慢性疼痛にも使用できるが、それ以外はがん性疼痛のみの適応である。徐放性製剤を噛み砕いたりすると徐放機構が破壊され、急激なモルヒネ血中濃度上昇を引き起こすことがあるので注意する。

　フェンタニルはモルヒネ系薬物（モルヒネ、オキシコドン、ヒドロモルフォンなど）とは化学構造の異なる合成オピオイドであり、鎮痛力価はモルヒネの約100倍とされる。また、モルヒネに比べ、悪心・嘔吐、眠気、便秘などの有害作用が生じにくいとされている。注射剤は1970年代前半には日本に導入されていたが、適応は長らく全身麻酔に限定されていた。現在ではがん性疼痛以外の術後痛・慢性疼痛にも適応可能である。フェンタニルは脂溶性が高いため中枢移行性に優れ、作用発現が早い。また経皮吸収が可能なことから貼付剤（1日および3日製剤）が開発され、<u>在宅ケアに有効である</u>[8]。しかし、迅速な投与量調節を行うことがむずかしいので、第1選択強オピオイドとはならず、基本的にはモルヒネまたはオキシコドンで至適鎮痛量に調節されて1週間以上経った患者に使用する。速放性の口腔粘膜吸収剤や舌下錠も使用でき（モルヒネやオキシコドン速放製剤よりもさらに効果発現が早い）、立ち上がりが早く、持続時間が短い突出痛のレスキューに向いている。

　オキシコドンも皮下注射剤（複方オキシコドン注射液）が1968年より臨床使用されている。アヘンから抽出される非麻薬性アルカロイドのヒドロコタルニンが添加されているので"複方"の名があるが、その鎮痛増強効果に関しては疑問もある。近年では、徐放製剤（錠剤、低用量のものは第2段階でも使用する）、速放製剤（散剤）、持続静注できる注射製剤（単剤）が利用できる。複方オキシコドン注射剤はがん性疼痛を含め、激しい疼痛に適応できるが、内服薬およびオキシコドン単剤注射剤は、がん性疼痛のみの適応である。経口投与時の鎮痛力価は、モルヒネの約1.5倍であるが、静脈内投与では約0.75倍となる。経口投与時の生体利用率はモルヒネの20〜40%に対し、オキシコドンは60〜87%と高いことが経口投与時の鎮痛力価の差に反映されている。

　メサドンはわが国4番目の強オピオイドであり、ほかの強オピオイドでは鎮痛が得られない各種がん性疼痛に対して使用される。メサドンはラセミ混合物であり、R体にμおよびδ受容体作動作用があり、S体にはNMDA受容体拮抗作用がある。また、セロトニン再取り込み阻害作用をもつとされる。経口投与後よく吸収されるが、濃度の上昇が緩やかで、少なくとも7日間は増量がむずかしく（調節性が悪い）、また血中半減期も長く、かつ大きな変動幅がある（5〜130時間）。鎮痛効果に関しても個人差が大きく、ほかの強オピオイドからの換算比が多様である。したがって、

---

*7　フェンタニル貼付時の呼吸困難にモルヒネまたはオキシコドン、突出痛のレスキューにモルヒネやオキシコドンの速放製剤を使用するなど、オピオイドの併用を行うこともあるが、原則はオピオイドの単剤使用である。ところが、オキシコドン－モルヒネ（3：2）の合剤（MoxDuo）が急性術後痛を対象に海外で試験されており、併用はむしろ悪心・嘔吐が少なく、レスキュー回数も少ないことが示されている。今後、併用療法が注目されるかもしれない。

*8　ブプレノルフィンおよびフェンタニルの経皮吸収は、皮膚および皮膚血流の状況による。皮膚が温まり、血管が拡張すれば、吸収率は増加する。したがって、発熱患者では吸収が促進し、眠気などの有害反応が現れることがある。また、電気毛布、湯たんぽなどの外部熱源によっても、貼付剤の温度が上昇し、吸収が促進されるので注意が必要である（シャワーは浴びてもよいが、熱い温度での入浴、サウナは避けるよう指導する）。

処方するには認定（e-learning 受講と確認試験）が必要であり、全症例の使用成績調査が現在要求されている。

タペンタドールは、トラマドールがもつセロトニン再取り込み阻害作用を弱め、ノルアドレナリン再取り込み阻害作用を強めたトラマドール誘導体である。現在、徐放錠のみ使用可能である。代謝を受けることなく、μ 受容体に対して（＋）-M$_1$ と同程度の親和性をもつが、鎮痛力価はモルヒネの約1/3である。400 mg/日を超える投与は認められず、ほかの強オピオイドに切り替える。

ヒドロモルフォンは海外での使用経験は80年以上もある古い薬だが、わが国へはごく最近（2017年）導入された。モルヒネ、オキシコドンへの忍容性がない場合の代替薬として、徐放および速放錠が利用可能である。ヒドロモルフォンはモルヒネよりも溶解性が高く、またモルヒネの7.5倍の効力をもつので、少量で良好な鎮痛を得ることが可能である。また、多量を投与することが必要な場合にも有利である（注射剤も国内製造販売承認申請中）。

● **個別化医療**： コデインやトラマドールの代謝にかかわる CYP2D6 には活性に影響を与える多くの遺伝子多型が存在し、鎮痛作用に個体差が生じる。CYP2D6 遺伝子が重複し、CYP2D6 が複数倍つくられることで、通常よりコデインの鎮痛効果・毒性が強く出る人（ultrarapid metabolizer）が存在する（欧米人3.6〜6.5%、日本人0.5〜1%）。逆に、欧米人の5〜10%、日本人の約0.7%は CYP2D6 活性が低く（poor metabolizer）、コデインの鎮痛作用がほとんど発揮されず、トラマドールの鎮痛効果も有意に弱いとされる。

強オピオイドの使い方の大きな特徴は、標準使用量というものはなく、除痛できる量がその患者の至適投与量であるという考え方にあり、いわばテーラーメード治療である。例えば、モルヒネの必要量とは次回投与まで痛みを感じなくなる量であり、個人によって大きく異なる（1日数十 mg で十分除痛できる患者もいれば、1日数百 mg 必要な患者もいる）。誤解してはならないのは、処方量が多いからといって、症状が重いわけではないことである。痛みがオピオイド鎮痛薬で除痛できるならば、有害反応を予防・緩和させる薬を追加しながら、オピオイド投与を継続・増量することが肝要である。

● **その他の特記事項**： オピオイド鎮痛薬は、終末期だけでなくあらゆる病期のがん性疼痛に有効、かつ安全に長期投与を行えることが示されている。かつてはモルヒネに関する知識が不十分で、死期が近づき

がん性疼痛に耐えられなくなってから、投与されていた。そのため衰弱した患者に対し適量が決めにくく、過量投与で死亡することも多かった。現在ではオピオイド鎮痛薬の知識も蓄積され、痛みの初期段階から安全に使用できるようになっている。オピオイドにより痛みを適切にコントロールすれば、不安・うつ・気力喪失を軽減させることで死期が遅れ、また仕事をさいごまで続けたりするなど、場合によっては死の直前までほとんど変わらない生活をすることも可能である[*9]。

一方、非がん性慢性痛に対する長期にわたる安易なオピオイドの使用は、患者を乱用・依存に陥らせる可能性が高く、避けるべきである（とくに速放製剤は、血中濃度を急激に上昇させるため、依存を形成しやすい）。近年わが国においても、非がん性の慢性痛にオピオイドの適応（経皮吸収型フェンタニル、ブプレノルフィン）が広がってきているが、がん性疼痛治療とはまったく異なる理念で行うことをよく理解しなければならない。慢性疼痛、オピオイド、薬物依存に関する知識を十分有した医師のみが、条件を満たす患者（持続する痛みの器質的原因が明白で、薬物またはアルコール依存の既往がなく、心因性疼痛および精神心理的な問題・疾患が否定される患者）のみに対して、ほかに有効な鎮痛手段がない場合だけに選択すべきである。

局所麻酔薬 local anesthetics

● **キーポイント**

1. 局所麻酔薬は、神経の細胞膜を通過したのち、細胞質側から電位依存性 Na$^+$チャネルを阻害することにより痛みの感覚を遮断する。
2. 脂溶性領域（芳香環）と水溶性領域（第三級アミン）がエステル結合またはアミド結合を介して連結した共通構造をもち、両領域の構造の違いにより薬物動態と薬力学に差が生じる。

エステル型
　短時間作用型
　　プロカイン塩酸塩
　　procaine hydrochloride

[*9] 2001〜2003年に比べて2011〜2013年は、世界のオピオイド消費量が2倍に増加したが、その増加は主に北米、西・中欧、オセアニアであり、ほかの地域は有意な変化がなかった。日本の使用量はこの間3倍に増えているが、もともと先進国最低の使用量だったので、まだ適正と考えられる使用量の約6分の1しか満たしていない。わが国のがん疼痛治療は、いまだ軌道に乗っているとはいえない状況である。

長時間作用型
　テトラカイン塩酸塩　tetracaine hydrochloride
アミド型
　中時間作用型
　　リドカイン　lidocaine
　　メピバカイン塩酸塩
　　　mepivacaine hydrochloride
　長時間作用型
　　ブピバカイン塩酸塩水和物
　　　bupivacaine hydrochloride hydrate
　　レボブピバカイン塩酸塩
　　　levobupivacaine hydrochloride
　　ロピバカイン塩酸塩水和物
　　　ropivacaine hydrochloride hydrate

　局所麻酔 local anesthesia とは、局所から中枢神経系への感覚伝達を遮断することであり、全身麻酔と異なり意識消失を伴わない。

　臨床的に最初に用いられた局所麻酔薬は**コカイン** cocaine（コカノキに含まれるアルカロイド）である。1884 年、眼科医カール・コラーによってその表面麻酔作用が発見され、緑内障などの眼科手術に用いられた。しかし依存性や中毒症状が問題となり、より安全な薬の開発が進められ、1905 年にエステル型の**プロカイン**、1943 年にはアミド型の**リドカイン**が合成された。

　局所麻酔薬は、目標とする領域への注入や、時には塗布により、麻酔効果を局所に限定させることが可能であり、侵襲性の低い手術や簡単な救急処置などで用いられる。全身に吸収されると、ほかの組織にも影響を及ぼす。

● **薬理作用：**　現在使用されている局所麻酔薬は、**脂溶性領域**（芳香環）と**水溶性領域**（第三級アミン）が**エステル結合**または**アミド結合**で連結した基本構造を有する（前者を**エステル型**、後者を**アミド型**という）。芳香環の構造は薬物の脂溶性に、アミンの性質は薬物の作用発現時間と力価に、結合様式は薬物の作用持続時間と有害反応に影響する。

　局所麻酔薬は、塩基として膜を通過して細胞内に入ったのち、第三級アミンが H^+ を得てイオン形となり、細胞質側から電位依存性 Na^+ チャネルを阻害する。これにより、末梢神経の神経伝導を可逆的に抑制し、中枢神経への痛みの伝達を阻害する。休止状態（完全閉鎖状態）のチャネルよりも、開口状態または不活性化状態（開口状態から休止状態への移行過程）の Na^+ チャネルに対して強い結合親和性をもつ。こ

れは臨床的に重要な意味をもち、外傷などで損傷された部位の、侵害受容器が高頻度に発火している知覚神経ほど抑制されやすい。これを**使用依存性抑制** use dependent inhibition という。

　一次知覚神経の径と局所麻酔効果には明確な関連はないとされるが、実験的には痛みを伝える Aδ 知覚神経をよく遮断しやすいこと、また疼痛時には痛みを伝える知覚繊維（Aδ および C 線維）の活動が活発化しやすく、上記のように使用依存性抑制がかかりやすい。しかし、大きな神経束では運動神経が通常表面側を走行するため、局所麻酔薬を神経周囲に注射すると、知覚神経より先に運動神経が麻痺することもまれではない。四肢近位部（肩、腿）の知覚神経は神経束の表層を走行し、遠位部（手、足）の知覚神経は中心を走行するため、大きい神経束の浸潤麻酔（腕神経叢ブロックなど）では近位部（肩、上腕）から麻痺し、薬が中心まで浸透すると遠位部（前腕、手、指の順）も麻痺する。

● **薬物動態：**　局所投与された局所麻酔薬は、主に拡散によって作用部位に運ばれる。その過程で局所循環に入ると全身に吸収され、局所からは除去される。局所循環に入る量は、組織の血管分布、脂溶性、投与量に依存する。星状神経節ブロックでは最高血中濃度が高くなりやすいが、これは頸部の組織血流量が豊富だからである。脂溶性の高い**ブピバカイン**や**ロピバカイン**に比べ、脂溶性の低いリドカインやメピバカインでは血中への移行が速い。血液中では α_1 酸性糖蛋白質（AGP）や赤血球に結合し、血流の多い脳、肝臓、腎臓、心臓などの臓器へ移行する。

　局所麻酔薬は、体内では電荷をもたない塩基または陽イオンとして存在するが、その量比は局所麻酔薬の pK_a と体液の pH によって決まる。臨床使用されている局所麻酔薬の多くは pK_a が 8〜9 なので、生理的な pH 下では陽イオン形が多くなる。細胞外液が酸性に傾く炎症部位では非電荷型がさらに減少して細胞膜透過性が低下するため、麻酔効果が減弱する。

　エステル型は、血漿の偽性コリンエステラーゼにより急速に分解されるため、一般に作用持続時間は短い。アミド型は肝臓の CYP により代謝されるが、薬物により代謝速度がかなり異なる。リドカインは肝代謝速度が大きく（肝血流量依存性）、ブピバカインやロピバカインは肝代謝速度が小さい（肝処理能依存性）。主に CYP3A4 や CYP1A2 による第 I 相代謝と、転移酵素による第 II 相代謝を受ける。代謝物は腎臓から尿中に排泄される。

● **有害反応：**　局所麻酔薬は痛覚神経線維に選択的に作用するわけではない。ほかの知覚神経線維、運

動神経線維、自律神経線維をも麻痺させることはもちろん、全身吸収されると心筋、骨格筋、中枢神経系の活動電位発生も抑制しうる。このため、過剰投与は全身性有害反応を引き起こす。

リドカインによる心筋活動電位の抑制は、抗不整脈効果として利用されている（→ p.229）。局所麻酔薬には心筋収縮力抑制作用もあるが、これは細胞膜 Ca^{2+} チャネル抑制と細胞内貯蔵 Ca^{2+} 減少の両者によると考えられている。ブピバカインは高力価かつ長時間作用型のため心毒性の強さが問題とされてきたが、$S(-)$ 体ブピバカイン（**レボブピバカイン**）では心毒性が軽減されている。なお、リドカインは悪性高熱症を誘発することが疑われていたが、現在は否定されている。

局所麻酔薬は血液脳関門を通過しやすく、振戦、耳鳴、震え、時に全身痙攣などの興奮徴候を示し、さらに血中濃度が上がると中枢抑制が起こる。これは、低濃度では主に抑制性経路が遮断され、高濃度ではすべての神経経路が遮断されることによる。

局所麻酔薬への過敏反応はまれではあるが、ショック、アナフィラキシーを含め、アレルギー症状を起こしうる。エステル型に多いとされ、プロカインの代謝物パラアミノ安息香酸はアレルゲンとして知られる。

中毒やショックの出現に備えた救命措置の準備は必須である。心毒性をはじめとする急性局所麻酔薬中毒の治療法として、脂肪乳剤の静脈内投与 lipid rescue の有効性が海外において認められ、日本麻酔科学会「局所麻酔薬中毒への対応プラクティカルガイド」（2017）においても推奨されている。

● **相互作用：** アミド型局所麻酔薬の代謝に関与する酵素は主に CYP3A4 と CYP1A2 である。CYP-3A4 は含量が多い（肝臓の全 CYP 発現量の 35％以上を占める）ため、CYP3A4 阻害効果をもつ薬との併用は臨床使用量ではほとんど問題ないとされる。一方、CYP1A2 の占める率は 10 〜 15％で、含量が少ないことから阻害効果をもつ薬の影響が現れうる。CYP-1A2 を阻害するシプロフロキサシンとフルボキサミンによって、ロピバカインのクリアランスがそれぞれ 31％および 77％減少し、リドカインのクリアランスがそれぞれ 22％および 41％減少すると報告されている。とくにリドカインは、抗不整脈薬として持続静脈内投与されるため注意を要する。

プロカインの代謝物パラアミノ安息香酸は、スルホンアミド系抗菌薬（サルファ薬）の類似体である。過剰のパラアミノ安息香酸はスルホンアミドの効果を弱める可能性がある。

● **臨床使用：** **表面麻酔** surface anesthesia（皮膚・粘膜への噴射、塗布）、**局所浸潤麻酔** infiltration anes-thesia（皮下・粘膜下への注入）、**伝達麻酔** conduction anesthesia（末梢神経束周辺への注入）、**脊椎硬膜外麻酔** epidural anesthesia（硬膜外腔への注入）、**脊髄くも膜下麻酔** spinal anesthesia（くも膜下腔への注入）に用いられる。

使用にあたって重要なことは、局所濃度を維持して鎮痛・麻酔効果を十分に得た上で、血中濃度の過上昇による中毒を予防することである。添付文書に記載されている極量は健常成人に対する単回投与を前提としているが、臨床の現場では多様な病態の患者に対して使用するだけでなく、頻回・持続投与を行うことも多いことに注意する。

エステル型局所麻酔薬 **プロカイン**は脂溶性が低く、短時間作用型で、力価は低い。主な臨床使用は浸潤麻酔と歯科麻酔であり、末梢神経ブロックに使用されることはまれである。一方、**テトラカイン**は芳香環にブチル基がついているため脂溶性が高く、長時間作用型で高力価である。

アミド型局所麻酔薬 **リドカイン**は中等度の脂溶性をもち、作用発現が早く、中等度の作用時間と力価をもつ。**メピバカイン**は新生児への毒性があり、産科麻酔には使用されない。**ブピバカイン**は胎盤通過性が低いため、分娩時の硬膜外麻酔に広く用いられてきたが、強い心毒性があるため、最近では**レボブピバカイン**、または**ロピバカイン**が使用される。ロピバカインは術後鎮痛に対する適応が初めて認められた局所麻酔薬であり、低濃度での痛覚遮断と運動神経遮断の分離に優れている。

アドレナリンの添加 短時間作用型（プロカイン）または中時間作用型（リドカイン）の使用時に、血管収縮薬としてアドレナリン（0.001％程度）を添加すると、血中への吸収が30％程度遅延・減少し、作用時間が約50％延長する。これにより、麻酔効果が高まるとともに有害反応が防止できる。ただし、指趾、陰茎、耳介では虚血による壊死を生じるので、アドレナリン添加は禁忌である。脊髄麻酔に用いた場合、アドレナリンは α_2 受容体に作用して鎮痛効果にも寄与すると考えられている。近年は α_2 作動薬のクロニジン、デクスメデトミジンが鎮痛目的で添加されることがある。

● **個別化医療：** 妊娠中は有害反応が現れやすいといわれる。心拍出量の増加に伴い局所からの吸収が亢進し、また AGP 結合率も低下するといわれるため、遊離形局所麻酔薬の血中濃度が上昇する可能性がある。産科で神経ブロックや硬膜外麻酔を行う場合は、オピオイドの併用などを考慮し、低濃度の局所麻酔薬を用いることが望ましい。0.75％ブピバカインによ

る出産時の硬膜外麻酔で心停止を来し死に至った事故が起こり、高濃度ブピバカインの市販が中止され、心毒性が少ないとされるレボブピバカイン、ロピバカインが導入された。しかし、これらの安全性に関してもまだ議論がある。

新生児・小児の局所麻酔中毒の報告は少なくない。出生時のAGP濃度は成人の半分であり、CYP3A4やCYP1A2の酵素活性も十分ではない。例えば、ブピバカイン（主にCYP3A4で代謝される）の肝固有クリアランスは生後1ヵ月で成人の1/3、6ヵ月で2/3であり、ロピバカイン（主にCYP1A2で代謝される）のそれは5歳まで成人レベルに達しないとされる。

肝不全、腎不全患者ではクリアランスが低下する。単回投与で毒性反応を生じたとの報告はないが、反復投与や持続投与を行う際には減量や投与間隔に注意しなければならない。

● その他の特記事項： 近年、持続徐放性の**リポソームブピバカイン**が米国で創部浸潤麻酔（術野の局所浸潤麻酔）に使用可能となっている。単回投与で長時間の局所麻酔効果を得ることができるが、調節性が悪く、保存可能期間も短い（冷蔵で1〜2ヵ月）。適応拡大をめざした研究が進められているが、一方、調節性と安定性を克服する薬剤の開発が期待されている。

全身麻酔薬 general anesthetics

> ● キーポイント
> 1. 全身麻酔が成立するためには、全身麻酔の4条件（意識消失、無痛、筋弛緩、有害反射の抑制）を満たす必要がある。
> 2. 吸入麻酔薬や静脈麻酔薬プロポフォールの作用機序はいまだ不明である。
> 3. 全身麻酔薬には、確実かつ迅速な作用の発現と終結が絶対的に求められる。
> 4. 現在では、複数の薬物を併用する"バランス麻酔"が一般化している。

吸入麻酔薬　inhalational anesthetics
　　亜酸化窒素（笑気）　nitrous oxide (N_2O)
　　ハロタン　halothane
　　イソフルラン　isoflurane
　　セボフルラン　sevoflurane
　　デスフルラン　desflurane
静脈麻酔薬　intravenous anesthetics
　　チオペンタールナトリウム
　　　thiopental sodium
　　チアミラールナトリウム
　　　thiamylal sodium
　　プロポフォール　propofol

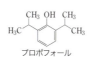

　　レミフェンタニル塩酸塩
　　　remifentanil hydrochloride
　　ケタミン塩酸塩　ketamine hydrochloride

全身麻酔 general anesthesia とは、**意識消失**、**無痛**（感覚遮断）、**筋弛緩**（運動遮断）、手術に伴う**有害な自律神経反射の除去**（**全身麻酔の4条件**）が達成された状態である。古くはこれらの条件を単独で満たす麻酔薬が求められていたが、麻酔薬1剤だけでの達成には無理があった。そこで、各条件を別の薬物で達成する方法が検討され、現在では、複数の薬物を併用して条件を満たす**バランス麻酔**が一般化している。すなわち、ベンゾジアゼピン系薬などで術前鎮静を行ったのち、局所麻酔薬およびオピオイド鎮痛薬を用いて硬膜外麻酔を施行し、静脈麻酔薬で全身麻酔導入を行う。意識消失後、骨格筋弛緩薬を使用して気管挿管し、人工呼吸を行う。その後、手術進行にあわせて、吸入麻酔薬か静脈麻酔薬、または両者を組み合わせて麻酔を維持する。一方、オピオイド鎮痛薬と静脈麻酔薬（プロポフォール）を組み合わせる**完全静脈麻酔** total intravenous anesthesia（TIVA）が近年普及しはじめ、余剰ガスによる有害作用の懸念がある吸入麻酔薬への依存度が減りつつある。

● 薬理作用： 吸入麻酔薬や静脈麻酔薬プロポフォールについては、直接結合する標的分子は不明で、作用機序はいまだ明らかではない。例えば、オピオイド鎮痛薬のように特異的結合部位を有する薬の多くはnmol/Lオーダーの脳内濃度で効果を示すが、プロポフォールの効果発現には数十µmol/L、吸入麻酔薬に至っては数百µmol/Lの脳内濃度が必要である。このため、これらの麻酔薬については特異的作用点の存在が疑問視され、非特異的な物理化学的変化を起こす結果として、細胞膜上の様々な受容体やチャネル、そのほかの機能分子の活動を阻害するのではないかと考えられている。しかし一方、特異的な作用点（イオンチャネル型グルタミン酸受容体や$GABA_A$受容体など）があるとする説もある[*10]。

静脈麻酔薬の**チオペンタール**、**チアミラール**はバルビツール酸系薬、**レミフェンタニル**はフェンタニルに似たオピオイド鎮痛薬であり、作用機序はそれぞれ

[*10] 全身麻酔の作用機序の解明は、"意識"とは何か、"睡眠"とは何かを理解することに大きな光をあてると期待される。

204ページ、145ページを参照。

ケタミンは主に NMDA 型グルタミン酸受容体のイオン透過部位に作用するチャネル阻害薬と考えられている。

● 薬物動態：　常温で気体の亜酸化窒素を除けば、吸入麻酔薬は常温では液体の揮発性ハロゲン化炭化水素で、気化器によって気化され吸入される。全身麻酔薬は、<u>確実かつ迅速な作用の発現と終結が絶対的に要求される</u>特殊な薬物だが、呼吸を介した大量の薬物の速やかな吸収と排泄がこれを可能としてきた。麻酔導入速度は、血液への溶解度（**血液 / ガス分配係数**）、吸入ガス分圧、換気速度、肺血流に主に依存する。血液 / ガス分配係数が低い薬物、すなわち血液への溶解性の低い薬物ほど早く麻酔効果が現れる（**デスフルラン** 0.45、**亜酸化窒素** 0.47、**セボフルラン** 0.65、**イソフルラン** 1.4、**ハロタン** 2.5）。麻酔効果の終結は、主に、薬物が組織から血液へ再分配され、肺から排泄されることによるため、血液 / ガス分配係数の低い薬のほうが回復も早い。一方、吸入麻酔薬の力価は、脂質への溶解度（**オイル / ガス分配係数**）に依存し、この係数が大きいと力価も高い。吸入麻酔薬の効力を表す臨床的指標としては**最小肺胞濃度** minimum alveolar concentration（**MAC**）が用いられる。これは、50% の患者が皮膚切開に対して体動を起こさないときの麻酔薬の肺胞内濃度（%）で、小さいほど効力が大きい（ハロタン 0.75、イソフルラン 1.15、セボフルラン 1.71、デスフルラン 6、亜酸化窒素 105）。

プロポフォールは 97% 以上が血中蛋白質と結合して不活化状態にあるため、低蛋白血症時には非結合型分率が上昇し薬効が増強する。また、プロポフォールは肝代謝率が高いため、心不全や麻酔・人工呼吸などによる肝血流量の低下で血中濃度が大きく上昇しうる。主な代謝経路は肝臓の CYP2B6 による水酸化やグルクロン酸抱合だが、全身クリアランス（約 30 mL/kg、1.5 〜 2 L/分）が肝血流量（約 21 mL/kg、1.2 〜 1.5 L/分）を上回っているため、一部はほかの臓器（腎臓、消化管）でも代謝されると考えられる。

ケタミンは肝臓の CYP によりノルケタミン、ヒドロキシノルケタミン、デヒドロノルケタミンなどに代謝され、グルクロン酸抱合を受け、腎臓から排泄される。代謝物中ノルケタミンは、ケタミンの 1/3 〜 1/5 程度の麻酔作用を有している。消失半減期は 2.17 時間とされる。

● 有害反応：　亜酸化窒素は血液や組織にほとんど溶けないため、空気を含むスペースに急速に流れ込み窒素と置き換わろうとするが、窒素の移動が遅いため空洞の内圧を増加させる。このため、耳管閉塞、気胸、イレウス、気脳症などの閉鎖スペースを有する患者には用いないほうがよい。さらに、この性質のため、覚醒時に酸素の取り込みを低下させて低酸素血症を起こすことがあるので、十分な酸素吸入が必要である。また、ビタミン B12 を不活性化する性質があり、長期間投与すると巨赤芽球性貧血を起こすことがある。

吸入麻酔薬のハロタンとメトキシフルランは、それぞれ 40%、70% 以上が肝臓の CYP2E1 で代謝されるが、そのフッ化代謝物にそれぞれ肝毒性と腎毒性があるため、いまはほとんど用いられていない。

悪性高熱症 malignant hyperthermia は、吸入麻酔薬（亜酸化窒素を除く）の重大な有害反応である。吸入麻酔薬のほか、脱分極性筋弛緩薬スキサメトニウム（→ p.153）でも起こりうる。**骨格筋リアノジン受容体**（RyR1）遺伝子の点変異（200 ヵ所以上確認されている）による筋小胞体 Ca^{2+} チャネルの機能異常によって起こるものが大部分と考えられる（2,000 人に 1 人が素因をもつとされる）。吸入麻酔薬や脱分極性筋弛緩薬の投与により骨格筋の代謝が異常に亢進し、体温の制御ができなくなり、適切に対処しなければ死に至る。とくにハロタンとスキサメトニウムが誘発薬としておそれられたが、現在ではいずれも使用頻度が減った（しかし、現在使用されている揮発性麻酔薬で誘発される可能性もある）。さらに、最近は、吸入麻酔薬を用いず完全静脈麻酔で手術をすることも多くなったので、発生率は低下している。また、治療薬の**ダントロレン**（RyR1 に作用して筋小胞体からの Ca^{2+} 遊離を阻害する）が開発されたことで致死率が低下した（それでも致死率は 10 〜 15% と高い）。

プロポフォールは注射部位の**血管痛**を起こしやすい。注射部位に分布する感覚神経終末に発現する TRPA1 チャネルをプロポフォールが活性化することが原因とされ、対策として局所麻酔薬が前投与されることがある[*11]。

まれだが、高用量のプロポフォール（とくに集中治療での長期投与）により、代謝性アシドーシス、徐脈性ショック、横紋筋融解症、高脂血症、脂肪肝など、ミトコンドリア筋症に類似した症状を示す**プロポフォール注入症候群** propofol infusion syndrome が起こることが知られている。ミトコンドリアにおける脂質代謝障害やリソソーム機能不全が原因と考えられているが、詳細は不明である。最初、小児での報告が多

[*11]　プロポフォール製剤は、以前は長鎖脂肪酸トリアシルグリセロール（LCT）を基剤にしていたが、現在は中鎖脂肪酸トリアシルグリセロール（MCT）と LCT を 1 : 1 で混合した基剤に変更され、血管痛の原因とされる水相中プロポフォール分子が減少して血管痛は軽減した。

かったため、小児の集中治療における人工呼吸中の鎮静に使用するのは禁止されているが、成人でも起こりうる。長期間の鎮静が必要なときは、ほかの鎮静薬を組み合わせるなどプロポフォール投与量の低減を図ることが望ましい。

プロポフォールを主体とした完全静脈麻酔では、しばしば**術中覚醒**が問題となる。とくに、術中覚醒を記憶していると（**術中覚醒記憶**）、心的外傷後ストレス傷害（PTSD）を発症する率が高くなるため、予防が大切である。術中覚醒は、吸入麻酔薬に比べ麻酔深度の調節がむずかしいことが原因だが、近年静脈麻酔薬の薬物動態に関する理解が進み、輸液ポンプの投与速度を調節して望んだ値に薬物濃度を設定するTCI (target controlled infusion) 法に基づく確実な静脈麻酔が可能となってきた。また、術中覚醒記憶を予防するため、健忘作用の強い薬（ジアゼパムやミダゾラム）を投与しておくこともある。

ケタミンは大脳の血流を増加させ、とくに若年成人（男性より女性に多いとされる）では術後に色彩豊かな**幻覚・悪夢**をみることが多く、使用が控えられる傾向にある。このような症状には、ジアゼパムなどのベンゾジアゼピン系鎮静薬を併用することで対処する。

● **臨床使用**：　今日では、鎮静薬、局所麻酔薬、静脈麻酔薬、吸入麻酔薬、鎮痛薬、筋弛緩薬などを組み合わせたバランス麻酔が一般化している。これらは本来、同時に使用すると危険な薬物であり、麻酔科医の厳重な管理のもとで行われる。さらに、近年の麻酔科には、術中麻酔に加え、術前、術後を含めた周術期医療全体を適切に管理することが求められている。とくに、**覚醒時興奮、術後せん妄、術後高次脳機能障害**に対する対策は重要である[*12]。

以下、バランス麻酔に使用される代表的な全身麻酔薬の特徴について述べる。

吸入麻酔薬：

亜酸化窒素　　非刺激性で強い鎮痛作用をもつが、麻酔作用は弱く（MAC > 100%）、単独で全身麻酔をかけることはできない。したがって、ほかの麻酔薬との併用が必要となり、高濃度酸素を与えにくくなる。また温室効果の原因ともなることもあり使用頻度は減少している。しかし、十分量の酸素が同時投与される限り、現行の吸入麻酔薬のなかで最も安全な麻酔薬で

ある。また、血液／ガス分配係数が小さいため、併用する吸入麻酔薬の導入を速める効果があり（**二次ガス効果**）、このために用いられることが多い。歯科領域においては鎮痛のため30〜50%の濃度でしばしば用いられている。

ハロタン　　効力は高いが、肝代謝物に毒性があり、およそ1万人に1人の割合でハロタン肝炎を誘発する。また、悪性高熱症誘発の可能性が比較的高いといわれる。このようなことから、現在日本ではほとんど用いられていない。

イソフルラン　　ハロタンより力価がやや弱いが、生体内代謝率が低く、肝・腎毒性が少ない。現在、セボフルラン、デスフルランとともに吸入麻酔薬の主流となっている。吸入麻酔薬のなかでは脳血流増加作用が少なく、脳外科手術に適している。

セボフルランとデスフルラン　　血液／ガス分配係数を亜酸化窒素なみに小さくして導入・覚醒を加速し、かつオイル／ガス分配係数を大きくして高力価にした最も新しい吸入麻酔薬である。セボフルランは、肝代謝で生じるフッ化物や気化器の二酸化炭素吸収剤と反応して生じる化合物（compound Aとよばれる）が腎毒性をもつといわれるが、臨床上問題となった例はなく、現在では吸収剤も改良されている。デスフルランは現行では最も血液／ガス分配係数が低いが、気道刺激性があるため気道過敏性の高い喘息や慢性閉塞性肺疾患の患者では注意する必要がある。生体内代謝率がきわめて低いので、肝・腎毒性は少ない。

静脈麻酔薬：

チオペンタールとチアミラール　　超短時間作用型バルビツール酸誘導体である。鎮痛作用はほとんどないが、呼吸・循環抑制による脳血流低下のため脳圧を低下させることから、脳外科手術で多用されていた。しかし、反復投与すると蓄積され覚醒が遅くなるので麻酔の維持には使用できず、プロポフォールの普及により使用頻度が減った。

プロポフォール　　バルビツール酸系とは異なる構造をもつ超短時間作用型静脈麻酔薬で、脂肪乳剤に懸濁されている。肝代謝が速いので蓄積は少なく、持続投与していても投与を中止すれば10分程度で目覚める。鎮痛作用はないが制吐作用、気管支拡張作用をもち、また末梢血管抵抗減少による血圧低下作用も強い。脂肪乳剤に対するアレルギーをもつ患者、脂質代謝異常（高脂血症、膵炎）の患者には慎重投与である。

レミフェンタニル　　超短時間作用型μオピオイド受容体作動薬である。吸入麻酔薬では麻酔管理が困難な心臓手術（弁置換術、冠動脈バイパス術）、高齢者、全身状態が不良な患者の手術に用いられるオピオ

[*12]　近年、**デクスメデトミジン**の予防的投与が注目されている。デクスメデトミジンはα_2アドレナリン受容体作動薬で、呼吸器系を抑制せずに鎮静作用を示すが、覚醒時興奮の予防、手術侵襲によるストレスの抑制、術後痛緩和などにも有用であることが示唆されている。しかし、治療を必要とするほどの低血圧を起こすことも多いので、十分な注意が必要である。

イド鎮痛薬麻酔の主役である。作用発現までの時間が短く（約1分）、血中および組織中の非特異的コリンエステラーゼで急速に分解されるため消失も早い（5〜10分）。長時間投与しても蓄積性は少なく、呼吸抑制などの遅発性有害反応を生じにくい。しかし、効果が速やかに消失することから、時に嘔吐を伴う激しい疼痛が手術直後から出現し、また麻酔中の体温低下による悪寒や震えが強く現れることがあるので、術後痛対策と体温管理が重要である。

ケタミン　視床・大脳皮質の働きを抑制するが大脳辺縁系は賦活すること、通常の全身麻酔時の脳波は徐波だが、ケタミンではむしろ速波が増えることなどから、**解離性麻酔薬**とよばれる。通常は $S(+)$ 体と $R(-)$ 体のラセミ体で使用されるが、$S(+)$ 体がより強い麻酔・鎮痛効果をもち、精神作用は弱いとされるので、純 $S(+)$ 体の利用が将来期待される。

単独で使用すると、交感神経の緊張を高めて心拍出量を増加させる（脳血流も増加させるので、脳圧を上昇させる）。低用量ケタミンは呼吸抑制が少ないため、オピオイドの代わりに鎮痛目的（とくに熱傷）で使用したり、プロポフォールなどほかの麻酔薬の短所である呼吸循環抑制を相殺できるので、脳圧上昇のリスクがなければ、小児、高齢者、ショックの危険性の高い患者、緊急の外傷患者の短時間麻酔に有用である。ただし乱用が問題となり、2007年に麻薬指定された[*13]。

● **個別化医療：**　今日、吸入麻酔法と静脈麻酔法を病態によって使い分けるという概念が確立されつつある。例えば、揮発性麻酔薬は心筋虚血再灌流傷害から心筋を保護するといわれ（anesthetic-induced pre/post conditioning）、心臓外科手術では吸入麻酔薬が望ましい可能性がある。一方、長時間の手術では、肺機能保持という面で静脈麻酔が有利である。また最近、がんの手術に使用された麻酔方法・麻酔薬の違いにより、がんの再発率や転移率に差があることが示唆されている。

高齢者は薬に対する感受性が一般に低下し、また循環機能も低下するため、作用発現が遅延することが多い。このため静脈麻酔薬は速く注入すると就眠までのあいだに多量の薬が投与され、その後に重篤な循環抑制が起こりやすくなる。導入時間は長くなるが、ゆっくり投与したほうが総投与量は少なくできる。

肥満患者では、心拍出量や肝血流量が増加しているため、プロポフォールの持続投与時、過小投与になりがちである。術中覚醒に注意する。

乳幼児に対する全身麻酔薬の安全性に関しては、いまだ議論が多い。全身麻酔薬は、発達期の脳神経に悪影響を与えることが懸念されているため、乳幼児に対する全身麻酔薬の頻回の使用はできる限り避けたほう

---

*13　ケタミンは近年、麻酔薬としてよりも、その迅速な抗うつ効果が注目されている。抗うつ効果の一部は、ケタミン代謝物の効果であることが示唆されている。

吸入麻酔法の発明

近代医学は麻酔によって発展したといっても過言ではない。

世界初の全身麻酔手術は、華岡青洲による"通仙散"を用いた乳癌手術とされている（旧暦1804年10月13日）。しかし、処方の詳細が不明なこと（チョウセンアサガオやトリカブトなどを配合して内服させたらしいが、処方は門外不出とされた）や使用方法がむずかしいこと（毒性が高く危険であった）などから普及することはなかった。

亜酸化窒素（笑気）の鎮痛効果は、1799年、英国の化学者ハンフリー・デービーにより報告された。デービーは笑気の効果を自ら体験し、外科手術時の痛みを軽減できる可能性を示唆したが、麻酔剤の開発までは思い至らなかったようである。笑気を用いた手術を初めて手がけたのは米国の歯科医ホーレス・ウェルズであった。1845年、彼は亜酸化窒素を用いた抜歯手術の公開実験を行ったが、不運にも失敗に終わっている。

一方、1818年、英国の化学者マイケル・ファラデーがジエチルエーテル（以下エーテル）に笑気と似た麻酔作用があることを発見した。エーテルの麻酔効果は、ウェルズの弟子で歯科医のウイリアム・モートンが、1846年10月16日、マサチューセッツ総合病院でエーテル吸入下での頸部腫瘍手術に成功したことで、欧米社会に知れわたった。モートンは"麻酔の父"とよばれる。その後、クロロホルムも吸入麻酔薬として用いられるようになった。

モートンの実験ののち、エーテル麻酔で起きる状態を anesthesia（ギリシャ語の無感覚 an-aisthesia）とよぶようになった。これを"麻酔"と翻訳したのは杉田成卿（杉田玄白の孫）であり、1850年、エーテル麻酔に関するオランダ語の本を翻訳するとき、ほぼ今日的な意味で用いている。1855年、彼はわが国で初めてエーテル麻酔下で乳癌手術を行った。今日でもエーテルは開発途上国で麻酔薬として用いられているが、爆発性や気道刺激性のため、日本ではまったく用いられていない。

がよい。

いずれも妊婦への使用は禁忌ではないが、安全性は確立されていない（とくにバルビツール酸系薬は催奇形性を有する可能性がある）ため、利益がリスクを上回る場合のみ使用する。

筋弛緩薬 muscle relaxants

> 🔵 **キーポイント**
>
> 1. 骨格筋を弛緩させる薬を筋弛緩薬といい、末梢性と中枢性に分けられる。
> 2. 末梢性筋弛緩薬の大部分は、神経筋接合部を遮断する薬である。
> 3. 唯一の脱分極性筋弛緩薬スキサメトニウムはほとんど気管挿管時の筋弛緩のみに用いられているが、非脱分極性筋弛緩薬はバランス麻酔になくてはならない薬である。
> 4. 中枢性筋弛緩薬の機序は様々だが、神経筋接合部遮断薬に比べると一般に効果は小さい。

末梢性筋弛緩薬

脱分極性筋弛緩薬
　スキサメトニウム塩化物　suxamethonium chloride
非脱分極性筋弛緩薬（および筋弛緩中和薬）
　ベクロニウム臭化物　vecuronium bromide
　ロクロニウム臭化物　rocuronium bromide
　スガマデクスナトリウム　sugammadex sodium
ボツリヌス毒素製剤
　A型ボツリヌス毒素　botulinum toxin type A
　B型ボツリヌス毒素　botulinum toxin type B
悪性高熱症治療薬
　ダントロレンナトリウム水和物
　　dantrolene sodium hydrate

末梢性筋弛緩薬の大部分は神経筋接合部遮断薬、すなわち骨格筋型ニコチン性アセチルコリン受容体（以下ニコチン受容体）を抑制する薬物である。ほとんどはニコチン受容体を直接抑制する薬物で、作用機序により**脱分極性筋弛緩薬**と**非脱分極性筋弛緩薬**に分けられる。脱分極性筋弛緩薬はニコチン受容体の作動薬であり、逆に、非脱分極性筋弛緩薬はニコチン受容体の

拮抗薬である。現在、前者としては**スキサメトニウム**のみがあり、後者としては**ロクロニウム**が最もよく用いられている。特殊なものとして、神経終末からのアセチルコリンの遊離を阻害して筋弛緩を起こす**ボツリヌス毒素**も製剤化されている。また、悪性高熱症や横紋筋融解症の治療薬**ダントロレン**も広義には末梢性筋弛緩薬に入るが、これについては全身麻酔薬の項（p. 150）を参照。

脱分極性・非脱分極性筋弛緩薬

🔵 **薬理作用：**　スキサメトニウム（サクシニルコリンともいう）は、現在唯一使用されている脱分極性筋弛緩薬である。2つのアセチルコリンが連結した構造を有し、神経筋接合部後シナプスのニコチン受容体に作用して後シナプス膜を脱分極させ、脱分極初期には筋収縮が生じる。しかし、シナプス間隙のアセチルコリンエステラーゼ（真性コリンエステラーゼ）による代謝は遅いので、脱分極が持続する。興奮収縮連関を維持するには脱分極と再分極の反復が必要だが、脱分極が持続すると受容体の脱感作や受容体周囲の膜環境の変化などにより受容体機能が抑制され、結果的に筋弛緩・麻痺が起こる（図IV-1-4）。

一方、***d*-ツボクラリン** tubocurarine[14]を原型とする非脱分極性筋弛緩薬は、ニコチン受容体の競合的拮抗薬である（図IV-1-5）。

🔵 **薬物動態：**　スキサメトニウムは、末梢性筋弛緩薬のなかでは作用発現が最も早く（静注で40秒程

---

[14] ***d*-ツボクラリン：**　西欧人が南米を侵略した16世紀頃、先住民は**クラーレ** curare とよばれる毒を狩猟に用いていた（クラーレとは"鳥を殺す"の意）。クラーレは毒の総称で、材料は部族により異なっていた。19世紀には、クロード・ベルナールの実験などにより、クラーレは神経筋伝達を遮断することがわかった。

クラーレが初めて医療に用いられたのは精神科領域で（1938年頃）、うつ病患者に対する電気ショック療法の際の骨折防止に用いられた。麻酔に本格的に使用されるようになったのは1942年頃である。それ以前の麻酔では吸入麻酔薬の深度を強めて筋弛緩効果を得ていたが、優れた筋弛緩を得ることはむずかしく、呼吸・循環抑制による危険を伴っていた。クラーレが導入されたことで、手術時間が大幅に短縮された。

当初は天然のクラーレが用いられたが、1935年、クラーレのうちツヅラフジ科コンドロデンドロン属の植物から採られるツボクラーレ tubo curare（先住民がツボとよばれる竹筒に貯蔵していたためこうよばれる）からツボクラリンが単離され、1951年に構造が決定され、翌年より合成品が利用できるようになった。

クラーレの名称は、麻酔科医が用いる再クラーレ化 recurarization（麻酔終了後に筋弛緩作用が再発現すること）やプレクラリゼーション precurarization（スキサメトニウムの筋収縮作用を抑制するため、または非脱分極性筋弛緩薬による筋弛緩を早めるため、あらかじめ少量の非脱分極性筋弛緩薬を投与すること）という用語に残っている。

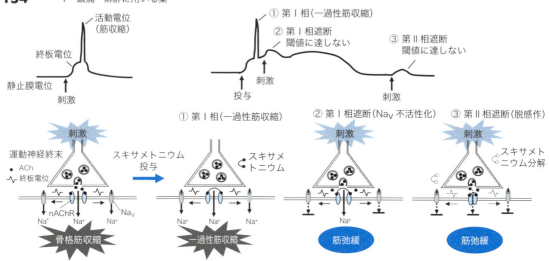

図 IV-1-4 脱分極性筋弛緩薬（スキサメトニウム）の作用機序

スキサメトニウムの筋弛緩作用は、2段階の遮断相で説明されている。第Ⅰ相遮断（②）は、ニコチン受容体（nAChR）を持続的に刺激する結果、電位依存性 Na^+ チャネル（Na_V）が不活性化し、運動神経を刺激しても筋収縮が起きない状態である。第Ⅱ相遮断（③）には、スキサメトニウムが分解され、再分極したあとも nAChR の脱感作が持続すること、nAChR 周囲の細胞膜環境の変化などが寄与するとされているが、詳細は不明である。

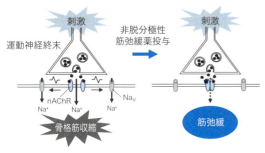

図 IV-1-5 非脱分極性筋弛緩薬（競合的ニコチン受容体拮抗薬）の作用機序

- ACh、 ⌒ 終板電位、 ● 非脱分極性筋弛緩薬

刺激により運動神経終末から開口放出された ACh は、ニコチン受容体（nAChR）1分子当たり2分子結合し、受容体チャネルを開口させる。その結果、終板電位が発生し、電位依存性 Na^+ チャネル（Na_V）を活性化させることで筋収縮が生じるが、2つの ACh 結合部位のうち1つが非脱分極性筋弛緩薬により占拠されれば、nAChR を開口させることができなくなり、筋弛緩が生じる。

度）、肝臓や血漿の**ブチリルコリンエステラーゼ（偽性コリンエステラーゼ）** で急速に代謝されるので、持続時間は5～10分程度と最も短い。

非脱分極性筋弛緩薬の**ベクロニウム**とロクロニウムはステロイド骨格を有するが、構造中に第四級アンモニウム陽イオンをもつため高い極性を示し、血液脳関門や胎盤関門の通過性は低い。作用時間はいずれも1時間程度だが、作用発現までの時間は、ベクロニウムの2～3分に比べロクロニウムでは1～2分と短く、短時間での処置が必要となる緊急時の気管挿管をよりスムーズに行うことができ、低酸素血症や誤嚥などの

リスクを軽減できる。多くは未変化体として胆汁中に排泄されるが、一部肝臓で脱アセチル化され胆汁中や尿中に排泄される。肝機能障害や肝硬変患者では作用が延長する。

● **有害反応**：　スキサメトニウムは、脱分極初期の一過性筋収縮による術後筋肉痛、高カリウム血症、眼内圧上昇、脳圧上昇、胃内圧上昇などの有害反応が多く、また**悪性高熱症**（→ p.150）を起こすことがあるため、使用頻度は減少している。しかし、迅速な筋弛緩と気道確保が優先されるときの麻酔導入には依然有用な薬である。

d-ツボクラリンはヒスタミン遊離作用を有するため局所や全身の発赤や血圧降下を起こしやすく、現在は使用されていない。ベクロニウムやロクロニウムではこのような有害反応は少ない。ベクロニウムは、肝代謝物にも筋弛緩作用がある（ベクロニウムの60～70％の力価を有し、半減期も長い）ため、長時間投与したり腎障害患者に大量に使用したりすると筋弛緩が遷延する。ロクロニウムは投与時に強い血管痛を起こすため、意識下で投与する場合は局所麻酔薬を用いることが多い。

● **相互作用**：　スキサメトニウムはコリンエステラーゼ（主にブチリルコリンエステラーゼ）で代謝されるため、コリンエステラーゼ阻害薬は筋弛緩作用を増強・遷延する。非脱分極性筋弛緩薬はアセチルコリンと競合するため、コリンエステラーゼ阻害薬により神経筋接合部のアセチルコリン濃度が増加すると効果が減弱する（筋弛緩を終了させるために利用される）。

スキサメトニウムの投与後、効果が切れたあとに非脱分極性筋弛緩薬を投与すると、非脱分極性筋弛緩薬の効果が増強される。逆に非脱分極性筋弛緩薬投与後にスキサメトニウムを投与すると、非脱分極性筋弛緩薬の効果は増強または減弱される（減弱の機序は不明）。

そのほか、機序は必ずしも明らかではないが、様々な薬物との併用で筋弛緩作用の増強や減弱が起こる。作用を増強するものとしては、吸入麻酔薬（イソフルランなど）、カリウム喪失性利尿薬（フロセミドなど）、抗生物質（アミノグリコシド系など）、マグネシウム製剤、抗不整脈薬などが知られ、作用を減弱させるものとしては、副腎皮質ホルモン製剤、抗てんかん薬（カルバマゼピン、フェニトインなど）などがある。

● 臨床使用： 呼吸筋麻痺を起こすので、当然ながら、投与直後に気管挿管・人工呼吸が行える準備をしておく。通常は催眠鎮静薬投与後、硬膜外麻酔を施行し、全身麻酔を導入して意識を消失させてから筋弛緩薬を使用する。極性が非常に高いため経口投与では効果がなく、つねに静脈内または筋肉内投与される。

手術終了後、非脱分極性筋弛緩薬の効果を消失させるためには、これまでコリンエステラーゼ阻害薬**ネオスチグミン**（実際にはネオスチグミンとアトロピンの配合剤）が使われてきた。しかし近年は、**選択的弛緩薬結合薬** selective relaxant binding agent（SRBA）の**スガマデクス**が使用されるようになった。スガマデクスは8個のグルコースが環状に結合したγシクロデキストリン誘導体であり、中央空洞部分に血中のロクロニウムやベクロニウム（ロクロニウムへの選択性が高い）を包接し、神経筋接合部の筋弛緩薬を濃度勾配によって血中へ移行させることで作用を消失させる。その作用は迅速かつ確実で、ロクロニウムの効果を2〜3分でほぼ完全に消失させることができるため、筋弛緩薬の残存による術後呼吸器系合併症を減らせると期待されている。また、ネオスチグミンと異なりアセチルコリンを増加させないため、ムスカリン作用への対策（アトロピンの併用）を必要としない。

● 個別化医療： 一般に女性のほうが筋肉量は少ないため、筋弛緩薬が効きやすい。妊婦では、相対的な肝血流量の減少、増加したステロイドホルモンによる非脱分極性筋弛緩薬の肝取り込みの阻害、体重換算では筋組織に対して過量投与になりやすいことなどから、非脱分極性筋弛緩薬の作用が遷延しやすい。

新生児や乳児は、骨格筋脱分極機構が未熟なため非脱分極性筋弛緩薬は効きやすく、スキサメトニウムは効きにくい（細胞外液量が多いこともスキサメトニウムを効きにくくする）。また、心拍出量が多いため作用発現は早く、クリアランスが小さいため作用時間は長くなる。

高齢者では、肝・腎クリアランスの低下や筋肉量の減少などにより作用は増強される。一方、心拍出量減少のため、作用発現時間は遅くなる傾向にある。

重度の熱傷の患者では、スキサメトニウムによる高カリウム血症が現れやすく、心室細動に至る可能性があるので、スキサメトニウムは原則禁忌である。一方、重度の熱傷では、非脱分極性筋弛緩薬への感受性が低下する。ニコチン受容体の神経筋接合部外での発現が増加するためと考えられている。

ボツリヌス毒素製剤

ボツリヌス毒素はボツリヌス菌が産生する分子量約15万のAB型毒素（活性サブユニットA鎖と結合サブユニットB鎖からなる）である。A〜G型の7種類に分類されるが、製剤化されているのはA型とB型である。活性サブユニットが毒素本体の金属プロテアーゼで、結合サブユニットは神経細胞表面の毒素型特異的な受容体との結合に関与する。結合した毒素はエンドサイトーシスによって取り込まれ、サブユニットが切断されて細胞質内に活性サブユニットが遊離する。神経細胞が興奮するとアセチルコリンを内包するシナプス小胞が細胞膜と融合し、アセチルコリンをシナプス間隙に放出する。活性サブユニットはこの膜融合に必要な蛋白質（A型毒素はSNAP-25、B型毒素はシナプトブレビン）を切断し、破壊する。その結果、シナプス小胞と細胞膜の融合が起こらなくなり、アセチルコリンの放出が阻害され神経伝達が遮断される。ボツリヌストキシンは血液脳関門を通過できず、作用は末梢に限られる。

最初、斜視に対してA型毒素が使用されて以来、世界中で様々な疾患に用いられている。国内では、A型毒素製剤が眼瞼痙攣、片側顔面痙攣、痙性斜頸、小児脳性麻痺患者の下肢痙縮に伴う尖足、上肢痙縮・下肢痙縮、重度の原発性腋窩多汗症に対して、B型毒素製剤が痙性斜頸に対して承認されている。

微量を用いるため概して安全だが、使用にあたっては講習を受けなければならない。有害反応は過剰な筋弛緩作用によるものが多く、眼瞼痙攣への使用で眼瞼下垂、痙性斜頸への使用で嚥下障害などが起こりうるが、一過性である。

中枢性筋弛緩薬

GABA$_A$ 受容体作動薬
　　　ジアゼパム diazepam
GABA$_B$ 受容体作動薬

バクロフェン　baclofen
アドレナリンα₂受容体作動薬
　チザニジン塩酸塩　tizanidine hydrochloride
その他
　アフロクアロン　afloqualone
　エペリゾン塩酸塩　eperisone hydrochloride
　クロルフェネシンカルバミン酸エステル
　　chlorphenesin carbamate

中枢性筋弛緩薬は、主に脊髄介在ニューロンに対する抑制効果を介して間接的に骨格筋弛緩をもたらすと考えられている。GABA_B受容体作動薬**バクロフェン**やα₂受容体作動薬**チザニジン**は痙縮・筋硬直緩和薬として用いられ、脳脊髄疾患に起因する重度の痙性麻痺にバクロフェンの髄注が、肩こりに対してチザニジンなどの経口投与が行われることがある。また、**ジアゼパム**などのベンゾジアゼピン誘導体は抗痙攣薬（➡ p.167）や緊張型頭痛治療薬（➡ p.160）などとして用いられる。

神経疾患の薬
drugs for neurological diseases

2

頭痛の治療薬 drugs used for headache

● キーポイント

1. 医療機関を受診する一次性頭痛で最も多いのは片頭痛である。
2. 二次性頭痛の原疾患は生命にかかわるものが多いため、鑑別を確実に行う。
3. 片頭痛の薬物治療は、急性期治療と予防的治療に分けられる。
4. トリプタン系薬は、片頭痛急性期治療の第1選択薬である。
5. 予防的治療は片頭痛の慢性化防止に有効である。

日本人の25〜30％が頭痛をもつとされるが、その大多数は片頭痛 migraine、緊張型頭痛 tension-type headache、群発頭痛 cluster headache など、良性の機能性頭痛（一次性頭痛）である。診断にあたっては二次性頭痛（脳卒中、脳腫瘍など器質的疾患による頭痛）を鑑別することがきわめて重要である。ここでは、一時性頭痛に用いる薬について解説する。

片頭痛の治療薬

急性期治療薬
　トリプタン系
　　スマトリプタンコハク酸塩
　　sumatriptan succinate
　　ゾルミトリプタン　zolmitriptan
　　エレトリプタン臭化水素酸塩
　　eletriptan hydrobromide
　　リザトリプタン安息香酸塩　rizatriptan benzoate
　　ナラトリプタン塩酸塩　naratriptan hydrochloride

　エルゴタミン系
　　エルゴタミン酒石酸塩・無水カフェイン・イソプロピルアンチピリン配合剤

　　ergotamine tartrate/anhydrous caffeine/iso-propylantipyrine
予防的治療薬
　　ロメリジン塩酸塩　lomerizine hydrochloride
　　バルプロ酸ナトリウム　sodium valproate
　　アミトリプチリン塩酸塩
　　amitriptyline hydrochloride
　　プロプラノロール塩酸塩
　　propranolol hydrochloride

片頭痛は、医療機関を受診する一次性頭痛として最も多い。原因はよくわかっていないが[*1]、何らかの誘発因子[*2]により脳血管内の血小板からセロトニン（5–HT）が異常放出され、脳血管が収縮して血流障害が生じることで発症するとされる。セロトニンが枯渇すると血管は拡張し、血管周囲の三叉神経を刺激して**カルシトニン遺伝子関連ペプチド** calcitonin gene-related peptide（CGRP）などの痛み物質が放出される。これにより**神経原性炎症**が起こり、三叉神経がますます刺激されて頭痛が起こると考えられている（図IV-2-1）。悪心・嘔吐、光過敏、音過敏などを伴い、一側の前頭・側頭部、眼部に拍動性の痛みが発生し、4〜72時間程度持続する（ただし、両側性や非拍動性の痛みもあ

[*1] 原因として、**皮質拡延性抑制** cortical spreading depression（CSD）とよばれる現象が着目されている。CSDは、大脳皮質において、一過性の脱分極に引き続く神経細胞の電気的抑制が、約3mm/分の速度で周囲に伝播していく電気生理学的現象である。近年、CSDを引き起こす機序として視床下部や脳幹（とくに中脳水道灰白質）の異常興奮性が注目され、片頭痛発作予防に抗てんかん薬が有効であることも1つの根拠となっている。

[*2] 様々な誘発因子・増悪因子が存在するが、患者の7〜45％が食品により誘発されるといわれるため**食生活指導**は重要である。代表的な食品として、赤ワイン（ヒスタミン、チラミン、ポリフェノール、アルコール）、チョコレート（フェニルエチルチラミン、テオブロミン）、チーズ（チラミン）、加工肉（亜硝酸化合物）、調味料（グルタミン酸ナトリウム）などがある。

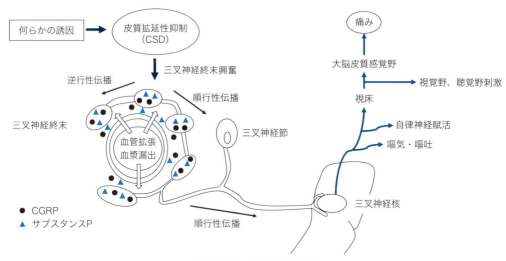

図 IV-2-1　三叉神経血管説

何らかの誘因により頭蓋内血管が収縮し、脳血流低下が生じることで皮質拡延性抑制（CSD）を誘発する。CSDによる血流変化、神経・グリア細胞の代謝活動変化などが三叉神経終末を興奮させ、片頭痛を発症させると考えられている。三叉神経終末からは、カルシトニン遺伝子関連ペプチド（CGRP）やサブスタンスPなどの神経ペプチドが放出され、血管拡張、血漿漏出が生じる。
[Moskowitz MA, Macfarlane RC Cerebrovasc Brain Metab Rev. 1993 Fall；5(3)：159-77 の総説を参考に作図]

る）。頭痛前に閃輝暗点などの前兆*3が起こる場合がある（前兆のないものが2/3を占める）。女性に多く（男性の3〜4倍）、約半数は月経に関連して発作が生じる。不適切な治療や加齢に伴い慢性化することが多い（慢性片頭痛）。

片頭痛の治療は、急性期治療と予防的治療に分けられる。急性期治療は、頭痛と随伴症状を迅速に消失させ、通常の日常生活が営める状態に回復させることを目的とする。日本神経学会・日本頭痛学会監修「慢性頭痛の診療ガイドライン2013」では、急性期治療薬として、アセトアミノフェン、NSAIDs、エルゴタミン系薬、**トリプタン系薬**、制吐薬をあげ、頭痛の重症度に応じて使い分ける層別治療を推奨している。軽度〜中等度にはアセトアミノフェンまたはNSAIDsが、中等度〜重度の頭痛や、軽度〜中等度でもNSAIDsで効果が認められなかった場合にはトリプタン系薬が推奨されている。いずれの場合も制吐薬（メトクロプラミド静注など）を適宜併用する。

本項では主にトリプタン系薬について述べ、エルゴタミン系薬、予防的治療薬にも触れる（そのほかの薬についてはほかの項目を参照）。

● **薬理作用：**　片頭痛発作中にセロトニンを注射すると頭痛が軽減することは1960年代には知られていたが、セロトニン自体は有害反応が強く使えなかった。そこでセロトニンアナログの開発が進められ、第一世代のトリプタン系薬である**スマトリプタン**が開発された。トリプタン系薬は、血管壁に存在する**5-HT$_{1B}$受容体**に作用して、炎症に伴って拡張した血管を正常な大きさに収縮させる。また、三叉神経の神経終末に存在する**5-HT$_{1D}$受容体**に作用し、CGRPなど神経ペプチドの放出を抑制すると考えられている*4。わが国で現在使用可能なトリプタン系薬剤は5種類あるが、薬理作用に大きな差はなく、主な違いは剤形と薬物動態の違い（後述）である。

エルゴタミン系薬は、麦角アルカロイドの**エルゴタミン**またはその誘導体で、セロトニンやアドレナリンの受容体に作用し、頭蓋内血管を収縮させる。

● **薬物動態：**　スマトリプタンには、注射剤、点鼻剤、錠剤がある。脂溶性が低いため髄液移行性が小さく、無効例が約30％あるとされる。半減期は約2時間である。ゾルミトリプタンには口腔内速溶錠がある。スマトリプタンに比べ、経口投与による吸収率が上昇し、脂溶性で中枢移行性が高い。効果発現はスマトリプタンよりやや遅いが、代謝物も活性を有するため効果の持続は長い。スマトリプタンに反応しない患

---

*3　前兆は、数分間持続する片側性、可逆性の視覚症状、感覚症状、そのほかの中枢神経症状の発作で、通常徐々に増悪し、続いて頭痛が生じる。視覚性前兆が最も一般的で、なかでも**閃輝暗点**が多い。典型的には、視野の中心に点滅する光（閃輝）が現れ、中心視野がみえにくくなったあと（暗点）、ギザギザした歯車様の環状物が徐々に外側に広がっていく。

*4　トリプタン系薬につぐ次世代の急性期治療薬としてCGRP受容体拮抗薬の開発が試みられたが、開発中止が相ついでいる。一方、CGRPやCGRP受容体に対するモノクローナル抗体の臨床試験が行われており、有効性が示唆されている。

者の約半数が、ゾルミトリプタンに反応したとの報告がある。**エレトリプタン**は最高血中濃度到達時間が約1時間と速やかで、半減期も約3.2時間と比較的長いため、即効性と頭痛再発率の低下に優れているとされる。**リザトリプタン**も最高血中濃度到達時間が約1時間と速やかで、脂溶性が高く中枢移行性も高い。内服2時間後の頭痛消失率はトリプタン系薬物中最も優れているとされる。錠剤と口腔内崩壊錠がある。**ナラトリプタン**は半減期が約5時間と、現行トリプタン系薬のなかでは最も長い。月経関連片頭痛など片頭痛発作の再発症例に好んで用いられる。しかし、最高血中濃度到達時間が約2.7時間であり、即効性には欠ける。

● 有害反応: トリプタン系薬は、血管平滑筋収縮作用を有するので、心血管障害が疑われる患者や高齢者への投与は注意を要する。心筋梗塞の既往、症状のある虚血性心疾患、脳血管障害の既往、末梢血管障害、コントロールされていない高血圧などを有する患者には禁忌である。使用中に虚血性心疾患様症状が現れたら中止する。

いずれの薬でも、胸部や咽喉頭部など身体各所に圧迫感や絞扼感が現れることがある。スマトリプタン注射剤では注射部位の疼痛・発赤を生ずることがある。点鼻剤では苦味を訴えることが多い。脂溶性で中枢移行性が高い薬（ゾルミトリプタンなど）では、眠気、めまいなどの中枢神経症状が出やすい。

エルゴタミン系薬では悪心・嘔吐が多い。長期大量投与すると麦角中毒が起こりうる。また、麦角系の薬物は、胸膜、後腹膜、心臓弁などの線維症を起こすことが指摘されている。トリプタン系薬の導入により、使用頻度は著減した。

● 相互作用: トリプタン系薬は一般に、抗うつ薬（主に三環系、SSRI、SNRI）との併用で**セロトニン症候群**を生じる可能性がある。とくに、**アミトリプチリン**は予防的治療に使用されることがあるので併用に注意を要する。

エレトリプタン、ナラトリプタン以外は、MAO阻害薬内服中または中止後2週間以内の患者への投与は、トリプタンの作用増強の可能性があり禁忌とされている。ゾルミトリプタンはCYP1A2阻害作用を有する薬との併用で、エレトリプタンはCYP3A4阻害作用を有する薬との併用で、血中濃度上昇の可能性がある。リザトリプタンはCYP2D6で代謝されるため、同酵素で代謝される**プロプラノロール**やアミトリプチリンとの併用（両者とも予防的治療に使用される）に注意が必要である（プロプラノロールとの併用は禁忌とされている）。

● 臨床使用:

トリプタン系薬 片頭痛の確定診断例にのみ、急性期治療薬として用いる。頭痛がはじまった直後に用いると効果が高い（頭痛がはじまっていない予兆期や前兆期に用いても、効果は得られない）。スマトリプタン錠の場合、1回50 mg（1錠）を内服する。効果が不十分なら2時間以上あけて追加する（1日最大200 mg）。悪心が強く内服困難なときや即効性を期待するときは、スマトリプタンの皮下注（1回3 mg）または点鼻（1回20 mg）が有用である。口腔内速溶錠や口腔内崩壊錠がつくられている薬なら水なしで服用できる。トリプタンに反応しない患者が約10％いるといわれているが、片頭痛の診断、投与のタイミングなどを再確認する必要がある。

エルゴタミン系薬 急性期および予防に古くから用いられてきたが、現在では、トリプタン系薬が無効な患者や使えない患者などに用いられる程度で、使用頻度は激減している。現在使用できるのは、急性期治療薬のエルゴタミン酒石酸塩・無水カフェイン・イソプロピルアンチピリン配合剤のみである。予防的治療薬として使用されてきたジヒドロエルゴタミンは最近販売終了となった。

予防的治療薬 発作が月2回以上または6日以上起きる場合、重症で持続が長い場合（急性期治療薬の過剰使用につながりやすい）、月経前など発作時期の予測がつく場合、急性期の薬が禁忌の場合、予防したほうが安価な場合などには、予防薬の投与が行われる。とくに、急性期治療薬の過剰使用は使用過多による頭痛（**薬物乱用頭痛**）を招きやすく、これが慢性片頭痛患者の半数を占めているとされるので、急性期治療薬の使用日数が月10日以上となる場合には予防的治療を導入すべきである。

有害反応が少ない薬を低用量から開始し、十分な効果が得られるまで2〜3ヵ月かけて増量する。発作を良好にコントロールできるようになれば、使用中止も可能である。カルシウムチャネル遮断薬の**ロメリジン**は、有害反応が少なく安価であることから第1選択薬とされている。発作頻度が高く閃輝暗点が目立つ場合には**バルプロ酸**（➡ p.166）、緊張型頭痛や抑うつ状態、薬物乱用頭痛を合併する場合には**アミトリプチリン**（➡ p.192）、高血圧や冠動脈疾患を有する場合には**プロプラノロール**（➡ p.212）がよいとされる[*5]。

● 個別化医療: 片頭痛患者は成熟期の女性に多い。月経関連片頭痛の多くは前兆のない片頭痛で、重

[*5] A型ボツリヌス毒素（➡ p.155）が慢性片頭痛の予防に有効という大規模臨床試験の結果が報告され、FDAの承認が得られているが、わが国ではまだ保険適用はない。

度の発作が多く、またしばしば治療抵抗性である。純粋な月経時片頭痛であれば、エストラジオールの予防的投与が有効であるとの報告がある。

女性ホルモンの増加により妊娠中は片頭痛発作が軽くなることが多いが、出産後（授乳期）は発作が再発しやすい。妊婦や授乳婦に薬物治療を行う場合は、特別の配慮を必要とする。妊娠の可能性があれば、予防薬は原則として中止する。発作が生じたときの第1選択薬は**アセトアミノフェン**（➡ p.312）である。アセトアミノフェンが無効の場合は、妊娠初期に使用した経験の多い**スマトリプタン**は安全性が比較的高いと考えられるので、その必要最少量を用いる。エルゴタミン系薬は子宮収縮作用があるため、妊婦には禁忌である。行動療法などの非薬物治療や、有効性は明らかではないが、サプリメント（ビタミン B_2、コエンザイム Q など）、漢方薬（呉茱萸湯、桂枝人参湯など）の使用も考えられる。授乳婦でもアセトアミノフェンを第1選択薬とするが、トリプタン系薬ではスマトリプタンのみ、投与後12時間授乳が中止できれば使用できるとされている。

小児の片頭痛の急性期治療薬としては、アセトアミノフェンやイブプロフェンが勧められるが、12歳以上ではスマトリプタン点鼻剤とリザトリプタン錠が安全かつ有効とされている。予防薬としては、アミトリプチリンや抗アレルギー薬のシプロヘプタジンがよく使用される。小児に多い**周期性嘔吐症候群**は「国際頭痛分類 第3版β版」で片頭痛に含まれている。予防に有効な薬は明らかではないが、シプロヘプタジンを用いることが多い。

前兆として運動麻痺が起こる**片麻痺性片頭痛**や、前兆にめまいなどが起こる**脳幹性前兆を伴う片頭痛**に対して、血管収縮作用のあるトリプタン系薬やエルゴタミン系薬は原則禁忌とされてきたが、最近はこれらに対しても有効かつ安全との報告がなされている。

緊張型頭痛の治療薬

一次性頭痛のなかでは緊張型頭痛が最も多い。頸部から後頭部の筋緊張・硬直が原因とされるが、一般に症状は軽い。ストレスや睡眠不足を避け、姿勢をよくするなど、生活習慣の改善を行うとともに、必要に応じてアセトアミノフェンや NSAIDs（➡ p.312）、抗うつ薬（➡ p.190）、ベンゾジアゼピン系薬（➡ p.167、199、201）、筋弛緩薬（➡ p.155）などが用いられる。

群発頭痛の治療薬

群発頭痛[*6]は比較的まれではあるが、心筋梗塞、尿管結石とともに**3大激痛**の1つといわれ、男性に多い。周期的（1〜数年に1度）に一定期間（1〜数ヵ月）、ほぼ毎日決まった時間（夜間・就寝中が半数）に同側性の頭痛が生じる。片方の目の奥に痛みを感じることが多く、同側の結膜充血、流涙、鼻閉・鼻汁など、副交感神経症状を伴う。発症には、視床下部後部の機能・形態異常、三叉神経血管系の異常、海綿静脈洞内の内頸動脈周囲の異常、さらには体内時計の異常などの関与が示唆されているが、詳細は不明である。

きわめて重度の痛みなので予防的薬物治療を行い、それでも発作が生じたら、速やかに頓挫させる急性期治療を行う。予防薬の第1選択は**ベラパミル**（➡ p.230）であるが、効果発現に数日かかる。服用早期から予防効果が期待できる副腎皮質ホルモン薬を短期間使用することもある。ベラパミルが無効か使用できない場合には、炭酸リチウムやバルプロ酸などを用いる。急性期治療薬の第1選択は**スマトリプタン**の皮下投与（在宅自己注射が可能）である。酸素吸入（純酸素7〜8 L/分）も有効な場合が多い。

抗めまい薬 drugs used vertigo and dizziness

> ● **キーポイント**
>
> 1. めまいは、体平衡機能に関与する部位（主に内耳、前庭神経、脳幹、小脳）に異常が生じたときに発症する。
> 2. 良性発作性頭位めまい症やメニエール病を含む内耳性（末梢性）めまいが7〜8割を占める。
> 3. メニエール病に対しては、突発性難聴の治療に準じ、発症早期から薬物治療を開始する。

抗ヒスタミン薬
 ジメンヒドリナート dimenhydrinate
 ジフェンヒドラミンサリチル酸塩・ジプロフィリン配合剤 diphenhydramine salicylate/diprophylline
血流改善薬
 ベタヒスチンメシル酸塩
  betahistine mesilate
 ジフェニドール塩酸塩
  difenidol hydrochloride
利尿薬
 イソソルビド isosorbide

ベタヒスチン

イソソルビド

[*6] 群発頭痛は、「国際頭痛分類 第3版β版」では、三叉神経・自律神経性頭痛 trigeminal autonomic cephalalgias（TACs）の1つに分類されている。同じく TACs に含まれる発作性片側頭痛や持続性片側頭痛には**インドメタシン**（➡ p.313）が劇的な効果を示す。インドメタシンは構造中にインドール核をもつが、セロトニンがインドールアミンであることを考え合わせると興味深い。

抗めまい薬　**161**

表 IV-2-1　めまいの分類と主な疾患

回転性めまい	非回転性（浮動性）めまい
末梢性前庭機能障害	中枢神経疾患
メニエール病、突発性難聴、前庭神経炎	変性疾患、脳血管障害、脳腫瘍など
内耳炎、良性発作性頭位めまい症	末梢神経疾患
薬物有害反応など	糖尿病性ニューロパチーなど
中枢性前庭機能障害	循環器疾患
脳幹・小脳梗塞、同上出血、小脳腫瘍	起立性低血圧、不整脈など
片頭痛、てんかん、多発性硬化症	心因性疾患
薬物有害反応など	過換気症候群など
	その他
	薬物有害反応など

　アセタゾラミド　acetazolamide

　身体の平衡を保ち、運動をスムーズに遂行するには、視覚、内耳、固有知覚からの情報が、脳幹、小脳、大脳で統合され、適切に出力されねばならない。この系のどこかに異常が生じると、めまい、ふらつきとなって現れる。診療上遭遇するめまいの約60％は**回転性めまい** rotatory vertigo、残り約40％は**非回転性（浮動性）めまい** floating dizziness といわれ、後者は、神経疾患のほか、循環器疾患、心因性疾患、薬物有害反応など多様な原因で起こりうる。病態学的には、**内耳性（末梢性）めまい**が約75％といわれ、**中枢性めまい**の約10％を大きく凌駕するが、中枢性めまいのなかには小脳や脳幹の出血・梗塞など重篤な疾患によるものも含まれるため、早急な精査が必要である（表IV-2-1）。

　内耳性めまいを起こす2大疾患は**良性発作性頭位めまい症** benign paroxysmal positional vertigo（BPPV）と**メニエール病** Ménière's disease である[7]。前者は、ある一定の頭位をとったときに起こる誘発性めまい（難聴や耳鳴は伴わない）であり、臨床上大きな問題になることは少なく、基本的には自然に治癒する[8]。一方、メニエール病は、激しい自発性・発作性のめまいを繰り返し、これに伴って蝸牛症状（難聴、耳鳴、耳閉塞感）が変動することが特徴である[9]。めまいは再発を繰り返しながらやがて治まるが、発作を繰り返すうちに難聴は不可逆的となり、耳鳴も持続性となる。また、通常は一側性に発症するが、経過とともに両側化する例も少なくない（30％との報告もある）。

このため、進行を防ぐための治療的介入が必要である。発症原因はいまだ不明だが、**内リンパ水腫**が本態と考えられている[10]。病期に応じた薬物療法が推奨されており、約80％の症例で改善する。無効例では内リンパ嚢開放術などの手術療法を考慮する。

　● **薬理作用：**　ジメンヒドリナートやジフェンヒドラミンは、抗ヒスタミン薬（H_1受容体拮抗薬）であり、動揺病（乗り物酔い）の予防、メニエール病発作期のめまい、悪心・嘔吐に用いられる。めまいと中枢ヒスタミン神経の関係にはいまだ不明な点が多いが、めまいなどの回転刺激は、視床下部結節乳頭核のヒスタミン神経を活性化し、この神経が脳幹の嘔吐中枢に出力して嘔吐を引き起こす可能性が示唆されている。抗ヒスタミン薬には催眠鎮静作用もあり（中枢ヒスタミン神経系は覚醒系として重要である）、これを緩和するため、中枢興奮作用のあるキサンチン誘導体を含有する製剤となっている。ジメンヒドリナートは8–クロロテオフィリンを含み、ジフェンヒドラミン

---

[7]　ついで多いめまいは、前庭神経炎によるものである（末梢性めまいの3大疾患ともいわれる）。これら3者はめまいの持続時間が異なり、BPPV のめまい発作は1回当たり分単位、メニエール病は時間単位、前庭神経炎はしばしば日単位である。前庭神経炎は通常単発性で、突発的に発症する回転性めまいであり、ウイルス感染、微小循環障害、自己免疫などの関与が推定されている。急性発作が消失したあとも、前庭機能低下のため、不安定感や平衡感覚障害が数ヵ月から1年以上にわたって持続する。

[8]　BPPV は、卵形嚢斑の耳石膜から剥落し半規管内に迷入した耳石が、頭位の変化に伴い移動することにより内リンパ流動を生じ（またはクプラに剥落耳石が付着して）、半規管膨大部の感覚細胞を刺激することによって生じると考えられている。耳石溶解や内耳血管拡張を期待して炭酸水素ナトリウムを点滴することも多いが、高いエビデンスはなく、理学療法の1つである頭位治療（半規管内に入り込んだ異物を半規管外に排出する理学療法）が主体となる。高齢者、とくに閉経後の女性に多い。

[9]　メニエール病の診断基準は世界に先駆けてわが国でつくられ、その集大成といえる『メニエール病診療ガイドライン』が2011年に刊行されている。世界的には Bárány Society が中心となって作成されたメニエール病診断基準（J Vestib Res. 2015；25：1-7）が基本となる。

[10]　内リンパ水腫とは、何らかの原因で内リンパ液が増量し、内リンパ腔の容積が増大した状態のことをさす。しかし、単に内リンパ水腫が存在するということだけでは、反復するめまい発作を十分には説明できない。そこで、膜迷路破裂説が提案されている。すなわち、内リンパ水腫が増悪すると内耳ライスネル膜の破裂を引き起こし、漏れ出した内リンパ液（カリウム濃度が高い）が外リンパ液に混ざると前庭神経終末の外液カリウム濃度が高くなるため、前庭神経興奮を引き起こしてめまいが生じるとする説である。

はジプロフィリンとの合剤として用いられる。

ベタヒスチンは、内耳の毛細血管前括約筋を弛緩させ内耳血管条の血流増加をもたらす効果や、内耳毛細血管透過性を調節することで内リンパ水腫を除去する効果を有するとされる。また、内頸動脈の血流量を増加させ、脳循環を改善する効果ももつ。**ジフェニドール**は、α受容体拮抗作用と電位依存性カルシウムチャネル遮断作用により、脳血管拡張や前庭神経興奮抑制をもたらすとされる。

イソソルビドは浸透圧利尿薬で、利尿薬のグリセロールやフロセミドによる脱水がメニエール病の症状を改善したことに基づいて導入された。わが国の多施設二重盲検試験により、メニエール病に有効であることが示されている。炭酸脱水酵素阻害薬**アセタゾラミド**もメニエール病に用いられる。利尿薬のメニエール病への効果は、内リンパ水腫という病態とも一致する。作用機序などの詳細は利尿薬の項（➡ p.242）を参照。

● **薬物動態：** ジフェンヒドラミンは経口投与により速やかに吸収され、2～4時間で最高血中濃度に達する。全身に広く分布し、中枢神経に速やかに移行する。半減期は5～8時間である。肝臓で代謝され、尿中に排泄される。

ベタヒスチンのヒトにおける薬物動態試験データはない。ジフェニドールの経口投与は、投与後約1.6時間で最高血中濃度に達し、半減期は約6.5時間である。

● **有害反応：** ジフェンヒドラミンなどの第一世代抗ヒスタミン薬は中枢移行性がよく、比較的強い鎮静作用をもつ（これは場合によっては有害な作用ではなく、これを利用し、一般用医薬品の睡眠改善薬として販売されている）。一方、ベタヒスチンはヒスタミン類似作用を有するため、消化性潰瘍を悪化させたり気管支喘息を誘発したりすることがある。ジフェニドールは弱い抗コリン作用を示すため、前立腺肥大や緑内障などの症状を悪化させる可能性がある。イソソルビドは苦味があり、柑橘系ジュースと混ぜると飲みやすくなる（ゼリー状製剤もある）。急性頭蓋内血腫の患者には禁忌であり、脱水状態、尿閉、腎機能障害、うっ血性心不全の患者への投与は注意を要する。

● **相互作用：** 抗ヒスタミン薬と中枢神経抑制薬（バルビツール酸系薬、フェノチアジン系薬、オピオイド鎮痛薬、アルコールなど）を併用すると鎮静作用が増強する。

● **臨床使用：** メニエール病は、発作期には嘔気・嘔吐が強く、内服困難なことが多いので、まず鎮静薬、制吐薬の非経口投与と補液を行う。発作が治まってから1週間（急性期）は、突発性難聴に準じ[*11]、**副腎皮質ホルモン製剤**（➡ p.315）を用いて難聴・耳鳴を改善する。原則として入院させてヒドロコルチゾンを点滴静注し、漸減させる。亜急性期にはプレドニゾロン、イソソルビド、ベタヒスチンなどを投与し、プレドニゾロンは漸減させる。間欠期には、一般的な抗めまい薬（ジフェンヒドラミン、ベタヒスチン）を用いながら、発作の予防と内耳病変の修復をめざす[*12]。

● **個別化医療：** めまいだけを訴え、メニエール病などと診断されている高齢者には、降圧薬による血圧低下や動脈硬化などによる椎骨脳底動脈系（内耳や脳幹の循環に重要）の循環障害が多く含まれている可能性がある。このような症例では、脳循環代謝改善薬（イブジラストなど）、血管拡張薬（ジフェニドールなど）、昇圧薬（ミドドリンなど）などで症状が改善する。また、血小板凝集阻害薬シロスタゾールを併用すると循環障害の改善率が上がることが示されている。

抗てんかん薬 antiepileptic drugs

● **キーポイント**

1. 抗てんかん薬の基本的な作用は、発作焦点となる神経の抑制、抑制性GABA神経機能の促進、興奮性グルタミン酸神経機能の抑制などである。
2. てんかん発作の臨床分類に対応した抗てんかん薬を選択する。
3. 抗てんかん薬はしばしば重篤な有害反応を起こし、催奇形性が高いものも多い。
4. 痙攣重積症の治療には、主にベンゾジアゼピン系薬の注射剤を用いる。

イオンチャネルや神経ネットワークの機能異常を原因として、急速に伝播する同期した電気活動が制御不能となった脳機能障害が**痙攣発作** convulsion であり、反復性の痙攣発作で特徴づけられる慢性障害が**てんかん** epilepsy である。

てんかん発作 epileptic seizure の分類は、病態生理に基づいた機序ではなく、臨床症状に基づいて部分発作（大脳皮質の局所症状）と全般発作（両側の大脳皮質に波及）に分類される（表IV-2-2、図IV-2-2）。
部分発作 partial seizure： 部分発作の発症には、

---

*11 突発性難聴発症仮説と同様、細菌やウイルスによる免疫応答複合体が蝸牛血管条という細い血管に沈着して炎症を引き起こす結果、内リンパ水腫が発生するという仮説がある。
*12 欧州には、イチョウ葉エキス Ginkgo biloba extract（GBE）がめまいや耳鳴の治療薬として認められている国もあるが、エビデンスに乏しく、わが国では健康食品として扱われている。

① 焦点となる神経の発作性脱分極性変位と引き続き起こる連続した活動電位（バースト）の発生、② 周辺神経ネットワークの同期した発火、③ 隣接皮質領域の同期発火の段階がある。隣接皮質領域へ同期発火が伝播しているあいだは、発作の前兆を経験することがあり、異常活動の皮質部位により不随意運動、異常感覚、閃光など症状が異なる。部分発作の全般化により、発作が両側の大脳皮質に波及すると二次性全般化発作となり、強直間代発作を来す。

全般発作 generalized seizure： 発作が脳の中心部より発生して、両側の大脳半球に波及する。**強直間代発作** tonic-clonic seizure は、GABA 抑制作用の消失からはじまり、抑制作用の消失により神経の連続した活動電位が生じると強直発作（全身の主動筋と拮抗筋の持続的収縮によるこわばり）を来す。GABA 作用の回復により、AMPA 受容体と NMDA 受容体を介するグルタミン酸興奮性神経伝達が周期的に変動するようになると間代発作（筋の収縮と弛緩が反復）になる。その後、GABA の抑制作用が優位になると、筋は弛緩し意識を失った発作後期となる。

作 用 機 序

抗てんかん薬は、イオンチャネル活性を調節して、発作焦点となる神経の発火・放電の抑制（電位依存性 Na^+ チャネルの阻害、T 型 Ca^{2+} チャネルの阻害）と抑制性介在神経作用の増強による同期した神経ネットワーク活動の抑制（GABA 作用の増強）をもたらす。これらの作用に加えて、グルタミン酸神経伝達を抑制するものもある（図IV-2-3）。

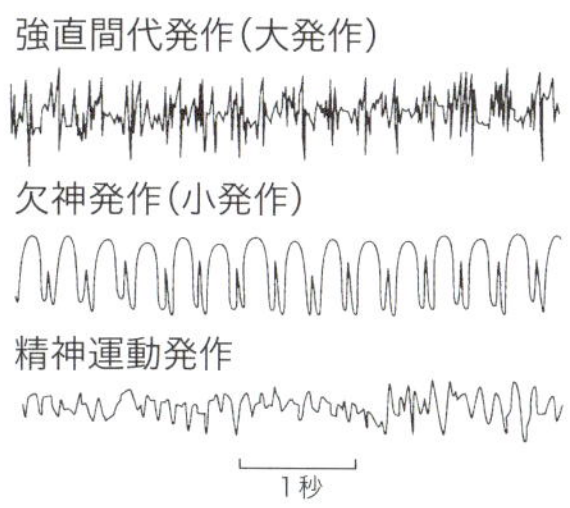

図 IV-2-2 てんかんの脳波
［田中千賀子ら 編，"NEW 薬理学 改訂第 7 版"，南江堂；2017：p.336，図 V-40 より引用］

てんかん動物モデルを用いた抗痙攣薬の評価

新規薬物の抗てんかん作用を初期評価するてんかん動物モデルとして、"**最大電撃痙攣モデル**"と"**ペンテトラゾール痙攣モデル**"がある。最大電撃痙攣は、マウスまたはラットに通電して誘発される前後肢の強直性痙攣である。ペンテトラゾール痙攣は、マウスにペンテトラゾールの閾値付近用量を投与して誘発される間代性痙攣である。ペンテトラゾールは、GABA$_A$ 受容体のベンゾジアゼピン結合部位に作用して Cl^- チャネルを遮断することにより、痙攣を誘発する。最大電撃痙攣に対する抑制効果は全般強直間代発作に対する作用、ペンテトラゾール痙攣に対する抑制効果は欠神発作に対する作用の指標となる。また、"**電気的キンドリングモデル**"は、扁桃体などの大脳辺縁系に弱い電気刺激を毎日繰り返し与えることにより獲得される"自発的に誘発される痙攣発作"である。キンドリング痙攣に対する抑制効果は、複雑部分発作とその二次性全般化に対する作用の指標となる。主な抗てん

表 IV-2-2 てんかん発作の臨床分類（てんかん発作型国際分類 1981 年版）

分 類	症状と特徴
Ⅰ．部分発作（焦点発作）	
A. 単純部分発作	・皮質障害部位（焦点）の異常活動により、運動、知覚、自律神経、精神症状を呈する ・意識障害はない
B. 複雑部分発作 （精神運動発作、側頭葉てんかん）	・側頭葉または前頭葉の異常活動による症状を呈し、意識障害を伴う ・認知障害、感情障害、精神症状（幻覚など）、精神運動症状（自動症など）を伴う場合がある
C. 2 次的に全般化する部分発作	・単純部分発作または複雑部分発作から強直間代発作に進展する（二次性全般化発作） ・意識消失を伴う
Ⅱ．全般発作	
A. 欠伸発作（小発作）	・痙攣を伴わない数秒間の意識消失発作である ・発作のあいだ、動作を一時的に止めて、ぼんやりと一点をみつめるような動作がみられる ・複雑欠伸発作は、顔面や四肢の異常運動を伴う
B. ミオクロニー発作	・短時間（1 秒以内）のピクッとした筋収縮（ミオクローヌス）が顔面、四肢、体幹などに 1 回または複数回起こる発作である
C. 強直間代発作（大発作）	・突然の意識消失とともに持続する筋硬直による後弓反張を示す強直期ののち、律動性に体幹部の痙攣が起こる間代期に移行する ・一般的に発作は数分で治まり、睡眠に移行したあとに正常に戻る

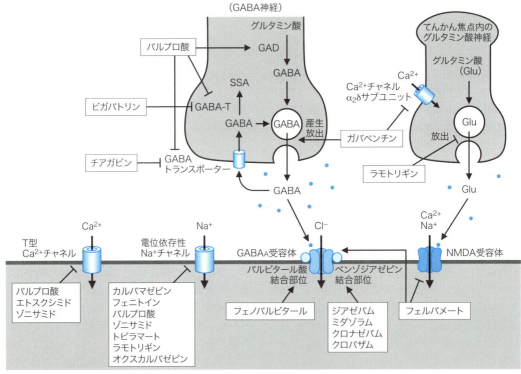

図 IV-2-3　抗てんかん薬の作用機序

抗てんかん薬の主な薬理作用は，① 電位依存性 Na$^+$チャネルの阻害（不活性化状態からの回復遅延），② T 型 Ca^{2+}チャネルの阻害，③ GABA 作用の増強の3つである．GABA 作用の増強は，グルタミン酸脱炭酸酵素 glutamate decarboxylase（GAD）活性化による GABA 産生の促進，GABA トランスポーター阻害による GABA 再取り込み抑制，GABA アミノ基転移酵素 GABA transaminase（GABA-T）阻害による GABA 分解の抑制，または GABA$_A$ 受容体の機能促進による．複数の薬理作用をもつ抗てんかん薬も多く，これらの薬理作用に加えてグルタミン酸神経伝達の抑制作用をもつものもある．GABA：γ-アミノ酪酸 γ-aminobutyric acid，SSA：コハク酸セミアルデヒド succinic semialdehyde，NMDA：N-メチル -D-アスパラギン酸 N-methyl-D-aspartic acid．

かん薬の動物モデルに対する効果を表IV-2-3 に示す．最近では，ヒトと同じてんかん関連遺伝子の異常をもつ遺伝子改変動物を用いた評価も実施されている．

主な抗てんかん薬

てんかん患者のおよそ 7 割は，標準的な抗てんかん薬治療で寛解が期待できる．標準的な抗てんかん薬とは，従来から使われてきて一次選択薬として評価が定まっている**フェニトイン，カルバマゼピン，バルプロ酸，エトスクシミド，フェノバルビタール，プリミドン**の 6 種のことをいう．これらに対し，新しい抗てんかん薬として，日本では，1989 年にゾニサミド，2000 年にクロバザムが導入され，2006 年以降，**難治性てんかん**に対して海外で有効性が認められた新規抗てんかん薬（ガバペンチン，トピラマート，ラモトリギン，レベチラセタム，オクスカルバゼピンなど）が次々と承認，発売されてきた．新規抗てんかん薬には，薬物相互作用が少ない，認知機能への影響が少ない，抗てんかん作用のスペクトラムが広いなどの長所がある．主な抗てんかん薬を表IV-2-3 にまとめた．

標準的抗てんかん薬

- **フェニトイン**　phenytoin
- **カルバマゼピン**　carbamazepine
- **バルプロ酸ナトリウム**　sodium valproate
- **エトスクシミド**　ethosuximide
- **フェノバルビタール**　phenobarbital
- **プリミドン**　primidone

■ フェニトイン

部分発作および全般強直間代発作に有効である．欠神発作には無効であり，増悪することもある．**ホスフェニトインナトリウム**（静注製剤）は，痙攣重積症に用いられる．

● **薬理作用**：電位依存性 Na$^+$チャネルの不活性化状態からの回復を遅らせる．電位依存性 Na$^+$チャネルへの作用は使用依存性であり，高頻度に開閉する電位依存性 Na$^+$チャネルのみ（発作性脱分極性変位）が抑制され，自発的な神経活動には影響しない．

● **薬物動態**：蛋白質結合率は約 90％である．肝代謝（CYP2C9）により不活性化され，通常量での

表 IV-2-3　抗てんかん薬の適応と選択

薬剤名	薬理作用	てんかん発作の分類					てんかん動物モデル		
		全般発作					最大電撃痙攣（全般強直間代発作）	ペンテトラゾール（欠神発作）	キンドリング（複雑部分発作）
		部分発作	全般強直間代発作	欠神発作	ミオクロニー発作	痙攣重積症			
（標準的抗てんかん薬：6種類、7割の患者で寛解）									
フェニトイン	電位依存性Na^+チャネル阻害	◎2	○	（無効/増悪）		◎2	抑制	無効	
カルバマゼピン	電位依存性Na^+チャネル阻害	●1	◎2	（増悪）	（増悪）		抑制	抑制（軽度）	抑制
バルプロ酸	電位依存性Na^+チャネル阻害 グルタミン酸脱炭酸酵素活性化 GABAトランスポーター阻害 GABAアミノ基転移酵素阻害 T型Ca^{2+}チャネル阻害	○	●1	●1	●1		抑制	抑制	抑制
エトスクシミド	T型Ca^{2+}チャネル阻害			◎2			無効	抑制	
フェノバルビタール	GABA$_A$受容体の機能促進（BT結合部位）	○	◎2	（無効）		○	抑制	抑制	抑制
プリミドン	電位依存性Na^+チャネル阻害 GABA$_A$受容体の機能促進（BT結合部位）	○	○	（無効）			抑制	抑制	
（ベンゾジアゼピン系薬）									
ジアゼパム	GABA$_A$受容体の機能促進（BDZ結合部位）					●1	抑制		
ミダゾラム	GABA$_A$受容体の機能促進（BDZ結合部位）					◎2	抑制		
クロナゼパム	GABA$_A$受容体の機能促進（BDZ結合部位）			○	◎2			抑制	
クロバザム	GABA$_A$受容体の機能促進（BDZ結合部位）	◎2	○		◎2				
（新規抗てんかん薬：主に併用療法）									
ゾニサミド	電位依存性Na^+チャネル阻害 T型Ca^{2+}チャネル阻害	◎2	○				抑制	無効	抑制
ガバペンチン	GABA作用促進（産生・放出） Ca^{2+}チャネル（$α_2δ$サブユニット）阻害 HCNチャネル機能促進	◉		（無効/増悪）	（無効/増悪）		抑制	抑制	
トピラマート	電位依存性Na^+チャネル阻害 L型Ca^{2+}チャネル阻害 AMPA/カイニン酸型受容体活性化の阻害 GABA$_A$受容体の機能促進 炭酸脱水酵素阻害	◉	◉		○		抑制	抑制	抑制
ラモトリギン	電位依存性Na^+チャネル阻害 グルタミン酸放出の抑制 HCNチャネル機能促進	◉	◉	◎2	◉		抑制	無効	抑制
レベチラセタム	シナプス小胞蛋白質SV2Aの阻害	◉	◉		◉		無効	無効	抑制
オクスカルバゼピン	電位依存性Na^+チャネル阻害	○	○	（無効/増悪）	（無効/増悪）				

注：●1は第1選択薬を、◎2は第2選択薬を、○は有効薬を示す。また、◉は推奨される新規抗てんかん薬を示す。
GABA：γ-アミノ酪酸、BT：バルビツール酸、BDZ：ベンゾジアゼピン、HCNチャネル：hyperpolarization-activated cyclic nucleotide-gated channel、AMPA：α-アミノ-3-ヒドロキシ-5-メチル-4-イソオキサゾールプロピオン酸。

半減期は24〜48時間と長い。フェニトインの肝代謝能は血中濃度が治療域（10〜20 µg/mL）に上昇すると飽和性（代謝飽和性）を示し、とくに血中濃度が10 µg/mL以上になると半減期が延長する。少量の増量により血中濃度が著しく上昇して中毒症状（複視と運動失調）を呈する。個人差も大きく、血中濃度モニタリングが必要である。

●　有害反応： 急性中毒症状として、小脳と内耳前庭の機能障害による眼球振戦、複視、運動失調などの症状や、行動異常などの中枢神経症状が出現する。投与開始から数ヵ月で歯肉増殖（20%程度）、多毛（5%程度）が起こり、美容上問題となる。また、慢性

投与により、ビタミンD代謝異常による骨軟化症、葉酸吸収障害による巨赤芽球性貧血が起こる。

フェニトインは強アルカリ性であり、静注では血管痛が強く、血管外に漏れると組織の炎症・壊死を起こす危険がある。ホスフェニトインはフェニトインの水溶性プロドラッグであり、静注時の局所刺激を軽減した薬物である。血中および組織のアルカリホスファターゼにより速やかにフェニトインに変換される。痙攣重積症でホスフェニトインを静注すると、フェニトイン血中濃度の急激な上昇により不整脈や一過性の低血圧を来すことがある。

妊娠中に使用すると、児に口蓋裂、口唇裂、心奇形、発達遅延などを認める（**胎児性フェニトイン症候群**）。奇形発生頻度は一般人口で4.8％であるが、妊娠第1期にフェニトイン（単剤）を服薬した場合は9.1％となる。

● **相互作用：** CYP2C9代謝の競合阻害が起こるため、CYP2C9で代謝される薬物との併用によりフェニトイン血中濃度は上昇する。一方、フェニトインとの併用により、CYP2C9で代謝される薬物（ワルファリンなど）の血中濃度が上昇する。カルバマゼピンは、CYP2C9誘導によりフェニトイン血中濃度を下げる。フェニトインは、CYP3A4を誘導し経口避妊薬などの作用を減弱させる。

■ **カルバマゼピン**

部分発作の第1選択薬である。全般強直間代発作にも用いられるが、欠神発作やミオクロニー発作は増悪する。三叉神経痛や双極性障害（躁うつ病）の治療にも用いられる。

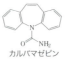

● **薬理作用：** 電位依存性Na⁺チャネルの不活性化状態からの回復を遅らせる。

● **薬物動態：** 蛋白質結合率は70％程度である。CYP3A4により主に代謝され、CYP3A4、CYP2C9、UDP-グルクロン酸転移酵素（UGT）の発現を誘導する。治療開始直後の半減期は10〜20時間だが、代謝酵素の自己誘導に伴い半減期が短縮する。

● **有害反応：** 用量依存性の有害反応として、複視、運動失調症、消化器症状、落ち着きのなさがみられ、高用量では眠気が出現する。水中毒と低ナトリウム血症、特異体質的血液疾患（再生不良性貧血と無顆粒球症を含む）にも注意が必要である。また、カルバマゼピンによるスティーブンス・ジョンソン症候群の発症には、HLAの関与（漢民族ではHLA-B*1502、日本人ではHLA-A*3101）が報告されている。

二分脊椎などの神経管閉鎖障害の発生頻度は一般人口では0.1％であるが、妊娠中のカルバマゼピン（400 mg/日以上）の使用で0.5〜1％に増加する。奇形発生頻度は、妊娠第1期にカルバマゼピン（単剤）を服薬した場合は5.7％である（一般人口では4.8％）。妊娠前からの葉酸摂取により発症が抑えられる。

● **相互作用：** カルバマゼピンは、酵素誘導によりフェニトイン、バルプロ酸、ラモトリギンなどの血中濃度を低下させる。CYP3A4誘導による経口避妊薬の作用減弱にも注意が必要である。また、CYP3A4発現を誘導するフェニトイン、フェノバルビタールなどの薬物は、カルバマゼピンの血中濃度を低下させる。

■ **バルプロ酸**

全般強直間代発作、欠神発作、ミオクロニー発作の第1選択薬であり、部分発作にも有効である。気分安定薬として双極性障害（躁うつ病）の治療にも用いられる。

● **薬理作用：** 多様な作用機序を示す。電位依存性Na⁺チャネルの阻害、抑制性神経伝達物質であるGABA作用の増強により、全般強直間代発作を抑制する。GABA作用増強の機序として、GABA合成酵素であるグルタミン酸脱炭酸酵素の活性化、GABAトランスポーターの阻害、GABA分解酵素であるGABAアミノ基転移酵素の阻害が知られている（図IV-2-3）。また、T型Ca²⁺チャネルの阻害により、欠神発作にも有効である。

バルプロ酸は、ヒストン脱アセチル化酵素histone deacetylase（HDAC）の阻害作用ももつ。HDACは、ヒストンを脱アセチル化することにより遺伝子の転写を抑制している。バルプロ酸によるHDAC阻害は、ヒストンをアセチル化状態に保持して多くの遺伝子の転写を促進する。この機序も抗てんかん薬としての作用に関係している。

● **薬物動態：** 蛋白質結合率は90％であり、半減期は9〜18時間である。バルプロ酸のほとんどは肝臓で代謝される。主にグルクロン酸抱合とβ酸化により代謝され、CYPによる代謝の割合は少ない（10％）。

● **有害反応：** 服用開始時に、悪心、嘔吐、腹痛などの消化器症状がみられる。血中濃度が治療域を越えて上昇すると、振戦や傾眠が出現する。

バルプロ酸は、代謝性特異体質（代謝酵素の特異な個人差）に起因する肝障害を起こす。10〜40％の患者で服用後数ヵ月のあいだに一過性のトランスアミナーゼ（AST、ALT）上昇を認め、ごく一部は肝不全に陥る。劇症肝炎による死亡は、2歳以下、多剤併用

例に多い。ミトコンドリアの尿素サイクル阻害により血中アンモニアの上昇を伴う。

妊娠中の使用で、二分脊椎などの神経管閉鎖障害の発生頻度が、用量依存性（1,000mg/日以上）に2～3%に増加する（一般人口では0.1%）。奇形発生頻度は、妊娠第1期にバルプロ酸（単剤）を服薬した場合は11.1%である。妊娠前からの葉酸摂取により発症が抑えられる。

● 相互作用： CYP2C9を抑制するため、フェニトインやフェノバルビタールの血中濃度が上昇する。また、UGTを抑制するためラモトリギンの血中濃度が上昇する。血中では、アルブミン結合の競合により遊離形のフェニトインを増加させる。

■ エトスクシミド

バルプロ酸についで、欠神発作の第2選択薬である。

エトスクシミド

● 薬理作用： 欠神発作は、視床と皮質の神経ネットワークで興奮と抑制の位相固定振動を繰り返す状態であり、意識の短い中断を特徴とする。欠神発作により意識が消失している患者の脳波は、3Hz棘徐波を示す（図IV-2-2）。

欠神発作時の3Hz棘徐波周期活動は、視床網様核神経（GABA作動性）および視床–皮質中継神経（グルタミン酸作動性）に発現するT型Ca^{2+}チャネルに依存している。T型Ca^{2+}チャネルは、過分極電位から軽度の電位上昇により活性化し、脱分極により不活性化されるという特性をもつ。視床網様核神経および視床–皮質中継神経の過分極に続いて起こる軽度の脱分極により、T型Ca^{2+}チャネルのバースト活動が起こる。大脳皮質神経に、視床–皮質中継神経の発火と同期した脱分極が発生する（脳波上、棘徐波として記録される）。皮質神経からの興奮性入力により視床網様核神経が活性化されると、GABAの放出が増加する。GABA作用の増強と脱分極に伴うT型Ca^{2+}チャネルの不活性化により、視床網様核神経および視床–皮質中継神経の過分極が起こり、次のT型Ca^{2+}チャネルの活性化周期がはじまる。

エトスクシミドはT型Ca^{2+}チャネルのバースト活動を阻害し、視床網様核神経の自律的周期活動を抑制することにより、欠神発作に対して治療効果を示す。

● 薬物動態： 蛋白質とは結合せず、半減期は40～50時間である。エトスクシミドの25%は尿中に排泄され、75%が肝代謝により不活性化される。薬物相互作用は少ない。

● 有害反応： 用量依存性の消化器症状（悪心、嘔吐、食欲不振）や中枢神経症状（眠気、倦怠感、め

まい、頭痛、多幸感）を示す。

■ フェノバルビタール

1912年に合成された最も古い抗てんかん薬であり、部分発作と全般強直間代発作に有効である。しかし、欠神発作には無効である。眠気、疲労感などの鎮静作用が投与初期に認められるため、現在はあまり用いられない。

フェノバルビタール

● 薬理作用： バルビツール酸誘導体であり、$GABA_A$受容体のバルビツール酸結合部位に作用する。アロステリック作用により$GABA_A$受容体のCl^-チャネル開口時間を増加させて、GABA作動性の抑制性神経伝達を増強する。高濃度では、Na^+チャネルを抑制する。

● 薬物動態： 蛋白質結合率は40～60%である。半減期は24～140時間であり、作用時間が長いことが特徴である。主にCYP2C9により代謝され、CYP2C、CYP3A、UGTの発現を誘導する。

● 有害反応： 過度な鎮静作用を示さない用量で抗痙攣作用を示す。投与初期には鎮静作用が現れるが、連用により耐性が形成される。中毒症状として、眼球振戦や運動失調がみられる。小児において、多動や易刺激性などの行動異常が問題になる。

長期の服用により、身体依存および精神依存が形成される。投薬を急激に中止または減量すると、退薬症状（不安、不眠、嘔気、幻覚、妄想、興奮、錯乱、痙攣など）が出現する。痙攣重積を誘発することがあるため、中止時には徐々に減量する。

■ プリミドン

プリミドンとその代謝物は、部分発作と全般強直間代発作に有効である。しかし、効果はフェニトインやカルバマゼピンに劣る。

● 薬理作用： プリミドンの抗痙攣作用は、フェノバルビタールに類似する。

● 薬物動態： プリミドンの半減期は6～8時間である。プリミドンはフェノバルビタールとフェニルエチルマロンアミドに代謝され、代謝により生じたフェノバルビタールは半減期が長いため徐々に蓄積して治療濃度に達する。

● 有害反応： フェノバルビタール同様に、投与初期に眠気がみられる。

ベンゾジアゼピン系薬
ジアゼパム diazepam
ミダゾラム midazolam

ロラゼパム lorazepam
クロナゼパム clonazepam
クロバザム clobazam

クロナゼパム　　クロバザム

ジアゼパムとミダゾラムは、痙攣重積症の治療に用いられる。**クロナゼパム**は、欠神発作とミオクロニー発作に用いられる。**クロバザム**は、部分発作および全般発作の併用薬として用いられる。

● 薬理作用：　GABA$_A$ 受容体のベンゾジアゼピン結合部位に作用する。アロステリック作用によりGABA$_A$ 受容体の Cl$^-$ チャネル開口頻度を増加させて、GABA 作動性の抑制性神経伝達を増強する。各誘導体の化学構造の違いが、それぞれの活性の違いに関連する。クロナゼパムは、視床網様核神経の GABA$_A$ 受容体に選択的に作用して欠神発作を抑制する。

● 薬物動態：　主に肝の CYP で代謝される。半減期は、ジアゼパム 25 ～ 50 時間、ミダゾラム 2 ～ 3 時間、クロナゼパム 20 ～ 40 時間、クロバザム 10 ～ 30 時間である。

● 有害反応：　用量依存性に鎮静作用（眠気と倦怠感）を示す。痙攣抑制のためにジアゼパムを静脈内に投与する場合、呼吸抑制に注意が必要である。一方、ミダゾラムは、ジアゼパムに比べて呼吸抑制が少なく、抗痙攣作用は強い。バルビツール酸誘導体と同様、ベンゾジアゼピン誘導体の連用により身体依存および精神依存が形成される。中止する場合には、退薬症候に注意が必要である。

新規抗てんかん薬

ゾニサミド zonisamide
ガバペンチン gabapentin
トピラマート topiramate
ラモトリギン lamotrigine
レベチラセタム levetiracetam
オクスカルバゼピン oxcarbazepine

■ ゾニサミド

部分発作に有効である。進行期パーキンソン病の治療にも用いられる。

● 薬理作用：　T 型 Ca^{2+} チャネル抑制作用とフェニトイン類似の電位依存性 Na$^+$ チャネル抑制作用を示す。スルホンアミド基をもつが、炭酸脱水酵素の阻害作用は弱い。

● 薬物動態：　蛋白質結合率は 40％で、半減期は約 60 時間と長い。主に肝臓の CYP3A により代謝される。

● 有害反応：　用量依存性の食欲不振や中枢神経症状（眠気、疲労感、運動失調など）が発現する。不安、幻覚、妄想などの精神症状が発現する場合がある。代謝性アシドーシス、尿路結石にも注意が必要である。

■ ガバペンチン

部分発作（二次性全般化発作を含む）に有効である。また、慢性疼痛にも適応がある。

● 薬理作用：　GABA の誘導体であるが、GABA$_A$ 受容体（GABA およびベンゾジアゼピン結合部位）には結合せず、別の機序で痙攣発作を抑制する。ガバペンチンは、電位依存性 Ca^{2+} チャネルの $\alpha_2\delta$ サブユニットに結合して、Ca^{2+} 流入を阻害する。その結果、興奮性神経終末では、グルタミン酸の放出を抑制して抗痙攣作用を示す。一方、抑制性神経終末では、GABA の産生および小胞以外からの GABA 放出を促進して、GABA 作用を増強する（神経障害性疼痛治療薬プレガバリンも同様の機序で抗てんかん作用を示し、海外では抗てんかん薬として用いられている）。また、HCN チャネル hyperpolarization-activated cyclic nucleotide-gated channel の機能を促進することが抗痙攣作用の機序である可能性が示唆されている。

● 薬物動態：　蛋白質結合能はほとんどなく、半減期は 4 ～ 8 時間と短い。未変化体として尿中に排泄されるため、腎機能障害では減量が必要である。代謝酵素の誘導も抑制もみられないため、薬物相互作用を起こしにくい。

● 有害反応：　眠気、ふらつき、認知機能障害に注意が必要である。

■ トピラマート

部分発作（二次性全般化発作を含む）および全般強直間代発作に有効である。

● 薬理作用：　電位依存性 Na$^+$ チャネルの抑制、電位依存性 L 型 Ca^{2+} チャネルの抑制、AMPA／カイニン酸型受容体の抑制、GABA$_A$ 受容体の機能促進、弱い炭酸脱水酵素の阻害などの作用をもつ。多様な機序より、幅広いスペクトラムのてんかんでの効果が期待される。

● 薬物動態：　蛋白質結合率は低く（10 ～ 20％）、半減期は約 24 時間である。主に未変化体として尿中に排泄される。

● 有害反応：　体重減少、尿路結石、代謝性アシドーシス、閉塞隅角緑内障に注意が必要である。

■ ラモトリギン

部分発作、全般発作に有効である。部分発作と全般強直間代発作に対する効果は、カルバマゼピンと同等である。また、気分安定薬として双極性障害（再発と再燃の抑制・抑うつエピソード）の治療に用いられる。

● **薬理作用：** 電位依存性 Na^+ チャネル抑制を主作用とするが、カルバマゼピンやフェニトインより幅広いスペクトラムのてんかんに有効である。ほかの機序として、興奮性シナプス前終末からのグルタミン酸放出の抑制、HCNチャネルの機能促進が知られている。

● **薬物動態：** 蛋白質結合率は55%であり、半減期は31〜38時間である。肝臓でグルクロン酸抱合により代謝され、代謝物はほとんど尿中に排泄される。

● **有害反応：** めまい、複視、嘔気などが多い。スティーブンス・ジョンソン症候群、中毒性表皮壊死症、薬剤性過敏症症候群といった重篤な皮膚障害が報告されており、皮疹出現時には慎重に対処する必要がある。

● **相互作用：** バルプロ酸との併用では、UGT代謝の競合阻害によりラモトリギンの血中濃度が上昇するため、投与量を減量する。一方、UGTの発現を誘導する薬物（カルバマゼピン、フェノバルビタールなど）との併用により、血中濃度が低下する。

■ レベチラセタム

部分発作（難治性）に有効である。皮質性ミオクローヌスに適応をもつピラセタムの誘導体で、ミオクロニー発作を含む全般発作でも有効である。

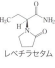
レベチラセタム

● **薬理作用：** シナプス小胞蛋白質 SV2A と特異的に結合して、抗てんかん作用を示す。機序の詳細は不明である。

● **薬物動態：** 蛋白質結合率は低く（10%未満）、半減期は6〜8時間と短い。未変化体として尿中に排泄されるため、薬物相互作用は少ない。有効性が確認されている用量から投与を開始できる。

● **有害反応：** 傾眠、無力症、めまいなどが多い。攻撃性、自殺企図などの精神症状にも注意が必要である。認知機能には影響せず、併用薬として高い効果と忍容性を示す。

■ オクスカルバゼピン

カルバマゼピンの誘導体であり、電位依存性 Na^+ チャネルを抑制する。部分発作に有効で、カルバマゼピンと同等の効果がある。代謝経路がカルバマゼピンと異なり、カルバマゼピンより有害反応の発現や薬物相互作用が少ない。

その他の抗てんかん薬

スチリペントール　stiripentol
ビガバトリン　vigabatrin

スチリペントールは、乳児期に発症するドラベ症候群 Dravet syndrome（乳児重症ミオクロニーてんかん）にバルプロ酸およびクロバザムとの併用で用いられる。作用機序は、GABA作用の増強（GABAアミノ基転移酵素阻害、GABAトランスポーター阻害、$GABA_A$ 受容体に対する促進性アロステリック作用）である。CYP阻害（CYP3A4、CYP1A2、CYP2C9、CYP2C19、CYP2D6などの分子種）により、併用抗てんかん薬の作用を増強する。

ビガバトリンは、部分発作に有効である。作用機序は、不可逆的な GABA アミノ基転移酵素の阻害である。長期投与で視野欠損が問題となる。

そのほか、日本では未承認だが、海外ではGABAトランスポーター阻害薬の**チアガビン** tiagabine や、NMDA受容体作用を抑制し $GABA_A$ 受容体作用を増強する**フェルバメート** felbamate なども用いられている。

個別化医療

抗てんかん薬の血中濃度は薬効と有害反応に関連性があるため、血中濃度モニタリングが有用である。ただし、有効濃度には個人差があり、すべての患者に同じ治療域（有効濃度）があてはまるわけではない。有効濃度以下でも、効果があれば投与量を増やす必要はない。血中濃度測定は、① 投与量の決定、② 副作用出現、③ 痙攣重積、④ 服薬状況の確認、⑤ 薬物相互作用の可能性、⑥ 妊娠予定、妊娠中、肝・腎障害などの際に、臨床上の必要性があるときに行う。

臨床使用（抗てんかん薬の選択）（表IV-2-3）

部分発作では、カルバマゼピンが第1選択薬であり、第2選択薬としてフェニトイン、ゾニサミド、クロバザムが推奨される。新規抗てんかん薬では、ラモトリギン、レベチラセタム、ついでトピラマートが併用薬として推奨される。

全般発作では、バルプロ酸が第1選択薬であり、第2選択薬として、全般強直間代発作ではフェノバルビタール、カルバマゼピン、欠神発作ではエトスクシミド、ラモトリギン、ミオクロニー発作ではクロナゼパム、クロバザムが推奨される。新規抗てんかん薬では、全般強直間代発作ではラモトリギン、トピラマート、ついでレベチラセタム、欠神発作では、ラモトリギン（第2選択薬）、ミオクロニー発作ではレベチラセタム

が推奨される。一方、欠神発作やミオクロニー発作は、カルバマゼピンやガバペンチンにより増悪するため、全般発作での使用には注意が必要である。

痙攣重積症 status epilepticus は、発作がある程度の長さ以上に続くか（一般に 30 分以上）、または、発作のあいだで意識が回復しない連続した発作である。実際には、強直間代発作が 5 〜 10 分以上持続すると、脳障害の危険があるため緊急処置が必要である。第 1 選択薬はベンゾジアゼピン誘導体である**ジアゼパム**または**ロラゼパム**（静注製剤は国内未発売）の静注であり、血管確保が困難な場合にはジアゼパムの注腸（注射液の注腸は有効だが、坐剤は即効性がない）、ミダゾラムの口腔・鼻腔内投与が推奨される。痙攣が持続する場合には、ホスフェニトインの静注を追加する。ミダゾラム静注・持続静注、フェノバルビタール静注、リドカイン持続静注も有効である。これらの治療により痙攣が抑制されない場合、全身麻酔療法（チオペンタール、プロポフォールなど）を行う。

パーキンソン病治療薬
drugs used for Parkinson's disease

● **キーポイント**

1. 治療薬の中心は、L–DOPA（レボドパ）とドパミン受容体作動薬である。
2. 症状の改善にはレボドパが最も有効だが、後期有害反応が問題になる。
3. ドパミン受容体作動薬は D_2 受容体を直接刺激し、早期および進行期の症状を改善する。
4. パーキンソン病の病期と患者背景に適した薬物療法を選択する。

パーキンソン病

パーキンソン病 Parkinson's disease は、**振戦** tremor、**筋固縮** muscular rigidity、**寡動** bradykinesia・**無動** akinesia、**姿勢反射障害** postural disability といった運動障害（4 大徴候）を特徴とし、黒質線条体路ドパミン神経が進行性に変性する疾患である。50 歳代後半から 60 歳代に最も多く発症し、日本人の有病率は

人口 10 万人当たり 100 〜 130 人（およそ 1,000 人に 1 人）である。孤発性パーキンソン病*13 の原因は不明であり、ドパミン神経変性の進行を抑制する治療法は知られていない。運動障害に加えて、自律神経障害、うつ症状、睡眠障害、認知症などの非運動症状を高頻度に合併するため、多系統の神経変性疾患とする概念が提唱されている。

病理学的特徴は、**黒質緻密部** substantia nigra pars compacta の**ドパミン神経の変性**と**レヴィ小体** Lewy bodies の出現である。黒質緻密部ドパミン神経の変性・脱落により、投射先の線条体（被殻と尾状核）でのドパミン作用が低下して運動障害（パーキンソニズム）を来す。黒質緻密部ドパミン神経が 40% 以下に減り、線条体ドパミン含量が 20% 以下に低下すると運動障害が現れる。一方、レヴィ小体は **α–シヌクレイン** α–synuclein を主成分とする神経細胞内の封入体である。パーキンソン病では黒質のドパミン神経にレヴィ小体が認められ、神経変性の原因と考えられているが、なぜ α–シヌクレインが蓄積するのかは明らかではない。

ドパミンによる大脳基底核神経回路の調節とパーキンソン病における変化

線条体から投射する**中型有棘神経** medium spiny neuron には、**直接路 D_1 タイプ神経**と**間接路 D_2 タイプ神経**がある（図IV-2-4）。直接路 D_1 タイプ神経はドパミン D_1 受容体を発現し、黒質網様部・淡蒼球内節へ直接投射する GABA 作動性神経である。一方、間接路 D_2 タイプ神経はドパミン D_2 受容体およびアデノシン A_{2A} 受容体を発現し、淡蒼球外節に投射する GABA 作動性神経であり、淡蒼球外節（GABA 作動性神経）、視床下核（グルタミン酸作動性神経）を経て黒質網様部・淡蒼球内節へと投射する神経回路を形成する。大脳基底核からの出力部である黒質網様部・淡蒼球内節神経は視床に投射する GABA 作動性神経であり、視床・大脳皮質運動野の活動、大脳皮質運動野から脳幹・脊髄への出力を抑制している。直接路 D_1 タイプ神経はその活性化により黒質網様部・淡蒼球内節神経を抑制して運動発現を誘発する**脱抑制系**であり、間接路 D_2 タイプ神経はその活性化により黒質網様部・淡蒼球内節神経の興奮を来し運動を抑制する**抑制強化系**である。線条体に投射するドパミン作動性神経は、D_1 受容体活性化により直接路 D_1 タイプ神経（脱抑制系）の活動性を促進する。また、ドパミンによる D_2 受容体活性化は、間接路 D_2 タイプ神経（抑制強化系）の活動性を抑制する。つまり、ドパミンによる D_1 受容体と D_2 受容体の活性化は、協調して運

---

*13　パーキンソン病には、このほか、遺伝的な要因が大きい若年性パーキンソン病、家族性パーキンソン病があるが、原因不明の孤発性パーキンソン病が最も多い。またパーキンソン病以外でパーキンソン病様症状を呈する場合があり、それらを含めて**パーキンソン症候群** Parkinson's syndrome と称する。なかでも薬物有害反応として起こる**薬剤性パーキンソン症候群**は薬剤の中止だけで回復するので、鑑別が非常に重要である。

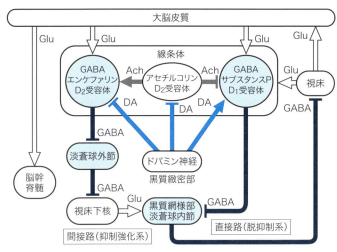

図 IV-2-4 大脳基底核神経回路を構成する線条体直接路および間接路：ドパミンとアセチルコリンによる機能調節

動を促進する。一方、コリン作動性介在神経から放出されるアセチルコリンは、ドパミン作用に拮抗して、直接路D1タイプ神経を抑制し、間接路D2タイプ神経を活性化する。また、ドパミンはD2受容体を介してコリン作動性神経を抑制している。

パーキンソン病は、黒質緻密部ドパミン神経の変成・脱落により線条体でのドパミン作用が不足した病態である。D1受容体作用の低下により直接路D1タイプ神経の活動性は低下し、D2受容体作用の低下により間接路D2タイプ神経の活動性は亢進する。加えて、コリン作動性介在神経に対するD2受容体作用が低下するため、アセチルコリンによるドパミン拮抗作用が増強する。これらの結果、黒質網様部・淡蒼球内節から視床への抑制性出力が亢進し、寡動などのパーキンソン病症状を来す。

主なパーキンソン病治療薬

パーキンソン病の治療薬は、① ドパミン前駆物質の補充やドパミン合成代謝過程の調節により脳内ドパミンを増加させる薬物、② ドパミン受容体を直接活性化する薬物、③ ほかの神経または受容体に作用して運動症状を改善する薬物の3群に分けられる。現在、① のドパミン前駆物質 **L-DOPA（レボドパ）** と ② の **ドパミン受容体作動薬** が中心的な治療薬となっている。レボドパは末梢で**芳香族 L-アミノ酸脱炭酸酵素** aromatic L-amino acid decarboxylase（AADC）によりドパミンに変換されるため、**末梢性 AADC 阻害薬** decarboxylase inhibitor（DCI）との配合剤が用いられる（図IV-2-5）。ドパミン合成代謝過程を調節する薬物としては、このほか、**カテコール -O- メチル基転移酵素** catechol-O-methyltransferase（COMT）による末梢でのレボドパの代謝を抑制する **COMT 阻害薬**、モノアミンオキシダーゼ B monoamine oxidase-B（MAO-B）による中枢でのドパミンの代謝を抑制する **MAO-B 阻害薬**、抗てんかん薬でMAO-B抑制作用を有する**ゾニサミド**、ドパミン分泌を促進する**アマンタジン**がある。ほかの神経または受容体に作用する薬物としては、**アデノシン A_{2A} 受容体拮抗薬、ムスカリン受容体拮抗薬（抗コリン薬）、ノルアドレナリン系作用薬**がある。

L-DOPA（レボドパ）製剤

レボドパ　levodopa
レボドパ・カルビドパ水和物配合剤
　levodopa/carbidopa hydrate
レボドパ・ベンセラジド塩酸塩配合剤
　levodopa/benserazide hydrochloride

脳内で不足するドパミンを補充する目的でドパミンを投与しても、ドパミンは血液脳関門を通過することができない。しかし、ドパミンの前駆物質である**ジヒドロキシフェニルアラニン** L-3,4-dihydroxyphenylalanine（L-DOPA、薬物の一般名としては**レボドパ**）は、血液脳関門を通過して脳内に移行する。チロシン水酸化酵素によるチロシンからL-DOPAの合成がドパミン合成の律速段階であり、パーキンソン病ではL-DOPA合成能が低下している。しかし、AADC活性は比較的保たれており、脳内に移行したレボドパからドパミンが合成され、治療効果を発揮する。レボドパはパーキンソン病の症状改善に最も有効な薬物である。

経口投与されたレボドパは、消化管、肝臓、腎臓な

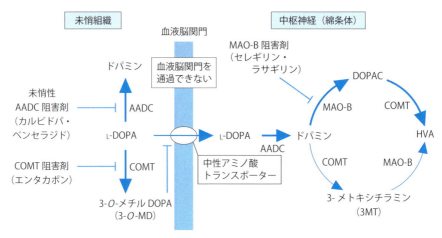

図 IV-2-5 レボドパ（L-DOPA）とドパミンの代謝：末梢性レボドパ代謝阻害薬と中枢性ドパミン代謝阻害薬

末梢組織でのレボドパからドパミンへの変換を抑制するために、レボドパと末梢性 AADC 阻害薬（DCI）の合剤が用いられる。末梢性 AADC の阻害に伴いレボドパより 3-O-メチル DOPA（3-O-MD）への変換が増え、さらに 3-O-MD は中性アミノ酸トランスポーターによるレボドパの血液脳関門輸送を競合的に抑制する。このため、レボドパから 3-O-MD への変換を抑制する目的で、末梢性 COMT 阻害薬が用いられる。一方、MAO-B 阻害薬は、線条体におけるドパミンの酸化的脱アミノ化を抑制し、ドパミンの利用率を高める。略号は、AADC：芳香族 L-アミノ酸脱炭酸酵素 aromatic L-amino acid decarboxylase、COMT：カテコール-O-メチル基転移酵素 catechol-O-methyltransferase、DOPAC：3,4-ジヒドロキシフェニル酢酸 3,4-dihydroxyphenylacetic acid、HVA：ホモバニリン酸 homovanillic acid、MAO：モノアミン酸化酵素 monoamine oxidase。
［柳澤信夫 編，"パーキンソン病—診断と治療"，金原出版；2000：p. 126，図 4 を参考に改変］

どに発現する末梢性 AADC によりドパミンに代謝されるため、全身循環に入るレボドパは 10～20%、脳内に移行するのは 1% 程度である。血液脳関門を通過しない DCI の**カルビドパ**または**ベンセラジド**との合剤を用いると、脳内に移行するレボドパは 10% に増加し、レボドパの投与量を 20% 程度に減量できる（図 IV-2-5）。末梢でのドパミンへの変換の減少に伴い、末梢性有害反応である消化器症状（悪心、嘔吐）や循環器症状（起立性低血圧、不整脈）が軽減される。レボドパ・DCI 合剤では、100 mg のレボドパに対してカルビドパは 10 mg、ベンセラジドは 25 mg が含まれている。

● 薬理作用： 脳内に移行したレボドパより合成されたドパミンは、主に間接路神経の D_2 受容体を活性化する。その結果、抑制強化系回路の機能が低下し、黒質網様部・淡蒼球内節から視床への抑制性出力が減少するため運動機能が改善する。レボドパは 80～90% のパーキンソン病患者に有効であり、とくに筋固縮や寡動を改善する。

● 薬物動態： 経口投与されたレボドパは、小腸の**中性アミノ酸トランスポーター**により速やかに吸収される。血中濃度のピークは服用後 0.5～2 時間であり、血中半減期は 1.3（1～3）時間と短い。DCI との合剤でもレボドパの血中半減期は 2.2 時間と短い。レボドパは飲用水に難溶性であり、胃での溶解には胃酸が必要である。プロトンポンプ阻害薬や慢性萎縮性胃炎などにより胃酸の分泌が低下していると溶解が不十分となり、吸収量が低下する。さらに、食事の中性アミノ酸は、中性アミノ酸トランスポーターによるレボドパの吸収と競合する。そのため、空腹時にレボドパを服用すると最大効果が早く得られるが持続は短く、食後の服用ではピークは低く持続は長くなる。レボドパは小腸や肝臓に発現する AADC により代謝され初回通過効果が大きいことより、DCI が併用される。全身循環に入ったレボドパは、血液脳関門を**中性アミノ酸トランスポーター**により輸送されて脳内に移行し、残存するドパミン神経に取り込まれて AADC によりドパミンへと変換される。ドパミンはドパミン神経終末のシナプス小胞に取り込まれ、生理的刺激に反応してシナプス間隙に放出されるため、血中レボドパ濃度にかかわらず持続的な治療効果を発揮する。ドパミン神経の変性が進むとセロトニン神経などに発現する AADC によりドパミンに変換されるが、ドパミン神経終末にドパミンを保持することができなくなる。したがって、線条体ドパミン濃度は血中レボドパ濃度に相関して変動するようになり、レボドパの作用は持続時間が短縮して間欠的になる。

● 有害反応：

早期有害反応　末梢でレボドパはドパミンに、一部はノルアドレナリン、アドレナリンに変換されて生理活性を示すため、有害反応として消化器症状（悪心、嘔吐、食欲不振など）や循環器症状（起立性低血圧、

不整脈、動悸など）を呈する。また、中枢神経でのドパミン合成が過剰となると、幻覚、不眠などの精神症状、不随意運動（ジスキネジア）、静止困難（アカシジア）などの神経症状が出現する。投与開始早期から出現するため、少量からの投与開始、投与量の減量、血液脳関門を通過せず D_2 受容体を遮断して制吐作用を示すドンペリドンの併用などにより対応する。レボドパ固有の薬理作用として眼圧上昇を来すので、閉塞隅角緑内障では禁忌である。

後期有害反応（長期 L-DOPA 投与症候群、運動合併症）　レボドパ・DCI 合剤の使用により末梢性有害反応は軽減されたが、後期有害反応の発生頻度は増加した。レボドパ投与開始後数年間は運動症状はコントロールされるが、3〜5 年を経過するとしだいに運動症状の日内変動（wearing-off 現象）や不随意運動（ジスキネジア、ジストニア）が出現し、さらにレボドパに反応しにくい症状（姿勢反射障害、すくみ足）が出現するようになる（表IV-2-4）。

wearing-off 現象とは、レボドパの効果持続時間が短縮する結果、レボドパの効果発現・消退に伴ってパーキンソン病症状の日内変動（改善、悪化）がみられる現象である。レボドパの長期使用に伴い、レボドパの消化管吸収の亢進と半減期の短縮によりレボドパの血中濃度変動が急峻となる。また、病状の進行により、ドパミン神経終末でのドパミンの保持ができなくなる。その結果、レボドパ血中濃度の変動が神経症状の変動に直接的に影響するようになる。

ジスキネジア dyskinesia は、レボドパの服用に伴って生じる口唇や舌、四肢、体幹の不随意運動であり、無意識のうちに首や手足がくねくね動いたり、口をもぐもぐさせたりする現象である。ジスキネジアは血中濃度との関係で、ピークドーズ・ジスキネジア peak-dose dyskinesia（レボドパ血中濃度がピークに達したときに出現するもの）と二相性ジスキネジア biphasic dyskinesia（レボドパ血中濃度の上昇期と下降期に2相性に出現するもの）の2種類に分類される。パーキンソン病患者ではドパミン受容体の過感受性があり、作用時間の短いレボドパを服用することで間欠的にドパミン受容体が過剰に反応する結果、ジスキネジアが生じると考えられている。安定したレボドパ血中濃度の持続を目的として、レボドパ・DCI 合剤の経胃瘻空腸内持続投与が実用化されており、レボドパ・DCI 徐放内服剤の開発も進められている。

悪性症候群 neuroleptic malignant syndrome　抗パーキンソン病薬の急激な減量や中断に加え、脱水、感染症、急激な wearing-off などが誘因となり発症する。致死的な経過をとることがあるので、パーキンソン病患者で発熱、筋強剛を認めたら悪性症候群を念頭におくべきである。抗精神病薬によるドパミン受容体遮断によっても発症し、ドパミン神経伝達の機能障害が悪性症候群の病態にかかわっている。

● **相互作用**：　胃内容排出時間を遅延させる抗コリン薬、胃液分泌を抑制する H_2 受容体拮抗薬やプロトンポンプ阻害薬、キレートを形成する鉄剤の併用により、レボドパの吸収は低下する。ビタミン B_6（ピリドキシン）は末梢性 AADC を活性化してレボドパ血中濃度を低下させる。一方、イソニアジドは血液脳関門を通過して中枢性 AADC を阻害するため、レボドパからドパミンへの変換を抑制する。肝性脳症に使われるアミノ酸製剤は中性アミノ酸を多く含むため、中性アミノ酸トランスポーターによるレボドパの血液脳関門輸送を競合的に抑制する。

ドパミン受容体作動薬

麦角系
　カベルゴリン　cabergoline
　ペルゴリドメシル酸塩
　　pergolide mesilate
　ブロモクリプチンメシル
　　酸塩　bromocriptine mesilate
非麦角系
　ロピニロール塩酸塩　ropinirole hydrochloride
　プラミペキソール塩酸塩水和物
　　pramipexole hydrochloride hydrate
　タリペキソール塩酸塩　talipexole hydrochloride
　ロチゴチン　rotigotine
　アポモルヒネ塩酸塩水和物
　　apomorphine hydrochloride hydrate

表 IV-2-4　レボドパ長期使用時の問題点

後期有害反応	症　状
精神症状	幻覚妄想、せん妄、認知機能障害
神経症状	ジスキネジア、ジストニア
日内変動	wearing-off、on-off、off ジストニア
薬効不安定	no on、delayed on、効果減退
ドパミン作動薬に不応の症状	すくみ足、姿勢反射障害
自律神経症状	蓄尿障害、イレウス、（起立性）低血圧
知的機能低下	認知症

［水野美邦・近藤智善 編，"よくわかるパーキンソン病のすべて"，永井書店；2004：p. 121，表1より引用］

ドパミン受容体作動薬（ドパミンアゴニスト、DA）は残存するドパミン神経機能に関係なくドパミン受容体に直接作用するため、早期および進行期のパーキンソン病患者に対して有効である。DAとレボドパの運動症状の改善度を比較すると、レボドパが勝る。DA単独で長期間にわたり運動症状をコントロールすることはむずかしく、レボドパとの併用が必要となる。しかし、DAで治療を開始したほうがジスキネジアなどの運動合併症の発現が遅延または減少する。これは、DAの使用によりレボドパの使用開始が遅れること、またはレボドパの用量が低く抑えられる結果と考えられている。また、DAは作用時間が長いため、進行期パーキンソン病患者において、レボドパ投与に伴う日内変動（wearing-off現象など）の改善、ジスキネジアの改善、レボドパの減量を目的として用いられる。

● 薬理作用：　D_2様受容体刺激作用を主作用とする。D_1様受容体の過剰刺激はジスキネジアの原因となるため、D_2様受容体を選択的に活性化するDA（主に非麦角系のロピニロールとプラミペキソール）がパーキンソン病の治療薬として用いられる。各DAはドパミン受容体サブタイプに対する親和性が異なる。ロピニロールのD_3/D_2受容体結合比はドパミンと同じであるのに対して、プラミペキソールはD_3受容体に対する親和性が高くD_3/D_2受容体結合比が高いことが特徴である。このため、プラミペキソール投与により不安やうつ症状の改善が期待できるが、幻覚・妄想や衝動性行動障害といった有害反応が問題になる（表IV-2-5）。麦角系のペルゴリドはD_2様受容体刺激作用に加えてD_1受容体刺激作用も有するため、D_2作

動薬には反応を示さない重症・難治のパーキンソン病患者における効果が期待される。動物実験において、D_2作動薬にD_1作動薬を併用すると抗パーキンソン病作用が増強することより、適度のD_1受容体刺激は運動機能障害を改善する可能性がある。ロチゴチンおよびモルヒネ誘導体であるアポモルヒネはD_1様およびD_2様受容体刺激作用を示すが、肝初回通過効果を受けやすいため経口投与に適さない。一方、タリペキソールはα_2受容体刺激作用による眠気が強いため、不眠を訴える患者の就寝前に投与される。

DAがドパミン神経保護作用を示すことが実験的に示されたが、臨床的に神経保護作用を示すエビデンスは得られていない。

● 薬物動態：　麦角系DAは麦角アルカロイドに化学的修飾を加えた複雑な構造の大きな分子であり、半減期が長く作用時間が長い。一方、非麦角系DAは化学合成した比較的簡単な構造をした分子であり、半減期が短く作用時間が短い。半減期の違いはwearing-offに対する効果には影響せず、服薬開始時に定常状態に達するまでの時間や休薬後の効果消失までの時間に影響する。麦角系DAは肝臓にて代謝・排泄されるが、非麦角系DAは腎排泄が主である。プラミペキソールは未変化体のまま尿中に排泄されるが、ロピニロールは肝臓のCYP1A2で代謝され活性のない代謝物として尿中に排泄される。薬理作用も考慮して、腎機能低下例、精神症状の発現しやすい高齢者や認知症合併例、薬物依存傾向のみられる例では、プラミペキソールよりロピニロールのほうが安全である。

ロチゴチンとアポモルヒネは、経口投与では生体利

表 IV-2-5　ドパミン受容体作動薬の薬物動態と有害反応

	薬剤名	投与法	投与量 （維持量／日）	半減期 $t_{1/2}$	代謝	排泄	中止すべき副作用	注意して使用する副作用
麦角系	ブロモクリプチン	経口	15〜22.5 mg	約3時間	肝代謝	主に糞中	心臓弁膜症、心肺後腹膜線維症	悪心、嘔吐、起立性低血圧、幻視、幻覚
	ペルゴリド	経口	0.75〜1.25 mg	15〜24時間	肝代謝	尿中・糞中	心臓弁膜症、心肺後腹膜線維症	悪心、嘔吐、起立性低血圧、幻覚
	カベルゴリン	経口	2〜3 mg	30〜43時間	肝代謝	主に糞中	心臓弁膜症、心肺後腹膜線維症	悪心、食思不振、起立性低血圧、幻覚
非麦角系	タリペキソール	経口	1.2〜3.6 mg	約5時間	肝代謝	主に尿中	眠気	悪心、嘔吐、幻視、幻覚
	プラミペキソール	経口	1.5〜4.5 mg	6〜8時間	代謝されない	主に尿中	突発的睡眠、日中傾眠	悪心、起立性低血圧、浮腫、幻覚、病的賭博
	ロピニロール	経口	3〜9 mg	約5時間	肝代謝	主に尿中	突発的睡眠、日中傾眠	悪心、嘔吐、起立性低血圧、浮腫、幻視、幻覚
	ロチゴチン	経皮	9〜36 mg	約5時間	肝代謝	尿中・糞中	突発的睡眠、傾眠	悪心、嘔吐、幻視、皮膚症状、起立性低血圧
	アポモルヒネ	皮下	(1〜6 mg/回)*1	40〜60分	肝代謝	主に尿中	突発的睡眠、傾眠	悪心、血圧低下、起立性低血圧、QT延長、幻視

*1　off症状のレスキュー療法として皮下投与する場合の1回量。

用率が低い。そのため、経皮吸収率が高いロチゴチンは貼付剤として用いられる。アポモルヒネは皮下投与でoff症状のレスキュー治療に用いられる。アポモルヒネの半減期は1時間とほかのDAと比べて極端に短く、即効性で短時間作用という特徴をもつ。

● 有害反応： レボドパよりもDAに多い有害反応として、日中過眠、**突発的睡眠** sudden onset of sleep（運転中や危険な作業中などに予兆なく突然眠り込む睡眠発作）などの睡眠障害、下腿浮腫、消化器症状（悪心、嘔吐、便秘など）、幻覚があげられる。高齢者では幻覚、妄想などの精神症状に注意が必要である。非麦角系のロピニロールやプラミペキソールを用いるときには、とくに突発的睡眠に注意が必要である（頻度はロピニロール＝プラミペキソール＞カベルゴリンの順）。また、プラミペキソールでは、衝動性行動障害（病的賭博、性欲亢進）や強迫性障害（病的買い物）などの精神機能亢進に伴う有害反応が現れることがある。麦角系DAでは、眠気や幻覚の発現は少ない。

アポモルヒネは催吐薬として使用された経緯があり、嘔気・嘔吐に対しては制吐薬（ドンペリドンなど）を併用する。また、D₁様およびD₂様受容体を急速に短時間活性化するためジスキネジアの誘発が懸念されるが、ジスキネジア誘導性はレボドパより低く、ほかのDAと同程度である。

麦角系DAは**心臓弁膜症**や心肺後腹膜線維症を来すことがあるため（頻度は**カベルゴリン**＞ペルゴリド＞**ブロモクリプチン**の順）、DAの第1選択薬とはならない。麦角系DAは、非麦角系DAで治療効果が不十分、または副作用に問題がある場合にのみ使用する。線維化の機序として、セロトニン5-HT₂ᵦ受容体刺激作用によるSrcキナーゼやERKの活性化が示唆されている。

● 相互作用： 麦角系DAは肝代謝を受け、カベルゴリンとブロモクリプチンはCYP3A4で、ペルゴリドはCYP2D6で主に代謝される。非麦角系であるロピニロールはCYP1A2により肝代謝を受け、尿中に排泄される。これらのCYPを阻害する薬物との併用で、DAの血中濃度が上昇する可能性がある。また、喫煙によりCYP1A2が誘導されるため、禁煙または喫煙を開始する場合にはロピニロールの用量調節が必要となることがある。

COMT阻害薬

エンタカポン entacapone
末梢でのレボドパの主な代
謝経路はAADCであるが、カルビドパやベンセラジ
ド（DCI）でAADCを阻害すると副経路であるCOMTが重要な役割を占めるようになる。COMTによりレボドパは3-O-メチルDOPA（3-O-MD）に変換される（図IV-2-5）。3-O-MDは半減期が長く血中濃度がレボドパより上昇するため、中性アミノ酸トランスポーターによる血液脳関門でのレボドパの輸送を競合的に抑制する。COMT阻害薬である**エンタカポン**の併用によりレボドパの半減期は延長し、レボドパの脳への移行率が改善する。進行期パーキンソン病でレボドパ・DCI合剤投与に伴う日内変動が認められる患者において、wearing-off現象に対するon時間の延長が期待できる。現在では、レボドパ、カルビドパ、エンタカポンの3者を配合した製剤も販売されている。

MAO-B阻害薬

セレギリン塩酸塩
selegiline hydrochloride

線条体でのドパミン分解を抑制する目的で、MAO-Bの選択的かつ不可逆的な阻害薬である**セレギリン**が用いられる（図IV-2-5）。ドパミン神経にはMAO-Aが発現しており、セレギリンはドパミン神経外の線条体組織に多く発現するMAO-B（ヒト線条体ではMAO活性の93％はMAO-B）を阻害する。ドパミン神経毒である1-メチル-4-フェニル-1,2,3,6-テトラヒドロピリジン1-methyl-4-phenyl-1,2,3,6-tetrahydropyridine（**MPTP**）はMAO-BによりMPP⁺へと変換されて活性化されるため、未知のMPTP様神経毒の活性化抑制による神経保護作用も期待されている。早期パーキンソン病におけるセレギリン単独投与は軽度の効果を認め、レボドパの使用開始を遅らせることが可能である。レボドパとの併用によりドパミン作用の増強・持続がみられ、レボドパ投与量の減量効果を示す。進行期患者では、wearing-offなどの運動症状日内変動の改善効果を示すが、ジスキネジアは増悪しやすい。

レボドパ作用増強薬

ゾニサミド zonisamide
ゾニサミドは日本で開発された抗てんかん薬であり、T型Ca²⁺チャネルと電位依存性Na⁺チャネルの阻害により抗てんかん作用を示す。日本人パーキンソン病患者に併発した痙攣発作の治療目的で投与された際に、偶発的にパーキンソン病症状の改善作用が発見された。主な薬理作用は、MAO-B阻害によるドパミン代謝の抑制である。ほかに、チロシン水酸化酵素の発現・活性上昇、ドパミン放出促進などの多彩な作用

をもつ。レボドパ投与中の患者において、1日20〜50 mgの投与量で運動症状を改善し、1日50〜100 mgでoff時間を短縮する。抗てんかん薬としての投与量（1日100〜600 mg）より低用量で効果を示す。

ドパミン放出促進薬

アマンタジン塩酸塩　amantadine hydrochloride

もとはA型インフルエンザ治療薬として開発された薬物である。パーキンソン病患者にインフルエンザ予防のために投与したところ症状が改善したことから、抗パーキンソン病作用が発見された。ドパミンの遊離促進作用に加え、グルタミン酸NMDA受容体拮抗作用を示す。早期パーキンソン病では、振戦、筋固縮、無動のいずれにも有効であるが、症状改善率は高くなく、無効例もある。進行期パーキンソン病患者ではレボドパ誘発性ジスキネジアに対する有効性が認められる。

アデノシンA$_{2A}$受容体拮抗薬

イストラデフィリン　istradefylline

アデノシンA$_{2A}$受容体は線条体の間接路D$_2$タイプ神経に発現し、ドパミンD$_2$受容体に対して拮抗的に作用する。パーキンソン病ではD$_2$受容体の機能低下によりA$_{2A}$受容体が相対的優位となっており、A$_{2A}$受容体拮抗薬はドパミンとアデノシン作用の不均衡を是正する。A$_{2A}$受容体拮抗薬である**イストラデフィリン**は、間接路D$_2$タイプ神経の細胞体と投射先である淡蒼球外節の神経終末に発現するアデノシンA$_{2A}$受容体を阻害し、淡蒼球外節でのGABA放出を抑制する。その結果、間接路（抑制強化系）の視床下核から黒質網様体・淡蒼球内節への興奮性出力が低下して神経症状が改善される。イストラデフィリンは、レボドパで治療中のwearing-off現象が適応となる。off時間の短縮効果があり、高用量ではon時の運動機能改善が認められる。

抗コリン薬

トリヘキシフェニジル塩酸塩
　trihexyphenidyl hydrochloride
ビペリデン塩酸塩　biperiden hydrochloride
プロフェナミン塩酸塩　profenamine hydrochloride
ピロヘプチン塩酸塩　piroheptine hydrochloride
マザチコール塩酸塩水和物
　mazaticol hydrochloride hydrate

線条体の運動調節機能は、ドパミンとアセチルコリンにより拮抗的に調節されている。パーキンソン病では、ドパミン機能の低下に伴い、コリン作動性介在神経を抑制するドパミンD$_2$受容体作用が低下し、アセ

チルコリン機能が亢進した病態である（図IV-2-4）。この結果、ムスカリン受容体を介した直接路D$_1$タイプ神経の抑制、間接路D$_2$タイプ神経の活性化が増強され、直接路（脱抑制系）に対して間接路（抑制強化系）の機能が優位となっている。第三級アミン抗コリン薬は中枢に移行して線条体のムスカリン受容体を遮断することで、亢進したアセチルコリン作用を抑制して直接路と間接路の活性バランスを是正する。

早期パーキンソン病の全般症状に有効であるが、進行期パーキンソン病に対する有効性は不明である。一方、抗精神病薬などによる薬剤性パーキンソン症候群や、線条体の一次障害によるパーキンソン症候群ではレボドパの効果は低く、抗コリン薬が有効である。中枢性抗ムスカリン作用による有害反応として**認知機能障害**（記憶障害や実行機能障害など）、精神症状（せん妄、幻覚など）が問題となるため、高齢者，認知症患者での使用は控える。緑内障、重症筋無力症、前立腺肥大の患者では、ほかの抗コリン薬同様に禁忌となる。

ノルアドレナリン系作用薬

ドロキシドパ　droxidopa

パーキンソン病では、青斑核ノルアドレナリン神経の変性を伴っており、すくみ足や立ちくらみの一因と考えられている。病理学的には、運動障害が出現する以前より、青斑核を含む橋被蓋部にレヴィ小体が出現する。不足したノルアドレナリンを補う目的で、ノルアドレナリンの前駆物質である**ドロキシドパ**が用いられる。ドロキシドパは、生体内に広く分布するAADCにより*l*-ノルアドレナリンに変換されて中枢および末梢で作用する。進行期パーキンソン病においてレボドパ抵抗性のすくみ足、姿勢反射障害に有効であるが、中等度以上の改善率は20〜30%であり、約半数では無効である。線などの目印となる視覚刺激により改善するすくみ足は**矛盾性運動** paradoxical kinesia として知られているが、これに対しても有効である。すくみ足がoff時に出現している場合には、off時間を短縮する治療を優先する。

臨 床 使 用

未治療のパーキンソン病初期患者の薬物療法（図IV-2-6）

DAまたはレボドパにより治療を開始するのが原則である。レボドパは、DAに比べて運動症状の改善効果、高齢者・認知機能障害者における安全性は優れているが、長期使用した場合、運動症状の日内変動やジスキネジアを生じるリスクが相対的に高い。若年発症者ではジスキネジアを発症するリスクが高いことか

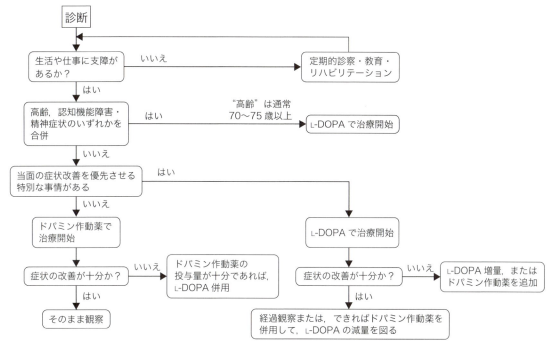

図 IV-2-6 パーキンソン病初期（未治療患者）の治療アルゴリズム
なお、"パーキンソン病診療ガイドライン2017"において改定が予定されている。
[日本神経学会監修，"パーキンソン病治療ガイドライン2011"；p.77 より引用]

ら、将来の運動合併症を回避するために DA で治療を開始し、効果が不十分な場合はレボドパを併用する。高齢者、精神症状・認知機能障害のある場合、運動症状改善の必要性が高い場合（症状が重い、転倒のリスクが高いなど）は、レボドパで治療を開始する。高齢者では運動症状の進行が速い傾向があり、ジスキネジアを生じる割合が低いことから、レボドパで治療を開始するほうが患者に有益である。治療目標は患者が日常生活に十分適応できるレベルに設定し、維持用量を決定する。

wearing-off 現象の薬物療法

レボドパの投与量・回数の調節（頻回投与）、DA の開始・増量・変更を行う。さらに、エンタカポン、ゾニサミドの併用は off 時間を短縮し、セレギリン、ゾニサミドの併用は off 時の症状を改善する。セレギリンの併用によりジスキネジアが出現・増悪しやすいので、ジスキネジアがすでにある患者では使用を避ける。イストラデフィリンも選択肢となる。off 症状の改善が十分に認められない場合は、アポモルヒネの皮下投与を off 症状のレスキュー療法として検討する。

ピークドーズ・ジスキネジアの薬物療法

まず、ジスキネジア誘発作用の強い併用薬（セレギリン、エンタカポン）の減量・中止を行う。その上で、レボドパの少量頻回投与へと変更し、不足分を DA の増量・変更で補う。アマンタジンは NMDA 受容体阻害により抗ジスキネジア作用を示す。また、レボドパ・DCI 合剤の経胃瘻空腸内持続投与などの持続的ドパミン刺激療法を検討する。

薬物療法では改善が不十分な運動症状、運動症状の日内変動（wearing-off など）、ジスキネジアに対して、両側視床下核刺激術、両側淡蒼球刺激術といった手術療法が推奨されている。

重症筋無力症治療薬
drugs used for myasthenia gravis

> ● キーポイント
> 1. 重症筋無力症の病態と治療応答性は、アセチルコリン受容体抗体陽性例と筋特異的受容体型チロシンキナーゼ抗体陽性例で異なる。
> 2. コリンエステラーゼ阻害薬による対症療法と、副腎皮質ホルモン製剤などによる免疫抑制療法が行われる。
> 3. コリンエステラーゼ阻害薬には診断薬と治療薬があり、特性が異なる。
> 4. コリンエステラーゼ阻害薬の有害反応には、ニコチン作用によるものとムスカリン作用によるものがある。

重症筋無力症 myasthenia gravis（MG）は、神経筋

接合部シナプス後膜に発現するアセチルコリン受容体 (AChR) などの標的分子に対する自己抗体が産生され、神経筋接合部の刺激伝導が障害されて筋力の低下を来す自己免疫疾患である。発症は、5歳以下の小児、20〜40歳の女性、50〜60歳の男性に多い。眼症状のみの**眼筋型MG**（全体の1/3）と四肢筋、嚥下筋、呼吸筋まで障害される**全身型MG**（全体の2/3）に分類される。MGの半数は眼瞼下垂、複視などの眼症状で発症する。筋力低下は、朝は軽く夕方になって増悪し（日内変動）、運動の反復により増悪し（易疲労性）、休息により一時的に回復する。増悪因子として、ストレス、感染、妊娠などがあり、これらを契機に嚥下困難や呼吸困難が急速に悪化して**筋無力性クリーゼ**[*14]に移行することがある。

診断のためには、自己抗体価測定、エドロホニウムテスト（後述）、Harvey-Masland試験（筋電図検査で反復刺激に対する電位の振幅が10%以上減少するwaning現象を調べる検査）、胸部画像検査（胸腺腫・過形成の有無を調べる）が重要である。

自己抗体によるMGの分類

MGでは、AChR、筋特異的受容体型チロシンキナーゼ muscle-specific receptor tyrosine kinase（MuSK）、低密度リポ蛋白質受容体関連蛋白質4 low-density lipoprotein receptor-related protein 4（Lrp4）などを標的とする自己抗体が検出されることが多く、標的分子の違いにより臨床的特徴が異なる（図Ⅳ-2-7）。

AChR抗体陽性MG： MGの大部分（80〜85%）に抗AChR抗体が検出される。IgGサブクラス（IgG1〜4）や抗原決定基（エピトープ）が異なる様々な抗体が存在するが、IgG1サブクラスの抗体価がMGの重症度と相関するといわれる。自己抗体は、補体活性化による運動終板微細構造の破壊、AChRのエンドサイトーシスと分解の促進、AChとAChRの結合阻害などを来し、筋力の低下が生じる。神経筋接合部のシナプス後膜に発現するのは筋肉型ニコチン性ACh受容体（N_M型nAChR）で、胎児型では$(\alpha 1)_2 \beta 1 \gamma \delta$、

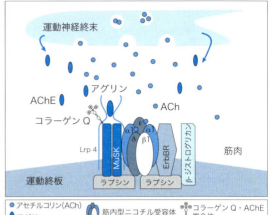

図Ⅳ-2-7 自己抗体の標的となる神経筋接合部構成分子
① AChR抗体陽性MG：筋肉型ニコチン受容体に対する自己抗体（AChR抗体）は運動終板の微細構造を破壊する。② MuSK抗体陽性MG：アグリンの受容体としてMuSK・Lrp4複合体が機能しており、MuSK抗体はアグリンによるAChRのクラスター形成を障害する。また、MuSKはコラーゲンQ・AChE複合体の結合分子であり、MuSK抗体はMuSKとコラーゲンQの結合を阻害する。③ Lrp4抗体陽性MG：Lrp4抗体はMuSK・Lrp4複合体の機能を障害する。④ 上記3つの自己抗体が陰性のMG（triple-seronegative MG）では、Erb-B受容体（ErbBR）やβ-ジストログリカンなどの分子に対する自己抗体が想定されている。AChE：アセチルコリンエステラーゼ、MuSK：筋特異的受容体型チロシンキナーゼ、Lrp4：低密度リポ蛋白質受容体関連蛋白質4。
[Marx A, et al. Autoimmun. Rev. 2013；12：875-884より引用改変]

成人型では$(\alpha 1)_2 \beta 1 \varepsilon \delta$の5つのサブユニットがチャネルを形成する。AChR抗体陽性MGで産生される抗体は胎児型nAChRに対して親和性が高く、これを発現する外眼筋が障害されやすい。

AChR抗体がつくられる原因は不明だが、胸腺腫におけるT細胞分化の制御機構が正常胸腺と異なるため、自己抗原に反応するT細胞が成熟してしまい、その結果としてAChR抗体が産生されると考えられる。とくに、胸腺の筋様細胞myoid cellは胎児型nAChRを発現しているため、何らかの原因でそのサブユニットに対する抗体が産生されるのではないかと示唆されている。

MuSK抗体陽性MG： MGの5〜10%がMuSK抗体陽性であり、IgG4サブクラスのMuSK抗体価がMG症状と相関する。MuSKはLrp4と複合体を形成し、運動神経終末から放出されるアグリンagrin（プロテオグリカンの一種）の受容体として機能する。アグリンの結合により活性化されたMuSKは、運動終板におけるnAChRクラスター形成を誘導する。MuSK抗体はnAChRクラスター形成を阻害するため、筋力が低下する。また、MuSKはコラーゲンQ・アセチルコリンエステラーゼ（AChE）複合体と結合して

[*14] **クリーゼ**は、全身型MGで嚥下障害、構音障害、呼吸障害などが急激に増悪し、全身の筋力低下・呼吸不全に至った状態である。気管内挿管・人工呼吸管理などの緊急処置が必要となる。感染、過労、妊娠、ChE阻害薬増量、ステロイドの急激な減量、MG禁忌薬の使用、手術ストレス（胸腺摘除を含む）などがクリーゼの誘因となり、MG患者の10〜15%がクリーゼを経験するという。クリーゼには、筋無力症が悪化した**筋無力性クリーゼ**とChE阻害薬の過剰による**コリン作動性クリーゼ**がある。鑑別にはエドロホニウムテストが有用である（改善すれば筋無力性、増悪または不変の場合はコリン作動性）。いずれのクリーゼでもChE阻害薬は中止する（気道分泌などの有害反応が全身管理を困難にし、治療効果を得ることがむずかしいため）。

おり、MuSK 抗体は MuSK とコラーゲン Q・AChE 複合体の結合を阻害する。さらに、MuSK 抗体陽性 MG では運動神経終末からの ACh 放出が低下している可能性がある。神経筋接合部における ACh 放出・代謝の異常によりコリンエステラーゼ（ChE）阻害薬に対する感受性が亢進しているため、ChE 阻害薬によるコリン作動性クリーゼが起こりやすい。

Lrp 4 抗体陽性 MG： MuSK・Lrp 4 複合体はアグリン受容体として機能しており、Lrp 4 も nAChR クラスター形成に重要な分子であるが、MG の 1% 以下に Lrp 4 抗体が検出される。Lrp 4 抗体は MuSK・Lrp 4 複合体の機能を阻害するため、神経筋接合部での情報伝達が阻害される。

治療法の選択

MG の治療は、ChE 阻害薬による対症療法と、副腎皮質ステロイド薬などによる免疫抑制療法（原因療法）に分けられる。MG のタイプにより治療法を選択する。

AChR 抗体陽性 MG では、ChE 阻害薬の有効性が高く、胸腺腫合併例では胸腺摘除術の有効性が高い（胸腺腫非合併例でも摘除術が有効である可能性がある）。薬物療法として、**眼筋型**にはまず ChE 阻害薬を用いるが、ステロイド薬の使用については一定の基準がない。**全身型**では、ステロイド薬の内服（プレドニゾロンなど）やパルス療法（メチルプレドニゾロンなど）を行う。免疫抑制薬（タクロリムス、アザチオプリン、シクロスポリン、ミコフェノール酸モフェチル）が用いられることもある。重症例では、血漿交換療法、免疫グロブリン大量療法が行われる。最近、B 細胞の表面抗原 CD 20 を標的とした抗体リツキシマブの有効性も報告されている。

一方、MuSK 抗体陽性 MG では胸腺摘除の有効性は低く、ChE 阻害薬への感受性が亢進して有害反応が現れやすい（ChE 阻害薬は少量から開始する）。免疫抑制療法や血漿交換が行われる。

なお、MG を増悪させるため注意が必要な（または禁忌とされる）薬物は、ベンゾジアゼピン系薬（抗不安薬、催眠薬、抗てんかん薬など）、抗コリン薬（パーキンソン病治療薬、排尿障害治療薬など）、抗生物質（アミノグリコシド系、ポリペプチド系など）、抗不整脈薬（キニジン、プロカインアミドなど）、ボツリヌス毒素、ヨード造影剤など数多い。

コリンエステラーゼ阻害薬

コリンエステラーゼ（ChE）阻害薬は、自律神経と体性運動神経から遊離される ACh を分解する **AChE（真性 ChE** ともよばれる）を阻害する。多くの ChE 阻害薬は、血漿、肝臓、消化管平滑筋、心臓などに発現する**ブチリルコリンエステラーゼ（BuChE）（偽性 ChE** ともよばれる）も阻害する。AChE の活性部位は、ACh の第四級アンモニウム基（コリン）を電気的に引きつける陰イオン部（グルタミン酸）とアシル基と反応するエステル部（ヒスチジン＋セリン）で構成されている。AChE の活性部位と結合した ACh は、エステル結合が切断（加水分解）されコリンを遊離するとともに、AChE エステル部をアセチル化して不活性化する。アセチル化 AChE は不安定で、加水分解により共有結合が解離して速やかに活性型 AChE に再生される。AChE の代謝回転は速く、1 秒当たり 10,000 以上の ACh 分子を加水分解する。

ChE 阻害薬は、構造により**単純アルコール類、カルバミン酸エステル類（カルバメート系）、有機リン酸エステル類**に分類され、阻害機構がそれぞれ異なる。

単純アルコール類のエドロホニウムは、エステルではないが静電気的および水素結合により AChE を阻害する。この結合は共有結合ではないので、持続は 2〜10 分程度と短く、AChE 活性は急速かつ可逆的に回復する。

カルバミン酸エステル類は、エステル結合の加水分解を受けて、AChE のエステル部をカルバモイル化する。この結合は共有結合であり加水分解に抵抗性を示すために、薬が加水分解されても AChE の抑制は 3〜6 時間程度持続する。抑制は可逆的であるが再活性化に時間を要するため、"偽非可逆的"ともよばれる。

有機リン酸エステル類は AChE と結合して加水分解を受け、AChE エステル部をリン酸化する。この共有結合はきわめて安定であり、半減期は数百時間にも及ぶため、非可逆的阻害とよばれる。毒性が強く医薬品としては用いられない。セリンプロテアーゼ阻害薬のジイソプロピルフルオロリン酸、殺虫剤に用いられるパラチオン、メタミドホス、神経毒ガスのサリン、タブン、ソマン、VX などがある。

MG に用いられるのは中枢移行が少ない**第四級アンモニウム**で、作用時間の短いエドロホニウムは MG の診断に、作用が持続するカルバミン酸エステル類は MG の治療薬（対症療法薬）として用いられる（表 IV-2-6）。なお、中枢に移行する第三級アンモニウムの ChE 阻害薬はアルツハイマー病の治療に用いられている（➡ p.206）。

診 断 薬

エドロホニウム塩化物
edrophonium chloride

エドロホニウム

MGの診断を目的として、可逆的・短時間作用型ChE阻害薬の**エドロホニウム**を投与し、脱力症状の改善を確認する検査を**エドロホニウムテスト**という（商品名により、欧米ではテンシロン®テスト、日本ではアンチレクス®テストともよばれる）。

エドロホニウムテストには、原則としてエドロホニウム塩化物1アンプル（10 mg）を使用する。初めに2 mgを15～30秒かけて静注し、45秒後に反応をみた上で必要に応じて残りの8 mgを注射する。投与後に眼筋などの脱力症状が改善すれば陽性であり、90～95％の確度がある。また、ChE阻害薬投与中の

患者の治療効果判定にも使用される（改善すれば用量不足、悪化すれば過剰投与である）。有害反応として、ニコチン作用による**筋線維束性攣縮** fasciculation（筋線維群の無規則な自発収縮であり、肉眼的に筋肉のピクピクした攣縮として観察される）、ムスカリン作用による消化器症状（悪心、腹痛、下痢など）、循環器症状（徐脈、低血圧、失神など）、発汗、唾液分泌亢進を認める。これらの症状が出現したら投与を中止し、高度の徐脈や失神を認めた場合はアトロピンを静注する（アトロピンはすぐ使えるように準備しておく）。ChE阻害作用は投与後3分で最大となり、酵素

表 IV-2-6　重症筋無力症（MG）の診断と治療に用いられるコリンエステラーゼ阻害薬

診断・治療薬	MGの診断		MGの治療（対症療法）		
	エドロホニウム	ピリドスチグミン	ネオスチグミン	ジスチグミン	アンベノニウム
分 類	単純アルコール類	カルバメート系	カルバメート系	カルバメート系	カルバメート関連薬
作用機序	AChE/BuChE阻害	AChE/BuChE阻害	AChE/BuChE阻害	AChE/BuChE阻害	選択的AChE阻害
可逆性	可逆性	可逆性(偽非可逆性)	可逆性(偽非可逆性)	可逆性(偽非可逆性)	可逆性(偽非可逆性)
AChE阻害IC$_{50}$値	5 µmol/L[*1]	0.1 µmol/L[*2]	40 µmol/L[*2]	0.3 µmol/L[*3]	0.0007 µmol/L[*1]
BuChE阻害IC$_{50}$値	1,370 µmol/L[*1]	0.8 µmol/L[*2]	16,000 µmol/L[*2]		7 µmol/L[*1]
BuChE/AChE阻害IC$_{50}$値比	274	8	400		10,000
投与経路	静 注	経 口	静 注 皮下注または筋注 経 口	経 口	経 口
用法・用量(mg/日)	2～10 mg静注	1回60 mg、1日3回	1回0.25～1.0 mg、1日1～3回皮下注または筋注	1回5 mg、1日1～4回	1回5 mg、1日3回
作用発現時間	1分	30～40分	5～15分		60分
作用持続時間	短い(10分)	中間(3～6時間)	中間(3～6時間)	長い(12～16時間)	長い(8～10時間)
半減期(時間)	(2相性) α相7分、β相110分	200分	(2相性) α相4分、β相80分	(2相性) α相4.5時間、β相70時間	
定常状態に達するまでの時間				14日	
用途と使用上の注意点	作用の持続が短く、MGの診断にエドロホニウムテスト（テンシロンテスト）として使用	初期治療に用いる。1日1錠(60 mg)から開始し、症状をみながら増量する。長期罹患例、重症例では効き目が弱い	注射薬を経口投与できない場合に使用	作用時間が長いため、コリン作動性クリーゼに注意が必要	作用時間が長く、効力も強いため、コリン作動性クリーゼに注意が必要。ネオスチグミンの6倍強力
MG以外の適応	筋弛緩薬投与後の遷延性呼吸抑制の原因の鑑別診断	な し	非脱分極性筋弛緩薬作用の拮抗 腸管麻痺 排尿困難 眼圧調節機能の改善(点眼液)	低緊張性膀胱による排尿困難 緑内障(点眼液)	な し

[*1] Komloova M, et al. Bioorg Med Chem Lett. 2011；21：2505-2509 より引用。
[*2] Musilek K, et al. Bioorg Med Chem Lett. 2010；20：1763-1766 より引用。
[*3] インタビューフォームより引用。
ChE阻害薬は開発の歴史が古く、空欄部分は該当資料がなく、添付文書やインタビューフォームにも記載がない。

活性は 10 分で投与前の 50％まで回復する。

治 療 薬
カルバミン酸エステル類（カルバメート系）
　ピリドスチグミン臭化物　pyridostigmine bromide
　ネオスチグミン臭化物
　　neostigmine bromide（経口剤）
　ネオスチグミンメチル硫酸塩
　　neostigmine methylsulfate（注射剤）
　ジスチグミン臭化物　distigmine bromide

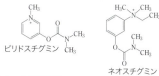

カルバメート関連薬
　アンベノニウム塩化物　ambenonium chloride

MG の筋力低下に対する対症療法として、眼筋型 MG および全身型 MG に免疫抑制療法と併用して投与する。作用時間が比較的短い**ピリドスチグミン**より開始して、エドロホニウムテストで確認しながら増量する。効果が不十分な場合には、作用持続時間の長い**アンベノニウム**や**ジスチグミン**を使用することもあるが、コリン作動性クリーゼ*[14] に注意が必要である。

● 薬理作用：　神経筋接合部での AChE による ACh の分解を抑制してシナプス間隙での ACh 濃度を高め、運動終板の N_M 型 nAChR の活性化により筋収縮力を増強する。さらに、副交感神経終末、交感および副交感神経節における ACh 作用を増強する。アンベノニウムは選択的 AChE 阻害薬であるが、ほかの ChE 阻害薬は BuChE も阻害する。

● 薬物動態：　カルバメート系 ChE 阻害薬は、第四級アンモニウムのため脂溶性が小さく、経口投与での吸収率は低く、中枢神経系へはほとんど移行しない。生体内では、ChE や非特異的エステラーゼにより代謝される。ピリドスチグミンとネオスチグミンの作用持続時間は 3〜6 時間であるが、ジスチグミンとアンベノニウムでは 10 時間程度と長い。カルバモイル化された AChE の再活性化には時間を要するため、薬物の半減期より作用持続時間は長くなる。腎排泄されるものが多く、腎障害のある患者では注意が必要である。

● 有害反応：　副交感神経節後線維のコリン作動性シナプスにおいて ACh 作用を増強するため、ムスカリン作用として腹痛、下痢、嘔吐などの消化器症状、徐脈、房室ブロック、発作性洞頻脈、失神発作、血圧低下などの循環器症状、気管支収縮、流涙、縮瞳などがみられる。高用量になると、自律神経節を刺激後、脱分極性遮断を生じる。ムスカリン作用が顕著に発現する場合には、アトロピンなどのムスカリン受容体拮抗薬を併用する。

神経筋接合部でのニコチン作用が過剰になると、筋線維束性攣縮が起こる。血漿や組織液中の ACh 濃度が上昇すると、脱分極性遮断により筋力は低下し、**コリン作動性クリーゼ**[*14] を来す。

● 相互作用：　脱分極性筋弛緩薬であるスキサメトニウムは、ChE 阻害薬との併用により ChE による分解が抑制されて呼吸抑制が遷延するため、併用禁忌である。抗コリン薬は ChE 阻害薬のムスカリン作用（有害反応）を不顕性化し、コリン作動薬は ChE 阻害薬の作用を増強するため、併用には注意が必要である。

● 個別化医療：　BuChE の変異によりスキサメトニウムの加水分解が低下し、筋弛緩作用が長時間持続する家系が知られている。BuChE の変異が ChE 阻害薬の代謝に影響し、感受性や持続時間の個人差の一因となっている可能性がある。

精神疾患の薬

drugs for mental diseases

3

抗精神病薬 antipsychotics

● キーポイント

1. 抗精神病薬はドパミンD_2受容体遮断により陽性症状を改善する。
2. 非定型抗精神病薬はドパミンD_2受容体遮断作用に加えてセロトニン$5-HT_{2A}$受容体遮断作用などの受容体作用をもち、陰性症状に対しても効果がある。
3. ドパミンD_2受容体に対する結合親和性の高い抗精神病薬は錐体外路症状を来しやすい。
4. 非定型抗精神病薬に特徴的な有害反応として、体重増加や耐糖能異常がある。

中枢神経系に作用して精神機能に変化を及ぼす薬物の総称を**向精神薬**とよび、広義には、大麻、幻覚発現薬、アルコール、ニコチンなども含むが、治療目的で使用される向精神薬には、抗精神病薬、抗うつ薬、気分安定薬、精神刺激薬、抗不安薬、睡眠薬、抗てんかん薬、認知症治療薬などがある。このなかで、**抗精神病薬**は主として**統合失調症**の治療に用いられる。

統合失調症は100人に1人が罹患する精神疾患である。多くは青年期に発病し、特徴的な精神症状を呈し、慢性に経過する。精神症状は、大きく陽性症状と陰性症状の2つに分類される。**陽性症状**とは異常な精神機能の発現であり、妄想、幻覚、解体した会話（頻繁な脱線または滅裂）、ひどく解体した行動または緊張病（カタトニア）性の行動などの症状を呈する。一方、**陰性症状**は正常機能の減弱または低下であり、感情の平坦化、思考の貧困、意欲の欠如などの症状を呈する。さらに、**認知機能障害**（注意欠損や記憶低下）や**感情障害**（不安や抑うつなど）がしばしば共存する。患者は、遺伝的要因や胎生・周産期要因（母体の感染やストレス、新生児仮死など）を原因とする脳の神経伝達系の発達障害に基づく発症脆弱性をもち、さらに、環境要因としての心理社会的ストレスが加わることにより発病する。遺伝的要因、胎生・周産期要因、環境要因の程度によって長期経過は大きく左右されるが、最近の進歩した薬物療法と心理社会的ケアによって、初発患者の約半数は完全かつ長期的な回復を期待でき、日常生活面で重度の障害をもつのは約20%程度である。

抗精神病薬は、**定型（第一世代）と非定型（第二世代）に分類される（表IV-3-1）。定型抗精神病薬**は、最初に開発された**クロルプロマジンやハロペリドール**に代表される薬物をさす。1950年代初めにクロルプロマジンが統合失調症の治療に導入されたのち、ドパミンD_2受容体拮抗作用がより強いハロペリドールなどが合成され、薬物療法が統合失調症治療の中心に位置づけられることとなった。これらはD_2受容体遮断を主作用として陽性症状に対して治療効果を示すが、陰性症状に対する効果は乏しく、また、錐体外路症状の高率な発現や、認知機能低下などの有害反応が問題となった。そのため、1980年代後半から新規抗精神病薬（**非定型抗精神病薬**）の開発が進められた。これらは、D_2受容体拮抗作用に加えてセロトニン$5-HT_{2A}$受容体拮抗などの作用を併せもつ。陰性症状に対しても効果を示し、有害反応である錐体外路症状の発現頻度が低いという特徴がある。非定型抗精神病薬には、ドパミンD_2受容体とセロトニン$5-HT_{2A}$受容体の遮断を主作用とする**セロトニン・ドパミン受容体拮抗薬** serotonin-dopamine antagonist（**SDA**）、多様な受容体に拮抗作用を示す**多元受容体作用抗精神病薬** multi-acting receptor-targeted antipsychotics（**MARTA**）、**ドパミンD_2受容体部分作動薬** dopamine system stabilizer（**DSS**）がある。

薬理作用から導かれた統合失調症の病因論

ドパミン過剰仮説

抗精神病薬の共通した薬理作用は**D_2受容体拮抗作用**であり、抗精神病薬の臨床用量とD_2受容体阻害能が相関することより（図IV-3-1）、ドパミン過剰仮説が提唱された。D_2受容体阻害能が高い薬物（高力価）ほど低用量で治療効果が発現し、阻害能が低い薬物（低力価）ほど高用量を必要とする。ドパミン遊離促

抗精神病薬

表 IV-3-1 抗精神病薬の分類と受容体拮抗作用

分類		一般名	臨床等力価量	臨床用量(mg/日)	D₁	D₂	D₃	D₄	5-HT₁A	5-HT₂A	5-HT₂C	H₁	mACh	α₁
定型抗精神病薬	フェノチアジン誘導体	クロルプロマジン	100(基準薬物)	30〜600	+	＃	+	+	±	＃	＃	＃	+	＃
		レボメプロマジン	100	25〜200	+	+	+	+		＃		＃	+	＃
		ペルフェナジン	10	6〜48	+	+	+	−		+		+	±	+
		フルフェナジン	2	2〜10	+	＃	+			+		+		+
		プロペリシアジン	20	10〜60	+	+								
	ブチロフェノン誘導体	ハロペリドール	2	3〜30	±	＃	+	+	±	+		±	±	+
		ブロムペリドール	2	3〜36	±	＃	+	+		+		±	±	+
		スピペロン	1	0.5〜4	−	＃	＃	＃	±	＃	＃	±	±	+
	ジフェニルブチルピペリジン誘導体	ピモジド	4	2〜10	−	＃	＃	＃		＃		±		+
	ベンズアミド誘導体	スルピリド	200	300〜500	−	+	＃	±		±		±	±	±
		スルトピリド	200	300〜600	−	+	＃	±		±		±	−	±
		チアプリド	100	75〜150		+								
		ネモナプリド	4.5	9〜36		＃	＃	＃		−		±	±	±
	イミノベンジル誘導体	クロカプラミン	40	30〜150	+	＃	+	+		＃		＃	+	+
		モサプラミン	33	30〜150	+	＃	+	+		＃		＃	±	+
	チエピン誘導体	ゾテピン	66	75〜150	+	＃	＃	＃	±	＃	＃	＃	+	＃
非定型抗精神病薬	セロトニン・ドパミン受容体拮抗薬	リスペリドン	1	2〜8	±	＃	+	±	±	＃	＃	＃	−	＃
		パリペリドン	1.5	6〜12	±	＃	+	±	±	＃	＃	＃	−	＃
		ペロスピロン	8	8〜48	±	＃	±	±	＃	＃	＃	±	−	＃
		ブロナンセリン	4	8〜24	±	＃	＃	±		＃		±	−	＋
	多元受容体作用抗精神病薬	クエチアピン	66	75〜600	±	+	+	±	+	+		＃	±	＃
		オランザピン	2.5	10〜20	±	±	+	+	±	＃	＃	＃	＃	＃
		クロザピン	50	150〜600	±	±	±	＃	±	＃	＃	＃	＃	＃
	ドパミンD₂受容体部分作動薬	アリピプラゾール	4	6〜24	±	＃	＃	+	＃	＃	＃	+	−	+

臨床等力価量は、クロルプロマジン(100 mg/日)を基準薬物として換算された力価である。
受容体拮抗作用: ＃(最も強い)から−(ない)まで4段階で示す。
受容体(サブタイプ): ドパミン受容体(D₁、D₂、D₃、D₄)、セロトニン受容体(5-HT₁A、5-HT₂A、5-HT₂C)、ヒスタミン受容体(H₁)、ムスカリン受容体(mACh)、アドレナリン受容体(α₁)。
[田中千賀子ら 編、"NEW 薬理学 改訂第7版"、南江堂；2017：p.282、表V-20；稲垣 中、臨床精神薬理、2006；9：1443-47 より引用改変]

進作用をもつアンフェタミン、メタンフェタミンなどの"覚せい剤"が統合失調症と類似した幻覚妄想状態を起こすことは、ドパミン過剰により陽性症状が出現するというドパミン過剰仮説に一致する。しかし、陰性症状や認知機能障害はドパミン機能亢進では説明できず、逆に、大脳皮質でのドパミン機能低下がかかわっている。このため、修正ドパミン仮説として、**皮質ドパミン低下・皮質下(辺縁系)ドパミン亢進仮説**が提唱されている。

グルタミン酸仮説

フェンシクリジン phencyclidine (**PCP**) の乱用に伴う精神症状 (**PCP 精神病**) では、幻覚・妄想に加えて陰性症状の出現が特徴である。PCP は NMDA 受容体チャネル阻害薬であり、グルタミン酸神経伝達の低下が統合失調症の原因と考えられるようになった。NMDA 受容体のグリシン結合部位に作用して活性化するグリシンや D-セリンは、陰性症状の治療薬とし

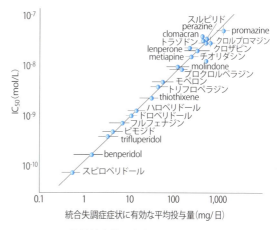

図 IV-3-1 抗精神病薬の臨床用量とドパミンD₂受容体遮断作用
現時点で日本で承認されている薬物を日本語で示している。
[Seeman P Pharmacol Rev. 1980；32：238]

て期待されている。

セロトニン仮説

合成インドールアミンである **LSD**（*d*–lysergic acid diethylamide）は 5–HT_{2A} 受容体部分作動作用により幻覚・妄想を起こすことから、セロトニン仮説が提唱された。5–HT_{2A} 受容体拮抗作用をもつ非定型抗精神病薬が統合失調症に有効なことも、セロトニン仮説を支持する。

これらの仮説は、統合失調症患者の脳画像研究からも支持されている。しかし、1つの神経伝達物質に注目した仮説では統合失調症のすべての症状を説明することはむずかしいため、主要な神経伝達物質を介する神経伝達の機能異常が統合失調症の病態であるという**神経回路網仮説**が提唱されている。

主な抗精神病薬

定型抗精神病薬

    フェノチアジン誘導体
        クロルプロマジン塩酸塩
            chlorpromazine hydrochloride
        レボメプロマジンマレイン酸塩
            levomepromazine maleate
        ペルフェナジンマレイン酸塩
            perphenazine maleate
        フルフェナジンマレイン酸塩　fluphenazine maleate
    ブチロフェノン誘導体
        ハロペリドール　haloperidol
    ジフェニルブチルピペリジン誘導体
        ピモジド　pimozide
    ベンズアミド誘導体
        スルピリド　sulpiride
        チアプリド塩酸塩　tiapride hydrochloride

非定型抗精神病薬

    セロトニン・ドパミン受容体拮抗薬（SDA）
        リスペリドン　risperidone
        パリペリドン　paliperidone
        ペロスピロン塩酸塩水和物
            perospirone hydrochloride hydrate
        ブロナンセリン　blonanserin
    多元受容体作用抗精神病薬（MARTA）
        クロザピン　clozapine
        オランザピン　olanzapine
        クエチアピンフマル酸塩　quetiapine fumarate
    ドパミン D_2 受容体部分作動薬（DSS）
        アリピプラゾール　aripiprazole

● 薬理作用：

定型抗精神病薬 typical antipsychotics

クロルプロマジンは、鎮静作用、制吐作用をもつ抗精神病薬である。抗精神病薬としての作

クロルプロマジン

用は、D_2 受容体および 5–HT_{2A} 受容体拮抗作用による。D_2 受容体遮断作用は弱い（**低力価**）ため陽性症状に対する効果はほかの薬剤に劣るが、α_1 受容体および H_1 受容体遮断による鎮静作用が強く、興奮や攻撃性が強い場合に用いられる。抗コリン作用も強いため、有害反応に注意が必要である。

ハロペリドールは、D_2 受容体に高い親和性（**高力価**）を示し、D_2 受容体に対する選択性が比較的高い。陽性症状に高い有効性を示すが、鎮静作用は弱い。抗コリン作用、抗ヒスタミン作用は弱く、自律神経症状は少ない。

ハロペリドール

スルピリドは、選択的 D_2 受容体拮抗作用を示すが、力価は低く、血液脳関門の通過性は悪い（血清から髄液への移行は8%程度）。少量投与では制吐作用や胃運動促進作用が現れ、中等量で抗うつ作用、高用量で抗精神病作用を示す。

スルピリド

非定型抗精神病薬 atypical antipsychotics

D_2 受容体拮抗作用に加えてセロトニン 5–HT_{2A} 受容体拮抗作用をはじめとする様々な受容体作用をもつ。このため、陽性症状のみならず陰性症状や認知機能低下にも治療効果が期待でき、さらに錐体外路症状の発生リスクが低い。現在では、統合失調症の第1選択薬として使用されている。

セロトニン・ドパミン受容体拮抗薬 serotonin-dopamine antagonist（**SDA**）　強力な 5–HT_{2A} 受容体拮抗作用と比較的弱い D_2 受容体拮抗作用が特徴である。中脳辺縁系では、D_2 受容体遮断により陽性症状の改善効果を示す。中脳–皮質（前頭前野）系と黒質–線条体系では、5–HT_{2A} 受容体遮断によりドパミン神経が活性化されるため、陰性症状と認知機能低下の改善、錐体外路症状などの有害反応の軽減が期待できる（図IV-3-2A）。リスペリドンの 5–HT_{2A} 受容体結合親和性（K_d 0.16 nmol/L）は D_2 受容体結合親和性（K_d 3.3 nmol/L）より20倍高く、D_2 受容体遮断率が $60 \sim 80\%$ となるように用量を設定する（投与閾値）（図IV-3-2B）。リスペリドンは、α_1 受容体、α_2 受容体、H_1 受容体、D_4 受容体にも比較的親和性が高く、拮抗作用を示す。

リスペリドン

多元受容体作用抗精神病薬 multi-acting receptor-targeted antipsychotics（**MARTA**）　5–HT_{2A} 受容体と D_2 受容体の拮抗作用に加えて、D_4 受容体、5–HT_{2C}

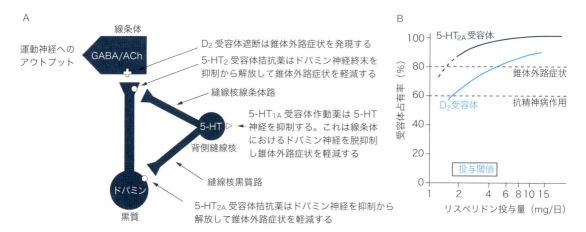

図 IV-3-2　抗精神病薬の作用と有害反応の発現におけるドパミンとセロトニン（5-HT）の関係

(A)　黒質–線条体ドパミン神経系に対して、セロトニンは抑制作用をもつ。5-HT₂A受容体拮抗作用をもつ抗精神病薬は、セロトニンによる抑制からドパミン神経を解放する。また、5-HT₁A受容体刺激作用をもつ抗精神病薬は、縫線核セロトニン神経を抑制して放出されるセロトニン量を減らす。この結果、線条体でのドパミン放出量が増えてD₂受容体遮断率を低下させるため、錐体外路性有害反応の発現リスクが低下する。
［精神医学講座担当者会議 監修，"統合失調症治療ガイドライン"．医学書院；2008：p.165，図11；Kapur S, et al. Am J Psychiatry. 1996；153：467］

(B)　PET（positron emission tomography）を用いた大脳基底核領域D₂受容体占有率のイメージング研究によると、抗精神病薬により60％以上のD₂受容体が遮断されると抗精神病作用が認められる。一方、D₂受容体遮断率が80％を超えると錐体外路性有害反応が出現するため、有効かつ有害反応の発現を抑えた投与閾値が決定される。リスペリドンをはじめとする非定型抗精神病薬は、低用量でD₂受容体より先に5-HT₂A受容体を遮断してドパミン遊離を促進する。
［Kapur S, et al. Am J Psychiatry. 2001；158：360-369 より引用改変］

受容体、α₁受容体、H₁受容体、ムスカリン受容体などの数多くの受容体への拮抗作用（多元作用性 multi-acting）を介して、統合失調症の陽性症状、陰性症状、認知機能障害を改善するとともに、錐体外路性有害反応を軽減する特徴がある。

クロザピンは、5-HT₂A受容体とD₄受容体に対する親和性は高いが、D₂受容体に対する親和性は比較的低い。α₁受容体、H₁受容体、ムスカリン受容体にも拮抗作用を示す。MARTAの原型となった薬物であり、陰性症状や認知機能低下に対する効果に優れ、治療抵抗性統合失調症患者において有効である。無顆粒球症や糖尿病性ケトアシドーシスなどの重大な有害反応があるため、適応は治療抵抗性統合失調症と、遅発性ジスキネジアやコントロール不良の錐体外路症状を呈する治療不耐性の統合失調症に限られる。

オランザピンは、D₂・D₃・D₄受容体、5-HT₂A・5-HT₂B・5-HT₂C・5-HT₆受容体、α₁受容体、H₁受容体に同程度の拮抗作用を示す。

クエチアピンは、α₁受容体とH₁受容体に対する親和性が高い。D₂受容体に対する親和性は低く、さらに5-HT₂A受容体よりも低いためD₂受容体の占有率は低いが、多くの受容体作用により抗精神病作用を示すことが特徴である。D₄受容体には作用しない。

MARTAで錐体外路症状の発現頻度が少ない理由として、SDAと同様に5-HT₂A受容体に対する親和性がD₂受容体より高いことに加え、D₂受容体との結合親和性が低い（解離速度が速い）ことがあげられる（図IV-3-3A）。つまり、結合親和性が低いクロザピンやクエチアピンでは解離速度が速く、線条体で運動開始時に増加するドパミンによりD₂受容体が一時的に置換されるため、錐体外路性有害反応が抑制されると考えられている（図IV-3-3B）。

ドパミンD₂受容体部分作動薬（ドパミン系安定化薬）dopamine system stabilizer（DSS）　ドパミンは完全作動薬であり、D₂受容体に結合すると最大反応（100％）を起こし、固有活性は100％となる。一方、部分作動薬である**アリピプラゾール**は、D₂受容体に結合しても最大反応の25％程度の反応しか起こらない（固有活性25％）。アリピプラゾールは、ドパミン神経伝達が亢進した状態では完全作動薬ドパミンに拮抗するため受容体活性を低下させる。しかし、ド

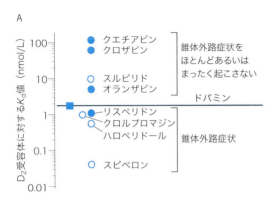
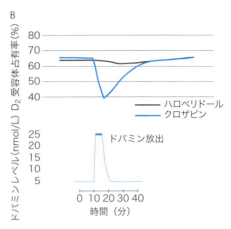

図 IV-3-3 ドパミンによる抗精神病薬のドパミン D_2 受容体からの解離：急速解離仮説（fast-off-D_2 仮説）

(A) 薬物の受容体との結合親和性（K_d）は，解離速度（K_{off}）と結合速度（K_{on}）の比に等しい．抗精神病薬の D_2 受容体に対する結合速度はほぼ一定で，結合親和性は解離速度の違いにより決定される．このため，結合親和性が低い（K_d 値が大きい）抗精神病薬は解離速度が速く，錐体外路症状の発現が抑えられる．ドパミンより解離速度が大きい抗精神病薬（MARTA）は，D_2 受容体との結合がドパミンより弱く，錐体外路症状が起こりにくい．ドパミンより解離速度が小さい抗精神病薬は，D_2 受容体との結合がドパミンより強く，錐体外路症状が起こりやすい．■：ドパミン，○：定型抗精神病薬，●：非定型抗精神病薬
(B) ハロペリドールとクロザピンの D_2 受容体占有率は 65％程度で同じである．生理的刺激に反応してドパミンが放出されると，ハロペリドールは解離速度が遅く占有率は低下しないが，クロザピンは解離速度が速いため D_2 受容体占有率が低下する．
[A：Seeman. P Can J Psychiatry. 2002；47：33，Fig 4 より引用改変；B：Kapur S, et al. Am J Psychiatry. 2001；158：362，Fig 2]

パミン神経伝達が低下した状態では D_2 受容体を活性化し，作動薬として作用する．こうして，過剰なドパミン神経伝達の遮断を避け，適切なドパミン機能は残しつつドパミン神経系を安定化させる（図IV-3-4）．

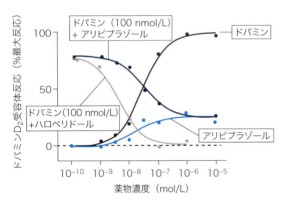

図 IV-3-4 ドパミン D_2 受容体反応に対するアリピプラゾールとハロペリドールの作用

完全作動薬であるドパミンは，濃度を上げると 100％の最大効果を示す．部分作動薬であるアリピプラゾールは，濃度を上げても固有活性である 25％の作用しか示さない．D_2 受容体拮抗薬であるハロペリドールは，ドパミン（100 nmol/L）の D_2 受容体反応を完全に抑制する．一方，アリピプラゾールは，濃度依存性にドパミンと競合して D_2 受容体と結合しドパミン作用を抑制するが，部分作動薬として 25％の固有活性をもつため D_2 受容体反応は完全には抑制されない．
[Burnton LL, et al. eds. Goodman & Gilman's the Pharmacological Basis of Therapeutics, 13 th ed. McGraw-Hill；2018．p.430，Fig 16-2 より引用改変]

アリピプラゾールは D_2 受容体部分作動作用のほかに，5-HT_{2A} 受容体拮抗作用，5-HT_{1A} 受容体部分作動作用をもち，SDA 同様にドパミン神経系に対するセロトニンの抑制作用を解放することにより，ドパミン放出量を増やす作用がある．これらの薬理作用により，統合失調症の陽性症状，陰性症状に有効であり，錐体外路症状などの有害反応の頻度が低いため，有効性と安全性に優れた治療薬である．

● **薬物動態**：多くの抗精神病薬の血漿中消失半減期は 15〜30 時間である．クリアランスは，肝臓での CYP（主に CYP2D6、CYP3A4、CYP1A2 の 3 つ）による酸化反応と，抱合反応に依存している．CYP2D6 活性が欠損した poor metabolizer（CYP2D6*3、CYP-2D6*4、CYP2D6*5）の頻度は日本人では低い（1％以下）が，CYP2D6 活性が低い CYP2D6*10 / *10 保有者（intermediate metabolizer）が 20％いるため，血中濃度の個人差を生む原因となる．

● **相互作用**：薬物動態上の相互作用では，CYP における相互作用が知られている．SSRI のパロキセチンや抗精神病薬のクロルプロマジンやハロペリドールには CYP2D6 阻害作用があり，CYP2D6 で代謝される抗精神病薬（リスペリドン，アリピプラゾールなど）の血中濃度を上昇させる．SSRI のフルボキサミンは CYP1A2 阻害作用があり，クロザピンやオランザピンなどの血中濃度を上昇させる．CYP3A4 を誘導するカルバマゼピンやフェニトインとの併用は，

クロザピン、クエチアピン、アリピプラゾールなどの血中濃度を低下させる。ピモジドはCYP3A4、CYP2D6、CYP1A2などで代謝され、HIVプロテアーゼ阻害薬、アゾール系抗真菌薬、14員環マクロライド系抗生物質、SSRIなど、これらの酵素を阻害する薬物と併用するとQTc延長を来すため、併用は禁忌である。抗精神病薬では、代謝物が薬理活性をもつことが多く、代謝酵素の阻害や誘導が抗精神病作用や有害反応に直結しないことも多い。

薬力学上の相互作用では、抗コリン作用をもつ抗精神病薬に、抗コリン性パーキンソン病薬や三環系抗うつ薬を併用すると、抗コリン作用が増強される。また、α_1受容体阻害作用をもつ抗精神病薬とアドレナリンは併用禁忌である。α_1受容体が遮断されていると、アドレナリンはβ_2受容体作用により血圧を低下させる（アドレナリン反転）。

● 有害反応： 抗精神病薬は、D_2受容体と5-HT_{2A}受容体の遮断作用に加え、様々な神経伝達物質受容体に対して遮断作用を示す（表IV-3-1）。特定の受容体遮断と有害反応との関連を表IV-3-2に示す。定型抗精神病薬のクロルプロマジンは、D_2受容体遮断による錐体外路症状と高プロラクチン血症に加え、α_1およびH₁受容体遮断による鎮静作用、α_1受容体

表 IV-3-2 特定の受容体遮断と有害反応との関連

受容体遮断作用	関連する有害反応
ドパミンD_2受容体遮断	錐体外路症状　アカシジア、パーキンソニズム、ジスキネジア、ジストニア、遅発性ジストニア　高プロラクチン　月経異常、乳汁分泌、女性化乳房　悪性症候群
セロトニン5-HT_{2A}受容体遮断	体重増加　錐体外路性副作用の抑制作用
アドレナリンα_1受容体遮断	鎮　静　自律神経症状（交感）　起立性低血圧　射精障害
ヒスタミンH₁受容体遮断	鎮　静　体重増加
アセチルコリンmACh受容体遮断	自律神経症状（副交感）　かすみ目、眼圧上昇、鼻閉、口渇、頻脈、便秘、尿閉　錐体外路性副作用の抑制作用　認知機能障害
α受容体遮断？	急性ジストニア
モノアミン系の伝達抑制	抑うつ

［樋口輝彦，小山 司 監修，"臨床精神薬理ハンドブック 第2版"．医学書院；2009：p.133，表5-5より転載］

遮断による起立性低血圧、抗コリン作用などが問題になる。ハロペリドールではD_2受容体遮断による有害反応が主であり、ほかの受容体遮断による症状は軽減されている。非定型抗精神病薬では、錐体外路症状は軽減されているが、体重増加、糖尿病などに対する注意が必要である。

中枢神経症状

精神症状：

鎮　静： α_1受容体とH₁受容体遮断作用をもつ低力価抗精神病薬で強く発現する。精神運動興奮が強い患者の初期治療に用いられるが、耐性が形成される。長期的には、認知機能や日常生活能力を低下させるため、減量や他剤への変更が必要である。

認知機能障害： 統合失調症の症状でもあるが、抗コリン作用（とくにM_1受容体遮断）により生じる記銘力障害が問題となる。

抑うつ症状： 抗精神病薬（とくに定型）により抑うつ症状を来し、自殺のリスクを高める可能性がある。また、急性の精神病症状が消退したあとにうつ病症状を呈することがあり、この病態に抗精神病薬が関与している可能性がある。

その他： 発作性知覚変容発作（発作性に自己違和感的な病的体験を自覚する病態）や強迫発作（5-HT_{2A}受容体遮断が関与）が知られている。

神経症状：

急性錐体外路症状： すべての抗精神病薬に共通した有害反応であり、黒質-線条体ドパミン神経系のD_2受容体遮断による機能異常である。投与開始後、数日から数週で下記のような症状が出現し、減量や中止により改善する。力価の高い定型抗精神病薬により発症するリスクが高い。非定型抗精神病薬では、5-HT_{2A}受容体遮断によるドパミン神経脱抑制（図IV-3-2）、急速解離仮説（MARTA、図IV-3-3）、部分作動薬作用（アリピプラゾール、図IV-3-4）などにより発現リスクが低減している。

• **薬剤性パーキンソン症候群** drug-induced parkinsonism：投与開始後およそ4～10週をピークに特発性パーキンソン病類似の症状を呈する。定型抗精神病薬による発現率は20～30％であり、女性や高齢者で頻度が高い。D_2受容体遮断に伴うドパミン作用低下とコリン作用亢進が生じた病態であり、抗コリン性パーキンソン病治療薬が有効である。しかし、抗コリン性パーキンソン病治療薬を長く用いると遅発性ジスキネジアや認知機能障害を来す可能性があり、長期投与は避ける必要がある。

• **急性ジストニア** acute dystonia：投与開始から数時間から数日のあいだに発症しやすく、四肢、体幹、

頭頸部の筋群に間欠性あるいは持続性の筋固縮と痙直が生じる不随意運動である。眼球上転、眼瞼攣縮、舌突出、斜頸、頸後屈などの奇異な姿勢や捻転運動を突然生じるのが特徴である。喉頭部に生じると気道閉塞の危険がある。定型抗精神病薬による発現率は10〜20%であり、30歳以前の若年男性、高力価の薬剤、高用量、筋肉内注射でリスクが高い。強い痛みのため、患者にとって最も苦痛な有害反応の1つである。D_2受容体遮断によりドパミン神経終末からのドパミン放出が亢進したことが発現機序と考えられている。

- 急性アカシジア acute akathisia：下肢のムズムズ感、落ち着きのなさなど自覚的な内的不穏状態と、足踏みをしたり、歩き回ったりするなど他覚的な運動亢進症状からなる。たえず歩き回らずにいられない症状のため、"静座不能症"ともいわれる。不安や焦燥といった精神症状として現れることもあり、原疾患症状との鑑別が必要となる。定型抗精神病薬による発現率は25〜40%に及ぶ。中脳辺縁系や中脳皮質系のD_2受容体遮断に加えて、ノルアドレナリン系の亢進やGABA受容体の関与が考えられている。

遅発性錐体外路症状：

- 遅発性ジスキネジア tardive dyskinesia：抗精神病薬を数ヵ月から数年の長期にわたって慢性投与したのち、あるいは慢性投与中断後に現れる持続的かつ難治性の不随意運動である。典型的な症状は、口をもぐもぐ動かす、舌を突き出すなど、口周囲と顔面の異常運動（口部・顔面ジスキネジア）である。重症になると、不随意運動は四肢、躯幹に生じ、舞踏病様の症状を示す。高齢女性に多く、抗精神病薬の用量と投与期間（累積投与量）が危険因子となる。累積発症率は、投与期間1年で5%、2年で10%、3年で15%、4年で19%と報告されている。発症機序として、長期的D_2受容体遮断による線条体シナプス後D_2受容体の感受性亢進とそれに伴うムスカリン受容体の感受性低下が考えられているが、いまだ不明な点が多い。

現在のところ、有効性が確立した治療法は存在しない。高力価の定型抗精神病薬を高用量で投与し続けると遅発性ジスキネジアの発症リスクが高くなるため、抗精神病薬の投与量は必要最小限として予防に重点をおく。発症した場合には、抗精神病薬の減量・中止を検討する。また、遅発性ジスキネジアの発現率が低い非定型抗精神病薬への変更も考慮する。とくにクロザピンは、遅発性ジスキネジアを惹起せず、発症した症状に対しては改善作用を示すことが知られている。

- 遅発性ジストニア tardive dystonia：定型抗精神病薬の慢性投与（3ヵ月以上）により1〜2%の患者に発症し、若年男性に多くみられる。顔面と頸部の筋異常緊張・運動を初発症状とすることが多い。

悪性症候群 neuroleptic malignant syndrome

抗精神病薬の有害反応のなかで最も重篤である。発症頻度は0.02〜3.23%、致死率は4%程度である。通常は抗精神病薬開始後4週以内に発症し、筋強剛と発熱に加え、意識障害、多彩な自律神経症状、血清クレアチンキナーゼ値の上昇を認める。抗精神病薬の急激な増量や高力価薬物の大量投与、脱水などの全身状態不良などが危険因子となる。抗パーキンソン病薬の急激な減量や中止によっても発症する。発症機序として、脳内ドパミン神経伝達の遮断が関与していると考えられている。

治療は、まず抗精神病薬の中止と輸液を行う。薬物療法として、ダントロレンやドパミン作動薬（ブロモクリプチンなど）が用いられる。合併症として、横紋筋融解症と続発する急性腎不全に注意が必要である。

高プロラクチン血症

灰白隆起漏斗路ドパミン神経は視床下部の弓状核より正中隆起に投射しており、下垂体門脈系にドパミンを放出する。放出されたドパミンは、D_2受容体を活性化して下垂体前葉からのプロラクチン分泌を抑制している。抗精神病薬によるD_2受容体占有率が高くなる（72%以上）と、プロラクチン値が上昇する。D_2受容体との結合親和性が高い定型抗精神病薬やリスペリドンは用量依存的に血中プロラクチン値を上昇させるが、D_2受容体との結合親和性が低いクエチアピンやクロザピンはほとんど影響しない（図IV-3-3A）。高プロラクチン血症に伴い、女性では月経不順と乳汁漏出、男性では射精障害、勃起障害、女性化乳房、性欲減退などの有害反応が発生する。

体重増加・糖尿病・脂質代謝異常

体重増加は抗精神病薬に共通する有害反応であるが、非定型抗精神病薬、なかでもとくにMARTAに属するクロザピン、オランザピン、クエチアピンでは体重増加の程度が大きい。リスペリドンによる体重増加は、ハロペリドールとMARTAの中間に位置する。抗精神病薬による体重増加には、D_2受容体遮断に加え、H_1受容体と$5-HT_{2C}$受容体の遮断が関係している。体重増加は、耐糖能異常や高トリグリセリド血症を引き起こす。MARTAでは、糖尿病を発症して糖尿病性ケトアシドーシスにより死亡に至った例が報告されており、注意を要する。

心筋の伝導障害

抗精神病薬はキニジン様作用を有し心筋の伝導障害を来すため、定期的な心電図検査が必要である。フェノチアジン誘導体（クロルプロマジンなど）やピモジドではQT_c延長を来し、トルサード・ド・ポアント

抗精神病薬　　**189**

表 IV-3-3　統合失調症の急性エピソードに対する抗精神病薬の選択

臨床症状	一次選択治療		上位二次選択治療		ほかの二次選択治療
	初発エピソード	多発エピソード	初発エピソード	多発エピソード	
陽性症状	リスペリドン アリピプラゾール オランザピン	リスペリドン アリピプラゾール ziprasidone オランザピン クエチアピン	ziprasidone クエチアピン	クロザピン	
陰性症状	リスペリドン アリピプラゾール	リスペリドン アリピプラゾール ziprasidone	ziprasidone オランザピン クエチアピン	オランザピン クエチアピン クロザピン	
陽性・陰性症状	リスペリドン アリピプラゾール ziprasidone	リスペリドン アリピプラゾール ziprasidone オランザピン	オランザピン クエチアピン	クエチアピン クロザピン	経口高力価従来薬 時効デポ従来抗精神病薬 （デポ剤）*1

ziprasidone（ジプラシドン）は未認可。
*1 デポ剤（depot）とは、1回の注射で効力が2〜4週ほど持続するようにつくられた徐放性注射製剤。
［Kane JM, et al. J Clin Psychiatry. 2003 ; 64 (Suppl 12):21 , 23 より引用］

torsade de points（TdP）という心室頻拍を惹起し突然死の原因となる危険性がある。

無顆粒球症

　クロザピンにより起こる重篤な有害反応である。1年間服薬した患者の1〜2%にみられ、80%は服薬開始から18週以内に発症する。定期的な血液検査と感染症徴候の早期発見が必要である。

● 臨床使用：　統合失調症を早期に診断し治療を開始することが重要であり、治療の遅れは社会適応能力の低下につながる。統合失調症の急性エピソードに対して、以前は高力価の定型抗精神病薬（ハロペリドールなど）が用いられたが、現在は、有効性があり錐体外路症状などの有害反応が少ない非定型抗精神病薬が用いられる。米国における初発および多発エピソードでの治療薬選択のガイドラインを表IV-3-3に示すが、ほとんどが非定型抗精神病薬である。寛解後には再発予防のための維持療法が必要であり、維持療法においても非定型抗精神病薬が用いられる。

　治療抵抗性の統合失調症や、遅発性ジスキネジアや重症の錐体外路症状を呈する場合には、クロザピンの適応が検討される。ただし、"クロザリル患者モニタリングサービス"に登録された医師・薬剤師により登録された患者に対して厳格な管理のもとで投与される（クロザリルはクロザピンの製剤名）。無顆粒球症など早期に発現する重篤有害反応に対応するため、投与開始後18週は原則として入院させる必要がある。

● 個別化医療：　錐体外路症状が出現しやすい患者では高用量のリスペリドンを除く非定型抗精神病薬が、高プロラクチン血症が出現しやすい患者ではリスペリドンを除く非定型抗精神病薬が、体重増加・耐糖能異常・高脂血症が出現しやすい患者ではリスペリドンかペロスピロン、またはアリピプラゾールなどが選択される。

　非定型抗精神病薬が主に処方されるようになり、高プロラクチン血症による排卵障害などの有害反応が少なくなったため、薬剤使用中の妊娠も可能である。非定型抗精神病薬の妊娠期使用に関する大規模な疫学調査は行われていないが、これまでの報告では大奇形のリスク増加は認められていない。出生直後の新生児に哺乳障害、傾眠、呼吸障害、振戦、筋緊張低下、易刺激性などの離脱症状や錐体外路症状が現れることがある。分娩後には精神症状が不安定になることがあり、精神状態の安定を優先した抗精神病薬の投与が重要である。高用量や多剤併用となる場合には、授乳中止の検討が必要となる。

気分障害治療薬・精神刺激薬 drugs used for mood disorders and psychostimulants

● キーポイント

1. 抗うつ薬は、セロトニンやノルアドレナリンの神経伝達を増強する薬である。
2. 三環系抗うつ薬は、有効性は高いが抗コリン作用や心毒性などの有害反応が多い。
3. SSRI や SNRI がうつ病の第1選択薬とされているが、モノアミン再取り込み阻害に関連した有害反応が起こりうる。
4. SSRI は、CYP の阻害による薬物相互作用を起こしやすい。
5. 双極性障害では、抗うつ薬の単独投与は有効ではなく、気分安定薬の投与が基本である。
6. ナルコレプシーや ADHD には精神刺激薬が用いられる。

気分障害 mood disorder には、うつ症状を示すが躁症状を伴わない**うつ病性障害** depressive disorder と躁症状を示す**双極性障害** bipolar disorder がある。

うつ病性障害のなかで、**大うつ病エピソード** major depressive episode がある場合、**うつ病（大うつ病性障害** major depressive disorder）と診断される。うつ病では、抑うつ気分や興味・喜びの喪失に加えて、体重・食欲の低下、睡眠障害、精神運動性の焦燥または制止、易疲労性、罪責感、遂行機能障害、自殺念慮・自殺企図などの精神身体症状が、ほとんど毎日、2週間以上続く。**抗うつ薬** antidepressants には、セロトニンやノルアドレナリンによる中枢神経伝達を増強する作用がある。

双極性障害は、躁病ないしは軽躁病エピソードを示す症候群である。**躁病エピソード** manic episode では、高揚し開放的な気分または怒りっぽい気分が1週間以上持続する。躁病エピソードに加えて、抑うつエピソードを経験する患者が多い（いわゆる**躁うつ病**）。双極性障害の治療薬は**気分安定薬** mood stabilizer とよばれ、正常の気分に導く薬物である。双極性障害の抑うつエピソードに、抗うつ薬の単独投与は有効ではない。

抗うつ薬 antidepressants

モノアミン仮説とモノアミン受容体仮説

1956年、抗結核薬のイプロニアジドと統合失調症治療薬として開発中だったイミプラミンに抗うつ作用があることが偶然発見された。イプロニアジドにはモ

ノアミンオキシダーゼ monoamine oxidase（**MAO**）阻害作用が、イミプラミンにはノルアドレナリンとセロトニンの再取り込み阻害作用があることが明らかになり、脳内の細胞外セロトニンとノルアドレナリンの濃度上昇作用が抗うつ作用の機序と考えられた。このことより、モノアミンがうつ病患者の脳内で不足しているという**モノアミン仮説**が提唱された。しかし、抗うつ薬はシナプス間隙のモノアミン濃度を速やかに上昇させるが、うつ症状の改善には3～4週間を要するという矛盾があった。この矛盾を解消するために提唱されたのが**モノアミン受容体仮説**である。うつ病で増加していたモノアミン受容体が治療により減少する時期と、抗うつ薬の効果発現時期が一致することから、モノアミン受容体が増えることでうつ病が発症すると考えられた。しかしこの仮説によっても説明できない現象があり、うつ病を単一の原因で説明するのは依然むずかしい。

作用機序

抗うつ薬には、**三環系抗うつ薬、選択的セロトニン再取り込み阻害薬**（SSRI）、**セロトニン・ノルアドレナリン再取り込み阻害薬**（SNRI）などがある（**表 IV-3-4**）。これらの主作用は、セロトニンやノルアドレナリンのトランスポーターの抑制である（**図IV-3-5**）。シナプス間隙からのモノアミンのクリアランスが低下するため、モノアミンによる神経伝達が亢進する。

モノアミン神経伝達の亢進に伴い、セロトニン 5-HT$_4$ 受容体やアドレナリンβ受容体を介して、cAMP/cAMP 依存性キナーゼ（PKA）情報伝達系が活性化される。同時に、5-HT$_2$ 受容体やα$_1$ 受容体を介して Ca^{2+} シグナルが活性化される。その結果、転写因子 cAMP 応答配列結合蛋白質 cAMP response element binding protein（CREB）が活性化され、BDNF（brain-derived neurotrophic factor）の産生が増加して TrkB 受容体シグナルが活性化される。BDNF/TrkB シグナルは、海馬や大脳皮質の神経機能を改善する。海馬歯状回の顆粒細胞下層 subgranular zone（SGZ）では、神経幹細胞の神経への分化（神経新生）を誘導する。うつ病では神経新生が低下しており、抗うつ薬の長期投与や運動療法により神経新生が促進される。

抗うつ薬療法と病相

最初の抗うつ薬療法には患者の2/3が反応（症状の50％以上が改善）するが、寛解（症状がおおむね消退）に至るのは1/3である（**急性治療期**、**図IV-3-6**）。ただし、プラセボにも患者の1/3が反応する。治療効果発現までに2週間は必要だが、4～6週までに効果がなければ、それ以降の効果発現は期待できな

表 IV-3-4 抗うつ薬の種類と特徴

種類		名称	用量 (mg/日)	半減期 (時間)	主作用	抗コリン	鎮静眠気	起立性低血圧	心毒性	痙攣	悪心嘔吐	性機能障害	体重増加
三環系		イミプラミン	25〜200	14	NRI＞SRI	++	++	++	++	+	−	+	+
		クロミプラミン	50〜225	21	NRI＝SRI	++	++	++	++	+	+	++	+
		アミトリプチリン	30〜150	15	NRI＞SRI	++	++	++	++	+	−	+	++
	第三級アミン	トリミプラミン	50〜200	24	NRI＞SRI	++	++	+	++	+	−	?	+
		ロフェプラミン	20〜150	27	NRI	+	+	+	+	+	+	?	−
		ドスレピン	75〜150	14	NRI＞SRI	++	++	+	++	+	−	?	+
	第二級アミン	ノルトリプチリン	30〜150	27	NRI	+	+	+	++	+	−	+	+
	ジベンゾキサゼピン	アモキサピン	25〜300	30	NRI, D_2	+	+	+	++	+	−	−	+
四環系		マプロチリン	30〜75	46	NRI	+	+	+	++	++	−	−	+
		ミアンセリン	30〜60	18	$α_2$, 5-HT_2, NRI	+	++	+	+	+/−	−	−	+
		セチプチリン	3〜6	24	$α_2$, 5-HT_2, NRI	+	++	+	+	−	−	−	+
トリアゾロピリジン		トラゾドン	75〜200	7	NRI＞SRI 5-HT_2	+	++	++	++	+/−	+	+	+
NaSSA		ミルタザピン	15〜30	32	$α_2$, 5-HT_2, 5-HT_3	−	++	−	+/−	−	−	−	++
SSRI		フルボキサミン	50〜150	9〜14	SRI	−	−	−	−	−	++	++	−
		パロキセチン	10〜40	15	SRI	−	−	−	−	−	++	++	−
		セルトラリン	25〜100	22〜24	SRI	−	−	−	−	−	++	++	−
		エスシタロプラム	10〜20	25〜50	SRI	−	−	−	−	−	++	++	−
SNRI		ミルナシプラン	30〜100	8	NRI＝SRI	−	−	−	−	−	+	+	−
		デュロキセチン	20〜60	12	NRI＝SRI	−	−	−	−	−	++	++	−
ベンザミド		スルピリド	50〜300	6〜15	D_2	−	+	−	−	−	+	−	+

NRI：ノルアドレナリン再取り込み阻害作用、SRI：セロトニン再取り込み阻害作用、$α_2$：$α_2$受容体阻害作用、5-HT_2：セロトニン2受容体阻害作用、5-HT_3：セロトニン3受容体阻害作用、D_2：ドパミン2受容体阻害作用．
[Anderson IM, et al. J Psychopharmacol. 2008；22：343-396；融 道男，"向精神薬マニュアル 第3版"．医学書院；2008；精神医学講座担当者会議 監修，"気分障害治療ガイドライン 第2版"．医学書院；2010：p.66, 表10 より引用改変]

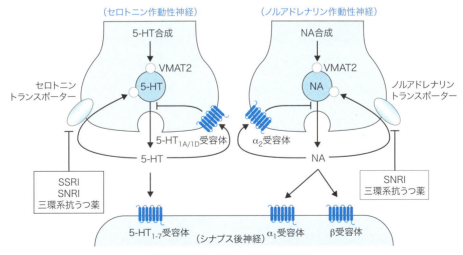

図 IV-3-5 抗うつ薬の作用機序

セロトニントランスポーターとノルアドレナリントランスポーターの阻害により、セロトニン（5-HT）とノルアドレナリン（NA）の神経終末への再取り込みが抑制される。その結果、セロトニンとノルアドレナリンの神経伝達が亢進する。SSRI：選択的セロトニン再取り込み阻害薬、SNRI：セロトニン・ノルアドレナリン再取り込み阻害薬、VMAT2：小胞モノアミントランスポーター2．
[Brunton LL, et al. eds. Goodman & Gilman's the Pharmacological Basis of Therapeutics. 13 th ed. McGraw-Hill；2018．p.399, Fig 15-1 より引用改変]

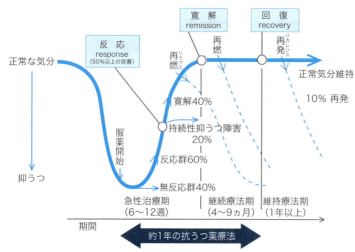

図 IV-3-6　うつ病の治療反応と病相の経過
[融 道男, "向精神薬マニュアル 第3版", 医学書院; 2008: p.215, 図11 より転載]

い。
　一般に SSRI や SNRI を 4～6 週間投与しても効果がなければ、ほかの SSRI や SNRI に変更したり、作用機序の異なる薬を追加したりする。治療抵抗性うつ病には、気分安定薬（リチウムなど）や抗精神病薬（アリピプラゾールなど）を追加し、効果の増強を図る。
　寛解の後は 4～9 ヵ月間の**継続療法**を行い、病相期を終了させる。この期間に治療を中断すると再燃しやすい。寛解が 4～6 ヵ月以上続いて回復と判断された後は、再発を予防するためにしばらく**維持療法**を行う。6 ヵ月から 1 年間にわたり継続・維持療法を行った場合の再燃・再発率は 10%（プラセボでは 50%）である。

主な抗うつ薬
■ 三環系抗うつ薬 tricyclic antidepressants（TCA）
　　　イミプラミン塩酸塩　imipramine hydrochloride
　　　クロミプラミン塩酸塩　clomipramine hydrochloride
　　　アミトリプチリン塩酸塩　amitriptyline hydrochloride
　　　ノルトリプチリン塩酸塩　nortriptyline hydrochloride
　　　アモキサピン　amoxapine

　イミプラミンが抗うつ効果を示すことが明らかにされて以来、三環系抗うつ薬が次々に開発された。ベンゼン環を両端に含む 3 つの環状構造をもち、イミプラミンや**アミトリプチリン**の側鎖は第三級アミン構造である。代謝により脱メチル化されると、第二級アミン構造をもつ活性代謝物になる。イミプラミンとアミトリプチリンは、それぞれ代謝されて**デシプラミン**と**ノルトリプチリン**になる。しかし、抗コリン作用や心毒性が強いため、現在では使用頻度が減っている。
　● 薬理作用：　セロトニン再取り込み阻害作用とノルアドレナリン再取り込み阻害作用をもつ。第二級アミンでは、ノルアドレナリン再取り込み阻害作用が強い。$5-HT_{2A}$ 受容体と $5-HT_{2C}$ 受容体に対する拮抗作用も注目されている。
　● 薬物動態：　血漿アルブミンとの結合率が高く、90% 以上が結合している。血管外組織にも結合し、分布容積は 10～20 L/kg と大きい。肝臓で代謝されて尿中に排泄される。肝臓の代謝酵素としては CYP 2 D 6 が最も重要であり、CYP 2 C 19 や CYP 1 A 2 も関与する。半減期は一般的に長く、14～30 時間である。
　● 相互作用：　MAO 阻害薬の併用は禁忌である。パロキセチンは強く、セルトラリンは中程度に CYP 2 D 6 を抑制し、フルボキサミンは CYP 1 A 2 と CYP 2 C 19 を抑制するため、これらの SSRI を併用すると TCA の血中濃度が上昇する。また、アルコール、麻酔薬、降圧薬の作用を増強する。
　● 有害反応：　抗コリン作用（口渇、便秘、排尿障害、視力調節障害、緑内障発作）、H_1 受容体拮抗作用（眠気、鎮静作用）、$α_1$ 受容体拮抗作用（起立性低血圧、血圧低下、めまい）が認められる。大量服薬では、電位依存性 Na^+ チャネル阻害による中枢神経症状（興奮、せん妄、痙攣、昏睡）や心臓毒性（Ia 型抗不整脈薬と同様の作用による不整脈の誘発、QT_c 延長を伴う心室性不整脈）が起こる。イミプラミン換算で 2,000 mg（2～3 週間分の処方量に相当）以上の服薬で致死的となる。このほか、セロトニンと関連した有害反応にも注意が必要である（SSRI の項を参照）。
　● 使用方法：　うつ病およびうつ症状が適応となる。三環系抗うつ薬の効果は投与患者の 50～65% で認められ、プラセボ群（25～30%）より有意に高く、SSRI と同等である。
　● 個別化医療：　日本には CYP 2 D 6 と CYP 2 C 19 の代謝活性欠損者 poor metabolizer（PM）がおのおの 1% と 20% 存在し、TCA の作用が増強される可能

性がある。

■ 四環系抗うつ薬 tetracyclic antidepressants
マプロチリン塩酸塩　maprotiline hydrochloride
ミアンセリン塩酸塩　mianserin hydrochloride
セチプチリンマレイン酸塩　setiptiline maleate

つながった4つの環状構造をもつ。作用はTCAと類似するが、抗コリン作用が弱いのが特徴である。**マプロチリン**は、ノルアドレナリン再取り込み阻害作用が強い。**ミアンセリンとセチプチリン**は、ノルアドレナリン再取り込み阻害作用に加え、神経終末のα₂受容体阻害によりノルアドレナリン放出を促進する。

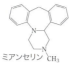

■ 選択的セロトニン再取り込み阻害薬 selective serotonin reuptake inhibitor（SSRI）
フルボキサミンマレイン酸塩　fluvoxamine maleate
パロキセチン塩酸塩水和物
　paroxetine hydrochloride hydrate
セルトラリン塩酸塩　sertraline hydrochloride
エスシタロプラムシュウ酸塩　escitalopram oxalate

セロトニン再取り込み阻害に選択性の高い薬物である。抗うつ効果はTCAと同等だが、TCAで問題となる抗コリン作用や心毒性などは少なく、現在、うつ病の第1選択薬となっている。ただし、セロトニン作用による有害反応に注意を要する。

● **薬理作用：**　セロトニントランスポーターの阻害が主作用である。そのほかの神経伝達物質や酵素に対する弱い薬理作用（副作用）は薬物によって異なる。

フルボキサミンはσ₁受容体作動作用をもち、σ₁受容体活性化により抗不安作用と抗精神病作用を示す可能性がある。

パロキセチンは、弱い抗コリン作用と弱いノルアドレナリン再取り込み阻害作用をもつ。抗コリン作用により抗不安、鎮静作用を示し、ノルアドレナリン再取り込み阻害は、SNRI（後述）の利点に通じる。パニック障害にも適応がある。一方、一酸化窒素合成酵素阻害作用があり、男性の性機能障害の原因になる。

セルトラリンは、弱いドパミン再取り込み阻害作用とσ₁受容体作用をもつ。ドパミン再取り込み阻害作用により、活力、動悸づけ、集中力の改善が期待される。非定型うつ病（肯定的な出来事には元気づけられたり過食や過眠などを示したりする、うつ病性障害のサブタイプ）では、過眠、活力低下などが改善することがある。一方、パニック障害では気分が過剰に賦活される場合がある。

エスシタロプラムは、ラセミ体のシタロプラムから活性型の*S*-光学異性体のみを純化したものである。セロトニントランスポーターへの選択性がきわめて高い最も純粋なSSRIである。

● **薬物動態：**　血漿蛋白質結合率は、エスシタロプラムで50%、フルボキサミンで80%程度であるが、パロキセチンでは95%、セルトラリンでは98%と高い。半減期は、フルボキサミンとパロキセチンでは十数時間であり、セルトラリンでは24時間である。SSRIは主に肝臓で代謝され、フルボキサミンの代謝にはCYP2D6が関与する。パロキセチンはCYP2D6により代謝されるが、CYP2D6阻害作用があるため内服量が増加すると血中濃度が非線形性に上昇する。セルトラリンの代謝にはCYP2C19、CYP2C9、CYP3A4など多くの酵素が関与する。エスシタロプラムは主にCYP2C19により代謝される。

● **相互作用：**　セロトニン症候群（後述）のリスクが高まるため、MAO阻害薬との併用は禁忌である。また、CYP3A4、CYP2D6、CYP1A2などの阻害によりピモジドの代謝を阻害し、QTc延長や心室性不整脈を来す可能性があるため、ピモジドとの併用は禁忌である。

フルボキサミンはCYP1A2、CYP2C19、CYP3A4に対して阻害作用がある。CYP1A2とCYP2C19の阻害により、第三級アミンTCAの脱メチル化が抑制される。CYP3A4の阻害は、抗不安薬や睡眠薬の作用を増強する。パロキセチンはCYP2D6を阻害するため、第三級アミンTCAの水酸化を抑制し、多くの抗精神病薬の代謝も抑制する。セルトラリンにはCYP2D6を含む酵素の阻害作用があるが、軽度である。シタロプラムは弱いCYP2D6阻害作用を示すが、エスシタロプラムにはCYP2D6阻害作用はなく、CYPを介した薬物相互作用は少ない。

● **有害反応：**　TCAで問題となる過剰鎮静、抗コリン作用、心血管系作用、痙攣のような有害反応はまれだが、セロトニン再取り込み阻害と関連した以下の有害反応が問題となる。

① 消化器症状：悪心（20%）、嘔吐、下痢、食欲不振などの消化器症状が投与初期に出現し、2〜3週以内にしだいに消失する。

② 不眠と眠気
③ 頭痛：投与初期に片頭痛と筋緊張性頭痛を増悪させる。
④ 性機能障害
⑤ 錐体外路症状：頻度は少ないが出現することがある。
⑥ 躁転、ラピッド・サイクルの誘発：双極性障害の抑うつエピソードの場合に起こりやすい。
⑦ **賦活症候群** activation syndrome：抗うつ薬投与初期に一過性に不眠、不安、神経過敏、易刺激性などの中枢刺激症状が出現することがあり（ジッタリネス jitteriness 症候群）、自殺関連事象の危険を高める可能性がある。とくに、パロキセチンは、青少年における自殺念慮・自殺企図などの出現頻度を増加させるという報告があり、適応を十分に検討して投与する。すべての抗うつ薬は賦活症候群を来す可能性があり、24歳以下の患者では慎重に投与する。
⑧ **セロトニン症候群** serotonin syndrome：抗うつ薬投与中に発現する医原性の症候群であり、脳内セロトニン作用の異常亢進により発症する。SSRIの増量やMAO阻害薬（セレギリンなど）の併用が原因となる。臨床症状として、精神症状（不安、焦燥、錯乱、興奮など）、神経症状（ミオクローヌス、反射亢進、振戦、協調運動障害など）、自律神経症状（発熱、発汗、悪寒、下痢など）を示す。悪性症候群の症状と類似するが、原因薬剤の中止により速やかに改善することが特徴である。
⑨ **離脱症候群** discontinuation syndrome：抗うつ薬の中断および減量に伴い発症する。臨床症状として、精神症状（不安、焦燥、神経過敏、情緒不安定）、感冒様症状、消化器症状、平衡障害、感覚障害、睡眠障害が現れる。服薬の減量あるいは中止後2〜3日以内に突然発症することが多く、再投与により回復する。
⑩ 悪性症候群：SSRI単独ではまれだが、抗精神病薬との併用では注意が必要である。
● 臨床使用： うつ病への第1選択薬である（抗うつ薬療法の概要は、前述の通り）。効果はTCAと同等とされるが、重症うつ病ではTCAほど有効ではないという指摘もある。SSRI間で有効性に明らかな差は認められていない。なお、強迫性障害（フルボキサミン、パロキセチン）、パニック障害（パロキセチン、セルトラリン）、社会不安障害（フルボキサミン）など、うつ病以外にも有効性が認められている。
● 個別化医療： CYP2D6のPM（白人では5〜10％、東洋人では1％であるがCYP2D6の平均活性が低い）ではフルボキサミンやパロキセチンの作用が増強する。エスシタロプラム投与時にはCYP2C19のPMへの注意が必要である。半減期は、代謝活性正常者 extensive metabolizer（EM）（CYP2C19*1/*1、CYP2C19*1/*2、CYP2C19*1/*3）では25時間程度だが、PM（CYP2C19*2/*2、CYP2C19*2/*3、CYP2C19*3/*3）では2倍に延長する。反復投与での最高血中濃度はPMで2倍になる。

妊娠中に用いても重大な奇形の発生頻度は増加しない。出生時のアプガー指数の軽度の低下や、新生児の離脱症候群の報告がある。胎児への潜在的なリスクと抗うつ薬不使用によるうつ症状の増悪や再燃・再発のリスクを考慮して、使用の是非を判断する。

■ セロトニン・ノルアドレナリン再取り込み阻害薬
serotonin noradrenaline reuptake inhibitor（SNRI）

ミルナシプラン塩酸塩
milnacipran hydrochloride
デュロキセチン塩酸塩
duloxetine hydrochloride

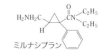

セロトニンとノルアドレナリンの再取り込みを阻害する。うつ病への効果はTCAやSSRIと同等であり、TCAで問題となる有害反応は少ない。SSRIと並んでうつ病の第1選択薬として用いられる。
● 薬理作用： セロトニントランスポーターとノルアドレナリントランスポーターの双方を阻害する。
● 薬物動態： ミルナシプランの半減期は8時間であり、血漿蛋白質結合率は13％と低い。90％以上が尿中に排泄され、50〜60％は未変化体のまま排泄される。デュロキセチンの半減期は12時間であり、血漿蛋白質結合率は90％以上である。肝臓で主にCYP1A2、CYP2D6により代謝される。
● 相互作用： ミルナシプランは血漿蛋白質結合率が低く肝臓でのCYPによる代謝を受けないため、薬物動態上の相互作用は少ない。デュロキセチンはCYP2D6の中程度の阻害作用を示すため、TCA、抗精神病薬などとの併用時には注意を要する。また、MAO阻害薬との併用は禁忌である。
● 有害反応： SSRIと同様の有害反応に加えて、ノルアドレナリンの再取り込み阻害に関連した以下の有害反応が起こりうる。
① 心血管系：動悸（心臓β_1受容体活性の亢進）、起立性低血圧。
② 泌尿器系：排尿障害（尿路α_1受容体活性の亢進）。ミルナシプランは尿閉の患者では禁忌。
● 臨床使用： うつ病の第1選択薬として用いられる。ノルアドレナリン系にも作用するため、セロトニン系に選択的に作用するSSRIより有効性がわずか

に高いとする報告がある。

■ ノルアドレナリン作動性・特異的セロトニン受容体作動性抗うつ薬 noradrenergic and specific serotonergic antidepressant (NaSSA)

 ミルタザピン mirtazapine

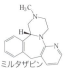
ミルタザピン

ほかの抗うつ薬と異なる機序でノルアドレナリンとセロトニンの神経伝達を促進し，TCA，SSRI，SNRI と同等の抗うつ作用を示す。ほかの抗うつ薬より作用の発現が早い可能性が注目されている。

● 薬理作用：α₂受容体拮抗作用と5-HT₂，5-HT₃受容体拮抗作用を示す。ノルアドレナリン神経終末のα₂受容体遮断によりノルアドレナリンの放出が増加し，セロトニン神経終末のα₂受容体遮断によりセロトニンの放出が増加する。5-HT₂A受容体，5-HT₂C受容体，5-HT₃受容体の遮断により，増加したセロトニンは5-HT₁受容体を活性化して抗うつ効果を示す。

● 薬物動態：ミルタザピンの半減期は20～40時間であり，血漿蛋白質結合率は85％である。肝臓で主にCYP2D6，CYP1A2により代謝される。

● 有害反応：H₁受容体遮断による眠気，鎮静作用，体重増加がみられる。

■ ドパミンD₂受容体拮抗薬

 スルピリド sulpiride（➡ p.184）

軽症うつ病に対して中等量（1日150～300 mg）が用いられる。

気分安定薬 mood stabilizers

 炭酸リチウム lithium carbonate
 バルプロ酸ナトリウム valproate sodium
 カルバマゼピン carbamazepine
 ラモトリギン lamotrigine

双極性障害とは，少なくとも1回の躁病ないし軽躁病エピソードを示す症候群である。躁病エピソードだけを経験する患者もいるが，ほとんどの患者は1回かそれ以上の抑うつエピソードを経験する。躁病エピソードとは，高揚した開放的な気分あるいは易怒的な気分があり，自尊心の肥大や誇大，睡眠欲求の減少，多弁で促迫した会話，観念奔逸（考えが次々と頭に浮かぶ），注意力の欠除，目的指向性活動の増加と焦燥，不安全行動 risk-taking behavior などの症状を伴うものである。

双極性障害は，① 双極I型障害（1回またはそれ以上の回数の躁病または混合性エピソードが存在する。

多くは大うつ病エピソードも経験しているが，大うつ病エピソードの存在は診断に必須ではない），② 双極II型障害（少なくとも1回の大うつ病エピソードと，少なくとも1回の軽躁病エピソードが経過中に生じる。大うつ病エピソードの存在を必須条件とする），③ 気分循環性障害（2年以上の期間，複数の軽躁病エピソードと大うつ病エピソードには至らない抑うつ症状を示す時期がある）に分類される。1年に4回以上の病相（うつ病相，躁病相，混合病相，軽躁病相のいずれでもよい）を繰り返す場合は，ラピッド・サイクラー（急速交代型）とよばれる。

双極性障害の治療薬としては，気分安定薬（リチウム，バルプロ酸，カルバマゼピン，ラモトリギンなど）が用いられる。気分安定薬とは"正常の気分に導く薬"という意味であり，気分が低いときには正常気分へもち上げてくれ（抗うつ効果），気分が高いときには正常気分へ抑えてくれ（抗躁効果），気分が正常の

表 IV-3-5 双極性障害の治療に使われる可能性のある薬物

薬品名	有効性		
	躁	予防	うつ
気分安定薬			
リチウム	○	○	○
バルプロ酸	○	△	×
カルバマゼピン	○	△	×
ラモトリギン	×	○	△
第一世代(定型)抗精神病薬			
ハロペリドール	○	×	×
レボメプロマジン	○	×	×
クロルプロマジン	○	×	×
スルトプリド	○	×	×
ゾテピン(適応なし)	○	×	×
第二世代(非定型)抗精神病薬			
オランザピン	○	○	△
リスペリドン(適応なし)	○	×	×
クエチアピン(適応なし)	○	○	○
アリピプラゾール	○	×	×
抗うつ薬			
三環系抗うつ薬(イミプラミン，クロミプラミン，アミトリプチリン)	×	××	×
SSRI(フルボキサミン，パロキセチン，セルトラリン，エスシタロプラム)	×	×	×
そのほかの抗うつ薬（アモキサピン，ミアンセリン，トラゾドン，ミルナシプラン)	×	×	×

○：確実なエビデンスあり，△：わずかなエビデンスあり，×：無効またはエビデンスなし，××：悪化のエビデンスあり。
[樋口輝彦，小山 司 監修，"臨床精神薬理ハンドブック 第2版"．医学書院；2009：p.212，表6-14を参考に改変]

ときにはそれを長続きさせてくれる（躁状態またはう
つ状態の予防効果）作用をもつ薬物である。躁病エピ
ソードの急性期には、抗精神病薬（オランザピン、リ
スペリドン、クエチアピン、アリピプラゾール）も用
いられる（表IV-3-5）。双極性障害のうつ病エピソー
ドでは、抗うつ薬の単独使用は効果が乏しく、躁転や
ラピッド・サイクラー化のリスクがあるため、抗うつ
薬を用いる場合には気分安定薬と併用する。リチウム
以外の気分安定薬は抗てんかん薬であり、詳細は抗て
んかん薬の項（➡ p.164）を参照。

■ リチウム

原子番号3番の元素であり、アルカリ金属で1価の
陽イオン（Li^+）である。双極性障害の標的症状とし
て、急性期躁状態、急性期うつ状態、気分エピソード
の再発予防のすべてに効果を示す。日本では炭酸リチ
ウムとして製剤化されているが、海外ではクエン酸リ
チウムなども用いられる。

● **薬理作用**：　リチウムはナトリウムやカリウム
などの同種のイオンと拮抗すると考えられ、双極性障
害が細胞膜イオン輸送の異常であるという仮説につな
がった。しかしその後は、マグネシウムイオンと原子
半径が類似していることから、蛋白質のマグネシウム
結合部位に対して拮抗的に作用すると考えられてい
る。ターゲットとなる蛋白質については多くの報告が
あるが、依然不明な点が多い。

リチウムの細胞内情報伝達系に対する作用として、
① イノシトールモノホスファターゼ阻害による細胞内
イノシトールの枯渇と細胞内カルシウムシグナルの変
化、② グリコーゲン合成酵素キナーゼ-3β（GSK-3β）
阻害によるβカテニン経路の活性化、③ Bcl-2増加に
よるミトコンドリア機能の改善、④ BDNF増加によ
る神経保護作用などが知られている。

● **薬物動態**：　リチウムの半減期は24時間であ
り、腎臓から尿中へ排泄される。血漿蛋白質とは結合
せず糸球体より濾過されるが、70～80％は近位尿細
管で再吸収されるため、リチウムの尿中排泄量は糸球
体濾過量の20～30％である。リチウムは水より再吸
収率が低いため、遠位尿細管のリチウム濃度は血中の
35倍まで濃縮されて腎毒性の原因になる。

● **相互作用**：　チアジド系利尿薬、ループ利尿薬、
アンギオテンシン変換酵素阻害薬、非ステロイド性抗
炎症薬は、リチウム排泄を減少させる。一方、キサン
チン誘導体、浸透圧利尿薬、アセタゾラミド、炭酸水
素ナトリウムはリチウム排泄を増加させる。

● **有害反応**：　リチウムは体内に微量存在し、健
常者の血中濃度は0.001 mEq/Lである。治療域は

表 IV-3-6　リチウム濃度と中毒症状

重症度とリチウム濃度	中毒症状
初期、軽度～中等度 1.5～2.5 mEq/L	手指粗大振戦、運動失調、悪心、嘔吐、胃腸障害、鎮静、眠気、めまい、多尿、多飲
中等度～重度 2.5～3.5 mEq/L	耳鳴、反射亢進、振戦の悪化、言語障害、筋緊張亢進、痙攣、舞踏病、アテトーゼ様運動、意識障害、不穏、虚脱、眼振
重度～生命が危険 3～5 mEq/L以上	昏迷、昏睡、血圧低下、腎障害、尿閉、死亡

［田中千賀子，加藤隆一 編，"NEW 薬理学 改訂第6版"．南
江堂；2011．p.308，表 VI-8をもとに改変］

0.4～1.0 mEq/Lであり、中毒域（>1.5 mEq/L）
との安全域が狭い。

リチウム血中濃度が中毒域を超えて上昇すると、表
IV-3-6 に示す中毒症状が出現する。リチウム中毒の
原因は、腎臓のリチウム排泄能の低下と大量服薬であ
る。血中濃度が2～3 mEq/Lを超えると致死的とな
るため、輸液と利尿薬に反応しない場合には血液透析
が必要である。血液透析後、細胞内リチウムの細胞外
移動により血中リチウム濃度が再上昇することがあ
る。

● **臨床使用**：　4～10日で70～80％の躁病患者
に効果が現れ、3～4週で寛解状態になる。20～30％
の患者では、有効血中濃度に達しても効果が認められ
ない。安全域が狭く重篤な中毒症状が出現しやすいた
め、血中濃度のモニタリングが必要である。

● **個別化医療**：　食塩制限や利尿薬によるナトリ
ウム喪失状態、腎機能低下、脱水状態、重症心疾患な
どの病態でリチウム排泄が低下すると、中毒症状が発
現しやすい。

妊娠初期の投与により心奇形 lithium baby の発生率
が上昇するため、妊婦への投与は禁忌とされた。しか
し、近年では、エプスタイン奇形の発生率は
1/20,000出生から1/1,000出生（20倍）に増加する
ものの、臨床的に問題となるレベルではないと考えら
れている。出生時における新生児のリチウム血中濃度
は母親と同様であり、母親の血中濃度が高いと児の合
併症の頻度が増加する。また、リチウムは母乳（母親
の血中濃度の約1/2）を介して児に移行する。児の
症状や母乳および児のリチウム濃度をモニターするこ
とにより授乳は可能であるが、注意を要する。

精神刺激薬 psychostimulants

メタンフェタミン塩酸塩
methamphetamine hydrochloride
コカイン塩酸塩

メタンフェタミン

cocaine hydrochloride
メチルフェニデート塩酸塩
methylphenidate hydrochloride
アトモキセチン塩酸塩　atomoxetine hydrochloride
モダフィニル　modafinil
無水カフェイン　anhydrous caffeine

　精神刺激薬は中枢神経に作用して精神機能を活性化する薬物である。医薬品として認可されているものを取り上げる。

メタンフェタミン：　エフェドリンを原料として化学合成される。アンフェタミンにメチル基がついた構造を有し、アンフェタミンより脂溶性が高く中枢に移行しやすい。

　モノアミンの神経終末への再取り込みを競合的に阻害する。また神経終末内に取り込まれると、MAO やシナプス小胞へのモノアミン取り込み（VMAT 2）を阻害して遊離モノアミン量を増加させ、その結果モノアミン放出が促進される。細胞外ドパミン・ノルアドレナリン濃度が上昇するため、中枢興奮作用（覚醒作用、疲労感の減退、多幸感、食欲不振）および末梢交感神経刺激作用（血圧上昇、腸管運動の抑制）を示す。中枢興奮作用は、交感神経刺激作用より低濃度で現れ、持続時間も長い。

　とくに、**ドパミントランスポーター**の阻害あるいは逆回転によるドパミン濃度上昇は、中脳辺縁系・中脳皮質系の**ドパミン報酬系**を活性化して精神依存を形成する。連用すると、統合失調症様の精神症状（**覚醒剤精神病**）が現れ、再燃を来しやすい。第二次世界大戦後にメタンフェタミンの乱用が問題となり、"覚せい剤"として法規制されるようになった。**ナルコレプシー**などの治療薬として用いられている。

コカイン：　南米原産コカノキに含まれるアルカロイドで、モノアミンの神経終末への再取り込みを阻害し、中枢および末梢におけるモノアミン作用を促進する。とくに、中脳辺縁系・中脳皮質系での**ドパミントランスポーター**の抑制により、シナプス間隙のドパミン濃度が増加して**ドパミン報酬系**を活性化する。精神刺激症状として多幸感、活動性亢進、幻覚・妄想などが出現し、連用により暴力行為に及ぶことがある。交感神経作用として頻脈、血圧上昇、散瞳、末梢血管収縮がみられ、高用量では不整脈、高血圧、脳卒中、心筋梗塞、痙攣、呼吸停止などが起こる。エステル型局所麻酔薬としての薬理作用も有する（➡ p.147）。精神依存が形成されるため麻薬として法規制され、臨床使用は表面麻酔に限定されている。

メチルフェニデート：　アンフェタミンに類似した構造をもち、薬理作用はコカインに類似する。中枢神経系に移行してドパミントランスポーターおよびノルア

ドレナリントランスポーターを抑制し、ドパミンおよびノルアドレナリンの作用を増強する。**注意欠如・多動性障害** attention-deficit/hyperactivity disorder （**ADHD**）とナルコレプシーに適応がある。有害反応として、中枢神経刺激作用、交感神経刺激作用、成長遅延（小児）、視覚障害などに注意が必要である。薬物依存（精神依存）を形成するため、第1種向精神薬に指定されている。乱用を防ぐため、登録した医師（医療機関）・薬剤師（薬局）のみが処方・調剤を認められている。

アトモキセチン：　神経終末へのノルアドレナリン再取り込み（ノルアドレナリントランスポーター）を選択的に阻害する。ノルアドレナリン神経伝達の促進により **ADHD** に対する治療効果を発揮するが、ドパミン神経伝達の促進作用はなく薬物依存は形成しない。肝臓の CYP 2 D 6 により代謝されるため、CYP 2 D 6 の PM では半減期（ふつう4時間）が約5倍延長する。有害反応として、消化器症状、食欲減退、頭痛、傾眠、攻撃的行動、交感神経刺激症状などがある。

モダフィニル：　**過眠症**に用いられるが、中枢神経刺激の詳細な作用機序は不明である。ドパミントランスポーター抑制作用を示すがその効力は弱く、GABA 遊離抑制作用、ヒスタミン遊離作用などが関与している。依存形成の危険性が低く、**ナルコレプシーの過眠症状**に対する第1選択薬となっている。しかし、情動脱力発作（カタプレキシー）には効果がない。有害反応として、投与初期に頭痛が生じることが比較的多く、ついで動悸、消化器症状（口渇、食欲低下、悪心、便秘など）がみられる。

カフェイン：　メチルキサンチン誘導体に属し、テオフィリンやテオブロミンと類似の構造および活性をもつ。カフェインはコーヒー（60 mg/100 g）、緑茶（20 mg/100 g）、チョコレート（25〜120 mg/100 g）に含まれている。

　ホスホジエステラーゼを非選択的に阻害し cAMP および cGMP を介する情報伝達を増強する。また、アデノシン受容体（A_1 および A_{2A} 受容体）に拮抗する。その結果、中枢神経刺激作用（集中力の増加、疲労の軽減、覚醒、呼吸中枢刺激など）を示し、その作用はテオフィリンやテオブロミンより強い。50〜200 mg のカフェイン摂取により単純計算などの精神機能は改善するが、多量のカフェインでは低下する。ほかに、心臓刺激作用（β_1 受容体作用の増強）、心拍数低下作用（迷走神経活性化）、気管支・末梢血管拡張作用（β_2 受容体作用の増強）、利尿作用（腎血流量の増加）、骨格筋収縮作用、胃酸分泌促進作用（H_2 受容体作用の増強）などを示す。

医薬品として血管拡張性頭痛（片頭痛など）に適応をもち、これは脳細動脈に対する収縮作用（末梢血管は逆に拡張させる）による。眠気、疲労感にも効果があり、これらの効果を期待して総合感冒薬に配合されている。有害反応として、不眠、不安、精神興奮などが問題になる。

カフェインの中枢神経刺激作用にはアデノシン A_{2A} 受容体の活性抑制が関与しており、A_{2A} 受容体の遺伝子多型がカフェイン感受性の個人差および不眠や不安などの有害反応発現と関連することが報告されている。

抗不安薬・催眠薬 drugs used for anxiety disorders and sleep disorders

● キーポイント

1. 抗不安薬、催眠薬として主に用いられているのは、脳内 GABA 神経系の抑制機能を増強させる薬物である。
2. 抗不安薬としてはベンゾジアゼピン系薬が主に用いられるが、抗うつ薬が用いられることもある。
3. 催眠薬としては、依存性・耐性を生じやすく治療域が狭いバルビツール酸系薬に代わり、ベンゾジアゼピン系薬と非ベンゾジアゼピン系薬が主に用いられている。
4. ベンゾジアゼピン系薬は精神依存を生じるので、乱用に注意する。
5. 最近では、新しい機序の催眠薬も登場している。

抗不安薬 antianxiety drugs

不安は誰でも日常的に経験する状態で、ある刺激に対する適応的な反応である。しかし、刺激に対する反応が過度であったり慢性化したりする場合は病的な不安と考えられ、これが問題となる疾患群が**不安障害** anxiety disorder である。不安障害は、**全般性不安障害** generalized anxiety disorder （GAD）、**パニック障害** panic disorder、**強迫性障害** obsessive-compulsive disorder （OCD）、**社会不安障害** social anxiety disorder （SAD）、**外傷後ストレス障害** post-traumatic stress disorder （PTSD）などに分類されている（表IV-3-7）。

わが国における不安障害の薬物療法の代表は抗不安薬（表IV-3-8）であり、ベンゾジアゼピン系抗不安薬がよく用いられる。しかし、欧米の不安障害の各種ガイドラインでは SSRI（➡ p.193）の使用が推奨されており、このほかに SNRI（➡ p.194）や TCA（➡ p.192）などの抗うつ薬があげられている。わが国で

表 IV-3-7　不安障害の分類

種類	症状
全般性不安障害	漠然とした不安を主症状とし、様々な精神症状と身体症状を伴う
パニック障害	予期しないパニック発作が繰り返し起こる疾患で、強い恐怖感に突然襲われ、動悸、発汗、呼吸困難など身体症状を伴う
強迫性障害	強迫観念（例えば手が汚れている、鍵をかけ忘れたのではないかといった考えが繰り返し頭に浮かび不安になってしまう症状）と強迫行為（強迫観念が引き起こす不安や不快を回避するために、繰り返し手を洗う、戸締まりされているか何度となく確認するなどの反復的な行動）が特徴的である
社会不安障害	社会恐怖ともよばれ、対人場面や集団場面において著しい恐怖が生じ、しばしばこうした状況を避けようとするため、日常生活に重大な支障を来す
外傷後ストレス障害	著しく衝撃的な、あるいは破壊的な出来事を契機に、精神的後遺症として、再体験、鈍麻反応、覚醒症状を呈する

表 IV-3-8　主な抗不安薬

薬効群	一般名
ベンゾジアゼピン系抗不安薬（短時間型）	エチゾラム クロチアゼパム フルタゾラム
ベンゾジアゼピン系抗不安薬（中間型）	ロラゼパム アルプラゾラム ブロマゼパム
ベンゾジアゼピン系抗不安薬（長時間型）	ジアゼパム クロキサゾラム メキサゾラム クロラゼプ酸二カリウム メダゼパム クロルジアゼポキシド フルジアゼパム オキサゾラム
ベンゾジアゼピン系抗不安薬（超長時間型）	ロフラゼプ酸エチル フルトプラゼパム プラゼパム
5-HT$_{1A}$受容体作動性抗不安薬	タンドスピロンクエン酸塩

も、フルボキサミンは強迫性障害と社会不安障害に、パロキセチンは強迫性障害、社会不安障害、パニック障害に、セルトラリンはパニック障害に、それぞれ有効性が認められている。ただし、SSRI は効果発現までに通常 2～4 週間かかることから、不安の訴えが強い患者にはまずベンゾジアゼピン系抗不安薬が用いられる。

■ ベンゾジアゼピン系抗不安薬

　　エチゾラム　　etizolam
　　アルプラゾラム　　alprazolam
　　ロラゼパム　　lorazepam
　　ブロマゼパム　　bromazepam
　　ジアゼパム　　diazepam
　　クロラゼプ酸二カリウム　　clorazepate dipotassium
　　クロルジアゼポキシド　　chlordiazepoxide
　　ロフラゼプ酸エチル　　ethyl loflazepate

● 薬理作用：　GABA_A受容体は5つのサブユニットからなるヘテロ五量体で、多くは2つのα、2つのβ、1つのγサブユニットから構成されている。GABA_A受容体にはGABA結合部位のほか、ベンゾジアゼピン結合部位、ピクロトキシン結合部位、バルビツール酸結合部位、Cl⁻チャネルなどがあり、全体として受容体・イオンチャネル複合体を構成している（図Ⅳ-3-7）。αとβサブユニットのあいだにGABA結合部位、αとγからなる細胞外ドメインにベンゾジアゼピン結合部位、βサブユニット上にバルビツール酸系薬物の結合部位がある。

　GABA_A受容体へのGABAまたはGABA作動薬の結合はCl⁻チャネルを開口し、Cl⁻が細胞内に流入してシナプス膜を過分極することにより神経過活動を抑制する。ベンゾジアゼピン系抗不安薬は、ベンゾジアゼピン結合部位に作用し、GABAによるCl⁻チャネルの開口頻度を高め、GABA神経系の機能を増強して強い不安、焦燥、緊張などに抑制効果を示す。

　GABA_A受容体は大脳皮質、辺縁系、間脳、脳幹網様体に多く分布し、抗不安作用には辺縁系や大脳皮質の、睡眠作用には脳幹網様体などのGABA_A受容体が関与している。筋弛緩作用は、脊髄のシナプス前抑制を増強させることによる。抗痙攣作用は、大脳皮質、海馬などに分布するGABA_A受容体機能の亢進により痙攣閾値が上昇することによる。

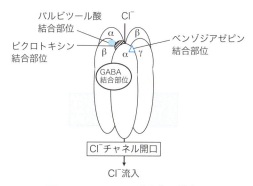

図 Ⅳ-3-7　GABA_A受容体の模式図
GABA_A受容体はα、β、γのサブユニットが5つ組み合わさって構成されている。

● 薬物動態：　ベンゾジアゼピン系抗不安薬の多くはCYP3A4で代謝され、ジアゼパムはCYP2C19とCYP3A4で、エチゾラムはCYP-3A4とCYP2C9で代謝される。活性代謝物をもつものがほとんどであり、活性代謝物はグルクロン酸に抱合されて不活性化され、水溶性となり尿中に排泄される。脱メチル化体などの活性代謝物はグルクロン酸抱合を受けるまで長時間を要するので、薬効を長引かせる。一方、アルプラゾラムや催眠薬として用いられるトリアゾラム、全身麻酔薬として用いられるミダゾラムなどは、活性代謝物が迅速にグルクロン酸抱合を受ける。ロラゼパムは直接グルクロン酸抱合を受けて代謝されるので活性代謝物はない。

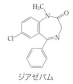

● 有害反応：　抗不安作用、鎮静作用とともに筋弛緩作用も有しているため、眠気、ふらつき、めまい、脱力感、倦怠感、運動能力低下、精神作業能力低下、記憶障害（健忘）などが現れることがある。とくに高齢者では、便秘、尿閉、緑内障の悪化、記憶障害、せん妄、筋弛緩作用による転倒、日中の覚醒度の低下などを引き起こすおそれがある。また、連用による依存や離脱症状にも注意が必要である。

　高齢者や閉塞性肺疾患患者においては、呼吸抑制を呈することがあるので注意する。ジアゼパム静注の際に注入速度が速すぎると低血圧や一過性の心停止、呼吸抑制を招くおそれがある。呼吸抑制を呈した際には速やかに気道確保および酸素投与、必要に応じてベンゾジアゼピン受容体拮抗薬フルマゼニルの静注を行う。フルマゼニルは、ベンゾジアゼピンによって誘発された重篤な鎮静状態や、てんかん重積の治療として投与された大量のジアゼパムによる医原性昏睡状態に効果がある。

● 相互作用：　CYP3A4で代謝されるものが多いので、HIVプロテアーゼ阻害薬や抗真菌薬などのCYP-3A4阻害作用により血中濃度が上昇する可能性がある。HIVプロテアーゼ阻害薬インジナビルやネルフィナビルはアルプラゾラムと、リトナビルはアルプラゾラム、ジアゼパム、クロラゼプ酸と併用禁忌である。以下に、そのほかの主な相互作用をあげる。

[薬物動態上の相互作用]

① プロトンポンプ阻害薬はCYP2C9、CYP-2C19、CYP3Aと結合して活性を阻害するので、ベンゾジアゼピン系抗不安薬、トリアゾラムなどの血中濃度を上昇させる。

② クラリスロマイシンなどのマクロライド系抗生物質は、CYP3A4に対する阻害作用により、ベンゾジアゼピン系抗不安薬、トリアゾラム、ミダゾラムなどの血中濃度を上昇させる。

③ フルボキサミンはCYP3A4で代謝されるジアゼパム、アルプラゾラム、**ブロマゼパム**などの血中濃度を上昇させる。

④ シメチジンはCYP全般を阻害して、ジアゼパム、アルプラゾラム、メタゼパム、**ロフラゼプ酸エチル**の作用を増強する。

⑤ カルバマゼピンの代謝酵素誘導作用により、アルプラゾラム、ミダゾラムの代謝が促進され、血中濃度が低下して作用が減弱する。

⑥ アルプラゾラムはイミプラミンの代謝を阻害して作用を増強する。

[薬力学上の相互作用]

① ジアゼパム、フルタゾラム（主に心身症に用いられる）などは、四環系抗うつ薬との併用中、急速に減量または中止すると痙攣発作が起こる可能性がある。

② ジアゼパム、**クロルジアゼポキシド**などは、ダントロレンの筋弛緩作用を増強する。

③ ベンゾジアゼピン系抗不安薬の中枢抑制作用は、同じ作用をもつアルコールや中枢神経抑制薬、フェノチアジン誘導体、バルビツール酸誘導体、モノアミンオキシダーゼ（MAO）阻害薬、四環系抗うつ薬などとの併用で増強される。

● 臨床使用： ジアゼパムには注射剤もあるが、ほとんどのベンゾジアゼピン系抗不安薬は経口投与される。薬物により、相対的に抗不安作用が強いものや鎮静作用、あるいは筋弛緩作用が強いものがあり、症状に合わせて薬物が選択される。長期服用後の中断により、強い不眠や不安など離脱症候群がみられる場合がある。とくに、速効性で作用時間が短い薬物ほど依存を形成する傾向がある。

ベンゾジアゼピン系抗不安薬は、重症筋無力症、急性狭隅角緑内障の患者には禁忌である。さらに、ジアゼパム、クロラゼプ酸、アルプラゾラムはHIVプロテアーゼ阻害薬投与中の患者に対しても投与禁忌である。ショック、昏睡、バイタルサインが低下した急性アルコール中毒患者に対して、ジアゼパムの注射投与は禁忌である。また、低出生体重児、新生児、乳児、幼児、小児にジアゼパムの筋注を行ってはならない。

● 個別化医療： 小児、高齢者、衰弱者、心障害、肝障害、腎障害、呼吸障害のある患者では、呼吸抑制

や血圧低下に対して感受性が高いため注意が必要である。また、肝硬変や高齢者で肝機能が低下している患者には、ロラゼパムのような代謝物が活性をもたないものが勧められる。

■ 5-HT₁ₐ受容体作動性抗不安薬

タンドスピロンクエン酸塩 tandospirone citrate

タンドスピロンは5-HT₁ₐ受容体の選択的作動薬で、抗不安作用と抗うつ作用を示す。習慣性や眠気が少なく、ベンゾジアゼピン系抗不安薬以外の選択肢として重要な薬である。

● 薬理作用： 5-HT₁ₐ受容体は7回膜貫通型受容体で、抑制性GTP結合蛋白質（G$_i$）と共役しているほか、K$^+$チャネル開口促進、Ca^{2+}チャネル開口抑制作用を有し、細胞膜を過分極して興奮を抑制する。5-HT神経の起始核である縫線核で細胞体に抑制性自己受容体として存在する一方、5-HT作動性神経の投射先のシナプス後部にも存在する。

タンドスピロンは5-HT₁ₐ受容体に対して選択性が高い。大脳辺縁系に局在するシナプス後膜5-HT₁ₐ受容体に作用し、亢進している5-HT神経活動を抑制することにより抗不安作用を示す。5-HT₁ₐ受容体に選択的に作用するため、ベンゾジアゼピン系抗不安薬にみられる筋弛緩や健忘などの有害反応が少なく使いやすいが、効果発現が遅い。依存形成もないので、長期治療を必要とする患者に使用しやすい。

● 薬物動態： タンドスピロンはCYP3A4、CYP-2D6で代謝される。半減期は1.2～1.4時間である。

● 有害反応： 重大なものとして、肝機能障害、黄疸、セロトニン症候群、悪性症候群がある。そのほかには、眠気、ふらつき、めまい、頭痛、不眠、動悸、悪心、食欲不振、口渇、便秘、倦怠感などがある。

● 相互作用： タンドスピロンはブチロフェノン系薬物の作用を増強し、錐体外路症状が現れやすくなる。また、抗うつ薬のセロトニン作用を増強する。中枢性降圧作用によりカルシウムチャネル遮断薬の降圧効果を増強することもある。

● 臨床使用： タンドスピロンは1回10mgで1日3回内服、1日60mgまで投与可能である。最大量投与しても効果がない患者には漫然と投与しない。

ベンゾジアゼピン系薬との交差依存性はないので、ベンゾジアゼピン系薬から切り替える場合は退薬症候に注意し、ベンゾジアゼピン系薬を徐々に減量するなどの注意が必要である。

催眠薬 hypnotics

人体では、目覚めていると体内に睡眠物質（睡眠促

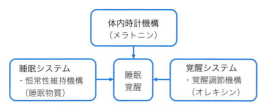

図 IV-3-8　睡眠・覚醒の機序

進物質）がたまり、睡眠物質が多くなると睡眠が誘発されるように恒常性維持機構が働いている。睡眠不足で眠くなるのはこのしくみのためである。睡眠物質には、プロスタグランジン、サイトカイン、プロラクチンなどのホルモン、神経ペプチド、ヌクレオシド、グルタチオンなどが知られている。また、睡眠を促進する神経系としては、GABA およびガラニン作動性神経がある。一方、視床下部外側野で産生されるオレキシンは、覚醒を促進する重要な神経伝達物質である。このため、オレキシンの機能障害はナルコレプシーなどの**過眠症** hypersomnia に、機能亢進は**不眠症** insomnia などの病態に関与している。そのほか、覚醒を促進する神経系としては、ヒスタミン、ノルアドレナリン、セロトニンおよびアセチルコリン作動性神経がある。また、睡眠・覚醒リズムは、体内時計によって制御を受けている。ヒトは体内時計の働きで夜になると睡眠が誘導され、毎朝光を浴びることでこの体内時計はリセットされる。この体内時計を制御しているのが視床下部にある視交叉上核である。松果体から分泌されるメラトニンは、主に光によって調節されており、夕方から夜間に産出され、睡眠を誘導するホルモンである。このように、睡眠と覚醒は、睡眠・覚醒のシステムや体内時計機構によって制御されている（図 IV-3-8）。

睡眠は、目が活発に動いている**レム** rapid eye movement（**REM**）**睡眠**とそうでない**ノンレム** non-rapid eye movement（**non-REM**）**睡眠**の 2 種類に分類される。入眠以後およそ 90 分の周期でノンレム睡眠とレム睡眠がセットになって繰り返される。夢をみるのは、レム睡眠中であり、全身の筋肉が弛緩している状態である。一方、ノンレム睡眠では、脳は休息（大脳皮質の活動低下）しているが、筋肉は完全には弛緩していない状態である。

睡眠障害 sleep disorder、とくに不眠は、臨床において最も頻度の高い訴えの 1 つである。不眠は、神経症性、アルコールや薬剤によるもの、身体疾患によるもの、精神疾患によるもの、脳の器質的疾患によるものなどがある。不眠症は、長期間にわたり、睡眠の質と量が不十分な状態が持続する状態である。通常、少なくとも 1 ヵ月以上にわたり週 3 日以上の頻度で不眠が起こることが基準になる。不眠症は、大まかに表 IV-3-9 のように分類される。

不眠症に対して用いられる催眠薬（睡眠薬）には、① ベンゾジアゼピン系、② 非ベンゾジアゼピン系、③ メラトニン受容体作動薬、④ オレキシン受容体拮抗薬、⑤ バルビツール酸系、⑥ 非バルビツール酸系がある。現在、主に用いられている催眠薬は、ベンゾジアゼピン受容体に作用する薬物である。ベンゾジアゼピン系催眠薬はバルビツール酸系催眠薬より安全性が高く、効果も優れていることから、不眠治療の中心的な薬となっている。催眠薬の効果の持続時間は半減期に依存しており、それによって催眠薬は、超短時間作用型・短時間作用型・中間作用型・長時間作用型に分類される（表IV-3-10）。

■ **ベンゾジアゼピン系催眠薬**

トリアゾラム　triazolam
ミダゾラム　midazolam
エチゾラム　etizolam
ブロチゾラム　brotizolam
エスタゾラム　estazolam
フルニトラゼパム　flunitrazepam
ロルメタゼパム　lormetazepam
ニトラゼパム　nitrazepam
クアゼパム　quazepam

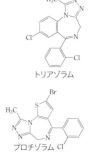

● 薬理作用：　GABA_A 受容体のベンゾジアゼピン結合部位に結合して GABA 神経系の機能を亢進する。比較的自然に近い睡眠を誘導する。

● 薬物動態：　**トリアゾラム、ニトラゼパム、フルニトラゼパム、フルラゼパムおよびブロチゾラム**などは主に CYP3A4 によって代謝される。**クアゼパム**の代謝には CYP3A4、CYP2C9 および CYP2C19 が関与している。**エチゾラム**では CYP-3A4 ならびに CYP2C9 が関与している。一方、**ロルメタゼパム**の代謝には CYP は関与しない。

● 有害反応：　代表的な有害反応は、もち越し効果による日中の眠気やふらつき、記憶障害、筋弛緩作用による脱力感や転倒などである。一方、急な中断による反跳性不眠、不安、緊張、焦燥感などの退薬症候群もある。長時間作用型では、もち越し効果に、超短時間・短時間作用型では、投与中止時の反跳性不眠に注意する必要がある。また、常用量依存も問題となっている。バルビツール酸系のように強い耐性を生じて増量されることはないが、6 ヵ月以上の服用や急な断薬によって服薬を中止できない状態になることがある。

202　3　精神疾患の薬

表 IV-3-9　不眠症の分類

種　類	症　状
入眠障害	寝つきが悪い。不眠の訴えのなかで最も多い。一般的には入眠に30分〜1時間以上かかり、本人がそれを苦痛であると感じている場合に入眠障害と判断される
中途覚醒	いったん入眠したのち、翌朝起床するまでのあいだに何度も目が覚める状態。ただし、中途覚醒は加齢に伴って健常者でも増加するので、高齢者では、その回数が数回以上で、持続時間が長い場合を除けば必ずしも病的とは判断されない
早朝覚醒	本人が望む時刻、あるいは通常の起床時刻の2時間以上前に覚醒してしまい、その後再入眠できない状態である。加齢に伴って増加する
熟眠障害	睡眠時間は十分であるにもかかわらず深く眠った感覚が得られない状態である

表 IV-3-10　主な催眠薬

薬効群	一般名	半減期（時間）
ベンゾジアゼピン系催眠薬（超短時間型）	トリアゾラム ミダゾラム	2〜4 2
ベンゾジアゼピン系催眠薬（短時間型）	エチゾラム ブロチゾラム ロルメタゼパム リルマザホン塩酸塩	6 7 10 10
ベンゾジアゼピン系催眠薬（中間型）	ニメタゼパム エスタゾラム ニトラゼパム フルニトラゼパム	12〜21 24 25〜28 7〜24
ベンゾジアゼピン系催眠薬（長時間型）	クアゼパム ハロキサゾラム フルラゼパム塩酸塩	36〜116 42〜123 47〜100
非ベンゾジアゼピン系催眠薬（超短時間型）	ゾルピデム酒石酸塩 ゾピクロン エスゾピクロン	2 4 4〜5
メラトニン受容体作動薬	ラメルテオン	1〜2
オレキシン受容体拮抗薬	スボレキサント	10
バルビツール酸系催眠薬（短時間型）	セコバルビタールナトリウム	15〜40
バルビツール酸系催眠薬（中間型）	ペントバルビタールカルシウム アモバルビタール	15〜48 16〜24
バルビツール酸系催眠薬（長時間型）	バルビタール フェノバルビタール フェノバルビタールナトリウム	24〜140
非バルビツール酸系催眠薬	ブロモバレリル尿素 抱水クロラール トリクロホスナトリウム	12

トリアゾラムは速やかに効果を示し、もち越し効果が少ないが、依存を生じやすい。また、一過性の記憶障害（健忘）やもうろう状態を起こすことがある。

● **相互作用**：　CYP3 A4で代謝されるものが多いので、アゾール系抗真菌薬、マクロライド系抗菌薬、カルシウム拮抗薬、HIVプロテアーゼ阻害薬、シメチジン、グレープフルーツジュースなどはなるべく併用を避ける。トリアゾラムは抗真菌薬、HIVプロテアーゼ阻害薬、テラプレビルなどと併用禁忌、クアゼパムはリトナビルと併用禁忌である。一方、リファンピシン、カルバマゼピン、フェニトイン、フェノバルビタールなどは効果を減弱させるため注意を要する。

制酸薬は、消化管でのベンゾジアゼピン系薬の吸収を抑制することがある。クアゼパムは水にほとんど溶けないので胃内容物の残留によって吸収性が向上し、未変化体やその代謝物の血漿中濃度が空腹時の2〜3倍に高まる。このため食物は併用禁忌となっており、空腹時（就寝前）に服用する。

エタノール（アルコール）、抗ヒスタミン薬、バルビツール酸系薬など、中枢神経系に抑制的に作用する薬物は、ベンゾジアゼピン系催眠薬の効果を増強する。アルコールと併用すると、記憶障害や奇異反応のほか、思わぬ有害反応が生じる可能性があり、併用は禁ずるべきである。

● **臨床使用**：　超短時間作用型や短時間作用型はもち越し効果が少なく目覚めがよいため、入眠障害に最も多く用いられている。一方、中途覚醒や早朝覚醒など睡眠の維持の障害を主訴とする場合には、中間作用型や長時間作用型の催眠薬が効果的である。

不安の傾向が強い、あるいは肩こりなどを伴う入眠障害の場合は、ブロチゾラムやエチゾラムなどが、中途覚醒、早朝覚醒の場合は、中間作用型催眠薬であるフルニトラゼパム、ニトラゼパム、**エスタゾラム**などが用いられる。

クアゼパムはω_1受容体（後述）への選択性が高く、ふらつきや脱力感などの症状が出にくい。中途覚醒、早朝覚醒の場合に選択されることがある。

一般に、催眠薬を連用するとその効果は減弱する。この耐性は長時間作用型より短時間作用型の薬によって生じやすい。高用量では耐性を、臨床用量でも依存を形成する可能性があるため、安易な長期投与や大量投与は慎むべきである。また、催眠薬は寝る直前に飲み、仕事や入浴の前に飲まないよう注意する。

ほとんどの催眠薬は急性狭隅角緑内障、重症筋無力症患者に禁忌である。

● **個別化医療**：　高齢者ではとくに、記憶障害やせん妄の出現や夜中の転倒・転落に注意が必要であ

る。高齢者に対しては、吸収が速く、筋弛緩作用が弱く、代謝物が活性をもたない薬を若年者の半量程度から投与する。

■ 非ベンゾジアゼピン系催眠薬

ゾルピデム酒石酸塩
　zolpidem tartrate
ゾピクロン　zopiclone
エスゾピクロン　eszopiclone

ゾルピデムやゾピクロンは構造的に非ベンゾジアゼピン系と分類されているが、ベンゾジアゼピン受容体に作用するという点では同様である。**エスゾピクロン**はゾピクロンの S- 異性体で、ゾピクロンに特有の唾液中の苦味が軽減されている。

● **薬理作用**：　中枢神経系のベンゾジアゼピン受容体には2つのサブタイプがあり、**ω_1 受容体、ω_2 受容体**とよばれる。これら受容体の脳内分布は異なり、ω_1 受容体は小脳、嗅球、淡蒼球、大脳皮質第4層などに多い。一方、ω_2 受容体は筋緊張に関与する脊髄や記憶に関与する海馬に多く、関与する生理的機能も異なると考えられる。非ベンゾジアゼピン系薬は ω_1 受容体に選択性が高く、鎮静・催眠作用以外の抗不安作用、記憶障害作用、筋弛緩作用などは弱く、減量・中断によるリバウンドも少ない。

● **薬物動態**：　ゾピクロンの代謝には CYP3A4、CYP2C8、CYP2C9 および CYP1A2 が関与している。ゾルピデムでは CYP3A4、CYP2C9 および CYP-1A2 が関与している。半減期は2〜4時間と短い。

● **相互作用**：　ゾルピデムやゾピクロンは CYP-3A4 により代謝されるので、CYP3A4 を誘導する薬物で代謝が促進され、薬効が減弱される。

● **臨床使用**：　不安の傾向が小さい入眠障害の場合によく用いられている。

■ メラトニン受容体作動薬

ラメルテオン　ramelteon

ラメルテオンはメラトニン受容体作動薬であり、視床下部視交叉上核のメラトニン受容体に作用して睡眠を誘発するため、不眠症における入眠困難の改善に使用される。ベンゾジアゼピン受容体に作用しないため、筋弛緩作用、記憶障害、依存性などの有害反応が少なく、生理的な睡眠をもたらすことが期待される。

● **薬理作用**：　メラトニンは松果体から分泌されるホルモンであり、その血中濃度の日内変動は、**概日リズム** circadian rhythm を形成しており、睡眠と関連している。ラメルテオンはメラトニン受容体作動薬で

あり、メラトニン MT_1/MT_2 受容体を活性化することにより催眠効果を発揮する。

● **薬物動態**：　CYP1A2 が主な代謝酵素であり、CYP2C サブファミリーと CYP3A4 もわずかに関与している。

● **相互作用**：　フルボキサミンは CYP1A2 を強く阻害するため併用禁忌である。また、キノロン系抗菌薬など CYP1A2 を阻害する薬、フルコナゾールなど CYP2C9 を阻害する薬、マクロライド系抗菌薬やケトコナゾールなど CYP3A4 を阻害する薬、リファンピシンなど CYP を誘導する薬、アルコールなどの併用には注意が必要である。

● **臨床使用**：　1回8 mg を就寝前に経口投与する。食事と同時または食直後の服用は避ける。高度な肝機能障害のある患者には禁忌である。

■ オレキシン受容体拮抗薬

スボレキサント
　suvorexant

スボレキサントはオレキシン受容体の選択的な拮抗薬で、オレキシンの作用を阻害することにより脳を覚醒状態から睡眠状態へ移行させ、睡眠を誘発する。中途覚醒などに効果を示す。ベンゾジアゼピン系催眠薬のような耐性・依存性の形成は認められない。

● **薬理作用**：　オレキシンは視床下部外側野で産生される神経ペプチドで、覚醒中枢を刺激する作用を有している。スボレキサントはオレキシン受容体拮抗薬であり、オレキシン OX_1 および OX_2 受容体を可逆的に阻害することにより睡眠を誘発する。

● **薬物動態**：　主に CYP3A によって代謝される。また、弱い MDR1（P糖蛋白質）への阻害作用を有する。

● **相互作用**：　CYP3A を強く阻害する薬（イトラコナゾール、ボリコナゾール、クラリスロマイシン、リトナビル、サキナビル、ネルフィナビル、インジナビル、テラプレビル）とは併用禁忌である。また、ジルチアゼム、ベラパミル、フルコナゾールなど CYP-3A を阻害する薬、リファンピシン、カルバマゼピン、フェニトインなど CYP3A を強く誘導する薬、ジゴキシン、アルコール、中枢神経抑制薬などとの併用には注意が必要である。

● **臨床使用**：　1回20 mg を就寝直前に経口投与する。高齢者には1回15 mg で用いる。食事と同時または食直後の服用は避ける。

■ バルビツール酸系催眠薬

ペントバルビタールカルシウム
pentobarbital calcium
セコバルビタールナトリウム
secobarbital sodium
アモバルビタール　amobarbital
フェノバルビタール　phenobarbital

アモバルビタール

20世紀初頭にバルビタールが合成されて以来、バルビツール酸系薬は半世紀にわたって睡眠薬の主流であったが、安全域が狭いため、1960年代以降ベンゾジアゼピン系薬にとって代わられ、今日では一般的な睡眠障害にはほとんど用いられない。バルビツール酸系薬は、主として抗てんかん薬（➡ p.167）、静脈麻酔薬（➡ p.151）として使用されている。

● **薬理作用**：　バルビツール酸系催眠薬はGABA$_A$受容体のピクロトキシン結合部位に結合し、Cl$^-$チャネル開口を延長してGABAによる抑制を著明に増強する。

● **薬物動態**：　経口または注射（**セコバルビタール**）で投与され、肝臓で代謝されたのち、腎臓から尿中へ排泄される。

● **有害反応**：　重大なものとしては、スティーブンス・ジョンソン症候群を起こす可能性がある。安全域が狭く、過量投与で中枢性呼吸抑制を起こしやすい。急な減量または中止により、退薬症候を示す。耐性や依存を形成しやすい。

● **相互作用**：　バルビツール酸系薬には薬物代謝酵素を誘導する作用があり、併用薬の代謝を促進し血中濃度を低下させる可能性がある。また、中枢抑制作用を有する薬と併用すると作用が増強される。

■ 非バルビツール酸系催眠薬

エタノール　ethanol
抱水クロラール　chloral hydrate
ブロモバレリル尿素　bromovalerylurea

バルビツール酸系以外の催眠薬で、ベンゾジアゼピン系催眠薬と異なる構造を有する催眠薬を非バルビツール酸系催眠薬と総称している。**抱水クロラール**は19世紀前半に合成され、最も古い睡眠薬として19世紀後半から用いられた。また、**ブロモバレリル尿素**は20世紀初頭より用いられたが、いずれも危険性が大きく、20世紀前半に登場した比較的安全性の高いバルビツール酸系薬にとって代わられた。

● **薬理作用・有害反応**：　**エタノール**は特異的に受容体に作用するわけではないが、主にGABA受容体の機能を増強することにより中枢神経系を抑制すると考えられている。抱水クロラールは、生体内でトリクロロエタノールに変化し、これが主たる活性物質として、おそらくエタノールと同様の作用機序で中枢神経系を抑制し、催眠・抗痙攣作用を示す。ブロモバレリル尿素は代謝されて臭化物イオン（Br$^-$）を遊離し、これが体内の塩化物イオン（Cl$^-$）と置き換わり神経細胞を抑制するといわれる。

いずれも依存性、耐性、呼吸抑制作用を有する。

● **薬物動態**：　エタノールは、主として肝臓でアルコール脱水素酵素（ADH）によって酸化され、アセトアルデヒドとなる。ついで、アルデヒド脱水素酵素2（ALDH2）によって酸化され、酢酸となって排泄される。ALDH2には遺伝子多型があり、日本人を含む東洋人には低活性、無活性の人が多い（➡ p.85）。

● **臨床使用**：　入眠のためにエタノール（酒）を摂取することは民間ではしばしば起こりうるが、非バルビツール酸系薬はいずれも依存性があり、安全域も狭いため、睡眠障害の専門家以外は催眠薬として使用するべきではない。

認知症治療薬 antidementia drugs

● **キーポイント**

1. 薬物治療の根拠となるアルツハイマー病の病態を理解する。
2. アルツハイマー病にはコリンエステラーゼ阻害薬とNMDA受容体チャネル阻害薬が用いられている。
3. 認知機能障害の重症度と周辺症状の有無に応じて治療薬を選択する。
4. アルツハイマー病の神経変性を抑制する薬はまだなく、研究・開発が待たれる。

認知症 dementia とは認知障害の1つで、いったん正常に発達した認知機能が後天的な脳の器質的障害によって不可逆的に低下し、日常生活や社会生活に支障を来すようになった状態である。認知症の**中核症状**は**認知機能障害**であるが、**周辺症状**として**行動・心理症状** behavioral and psychological symptoms of dementia（BPSD）がみられる。行動異常としては攻撃性、不穏、焦燥性興奮、脱抑制、収集癖などがあり、心理症状としては不安、うつ症状、幻覚、妄想がある。

全世界での60歳以上の推定認知症有病率は3.9%と報告されている。西欧諸国では、認知症の発症率は60～64歳では1%以下であるが、その後5年ごとに2倍になり、80～84歳では約16%になる。日本での65歳以上の高齢者における認知症有病率は8%以上とする報告が多い。

認知症のなかでは**アルツハイマー病** Alzheimer's

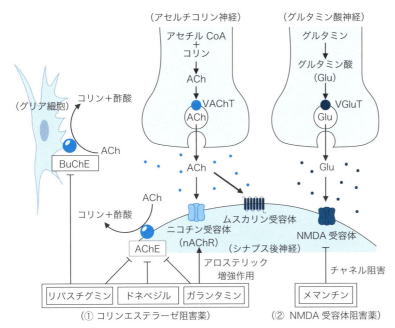

図 IV-3-9　アルツハイマー病治療薬の作用機序
コリンエステラーゼ阻害薬は、アセチルコリンエステラーゼ（AChE）を阻害してアセチルコリン（ACh）の分解を抑制することにより、ACh作用を増強する。ドネペジルはAChEの選択的阻害薬であるが、ガランタミンは、AChE阻害作用に加えて、アロステリック効果によりニコチン受容体の機能を促進する。リバスチグミンはAChEに加え、グリア細胞に発現するブチリルコリンエステラーゼ（BuChE）も阻害する。NMDA受容体チャネル阻害薬メマンチンは、NMDA受容体情報伝達効率の改善効果や神経保護効果を示す。VACh：小胞AChトランスポーター、VGluT：小胞グルタミン酸トランスポーター。

disease が最も多く、ついで**血管性認知症** vascular dementia や**レヴィ小体型認知症** dementia with Lewy bodies の頻度が高い。近年、わが国における認知症は増加傾向にあり、とくにアルツハイマー病が増加している。ここでは主にアルツハイマー病の治療薬について解説する。

アルツハイマー病

アルツハイマー病は、脳組織への**アミロイドβ**（Aβ）の沈着（老人斑）とリン酸化 Tau の神経細胞内蓄積（神経原線維変化）を特徴とする神経変性疾患である。Aβ の沈着は、**アミロイド前駆体蛋白質** amyloid precursor protein（APP）のセクレターゼによる切断の異常により生成された Aβ40 や Aβ42 の凝集により形成される。APP の α-セクレターゼによる切断は可溶性 APP を産生するが、β- および γ-セクレターゼによる切断は異なる長さの Aβ（Aβ40 や Aβ42 など）を産生する。とくに Aβ42 は凝集傾向が強く、神経原線維変化を誘発して神経細胞死を来すと考えられている（**アミロイドカスケード仮説**）。家族性アルツハイマー病では、APP の遺伝子変異や γ-セクレターゼと複合体を形成するプレセニリンの遺伝子変異（これにより γ-セクレターゼ活性が上昇）により Aβ42 の産生が亢進する。また、ApoE の遺伝子変異（ApoE4）は Aβ42 の凝集を促進し、孤発性アルツハイマー病の危険因子として知られる。

アルツハイマー病患者の脳では、前脳基底部の**マイネルト基底核**から大脳皮質や海馬に投射するアセチルコリン（ACh）神経が選択的に変性・脱落している。ACh 合成酵素である**コリンアセチルトランスフェラーゼ** choline acetyltransferase（ChAT）の活性と ACh 濃度がこれらの脳部位で低下しており、大脳皮質の ChAT 活性と認知機能スコアが相関する。抗コリン薬の投与により認知機能が障害されることからも、ACh 作動性神経の変性により認知機能が低下す

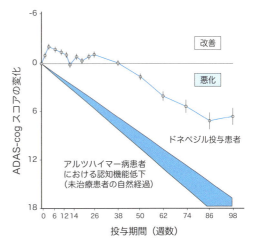

図 IV-3-10　アルツハイマー病患者における認知機能の推移とドネペジルの効果
ドネペジルは投与開始後38週までは ADAS-cog（アルツハイマー病評価尺度―認知機能検査 Alzheimer's disease assessment scale-cognitive subscale）スコアの低下を抑制しているが、その後のスコアは未治療群と同じ速度で低下している。
[Rogers SL and Friedhoff LT　Eur Neuropsychopharmacol. 1998；8：65-75 より引用改変]

るという"アセチルコリン仮説"が提唱されている。この仮説に基づき、シナプス間隙でのACh分解を抑制してACh神経伝達を増強する**コリンエステラーゼ（ChE）阻害薬**が治療に用いられている（図IV-3-9）。ChE阻害薬は認知症症状の進行を抑制して重度認知症の発症時期を遅らせるが、アルツハイマー病の病態（神経変性）の進行を抑制することはできない（図IV-3-10）。

一方、アルツハイマー病の脳ではグルタミン酸神経の活動性が亢進しており、NMDA受容体の過剰な活性化により神経傷害が生じるという"**グルタミン酸興奮神経毒性仮説**"も提唱されている。これに基づき、認知機能の改善と神経保護のために**NMDA受容体チャネル阻害薬**が用いられる（図IV-3-9）。

アルツハイマー病の神経変性自体を抑制する治療薬はまだ登場していない。Aβ生成抑制薬（β–およびγ–セクレターゼ阻害薬）、Aβ分解促進薬、Aβ重合抑制薬、免疫療法（Aβワクチン、Aβアミロイド抗体）などが研究、開発されつつある。

主なアルツハイマー病治療薬

■ コリンエステラーゼ阻害薬

　　ドネペジル塩酸塩　donepezil hydrochloride
　　ガランタミン臭化水素酸塩
　　　galantamine hydrobromide
　　リバスチグミン　rivastigmine

アルツハイマー病に用いられるChE阻害薬は、中枢移行性の高い**第三級アンモニウム**であり、ある程度選択的に中枢のACh代謝を阻害する。その結果、ムスカリン性ACh受容体とニコチン性ACh受容体（nAChR）を介した神経伝達を増強し、認知機能を改善する。

アルツハイマー病治療薬として最初に登場したChE阻害薬はタクリン塩酸塩だが、肝障害を起こしやすいため日本では承認されていない。現在、わが国では3種類のChE阻害薬が販売されている（表IV-3-11）。**ドネペジル**は重症度に関係なく用いられ、**ガランタミン**と**リバスチグミン**は軽度から中等度の認知機能障害に用いられる。

なお、ドネペジルはレヴィ小体型認知症にも適応がある。

● 薬理作用： AChは、中枢および末梢神経系では主に**アセチルコリンエステラーゼ（AChE）**により代謝され、末梢組織（肝臓や血清など）では**ブチリルコリンエステラーゼ（BuChE）**により代謝される。アルツハイマー病の進行に伴い中枢神経系のAChE

活性は低下し、**グリア細胞**の増生によりグリア細胞に発現するBuChEが脳内ACh代謝に関与するようになる。

ドネペジルはAChEに対する選択性が高く、脳内AChEを可逆的に阻害してACh作動性神経系を活性化する。

ガランタミンも可逆的にAChEを阻害する。この作用はドネペジルより弱いが、これに加えてガランタミンにはnAChR活性化作用もある。nAChRのACh結合部位とは別の部位に結合し、アロステリック効果でAChの作用を増強する。

ドネペジルとガランタミンは選択的AChE阻害薬であるのに対して、リバスチグミンはAChEのみならずBuChEも阻害する。AChE阻害作用はドネペジルと同程度だが、BuChE阻害作用はドネペジルの約240倍である。リバスチグミンはカルバメート系ChE阻害薬であり、ChEのエステル部（セリン残基の水酸基）をカルバモイル化して酵素活性を低下させる。活性阻害は"偽非可逆性"であり、10時間程度持続する。健常者の脳ではBuChEの発現は低いが、アルツハイマー病患者では神経変性の進行に伴いグリア細胞の増生が進み、BuChEによるACh代謝の割合が増している。BuChE阻害作用を併せもち持続時間が長いリバスチグミンは、脳内ACh情報伝達を効率よく促進できる。一方で、BuChE阻害による末梢性有害反応（とくに消化器症状）の頻度が高くなるため、吸収が緩徐で最高血中濃度の上昇を抑えた経皮吸収剤（貼付剤）が承認されている。

● 薬物動態： ドネペジルとガランタミンは肝臓のCYP2D6およびCYP3A4で代謝され、主に尿中に排泄される。ドネペジルの半減期は70〜80時間と長いため1日1回投与が可能だが、ガランタミンの半減期は7〜10時間であり1日2回の投与が必要である。リバスチグミンの代謝にはCYPは関与せず、エステラーゼにより肝臓および小腸で代謝され、尿中に排泄される。リバスチグミン経口投与時の吸収は速く最高血中濃度に達するまでの時間（T_{max}）は1時間と短いが、貼付剤ではT_{max}は8時間に延長する。半減期は2〜3時間と短いが、偽非可逆性ChE阻害のため効果は10時間ほど持続する。

● 有害反応： 末梢BuChE阻害により、消化器症状（食欲不振、悪心・嘔吐、下痢など）や循環器症状（徐脈、動悸、QT延長、失神など）が多くみられる。また、中枢AChE阻害により、精神神経症状（徘徊、不穏、頭痛、めまいなど）がみられる。ドネペジルのBuChE阻害作用は弱く、末梢BuChE阻害による有害反応はガランタミンやリバスチグミンより少ない。

● **相互作用**： コリン作動薬、抗コリン薬、筋弛緩薬との併用に注意が必要である。また、ドネペジルとガランタミンは、CYP3A4およびCYP2D6を介した薬物相互作用に注意が必要である。

■ NMDA受容体チャネル阻害薬

メマンチン塩酸塩
memantine hydrochloride

グルタミン酸は記憶や学習などにかかわる重要な興奮性アミノ酸だが、グルタミン酸による過剰な神経興奮は神経細胞傷害の原因になる。グルタミン酸受容体のなかでNMDA受容体の過剰な活性化がアルツハイマー病の神経変性の原因とする"グルタミン酸興奮神経毒性仮説"に基づき、NMDA受容体チャネル阻害薬の**メマンチン**が神経細胞保護薬として治療に用いられる（表Ⅳ-3-11）。メマンチンは、中等度から重度アルツハイマー病の認知機能障害を改善する。またBPSDにも効果があり、興奮、攻撃性、妄想の改善により介護負担の軽減が期待されている。

● **薬理作用**： NMDA受容体チャネルの選択的阻害薬であり、チャネル部のフェンシクリジン（PCP）結合部位に結合する。NMDA受容体はシナプス可塑性、長期増強 long-term potentiation（LTP）の形成、認知機能にとって重要であり、メマンチンによる認知

表 Ⅳ-3-11　認知症治療薬とその特性

治療薬	コリンエステラーゼ阻害薬 ドネペジル	コリンエステラーゼ阻害薬 ガランタミン	コリンエステラーゼ阻害薬 リバスチグミン	NMDA受容体阻害薬 メマンチン
分類	ピペリジン系	フェナントレンアルカロイド系	カルバメート系	アダマンタン誘導体
作用機序	AChE阻害	AChE阻害 nAChRアロステリック増強作用	AChE/BuChE阻害	NMDA受容体チャネル阻害
可逆性	可逆性	可逆性	可逆性(偽非可逆性)	可逆性(生理的活性化状態で解離)
AChE阻害K_i値[*1]/IC$_{50}$値[*2]	24 nmol/L / 6.7 nmol/L	520 nmol/L/ND	ND / 4.3 nmol/L	
BuChE阻害K_i値[*1]/IC$_{50}$値[*2]	2,330 nmol/L / 7,400 nmol/L	1,080 nmol/L / ND	ND / 31 nmol/L	
BuChE/AChE阻害K_i比[*1]/IC$_{50}$値比[*2]	100 / 1,100	2/ND	0.01(K_a比)/7.2	
投与経路	経口	経口	パッチ剤(貼付剤)	経口
用法(回/日)	1	2	1	1
用量(mg/日)	3 mgより開始 1〜2週後に5 mgに増量 高度ADでは10 mgに増量	8 mgより開始 4週後に16 mgに増量 最大24 mgまで増量	4.5 mgより開始 4週ごとに4.5 mgずつ増量 維持量 18 mg	5 mgより開始 1週ごとに5 mgずつ増量 維持量 20 mg
最高血中濃度に達するまでの時間(時間)	3(経口)	1〜2(経口)	8(経皮吸収)	3〜6(経口)
半減期(時間)	70〜80	7〜10	2〜3(活性抑制の持続10時間)	55〜80
代謝	肝臓	肝臓	エステラーゼ(主に肝臓)	多くは未変化体として排泄
CYP	2D6、3A4	2D6、3A4	(−)	(−)
排泄	腎排泄＞肝排泄	腎排泄	腎排泄	腎排泄
認知症に対する治療効果				
軽度認知障害	●			
アルツハイマー病(軽度〜中等度)	○	○	○	
アルツハイマー病(中等度〜重度)	○			○
血管性認知症	●	●	●	●
レヴィ小体型認知症	○	●	●	●

[*1] Darvesh S, et al. Alzheimer Dis Assoc Disord. 2003；17：117-126．K_a：二次反応速度定数、ND：not determined。
[*2] Ogura H, et al. Methods Find Exp Clin Pharmacol. 2000；22：609-611．
○：有効であり、保健適用、●：有効であるが、保健適用外。
［日本神経学会 監修，"認知症疾患診療ガイドライン2017"．医学書院；2017：p.227，表1より作成］

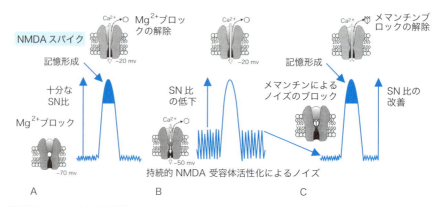

図 IV-3-11　持続的 NMDA 受容体活性化によるシナプスノイズの増加とメマンチンによるシナプス伝達効率の改善（仮説）
(A) 生理的活性化：生理的グルタミン酸神経活動（高濃度のグルタミン酸遊離）により NMDA 受容体活動電位（スパイク）が発生し、神経の可塑的な変化により記憶が形成される。
(B) アルツハイマー病の病態（グルタミン酸過剰）：アルツハイマー病で想定されているグルタミン酸過剰状態では、シナプス後膜の静止膜電位（−70 mV）が上昇（−50 mV）するため Mg^{2+} による NMDA 受容体チャネルのブロックが解除される。NMDA 受容体の持続的な活性化により、細胞傷害とシナプスノイズが増加する。シナプス伝達のシグナル/ノイズ比（SN 比）の低下により、記憶形成が障害される。
(C) メマンチンの効果：メマンチンは NMDA 受容体チャネル部位に結合し、NMDA 受容体チャネルの持続的活性化を抑制する。このメマンチン作用は、膜電位依存性である。生理的なグルタミン酸神経活動による NMDA 受容体の活性化時には、シナプス後膜電位の上昇（−20 mV）に伴いメマンチンは NMDA 受容体から解離するため、生理的グルタミン酸神経伝達を抑制しない。その結果、メマンチンはグルタミン酸神経伝達の SN 比を改善し、認知機能低下に対して治療効果を発揮する。
[Parsons CG, et al. Neuropharmacology. 1999 ; 38 : 735-767 より引用改変]

症状の改善はこれまでの知見と一見矛盾する。実際、PCP、ケタミン、MK-801 など PCP 部位に結合して NMDA 受容体チャネルを阻害する薬物は、精神症状（幻覚や妄想など）や認知機能低下をもたらす。メマンチンの PCP 部位に対する親和性（K_i 〜 1 μmol/L）は PCP や MK-801 と比べて低く、脱分極時の解離が速く、結合の膜電位依存性が強いことが特徴である。そのため、生理的なグルタミン酸神経伝達は抑制せず、アルツハイマー病における NMDA 受容体の持続的活性化（シナプスノイズ）を抑制して、グルタミン酸神経伝達のシグナル/ノイズ比（SN 比）を改善する（図IV-3-11）。一方、親和性の高い PCP や MK-801 は脱分極時の解離が遅く、生理的グルタミン酸神経伝達も抑制する。以上より、メマンチンは、グルタミン酸神経伝達の SN 比の改善、NMDA 受容体チャネル遮断（Ca^{2+} 流入の抑制）により神経細胞保護作用を示し、認知機能障害を改善すると考えられている。

● 薬物動態：CYP では代謝されにくく、多くは未変化体として尿中に排泄させる。経口投与後 3〜6 時間で最高血中濃度に達し、半減期は 55〜80 時間と長いため、1 日 1 回の投与が可能である。腎機能障害者では半減期が延長する。

● 有害反応：投与開始初期のめまい、傾眠に注意が必要である。精神症状（激越、攻撃性、幻覚、妄想、錯乱、せん妄など）、痙攣、消化器症状（便秘、食欲不振、嘔吐など）が現れることがある。

● 相互作用：ドパミン遊離促進作用があり、L-DOPA などドパミン受容体作動薬の作用を増強する可能性がある。また、NMDA 受容体拮抗作用をもつ

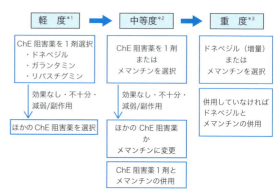

図 IV-3-12　アルツハイマー型認知症の薬物治療アルゴリズム
治療薬の効果がなかったり、副作用で継続できない場合は、投与中止を考慮するが、中止により急速に認知機能低下の進行例があり、投与中止は慎重に判断する。
*1 軽度：職業あるいは社会活動が明らかに障害されているが、自立生活能力は残されており、身辺の清潔を保ち、比較的正常な判断ができる。
*2 中等度：自立した生活は困難で、ある程度の監督が必要。
*3 重度：日常生活動作が障害され、絶えず監視が必要。例えば、身辺の清潔が保てず、言葉は減裂かあるいはまったくしゃべらない（DSM-III-R）。
[日本神経学会 監修，"認知症疾患診療ガイドライン 2017". 医学書院；2017：p.227，図 1 より作成]

認知症治療薬　**209**

表 IV-3-12　行動・心理症状（BPSD）に対する薬物療法

BPSD	推奨される薬物療法[*1]
不　安	非定型抗精神病薬（リスペリドン、オランザピン、クエチアピン）
焦燥性興奮 暴力・不穏	非定型抗精神病薬（リスペリドン、アリピプラゾールなど）、定型抗精神病薬（チアプリド）、抗てんかん薬（カルバマゼピン）、抗うつ薬（セルトラリン、エスシタロプラム、トラゾドン）、抑肝散
幻覚・妄想	非定型抗精神病薬（リスペリドン、オランザピン、クエチアピン、アリピプラゾールなど）、抑肝散
うつ症状	抗うつ薬（SNRI、SSRIなど）
徘　徊	非定型抗精神病薬（リスペリドン）、定型抗精神病薬（チアプリド）
性的逸脱行動	抗うつ薬（SSRI）
睡眠障害[*2]	抗うつ薬（トラゾドン）、非定型抗精神病薬（リスペリドン）
アパシー[*3] （自発性や意 欲の低下）	コリンエステラーゼ阻害薬が第1選択、メマンチンも考慮

[*1] 日本神経学会 監修，"認知症疾患診療ガイドライン2017"において推奨される薬物療法（推奨グレード2、エビデンスレベルC；"2C"＝弱い推奨、弱い根拠）。
[*2] ベンゾジアゼピン系睡眠薬は鎮静や転倒などの有害事象が起こりやすいので推奨されない。
[*3] 抗うつ薬、抗てんかん薬の効果は認められていない。

アマンタジン、デキストロメトルファンなどとの併用にも注意が必要である。メマンチンの一部は有機陽イオントランスポーター（OCT2）により尿細管に分泌されるため、同じ輸送系により分泌される薬（シメチジン、アマンタジンなど）と競合する。また、尿をアルカリ化するアセタゾラミド、制酸薬などとの併用により、塩基性薬物であるメマンチンの尿中排泄は抑制され血中濃度が上昇する。

アルツハイマー病の薬物療法

認知機能障害に対する薬物療法（表IV-3-11、図IV-3-12）

認知機能障害の重症度に応じて薬物を使い分ける。認知機能障害が**軽度**のアルツハイマー病患者では、ChE阻害薬の1剤を選択する。消化器症状を抑えるために漸増することが基本であり、房室ブロックによる失神などの副作用を認める場合には減量または中止する。**中等度**では、ChE阻害薬のほかにメマンチンの選択が可能となる。また、ChE阻害薬1剤とメマンチンの併用が可能である。BPSDである焦燥性興奮や攻撃性を認める場合には、メマンチンの選択を考慮する。**重度**で適応をもつのは、ドネペジルとメマンチンのみであり、単独あるいは併用で用いられる。重度で初めて治療を開始する患者には、自発性の低下が強い場合にはドネペジル、焦燥性興奮や攻撃性が強い場合にはメマンチンを選択し、最終的には併用投与する。

周辺症状に対する薬物療法（表IV-3-12）

軽症から中等症のBPSDは、ChE阻害薬やメマンチンで治療を行う。ChE阻害薬は、無関心、精神病症状、情動不安定などに対して効果があり、メマンチンは焦燥性興奮や攻撃性に対して効果がある。重症のBPSDに対しては、抗精神病薬、抗てんかん薬、抗うつ薬などが用いられる。抗精神病薬のなかで、高齢者でもパーキンソン病症状を来しにくい非定型抗精神病薬の少量投与がよく用いられている。しかし、非定型抗精神病薬による脳血管障害リスクの増加や死亡率の増加が報告されており、投与の際には慎重に適応を検討する必要がある。

循環器疾患の薬
drugs for cardiovascular diseases

4

血圧異常症の薬 drugs used for abnormal blood pressure

● キーポイント

1. 高血圧症は、薬物治療法が最も発展を遂げた疾患の1つである。
2. 降圧薬は、単に降圧効果を示すだけでは不十分で、重要臓器を保護する効果も求められる。
3. 降圧薬の第1選択は、βアドレナリン受容体拮抗薬、アンギオテンシン変換酵素阻害薬、アンギオテンシン受容体拮抗薬、チアジド系利尿薬（および類似薬）、カルシウムチャネル遮断薬の5グループである。
4. 肺高血圧症の予後は、薬物治療により改善しつつある。
5. 低血圧の薬物治療は、血圧値よりも症状の有無による。

降圧薬 antihypertensive drugs

高血圧の病態生理

　血圧は、主として心拍出量と総末梢血管抵抗により決定される（図IV-4-1）。さらに、心拍出量は主として心筋収縮力と循環血液量で決まり、総末梢血管抵抗は主として血管平滑筋収縮力によって決まるが、血管壁の硬さや血液の粘性なども血管抵抗に影響する。生理的な血圧調節機構には、① 自律神経による調節、② 液性因子による調節、③ 体液量による調節、④ 物理的因子による調節の4つがある（表IV-4-1）。高血圧は、これらの調節機構に異常を生じて発症すると考えられる。

高血圧の診断と治療

　高血圧の基準値は、診察室血圧140/90 mmHg 以上、家庭血圧135/85 mmHg 以上とされている。二次性高血圧を除外したのち、リスク層別に治療計画をたてる（表IV-4-2）。低リスク群では、非薬物治療で最大3ヵ月経過をみて140/90 mmHg 以上なら薬物治療、中等リスク群では、非薬物治療で最大1ヵ月経過をみて140/90 mmHg 以上なら薬物治療、高リスク群では、原則としてただちに薬物治療とされている。

　降圧目標は、一般には130/85 mmHg 未満、高齢者や脳血管障害の患者ではやや控えめに140/90 mmHg 未満、糖尿病・慢性腎臓病・心筋梗塞後の患者ではより強力に130/80 mmHg 未満とする。

主な降圧薬

　本格的な薬物治療がはじまって半世紀以上が経過し、高血圧症の薬物治療は大きく発展を遂げた。降圧薬は、表IV-4-1の調節機構に対応し、**交感神経抑制薬、レニン-アンギオテンシン-アルドステロン系（RAA系）抑制薬、利尿薬、血管拡張薬**の4系統に分けることができるが、作用機序が2つ以上にわたるものもある。降圧薬には、降圧効果だけではなく重要臓器を保護する効果も求められ、そのような観点から、**βアドレナリン受容体拮抗薬、アンギオテンシン変換酵素阻害薬、アンギオテンシン受容体拮抗薬、チアジド系利尿薬（および類似薬）、カルシウムチャネル遮断薬**の5グループが第1選択とされている。これらには重い有害反応は少ないが、長期にわたって使用することが多いので、軽い有害反応でもQOLを低下させることがある。1剤で十分な降圧効果が得られないときは、相互作用を利用するため2～3剤を併用するこ

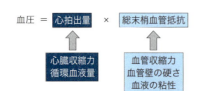

図 IV-4-1　血圧を決める要因

表 IV-4-1　血圧調節機構と降圧薬作用機序との対応

自律神経による調節	交感神経抑制薬
液性因子による調節	レニン-アンギオテンシン-アルドステロン系抑制薬
体液量による調節	利尿薬
物理的要因による調節	血管拡張薬

表 IV-4-2 診察室血圧に基づいた心血管病リスク層別化

リスク層 (血圧以外の予後影響因子)	血圧分類	Ⅰ度高血圧 140～159 / 90～99 mmHg	Ⅱ度高血圧 160～179 / 100～109 mmHg	Ⅲ度高血圧 ≧180 / ≧110 mmHg
リスク第1層 (予後影響因子がない)		低リスク	中等リスク	高リスク
リスク第2層 (糖尿病以外の1～2個の危険因子、3項目を満たすMetSのいずれかがある)		中等リスク	高リスク	高リスク
リスク第3層 (糖尿病、CKD、臓器障害/心血管病、4項目を満たすMetS、3個以上の危険因子のいずれかがある)		高リスク	高リスク	高リスク

危険因子：
1. 高齢（65歳以上）
2. 喫煙
3. 脂質異常症
4. 肥満（BMI 25以上；とくに内臓脂肪型肥満）
5. メタボリックシンドローム（MetS）
6. 若年（50歳未満）発症の心血管病の家族歴
7. 糖尿病

臓器障害/心血管病：
　脳、心臓、腎臓、血管、眼底に病変あり（詳細は省略）

メタボリックシンドローム（MetS）：1を前提とし、2～4の2つ以上を満たすもの
1. 内臓脂肪蓄積（ウエスト周囲 男性85 cm以上、女性90 cm以上）
2. 脂質異常症（中性脂肪150 mg/dL以上、HDLコレステロール40 mg/dL未満）
3. 正常高値以上の血圧レベル（収縮期血圧130 mmHg以上、拡張期血圧85 mmHg以上）
4. 空腹時血糖110 mg/dL以上

［高血圧学会高血圧治療ガイドライン作成委員会 編，"高血圧治療ガイドライン2014"．日本高血圧学会より引用改変］

表 IV-4-3 主な降圧薬

交感神経抑制薬
　中枢作用薬
　　α_2アドレナリン受容体作動薬（クロニジン、メチルドパ、グアナベンズなど）
　神経遮断薬
　　神経節遮断薬（ヘキサメトニウム、トリメタファンなど）
　　交感神経終末遮断薬（レセルピン、グアネチジンなど）
　受容体拮抗薬
　　α_1アドレナリン受容体拮抗薬（プラゾシン、ドキサゾシンなど）
　　βアドレナリン受容体拮抗薬（プロプラノロール、アテノロール、ビソプロロールなど）
　　α, βアドレナリン受容体拮抗薬（カルベジロール、アロチノロールなど）

レニン-アンギオテンシン-アルドステロン系抑制薬
　直接的レニン阻害薬（アリスキレンなど）
　アンギオテンシン変換酵素阻害薬（カプトプリル、エナラプリル、ペリンドプリルなど）
　アンギオテンシン受容体拮抗薬（カンデサルタン、ロサルタン、バルサルタンなど）
　アルドステロン受容体拮抗薬（スピロノラクトン、エプレレノンなど）

利尿薬
　チアジド系利尿薬およびその類似薬（トリクロルメチアジド、インダパミドなど）
　ループ利尿薬（フロセミド、トラセミドなど）
　カリウム保持性利尿薬（スピロノラクトン、トリアムテレンなど）

血管拡張薬
　カルシウムチャネル遮断薬
　　ジヒドロピリジン系（ニフェジピン、アムロジピン、シルニジピン、エホニジピンなど）
　　ベンゾチアゼピン系（ジルチアゼム）
　　フェニルアルキルアミン系（ベラパミル）
　硝酸薬（ニトログリセリン、ニトロプルシドなど）
　その他の血管拡張薬（ヒドララジンなど）

とが多い。

主な降圧薬を表IV-4-3にまとめ、重要なものについて解説する。

交感神経抑制薬：これに属する薬物のうち中枢作用薬や神経遮断薬は有害反応が多いため、使用されるのは特殊な場合や重症高血圧にほぼ限られる。頻繁に用いられるのは、α_1受容体拮抗薬とβ受容体拮抗薬である。

■ 中枢作用薬（α_2アドレナリン受容体作動薬）

　クロニジン塩酸塩　clonidine hydrochloride
　メチルドパ水和物　methyldopa hydrate
　グアナベンズ酢酸塩　guanabenz acetate

延髄の孤束核にある血管運動中枢のα_2受容体を刺激し、交感神経活性を抑制することが中心的な作用機序と考えられ

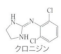
クロニジン

メチルドパ

るが、交感神経終末のシナプス前α_2受容体活性化によるノルアドレナリン遊離抑制も降圧に貢献する可能性がある。**クロニジン**が原型だが、有害反応（眠気、口渇、めまい、陰萎など）が多い上、急に中断するとリバウンドが起こりやすいため、使用は減っている。ただし、**メチルドパ**は、妊娠への安全性が確立されているため、妊婦の高血圧にとっては第1選択薬となっている。レボドパに類似し、脳内に入るとメチルノルアドレナリンに変換されて神経終末から分泌され、α_2受容体を活性化する。中枢性有害反応は比較的少ないが、まれに溶血性貧血や肝障害が起こる。

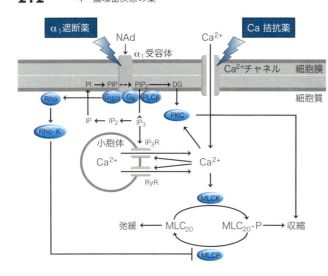

図 IV-4-2　血管拡張薬
NAd：ノルアドレナリン、PI：ホスファチジルイノシトール、PIP：ホスファチジルイノシトール一リン酸、PIP_2：ホスファチジルイノシトール二リン酸、PLC：ホスホリパーゼC、IP_3：イノシトール三リン酸、IP_2：イノシトール二リン酸、IP：イノシトール一リン酸、IP_3R：IP_3受容体、RyR：リアノジン受容体、DG：ジアシルグリセロール、PKC：プロテインキナーゼC、Rho-K：Rhoキナーゼ、MLC：ミオシン軽鎖、MLCK：MLCキナーゼ、MLCP：MLCホスファターゼ

■ 神経遮断薬
　レセルピン　reserpine

このグループで現在市販されているのは**レセルピン**だけである。レセルピンは、インド蛇木から抽出された**小胞モノアミントランスポーター（VMAT）阻害薬**で、交感神経終末のノルアドレナリンを枯渇させる。降圧効果は強いが有害反応も多い（抑うつ、錐体外路症状、消化性潰瘍など）。注射剤や利尿薬との合剤もあるが、使用頻度は低い。

■ α₁アドレナリン受容体拮抗薬（α遮断薬）
　プラゾシン塩酸塩　prazosin hydrochloride
　ドキサゾシンメシル酸塩　doxazosin mesilate

主な降圧機序は、細動脈平滑筋の$α_1$受容体（主に$α_{1A}$と$α_{1B}$受容体）の拮抗阻害による血管拡張である。したがって、血管拡張薬に分類してもよい（図IV-4-2）。シナプス前$α_2$受容体は抑制しないため、放出されたノルアドレナリンによるネガティブフィードバック機構を抑制しない。一部、中枢性の交感神経抑制作用も降圧効果に関与すると考えられる。糖・脂質代謝改善作用を有し、また、膀胱・尿道平滑筋も弛緩させるため前立腺肥大などによる排尿障害にも効果がある。静脈も拡張させるため心臓への還流量が減り、**起立性低血圧**を起こしやすい。圧受容反射により、動悸や頻脈を起こすことがある。心血管合併症予防についてのエビデンスに乏しく、使用はやや減っているが、**褐色細胞腫**の血圧コントロールにとっては必須薬である。また、夜間高血圧や早朝高血圧に対して就寝前投与されることがある。

■ βアドレナリン受容体拮抗薬（β遮断薬）
　プロプラノロール塩酸塩　propranolol hydrochloride
　アテノロール　atenolol
　メトプロロール酒石酸塩　metoprolol tartrate
　ビソプロロールフマル酸塩　bisoprolol fumarate

β遮断薬の多くは、**イソプレナリン（β受容体作動薬）**と類似した化学構造を有する芳香族アルキルアミンである。最初に合成されたジクロロイソプレナリンは部分作動作用が強いため臨床応用されなかったが、続いて合成された**プロプラノロール**が臨床的に初めて用いられた。高血圧以外の循環器疾患にも広く用いられる。

● 薬理作用：　β遮断薬は、**$β_1$選択性**の有無と**内因性交感神経刺激作用（ISA）**の有無により、4つのサブクラスに分類される（表IV-4-4）。ISAを有するβ遮断薬は、完全な拮抗薬ではなく部分作動薬である。

β遮断薬の降圧機序はいまだ十分には解明されていないが、①$β_1$受容体拮抗により、心拍数と心筋収縮力が抑制されて心拍出量が減少すること、②腎臓のレニン分泌が抑制されアンギオテンシンII合成が抑制されることの2つが主体と考えられる（後者の機序により、後述のRAA系抑制薬にも分類しうる）。脳内に移行しやすいものでは中枢性の機序も考えられる。また、$β_2$受容体にも拮抗する非選択的β遮断薬では、

表 IV-4-4　β遮断薬

	ISA（−）	ISA（＋）	心臓選択性
β₁選択的	メトプロロール アテノロール ビソプロロール ベタキソロール など	アセブトロール セリプロロール など	高い 末梢循環への影響が少ない 気道抵抗を上昇させにくい 低血糖を遷延させにくい
β₁非選択的	プロプラノロール ナドロール ニプラジロール*¹ チリソロール*¹ など	ペンブトロール ボピンドロール ピンドロール カルテオロール など	低い 振戦、片頭痛に有効 脂質・糖代謝への影響が少ない
心機能抑制	強い	弱い	

*¹ ニプラジロールは硝酸エステルとして、チリソロールはATP依存性カリウムチャネル開口薬として、血管拡張作用を有する。

交感神経終末のノルアドレナリン遊離抑制作用も降圧効果に関与する可能性がある。ISAを有するものはβ₂作動薬としての作用により血管拡張が起こりうる。

心臓保護作用（交感神経抑制、抗不整脈作用）を有し、虚血性心疾患の二次予防に有益というエビデンスがあるが、カルシウム拮抗薬やRAA系抑制薬よりは心血管疾患予防効果が劣るという報告が増えている。

● 有害反応：　β受容体は全身に分布するため多種多様な有害反応を呈する。心臓のβ₁受容体拮抗により、低血圧、徐脈、房室ブロック、**心不全悪化**などが起こりうる。血管平滑筋のβ₂受容体が抑制されると血管収縮が増強するため、とくにISAのないものでは**末梢循環障害**（四肢冷感、レイノー現象、間欠性跛行、冠血管攣縮など）が起こりうる。気管支平滑筋のβ₂受容体が抑制されると気道平滑筋の収縮が増強し、**気管支喘息**の誘発、閉塞性呼吸器疾患の悪化が起こる。中枢に移行するものでは、不眠、悪夢、抑うつ、倦怠感などの症状が現れやすい。性欲減退、性機能障害も起こりうる。また、脂質代謝を抑制し、中性脂肪上昇やHDLコレステロール低下が起こる。

β遮断薬を長期投与すると受容体のアップ・レギュレーションが起こるため、投与を急に中断すると**反跳（リバウンド）現象**として頻脈や血圧上昇など交感神経刺激症状を呈する。

● 薬物動態：　プロプラノロールは、消化管からよく吸収されるが初回通過効果が大きいため生体利用率は低い。脂溶性が高く、中枢へも移行する。CYP-2D6などで代謝され、ほとんど尿中へ排泄される。**アテノロール**は水溶性が高く、中枢へは移行しない。ほとんど代謝を受けず、未変化体のまま尿中・胆汁中へ排泄される。

● 相互作用：　血糖降下薬との併用で低血糖が遷延しやすい。低血糖が起こると交感神経が活性化され肝臓や骨格筋のβ₂受容体を介してグリコーゲン分解、ブドウ糖の動員が起こるが、β遮断薬によりこれが阻害されることで、低血糖が遷延する。

● 臨床使用：　交感神経活性の高い若年者や、高レニン性高血圧に奏効しやすい。高齢者では交感神経活性が低下していることが多く、様々な有害反応を呈しやすいため使用は注意を要する。

● 個別化医療：　β₁受容体遺伝子（*ADRB1*）のArg 389 Gly多型において、Arg/Argホモ接合体はβ遮断薬感受性が高まるという報告があるが、結論は得られていない。また、β₂受容体遺伝子（*ADRB2*）のGln 27 Glu多型で、Gluアレルはβ遮断薬感受性を高めるという報告がある。

■ α, βアドレナリン受容体拮抗薬（α, β遮断薬）
　ラベタロール塩酸塩　labetalol hydrochloride
　アロチノロール塩酸塩　arotinolol hydrochloride
　カルベジロール　carvedilol

α₁受容体拮抗作用とβ受容体拮抗作用を併せもつ。前者による血管拡張と後者による心臓抑制が、互いの有害反応を相殺しうる。一般の高血圧症にも有用だが、褐色細胞腫に対して有用性が高い。また、**ラベタロール**は妊娠中の高血圧に勧められる薬の1つである。

レニン‒アンギオテンシン‒アルドステロン系抑制薬：　RAA系抑制薬は、血圧や体液量などの調節にかかわり、高血圧の発症やそれによる臓器障害に中心的な役割を果たしている（図IV-4-3）。ACE阻害薬の開発以来、この系を標的とする降圧薬の開発が進

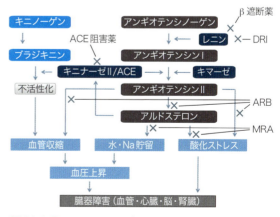

図 IV-4-3　レニン‒アンギオテンシン‒アルドステロン系

み、いまではいくつもの薬物群が開発されている。なお、抗アルドステロン薬については、もともとは利尿薬として説明されることが多かったが、むしろアルドステロンを抑制すること自体の重要性が認識されつつあるため、こちらに分類した。

■ 直接的レニン阻害薬（DRI）

アリスキレンフマル酸塩　aliskiren fumarate

RAA系の出発点に位置するレニンに直接結合し酵素活性を選択的に阻害する最も新しい機序の薬物で、現在市販されているのは**アリスキレン**1種類のみである。降圧効果は明らかだが、心血管合併症抑制のエビデンスはまだ十分ではない。生体利用率が2〜3%と小さく、食事により吸収率がさらに低下する。分布容積がかなり大きく（約5 L/kg）、消失半減期が長い（約40時間）。MDR1の基質であり、MDR1を阻害する薬物との併用で血中濃度が上昇する（イトラコナゾール、シクロスポリンとの併用は禁忌である）。

■ アンギオテンシン変換酵素阻害薬（ACE阻害薬）

カプトプリル　captopril
エナラプリルマレイン酸塩　enalapril maleate
リシノプリル水和物　lisinopril hydrate
イミダプリル塩酸塩　imidapril hydrochloride
テモカプリル塩酸塩　temocapril hydrochloride
ペリンドプリルエルブミン　perindopril erbumine

ブラジキニンを分解する**キニナーゼII**と、アンギオテンシンIをアンギオテンシンIIに変換する**アンギオテンシン変換酵素（ACE）**が同一蛋白質であることがわかったため、蛇毒に含まれるブラジキニン増強ペプチド（BPP）をもとに降圧薬が開発できる可能性が生まれた。合成BPPテプロタイドを経て、経口投与可能な**カプトプリル**が誕生し、以来多数のACE阻害薬が開発されてきた。

● **薬理作用**：　血管壁のACEを阻害することによるアンギオテンシンII産生抑制が主たる降圧機序と考えられるが、キニンの増加によるプロスタグランジンやNOの産生亢進も降圧効果に関与するといわれる。しかし、組織キマーゼによるアンギオテンシンII産生を抑制することはできない。また、AT$_1$受容体シ

グナルと同時にAT$_2$受容体シグナルも抑制することになる。

単に降圧効果だけではなく、アンギオテンシンIIによる酸化ストレスを抑制することなどにより、心臓・脳・腎臓など重要臓器を保護する効果や糖尿病の発症を予防する効果なども有する。

● **有害反応**：　増加したキニンが気道を刺激し、**空咳**が20〜30%に現れる。まれだが、やはりキニンの増加によると思われる**血管性浮腫**が起こることがあり、顔面や口内などが腫れる。喉頭が腫れると呼吸困難を来し、重篤になりうる。そのほか、高カリウム血症や発疹、味覚障害（主にカプトプリルのSH基による）などがある。発生毒性・胎児毒性があるため妊婦への使用は禁忌である。また、両側腎動脈狭窄があると、アンギオテンシンIIにより保持されていた糸球体濾過圧が低下し腎機能低下を招くため、このような人には禁忌とされている。

● **薬物動態**：　**エナラプリル**など、プロドラッグとして投与され、肝臓で代謝されて活性体になり、尿中に排泄されるものが多い。

● **臨床使用**：　1日1〜2回の経口投与が一般的である。腎保護効果があるため軽症〜中等症の腎機能低下例には積極的に勧められるが、高度腎機能低下では高カリウム血症を起こしやすいので用いない。

■ アンギオテンシン受容体拮抗薬（ARB）

ロサルタンカリウム
losartan potassium
カンデサルタンシレキセチル
candesartan cilexetil
バルサルタン　valsartan
オルメサルタンメドキソミル
olmesartan medoxomil
テルミサルタン　telmisartan
イルベサルタン　irbesartan
アジルサルタン　azilsartan

第1選択薬のなかでは最も新しいグループである。作用点がACE阻害薬に近いため薬効も似ているが、副作用が少ないため最近ではACE阻害薬より使用頻度が増えている。

● **薬理作用**：　AT$_1$受容体を選択的に拮抗阻害するが、増加したアンギオテンシンIIによりAT$_2$受容体はむしろ活性化され、酸化ストレスの低減などを介

して組織傷害が抑制される可能性がある。キニナーゼⅡ阻害による降圧効果はないが、キマーゼによって産生されるアンギオテンシンⅡの作用も抑制する。そのほかの点では ACE 阻害薬と似ており、降圧効果も臓器保護効果も ACE 阻害薬と比べて大差ない。

● 有害反応：　一般に ACE 阻害薬と似ているが、キニナーゼⅡ阻害による咳は起こらない。

● 薬物動態：　**カンデサルタンとオルメサルタン**はプロドラッグとして投与され、代謝されて活性体になる。**ロサルタン**は代謝物も活性を有する。ロサルタン、バルサルタン、イルベサルタン、アジルサルタンは主として CYP2C9 で代謝される。**テルミサルタン**は CYP による代謝を受けず、グルクロン酸抱合される。いずれも、尿中より胆汁中への排泄が主体である。

● 臨床使用：　1 日 1 回の経口投与が一般的である。

■ アルドステロン受容体拮抗薬（抗アルドステロン薬、MRA）

スピロノラクトン　spironolactone
エプレレノン　eplerenone

　降圧効果の機序は、アルドステロンの腎集合管ミネラルコルチコイド受容体（**MR**）への結合阻害による利尿作用である（カリウム保持性利尿薬）。しかし、アルドステロンは、ミネラルコルチコイド作用のみならず、腎臓以外に対しても酸化ストレス誘発などによる傷害作用を示すため、アルドステロン拮抗薬には炎症や線維化を防ぐ臓器保護効果も期待できる。とくに、心不全に対する有益性は確立されている。また、**原発性アルドステロン症**にとっては特異的な治療薬である。**スピロノラクトン**が古くから用いられてきたが、MR 選択性が低いため性ホルモン受容体へも作用し、**女性化乳房**や陰萎、無月経などを示すことがある。いまでは MR への選択性が高い**エプレレノン**が使用できる。高カリウム血症には注意を要する。

利尿薬：　利尿薬一般については別の章にまとめる（➡ p.241）。ここではチアジド系利尿薬を中心に、降圧薬としてよく用いられる利尿薬について解説する。ただし、抗アルドステロン薬は利尿薬でもあるが、RAA 系阻害薬としてすでに解説した。

■ チアジド系利尿薬およびその類似薬

ヒドロクロロチアジド　hydrochlorothiazide
トリクロルメチアジド　trichlormethiazide

インダパミド　indapamide

ヒドロクロロチアジド　トリクロルメチアジド　インダパミド

　第 1 選択薬のなかでは最も古く、半世紀以上の歴史がある。代謝性有害反応のため一時は使用が減っていたが、その後見直しが進んで最近では積極的に用いられている。

● 薬理作用：　遠位尿細管 **Na$^+$/Cl$^-$ 共輸送体**（**NCC**）による Na$^+$ 再吸収を阻害し、循環血液量を減少させることで血圧を下げると考えられる。投与初期に末梢血管抵抗が一時的に増すが、機序は明らかではないが、その後は徐々に低下する。緩徐だが、持続的な降圧効果が得られる。とくに体液量依存性高血圧、低レニン性高血圧に有効である。降圧効果のみならず、心血管疾患予防効果を示すエビデンスがある。

● 有害反応：　高用量では代謝性副作用（**低カリウム血症**、**高尿酸血症**、コレステロール増加、中性脂肪増加など）がしばしば現れるが、低用量では問題となる有害反応は少ない。一部の薬はインポテンスを起こす可能性がある。重篤な有害反応はほとんどない。

● 薬物動態：　未変化体のまま近位尿細管から分泌され、尿細管腔側から遠位尿細管に到達する。そのときの血中濃度と降圧度は直接関係しない。

● 相互作用：　古くから β 遮断薬との併用が勧められていたが、最近では、ACE 阻害薬や ARB との併用が互いの薬効を高め有害反応を相殺する優れた併用療法であることが示されている。

● 臨床使用：　1 日 1 回内服する。低用量でも十分な効果が期待できる上、いたずらに高用量を用いると有害反応だけが増えるため、少量から投与する。安価で経済的である。

■ その他の利尿薬

フロセミド　furosemide
トラセミド　torasemide
トリアムテレン　triamterene

　腎機能が著しく低下（< 30 mL/ 分 / 1.73 m^2）するとチアジド系利尿薬の効果は期待できなくなるため、そのような例では**ループ利尿薬（フロセミド**など）が推奨される。

　抗アルドステロン薬以外のカリウム保持性利尿薬に、**トリアムテレン**がある。トリアムテレンは遠位尿細管の**上皮ナトリウムチャネル**（**ENaC**）の遮断薬で、このチャネルの遺伝子変異で高血圧を発症する**リドル症候群** Liddle's syndrome に対して特異的な治療薬で

ある。

血管拡張薬：　血管平滑筋を弛緩させて末梢血管抵抗を減少させることにより血圧を下げる薬物で、主なものにカルシウム拮抗薬やα₁遮断薬、硝酸薬、一酸化窒素 (NO) 供与薬などがある。α₁遮断薬については、交感神経抑制薬に分類してすでに述べた。

■ カルシウムチャネル遮断薬（カルシウム拮抗薬）

　　ニフェジピン　nifedipine
　　ニカルジピン塩酸塩　nicardipine hydrochloride
　　アムロジピンベシル酸塩　amlodipine besilate
　　ベニジピン塩酸塩　benidipine hydrochloride
　　シルニジピン　cilnidipine
　　エホニジピン塩酸塩エタノール付加物
　　　　efonidipine hydrochloride ethanolate
　　ジルチアゼム塩酸塩　diltiazem hydrochloride
　　ベラパミル塩酸塩　verapamil hydrochloride

第1選択薬中、日本で最も使用頻度の高い降圧薬である。化学構造上、**ジヒドロピリジン（DHP）系・ベンゾチアゼピン系（ジルチアゼムのみ）・フェニルアルキルアミン系（ベラパミルのみ）** に分類されるが、降圧薬として用いられるのは DHP 系が大部分である。DHP 系では、**ニフェジピン**をはじめ数多くの薬剤が開発されている。ベラパミルは、日本では降圧薬としては承認されていない。

● 薬理作用：　いずれの系統に属する薬物も、作用の主体は血管平滑筋 **L 型電位依存性 Ca²⁺ チャネル**の遮断である。細胞外から細胞内への Ca²⁺ の流入を阻害し、血管平滑筋を弛緩させる（図IV-4-2）。DHP 系には心筋 L 型チャネル遮断作用はほとんどないが、ジルチアゼムやベラパミルはこの遮断作用も強く、心筋収縮力抑制、洞房結節・房室結節抑制による徐脈を起こす。DHP 系の一部には、T 型 Ca²⁺ チャネルや N 型 Ca²⁺ チャネルを阻害する作用を併せもつことにより、反射性頻脈が起こりにくいものもある。

● 有害反応：　DHP 系では、薬理作用から予想できる頻脈や潮紅、便秘などのほか、**歯肉肥厚や下肢浮腫**などがしばしば現れる。ジルチアゼムは心筋 Ca²⁺ チャネル遮断作用が強いため、徐脈や房室ブロック、心不全などが現れることがあり、刺激伝導系異常やうっ血性心不全の患者には禁忌である。また、パーキンソン病様症状を呈することもあり注意を要する。

● 薬物動態：　3 系統とも、主として CYP3A4 で代謝される。初期の DHP 系薬物は半減期が短く（ニフェジピンは 2 時間程度）、安定した効果が得られなかったり、反射性頻脈を招きやすかったりしたが、その後、徐放剤や半減期の長い化合物が開発された。**アムロジピンの半減期は約 36 時間**と長い。

● 相互作用：　CYP3A4 で代謝されるものが多いため、CYP3A4 を誘導したり阻害したりする薬物とのあいだで相互作用が起こる。

● 臨床使用：　1 日 1 回投与の経口剤が多く開発されている。確実かつ速やかな降圧をもたらし、臓器保護効果のエビデンスも多い。第 1 選択薬のいずれとも併用できる。高血圧性緊急症や心血管病急性期、周術期など、急速な血圧コントロールが必要な場合には、**ニカルジピンやジルチアゼムの注射剤**が用いられる。

■ その他の血管拡張薬

　　ヒドララジン塩酸塩　hydralazine hydrochloride
　　ニトログリセリン　nitroglycerin
　　ニトロプルシドナトリウム水和物
　　　　nitroprusside sodium hydrate

古くから用いられてきた薬物に**ヒドララジン**があり、その類薬も開発されている。作用機序は明確ではないが、代謝抑制などにより血管平滑筋を直接弛緩させる。しかし、降圧に伴い心臓仕事量を増加させ、虚血性心疾患にとって好ましくないため使用頻度は少なくなった。ただし、妊婦にとっては比較的安全とされ、妊娠中の高血圧に用いられる。

また、経静脈的な血圧コントロールに、**ニトログリセリン**（➡ p.218）や**ニトロプルシド**、ヒドララジンの注射剤が用いられる。

肺高血圧症治療薬

　　エポプロステノールナトリウム　epoprostenol sodium
　　ベラプロストナトリウム　beraprost sodium
　　シルデナフィルクエン酸塩　sildenafil citrate
　　タダラフィル　tadalafil
　　ボセンタン水和物　bosentan hydrate
　　リオシグアト　riociguat

肺動脈性肺高血圧症の薬物治療は満足できる状況には遠いものの、最近では有意な治療成績の向上がみられる。現在の薬物治療は、主として内皮による平滑筋収縮調節系、すなわちプロスタサイクリン（PGI₂）系、一酸化窒素（NO）- cGMP 系、エンドセリン系の 3 つを標的とし、それぞれ、**合成 PGI₂ 製剤（エポプロステノール、ベラプロストなど）、ホスホジエステラーゼ 5 阻害薬（シルデナフィル、タダラフィル）、エン**

ドセリン受容体拮抗薬（ボセンタンなど）が用いられている。最近では、cGMPを産生する可溶性グアニル酸シクラーゼ（sGC）の刺激薬である**リオシグアト**も開発された。

低血圧症治療薬（昇圧薬）

ミドドリン塩酸塩　midodrine hydrochloride
エチレフリン塩酸塩　etilefrine hydrochloride
アメジニウムメチル硫酸塩　amezinium methylsulfate

低血圧にはショックや心不全などの重症例と、本態性低血圧や起立性低血圧などの軽症例がある。前者は別項で解説されるので、ここでは後者に用いられる薬のみ取り上げる。

軽症例に対して薬物治療を行うかどうかの判断は、血圧値よりも症状の有無による。慢性的に血圧が低く（収縮期 < 100 mmHg）、めまい、ふらつき、疲労感などの自覚症状がある場合、経口投与可能で比較的半減期の長い薬物が用いられる。多くはアドレナリン受容体を直接・間接に活性化する薬物である。

選択的 α₁ 受容体作動薬の**ミドドリン**は、心臓や脳血管に影響を及ぼさずに末梢血管抵抗を上昇させ、起立性低血圧などに用いられる。**エチレフリン**は α，β 両方の受容体作動薬である。過度の昇圧反応を起こすことがあり注意を要する。注射剤もあり、ショックの補助治療にも用いられる。**アメジニウム**は、ノルアドレナリンの神経終末への再取り込みと MAO による代謝を抑制することで間接的に交感神経機能を亢進させる。半減期が比較的長い。透析患者の血圧維持にも用いられる。いずれの薬物も、高血圧や不整脈を誘発しうるので慎重に投与する。

虚血性心疾患の薬
drugs used for ischemic heart disease

> ● キーポイント
> 1. 薬物治療の目的は、狭心症発作の改善と心筋梗塞の予防・進展防止である。
> 2. 狭心症発作の治療には有機硝酸エステル（硝酸薬）が用いられ、狭心症発作の予防には、病態にあわせて、硝酸薬や β アドレナリン受容体拮抗薬（β遮断薬）、カルシウムチャネル遮断薬（カルシウム拮抗薬）などが用いられる。
> 3. 急性冠症候群（不安定狭心症および心筋梗塞）には、抗血栓薬（抗血小板薬、抗凝固薬、血栓溶解薬）をはじめ、様々な薬物が用いられる。

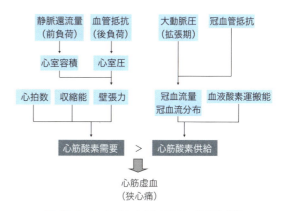

図 IV-4-4　心筋における酸素の需要と供給

表 IV-4-5　狭心症

発症の状況による分類	労作狭心症 / 安静狭心症
症状の安定性による分類	安定狭心症 / 不安定狭心症
発生の機序による分類	器質性狭心症 / 冠攣縮性狭心症 / 冠血栓性狭心症

狭心症と急性冠症候群

心臓の酸素需要に応じて冠動脈は数倍に拡張する予備能を有し、正常の心臓では酸素の需要と供給のバランスが保たれている。**狭心症** angina pectoris は、冠血流による心筋への酸素供給と心筋の酸素消費のバランスが崩れ、心筋の一部が一過性に酸素欠乏（虚血）状態に陥ったために発症する（図IV-4-4）。胸部絞扼感（狭心痛）が特徴で、しばしば肩、上肢、頸、歯、心窩部などに放散する。狭心痛は通常数分で消失し、30分を超えることはまれである。ニトログリセリンの投与によって速やかに消失する。

狭心症は、まず発作時の状況により、労作によって誘発される**労作狭心症**と安静時に出現する**安静狭心症**に分類される（表IV-4-5）。労作狭心症は、冠動脈に器質性狭窄があるため、労作により心筋酸素需要が増加しても供給が追いつかない状態であり、安静狭心症は、冠動脈の攣縮などにより、心筋への酸素供給が不足した状態である。また、症状の安定性によって**安定狭心症**と**不安定狭心症**に分けられる。後者の多くは、動脈硬化巣（粥腫）が破裂し、血栓が形成されることにより発症し、しばしば心筋梗塞を引き起こす。発生機序によると、動脈硬化性狭窄による**器質性狭心症**、血管壁の異常収縮による**冠攣縮性狭心症**、血栓形成による**冠血栓性狭心症**の3つに分けられるが（図IV-4-5）、実際にはこれらの機序が混在することも多い。冠血栓性狭心症は不安定狭心症にほぼ対応する。

不安定狭心症（冠血栓性狭心症）は**急性心筋梗塞** acute myocardial infarction に移行しやすく、また突然

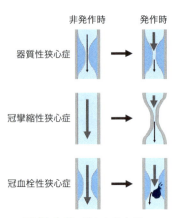

図 IV-4-5　様々な狭心症

表 IV-4-6　主な抗狭心症薬

抗狭心症薬（狭義）
硝酸薬（ニトログリセリン、二硝酸イソソルビドなど）
βアドレナリン受容体拮抗薬（プロプラノロール、アテノロール、メトプロロール、ビソプロロールなど）
カルシウムチャネル遮断薬（ニフェジピン、アムロジピン、ベニジピン、ジルチアゼム、ベラパミルなど）
抗血栓薬
抗血小板薬（アスピリン、チクロピジン、クロピドグレルなど）
抗凝固薬（ヘパリン、ワルファリンなど）

死を起こしやすい。このため、これらは連続した1つの病態と捉えられ、**急性冠症候群** acute coronary syndromeとよばれる。冠動脈形成術が必要となることが多いが、薬物治療上も特別の対応が必要になる。

抗狭心症薬 antianginal drugs

抗狭心症薬には表IV-4-6のようなものがある。薬物治療の目的は、狭心症発作改善と心筋梗塞予防の2つである。前者の目的では、主として**有機硝酸エステル**（硝酸薬）・**βアドレナリン受容体拮抗薬**（β遮断薬）・**カルシウムチャネル遮断薬**（カルシウム拮抗薬）を用い、心筋の酸素需要を低下させるか、または虚血部への血流を増加させる。狭義の抗狭心症薬はこれらをさす。後者の目的では、狭義の抗狭心症薬に加え、抗血栓薬などが用いられる。

■ 硝　酸　薬

ニトログリセリン　nitroglycerin
二硝酸イソソルビド　isosorbide dinitrate
一硝酸イソソルビド　isosorbide mononitrate
ニコランジル　nicorandil

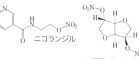

硝酸薬は多価アルコールと硝酸のエステルであり、体内での還元代謝で生成された**一酸化窒素（NO）**により血管拡張をもたらす。したがって、体内で活性代謝物 NO を生成するプロドラッグである。硝酸薬の代表**ニトログリセリン**は、グリセロールの硝酸エステル（三硝酸グリセロール）で、やや揮発性のある油状物質である。正確にはニトロ化合物（$C-NO_2$を有する化合物）ではないが、"ニトロ"グリセリンという呼称は正式名称として認められている。狭心症の型を問わず発作時の第1選択薬である。そのほか、**二硝酸イソソルビド**、**一硝酸イソソルビド**、**ニコランジル**などが開発されている。

● 薬理作用：　硝酸薬から生成された NO は、血管平滑筋および血小板の**可溶性グアニル酸シクラーゼ**を活性化し、cGMP の産生を促す。cGMP は、cGMP 依存性プロテインキナーゼを活性化し、ミオシン軽鎖の脱リン酸化を介して平滑筋を弛緩させ、血小板凝集

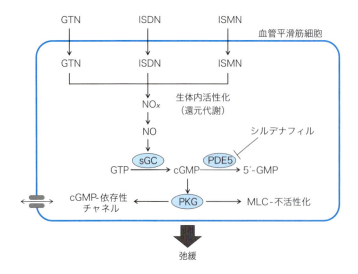

図 IV-4-6　硝酸薬の作用機序
GTN：ニトログリセリン、ISDN：二硝酸イソソルビド、ISMN：一硝酸イソソルビド、GTP：グアノシン三リン酸、sGC：可溶性グアニル酸シクラーゼ、cGMP：環状グアノシン一リン酸、PDE 5：ホスホジエステラーゼ 5、PKG：cGMP 依存性蛋白質リン酸化酵素（プロテインキナーゼ G）、MCL：ミオシン軽鎖。

を抑制する（図IV-4-6）。

低濃度のニトログリセリンは、動脈より静脈をより強く拡張させる。NOを生成する酵素が静脈により豊富なためと考えられる。このため静脈還流量（前負荷）が減り、心室拡張終期圧が低下するため、心筋酸素消費量が減少する。これが硝酸薬の主たる作用機序である。

高濃度では動脈も拡張するので血圧は低下する。しかし代償性の交感神経活性亢進により頻脈と血管収縮が起こり血圧を回復させようとする。冠動脈も拡張するので一時的に冠血流量は増えるが、心拍出量と動脈圧が低下するため冠血流量はやがて低下する。すなわち硝酸薬の薬効の主たる機序は冠拡張ではない。ただ、心内膜下の細動脈より、心外膜の太い冠動脈が拡張されやすいので、スティール現象を起こさずに虚血部へ優先的に血液を送り込める利点がある。

硝酸薬は、冠動脈攣縮も抑制するので冠攣縮性狭心症にも効く。また、血小板凝集を抑制するので、静脈内投与により冠血栓性狭心症にも用いられる。

● 薬物動態： ニトログリセリンは初回通過効果を受けやすい。還元された二硝酸グリセロールの血管拡張作用はニトログリセリンの約1/10なので、経口投与で効果を得るのはむずかしい。発作時に口腔内（とくに舌下）の静脈から吸収させるのが一般的である。吸収は速やかで投与後4分以内に血中濃度が最高となるが、半減期がきわめて短いため（1〜3分）、作用持続時間は20〜30分である。

二硝酸イソソルビドは、舌下投与で6分以内に最高血中濃度が得られる。半減期は約45分だが、還元代謝物も比較的強い血管拡張作用を有する上、半減期が3〜6時間と長いので、内服でも使用できる。実際、代謝物の一硝酸-5-イソソルビドも製剤化されており、経口投与で良好な生体利用率が得られる。

硝酸薬は、平滑筋細胞内で還元代謝されてNOを生成する。ニトログリセリンの代謝には2型アセトアルデヒド脱水素酵素（ALDH2）やCYPが、二硝酸イソソルビドの代謝には主にCYPが関与する。

● 有害反応： 硝酸薬の有害反応は、NOの循環器作用に対する二次的反応がほとんどである。血管拡張や心拍出量減少による血圧低下、潮紅、頭痛、めまい、失神、代償性交感神経活性化による動悸、頻脈などが起こる。

● 相互作用： ほかの血管拡張薬との併用でさらに血圧が下がるので、併用には注意を要する。とくに、シルデナフィルなどのPDE5阻害薬（→ p.307）と併用すると、細胞内cGMPが過剰になり、血管緊張が極度に低下して急性循環不全を来し、死に至ることもある。併用は禁忌である。

● 臨床使用： ニトログリセリンは狭心症発作の第1選択薬である。狭心症の型を問わず、舌下錠（0.3mg）により1〜2分で効果が現れる。2〜3回投与しても無効なら狭心症以外を疑うべきである。口渇の患者では吸収が遅くなるので舌下スプレーがよい。二硝酸イソソルビドの舌下錠や舌下スプレーもある。ニトログリセリンに比べると代謝が遅いため効果がやや遅れるが、持続時間が長い利点がある。運動やストレスで心筋酸素消費量の増加が予想されるとき、前もって投与すれば発作を未然に防ぐことができる。

発作予防のため、二硝酸イソソルビドなどの経口硝酸薬製剤が長期投与されることがある。ニトログリセリンも含めて、口腔粘膜貼付剤、皮膚貼付剤、軟膏なども開発されている。しかし、硝酸薬は耐性を生じやすく、頻繁な投与や持続的投与は薬効を著しく減弱させる。1日最低8時間は投与を中断し、発作のない時間帯の血中濃度を十分下げるべきである。

また、急性冠症候群、手術時の血圧コントロール、高血圧性緊急症、急性心不全などに用いる注射剤もある。

● 個別化医療： ニトログリセリンはALDH2で代謝活性化されるため、487番アミノ酸の多型によりALDH2活性に著しい差のある東アジア人では問題となりうる。ALDH2の活性が高い*1/*1に比べ、活性が低い*2アレル保持者ではニトログリセリンの効果発現が遅れる可能性がある。

● その他： 以前は、急性心筋梗塞患者への硝酸薬の使用は低血圧と反射性頻脈を引き起こすため禁忌とされていたが、今日では安全に用いることができるとされる。メタアナリシスによると、梗塞発症後24時間以内に用いれば生存率を高めることができる。

■ βアドレナリン受容体拮抗薬（β遮断薬）
プロプラノロールなど（→ p.212）

● 薬理作用： 心臓にはβ受容体、とくにβ₁受容体が豊富に存在する。交感神経の緊張により心筋β₁受容体が活性化されると、cAMPの増加により心拍数、心筋収縮力が増加し、心筋の代謝が亢進して酸素消費が増加する。β遮断薬は、主としてβ₁受容体への拮抗作用により心筋仕事量を減らし、酸素消費量を減らす。心拍数と心筋収縮力の低下による駆出期の延長と心室拡張終期容量の増大は酸素消費量を増す方向に働くが、正味の効果は酸素消費を減少させる。

β遮断薬は、心拍数減少により心臓の拡張期を延長させるため、冠血流量を増加させる方向に働くが、健常部の冠血流は相対的に減少させ、虚血部の血流を増加させるという特徴がある。このような血流の再分配

が起きるのは、健常部の冠動脈はβ受容体抑制により収縮するが、虚血部は酸素欠乏により拡張しきっておりβ受容体を抑制しても収縮しないためである。

● **臨床使用:** 心筋酸素消費量増大によって起こる労作狭心症に有効である（図IV-4-7）。吸収されて作用が現れるのに時間がかかるため、予防目的で用いられる。β遮断薬を用いると相対的にα作用が優位となるため血管平滑筋の緊張は高まる。したがって冠動脈攣縮による狭心症には無効であるばかりか悪化させる可能性もあり、少なくとも純粋な冠攣縮性狭心症（典型的には異型狭心症）には禁忌である。

心仕事量を減らすためISA（→ p.212）のないものが望ましい（**プロプラノロール、アテノロール**など）。β₂受容体遮断による血管抵抗の上昇を避けるため、β₁選択性の高いもののほうが望ましいともいわれる。β₂部分作動作用を有する**セリプロロール**もある。α₁受容体拮抗作用により血管収縮を起こしにくいαβ遮断薬も用いられる（**カルベジロール、アロチノロール**など）。そのほか、ATP感受性K⁺チャネル開口作用を有するもの、Ca²⁺チャネル遮断作用を有するもの、硝酸エステルなども開発されている。

不安定狭心症にも用いられるが、冠動脈攣縮が関与する場合は単独で用いるべきではない。心筋梗塞発症後にISAのないβ遮断薬を用いると生存率が改善される。

■ カルシウムチャネル遮断薬（カルシウム拮抗薬）

ニフェジピンなど（→ p.216）

● **薬理作用:** カルシウム拮抗薬は、ジヒドロピリジン系、ベンゾチアゼピン系、フェニルアルキルアミン系いずれも冠動脈平滑筋を弛緩させ冠血流を増加させる。抗狭心症作用は主として心筋への酸素供給量増加によると考えられる。冠動脈以外の動脈も拡張させるため後負荷が減少し、これによる心筋酸素消費量の減少も抗狭心症作用に寄与する。ただし硝酸薬と異なり静脈への作用は弱く、前負荷にはほとんど影響しない。動脈平滑筋弛緩作用はジヒドロピリジン系が最も強いが、強力な血圧低下により冠灌流圧が減少し、心筋酸素供給量はむしろ減少する可能性もある。

ベラパミルと**ジルチアゼム**は心拍数を減少させ、刺激伝導時間を延長し、心筋収縮力を抑制するため、これらによる心筋酸素消費量の低下も抗狭心症作用に貢献すると考えられる。心筋収縮力抑制はベラパミルのほうがより強い。ジヒドロピリジン系は、心筋収縮力抑制を示す濃度よりかなり低い濃度で血管拡張をもたらすため、臨床用量では心臓抑制はほとんど起こらない。**ニフェジピン**のような短時間作用薬では反射性頻

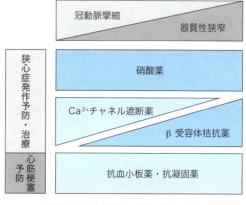

図 IV-4-7　抗狭心症薬の使い分け

脈を来して心筋酸素消費量をむしろ増加する可能性があったが、血中濃度上昇が緩徐な薬剤の開発でそのような問題は解消されている。

● **臨床使用:** ニトログリセリンほどの即効性はないので、狭心症発作の予防薬として使用される。冠攣縮性狭心症の予防にとくに有効だが、冠血流増加と心筋酸素消費量減少により労作狭心症にも有効である（図IV-4-7）。また、不安定狭心症でもしばしば冠攣縮が起こるため、カルシウム拮抗薬が用いられる。ジヒドロピリジン系は、反射性頻脈、冠灌流圧低下、スティール現象などにより狭心症を悪化させる場合があるので注意する。一方、ベラパミルとジルチアゼムは心不全を悪化させる可能性があり、心機能障害、刺激伝導障害のある場合は禁忌である。

急性冠症候群治療薬

不安定狭心症（冠血栓性狭心症）は粥腫の破裂部位に血栓が形成されることで発症し、大血栓が急激に生ずると急性心筋梗塞へと進行する。これを阻止するため、抗血栓薬（→ p.249）を中心とする様々な薬物が用いられる。

不安定狭心症には薬物治療を試み、治療に抵抗する場合は**冠動脈形成術**を行う。一般に、酸素、鎮痛薬（オピオイドを用い、アスピリン以外のNSAIDsは避ける）、抗不安薬（ジアゼパムなど）とともに、心筋虚血改善のため硝酸薬、β遮断薬、カルシウム拮抗薬（ベラパミル、ジルチアゼム）、血栓形成抑制のため抗血小板薬（アスピリン、クロピドグレルなど）、抗凝固薬（ヘパリンなど）を用いる。急性期以後は、長期的な心血管イベントの抑制が期待できるHMG-CoA還元酵素阻害薬やRAA系阻制薬の使用が推奨される。

アスピリン（200～300 mgを咀嚼内服させる）は、心筋梗塞の発生率や心筋梗塞による死亡率を減少させる。アスピリンが使えない場合にはクロピドグレルな

どを用いる。**ヘパリン**（未分画または低分子）には、不安定狭心症を抑制し心筋梗塞を予防する効果が認められている。

心筋梗塞に進行した場合は**冠動脈形成術**による**再灌流療法**を基本とする。発症6時間以内であれば、代替療法として**血栓溶解薬**（アルテプラーゼなど）が用いられるが、重大な出血のリスクがある。不安定狭心症同様、心筋虚血改善と血栓形成抑制のため薬物療法を行う。必要に応じて抗不整脈薬も用いられる。

心筋梗塞の二次予防には、抗血小板薬、抗凝固薬、β遮断薬、カルシウム拮抗薬などいわゆる抗狭心症薬のほか、粥腫を安定化させ破裂を防ぐため様々な薬物が試みられている。粥腫の不安定要因として酸化ストレスや炎症が重視され、HMG-CoA還元酵素阻害薬やRAA系抑制薬などの効果が示唆されている。糖尿病があれば厳重な血糖コントロールを行う。硝酸薬の予防的長期投与は耐性を生じ、かえって酸化ストレスを増す可能性があり勧められない。

心不全の薬 drugs used for heart failure

> **● キーポイント**
> 1. 急性心不全と慢性心不全では、治療薬が大きく異なる。
> 2. 急性心不全では、強心薬や利尿薬、硝酸薬などの注射剤が中心となる。
> 3. 慢性心不全では、βアドレナリン受容体拮抗薬とレニン–アンギオテンシン–アルドステロン系抑制薬が中心となり、利尿薬、強心薬（主にジギタリス製剤）なども用いられる。

心不全の病態生理

原因を問わず、心臓が末梢組織に血液を適切に供給できない状態を、**心不全** heart failure という。心筋収縮能の低下によることが多いが、拡張能の低下による場合もある。うっ血による症状が主体で（**うっ血性心不全**）、易疲労、動悸、呼吸困難、肺うっ血、頸静脈怒張、肝脾腫、下腿浮腫などがみられる。**急性心不全**（急性心筋梗塞や心筋炎など）では、心拍出量と血圧を維持するために交感神経が緊張し、心筋収縮力を高め、血管を収縮させて静脈還流を増やす。続いて、圧利尿の低下とレニン–アンギオテンシン–アルドステロン系（RAA系）の活性化により体液が貯留し、中心静脈圧を上昇させて心拍出量を維持する。**慢性心不全**（心筋症や弁膜症、急性疾患の慢性期など）では、心機能を代償するため肥大や拡張などの**心筋リモデリング**が生じるが、これにより心機能はさらに悪化し、悪循環に陥る。

薬物治療の基本

心不全の病態と主な治療薬の作用点を図IV-4-8に示す。

急性心不全と慢性心不全では、基本的な治療薬が大きく異なる。急性心不全（または重症心不全）では、経静脈的に強心薬や利尿薬、硝酸薬などを投与し、心筋収縮力を高めるとともに前負荷と後負荷を減少させる。慢性心不全の治療は、以前は、強心配糖体（ジギタリス製剤）と利尿薬の併用が基本とされていたが、1990年頃より治療法の大幅な転換が起こり、現在では、循環動態の改善と心筋リモデリングの抑制をもたらす**βアドレナリン受容体拮抗薬（β遮断薬）**と

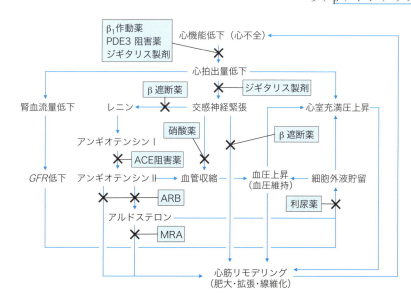

図 IV-4-8 心不全の病態と治療薬の作用点
PDE3：ホスホジエステラーゼ3、GFR：糸球体濾過率、ACE：アンギオテンシン変換酵素、ARB：アンギオテンシン受容体拮抗薬、MRA：ミネラルコルチコイド受容体拮抗薬。

主な心不全の薬

表 IV-4-7 主な心不全治療薬

強心薬
- cAMP依存性
  - $β_1$アドレナリン受容体作動薬（ドパミン、ドブタミン、ドカルパミン、デノパミンなど）
  - ホスホジエステラーゼ3阻害薬（ミルリノン、オルプリノンなど）
  - その他（ブクラデシン、コルホルシンダロパートなど）
- cAMP非依存性
  - ジギタリス製剤（ジゴキシン、ジギトキシン、メチルジゴキシン、デスラノシドなど）
  - カルシウム感受性増強薬（ピモベンダンなど）

利尿薬
- ループ利尿薬（フロセミド、ブメタニド、ピレタニド、アゾセミド、トラセミドなど）
- カリウム保持性利尿薬（スピロノラクトン、カンレノ酸、トリアムテレンなど）

βアドレナリン受容体拮抗薬（メトプロロール、カルベジロール、ビソプロロールなど）

レニン-アンギオテンシン系抑制薬
- アンギオテンシン変換酵素阻害薬（エナラプリル、リシノプリルなど）
- アンギオテンシン受容体拮抗薬（カンデサルタンなど）

ミネラルコルチコイド受容体拮抗薬（スピロノラクトン、エプレレノンなど）

硝酸薬（ニトログリセリン、二硝酸イソソルビド、ニトロプルシドなど）

ナトリウム利尿ペプチド製剤（カルペリチドなど）

RAA系抑制薬が、慢性心不全の基本的治療薬となっている。

主な心不全の薬

心不全患者に用いられる主な薬物を表IV-4-7に示した。以下、重要な薬物について解説する。

強心薬

心筋収縮力を増強することにより心拍出量を増加させる作用（陽性変力作用）を有する薬物を**強心薬**という。強心薬は、心筋cAMPの上昇を介する**カテコールアミン誘導体（$β_1$アドレナリン受容体作動薬）、ホスホジエステラーゼ阻害薬**と、心筋cAMPの上昇を介さない**強心配糖体（ジギタリス製剤）、カルシウム感受性増強薬**に分類できる。前者は主として急性心不全や重症心不全に対して用いられる。慢性心不全に対してはジギタリス製剤が補助的に用いられることがあるが、延命効果は認められない。

■ カテコールアミン誘導体（$β_1$アドレナリン受容体作動薬）

ドパミン塩酸塩　dopamine hydrochloride
ドブタミン塩酸塩　dobutamine hydrochloride
デノパミン　denopamine

● 薬理作用：　$β_1$アドレナリン受容体刺激による心筋収縮力の増強が共通する機序である（図IV-4-9）。$β_1$受容体は細胞内cAMPを増加させ、cAMP依存性プロテインキナーゼ（PKA）を活性化する。PKAは、L型Ca^{2+}チャネルをリン酸化してCa^{2+}流入を促し、流入したCa^{2+}が小胞体リアノジン受容体に働きCa^{2+}を放出させる。また、PKAはホスホランバンをリン酸化することで小胞体のCa^{2+}取り込みを促し、小胞体のCa^{2+}含量を増加させる。これらにより心筋の収縮力が増強される。

ただし、内因性カテコールアミンのドパミンは、主

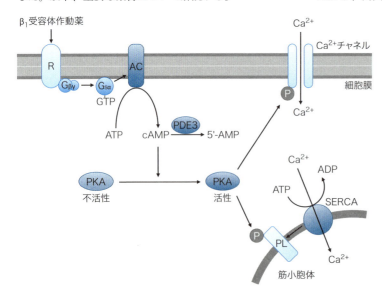

図 IV-4-9　$β_1$受容体作動薬の作用機序
R：$β_1$受容体、$G_{sα}$：G蛋白質G_sのαサブユニット、$G_{βγ}$：G蛋白質のβ・γサブユニット、AC：アデニル酸シクラーゼ、PDE3：ホスホジエステラーゼ3、PKA：cAMP依存性蛋白質リン酸化酵素（プロテインキナーゼA）、P：リン酸基、SERCA：筋小胞体Ca^{2+}-ATPアーゼ、PL：ホスホランバン。

に刺激する受容体が濃度により変化する。低濃度（投与量 1〜3 µg/kg/分）では腎血管のドパミン D_1 受容体を刺激して血管を拡張させ、腎血流増加により利尿作用を示す。濃度が増加すると（投与量 3〜10 µg/kg/分）、$β_1$ 受容体を刺激して強心作用を示す。心拍出量が増し、血圧が上がる。さらに高濃度では（投与量 10 µg/kg/分以上）、$α_1$ アドレナリン受容体も刺激するため、末梢動静脈が収縮して血圧がさらに上昇する。ドパミンはノルアドレナリンの前駆体なので、中用量以上での作用には、ノルアドレナリンも関与すると考えられる。

ドブタミンは $β_1$ および $β_2$ 受容体の作動薬で、心拍数や血圧にあまり影響を与えずに、心拍出量を増加させる。長時間使用すると耐性を生じる。**デノパミン**は選択的 $β_1$ 受容体作動薬である。

● **有害反応**： 頻脈や不整脈が現れやすい。とくに重症心室性不整脈に注意する。

● **相互作用**： ドパミン（低用量）とドブタミン（中用量）を併用すると、利尿作用と強心作用の相乗効果に加え、副作用低減が期待できる。当然ながら、β 遮断薬を併用すると効果が弱まる可能性がある。

● **臨床使用**： 主に、急性心不全や重症心不全の循環動態を短期間維持するため、点滴静注で用いる。ドパミンは低〜中用量（1〜5 µg/kg/分）で用い、ドブタミンは 2〜3 µg/kg/分で開始しモニタリングしながら漸増する。ドパミンは、血管拡張性ショック時の昇圧にも用いるが、このときは高用量を要する。デノパミンは慢性心不全に経口で用いられるが、補助的使用に限られる。なお、イソプレナリンやアドレナリン、ノルアドレナリンは、心不全に対してほとんど有益性が認められない。

■ **ホスホジエステラーゼ 3 阻害薬**
　ミルリノン　milrinone
　オルプリノン塩酸塩水和物
　olprinone hydrochloride hydrate

心筋の cAMP は主にホスホジエステラーゼ 3（PDE 3）によって 5'-AMP に加水分解されるため、PDE 3 を阻害する薬物は cAMP 濃度を高めることにより心筋収縮力を増強する。また血管平滑筋の cAMP も増加させ、血管を弛緩させる。急性心不全に対し、カテコールアミン誘導体に引き続いて経静脈的に使用されるが、慢性心不全への使用は生命予後をかえって悪化させる。

■ **ジギタリス製剤**
　ジゴキシン　digoxin
　メチルジゴキシン
　metildigoxin
　ジギトキシン
　digitoxin

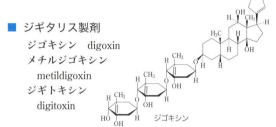

ジギタリス digitalis は、和名をキツネノテブクロというゴマノハグサ科の 2 年草で、指貫に似た花の形からこの名がある。スコットランドで浮腫の民間治療薬として用いられていたが、1785 年、内科医ウィザリングによって慢性心疾患、肺浮腫、浮腫に対する効果が記載され、20 世紀初めに主成分の**ジギトキシン**、**ジゴキシン**が単離された。ステロイド核の 3 位に 3 分子の糖（ジギトキソース）、17 位に不飽和ラクトン環を配する（**強心配糖体**とよばれる）。長いあいだ慢性心不全の中心的な治療薬だったが、現在では、標準治療（β 遮断薬、RAA 系抑制薬）を用いても症状が残る患者に用いる薬の 1 つである。

● **薬理作用**： 心筋細胞膜の **Na^+/K^+-ATP アーゼ（Na^+ ポンプ）** を阻害することにより、陽性変力作用を示す（図IV-4-10）。Na^+ ポンプが阻害されると Na^+ の排出が低下し、これにより Na^+-Ca^{2+} 交換体による Ca^{2+} の排出が低下する。その結果、細胞内の貯蔵 Ca^{2+} が増加するため、収縮力が増強される。また、中枢性迷走神経刺激作用を有し、これにより洞房結

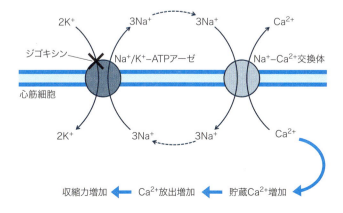

図 IV-4-10　ジギタリスの作用機序

節・房室結節を抑制して心拍数を減少させる。

● 有害反応： 多いのは消化器症状（悪心・嘔吐、食欲不振、下痢など）だが、最も注意を要するのは**不整脈**の誘発である。貯蔵 Ca^{2+} の増加により自発的な Ca^{2+} 放出が増加し、これが Na^+–Ca^{2+} 交換体を介して遅延後脱分極（DAD）を発生させ、心室性期外収縮を誘発する。また、高用量では交感神経刺激作用を示すため様々な不整脈が誘発される。そのほか、頭痛、眠け、黄視症など多彩な有害反応を示す。

低カリウム血症では Na^+/K^+-ATPアーゼへの親和性が増加するため、有害反応が起こりやすい。また、高カルシウム血症では Ca^{2+} 放出が誘発されることにより、心筋虚血では ATP 枯渇で Na^+/K^+-ATPアーゼ阻害が促進されることにより、有害反応が起こりやすくなる。

● 薬物動態： ジゴキシンは水溶性で、消化管吸収が比較的悪く、糸球体濾過および近位尿細管 MDR1 を介してほとんど未変化体のまま尿中排泄される。分布容積が 9.51 L/kg と大きく、消失半減期は 1〜2 日である。**メチルジゴキシン**は、ジギトキソースの 4 位をメチル化した誘導体で、脂溶性が増し消化管吸収が改善されている。それ自体も薬理活性を有するが、体内で脱メチル化されジゴキシンになる。ジギトキシンは脂溶性で、消化管吸収がよく、アルブミン結合率が高い。胆汁中に排泄され腸肝循環する。消失半減期が 7 日と長い。

● 臨床使用： ジゴキシンとメチルジゴキシン以外の使用は限られる。ジギトキシンは現在市販されていない。治療域が狭く、重篤な有害反応が現れることが比較的多いため、血中濃度モニタリングが勧められる。低濃度なら心不全症状の改善に有効だが、生命予後の改善は期待できない。迷走神経刺激作用があるため、頻脈性不整脈に用いられることもある。

■ カルシウム感受性増強薬

ピモベンダン pimobendan

心筋トロポニンの Ca^{2+} 感受性を増強することにより、心筋収縮力を増強する。また、PDE 3 阻害作用も有する。急性心不全や重症心不全に用いられることがあるが、不整脈を誘発しやすく、慢性心不全に用いると予後を悪化させる。

利 尿 薬

フロセミドなど（➡ p.243）

利尿薬は、急性および慢性心不全のうっ血症状の改善にとって中心的な薬物である。循環血液量（前負荷）を減少させ、心室充満圧を低下させる。

急性心不全には、**ループ利尿薬**や**カリウム保持性利尿薬**が経静脈的に投与される。慢性心不全にはこれらの経口剤や、**チアジド系利尿薬**なども用いられる。ループ利尿薬とチアジド系利尿薬は併用で相乗効果が期待できる。また、ループ利尿薬とカリウム保持性利尿薬の併用で血清カリウムの変動を相殺しうる。

ループ利尿薬に心不全患者の生命予後改善効果は証明されていないが、スピロノラクトンやエプレレノンはミネラルコルチコイド受容体拮抗薬（後述）として、アルドステロン拮抗作用により心筋リモデリングを抑制し生命予後を改善する。

β アドレナリン受容体拮抗薬（β 遮断薬）

メトプロロール酒石酸塩 metoprolol tartrate
カルベジロール carvedilol
ビソプロロールフマル酸塩 bisoprolol fumarate

1980 年代まで心不全治療薬の中心は強心薬であったが、生命予後は改善されなかった。1990 年代前半、それまで心不全には禁忌とされてきた β 遮断薬が心不全の死亡率を下げることが報告され、その後数々の臨床試験で確認された。いまでは慢性心不全の基本薬の 1 つとなっている。一般に少量が投与され、投与開始後一時的に心機能が低下しても、しばらくすると逆に改善する。

● 薬理作用： 交感神経の抑制により、重症心室性不整脈が減ったり、酸化ストレスが抑制されて心筋リモデリングが抑制されたりすることで、生命予後を改善する。**メトプロロール**は、心不全への有効性が初めて示された β 遮断薬で、$β_1$ 選択的で ISA がない。**カルベジロール**は、$β_1$/$β_2$/$α_1$ 受容体拮抗作用を有する非選択的 αβ 遮断薬である。**ビソプロロール**は、心不全の原因によらず死亡率を低下させることが示されており、$β_1$ 選択的で ISA がない。

● 臨床使用： 過度の心機能低下を招かないよう、最小量から投与を開始する。なお、慢性心不全に対して日本で保険適応となっているのは、カルベジロールとビソプロロールのみである。

レニン–アンギオテンシン系抑制薬

エナラプリルマレイン酸塩 enalapril maleate
リシノプリル水和物 lisinopril hydrate
カンデサルタンシレキセチル candesartan cilexetil

アンギオテンシン II の抑制は心不全治療の要であり、多くの臨床的エビデンスに支えられ、心不全治療の最も中心的な治療薬となっている。

● 薬理作用： レニン–アンギオテンシン系（RA系）は心不全の病態形成において中心的役割を果たし

ている（図IV-4-8）。アンギオテンシンⅡは血圧を上昇させるとともに酸化ストレス産生などにより心血管系リモデリングを促し、不整脈を誘発し、さらに副腎のカテコールアミン分泌を高める。RA系抑制薬は、血管拡張による後負荷の減少とともに、酸化ストレスの抑制を介して心筋リモデリングを抑制する。

● 臨床使用： ACE阻害薬（➡ p.214）、ARB（➡ p.214）とも、心不全への有益性を示す多くの臨床的エビデンスがある。日本では**エナラプリル**、**リシノプリル**、**カンデサルタン**のみ心不全に適応がある。

ミネラルコルチコイド受容体拮抗薬（抗アルドステロン薬）

スピロノラクトン spironolactone
エプレレノン eplerenone

スピロノラクトンは、古くからカリウム保持性利尿薬として使用されてきた。しかし、近年、アルドステロンにより心筋リモデリングが増悪することが明らかとなり、カリウム保持性利尿薬としてではなくミネラルコルチコイド受容体（MR）拮抗薬（抗アルドステロン薬）として、積極的な使用が推奨されるようになった。今日ではMR選択性の高い**エプレレノン**が開発されている。

● 薬理作用： MRに結合するアルドステロンに拮抗することにより、心不全で顕著に増加するアルドステロンの作用（水・塩分貯留、線維化など心筋リモデリング）を抑制する。スピロノラクトンはMR選択性が低く、性ホルモン受容体にも親和性があるが、エプレレノンはMR選択性が高い。スピロノラクトンもエプレレノンも、心不全による死亡を有意に低下させるという臨床的エビデンスがある。

● 有害反応： スピロノラクトンはMRへの特異性が低いため、抗アンドロゲン作用による女性化乳房などがしばしば問題となるが、エプレレノンは性ホルモン受容体への親和性が低いためそのような有害反応は現れにくい。腎障害がある場合、高カリウム血症に注意が必要である。

● 臨床使用： エプレレノンはしばらく降圧薬としてのみ承認されていたが、最近、慢性心不全に対しても保険適応となった。

硝　酸　薬

ニトログリセリンなど（➡ p.218）

血管拡張により前負荷のみならず後負荷も減少させるため心拍出量を増加させる。また、冠血流増加により虚血性心疾患の心機能を改善する。血圧低下に注意を要する。長期投与で耐性を生じる。主に急性心不全

の血行動態を改善するため経静脈的に用いられる。

ナトリウム利尿ペプチド製剤

カルペリチド carperitide

カルペリチドは心房性ナトリウム利尿ペプチド（ANP；➡ p.46）の製剤である。グアニル酸シクラーゼ活性を有するGC-A受容体に働き、細胞内cGMPを増加させる。腎臓に作用してナトリウム利尿を促進し、血管平滑筋に働いて血管を拡張させる。血圧低下に注意を要する。主に急性心不全に用いられる。

抗不整脈薬 drugs used for arrhythmias

● キーポイント

1. 心臓電気生理学の進歩により、不整脈の発生機序や抗不整脈薬の作用機序が明らかとなり、抗不整脈薬の論理的な選択や創薬が可能となりつつある。
2. 抗不整脈薬は根治療法ではなく、症状を除く対症療法であるが、患者のQOLを改善する上で大切な薬剤である。
3. 抗不整脈薬は一般に安全域が狭く、催不整脈や心抑制などの有害反応と薬効が近接している"諸刃の剣"である。
4. 薬効や有害反応の発現には個人差があるので、心電図などによる症例ごとのモニタリングによる慎重な投与を要する。

不整脈の成因

心臓の刺激伝導系

図IV-4-11に示すように、正常な心臓の電気的活動は、洞房結節の自動能とそこに分布している自律神経（交感神経と迷走神経）のバランスによって決定される。洞房結節から発生した活動電位が心房筋を電気的に興奮させると心房収縮が起こり、心房内の血液が心室に能動的に送り込まれる。活動電位が房室結節に到達すると、ここは心筋のなかで最も伝導速度が遅いため伝導が停滞し、血液が十分に心室に流れ込むことを可能としている。ヒス束に伝播すると活動電位は右脚と左脚を高速で伝わり両心室の収縮を引き起こし、肺と全身に血液が駆出される。

心筋細胞のイオンチャネルと電気的活動

心筋には4種類のイオン Na^+、Ca^{2+}、K^+、Cl^- を通すチャネルが存在し、これらを介してイオンが移動することにより活動電位が発生し、心筋の機械的な収縮へつながる（ただし、Cl^- の生理的役割は明確ではない）。

図IV-4-12に示すように、まず Na^+ が細胞外から流入することにより活動電位の0相を形成し、この

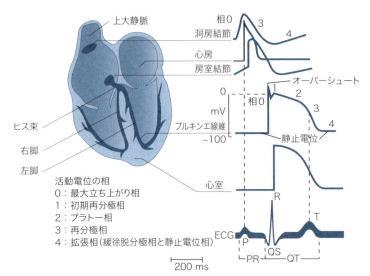

図 IV-4-11　心臓の構造と電気現象
洞房結節、房室結節、プルキンエ線維では、ペースメーカー電位（第4相の緩徐脱分極）がみられるが、心房筋と心室筋では静止膜電位の脱分極はみられない。心電図（ECG）におけるP波は心房の脱分極の伝播、QRS波の幅は心室の脱分極の伝播時間を示す。T波は心室の再分極を示す。PR時間は心房興奮の開始から心室に刺激が伝播するまでの時間で、房室結節の伝導時間が反映される。QT時間は心室筋の活動電位持続時間を反映する。
［柳澤輝行ら 監訳，"カッツング薬理学 原書10版"．丸善；2009：p.227，図14-3を参考に改変］

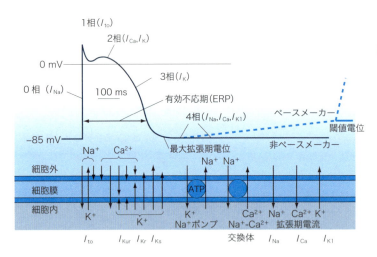

図 IV-4-12　心室筋（プルキンエ線維）の活動電位を構成するイオンチャネル
活動電位は様々なイオン電流により発生し、0相から4相を形成する。洞房結節と房室結節の心筋細胞では、0相の形成はNa^+でなくCa^{2+}の流入による。刺激伝導系の細胞はすべてペースメーカー電位を有する。Na^+/K^+-ATPアーゼやNa^+-Ca^{2+}交換体は、細胞内イオンを定常状態に復帰させる。拡張期にも小さな電流が流れており、そのバランスで静止膜電位やペースメーカー電位が形成される。ATP：アデノシン三リン酸。
［柳澤輝行ら 監訳，"カッツング薬理学 原書10版"．丸善；2009：p.227，図14-3を参考に改変］

立ち上がり速度が心筋における活動電位の伝播速度を規定する。このNa電流（I_{Na}）はすぐ不活化され、一過性の外向きK電流（I_{to}）のために短い再分極が起こり、**1相**が形成される。すぐにCa^{2+}電流（I_{Ca}）が流入を開始し、引き続いて外向きのK^+電流（I_K）が流出を開始するため、陽イオンの出入のバランスがとれているあいだはプラトー相（**2相**）が形成される。Ca^{2+}の流入停止後はK^+の流出のみとなるので再分極し、**3相**を形成する。ただし、洞房結節と房室結節の心筋細胞では0相で流入するのはNa^+でなくCa^{2+}であり、立上り速度は一般心筋細胞に比べると遅く、房室結節での伝導速度が遅いことの機序となっている。

K^+チャネルには、静止膜電位を形成している内向き整流K^+チャネルを介したI_{K1}、活動電位1相を形成する一過性外向きK^+チャネルを介したI_{to}、再分極をもたらす遅延整流K^+チャネルを介したI_K、ムスカリン受容体と共益して活性化されるアセチルコリン感受性K^+チャネルを介する$I_{K,ACh}$、虚血などで細胞内ATPが減少したときのみ発現する$I_{K,ATP}$などがある。$I_{K,ACh}$は心房筋や洞房結節、房室結節により多くみられる。活動電位再分極時のI_Kには、活性化キネティクスの違いによりI_{Kur}、I_{Kr}、I_{Ks}があり、多くの抗不整脈薬はI_{Kr}を遮断する。I_{Kr}は頻脈より徐脈のときほどブロックされるので、徐脈のときほど活動電位が延長するという逆頻度依存性ブロックとなり、抗不整脈薬としては適切ではない。一方、I_{Ks}の遮断は頻脈のときほど活動電位持続時間を延長させるため、I_{Ks}の遮断薬投与の際、徐脈に伴う**捻れ状多形性心室頻拍**TdP（torsades de pointes）（後述）の出現は少ないと考えられる。

0相から3相までのあいだが有効不応期といわれ、どんなに強い電気的刺激に対しても反応できない。ま

た、ペースメーカー電位は洞房結節で一番顕著であるが、刺激伝導系の細胞はすべて自動能をもっている。自動能を有する細胞では静止膜電位が徐々に脱分極する緩徐拡張期脱分極が閾値電位に達し活動電位を規則的に発生する。洞房結節の自動能は拡張期に Ca^{2+} 電流や Na^+ 電流が流入することや K^+ が減少していくことによって脱分極が促進されるといわれている。したがって自動能を変化させる大きな要因は、最大拡張期電位のレベル、ペースメーカー電位の傾斜、閾値電位レベルである。傾斜を急峻にして頻脈となる要因としては体温上昇、低カリウム血症（I_{K1} を抑制）、交感神経興奮、カテコールアミン投与であり、傾斜を緩やかにして徐脈となるものは低体温、高カリウム血症、迷走神経亢進、アセチルコリン投与である。多くの抗不整脈薬は、これらのイオンチャネルを遮断することにより、その効果を発揮する。

不整脈の電気生理学的機序

不整脈の発生機序としては、**刺激生成異常**（異常自動能、撃発活動 triggered activity）と**刺激伝導異常**（リエントリーによる興奮波の回旋）がある。頻度的にはリエントリーによるものが多い。図IV-4-13A のように、リエントリーが成立するためには、一方向性ブロックと緩徐伝導の存在により、タイミングよく興奮旋回路が形成される必要がある。不整脈は、Na^+ や Ca^{2+} チャネルを遮断して伝導を遅くするか、K^+ チャネルを遮断して不応期を延ばし興奮旋回を止めることによって停止する。

刺激伝導系以外の正常な心筋は、拡張期に脱分極しないので自動能はもたないが、様々な障害により静止膜電位が浅くなると自発性拡張期脱分極が出現し自動能が発生する。これを**異常自動能**という（図IV-4-13B）。異常自動能が原因で起こる不整脈としては、一部の心房頻拍や心室の副調律などがある。図IV-4-13C のように、**撃発活動** triggered activity は、活動電位の3相や再分極直後に生ずる後脱分極により惹起される。**早期後脱分極** early afterdepolarization（EAD）と**遅延後脱分極** delayed afterdepolarization（DAD）の2つの機序がある。EAD は、QT 延長症候群における**捻れ状多形性心室頻拍**（TdP）の発生機序と考えられている。これは再分極をもたらす I_K が抑制され長いプラトー相となるために Ca^{2+} 電流が増え、細胞内 Ca^{2+} 過負荷のために膜が脱分極することによると考えられている。DAD は、ジギタリス中毒、低カリウム血症、高カルシウム血症、カテコールアミン投与、頻脈刺激などで細胞内の Ca^{2+} 貯蔵庫である小胞体からの Ca^{2+} の放出と取り込みが周期的に行われ、細胞内遊離 Ca^{2+} 濃度の変化による膜電位の変動がその機序と考えられている。肺静脈起源の心房細動、交感神経亢進時やジギタリス中毒の不整脈、再灌流不整脈、特発性心室頻拍（右室流出路起源）の発生機序と考えられている。

不整脈の種類

図IV-4-14 のように、不整脈はその心拍の違いにより**徐脈性不整脈**と**頻脈性不整脈**に分類する。徐脈性不整脈は洞房結節と房室結節がその発生の場となる。頻脈性不整脈は発生源により、**上室性**と**心室性**にわけ、発生様式により単発の**期外収縮**、3連発以上連発

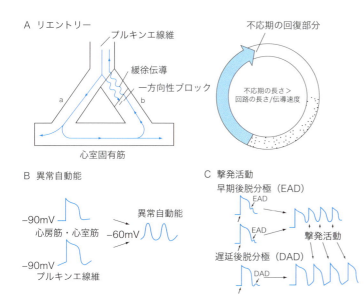

図 IV-4-13　不整脈の発生機序
(A) リエントリーのモデルとして、末梢プルキンエ線維と心室固有筋の接合部でリエントリーが起こる機序を図示している。(B) 異常自動能、心房筋や心室筋、プルキンエ線維などから静止膜電位が浅くなると異常自動能が発生する。(C) 撃発活動は早期後脱分極（EAD）や遅延後脱分極（DAD）から発生する。

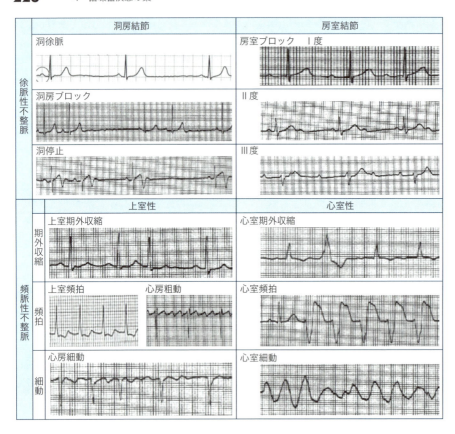

図 IV-4-14 不整脈の種類

徐脈性不整脈と頻脈性不整脈があり、徐脈性不整脈は洞房結節と房室結節がその発生源になり、頻脈性不整脈はその発生源が心房や接合部にある上室性と心室にある心室性に分けられる。

すると**頻拍**、頻拍が持続するか否かで持続性頻拍、非持続性頻拍となり、頻拍の回旋が多起源で非同期だと**細動**となる。

上室期外収縮は心房または房室接合部から発生する期外収縮であるが、近年は心房と血管（大静脈、冠静脈洞、肺静脈、肺動脈、大動脈）との境界部もその発生源となることが明らかとなってきた。とくに心房細動は左心房に繋がっている4本の肺静脈との境界部分が発生源となっていることが多くカテーテルアブレーションという手法で肺静脈と左心房の電気的連続性を遮断することにより根治できるようになった。また、器質的心疾患に伴わない特発性の心室期外収縮や頻拍の場合、交感神経活動亢進が誘因となって右室流出路（肺動脈への移行部）から発生するもの（左脚ブロック型＋下方軸）やCa^{2+}チャネル依存性心筋が存在する左脚後枝領域のプルキンエ線維を起源とするもの（右脚ブロック型＋上方軸）がある。器質的心疾患に伴う不整脈は、虚血、圧負荷、肥大、拡張などにより構造学的、電気生理学的リモデリングが起こり、リエントリーの機序で発生することが多い。

抗不整脈薬の分類とその変遷

表IV-4-8に古典的な分類法であるシング－ヴォーン・ウィリアムズ Singh-Vaughan Williams 分類（1970年）と詳細な電気生理学的作用に基づいた新しい分類法であるシシリアン・ガンビット Sicilian Gambit 分類（1991年）を組み合わせた抗不整脈薬の一覧を示す。抗不整脈薬は作用するチャネルや受容体によって分類される。シング－ヴォーン・ウィリアムズ分類 I 群は主に Na^+ チャネル遮断薬、II 群は β 受容体拮抗薬、III 群は K^+ チャネル遮断薬、IV 群は Ca^{2+} チャネル遮断薬である。シシリアン・ガンビット分類では I 群の多くは Na^+ チャネルだけでなく K^+ チャネル、Ca^{2+} チャネル、β 受容体、ムスカリン受容体などにも作用することが示され、また、II、III、IV群も複数のチャネルや受容体に作用することがわかる。

不整脈に対する薬物治療は、オランダの医師ウェンケバッハ Karel Frederik Wenckebach が1914年に心房細動に対してキニジンを用いたことにはじまる。わが国では1953年にプロカインアミドが使用されるようになり、1960年代から90年代にかけて次々と新薬が承認され使用されるようになった。当時は様々な不整脈に対して多くの薬剤が併用されることもあったが、1989年に CAST (Cardiac Arrhythmia Suppression Trial) とよばれる大規模臨床試験の結果[*1]が発表され、抗不整脈薬による心室期外収縮の治療が必ずしも

表 Ⅳ-4-8　シング–ヴォーン・ウィリアムズ分類とシシリアン・ガンビット分類による抗不整脈薬の一覧

シング–ヴォーン・ウィリアムズ分類	シシリアン・ガンビット分類	Na⁺チャネル遮断 遮断の強さ	Na⁺チャネル遮断 結合・解離	Na⁺チャネル遮断 活性化/不活性化	K⁺チャネル遮断 遮断の強さ	Ca²⁺チャネル遮断	β受容体拮抗	α受容体拮抗	ムスカリン受容体	アデノシン受容体作動	Na⁺/K⁺-ATPアーゼ阻害
Ⅰ群薬	リドカイン	+	f	I							
	メキシレチン	+	f	I							
	アプリンジン	++	m	I	+	+					
	プロパフェノン	++	m	A	+		++				
	ジソピラミド	+++	s	A	++				+(拮抗)		
	シベンゾリン	+++	s	A	++	+			+(拮抗)		
	ピルジカイニド	+++	s	A							
	フレカイニド	+++	s	A	+						
Ⅱ群薬	プロプラノロール	+					++				
	メトプロロール						++				
	ビソプロロール						+++				
	ランジオロール						+++				
	カルベジロール				+		+++	+			
Ⅲ群薬	ニフェカラント				+++						
	ソタロール				+++		++				
	アミオダロン	+	f		+++	+	++	++			
Ⅳ群薬	ベラパミル	+	f			+++			++		
	ジルチアゼム					++					
	ベプリジル	+	f		+++	+++					
Ⅴその他	アデノシン（ATP）									+	
	ジギタリス								+(作動)		+

f：速い、m：中間、s：遅い、A：活性化（開口）チャネル遮断薬、I：不活性化チャネル遮断薬。

患者の生命予後を改善しないことが明らかとなった。すなわち、不適切に用いられると抗不整脈薬の催不整脈作用や心抑制作用が生命予後を悪くすることが認識され、器質的心疾患を有する患者における不整脈治療は、心抑制の強いNa⁺チャネル遮断薬からそれが少ないK⁺チャネル遮断薬や少量のβ受容体拮抗薬へとシフトしている。

主な抗不整脈薬

抗不整脈薬の種類と薬理作用

■ Na⁺チャネル遮断作用が主体の薬物

　リドカイン塩酸塩
　　lidocaine hydrochloride
　メキシレチン塩酸塩
　　mexiletine hydrochloride

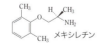

　ジソピラミド　disopyramide／ジソピラミドリン酸塩
　　disopyramide phosphate
　プロパフェノン塩酸塩　propafenone hydrochloride
　アプリンジン塩酸塩　aprindine hydrochloride
　シベンゾリンコハク酸塩　cibenzoline succinate

　フレカイニド酢酸塩　flecainide acetate
　ピルジカイニド塩酸塩水和物
　　pilsicainide hydrochloride hydrate

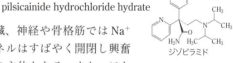

　心臓、神経や骨格筋ではNa⁺チャネルはすばやく開閉し興奮伝導の主体となる。また、ほとんどの不整脈の機序であるリエントリーでの伝導を担っている。Na⁺チャネル遮断作用が主体の抗不整脈薬の基本構造は局所麻酔薬と同じである。**リドカイン、メキシレチン、ピルジカイニドは純粋なNa⁺チャネル遮断薬**であるが、これ以外の薬剤は表Ⅳ-4-8のようにK⁺チャネル遮断作用、Ca²⁺チャネル遮断作用、β受容体拮抗作用、ムスカリン受容体拮抗作用（抗コリン作用）などを併せもつので、作用は複雑である。

　Na⁺チャネル遮断薬は、チャネルが開口して活性化しているとき（活動電位0相）に結合する**活性化チャネル遮断薬**と閉じているとき（2相）に結合する**不活性化チャネル遮断薬**の2種類ある。活性化チャネル遮断薬は活動電位持続時間の短い心房筋でも作用するので心房・心室両方に作用するが、不活性化チャネル遮

---

*1　N Engl J Med. 1989;321:406.

断薬は活動電位持続時間の長い心室筋やプルキンエ線維に作用しやすい。したがって不活性化チャネル遮断薬のリドカインとメキシレチンは上室性不整脈には有効性が低い。

また、チャネルへの結合・解離の時間経過が速いもの（fast kinetic drug）は遮断作用が弱く、中程度（intermediate kinetic drug）から遅いもの（slow kinetic drug）は遮断作用が強くなるので、薬効は高いが心抑制の有害反応もでやすい。

■ K⁺チャネル遮断作用が主体の薬物

アミオダロン塩酸塩　amiodarone hydrochloride
ソタロール塩酸塩　sotalol hydrochloride
ニフェカラント塩酸塩　nifekalant hydrochloride
ベプリジル塩酸塩水和物
　　bepridil hydrochloride hydrate

アミオダロンは、主作用は K⁺チャネル遮断であるがマルチチャネル遮断薬と考えてよく、Na⁺や Ca²⁺チャネル，β受容体にも作用して抗不整脈効果を発揮する。不整脈に対する有効性が高く、心抑制や催不整脈作用は少ないが、心外性有害反応（角膜、皮膚への結晶沈着、甲状腺機能異常、肺線維症、神経症状）が起きることがあり、これまでは致死的不整脈や突然死予防に使用されてきた。近年は、心不全や肥大型心筋症における心房細動に対しても使用され高い効果がある。ソタロールも致死的不整脈に対して使用されるが、β受容体拮抗作用を併せもつので、洞徐脈や心抑制の有害反応が現れていないかモニターしながら少量から漸増する。静注薬のみ使用可能なニフェカラントは純粋な K⁺チャネル遮断薬であり、救急現場でよく用いられる。心抑制がないので低心機能症例にも使うことができ、心室頻拍や心室細動に対する緊急治療に適する。ベプリジルは心室性不整脈に使われてきたが、Ca²⁺チャネル遮断作用も強いので心房細動の除細動だけでなく心拍数のコントロールにも有用である。Ca²⁺チャネル遮断薬に分類されることも多いが、K⁺チャネル遮断作用による不応期の延長が主な抗不整脈機序である。

■ Ca²⁺チャネル遮断薬

ジルチアゼム塩酸塩
　　diltiazem hydrochloride
ベラパミル塩酸塩
　　verapamil hydrochloride

ベプリジル（既出）

L型 Ca²⁺チャネル依存性伝導を抑制する非ジヒドロピリジン系の薬物が使用される。L型 Ca²⁺チャネルはすべての心筋細胞に存在し刺激伝導系の興奮伝導、作業心筋の興奮収縮連関で主要な役割を担っている。ジルチアゼムは純粋な Ca²⁺チャネル遮断作用をもつが、ベラパミルは弱い Na⁺チャネル遮断作用と α受容体拮抗作用があり、血管拡張作用のため血圧が下がることがある。心抑制作用もあるので投与する際には注意を要する。ベプリジルは当初、その Ca²⁺チャネル遮断作用から冠動脈拡張をもたらす抗狭心症薬として開発された。しかし、強い K⁺チャネル遮断作用もあるため、現在では主に抗不整脈薬として使用されている。

■ β受容体拮抗薬

プロプラノロール塩酸塩　propranolol hydrochloride
メトプロロール酒石酸塩　metoprolol tartrate
アテノロール　atenolol
ビソプロロールフマル酸塩　bisoprolol fumarate
カルベジロール　carvedilol

頻脈性不整脈の治療に多用される。洞房結節や房室結節を支配している交感神経を遮断することにより洞頻脈、心房細動・粗動、心房頻拍などの上室頻拍の心拍数を減らし、心室性期外収縮や心室頻拍の発生を抑える効果がある。心筋細胞には β₁受容体があり、刺激されると心収縮力の増強、心拍数増加を引き起こす。気管支や血管平滑筋には β₂が分布しており、その刺激で気管支拡張、血管拡張が引き起こされる。表 IV-4-9 に示しているように β受容体拮抗薬は心臓選択性（β₁選択性）や α受容体拮抗作用、内因性交感神経刺激作用、膜安定化作用の有無、脂溶性か水溶性かなどがその作用に影響する。

■ その他の自律神経作用薬

イソプレナリン塩酸塩　isoprenaline hydrochloride
アトロピン硫酸塩水和物　atropine sulfate hydrate

β受容体作動薬のイソプレナリン、ムスカリン受容体拮抗薬のアトロピンを、徐脈性不整脈の治療に使用することがある。

■ ジギタリス製剤

ジゴキシン　digoxin

最も古い強心薬だが、強心薬としての使用について

は否定的な知見が得られており、近年では使用が減少している。房室結節の直接的伝導抑制や迷走神経緊張亢進を介する心房細動の心拍数コントロールにもっぱら使用されてきたが、これについても最近ではあまり使用されなくなっている。

■ アデノシン三リン酸（ATP）

アデノシン三リン酸二ナトリウム水和物
adenosine triphosphate disodium hydrate

ATPは体内で脱リン酸化されアデノシンとなる。アデノシンは、アデノシン受容体に結合し、アセチルコリン感受性K^+チャネルを介する$I_{K,ACh}$を増やすことにより頻脈停止効果を発揮する。上室頻拍に対して6〜12 mgを静脈内に1回投与することにより、房室伝導を抑制し頻拍を停止させることができる。約15秒で代謝されるため作用は短時間で、心抑制などの有害作用がないので使いやすい。ただし、一過性の胸痛と呼吸困難、紅潮、血圧低下などがみられる。

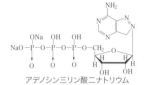

アデノシン三リン酸二ナトリウム

薬物動態

抗不整脈薬の薬物動態を表IV-4-9、IV-4-10に示す。薬剤を選択し投与量を決めるには、まず患者の肝・腎機能を知る必要がある。高齢者は潜在的にとくに腎機能が低下しているので少量から投与する。また、蛋白質結合率や分布容積が大きいものほど、投与量と血中濃度が相関しない。肝臓で代謝される薬物は、主にシトクロムP 450（CYP）によって水酸化されて活性を失う。CYPは基質特異性が低く、同じCYPで代謝される薬物を併用すると互いの代謝が影響を受けるので注意を要する。アミオダロンはCYP-2C9などを阻害することにより、ワルファリンの作用を増強する。透析患者における薬物の投与は、肝代謝が主体であれば通常量でよいが、腎排泄性の場合には、その薬物が透析によってどの程度排泄されるかという情報が必要である。透析性が調べられていない薬物も多いので、透析患者に使用できる薬剤は限られる。

有害反応

心臓に対する主たる有害作用は**催不整脈作用**と**心抑制作用**である。抗不整脈薬の標的分子であるイオンチャネルやアドレナリン受容体は心臓以外の臓器にも存在し、とくに神経組織に多いため神経系の副作用が多い。主な抗不整脈薬の有害反応を表IV-4-11に示す。

Na^+チャネル遮断薬は、その薬効である伝導障害が過剰となると、それ自体がリエントリーを引き起こして新たな心室頻拍などを誘発する（催不整脈作用）。また、伝導障害により、徐脈や房室ブロックが出現することもある。さらに心室筋の伝導遅延によって心収縮力の低下も起こり、心不全が現れることもある（心抑制作用）。QRS幅をモニターし、50％以上の延長がみられたときには投与を中止する。抗コリン作用をもつジソピラミドやシベンゾリンは房室結節の伝導を促進するため、心房細動や心房粗動の患者で心室拍数が増加することがある。また、消化管、泌尿器、眼などで抗コリン作用による副作用がみられる。

K^+チャネル遮断薬が引き起こす催不整脈作用は、

表 IV-4-9　β受容体拮抗薬のPrichard分類と薬物動態

Prichard分類		MSA	ISA	一般名	除去経路	尿中未変化体排泄率（％）	β遮断効力	中枢作用	常用量（mg/日）	半減期（時間）	透析による除去	脂溶性/水溶性
I類（非選択性）	1群	+	+	アルプレノロール オクスプレノロール	腎 肝	少ない ほとんどない	1 2	あり あり	75〜150 60〜120	2.3 1.3	不明 あり	
	2群	+	−	プロプラノロール	肝	<0.5	1	あり	30〜90	2〜5	なし	脂溶性
	3群	−	+	カルテオロール	腎	70	5〜15	あり	10〜30	5〜6	不明	水溶性
	4群	−	−	ナドロール	腎	73	5	なし	30〜60	14〜24	あり	水溶性
II類（β₁選択性）	1群	+	+	アセブトロール	肝、腎	0.1	0.1	なし	300〜600	6〜11	あり	脂溶性
	4群	−	−	アテノロール メトプロロール ビソプロロール	肝、腎 腎、肝 肝、腎	94 10 63	1 0.8〜1 4〜5	なし なし 弱	50〜100 60〜240 5〜10	3〜6 3 8	あり なし あり	水溶性 脂溶性 脂溶性
III類（α₁β遮断）	4群	−	−	アロチノロール	肝	4〜5	5	なし	10〜30	7〜12	なし	水溶性

MSA：膜安定化作用 membrane stabilizing activity、ISA：内因性交感神経刺激作用 intrinsic sympathomimetic activity。

232 4 循環器疾患の薬

表 IV-4-10 抗不整脈薬の薬物動態

一般名	主な排泄経路(%)	蛋白質結合率(%)	分布容積(L/kg)	主代謝酵素CYP	尿中未変化体排泄率(%)	有効血中濃度(μg/mL)	生体内有効利用率(%)	半減期	常用量(mg/日)[*1]	透析性(%)	透析患者の1日量の目安
Na⁺チャネル遮断が主体の薬剤											
リドカイン	肝(＞95)	10～80	1.1	3A4	＜2	1.5～6.0	100	$t_{1/2\alpha}$ 10～15分 $t_{1/2\beta}$ 90～120分	1～2mg/kgを1～2分間で静注 300mg/h	—	常用量
メキシレチン	肝(90)	50	4.5	2D6、1A2	10	0.5～2.0	83	約10時間	300～450 分3	33～42	常用量
ジソピラミド	腎(50～60)	32～72	0.86	3A4	50	1.5～5.0	50～90	約6時間	300 分3		50～150mg
プロパフェノン	肝	76.5～88.7	3.7	2D6	＜1	0.05～1.0	24	2～3時間	300～450 分3	—	常用量
アプリンジン	肝	94～97	10.85	2D6	＜1	0.25～1.25	80	$t_{1/2\beta}$ 8時間(25mg) 9.4時間(50mg) 15.8時間(100mg)	40～60 分2	—	常用量
シベンゾリン	腎(70～80)	46～53	—	2D6	50～70	0.27～0.32	92	5～6時間	300～450 分3	—	禁忌
フレカイニド	腎(50～60)	60	10	2D6	30	0.2～0.8	70	約11時間	100～200 分2	—	50～100mg
ピルジカイニド	腎(95)	27～37	1.5	—	70～80	0.36～0.6	94	4～5時間 (25～100mg単回経口投与)	150～225 分3		25mg×3/週～25mg/日
Ca²⁺チャネル遮断が主体の薬剤											
ベラパミル	肝(80)	90～94	4～7	3A4	＜10	0.07～0.2	10～20	4時間	120～240 分3	—	常用量
ジルチアゼム	肝(75)	60～75	—	3A4	＜1	0.07～0.2	45～67	1.9時間	90～180 分3	—	—
ベプリジル	腎(50)	99	—	3A4、2D6	＜0.1	0.2～2.0	60	3.4±0.2時間(単回投与100mg) 約80時間(連続投与200mg/日×21日)	100～200 分2		—
K⁺チャネル遮断が主体の薬剤											
ソタロール	腎	9	1.2～2.4	—	75	0.050～1.0	70	7～11時間	80～320 分3	57.6	禁忌
アミオダロン	肝	96	66	3A4	＜1	0.25～1.25	30	13.4時間(単回投与) 30.9日(長期投与)	200～400 分1	—	常用量を慎重に投与
ニフェカラント	肝(50)、腎(50)	86～95	—	3A4、2D6	28～32	0.07～0.25	100	$t_{1/2\beta}$ 約1.5時間(単回静注) $t_{1/2\beta}$ 約1時間(維持静注)	0.3～0.5mg/kg/h	—	—

[*1] 分1：1日1回服薬，分2：1日2回服薬，分3：1日3回服薬。

QT時間の過剰な延長による。先に述べた後脱分極の機序によりTdPが発生するが，低カリウム血症などの電解質異常があるとこれを助長する。QT_c時間が25%以上延長すると注意を要するが，どこまでを薬効と捉えるかは症例ごとに考慮する必要がある。Na⁺チャネル遮断薬と異なり心抑制作用は小さい。

Ca²⁺チャネル遮断薬やβ受容体拮抗薬の過剰投与では，洞房結節・房室結節そのものへの作用による洞徐脈，洞停止，洞房ブロック，房室ブロックや，心収縮力の抑制による心不全が起こりうる。

相互作用

他剤と併用することが多いので，薬物相互作用に十分留意して薬種や投与量を勘案する必要がある。例えば，ジソピラミドは肝臓のCYP3A4によって一部代謝されるが，マクロライド系抗生物質（エリスロマイシン，クラリスロマイシンなど）はCYP3A4を阻害

抗不整脈薬　**233**

表 IV-4-11　抗不整脈薬の心電図や心機能に及ぼす影響と有害反応

一般名	心電図への影響			心収縮力への影響	有害反応	
	PR 時間	QRS 幅	QT 間隔		心臓に対する副作用	心外性副作用
Na⁺チャネル遮断が主体の薬剤						
リドカイン	→	→↑	→	→	ほかの抗不整脈薬と比べると少ないが、新たな心室性不整脈の出現	嘔吐、神経症状（意識障害、振戦、痙攣）、悪性高熱、アナフィラキシーショック
メキシレチン	→	→↑	→	→	ほかの抗不整脈薬と比べると少ないが、新たな心室性不整脈の出現	消化器症状、中毒性表皮壊死症、皮膚粘膜眼症候群、紅皮症、遅発性の重篤な過敏症、腎不全、幻覚、錯乱、肝機能障害、黄疸、間質性肺炎、好酸球性肺炎
ジソピラミド	↑または↓	↑↑	↑↑	↓	心停止、心室細動、心室頻拍(TdP)、心房粗動、房室ブロック、洞停止、失神、心不全	口渇、尿閉、排尿困難、低血糖、無顆粒球症、肝機能障害、黄疸、麻痺性イレウス、緑内障悪化、痙攣
プロパフェノン	↑	↑	→	↓	心室頻拍、心室細動、洞停止、洞房ブロック、房室ブロック、徐脈、失神、心不全	筋肉痛、熱感、頭痛、悪心、肝機能障害
アプリンジン	↑	↑	↑	→	心室頻拍、心室細動、洞停止、洞房ブロック、房室ブロック、徐脈	しびれ、振顫、白血球減少、間質性肺炎、肝機能障害、黄疸、無顆粒球症
シベンゾ	↑	↑	→	↓	心室頻拍、心室細動、洞停止、洞房ブロック、心不全、心原性ショック	頭痛、めまい、口渇、尿閉、低血糖、肝機能障害、発疹
フレカイニド	↑わずか	↑↑	→	↓	心室頻拍、心室細動、高度房室ブロック、一過性心停止、洞停止、失神、心不全	めまい、耳鳴、羞明、霧視、下痢、肝機能障害、黄疸
ピルジカイニド	↑	↑	→	↓→	心室細動、心室頻拍、失神、心不全	肝機能障害
Ca²⁺チャネル遮断が主体の薬剤						
ベラパミル	↑↑	→	→	↓	徐脈、心停止、高度房室ブロック、心不全	頭痛、便秘、顔面のほてり
ジルチアゼム	↑	→	→	↓	高度房室ブロック、高度徐脈、心不全	消化器症状、ほてり
ベプリジル	↑	→	↑	→	心室頻拍(TdP)、徐脈	めまい、頭痛、便秘、肝機能障害、倦怠感、無顆粒球症
K⁺チャネル遮断が主体の薬剤						
ソタロール	↑↑	→	↑↑↑	↓	心室細動、心室頻拍(TdP)、心不全、心拡大	気管支喘息、頭痛、倦怠感、血糖値低下
アミオダロン	↑	↑	↑↑	→	心室頻拍(TdP)、徐脈、心停止、高度全房室ブロック、血圧低下	肺線維症、甲状腺機能異常、角膜色素沈着、間質性肺炎、肺線維症、肺炎、肝機能障害、肝硬変、手術後に成人性呼吸困難症
ニフェカラント	→	→	↑↑↑	→	心室頻拍(TdP)、心室細動、心室性期外収縮、心房細動、心房粗動	口渇、ほてり、頭重感

TdP：torsades de pointes。　→：不変、↑：延長／大、↑↑：より延長／より大きい、↓：小さい。

するため、ジソピラミドの血中濃度が上昇しTdPが出現することがある。また、相乗効果をねらって抗不整脈薬同士の併用を行うこともあるが、有害反応も相乗的に発現することがあるので組合せには注意を要する。とくに、共通の酵素で代謝される薬物を併用すると、双方の血中濃度が上昇し、有害反応が発現しやすくなる。

臨床使用

　抗不整脈薬による治療は根治療法ではなく、組織や血中の有効薬物濃度を維持することにより不整脈の発生予防や停止をめざす対症療法である。抗不整脈薬は"諸刃の剣"なので、必要なときに必要最低量を投与することが基本である。CAST（Cardiac Arrhythmia Suppression Trial）[*1]では、虚血心や肥大心に発生する心室期外収縮を抗不整脈薬で漫然と治療すると催不

整脈作用や心抑制作用のために患者の予後がかえって悪くなることが示された。抗不整脈薬を使う際には、① 基礎心疾患の有無、② 基礎心疾患の種類（虚血性か非虚血性）と重症度（心不全の程度）、③ 肝・腎機能の程度、④ 妊娠の有無、⑤ 年齢などにつねに留意する必要がある。抗不整脈薬は、自覚症状が強いときと、頻脈性不整脈により血行動態に悪影響が及ぶときに適応となる。いまでは、抗不整脈薬による治療よりも基礎心疾患や心不全の治療を優先し、不整脈の素因を除くことに主眼がおかれるようになった。また、器質的心疾患のない患者における不整脈治療は、症状を軽くして QOL を改善することを目的とする。これらの患者において抗不整脈薬は比較的安全に使用できるが、催不整脈作用は予測できないことも多々ある。抗不整脈薬は少量から開始し、漫然とした投与を避けることが大切である。

個々の薬物の詳しい使い方は本書の範囲ではないので、使い方の原則を概説する（標準投与量などは表IV-4-9、IV-4-10 に示している）。

上室性不整脈：　上室期外収縮、上室頻拍、心房粗動、心房細動などの上室性不整脈には、リドカイン、メキシレチン以外の抗不整脈薬なら基本的に奏効する。

上室期外収縮が頻発して自覚症状が強い場合には、β 受容体拮抗薬（少量から漸増）→解離の遅い（slow kinetic）Na⁺チャネル遮断薬（ジソピラミド、シベンゾリン、ピルジカイニド、**フレカイニド**）→中間速度の（intermediate kinetic）Na⁺チャネル遮断薬（**プロパフェノン、アプリンジン**など）の順に試みる。ただし、心機能が悪い場合や虚血性心疾患には解離の遅い薬（slow kinetic drug）は使用しない。

上室頻拍のほとんどはカテーテルアブレーション治療により根治するが、薬物によって発作を停止させることもある。発生機序に副伝導路が介在する場合には、房室結節を抑制する ATP、Ca^{2+} チャネル遮断薬、β 受容体拮抗薬は使用せず、副伝導路を抑制する Na⁺チャネル遮断薬を使用する。副伝導路の関与がなく房室結節に不整脈の原因がある場合には、房室結節に有効な ATP、Ca^{2+} チャネル遮断薬、β 受容体拮抗薬を用いる。

心房粗動も多くはアブレーションで根治できるが、アブレーションを患者が望まないときは、心室拍数コントロールのために Ca^{2+} チャネル遮断薬、β 受容体拮抗薬、ジゴキシンを用いて房室結節の伝導を抑制する。心房粗動の停止は薬物では困難なことが多く、電気的除細動を用いる。停止後の再発予防薬としては、

心機能の低下が軽度であれば K⁺チャネル遮断薬（ソタロールやベプリジル）を投与してみる。第2選択薬として Na⁺チャネル遮断薬もあるが、房室結節の伝導を抑制する薬との併用がなされる。

心房細動では、血行動態が安定し動悸などの自覚症状が強くない場合には、Ca^{2+} チャネル遮断薬、β 受容体拮抗薬、ジゴキシンを用いた心室拍数のコントロールと、必要に応じた抗凝固療法が推奨されている。強い動悸や血行動態の悪化などで洞調律に復帰させる必要がある場合には、近年はカテーテルアブレーションも多用されている。薬物で洞調律を長期間維持するのは困難なことが多いが、器質的心疾患を伴わない発作性心房細動の場合は、解離の遅い（slow kinetic）Na⁺チャネル遮断薬の除細動効果が高い。洞調律の維持には、K⁺チャネル遮断薬のアミオダロンやベプリジルも心拍調節を兼ねて使用されるようになってきた。

心室性不整脈：　器質的心疾患を伴うか否かによって予後が異なる。

心機能が良好な患者における特発性心室期外収縮や心室頻拍の予後は、一般によい。自覚症状がなければ、このような患者の心室期外収縮は経過観察だけでよい。

心室頻拍の場合は停止させる必要がある。心電図波形が右脚ブロック型・左軸偏位の場合は、左脚後枝領域の Ca^{2+} 電流依存性組織におけるリエントリーと考えられており、Ca^{2+} チャネル遮断薬→β 受容体拮抗薬→Na⁺チャネル遮断薬の順に使用してみる。左脚ブロック型・右軸偏位の場合、多くはカテコールアミン依存性または撃発活動なので β 受容体拮抗薬→Ca^{2+} チャネル遮断薬→Na⁺チャネル遮断薬の順に使用してみる。

虚血心や心不全に伴う心室性不整脈では虚血や心不全の治療が優先されるが、使用せざるを得ないときには K⁺チャネル遮断薬（救急時にはニフェカラントや静注アミオダロン、慢性期には経口アミオダロン、ソタロール、ベプリジル）、Na⁺チャネル遮断作用の弱いメキシレチン、アプリンジン、プロパフェノンなどを用いる。虚血や心不全の治療を兼ねて β 受容体拮抗薬も使用される。

個別化医療

QT 延長症候群 long QT（LQT）syndrome の遺伝子異常はよく調べられているが、心電図波形や発作の発症状況のみから K⁺チャネルの異常か、Na⁺チャネルの異常かを鑑別するのはむずかしいので、β 受容体拮抗薬が基本的な発作予防薬となる。LQT3（Na⁺チャネルの異常）ではメキシレチンなども併用する。**ブルガダ症候群** Brugada syndrome でも遺伝子異常が報告

＊1　N Engl J Med. 1989;321:406.

されているが、特効的な抗不整脈薬は見出されていない。

不整脈治療の変遷

不整脈の治療は1989年に発表されたCAST*1の結果を受けて大きく変わった。CAST以前は、頻発する心室期外収縮などの不整脈がみつかればすべて薬剤で治療する方針であったが、治療したほうがかえって生命予後が悪いことがわかったため、CAST以後は、予後を改善するために抗不整脈薬を使うことはなくなり、抗不整脈薬を用いる主目的はQOLの改善へと変わった。心機能抑制作用も催不整脈作用もない抗不整脈薬は、現時点ではまだ得られていない。器質的心疾患のある患者では、基礎心疾患の進行とともに不整脈も現れるので、基本的には心疾患そのものの治療が肝心である。現在、不整脈治療の主流は非薬物治療（カテーテルアブレーションや植込み型除細動器）に移りつつあるが、アブレーションでは心筋に新たな傷をつけることにもなり、長期予後の検証はこれからである。新たな機序の抗不整脈薬の開発にも期待したい。

脳卒中の薬 drugs used for apoplexy

> ● キーポイント
> 1. 脳卒中の病型（虚血性か、出血性か）と病期（予防か、超急性期か、急性期か、慢性期か）により、適する薬物を選ぶ。
> 2. 急性期の頭蓋内圧亢進に対しては、病型にかかわらずグリセロール（グリセリン）を中心とした抗脳浮腫療法を行う。

脳卒中の分類

急性脳血管障害を**脳卒中 stroke** とよぶが、虚血性障害である**一過性脳虚血発作**と**脳梗塞**、出血性障害である**高血圧性脳出血**と**くも膜下出血**がその主なものである。脳梗塞はさらに、**ラクナ梗塞、アテローム血栓性梗塞、心原性脳塞栓**の3タイプに分けられる（表IV-4-12）。頭蓋内圧亢進が予想される場合は脳浮腫を改善する薬物が共通に用いられるが、そのほかの薬物は脳卒中の病型と病期により選択される。

抗脳浮腫薬

濃グリセリン（グリセロール）・果糖配合剤
concentrated glycerin（glycerol）/ fructose

---
*1 N Engl J Med. 1989;321:406.

D-マンニトール D-mannitol
副腎皮質ホルモン製剤
（➡ p.315）

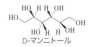

重症脳卒中の急性期には、しばしば脳浮腫による頭蓋内圧亢進が起こる。脳浮腫を軽減するためには、主として**浸透圧利尿薬**（➡ p.242）が用いられている。生理食塩水に対する浸透圧比が約7の**高張グリセロール製剤**（10%グリセロール、5%果糖、0.9%塩化ナトリウム）の静脈内投与は、急性期の死亡を減少させるため最も推奨されている。ただし、長期的予後や機能的予後についての効果は明らかではない。**高張マンニトール**も用いられるが、有効性に関する明確な証拠はない。ただし、これらは、急性硬膜下・硬膜外血腫が疑われる患者には禁忌である（頭蓋内圧低下により再出血を招くことがある）。

浸透圧利尿薬のほか、副腎皮質ホルモン製剤が使われることもあるが、有効性に関する明らかな証拠はない。

虚血性脳血管障害の薬

抗血小板薬、抗凝固薬、血栓溶解薬
（➡ p.248）
エダラボン edaravone

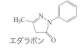

一過性脳虚血発作（TIA）は、一過性の脳血栓症または塞栓症である。急性期（2日以内）の再発予防には中等量アスピリン（160～300 mg/日）が有効である。慢性期の予防薬は、原因が非心原性か心原性かで異なる。非心原性TIAには、アスピリン（低用量）、クロピドグレル、シロスタゾールなどの抗血小板薬（➡ p.249）が用いられる。心房細動などによる心原性塞栓が原因の場合は、ワルファリンやDOACなどの抗凝固薬（➡ p.251）が用いられる。

脳梗塞一次予防薬の中心は、ラクナ梗塞に対しては降圧薬（➡ p.210）、アテローム血栓性梗塞に対しては抗血小板薬、心原性脳塞栓に対しては抗凝固薬である。治療薬としては、超急性期（発症後4.5時間以内）

表 IV-4-12 脳卒中（急性脳血管障害）の分類

虚血性脳血管障害
一過性脳虚血発作(TIA)
脳梗塞
ラクナ梗塞
アテローム血栓性梗塞
心原性脳塞栓
出血性脳血管障害
高血圧性脳出血
くも膜下出血
その他

であればアルテプラーゼなどの**血栓溶解薬**（➡ p.254）が使用できるが、重篤な出血性有害反応に注意を要する。抗凝固薬（アルガトロバン、ヘパリン）や抗血小板薬（オザグレル、アスピリン）の経静脈または経口投与は、発症後数日以内の急性期治療薬として広く用いられる。フリーラジカル消去薬の**エダラボン**は、脂質過酸化による細胞傷害を防止する脳保護薬として経静脈的に投与される。慢性期になると、二次予防のため抗血小板薬や抗凝固薬が用いられる。また、精神症状が現れやすいため、抗うつ薬などが必要なことも多い。いわゆる"脳循環代謝改善薬"が用いられることもあるが、一般に顕著な効果は得られない。

高血圧性脳出血の薬

降圧薬（➡ p.210）

脳出血の大部分は高血圧が原因なので、血圧の管理は脳出血予防の基本である。急性期にも血圧を十分コントロールする必要があり、硝酸薬、Ca^{2+}チャネル遮断薬、β受容体拮抗薬、アンギオテンシン変換酵素阻害薬、アンギオテンシン受容体拮抗薬などが経静脈的あるいは経口的に使用される。ヒドララジン類やカリジノゲナーゼなどの血管拡張薬は、頭蓋内圧を亢進させるため急性期脳出血には禁忌とされている。しかし、硝酸薬やCa^{2+}チャネル遮断薬は安全に使用でき

るといわれる（日本では、ニカルジピンなど一部のCa^{2+}チャネル遮断薬も禁忌とされているが、臨床的根拠は乏しい）。

血小板や血液凝固系に異常がなければ、止血凝固薬を使うことの有益性は認められていない。消化管出血や痙攣など、合併症の予防・治療薬はしばしば必要になる。体動の減少により深部静脈血栓症が起こりやすいが、非薬物療法が基本で、抗凝固薬の使用には細心の注意を要する。慢性期には、うつなど精神症状の治療薬も必要となる可能性がある。

くも膜下出血の薬

ファスジル塩酸塩水和物
　fasudil hydrochloride hydrate
オザグレルナトリウム　ozagrel sodium

くも膜下出血自体に特異的な治療薬はない。発症後数日〜数週間で、**遅発性脳血管攣縮**とよばれる脳主幹動脈の可逆的収縮がしばしば起こり、生命予後を悪化させる。Rhoキナーゼを阻害する**ファスジル**やトロンボキサン合成酵素を阻害する**オザグレル**などが予防薬・治療薬として使用されているが、まだ満足できる薬物はない。Ca^{2+}チャネル遮断薬ニモジピンの有効性が示されているが、日本では販売されていない。

腎疾患および水・ナトリウム代謝異常の薬

5

drugs for kidney diseases and water / sodium metabolism disorders

腎臓病・腎不全の薬 drugs used for kidney diseases and renal failure

● キーポイント

1. 腎臓病に特有の治療薬は少ないが、原因や病態に応じて様々な薬物が用いられる。
2. 慢性腎臓病、腎不全に対する薬物治療の目的は、腎機能低下の抑制と腎不全症状の改善である。
3. 腎臓は排泄以外にも多くの役割を担っており、腎不全では多彩な症状が現れるため、様々な薬物が必要となる。

主な腎臓病の治療薬

　腎臓病には、糸球体腎炎のような原発性疾患のほか、糖尿病性腎症や高血圧性腎硬化症、ループス腎炎のような他疾患への合併症、間質性腎炎のような薬物有害反応、腎盂腎炎のような感染症、多発性嚢胞腎のような遺伝性疾患、悪性腫瘍など、様々な原因の疾患が含まれる。他疾患への合併症には原疾患の治療が第一であり、薬物有害反応なら原因薬物をまず中止する。感染症やがんの薬物治療はほかの章にまとめられている。ここでは、**糸球体腎炎**（急性糸球体腎炎、急速進行性糸球体腎炎、慢性糸球体腎炎、ネフローゼ症候群の総称）および**多発性嚢胞腎**に対して用いられる薬物について解説する。

　なお、最近では、表IV-5-1 の①と②のうち1つだけでも3ヵ月以上持続する場合は、原因によらず**慢性腎臓病** chronic kidney disease（**CKD**）とよび、腎障

表 IV-5-1　慢性腎臓病（CKD）

①	腎障害を示唆する所見（検尿異常、画像異常、血液異常、病理所見など）の存在
②	糸球体濾過率（GFR）< 60 mL/分/1.73 m²

表 IV-5-2　CKD のステージと診療計画

病期ステージ		eGFR (mL/分/1.73 m²)	診療計画
0	ハイリスク群	≧ 90（CKDの危険因子を有する状態で）	●CKD のスクリーニング ●CKD のリスクを軽減させる治療
1	腎障害(＋) *GFR* は正常または亢進	≧ 90	上記に加えて、 ●CKD の診断と治療の開始 ●合併症や併発疾患の治療 ●CKD の進展を遅延させる治療 ●心血管疾患のリスクを軽減させる治療
2	腎障害(＋) *GFR* 軽度低下	60〜89	上記に加えて、 ●腎障害進行度の評価
3	*GFR* 中等度低下	30〜59	上記に加えて、 ●腎不全合併症の把握と治療（貧血、血圧上昇、二次性副甲状腺機能亢進症など）
4	*GFR* 高度低下	15〜29	上記に加えて、 ●透析・移植の準備
5	腎不全	< 15	尿毒症の症状があれば、透析または移植の導入

透析患者はすべてステージ5に分類、移植患者はそれぞれのステージに分類。
[医療情報サービス Minds（http://minds.jcqhc.or.jp/n/top.php）の表に基づき作成。一部表現を改変]

害を早期発見・早期治療することにより末期腎不全への進行を防止する努力が払われている。表IV-5-2 にCKD のステージ分類を示す。CKD の原因として最も多いのは、糖尿病、高血圧症、慢性糸球体腎炎の3つである。

降 圧 薬（➡ p.214）
　アンギオテンシン変換酵素阻害薬
　アンギオテンシン受容体拮抗薬

　高血圧と腎機能は密に関連しており、高血圧は腎機

能を障害し、腎機能障害は高血圧を悪化させる。高血圧を伴う場合、十分な降圧を行うことが腎臓病治療の基本である。降圧薬としては、一般に**アンギオテンシン変換酵素阻害薬**または**アンギオテンシン受容体拮抗薬**が勧められている。これらレニン–アンギオテンシン系（RA系）抑制薬は、糸球体腎炎、腎硬化症、糖尿病性腎症などにおいて、尿蛋白を減少させ腎臓を保護する効果を有することが示されている。ただし、すでに腎機能が低下している場合、糸球体濾過率（*GFR*）をさらに低下させる可能性があるため、十分注意する必要がある。また、高カリウム血症の発症・増悪にも注意を要する。最近では、アルドステロン拮抗薬やレニン阻害薬、一部のカルシウム拮抗薬も、尿蛋白減少効果や腎保護効果を有することが示されている。

副腎皮質ホルモン製剤（➡ p.315）

プレドニゾロン prednisolone
メチルプレドニゾロンコハク酸エステルナトリウム
　　methylprednisolone sodium succinate

糸球体腎炎の大部分に免疫異常が関与している。ネフローゼ症候群に対して、1950年代より副腎皮質ホルモンによる治療が行われ、1960年代より副腎皮質ホルモンと免疫抑制薬の併用療法が行われてきた。今日、微小変化群、巣状分節性糸球体硬化症、膜性腎症、膜性増殖性糸球体腎炎、IgA腎症、急速進行性糸球体腎炎などに副腎皮質ホルモン製剤が用いられる。

経口剤としては**プレドニゾロン**を用いることが多く、30〜60 mg/日で開始し、反応をみながらやがて漸減する。経口剤では寛解導入がむずかしい場合、大量の副腎皮質ホルモンを短時間で点滴静注する方法（ステロイドパルス療法）が用いられる。ステロイドパルス療法には、ミネラルコルチコイド作用の小さい**メチルプレドニゾロン**を用いることが多い。

ただし、腎不全に進行すると効果が得られないことが多く、有害反応の面からいつまでも使用するべきではない。

免疫抑制薬（➡ p.319）

シクロスポリン ciclosporin
ミゾリビン mizoribine
シクロホスファミド水和物
　　cyclophosphamide hydrate

副腎皮質ホルモンが効きにくい場合、副腎皮質ホルモンの効果を補強する必要がある場合、副作用で副腎皮質ホルモンが十分使えない場合などに、免疫抑制薬が用いられる。原発性糸球体疾患に保険適用が認められているのは**シクロスポリン、ミゾリビン、シクロホ**スファミドのみだが、病型によってほかの免疫抑制薬（タクロリムス、アザチオプリン、ミコフェノール酸モフェチル、リツキシマブなど）も有効性が示されている。

抗血小板薬・抗凝固薬（➡ p.249）

ジピリダモール dipyridamole
ワルファリンカリウム warfarin potassium

糸球体腎炎は、糸球体細胞の障害により活性化された血小板により、糸球体内に血栓が形成されて悪化するといわれる。**ジピリダモール**などの抗血小板薬には、蛋白尿を減少させる効果があることが示唆されているが、腎不全の進行を抑制する効果があるかどうかは不明である。

一方、ネフローゼ症候群では、肝臓での合成亢進によるフィブリノゲンの増加、尿中喪失によるアンチトロンビンIIIの減少などにより、血液凝固能が亢進して血栓症を合併しやすい。そのため、抗血小板薬のみならず、**ワルファリン**などの抗凝固療法が行われる。

利尿薬（➡ p.243）

ループ利尿薬
チアジド系利尿薬

ネフローゼ症候群をはじめ、浮腫を軽減するのに有効である。**ループ利尿薬**が中心となるが、効果が不十分なら**チアジド系利尿薬**を併用する。高カリウム血症がなければ、**アルドステロン拮抗薬**も用いることができる。ただし、過度の利尿は急激な有効循環血液量の低下をもたらし、血液濃縮により過凝固状態を助長したり、腎血流低下による急性腎不全を惹起したりする可能性があり、注意が必要である。

脂質異常症改善薬（➡ p.281）

HMG–CoA還元酵素阻害薬
エゼチミブ ezetimibe
フィブラート系薬

ネフローゼ症候群では、肝臓におけるアポリポ蛋白質Bの合成亢進などにより、高LDLコレステロール血症、高トリグリセリド血症を呈する。また、副腎皮質ホルモンやシクロスポリンでも脂質異常症が助長される。このため**HMG–CoA還元酵素阻害薬**や**エゼチミブ、フィブラート系薬**など、脂質異常症改善薬がしばしば用いられる。ただし、シクロスポリンはOATP-1B1やCYP3A4を阻害するため、HMG–CoA還元酵素阻害薬の血中濃度が上昇し、横紋筋融解症などの有害反応が現れる可能性があるので注意を要する。

バソプレシン V₂ 受容体拮抗薬（➡ p.247）

トルバプタン　tolvaptan

最近、**トルバプタンが多発性嚢胞腎**（常染色体性優性多発性嚢胞腎、ADPKD）の進行を抑制することが示され、適応が認められた。多発性嚢胞腎では、遺伝子（PKD 1 または PKD 2）の異常により細胞内 cAMP 濃度が高まる結果、嚢胞が増大し、腎機能が低下するとともに様々な症状（腎臓痛、血尿、感染など）が起きる。バソプレシンは cAMP 濃度を高めることにより疾患の進行を促進するが、トルバプタンはこれに拮抗して cAMP 濃度を低下させ、進行を抑制するとされる。

主な腎不全の治療薬

腎不全は、急性腎不全と慢性腎不全に分けられるが、急性腎不全（急性腎障害）の治療は原因や症状によって様々であり、特有の薬物治療というものはない。**慢性腎不全**は、慢性腎臓病のため *GFR* が正常の約30％以下に低下した状態をいう。*GFR* が30％以上保たれていれば、腎臓の予備能により生体の恒常性はほぼ保たれ、症状は現れても軽い。しかし、30％以下になると、血清クレアチニンや尿素が明らかに上昇し（高窒素血症）、貧血が進行し、高カリウム血症や高リン血症、低カルシウム血症、代謝性アシドーシスなどの電解質異常が現れる。*GFR* が10％以下になると、これらがさらに進行するとともに、老廃物（尿毒症毒素）の蓄積により各臓器に尿毒症症状が現れる（表 IV-5-3）。このような末期腎不全に至れば、透析療法や腎移植が必要になる。

薬物治療の目的は、① 腎不全の進行をできるだけ抑制すること、② 腎不全の症状を改善することの2つである。①のための薬物は、原疾患や各種増悪因子

の存在により様々であるが、共通して重要なのは血圧の管理である。ふつうの高血圧症よりも厳格な降圧を必要とし、また、降圧薬のなかでも腎保護作用が証明されている RA 系抑制薬やカルシウム拮抗薬などが選択される（降圧薬については前項ですでに述べた）。血圧上昇は腎不全の症状でもあるので、降圧薬は②のための薬物ともいえる。そのほか、②のための薬物には、排泄能の低下を補う薬物（尿毒症毒素吸着薬、リン吸着薬、カリウム吸着薬、アシドーシス治療薬、尿酸低下薬）、内分泌・代謝異常を予防・治療する薬物（活性型ビタミン D、シナカルセト、エリスロポエチン製剤）などがある（表 IV-5-3）。これらについて以下に解説する。

尿毒症毒素吸着薬

球形吸着炭　spherical carbon adsorbent

球形吸着炭は特殊な活性炭を製剤化したもので、1回に2gずつ1日3回経口投与する。消化管内で**尿毒症毒素**を吸着して便とともに排泄させることで、体内の尿毒症毒素の増加を抑制する。腎不全症状（食欲不振、口臭、悪心、かゆみなど）を改善し、透析導入時期を遅らせる可能性がある。吸収されないので全身的な有害反応はまれだが、消化器症状（便秘、食欲不振、悪心・嘔吐、腹部膨満感など）を起こしやすい。尿毒症毒素のみならず、併用薬や栄養分も吸着する可能性があるので、他薬と時間をずらし、食間（空腹時）に内服する。カプセルと細粒の2剤形があるが、カプセル（200 mg）では1回に10個も内服する必要がある。一方、細粒は、においや味はほとんどないが、砂を食べているような "食感" がある。水分制限が必要な場合が多いので、飲みにくい。いずれの剤形でも、アドヒアランスを保つのが容易ではない。

表 IV-5-3　腎不全の症状と治療薬

腎機能	腎不全症状	治療薬
血圧調節	高血圧、腎障害、心血管障害	• 降圧薬
老廃物の排泄	悪心、嘔吐、食欲不振、便秘、下痢、掻痒症、浮腫	• 尿毒症毒素吸着薬（球形吸着炭など）
水・電解質、酸・塩基平衡の維持	夜間尿、不眠、頭痛、痙攣、心不全、不整脈、肺うっ血、心外膜炎、尿毒症肺、末梢神経炎、むずむず脚症候群 rest less legs syndrome、アミロイドーシス、尿毒症性脳症	• カリウム吸着薬（ポリスルホン酸カルシウムなど） • アシドーシス治療薬（炭酸水素ナトリウムなど）
尿酸排泄	高尿酸血症、痛風、腎障害	• 高尿酸血症治療薬（アロプリノールなど）
ビタミン D 活性化、カルシウム・リン代謝	二次性副甲状腺機能亢進症（腎性骨異栄養症、線維性骨炎など）	• リン吸着薬（炭酸カルシウム、炭酸ランタン、セベラマーなど） • 活性型ビタミン D 製剤および誘導体（カルシトリオール、アルファカルシドールなど） • カルシウム受容体作動薬（シナカルセトなど）
造血調節（エリスロポエチン産生）	腎性貧血	• 腎性貧血治療薬（エポエチンアルファ、エポエチンベータ、ダルベポエチンなど）

リン吸着薬

　　沈降炭酸カルシウム　precipitated calcium carbonate
　　炭酸ランタン水和物　lanthanum carbonate hydrate
　　クエン酸第二鉄水和物　ferric citrate hydrate
　　セベラマー塩酸塩　sevelamer hydrochloride
　　ビキサロマー　bixalomer

　腎機能が低下するとリンの排泄が低下し、高リン血症となる。増加したリンはカルシウムと結合し、**リン酸カルシウム**を形成して組織に沈着する（異所性石灰化）。このため**低カルシウム血症**となり、二次性副甲状腺機能亢進症を来し、**腎性骨症**（線維性骨炎や骨軟化症）を発症する。

　これを防ぐにはリンの摂取制限が重要だが、食物中のリンを結合して吸収できなくするリン吸着薬も用いられる。リン吸着薬としては**炭酸カルシウム**が古くから用いられている。食事中または食直後に服用すると、胃のなかで食物中のリンと結合してリン酸カルシウムとなる。ただし、胃のpHが上昇するとリン吸着能が低下するため、H_2受容体拮抗薬やプロトンポンプ阻害薬が投与されている患者では十分な効果が得られない。活性型ビタミンD製剤と併用すると、腸管からのカルシウム吸収が亢進し、高カルシウム血症を起こすので注意を要する。また、テトラサイクリン系抗生物質やキノロン系抗菌薬と併用するとキレートを形成するため、抗菌薬の吸収が低下する。

　カルシウムを含有しないリン吸着薬として、以前は水酸化アルミニウムが用いられていたが、**アルミニウム脳症**の危険性があり、原則として用いられなくなった。最近では、**炭酸ランタン**が開発されている。胃のなかでリン酸とランタンが結合して不溶性のリン酸ランタンが生成され、糞中に排泄される。吸着力が強く、pHの影響を受けにくいが、キレート形成による相互作用はカルシウム製剤と同様である。また、**クエン酸第二鉄**（3価鉄）も、消化管内でリン酸と結合しリンの吸収を抑制する。3価鉄は吸収されず糞中に排泄されるが、一部は2価鉄に還元され吸収される。

　一方、非吸収性のポリカチオン性ポリマーである**セベラマー**や**ビキサロマー**も開発されている。消化管内でリンと結合してリン吸収を抑制し、血中リン濃度を低下させる。ただし、消化管内で膨潤するため、便秘など消化器症状が現れやすく、腸閉塞には禁忌である。

カリウム吸着薬

　　ポリスチレンスルホン酸カルシウム
　　　calcium polystyrene sulfonate
　　ポリスチレンスルホン酸ナトリウム
　　　sodium polystyrene sulfonate

　腎不全では、腎臓からのカリウム排泄が低下するため、**高カリウム血症**を示す。血清カリウム値が7 mEq/Lに近づくと、致死性不整脈を誘発し、突然死を起こす危険性が高まる。まずカリウム摂取制限が重要だが、それでも血清カリウム値が5.5 mEq/L以上となる場合、カリウム吸着薬が用いられる。カリウム吸着薬は非水溶性の**陽イオン交換樹脂**で、経口または注腸で投与され、腸内でカリウムを吸着し糞中に排泄させる。主な有害反応は便秘など消化器症状である。**ポリスチレンスルホン酸ナトリウム**では、ナトリウム負荷による心不全、血圧上昇、浮腫などに注意する。1日15～30 gを投与する必要があるが、以前は散剤しかなく、ざらざら感や樹脂臭などがあって飲みにくいため、服薬や水制限が守られにくかった。服薬アドヒアランスを高めるため、**ポリスチレンスルホン酸カルシウム**にはゼリー状の製剤が開発されている。従来の散剤に比べて飲みやすくなるとともに、水分摂取量を低く抑えることができる。

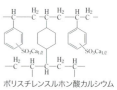
ポリスチレンスルホン酸カルシウム

アシドーシス治療薬

　　炭酸水素ナトリウム（重曹）　sodium bicarbonate

　腎不全では、リン酸や硫酸など滴定酸の排泄が障害され、また重炭酸イオンの再吸収が障害されて、**代謝性アシドーシス**を呈する。アシドーシスは全身に様々な悪影響を及ぼし、悪心・嘔吐、易疲労感、脱力などの症状が現れ、重度になると意識障害、ショック状態を経て死に至る。血清重炭酸イオン濃度が18～20 mEq/L以下になったら、アルカリ化薬の**炭酸水素ナトリウム（重曹）**を1日1～3 g、3回程度に分けて経口投与する。目標重炭酸イオン濃度は22～24 mEq/Lとするが、重曹投与に伴いナトリウムの負荷が増大することに注意する。塩分制限の強化や利尿薬の投与が必要になることもある。

高尿酸血症治療薬（→ p.287）

　　アロプリノール　allopurinol
　　フェブキソスタット　febuxostat

　腎不全では、尿酸産生は変化しないが尿酸排泄が障害されるため、血清尿酸値が上昇する。高尿酸血症は、痛風を起こしたり腎機能を悪化させたりするばかりでなく、動脈硬化の促進因子と考えられているため、適切にコントロールするべきである。高尿酸血症の治療薬には、尿酸産生抑制薬と尿酸排泄促進薬があるが、後者の効果は腎機能に依存しているためGRFが30%

未満の腎不全患者には無効であり、禁忌とされている。尿酸産生抑制薬としては従来**アロプリノール**しかなかったが、アロプリノールの大部分は活性代謝物オキシプリノールとして腎臓から排泄されるため、腎機能に応じて適切な減量が必要であった。最近開発された**フェブキソスタット**は、主にグルクロン酸抱合されて尿中と糞中に排泄され、腎機能低下の影響を比較的受けにくいとされているが、高度腎機能低下例では使用経験が少ないため慎重に投与するべきである。

活性型ビタミンD製剤および誘導体

  カルシトリオール calcitriol
  アルファカルシドール alfacalcidol
  マキサカルシトール maxacalcitol
  ファレカルシトリオール falecalcitriol

 ビタミンD（ヒトでは主にビタミンD_3）は、コレステロールから皮膚で合成されるか食物から摂取されるが、そのままでは不活性であり、肝臓で25位、ついで腎臓で1α位が水酸化を受けて**1,25-ジヒドロキシビタミンD_3（活性型ビタミンD）**になる。活性型ビタミンDは、小腸や腎臓、骨に作用し、カルシウムとリンの恒常性維持に重要な役割を果たしている。腎機能が低下すると活性型ビタミンDが不足するとともにリン排泄が低下し、**低カルシウム血症**を来すため、二次性副甲状腺機能亢進症により**腎性骨症**が起こる。これを防止するため、腎不全では活性型ビタミンD製剤（**カルシトリオール、アルファカルシドール**）を経口投与する。ただし、過量になると高カルシウム血症を起こすため、血清カルシウム・リン・PTH値などをモニターしながら、少量から増量する。活性型ビタミンD製剤で十分な効果が得られない場合、より強力な活性型ビタミンD誘導体（**マキサカルシトール、ファレカルシトリオール**）も開発されている。

カルシウム受容体作動薬

  シナカルセト塩酸塩
  cinacalcet hydrochloride

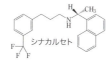

 腎不全による**二次性副甲状腺機能亢進症**に対しては活性型ビタミンD製剤が用いられてきたが、高カルシウム血症を起こしやすい問題があった。**シナカルセト**は、副甲状腺細胞表面の**カルシウム受容体**に結合し、アロステリック効果によって受容体のカルシウム感受性を増加させる薬物で、1日1回経口投与される。血清カルシウム値は逆に低下させるため、低カルシウム血症やQT延長などの発現に注意を要する。血清カルシウム値と副甲状腺ホルモン（PTH）値を頻回にモニターしながら、適宜用量を調節する。活性型ビタミンD製剤と併用すれば、カルシウム値を変えずにPTHを強力に低下させることができる。

腎性貧血治療薬

  エリスロポエチン製剤（→ p.256）
  鉄製剤（→ p.256）

 慢性腎臓病では比較的早期からエリスロポエチン産生が低下し、程度の差はあるが、ほとんどすべての腎不全患者は**腎性貧血**を示す。貧血は心不全の独立した増悪因子で、心機能と腎機能は密に結びついており、**エリスロポエチン製剤**で早期に治療を開始するべきである。ヘモグロビン値などをモニターしながら、1～4週ごとに皮下注または静注する。目標ヘモグロビン値はまだ確立されていないが、一般に、ヘモグロビン値が11 g/dL未満となったら治療を開始し、11 g/dL以上を目標とする。ただ、過剰な造血は血栓症などにより生命予後を悪くする可能性があるため13 g/dL未満にコントロールし、とくに心血管合併症を有する患者では12 g/dL未満にとどめる。なお、造血刺激により相対的な**鉄欠乏**が起こるため、適切な鉄の補給が重要である。**鉄製剤**の経口投与を基本とするが、十分な効果が得られない場合や消化管症状で内服がむずかしい場合は静注する。

利尿薬 diuretics

> ● キーポイント
>
> 1. 主にNa^+の尿細管再吸収を抑制することによって尿量を増加させる薬物を、利尿薬という。
> 2. 利尿薬には、浸透圧利尿薬、炭酸脱水酵素阻害薬、ループ利尿薬、チアジド系利尿薬、上皮ナトリウムチャネル遮断薬、ミネラルコルチコイド受容体拮抗薬などがある。
> 3. 利尿薬は、浮腫や高血圧、うっ血性心不全などの治療に広く用いられる。
> 4. 脱水や低血圧、電解質異常などの有害反応が起きやすい。

 利尿薬 diureticsとは、尿量を増加させる薬物の総称である。しかし、一般には、ナトリウム利尿（Na^+の排泄促進）をもたらす薬物を意味することが多く、水利尿（水の排泄促進）をもたらす薬物（→ p.247）とは区別している。また、輸液や強心薬は、循環血液量の増加や血圧上昇など全身的な作用に伴って間接的に利尿効果をもたらすが、一般には、腎臓を直接の標的とする薬物を利尿薬とよんでいる。

利尿効果は、糸球体濾過率（GFR）を増加させるか、Na^+の尿細管再吸収を減少させることによってもたらされるが、GFRが著しく低下した状態でなければ前者の寄与は少なく、大部分の利尿薬は後者により効果を示す。Na^+は尿細管でNa^+/K^+-ATPアーゼにより能動的に再吸収され、Na^+の移動による浸透圧較差により水も受動的に再吸収される。利尿薬は様々な機序でこのプロセスを抑制する。

利尿薬には、細胞外液の浸透圧を上昇させることでNa^+排泄を促す**浸透圧利尿薬**、近位尿細管に作用しNa^+とともにHCO_3^-の排泄を促す**炭酸脱水酵素阻害薬**、ヘンレ係蹄太い上行脚に作用しNa^+をはじめほとんどすべての電解質の排泄を促す**ループ利尿薬**、遠位尿細管に作用しNa^+とCl^-の排泄を促す**チアジド系利尿薬（およびその類似薬）**、主に集合管に作用しNa^+排泄は促進するがK^+排泄は抑制する**上皮ナトリウムチャネル遮断薬とミネラルコルチコイド受容体拮抗薬**（これらをまとめて**カリウム保持性利尿薬**ともいう）などがある（表IV-5-4、図IV-5-1）。

表 IV-5-4 利尿薬

部位非特異的な薬
浸透圧利尿薬（マンニトール、グリセロールなど）
部位特異的な薬
近位尿細管に作用する薬
炭酸脱水酵素阻害薬（アセタゾラミドなど）
ヘンレ係蹄に作用する薬
ループ利尿薬（フロセミド、トラセミドなど）
遠位尿細管に作用する薬
チアジド系利尿薬と類似薬（ヒドロクロロチアジド、トリクロルメチアジド、インダパミドなど）
集合管に作用する薬
上皮ナトリウムチャネル遮断薬（トリアムテレンなど）
ミネラルコルチコイド受容体拮抗薬（スピロノラクトン、カンレノ酸、エプレレノンなど）

主な利尿薬

浸透圧利尿薬

　D-マンニトール　D-mannitol
　グリセロール（グリセリン）　glycerol（glycerin）
　イソソルビド　isosorbide

これらは、糸球体で自由に濾過され、尿細管ではほとんど再吸収を受けない。近位尿細管腔にこれらの浸透圧物質が存在すると、管腔内を等張に保つため水の再吸収が抑制され、これにより管腔内Na^+濃度が低下してNa^+再吸収が減少する。また、細胞外液量の増加により腎血流量が増え、腎髄質からNa^+が洗い流されるため髄質浸透圧が低下し、ヘンレ係蹄におけるNa^+再吸収が抑制される。Na^+のみならずほとんどすべての電解質の排泄を増加させる。

脳浮腫や脳圧亢進、緑内障などの治療に、点滴静注や内服（イソソルビド）で用いられる。細胞外液量が増大するため、うっ血性心不全を悪化させる可能性がある。また、細胞外への水の移動により低ナトリウム血症を起こしうる。急性頭蓋内血腫に投与すると、脳圧低下により再出血する可能性があるため、禁忌ないし慎重投与とされている。

炭酸脱水酵素阻害薬

　アセタゾラミド　acetazolamide/
　アセタゾラミドナトリウム　acetazolamide sodium

炭酸脱水酵素は、二酸化炭素と水を炭酸水素イオン（HCO_3^-）と水素イオン（H^+）とに迅速に変換する酵素である。**アセタゾラミド**は、近位尿細管の炭酸脱水酵素を阻害することによりNa^+-H^+交換を抑制し、Na^+の再吸収を抑制する（図IV-5-2）。その結果、尿中HCO_3^-、Na^+、K^+の尿中排泄が増加するが、Cl^-の

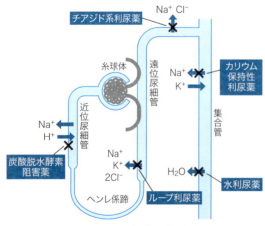

図 IV-5-1　利尿薬の作用部位

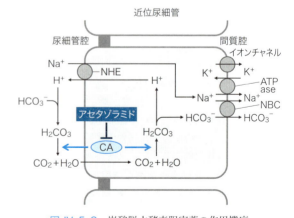

図 IV-5-2　炭酸脱水酵素阻害薬の作用機序
NHE：Na^+/H^+交換輸送体、ATPase：Na^+/K^+-ATPアーゼ、NBC：Na^+/HCO_3^-共輸送体、CA：炭酸脱水酵素。

排泄はあまり変わらない。尿はアルカリ性に傾く。

利尿作用は弱いため、利尿薬として使用される機会は少ない。炭酸脱水酵素は腎外にも多く発現しており、眼の毛様体突起にある炭酸脱水酵素はHCO_3^-を産生することにより房水生成に寄与する。アセタゾラミドは房水生成を抑制して眼圧を低下させるため、緑内障の治療に内服または注射（**アセタゾラミドナトリウム**）で用いられる。そのほか、てんかん、呼吸性アシドーシスの改善、浮腫、メニエール病などに用いられることもある。

ループ利尿薬

フロセミド	furosemide
ブメタニド	bumetanide
アゾセミド	azosemide
トラセミド	torasemide

ループ利尿薬は最も強力な利尿薬であり、浮腫や心不全に頻用されている。構造的には、**フロセミド**に代表されるスルファモイル安息香酸誘導体が数種類と、アニリノピリジンスルホニル尿素誘導体の**トラセミド**が販売されている。

● 薬理作用：ヘンレ係蹄の太い上行脚の**$Na^+/K^+/2Cl^-$共輸送体**を阻害することにより、Na^+とCl^-の再吸収を抑制する（図IV-5-3）。太い上行脚での生理的なNa^+再吸収量は全Na^+再吸収量の20〜30％にのぼること、また、太い上行脚の再吸収抑制によるNa^+喪失を回復できるほど下流尿細管の再吸収能は高くないことにより、ループ利尿薬の利尿作用はきわめて強力で、糸球体濾過されたNa^+の最大25％まで排泄させることができる。

● 有害反応：大部分は強力な利尿作用によるもので、脱水、低血圧、**低カリウム血症**、低クロライド血症性アルカローシスなど水・電解質異常を起こしやすい。Ca^{2+}の排泄も増加させるため、**骨粗鬆症**を悪化させる可能性がある（とくに閉経後の女性への投与は注意を要する）。また、尿細管トランスポーターを阻害し、しばしば**高尿酸血症**を示す。静注で急速に投与した際などに、内耳有毛細胞の腫脹により**難聴**を起こすことがあるが、多くは投与を中止すれば回復する。$Na^+/K^+/2Cl^-$共輸送体を阻害するため、バーター症候群様 Bartter's syndrome の症状を呈することがある（**偽性バーター症候群**）。そのほか、高血糖、脂質異常、皮疹、光線過敏症、骨髄抑制、消化器症状などを示すこともある。

● 薬物動態：フロセミドは、水溶性の高い酸性薬で、血漿蛋白質結合率が高く、分布容積は小さい。血中から有機陰イオン輸送体を介して近位尿細管腔内へ分泌され、管腔側からヘンレ係蹄太い上行脚の標的に到達する。経口投与でも30分以内に効果が得られ、消失半減期は約30分である。多くは未変化体のまま尿中に排泄される。ループ利尿薬の半減期は総じて短く、有効血中濃度を維持するには頻回投与が必要である。アゾセミドやトラセミドの半減期はそれぞれ約2.5時間、3.5時間と比較的長く、安定した効果を得やすい。

● 相互作用：血清カリウム低下により、ジギタリス製剤の毒性を増強する。チアジド系利尿薬との併用で、利尿作用や血清カリウム低下が増強される。カリウム保持性利尿薬と併用すれば、相乗効果が得られるとともに、低カリウム血症を避けることができる。プロベネシドは、有機陰イオン輸送体による分泌を競合するため利尿作用を減弱させる。機序は必ずしも明らかではないが、NSAIDs も利尿効果を減弱させる。アミノグリコシド系抗生物質やシスプラチンとの併用で聴器毒性が増強される可能性がある。

● 臨床使用：浮腫、腹水、うっ血性心不全、腎不全などに、内服や注射で広く用いられる。ただし、あくまで対症療法薬であり、長期生命予後は改善しない。血圧も下げるが、持続時間が短いため安定した降圧効果を得るのはむずかしく、一般に、チアジド系利尿薬の効果が期待できない腎不全を伴う高血圧に対してのみ用いられる。また、急性薬物中毒に対して強制利尿を起こすために用いられる。

チアジド系利尿薬とその類似薬

ヒドロクロロチアジド	hydrochlorothiazide
トリクロルメチアジド	trichlormethiazide
インダパミド	indapamide

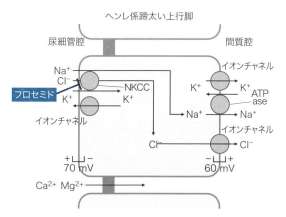

図 IV-5-3　ループ利尿薬の作用機序
NKCC：$Na^+/K^+/2Cl^-$共輸送体、ATPase：Na^+/K^+-ATPアーゼ。

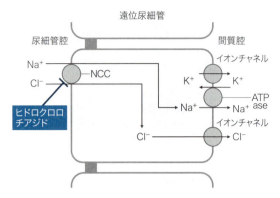

図 IV-5-4　チアジド系利尿薬の作用機序
NCC：Na⁺/Cl⁻共輸送体、ATPase：Na⁺/K⁺-ATPアーゼ。

"降圧利尿薬"とよばれるほど、主として降圧薬として用いられる。**ヒドロクロロチアジド**や**トリクロルメチアジド**を代表とする**チアジド系薬**と、構造はやや異なるが同様の効果を示す**インダパミド**などの類似薬がある。

● 薬理作用：　遠位尿細管の **Na⁺/Cl⁻共輸送体**を阻害することにより、Na⁺ と Cl⁻、水の再吸収を抑制する（図IV-5-4）。増加した尿中 Na⁺ と K⁺ が交換されることにより、K⁺ の排泄も増加する。また、Mg²⁺の排泄を増加させ、Ca²⁺の排泄を減少させる。Na⁺再吸収における遠位尿細管の役割は比較的小さいため利尿効果は強力ではないが、緩徐で安定した降圧効果が得られる。

● 有害反応：　作用発現が緩やかなので急性の有害反応はまれだが、過剰投与や長期投与により、低血圧、**高尿酸血症**、**低カリウム血症**、低クロライド血症性アルカローシス、低ナトリウム血症、**高カルシウム血症**、低マグネシウム血症、脂質異常症、耐糖能異常などが現れることがあり、自覚症状には現れにくいので、注意する。また、中枢神経系、消化器系、血液系、皮膚などにも異常が起こることがある。

● 薬物動態：　消化管からよく吸収され、血漿蛋白質結合率が高い。ループ利尿薬同様、血中から有機陰イオン輸送体を介して近位尿細管腔内へ分泌され、管腔側から遠位尿細管の標的に達する。プロベネシドは、有機陰イオン輸送体による分泌を競合するため、利尿作用を減弱させる。

● 臨床使用：　ヒドロクロロチアジドなら 12.5 mg/日、トリクロルメチアジドなら 1 mg/日程度の比較的少量で安定した降圧効果が得られ、重篤有害反応が少なく、また安価であり、降圧薬として広く用いられている。ただし、GFR が 30 mL/分以下に低下すると効果が得られない。心血管病の罹患率と死亡率を減少させ、とくに脳卒中の予防効果が認められている。

上皮ナトリウムチャネル遮断薬

　　トリアムテレン　triamterene
　　アミロライド塩酸塩水和物
　　　　amiloride hydrochloride hydrate

このグループと次のミネラルコルチコイド受容体拮抗薬は、主に集合管の Na⁺ 再吸収を抑制するが、この部位での再吸収は全体の数％にすぎないため、利尿作用はあまり強力ではない。K⁺ は Na⁺ と交換に分泌されるため、Na⁺ 再吸収が減少すると K⁺ 分泌も減少し、ほかの利尿薬と異なって K⁺ の喪失は起こらない（これら 2 群の薬物を**カリウム保持性利尿薬**ともいう）（図IV-5-5）。

遠位尿細管終末部から集合管にかけての尿細管には**上皮ナトリウムチャネル（ENaC）**とよばれる Na⁺ チャネルが発現しており、**トリアムテレン**や**アミロライド**は、これを遮断して Na⁺ 再吸収を抑制する。日本で販売されているのはトリアムテレンだけである。使用頻度は低いが、原発性アルドステロン症に似た病態を呈する**リドル症候群**（遺伝子変異により上皮ナトリウムチャネルの基礎活性が亢進している）の特異的な治療薬である。

ミネラルコルチコイド受容体拮抗薬（アルドステロン拮抗薬）

　　スピロノラクトン　spironolactone
　　カンレノ酸カリウム
　　　　potassium canrenoate
　　エプレレノン　eplerenone

以前は"カリウム保持性利尿薬"として上皮ナトリウムチャネル遮断薬とともに一括りにされることも

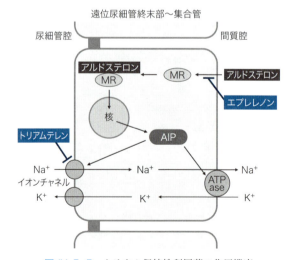

図 IV-5-5　カリウム保持性利尿薬の作用機序
MR：ミネラルコルチコイド受容体、AIP：アルドステロン誘導蛋白質、ATPase：Na⁺/K⁺-ATPアーゼ。

あったが、このグループの臨床的重要性が、利尿作用よりもアルドステロン拮抗作用自体に認められるようになり、いまでは独立して扱われることが多くなった。

● 薬理作用： 尿細管細胞内のミネラルコルチコイド受容体（アルドステロン受容体）に結合してアルドステロンと拮抗し、種々のアルドステロン誘導蛋白質（AIP）の発現を抑制する（図IV-5-5）。これにより、ENaC の発現および血管側 Na^+/K^+-ATPアーゼ活性が抑制され、Na^+再吸収が減少する。スピロノラクトンやカンレノ酸はアルドステロン受容体への選択性が低く、性ホルモン受容体にも作用するが、エプレレノンは選択性が高い。

● 有害反応： K^+の排泄が減少するため高カリウム血症が起こりやすい。無尿や腎不全など、K^+排泄が障害されている病態では、禁忌である。選択性の低いアルドステロン受容体拮抗薬は、プロゲステロン受容体やアンドロゲン受容体にも親和性が多少あるため、女性化乳房、性的不能、月経不順などを起こす。

● 薬物動態： スピロノラクトンは消化管から吸収され、CYP3A4で代謝されて活性代謝物カンレノン（活性はスピロノラクトンの4分の1程度）を生じる。スピロノラクトン自体の半減期は短いが（約1.6時間）、カンレノンのそれは長いため（約16.5時間）、効果は長時間持続する。カンレノ酸は静注剤で、これ自体に活性はないが、体内でカンレノンに変換される。エプレレノンもCYP3A4で代謝され、半減期は約5時間である。これらはいずれも血中から直接尿細管上皮細胞に入り、ミネラルコルチコイド受容体に到達する。

● 相互作用： カリウム喪失性利尿薬（ループ利尿薬、チアジド系利尿薬など）と併用することにより、血清カリウム値の変化を相殺することができる。主にCYP3A4で代謝されるため、これを阻害する薬物で血中濃度が上昇しやすい。

● 臨床使用： 利尿効果は強くないが、血清カリウム値の変動を補正する目的でカリウム喪失性利尿薬と併用されることが多い。今日、アルドステロン受容体拮抗薬は、利尿効果以上に、アルドステロン拮抗作用による臓器保護効果が注目され、心不全や高血圧に積極的に用いられつつある（➡ p.215、225）。原発性アルドステロン症にとって特異的な治療薬であり、また、二次性アルドステロン症（心不全、肝硬変、ネフローゼ症候群など）に伴う浮腫の治療に有用である。

水利尿を調節する薬 drugs used for abnormal water diuresis

● キーポイント

1. 体液の水バランスが大きく崩れる病態として、尿崩症と SIADH がある。
2. 尿崩症には中枢性と腎性があり、前者には主として抗利尿ホルモン（バソプレシン）とその誘導体、後者には水摂取とともにチアジド系利尿薬などが用いられる。
3. SIADH は治療を要しない場合も多いが、治療の基本は水制限で、コントロールがむずかしければ水利尿薬を用いることができる。

体液の水バランス（体液浸透圧）の調節は、飲水・塩分摂取と、バソプレシンを合成・分泌する視床下部–神経下垂体系、バソプレシンの作用点である腎集合管系によって担われているが、様々な先天性疾患や後天性疾患、あるいは薬物有害反応により、この調節機構が障害される。その典型的な病態は、水利尿の異常亢進により体液浸透圧が上昇する尿崩症 diabetes insipidus（DI）と、水利尿の異常低下により体液浸透圧が低下する抗利尿ホルモン不適合分泌症候群 syndrome of inappropriate secretion of antidiuretic hormone（SIADH）である。尿崩症では水摂取とともに水利尿を抑制する薬物が用いられ、SIADH は水制限を基本とするが水利尿を促進する薬物が用いられることもある（表IV-5-5）。

抗水利尿薬（尿崩症治療薬）

尿崩症とは、水利尿が過剰なため低張尿が大量に排泄され、体液浸透圧が上昇する病態である。視床下部–神経下垂体系の異常によりバソプレシン分泌が不足して起こる中枢性尿崩症と、腎臓のバソプレシン応答能が低下することにより起こる腎性尿崩症とがあり、治療薬も異なる。

表 IV-5-5　水利尿を調節する薬

抗水利尿薬（尿崩症治療薬）
抗利尿ホルモン製剤（デスモプレシンなど）
腎性尿崩症治療薬（水、チアジド系利尿薬など）
水利尿薬（SIADH治療薬）
従来の薬（デメチルクロルテトラサイクリンなど）
V_2 バソプレシン受容体拮抗薬（モザバプタンなど）

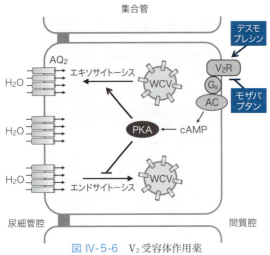

図 IV-5-6　V_2受容体作用薬

AQ_2：アクアポリン2、WCV：水チャネル（アクアポリン2）含有小胞、V_2R：バソプレシンV_2受容体、AC：アデニル酸シクラーゼ、PKA：cAMP依存性蛋白質リン酸化酵素（プロテインキナーゼA）。

抗利尿ホルモン製剤

バソプレシン vasopressin
デスモプレシン酢酸塩水和物
desmopressin acetate hydrate

● **薬理作用**：　バソプレシン（抗利尿ホルモン[ADH]、アルギニンバソプレシン[AVP]ともいう）は9アミノ酸からなるペプチドで、**V_1受容体**を介して血管収縮・昇圧作用を、**V_2受容体**を介して抗利尿作用（正確には抗水利尿作用）をもたらす。

V_1受容体はG_q-ホスホリパーゼ$C\beta$系を介してCa^{2+}を動員し、血管を収縮させる。V_2受容体は集合管細胞の基底側膜にあり、G_s-アデニル酸シクラーゼ系を介してcAMPを産生する。これにより活性化されたプロテインキナーゼAが、水チャネル分子アクアポリン2を管腔側膜へ移動させ、またアクアポリン2の発現も促進し、水の再吸収を促す（図IV-5-6）。

V_1受容体作用は、腎血管の収縮により髄質の血流を低下させて尿濃縮力を上昇させるため抗利尿作用へも寄与するが、むしろ有害反応の原因となることが多い（下記）。**デスモプレシン**は、バソプレシンからN末端のアミノ基が除かれ、8番目の$_L$-アルギニンが$_D$-アルギニンに置換された誘導体（1-デアミノ-8-$_D$-アルギニンバソプレシン、DDAVP）で、バソプレシンに比べてV_2作用/V_1作用の比が約3,000倍も大きいため、**V_1受容体を介する有害反応を回避しうる**。

また、血管内皮細胞のV_2受容体へも作用して、フォン・ウィルブランド因子の分泌を促進させ、また第VIII因子のレベルも上昇させるため、フォン・ウィルブランド病 von Willebrand's disease や比較的軽症の血友病Aの止血に有効である。

● **有害反応**：　大部分の有害反応はV_1受容体を介する**平滑筋収縮**による。これはバソプレシンで起こりやすく、デスモプレシンでは起こりにくい。血管平滑筋の収縮により血圧が上昇し、冠血管収縮は心筋虚血を悪化させる（虚血性心疾患にバソプレシンは禁忌）。末梢循環不全により顔面蒼白となる。また、消化管平滑筋を収縮させ、悪心や腹痛、便意切迫、下痢などを起こす。

V_2受容体を介する有害反応は、主作用の過剰による**水中毒**である。これはバソプレシンでもデスモプレシンでも起こる。高血圧症や心不全など、水の急速な増加が悪影響を及ぼしやすい病態では注意を要する。急性腎不全には禁忌である。また、多飲症による多尿には絶対に用いてはならない。

● **薬物動態**：　消化液で分解されやすく、消化管吸収率も低いため、**経口投与の生体利用率は低い**。このため、注射か点鼻で吸収させることが多いが、海外ではデスモプレシンの経口剤もある（日本では夜尿症にのみ経口剤が開発されている）。アレルギー性鼻炎などでは点鼻吸収が低下するため経口剤が有用だが、吸収が悪いので10倍以上の高用量を必要とする。肝臓や腎臓などのペプチダーゼで分解され、主に尿中へ排泄される。バソプレシンの消失半減期は数十分と短いが、デスモプレシンは2〜3時間と長い。

● **相互作用**：　抗利尿作用は、様々な併用薬物の影響を受ける。NSAIDs（とくにインドメタシン）、カルバマゼピン、クロルプロパミドなどは抗利尿作用を増強する。NSAIDsの作用はプロスタグランジン減少を介する腎血流低下によると思われるが、カルバマゼピンやクロルプロパミドの機序は不明である。一方、リチウムやデメチルクロルテトラサイクリン、エタノールなどは抗利尿作用を減弱する（次項を参照）。

● **臨床使用**：　バソプレシンは持続時間が短いこと、V_1受容体を介する有害反応が起こることから、尿崩症の長期治療には適していない。大部分の尿崩症患者にとっては**デスモプレシン**が第1選択薬である。成人では1回5〜10μgを1日1〜2回点鼻するが、用量や持続時間には個人差が大きい。デスモプレシンは**夜尿症**にも有効で、就寝前に経口または点鼻投与する。また、フォン・ウィルブランド病や血友病Aの止血には、デスモプレシンを静注する。

バソプレシンにはV_1受容体作用を利用した臨床応用もある。内臓の動脈を収縮させ、門脈血流を低下させるため、肝硬変症において**食道静脈瘤からの出血を抑制**するのに用いられる。また、消化管平滑筋を収縮

させるので、術後イレウスや腹部膨満の治療、あるいは腹部X線撮影前処置（腸管ガスの駆出）にも用いられる。

腎性尿崩症治療薬

アミロライド塩酸塩水和物
amiloride hydrochloride hydrate
チアジド系利尿薬
インドメタシン indometacin

　腎性尿崩症には先天性のものと後天性のものがある。先天性腎性尿崩症は、V_2 受容体遺伝子またはアクアポリン2遺伝子の変異によるが、通常、適切に水を摂取すれば大きな障害はないとされる。後天性腎性尿崩症は、高カルシウム血症や低カリウム血症、腎盂腎炎などに続発するが、リチウム、デメチルクロルテトラサイクリン、ホスカルネットなどの薬物有害反応として起こることもある。原因の除去が第一である。

　治療薬は不要のことも多いが、**アミロライド、チアジド系利尿薬**、NSAIDs（とくに**インドメタシン**）などを用いることがある。アミロライドは集合管の上皮ナトリウムチャネルを通したリチウムの再吸収を抑制するためリチウム誘発性腎性尿崩症に適している（日本では未承認）。チアジド系利尿薬の作用機序は明らかではないが、逆説的に多尿を抑制する。NSAIDs（とくにインドメタシン）も有効だが、機序はよくわからない。

水　利　尿　薬

　水利尿障害の典型はSIADHである。SIADHは、バソプレシンの分泌が過剰となり、水利尿障害、低ナトリウム血症を示す病態である。原因は様々で、悪性腫瘍、肺疾患、中枢神経疾患などのほか、薬物有害反応として起こることもある。頻度の高い原因薬物には、抗うつ薬、スルホニル尿素薬、ビンカアルカロイドなどがある。SIADH以外でも、うっ血性心不全、肝硬変、ネフローゼ症候群などでは、循環血液量の減少によりバソプレシン分泌が刺激され、水利尿障害が起こり、低ナトリウム血症を示すことがある。

　低ナトリウム血症はとくに治療を必要としないことも多く、治療の基本はあくまで**水制限**である。意識障

害を呈するなど緊急時には、高張食塩水とともにループ利尿薬が静脈内投与される。水利尿を目的とした薬は乏しかったが、最近では V_2 受容体の選択的拮抗薬が開発されている。ただし、安全性が未確立であり、慎重に用いる必要がある。

従来の "水利尿薬"

デメチルクロルテトラサイクリン塩酸塩
demethylchlortetracycline hydrochloride
リチウム炭酸塩 lithium carbonate

　1960～70年代、**デメチルクロルテトラサイクリン**や**リチウム**が有害反応として腎性尿崩症を起こすことが明らかとなった。機序は明らかではなかったが、バソプレシンによるcAMP産生を抑制するためと推定された。以来、SIADHの治療にこの副作用が利用され、とくにデメチルクロルテトラサイクリンは現在もしばしば用いられる。リチウムは、しばしば重篤な有害反応を起こすため、ほかの選択肢がない場合に限って用いられる。

V_2 受容体拮抗薬

モザバプタン塩酸塩 mozavaptan hydrochloride
トルバプタン tolvaptan

　モザバプタンやトルバプタンは、バソプレシンの V_2 受容体作用に拮抗する非ペプチド性化合物で、経口剤として開発されている。バソプレシン産生腫瘍によるSIADHや心不全・肝硬変による体液貯留に用いることができる。また、最近、トルバプタンは多発性嚢胞腎の治療薬としても承認された（➡ p.239）。ただし、急激な血清ナトリウム値の上昇により、橋中心髄鞘崩壊症（神経細胞内脱水による脱髄）を起こす可能性などが指摘されており、使用経験が少ないこともあり、安全な使用方法が確立されていない。入院の上、血清ナトリウム値をモニターしながら短期間の投与に止めるなど、慎重な使用が求められる。CYP3A4で代謝され（モザバプタンはCYP2C8でも代謝）、またCYP3A4を阻害するため、多くの薬物と相互作用しうる。

血液疾患の薬
drugs for blood disorders

6

抗血栓薬 antithrombotic drugs

> ● キーポイント
> 1. 抗血栓薬は、一次血栓形成を抑制する抗血小板薬、二次血栓形成を抑制する抗凝固薬、フィブリンを分解する血栓溶解薬の3つに分類される。
> 2. 抗血小板薬は主として動脈血栓の予防に、抗凝固薬は主として静脈血栓の予防に、血栓溶解薬は主として再開通療法に用いられる。
> 3. とくに抗凝固薬と血栓溶解薬は重篤な出血性有害反応を起こしやすいため、使用法に十分習熟する必要がある。

血栓と止血

損傷を受けた血管からの出血を阻止するため、生体には止血機構が備わっている。止血は、損傷部の血管収縮に引き続き、血小板による**一次血栓**が形成され（**一次止血**）、さらにフィブリンによる二次血栓が形成されること（**二次止血**）で完成される。

血管が損傷を受け内皮が破壊されると、内膜のフォン・ウィルブランド因子に血小板が粘着し活性化される。活性化血小板からはADP、トロンボキサンA_2（TXA_2）などが放出され、これがほかの血小板を集めて凝集させる（図IV-6-1）。これが一次血栓である。

血栓を安定化し強固なものとするには、血漿中の凝固因子が必要である。血液凝固は**外因系**と**内因系**の2方面からはじまるが、いずれ共通経路をたどり二次血栓を形成する（図IV-6-2）。これらのプロセスには第I～XIII因子とよばれる12種類の凝固因子（多くはセリンプロテアーゼ）がかかわる（第VI因子は存在しない）。血管が損傷されたとき主体となるのは外因系で、第VII因子が損傷組織細胞の表面に露出した第III因

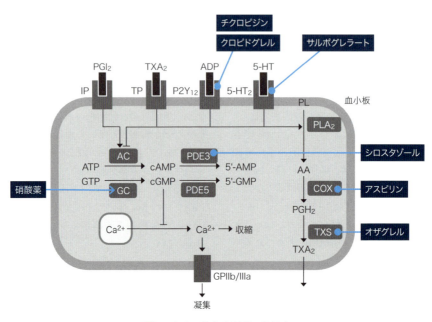

図 IV-6-1　抗血小板薬の作用点

IP：プロスタサイクリン（PGI_2）受容体、PG：プロスタグランジン、TP：TXA_2受容体、TX：トロンボキサン、5-HT：セロトニン、PL：リン脂質、AC：アデニル酸シクラーゼ、GC：グアニル酸シクラーゼ、PDE：ホスホジエステラーゼ、AA：アラキドン酸、PLA_2：ホスホリパーゼA_2、COX：シクロオキシゲナーゼ、TXS：TXA_2合成酵素。

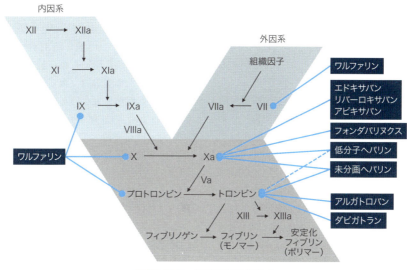

図 IV-6-2　抗凝固薬の作用点

子（組織因子）に結合して活性化されることにはじまる。活性化第Ⅶ因子は、直接に、あるいは第Ⅸ因子の活性化を介して、第Ⅹ因子を活性化し、**活性化第Ⅹ因子（Xa）**が第Ⅱ因子（プロトロンビン）を切断して活性化し（**トロンビン**）、トロンビンが第Ⅰ因子（フィブリノゲン）を切断して**フィブリン**を産生する。一方、内因系は、内皮細胞下組織のコラーゲンなどにより第Ⅻ因子が活性化されることではじまり、第ⅩⅠ、Ⅸ、Ⅷ因子などを介して第Ⅹ因子以下の共通経路に合流する。外因系と内因系で生じたフィブリンは、凝集血小板を束ねて血栓を安定化する。

生体には、過剰な血栓形成を抑制する調節機構も備わっている。これは、**アンチトロンビンⅢ**や**プロテインC**、プロテインSによる凝固因子不活性化、プラスミンによる線維素溶解（**線溶**、図Ⅳ-6-3）、凝固因子の代謝・排泄などによる。

血栓症

何らかの原因により血管内で血栓が形成され、血流量が低下し、組織の虚血性障害が引き起こされる病態を**血栓症** thrombosis という。一般に、動脈系には血小板に富み赤血球の少ない"**白色血栓**"、静脈系には血小板が少なく赤血球を多く含む"**赤色血栓**"が生じやすい。血栓の発生部位により、結果として起こる疾患は多彩である。代表的なものとして、脳梗塞（➡p.235）や心筋梗塞（➡p.221）、肺梗塞、播種性血管内凝固（DIC）などがある。

主な抗血栓薬

抗血栓薬は、**抗血小板薬**、**抗凝固薬**、**血栓溶解薬**の3群に分けられる（表Ⅳ-6-1）。抗血小板薬は、血小板凝集を抑制することにより一次血栓形成を妨げる薬物である。凝集抑制の機序は様々だが、凝集に至る経路は複数あるため、抗血栓作用は比較的穏やかである。代表薬**アスピリン**をはじめ、多くは経口的に投与される。抗凝固薬は、凝固因子を抑制することにより二次血栓形成を強力に妨げる。非経口的に投与される**ヘパリン類**、経口投与される**ワルファリン**や**直接経口抗凝固薬（DOAC）**に代表される。血栓溶解薬は、**プラスミノーゲン活性化因子**を製剤化したもので、フィブリン分解を促進する。

抗血小板薬は主として動脈血栓の予防、抗凝固薬は主として静脈血栓の予防に用いられる。血栓溶解薬は血栓性疾患（脳梗塞、心筋梗塞、肺塞栓など）の再開通療法に用いられる。抗血栓薬に共通する有害反応は出血である。とくに抗凝固薬と血栓溶解薬は、重篤な出血性有害反応を起こしやすく、使用方法に十分習熟する必要がある。

抗血小板薬 antiplatelet drug

主な抗血小板薬の作用点を図Ⅳ-6-1 に示し、重要

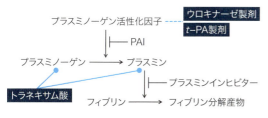

図 IV-6-3　線溶系に作用する薬物

なものについて解説する。

■ シクロオキシゲナーゼ阻害薬
アスピリン aspirin
（アセチルサリチル酸　acetylsalicylic acid）

アスピリンは、脳動脈や冠動脈などの血栓症を予防する目的で頻用される。抗炎症作用（➡ p.313）を示さない少量（1日100mg程度）で、抗血小板作用をもたらす。

● **薬理作用**：シクロオキシゲナーゼ（COX）-1の活性中心近傍のセリン残基をアセチル化して活性を阻害し、TXA_2の産生を抑制する。血小板は核を有さずCOX-1を回復できないため、アスピリンの作用は蓄積され、血小板寿命が終わるまで（7～10日間）持続する。少量を経口投与すれば、TXA_2産生を有効に阻害できる。大量投与すると内皮のプロスタサイクリン（PGI_2）産生も抑制されるため、抗血小板作用が減弱する可能性がある。ほかの非ステロイド性抗炎症薬（NSAIDs）が抗血小板作用を有するという証拠はない。

数多くの臨床試験で、1日50～320 mgの投与で最大効果が得られることが示されている。

表 IV-6-1　主な抗血栓薬

抗血小板薬
プロスタノイド関連薬
COX阻害薬（アスピリン）
TXA_2合成酵素阻害薬（オザグレル）
PGI_2受容体作動薬（ベラプロスト、リマプロスト）
ADP受容体拮抗薬（チクロピジン、クロピドグレル、プラスグレル）
PDE阻害薬（シロスタゾール、ジピリダモール）
$5-HT_2$受容体拮抗薬（サルポグレラート）
抗凝固薬
ヘパリン製剤および関連薬
ヘパリン
低分子ヘパリン（ダルテパリン、エノキサパリン）
非ヘパリン性グリコサミノグリカン（ダナパロイド）
合成ヘパリン誘導体（フォンダパリヌクス）
クマリン系抗凝固薬（ワルファリン）
Xa阻害薬（エドキサバン、リバーロキサバン、アピキサバン）
抗トロンビン薬（アルガトロバン、ダビガトランエテキシラート）
その他（クエン酸、アンチトロンビンIII、プロテインC、トロンボモジュリン）
血栓溶解薬
ウロキナーゼ製剤（ウロキナーゼ）
組織プラスミノーゲン活性化因子（t-PA）製剤（アルテプラーゼ、モンテプラーゼ）

● **有害反応**：出血傾向（とくに過量投与時）。その他については313ページを参照。

● **臨床使用**：1日1回81～100 mg程度を経口投与する。一般に用いられる製剤は、消化管粘膜傷害を軽減するため腸溶錠（胃では溶けず、腸に到達してから溶ける錠剤）となっている（最高血中濃度到達時間は4～5時間）。速やかに薬効を得たい急性期などの場合、錠剤を砕いて内服させる。これにより30分以内に薬効が現れる（最高血中濃度到達時間は約1時間）。

■ トロンボキサン合成酵素阻害薬
オザグレルナトリウム　ozagrel sodium

オザグレルはTXA_2合成酵素の選択的阻害薬で、強力な血小板凝集因子TXA_2の生合成を妨げるが、凝集抑制因子PGI_2の産生は促進する。抗血小板薬としては注射剤のみが承認されており（経口剤は気管支喘息治療薬）、経口投与のむずかしい脳血栓症急性期に経静脈的に投与される。また、くも膜下出血後の血管攣縮を予防する目的でも用いられる。

■ プロスタサイクリン受容体作動薬
ベラプロストナトリウム　beraprost sodium
リマプロストアルファデクス　limaprost alfadex

合成PGI_2誘導体であり、PGI_2受容体を介して、血小板には凝集抑制作用、血管平滑筋には弛緩作用をもたらす。慢性閉塞性動脈硬化症や肺動脈性高血圧症などに経口投与される。

■ ADP受容体拮抗薬
チクロピジン塩酸塩　ticlopidine hydrochloride
クロピドグレル硫酸塩　clopidogrel sulfate
プラスグレル塩酸塩　prasugrel hydrochloride

アスピリンと並んで頻用されている。経皮的冠動脈形成術後にはアスピリンと併用されることも多い。いずれも**チエノピリジン誘導体**で、**ADP受容体$P2Y_{12}$**を阻害する。チクロピジンは時に重大な副作用をもたらすが、**クロピドグレルやプラスグレルは比較的安全**とされる。

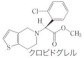
クロピドグレル

● **薬理作用**：血小板には、凝集を促進するADP受容体が2種類（$P2Y_1$と$P2Y_{12}$）あるが、そのうちG_iに共役しcAMPを低下させる$P2Y_{12}$を抑制する。いずれもプロドラッグで、CYP2C19、CYP3A4、CYP2B6、パラオキソナーゼ-1などの酵素により代謝され、還元されて生じたチオールが$P2Y_{12}$受容体の細胞外ドメインのシステイン残基とのあいだにジス

ルフィド結合を形成し、受容体を恒久的に阻害する。

● **有害反応**：　作用が過剰になると出血傾向が現れる。しばしば起こる出血以上の重篤有害反応は、好中球減少症（重症なら**無顆粒球症**）である（チクロピジンで数％に発現）。また、**血栓性血小板減少性紫斑病（TTP）**は、チエノピリジン系薬物に特徴的といえる重篤有害反応である。ほかに、劇症肝炎なども起こりうる。クロピドグレルとプラスグレルはチクロピジンよりこれらの発現が少ないといわれる。

● **臨床使用**：　血栓症予防についての臨床的エビデンスがあるが、有害反応の観点からチクロピジンの使用頻度は減少し、代わってクロピドグレル、プラスグレルの使用頻度が増加している。有害反応を早期に発見するため、投与開始初期は血液検査などにより患者の状態を密に観察する。

● **個別化医療**：　活性化に関与する CYP2C19 やパラオキソナーゼ-1 の遺伝子多型が薬効や有害反応に影響する可能性が示唆されている。

■ ホスホジエステラーゼ阻害薬

ジピリダモール
dipyridamole
シロスタゾール
cilostazol

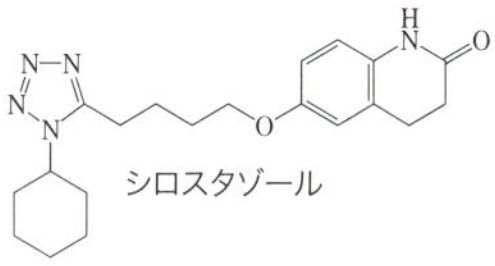

シロスタゾール

ホスホジエステラーゼ3（PDE3）を阻害することにより細胞内 cAMP を増加させ、血小板凝集抑制および血管平滑筋弛緩をもたらす。**ジピリダモール**は狭心症や血栓塞栓症の予防に用いられていたが、血管拡張による頭痛や頻脈などの有害反応が多いこと、スティール現象により狭心症を悪化させることがあること、より有効な薬物が開発されたことなどから、使用は減っている。一方、**シロスタゾール**は、アスピリンに優るとも劣らない脳血栓症再発予防効果が示され、広く用いられている。ただし、血管拡張や心筋 cAMP 増加に伴う頻脈などの有害反応が現れることがあり、とくに虚血性心疾患の既往がある患者では狭心症や心機能の悪化に注意を要する。うっ血性心不全の患者には禁忌である。

■ 5-HT$_2$受容体拮抗薬

サルポグレラート塩酸塩　sarpogrelate hydrochloride

5-HT$_2$受容体に拮抗し、セロトニンによる血小板凝集および血管平滑筋収縮を抑制する。末梢循環障害を改善するため、慢性閉塞性動脈硬化症による手足の疼痛や冷感、潰瘍などの症状を改善するために用いられる。

抗凝固薬 anticoagulants

主な抗凝固薬の作用点を図IV-6-2 に示し、重要なものについて解説する。

■ ヘパリン類

ヘパリンカルシウム　heparin calcium/
　ヘパリンナトリウム　heparin sodium
低分子ヘパリン
　ダルテパリンナトリウム　dalteparin sodium
　エノキサパリンナトリウム　enoxaparin sodium
ダナパロイドナトリウム　danaparoid sodium
フォンダパリヌクスナトリウム　fondaparinux sodium

ヘパリンは、グルコサミンとグルクロン酸が交互に連なる硫酸化グリコサミノグリカンで、肝臓で合成される。ブタ腸粘膜などから採取されて製剤化されており、分子量は不均一で 5,000 〜 20,000 である。**低分子ヘパリン**はヘパリンを脱重合したもので、分子量は 1,000 〜 10,000 である（図IV-6-4）。**ダナパロイド**は生体由来のヘパリン類似グリコサミノグリカンで分子量は約5,500、**フォンダパリヌクス**は分子量1,728のヘパリン様合成化合物（均一物質）である。

● **薬理作用**：　ヘパリンは、**アンチトロンビンⅢ**の活性を促進することにより、トロンビン、Xa、活性化第IX因子（IXa）などの凝固因子を阻害する（図IV-6-5）。低分子ヘパリンは、トロンビンに結合するにはサイズが小さく、主としてXaを阻害する。静注で用いた場合、直後より抗凝固作用が現れる。

● **有害反応**：　頻度の高い重篤有害反応は出血である。過剰投与の場合は**プロタミン**（サケ科などの魚類の精巣に由来するポリペプチド）で中和する。低分子ヘパリンは、ヘパリンに比べて抗トロンビン活性が低く、安全性が高い。まれに**ヘパリン誘発性血小板減少症**が発生し、重篤な血栓症を引き起こす。また、長期投与で骨粗鬆症を起こすことがある。

● **臨床使用**：　経口投与では吸収されないので、静注または皮下注する。おのおのの半減期にあわせて

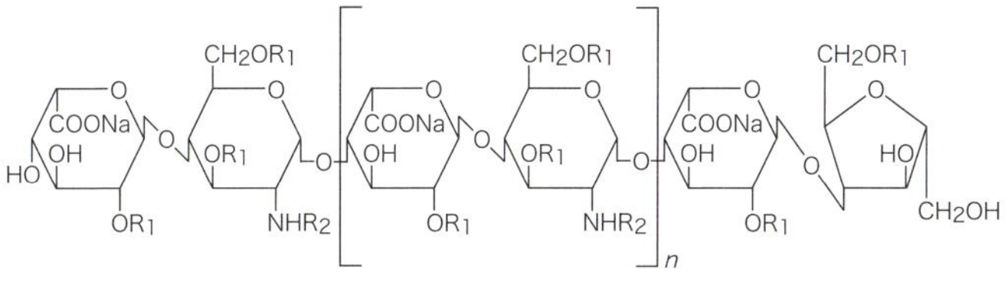

図 IV-6-4　低分子ヘパリン
ダルテパリンナトリウムの構造を示す。平均分子量約5,000。R$_1$は H または SO$_3$Na、R$_2$は COCH$_3$ または SO$_3$Na。$n = 2 \sim 19$。

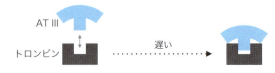

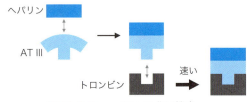

図 IV-6-5　ヘパリンの作用機序
AT Ⅲ：アンチトロンビンⅢ。

投与間隔を設定する。静脈血栓症、肺塞栓、不安定狭心症、心筋梗塞の予防・治療、血管形成術や人工心肺使用時の血液凝固防止、DICの予防・治療などに広く用いられる。**活性化部分トロンボプラスチン時間（APTT）**によるモニタリングを行いながら用量を調節する。胎盤を通過しないため、妊娠中の抗凝固療法にも使用できる。

■ クマリン誘導体
ワルファリンカリウム
warfarin potassium

ワルファリンは、血液凝固に必要なビタミンKに類似した構造を有する。S体とR体の光学異性体混合物（ラセミ体）で、作用はS体のほうが3～5倍強い。最近まで、唯一の経口抗凝固薬であった。使用方法はやや煩雑だが、長い使用歴があり情報が豊富である。

● 薬理作用：　ワルファリンの作用を理解するには、ビタミンKと凝固因子の関係について知る必要がある（図IV-6-6）。肝臓で合成された凝固因子前駆体（PIVKA型凝固因子）から活性型凝固因子が生まれるには、**γ-グルタミルカルボキシラーゼ**（ビタミンKエポキシダーゼと同一酵素と考えられる）により**γ-カルボキシ化（Gla化）**される必要がある。名前の通り、この酵素はビタミンKに依存し、補酵素として還元型ビタミンKを必要とする。この反応に伴い還元型ビタミンKは酸化されてビタミンKエポキシドとなる。ビタミンKエポキシドは、**ビタミンKエポキシド還元酵素（VKOR）**により還元され、還元型ビタミンKに戻る。

ワルファリンは、VKORに対してビタミンKと拮抗することで、還元型ビタミンKの産生を阻害し、ビタミンK依存性血液凝固因子（第Ⅱ・Ⅶ・Ⅸ・Ⅹ因子など）の産生を抑制する。このような機序なので、ヘパリンのような即効性はなく、作用発現までに1～2日かかる。また、抗凝固因子プロテインCもビタミンKに依存して活性化され、しかも半減期が凝固因子より短いため、ワルファリン投与後、プロテインCは凝固因子より先に減少する。このため、投与開始初期には一過性に過凝固状態となる。

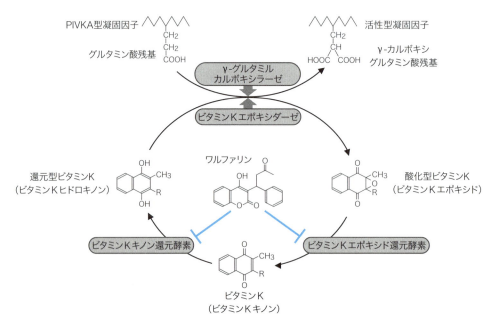

図 IV-6-6　ワルファリンの作用機序

● **有害反応**： 主な有害反応は出血である。**プロトロンビン時間（INR値）**が4を超えると、出血性有害反応が急増する。過量投与時は休薬し、急ぐ場合は（とくにINRが5を超えたときは）ビタミンK製剤を使用する（➡ p.255）。発生毒性、胎児毒性がある。

● **薬物動態**： 経口投与でほぼ完全に吸収される。血漿蛋白質（主にアルブミン）結合率が99％に近いため、分布容積はアルブミンの分布にほぼ一致する（0.14 L/kg）。胎盤を容易に通過する。*S*体はCYP-2C9、*R*体はCYP1A2、CYP2C19、CYP3A4で代謝され、尿中および胆汁中に排泄される。半減期は25〜60時間なので、血中濃度が定常状態に達するのに1週間前後を要する。

● **相互作用**： アルブミン結合率が高いこと、阻害や誘導を受けやすい**CYP2C9**で主に代謝されることなどから多数の薬物と相互作用し、出血などの有害反応が現れやすい。また、ビタミンKを豊富に含む食品（納豆、クロレラ、青汁、大量の野菜摂取など）により効果が減弱する。

● **臨床使用**： 血栓塞栓症の予防・治療に用いられる。とくに、**心房細動**における血栓形成の抑制、人工弁・人工血管置換術後の血栓形成の抑制、長期安静患者の**静脈血栓症**の予防、急性動脈閉塞に対する線溶療法後の維持などを目的に広く用いられている。

基本的に予防薬であること、過剰投与で重篤な出血を起こしうること、必要量に個人差が大きいことなどから、モニタリングが必須である。ただ血中濃度と薬効はあまり相関しないので、プロトロンビン時間（INR値）による薬力学的モニタリングを行う（INRの目標値は1.6〜2.6程度）。成人では1〜2mg/日程度から開始し、INR値をモニターしながら維持量を決める（通常1〜5mg/日）。薬効発現を急ぐなら投与初期はヘパリンなどを併用する。高齢者など出血の高リスク患者では初期量を少なくする。

納豆やクロレラ、青汁などビタミンKを豊富に含む食品はできるだけ避ける。

発生毒性や胎児毒性があるため妊婦には禁忌である。必要ならヘパリン類を使用する。

● **個別化医療**： 薬物動態はCYP2C9の遺伝子多型に影響され、薬理作用は**ビタミンKエポキシド還元酵素複合体サブユニット1（VKORC1）**の遺伝子多型に影響される。維持量のばらつきの60％程度がこれらの多型で説明できるという。日本人には、CYP2C9の活性が低い多型が多く、VKORC1のワルファリン感受性が高い多型が多いため、一般に欧米人より必要量は少ない。

■ 活性化第X因子阻害薬

エドキサバントシル酸塩水和物
edoxaban tosilate hydrate
リバーロキサバン rivaroxaban
アピキサバン apixaban

経口投与できる抗凝固薬は最近までワルファリンに限られていたが、ワルファリンは上記のように使い方がやや煩雑なため、より治療域が広く、相互作用が少なく、用量のばらつきが少ない経口薬が求められてきた。これに応じて、最近、次項で述べるトロンビン阻害薬のダビガトランについで、上記3種類の活性化第X因子（Xa）阻害薬が続々と開発された。ワルファリンの作用機序がビタミンKとの拮抗を介する間接的なものであるのに対し、これらは凝固因子自体に結合して活性を阻害するため、ダビガトランも含めて**直接経口抗凝固薬** direct oral anticoagulants（**DOAC**）と総称される。

Xaを直接阻害することにより、下流のトロンビン産生を抑制する。有効性・安全性ともワルファリンと同等またはより優れるとされるが、大出血を起こして致死的となりうるため、いずれの添付文書にも警告が記されている。腎不全患者には禁忌である。いずれもMDR1（P糖蛋白質）の基質であり、**リバーロキサバン**と**アピキサバン**は主にCYP3A4で代謝されるため、MDR1やCYP3A4を阻害または誘導する薬物との相互作用に注意を要する。

いずれも、非弁膜症性心房細動患者の塞栓症の予防に用いられる。**エドキサバン**とリバーロキサバンは静脈血栓塞栓の治療、予防にも適応がある。また、エドキサバンは下肢整形外科手術施行患者における静脈血栓塞栓症の発症予防薬としても承認されている。

まだ使用経験が浅く、モニタリングの方法が確立されていないこと、中和法がないことなどの問題も残されており、投与の適否は慎重に判断するべきである。

■ トロンビン阻害薬

アルガトロバン水和物 argatroban hydrate
ダビガトランエテキシラートメタンスルホン酸塩
dabigatran etexilate methanesulfonate

アルガトロバンはトロンビンの活性部位と結合し、選択的にトロンビンの作用（フィブリン生成、血小板凝集、血管収縮）を阻害する。脳血栓症急性期に、虚血巣の拡大を防止するために点滴静注される。

ダビガトランエテキシラート

ダビガトランは DOAC として最初に登場した薬で、トロンビンを直接かつ選択的に阻害し、フィブリンの生成を抑制する。非弁膜症性心房細動患者の塞栓症の予防に用いられる。ワルファリンのような薬効の個人差が少なく、有効性・安全性ともワルファリンより優れるとされていたが、市販後、重篤な出血性有害反応が多く現れたため安全性速報が出され、添付文書に警告が記された。主に腎臓から排泄されるため、高度腎機能障害患者への投与は禁忌である。MDR1の基質なので、これを阻害または誘導する薬物との相互作用に注意を要する（イトラコナゾールは併用禁忌）。最近、中和薬の**イダルシズマブ**（抗ダビガトラン抗体）が開発されたが、正確なモニタリング法がないなど問題が残されている。

血栓溶解薬 thrombolytic drugs

プラスミノーゲンをプラスミンに変えて線溶を亢進させる**プラスミノーゲン活性化因子** plasminogen activator（**PA**）製剤が主に用いられる（図IV-6-3）。

■ ウロキナーゼ製剤
ウロキナーゼ urokinase

ウロキナーゼは第一世代の PA で、ウロキナーゼ型 PA（u-PA）ともよばれる。プラスミノーゲンを主な生理的基質とするセリンプロテアーゼ（分子量 約54,000）で、尿に多く含まれ、ヒト尿から精製されたものが製剤化されている。フィブリン親和性が低く血漿中のプラスミノーゲンを基質とするため、全身的に線溶を亢進させる。発症6時間以内の急性心筋梗塞、発症5日以内の出血のない脳血栓症、発症10日以内の末梢動・静脈閉塞症に対して用いられる。

■ 組織プラスミノーゲン活性化因子製剤
アルテプラーゼ alteplase
モンテプラーゼ monteplase

生理的な**組織プラスミノーゲン活性化因子**（*t*-PA）をもとに DNA 組換えにより作製される分子量60,000前後の蛋白質製剤で、ウロキナーゼに続く第二世代のPA製剤である。活性を高めたり、安定性を増したりする修飾が加えられている。

● **薬理作用と有害反応**： N 末端でフィブリンと結合し、同じくフィブリンに結合しているプラスミノーゲンをセリンプロテアーゼ活性により切断して活性化する。生理的な血栓をも溶解するため重篤な出血が起こりやすく、とくに頭蓋内出血（数％に発生）が最も重大なリスクである。ただし、フィブリン親和性が高くフィブリン上でプラスミンを生成するため、全身的な線溶亢進を起こしにくく、ウロキナーゼに比べて安全性が高いとされる。ヘパリンなどほかの抗凝固薬との併用で、出血性リスクが増加する。

● **薬物動態**： *t*-PA の生理的な血中濃度は5〜10 ng/mL だが、治療目的で投与すると300〜3,000 ng/mL に上昇する。肝代謝により消失し、半減期はα相が数分〜数十分、β相が数時間である。

● **臨床使用**： 心筋梗塞（発症後6時間以内）、脳梗塞（発症後4.5時間以内）、肺塞栓など、急性血栓塞栓症に対して、静脈内単回投与される。出血のリスクが高いため、集中管理体制の整った医療機関で経験を積んだ医師により慎重に用いられるべきである。発症後時間が経つと、血流途絶部より末梢の組織の損傷が進んでおり、再開通させると出血が高頻度で発生するため、血栓溶解薬は禁忌である。

止血薬 hemostatic drugs

> ● **キーポイント**
> 1. 通常の出血は生理的な止血機序により自然に止まるため、とくに薬を必要とはしないが、異常出血には止血薬が必要なことがある。
> 2. 止血薬には、血管強化薬、凝固促進薬、抗線溶薬などがある。

通常の出血であれば、生理的な止血機序によって自然に止まるため、止血薬などは必要としない。大血管の破綻、出血性素因を有する患者、線溶の異常亢進、抗血栓薬の過剰投与などの異常出血には、止血薬が用いられる。血管を安定化させる血管強化薬、凝固系を活性化させる凝固促進薬、線溶系を抑制する抗線溶薬など、止血の対象により様々な製剤が用いられている。

主 な 止 血 薬

表IV-6-2 に主な止血薬を示し、以下に解説する。

血管強化薬
■ アドレノクロム誘導体
カルバゾクロムスルホン酸

カルバゾクロムスルホン酸
ナトリウム

表 IV-6-2　主な止血薬

血管強化薬

アドレノクロム誘導体（カルバゾクロム、アドレノクロムモノアミノグアニジン）

凝固促進薬

ビタミンK製剤（フィトナジオン、メナテトレノン）
凝固因子製剤（トロンビン、フィブリノゲン、第VII因子、第VIII因子、第IX因子、第XIII因子）

抗線溶薬

抗プラスミン薬（トラネキサム酸）

ナトリウム水和物
carbazochrome sodium sulfonate hydrate
アドレノクロムモノアミノグアニジンメシル酸塩水和物
adrenochromemonoaminoguanidine mesilate hydrate

アドレノクロムは、アドレナリンの酸化で生成する化合物で、止血作用を示す。しかしきわめて不安定なので、安定性を増した**カルバゾクロム**などの誘導体が用いられている。毛細血管透過性を抑制して毛細血管抵抗を増強する結果、出血時間を短縮して止血作用を示すといわれるが、詳細な作用機序は不明である。凝固系・線溶系へは影響しない。一次止血の異常による点状出血や斑状出血、粘膜出血などに、経口または静注で投与される。

凝固促進薬

■ ビタミンK製剤

フィトナジオン　phytonadione
メナテトレノン　menatetrenone

フィトナジオン

凝固系の第II因子、第VII因子、第IX因子、第X因子などは、前駆体のN末端に存在するグルタミン酸がγ–カルボキシグルタミン酸に変化すること（Gla化）により、凝固活性をもつことができる（➡ p.252）。**ビタミンK**は、このGla化を触媒するビタミンK依存性カルボキシラーゼの補酵素である（図IV-6-6）。緑黄色野菜に多く含まれる**フィトナジオン（ビタミンK₁）**と、腸内細菌や納豆菌などの微生物が合成する**メナテトレノン（ビタミンK₂）**がある（側鎖の長さによりメナテトレノンには複数の種類がある）が、薬理作用には大きな違いはない。ビタミンKの欠乏やワルファリンの過剰などで出血傾向を示す患者に、内用剤または注射剤として用いられる。

■ 凝固因子製剤

トロンビン　thrombin
フィブリノゲン　fibrinogen
第VII因子（乾燥濃縮人血液凝固第X因子加活性化第VII因子）　freeze-dried activated human blood coagulation factor VII concentrate containing factor X
第VIII因子（乾燥濃縮人血液凝固第VIII因子）　freeze-dried human blood coagulation factor VIII concentrate
第IX因子（乾燥濃縮人血液凝固第IX因子）　freeze-dried human blood coagulation factor IX concentrate
第XIII因子（乾燥濃縮人血液凝固第XIII因子）　lyophilized human blood coagulation factor XIII concentrate

圧迫や結紮など通常の処置では止血困難な出血に対して、**トロンビン**の内用剤、外用剤がしばしば用いられる。また、種々の凝固因子欠乏症（**第VIII因子**を欠く血友病A、**第IX因子**を欠く血友病Bなど）に対して、適する凝固因子製剤が投与される。

抗 線 溶 薬

■ 抗プラスミン薬

トラネキサム酸　tranexamic acid

トラネキサム酸

血中のプラスミノーゲンは、リジン結合部位（フィブリン親和性部位）を介してフィブリンに結合し、プラスミノーゲン活性化因子によりプラスミンとなってフィブリンを分解する。**トラネキサム酸**はリジンと類似した合成アミノ酸で、リジン結合部位と強く結合することにより、プラスミノーゲンやプラスミンとフィブリンとの結合を妨げる（図IV-6-3）。これにより、プラスミンによるフィブリン分解が強く抑制され、出血が止まる。また、プラスミンは炎症やアレルギーにもかかわるため、口内炎や咽喉頭炎、蕁麻疹、湿疹、肝斑などにトラネキサム酸が用いられることもある。内用剤と注射剤がある。静注は、悪心、頻脈、血圧低下などを来しやすいので、緩徐に行う。

造血薬 hematopoietic drugs

> ● **キーポイント**
>
> 1. 造血薬とは、血球（赤血球、白血球、血小板）の産生を促す薬である。
> 2. 産生を促したい血球系により、貧血治療薬、白血球減少症治療薬、血小板減少症治療薬に分けられる。

造血系に作用し、血球の産生を促進する薬物を造血薬という。貧血の治療薬は古くから用いられてきたが、いまでは3系統それぞれに特異的な造血薬が開発

表 IV-6-3　主な造血薬

貧血治療薬

鉄製剤（硫酸鉄、フマル酸第一鉄、クエン酸第一鉄、含糖酸化鉄）

ビタミンB₁₂製剤（シアノコバラミン、ヒドロキソコバラミン、メチルコバラミン）

葉酸製剤（葉酸）

エリスロポエチン製剤（エポエチン アルファ、エポエチン ベータ、ダルベポエチン アルファ）

白血球減少症治療薬

G-CSF製剤（フィルグラスチム、レノグラスチム、ナルトグラスチム）

M-CSF製剤（ミリモスチム）

血小板減少症治療薬

トロンボポエチン受容体作動薬（エルトロンボパグ、ロミプロスチム）

されている。

主な造血薬

主な造血薬を表IV-6-3 にまとめ、以下に解説する。

貧血治療薬

貧血の原因にあわせて薬物を選択する。

■ 鉄製剤

乾燥硫酸鉄　dried ferrous sulfate
フマル酸第一鉄　ferrous fumarate
クエン酸第一鉄ナトリウム　sodium ferrous citrate
含糖酸化鉄　saccharated ferric oxide

鉄欠乏性貧血に用い、ヘモグロビンに必要な鉄を補充する。ショックをなるべく避けるため**クエン酸第一鉄**などの内用剤を原則とする。ただし、胃粘膜刺激により、悪心・嘔吐、食欲不振、腹痛などの消化器症状が現れやすい。内用剤でアドヒアランスが保てない場合は**含糖酸化鉄**などの静注剤を用いるが、ショックを起こすことがあるので時間をかけてゆっくり投与する。発疹や掻痒などの過敏症もしばしばみられる。赤血球数が回復しても、貯蔵鉄の欠乏は回復していない場合があり、しばらくは投与を継続する必要がある。ただし、鉄が過剰になると中毒を起こすので、過量投与に十分注意する（**血清フェリチン**で貯蔵鉄量をモニターする）。

■ ビタミンB₁₂製剤と葉酸製剤

シアノコバラミン　cyanocobalamin
ヒドロキソコバラミン酢酸塩
　hydroxocobalamin acetate

メチルコバラミン（メコバラミン）
　mecobalamin
葉酸　folic acid

シアノコバラミン

ビタミンB₁₂（シアノコバラミン）は、ポルフィリンに似たコリン環とヌクレオチドからなるコバルトの錯体である。これ自体に活性はないが、生体内で**メチルコバラミン（メコバラミン）**およびアデノシルコバラミンに変換され、アミノ酸や脂肪酸の代謝および葉酸の生合成の補酵素として働く。悪性貧血などの**巨赤芽球性貧血**に用いる。多くの場合、胃から分泌される内因子の欠乏によるビタミンB₁₂の吸収不全を伴うので、注射剤を原則とする。

葉酸は、ビタミンB₁₂と協力して巨赤芽球性貧血における赤血球産生を促す。

■ エリスロポエチン製剤

エポエチン アルファ　epoetin alfa
エポエチン ベータ　epoetin beta
エポエチン ベータ ペゴル　epoetin beta pegol
ダルベポエチン アルファ　darbepoetin alfa

エリスロポエチンは、主として腎臓の尿細管間質細胞で生成される分子量約34,000の糖蛋白質ホルモンである。主に赤芽球系前駆細胞に働き、赤血球への分化・増殖を促す。遺伝子組換えヒトエリスロポエチン（**エポエチン アルファ、エポエチン ベータ**）が製剤化されている。これらの半減期は半日以下で、主に透析患者に対して週3回程度静注投与される。最近では、エポエチン ベータにポリエチレングリコール（PEG）を結合させて半減期を7～9日に延長した製剤（**エポエチン ベータ ペゴル**）が開発され、4週ごとの静注または皮下注で維持できるようになっている。また、**ダルベポエチン アルファ**はアミノ酸置換により糖鎖が増加し半減期が延長されており（皮下注で3日以上）、1～2週ごとに静注または皮下注される。有害反応としては、過敏症のほか、血液粘性の増加による血栓症がある。**腎性貧血**や術前の自己血貯血などに用いられる。腎性貧血の目標ヘモグロビン値（Hb値）については議論があるが、血栓症を避けるため、正常値よりやや低い11.0～12.0 g/dL程度とされることが多い。

白血球減少症治療薬

造血幹細胞移植、がん化学療法、再生不良性貧血、顆粒球減少症などに対して、**コロニー刺激因子（CSF）製剤**が用いられる。

■ G-CSF 製剤

フィルグラスチム　filgrastim
レノグラスチム　lenograstim
ナルトグラスチム　nartograstim

G-CSF は顆粒球系幹細胞に作用し、好中球の産生を促進する。いずれも遺伝子組換え G-CSF 製剤で、**ナルトグラスチム**はN末端の修飾により作用持続時間が長い。有害反応としては、造血に伴う骨痛がよく起こる。まれには脾破裂も起こりうる。重篤なものとして、間質性肺炎が起こることがある。

■ M-CSF 製剤

ミリモスチム　mirimostim

ヒト尿由来の **M-CSF** を製剤化したものである。単球・マクロファージ系前駆細胞に作用して分化・増殖を促すとともに、単球・マクロファージ系成熟細胞に作用して G-CSF や M-CSF の産生を促す。重篤有害反応は少ない。

血小板減少症治療薬

■ トロンボポエチン受容体作動薬

エルトロンボパグオラミン　eltrombopag olamine
ロミプロスチム　romiplostim

エルトロンボパグは低分子トロンボポエチン受容体作動薬（経口剤）、**ロミプロスチム**は遺伝子組換えトロンボポエチン製剤である。**慢性特発性血小板減少性紫斑病**に用いられる。

呼吸器疾患の薬
drugs for respiratory diseases

7

呼吸刺激薬 anapnoics

🔵 キーポイント

1. 呼吸刺激薬は各種の原因による呼吸抑制への対症療法に用いる。
2. 延髄呼吸中枢を直接的または間接的に刺激することにより、呼吸状態を改善する。
3. 作用は一過性であり、呼吸抑制を来した原因病態への治療が重要である。

ジモルホラミン　dimorpholamine
ドキサプラム塩酸塩水和物
　　doxapram hydrochloride hydrate
アセタゾラミド　acetazolamide

呼吸刺激薬は、呼吸中枢を直接または末梢化学受容器を介して間接的に刺激し、1回換気量と呼吸回数を増加させて換気量を増大させる薬である。慢性閉塞性肺疾患（COPD）や上気道閉塞など各種呼吸器疾患による呼吸不全や、ギラン・バレー症候群 Guillain-Barré syndrome や脳血管障害などの神経疾患、麻酔薬や麻薬を含む薬物による呼吸抑制、ショック時の呼吸機能低下に用いる。また、**ジモルホラミン**は新生児仮死への呼吸中枢刺激作用と循環機能改善効果も認められる。いずれの場合も作用は一時的であり、呼吸抑制の原因病態への治療が重要である。

🔵 **薬理作用：** ジモルホラミンは延髄呼吸中枢 respiratory center に直接作用し、換気量を増大させる。同時に交感神経興奮作用による血圧上昇作用を示す。**ドキサプラム**の呼吸促進作用は、主に頸動脈体の末梢化学受容器を介する呼吸中枢への間接作用による。

🔵 **薬物動態：** 静注後のジモルホラミンの血中濃度は半減期30分と2.9時間の二相性に低下する。ドキサプラムの半減期は4分と短い。どちらも15〜20%が尿中へ、80〜85%が胆汁中に排泄される。

🔵 **有害反応：** 最も注意すべき有害反応は大量投与時の**痙攣**誘発作用である。てんかんなどの痙攣性疾患の既往がある患者では痙攣閾値が低下するため、投与には注意が必要である。このほか、ジモルホラミンでは咳嗽、胸内苦悶、めまい、耳鳴、口内熱感、しびれ感などの有害反応を11%に、ドキサプラムでは中枢興奮状態（1.7%）のほか、熱感、発汗、血圧上昇などを29%に認める。

🔵 **相互作用：** ドキサプラムでは、交感神経興奮薬およびモノアミンオキシダーゼ（MAO）阻害薬との併用で相乗的に血圧上昇が生じるため併用には注意が必要である。

🔵 **臨床使用：** 静脈内に投与する（ジモルホラミンは皮下注・筋注も可能）。必要に応じて反復投与し、最大1日投与量はジモルホラミン250mg（筋注用は200mg）、ドキサプラム2.4g。新生児へのジモルホラミンの投与は羊水除去後に臍帯静脈から行う。

🔵 **その他の特記事項：** 睡眠時無呼吸症候群などへの長期呼吸刺激目的で炭酸脱水酵素阻害薬**アセタゾラミド**が用いられる。同薬で誘導される代謝性アシドーシスのために呼吸中枢が刺激されることが作用機序とされる。

鎮咳薬 antitussives・去痰薬 expectorants

🔵 キーポイント

1. 鎮咳薬には中枢性と末梢性があり、後者は去痰薬や気管支拡張薬による間接作用である。
2. 中枢性鎮咳薬には麻薬性と非麻薬性があり、前者の使用に際しては麻薬と同様の有害反応への注意が必要である。
3. 去痰薬は湿性咳嗽に用い、喀痰の分解促進薬や気道粘膜潤滑化薬などから選択する。

咳嗽と喀痰は呼吸器疾患の最も一般的な症状である。鎮咳薬は咳中枢の興奮を直接、または末梢からの求心性刺激を抑制することで間接的に抑制する。去痰

薬は気道分泌を促し、痰の粘性を低下させて喀痰の排出を容易にする。

咳反射は異物を排除するための防御反射なので、喀痰の多い**湿性咳嗽** wet cough では鎮咳薬の使用は慎重であるべきである。一方、痰を伴わない**乾性咳嗽** dry cough では、持続的な咳による睡眠障害や肺胞破壊を避けるための対症療法として、鎮咳薬が積極的な適応となる。咳中枢を直接抑制する**中枢性鎮咳薬** central antitussives と末梢に作用する**末梢性鎮咳薬** peripheral antitussives に大別され、後者としては去痰薬や気管支拡張薬（後述）が用いられる。

去痰薬は、湿性咳嗽を伴う呼吸器疾患では症状の改善のために積極的に用いるべきで、また腹部手術後や神経筋疾患で自力での喀痰排出が困難な場合にも適応となる。去痰薬の作用機序には、喀痰に含まれる糖蛋白質の分解促進、気道粘膜の修復促進、粘膜潤滑化などがあり、病態により適切な作用機序の薬物を選択する。

鎮咳薬

コデインリン酸塩水和物
　codeine phosphate hydrate
デキストロメトルファン臭化水素酸塩水和物
　dextromethorphan hydrobromide hydrate

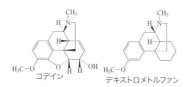
コデイン　　デキストロメトルファン

● **薬理作用**：　延髄咳中枢を抑制する中枢性鎮咳薬には、モルヒネと構造が類似する**コデイン**などの**麻薬性鎮咳薬** narcotic antitussives と**デキストロメトルファン**などの**非麻薬性鎮咳薬** non-narcotic antitussives がある。前者はオピオイド受容体（μ、κ）を刺激し、後者は興奮性アミノ酸受容体の競合阻害により効果を表す。コデインの鎮咳作用はモルヒネの1/9～1/8程度で、鎮痛作用や呼吸抑制作用も1/6～1/4である。鎮咳作用量での有害反応はモルヒネより少なく、依存形成も弱い。非麻薬性薬物の鎮咳効果はコデインの1/2程度だが、鎮痛作用や依存形成作用がないので広く使用される。

● **薬物動態**：　麻薬性・非麻薬性薬物とも経口摂取後1～2時間後に血中濃度が最大となり、その後3～4時間の半減期で主に尿中に排泄される。

● **有害反応**：　麻薬性薬物は麻薬と同様に呼吸および気道分泌抑制、中枢抑制、腸管運動抑制があるため、重篤な呼吸抑制状態、気管支喘息発作、重篤な肝障害、痙攣状態、出血性大腸炎の患者には禁忌である。また、依存形成、呼吸抑制、麻痺性イレウス、せん妄、無気肺、気管支痙攣などの重大な有害反応が起こりうるため、慎重に用いる必要がある。非麻薬性薬物はおおむね有害反応は少なく、まれに呼吸抑制が生じる（0.1％未満）。

● **相互作用**：　麻薬性薬物は抗不安薬、三環系抗うつ薬、MAO阻害薬、吸入麻酔薬、β受容体拮抗薬、アルコールとの相加作用で呼吸抑制が増強する。抗コリン薬との併用による麻痺性イレウスにも注意を要する。非麻薬性薬物は中枢セロトニン濃度を上昇させるため、MAO阻害薬やセロトニン再取り込み阻害薬（SSRI）との併用で、セロトニン濃度の過度の上昇によるセロトニン症候群（痙攣、ミオクローヌス、高熱、昏睡など）を起こしたとの報告がある。

● **臨床使用**：　麻薬性薬物、非麻薬性薬物とも経口投与する。コデインは成人には1回量20 mgを1日3回投与、デキストロメトルファンは1回量15～30 mgを1日1～4回投与し、年齢・症状によって適宜増減する。

去痰薬

アンブロキソール塩酸塩　ambroxol hydrochroride
L-カルボシステイン　L-carbocysteine
ブロムヘキシン塩酸塩　bromhexine hydrochroride

● **薬理作用**：　**アンブロキソール**は肺胞サーファクタントの分泌を促し、肺上皮の線毛運動を刺激して気道粘膜を潤滑化させる。**カルボシステイン**は喀痰中のシアル酸とフコースの構成比を正常の気道粘液に近づけることで線毛細胞の修復を促進する。**ブロムヘキシン**は気道分泌を促すとともに喀痰を粘調化するムコ多糖類線維を分解して痰の排出を容易にする。

● **薬物動態**：　いずれも経口投与後1～2時間で最高血中濃度に達し、その後1.6時間（カルボシステイン、ブロムヘキシン）および6.5時間（アンブロキソール）の半減期で尿中に排泄される。

● **有害反応**：　頻度は不明だが、重大な有害反応として、ショック、アナフィラキシー様症状、スティーブンス・ジョンソン症候群、肝機能障害などがある。

● **臨床使用**：　1日3回の経口投与を行うが、重症呼吸不全患者にはブロムヘキシンが吸入投与される。最近、アンブロキソールには、1日1回の投与でよい徐放錠が開発されている。

● **その他の特記事項**：　経口去痰薬により慢性閉

塞性肺疾患（COPD）増悪の頻度と回数が有意に減少することが示されている（BMJ. 2001；322：1271-74）。

かぜ症候群治療薬
drugs used for common cold

> ● キーポイント
>
> 1. かぜ症候群には、上気道の多彩な症状への対症療法のため、配合剤が用いられることが多い。
> 2. 薬効は、抗炎症薬、解熱鎮痛薬、抗ヒスタミン薬などの各成分によって得られる。
> 3. 配合剤なので、各成分と併用薬との相互作用や重複に留意する。

サリチルアミド・アセトアミノフェン・無水カフェイン・プロメタジンメチレンジサリチル酸塩配合剤
salicylamide/acetaminophen/anhydrous caffeine/promethazine methylenedisalicylate

かぜ症候群 common cold では上気道を中心に多様な症状が現れるため、対症療法として配合剤が用いられることが多い。上記薬剤（商品名は PL 配合顆粒）は、1回量 1 g 中に**サリチルアミド** 270 mg、**アセトアミノフェン** 150 mg、**カフェイン** 60 mg、**プロメタジン** 13.5 mg を含む。かぜ症候群に伴う鼻汁、鼻閉、咽・喉頭痛、頭痛、関節痛、筋肉痛、発熱に対して効果があり、顆粒のため用量調節が簡便なことから、実臨床で頻用されている。非ピリン系で、ピラゾロン系薬物に過敏性の患者にも用いることができる。

● 薬理作用： 本剤の効果は含まれる各成分の薬理作用による。サリチルアミドはシクロオキシゲナーゼの阻害による鎮痛・抗炎症作用、視床下部への作用による解熱作用を示す。アセトアミノフェンは視床下部の体温調節中枢に作用することで解熱作用を示し、鎮痛作用も有する。またカフェインは非特異的ホスホジエステラーゼ阻害による cAMP 濃度上昇とアデノシン受容体の阻害により気管支拡張作用を示し、さらに中枢興奮作用により疲労感や眠気を消失させ、解熱鎮痛薬の作用を増強する。プロメタジンはヒスタミン H_1 受容体の競合的拮抗薬で、ヒスタミンによる鼻閉と鼻汁を改善する。

● 薬物動態： プロメタジン以外の成分は最高血中濃度に 0.8〜0.9 時間で到達し、1〜3 時間の半減期で消失する。プロメタジンは 3.9 時間で最高血中濃度に到達し、4.5 時間の半減期でやや緩やかに消失する。いずれも尿中・糞中に排泄され、24 時間以内に検出限界以下になる。

● 有害反応： 成分のアセトアミノフェンによる重篤な肝障害の報告がある。サリチル酸製剤への過敏症の既往、消化性潰瘍、アスピリン喘息またはその既往、中枢抑制状態、緑内障、前立腺肥大などの下部尿路閉塞性疾患、重篤な肝障害、2 歳未満の乳幼児には禁忌である。そのほか、眠気、口渇、胃腸障害などの有害反応が、合計すると 3.6〜9.1％ の患者にみられる。

● 相互作用： クマリン系抗凝固薬、インスリン製剤やトルブタミドなどの糖尿病薬、中枢神経抑制薬、アルコール、降圧薬、抗コリン薬は、いずれも作用を増強するため併用には注意が必要である。

● 臨床使用： 1回 1 g（製剤量）を 1 日 4 回経口投与する。年齢、症状により適宜増減する。各成分の含有量を 1/2 にした配合錠（ピーエイ配合錠）や、プロメタジンをクロルフェニラミンで置き換えた製剤（ペレックス配合顆粒など）もある。

気管支喘息治療薬
drugs used for bronchial asthma

> ● キーポイント
>
> 1. 気管支喘息の病態は気道の慢性炎症と過敏性で、治療は、慢性炎症をコントロールすることと、気道過敏性で生じる喘息発作を重症化させないことの 2 点からなる。
> 2. 喘息発作時には気道拡張薬を用い、主に短時間作用型吸入アドレナリン $β_2$ 受容体作動薬を使用する。
> 3. 慢性気道炎症のコントロールには主に吸入ステロイド薬を用いるが、症例によって長時間作用型 $β_2$ 受容体作動薬、抗アレルギー薬、キサンチン誘導体も用いられる。

$β_2$ 受容体作動薬
  サルブタモール硫酸塩　salbutamol sulfate
  プロカテロール塩酸塩水和物
    procaterol hydrochloride hydrate
  サルメテロールキシナホ酸塩　salmeterol xinafoate
  アドレナリン　adrenaline
吸入ステロイド薬
  ベクロメタゾンプロピオン酸エステル
    beclomethasone dipropionate
  フルチカゾンプロピオン酸エステル
    fluticasone propionate
  ブデソニド　budesonide
  シクレソニド　ciclesonide
$β_2$ 受容体作動薬・吸入ステロイド薬配合剤
  サルメテロールキシナホ酸塩・**フルチカゾン**プロピオ

ン酸エステル配合剤
salmeterol xinafoate/ fluticasone propionate
ブデソニド・ホルモテロールフマル酸塩水和物配合剤
budesonide/formoterol fumarate hydrate
キサンチン誘導体
テオフィリン theophylline
アミノフィリン水和物 aminophylline hydrate
抗アレルギー薬
プランルカスト水和物 pranlukast hydrate
モンテルカストナトリウム montelukast sodium
クロモグリク酸ナトリウム sodium cromoglicate
トラニラスト tranilast
オザグレル塩酸塩水和物
ozagrel hydrochloride hydrate
セラトロダスト seratrodast
スプラタストトシル酸塩 suplatast tosilate
生物学的製剤
オマリズマブ omalizumab

気管支喘息は、炎症を伴う可逆的な発作性気道狭窄により喘鳴、呼吸困難、胸部圧迫感、咳嗽を生じるもので、その病態はアレルギーに起因する気道の**慢性好酸球性炎症** chronic eosinophilic inflammation と**気道過敏性** airway hyperresponsiveness である。慢性炎症は気道壁肥厚や粘膜の浮腫と分泌亢進を来して気道狭小化をもたらし、気道過敏性によりわずかな刺激で過剰な気道収縮が生じて**喘息発作**となる（図IV-7-1）。

気管支喘息の治療は、慢性炎症をコントロールして非発作時に正常に近い肺機能を保つとともに発作の頻度を抑えること、発作時に発作を重症化させないこと、の2点からなる。前者の目的に用いる**長期管理薬（コントローラー controller）**には**吸入ステロイド薬** inhaled corticosteroids（**ICS**）、**長時間作用型アドレナリンβ_2受容体作動薬** long-acting β_2 agonists（**LABA**）、キサンチン誘導体 xanthine derivatives、抗アレルギー薬があり、後者の目的に用いる**発作治療薬（リリーバー reliever）**には**短時間作用型アドレナリンβ_2受容体作動薬** short-acting β_2 agonists（**SABA**）がある。長期管理薬はすべて一定の効果を示すが、患者により著効を示す薬物が異なる場合がある。

喘息治療薬に特徴的な投与方法である薬物の吸入投与は有害反応の最小化が目的で、**定量吸入器（インヘラー inhaler）**によってステロイド薬やβ_2受容体作動薬が投与される。日本アレルギー学会が2006年に示した"喘息治療ガイドライン"では、週1回程度の軽症発作のみの間欠型から毎日発作が起き日常生活に制限を来す重症持続型までの4つに喘息の重症度を分類している。非発作時の長期管理薬として、吸入ステロイド薬の投与回数と投与量を重症度に応じて漸増することを基本とし、さらに重症度に応じてほかの薬物を1剤または複数併用することを勧めている。またすべての重症度において発作時には短時間作用型吸入β_2

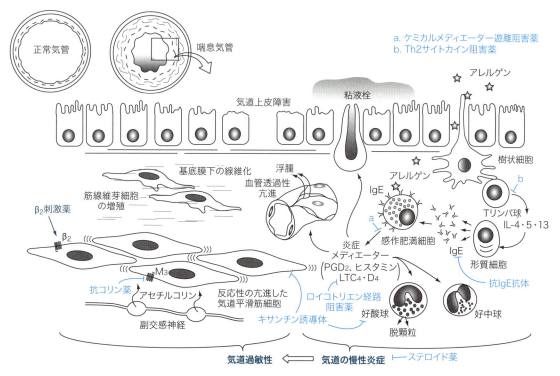

図 IV-7-1　気管支喘息の病態と薬物の作用点

[Brunton LL, et al. eds. Goodman and Gilman's the Pharmacological Basis of Therapeutics, 12th ed, McGraw-Hill ; 2011. p.1032, Figure 36-1]

受容体作動薬の使用が推奨されている。

● 薬理作用：

アドレナリンβ₂受容体作動薬　ヒトの気道平滑筋は交感神経支配をほとんど受けていないがアドレナリンβ₂受容体は多く存在する。β₂受容体作動薬により気道平滑筋細胞内でcAMPが産生され、これが細胞内Ca²⁺濃度低下や収縮蛋白質抑制による平滑筋弛緩をもたらす。またβ₂受容体作動薬は肥満細胞からのケミカルメディエーター遊離抑制作用や気道上皮の線毛運動促進作用ももつ。**サルブタモール**や**プロカテロール**などのSABAはリリーバーとして、**サルメテロール**などのLABAはコントローラーとして吸入で使用される。LABAは貼付剤や経口薬としても用いられる。また、吸入SABAが使用できない場合の発作治療に**アドレナリン**の皮下注が用いられる。

吸入ステロイド薬　グルココルチコイドは強力な抗炎症作用をもち、リンパ球性および好酸球性気道炎症の抑制、サイトカインおよびケモカインの産生抑制、エイコサノイド合成抑制などで慢性気道炎症を改善する。平滑筋弛緩作用はないため、吸入ステロイド薬はすでに生じた喘息発作の治療薬としてではなく、長期管理薬として用いられる。**ベクロメタゾン**、**フルチカゾン**、**ブデソニド**、**シクレソニド**などが代表的である。また LABA との吸入配合剤もコントローラーとして使用される。

キサンチン誘導体　**テオフィリン**や**アミノフィリン**などのキサンチン誘導体は気道平滑筋を弛緩させるが、効果は比較的弱く、また治療域が狭いため有害反応に注意が必要である。高濃度のキサンチン誘導体はホスホジエステラーゼを非選択的に阻害して気道平滑筋内のcAMP濃度を上昇させるが、気道平滑筋収縮と肥満細胞からのヒスタミン遊離をもたらすアデノシン受容体の競合阻害が主な喘息抑制機序と考えられている。T細胞や好酸球の抑制による抗炎症作用ももち、長期管理薬として用いられる。中等度の喘息発作に点滴使用される場合もある。

抗アレルギー薬　気管支喘息の病因であるアレルギー経路を阻害する薬物で、以下の4種類がある。① **ロイコトリエン経路阻害薬**－気道内の各種炎症細胞に由来するロイコトリエン、とくにLTC₄/D₄がCysLT₁受容体に作用して気道収縮、粘膜浮腫、粘液過分泌をもたらす。CysLT₁受容体拮抗薬はこれを抑制して炎症反応を抑制するため、経口長期管理薬として用いられる。**プランルカスト**、**モンテルカスト**などがある。発作予防効果はステロイドより弱いが、一部の喘息患者は抗ロイコトリエン薬にとくに良好に反応し、これはアスピリン誘発喘息と関連すると考えられている。アスピリンによって誘発される喘息は、シクロオキシゲナーゼの抑制によってアラキドン酸代謝経路がリポキシゲナーゼ系に流れ、ロイコトリエンの過剰産生を引き起こすことが原因とされている。② **ケミカルメディエーター遊離阻害薬**－肥満細胞の細胞膜Cl⁻チャネルの阻害による膜安定化により、抗原抗体反応による肥満細胞からのヒスタミンやロイコトリエンの遊離を抑制する。**クロモグリク酸**、**トラニラスト**などがある。③ **トロンボキサンA₂阻害薬**－アラキドン酸代謝物のトロンボキサンA₂（TXA₂）は強力な気道平滑筋収縮作用をもち、気道過敏性への関与が示唆されている。TXA₂の合成酵素を選択的に阻害する**オザグレル**と、TXA₂受容体拮抗薬の**セラトロダスト**が長期管理薬として経口使用される。④ **Th2サイトカイン阻害薬**－正常の免疫応答系では、インターフェロンγなどのTh1サイトカインを産生するTh1細胞とインターロイキン（IL）-4、IL-5などのTh2サイトカインを分泌するTh2細胞が相互の機能を抑制して平衡関係にあるが（Th1/Th2バランス）、気管支喘息患者ではこれがTh2優位となるためにアレルギー反応が生じるとされる。Th2サイトカイン阻害薬**スプラタスト**はヘルパーT細胞でのIL-4およびIL-5産生抑制作用によりTh1/Th2バランスの乱れを正すもので、好酸球浸潤抑制作用、IgE産生抑制作用などの抗アレルギー効果が得られる。長期管理薬として経口投与される。

● 薬物動態：　吸入薬のうち気管支の病巣に到達するのは噴霧された薬剤のうち粒子径が2〜3 μmの成分で、これは吸入量の10〜20％であり、残りは口腔内、咽頭、肺胞内に分布または消化管に嚥下されて、その多くは血液中に吸収される。吸入β₂受容体作動薬は吸入後ほぼ1時間以内に最高血中濃度（C_{max}）となり、2〜3時間程度の半減期（$t_{1/2}$）で尿中および

糞中に排泄される。なお、作用時間の長短は薬物の脂溶性に由来する気道局所での細胞膜との親和性の大小に依存して得られる。血液中に吸収された吸入ステロイド薬の血中動態もほぼ同様である。経口薬のキサンチン誘導体は作用時間の長いものが用いられる。テオフィリンの C_{max} は経口投与の7.4時間後に得られ、約10時間の $t_{1/2}$ で尿中に排泄される。抗アレルギー薬のうちロイコトリエン経路阻害薬は経口投与後2〜3時間で C_{max} に達し、3〜5時間の $t_{1/2}$ で約90%は糞中に排泄される。ケミカルメディエーター遊離阻害薬のトラニラストは最高血中濃度到達時間（T_{max}）が経口投与後2時間、$t_{1/2}$ が5時間、96時間後までに37.7%が尿中に排泄される。クロモグリク酸は電動式ネブライザーで噴霧吸入され、投与量の6%程度が24時間後までに尿中に排泄される。TXA$_2$阻害薬のオザクレルは T_{max} が経口投与後1.3時間、$t_{1/2}$ が1.45時間、48時間後までに尿中に74.6%が排泄される。セラトロダストは血中半減期が長いため1日1回投与が標準とされ、T_{max} は2.75時間、$t_{1/2}$ が25時間で、72時間後までの尿中排泄は16%である。Th2サイトカイン阻害薬のスプラタストは T_{max} が3.4時間、$t_{1/2}$ が2.8時間、72時間後までの尿中排泄は4.8%である。

- **有害反応：**

アドレナリンβ$_2$受容体作動薬　吸入β$_2$受容体作動薬の有害反応は、主に血中に吸収された薬効成分の全身諸臓器でのβ$_2$作用による。重大な有害反応として、頻度は不明だが重篤な**低カリウム血症**が報告され、これはキサンチン誘導体、ステロイド薬、利尿薬の併用で増強することがある。そのほか、5%未満の頻度で手指振戦、心悸亢進、頭痛、不眠などの有害反応がある。

吸入ステロイド薬　吸入ステロイド薬特有の有害反応として、口腔内の残存薬剤による局所免疫能低下によって、通常用量でも**口腔カンジダ症**の可能性があり、口腔咽頭症状（不快感、疼痛、乾燥感）も1〜5%の頻度で生じる。これを予防するため、吸入後はただちに**うがい**をする必要がある。吸収されたステロイドによる全身の有害反応として、経口ステロイド薬と同様の消化器症状、肝障害、高血圧、筋肉痛、関節痛、精神神経症状がそれぞれ1%未満の頻度で生じる。

キサンチン誘導体　キサンチン誘導体は治療域が狭いため（有効血中濃度5〜20 μg/mL）、血中濃度の定期的測定が望ましい。40 μg/mL以上で食欲不振、悪心、嘔吐、腹部不快感などの消化器症状や、頭痛、不安などの精神神経症状が生じる。さらに、重大な有害反応として痙攣や意識障害およびそれに続く急性脳症、横紋筋融解症、潰瘍などによる消化管出血、赤芽球癆、高血糖、アナフィラキシー、肝障害や黄疸の報告がある。

抗アレルギー薬　各種の抗アレルギー薬により0.2%ないし0.1%未満の頻度で生じる重大な有害反応として、オザグレルとクロモグリク酸以外で重篤な肝障害、クロモグリク酸とロイコトリエン経路阻害薬ではアナフィラキシー様症状と好酸球性肺炎、クロモグリク酸では気管支痙攣、ロイコトリエン経路阻害薬では無顆粒球症と横紋筋融解症が報告されている。ロイコトリエン経路阻害薬では全身血管炎のチャーグ・ストラウス症候群 Churg-Strauss syndrome の報告があるが、これは経口ステロイドの減量に伴うものとも考えられている。またスプラタストでネフローゼ症候群の報告がある。さらに、TXA$_2$阻害薬は血小板凝集阻害による出血傾向に留意する必要がある。

- **相互作用：**　一般に喘息治療薬には重大な併用禁忌薬はないが、β$_2$受容体作動薬はカテコールアミン製剤との併用によって不整脈や心停止の危険がある。また同じ酵素で代謝される薬物との併用により作用が増強ないし減弱するため注意を要する。β$_2$受容体作動薬と吸入ステロイド薬は主にCYP3A4、キサンチン誘導体はCYP1A2、ロイコトリエン経路阻害薬はCYP3A4およびCYP2C9、トラニラストはCYP2C9で代謝される。さらに、TXA$_2$合成阻害薬オザクレルと抗血小板薬、抗凝血薬、血栓溶解薬との併用で出血傾向の増強を来す可能性がある。

- **臨床使用：**　発作改善薬として用いる短時間作用型β$_2$受容体作動薬は症状により増減して吸入投与する。長期管理薬は、吸入ステロイド薬および長時間作用型β$_2$受容体作動薬は定時吸入、そのほかの薬物は経口投与を行う。吸入薬は前述のようにその多くは口腔内から咽頭に落下するため、吸入薬使用時には大きな粒子径の薬剤をトラップするためのスペーサーを用いる場合もある。

- **個別化医療：**　アレルギー疾患である気管支喘息は患者ごとに発症要因と遺伝的背景が異なり、これが発症年齢、重症度、薬剤感受性に反映される。現在は重症度が薬剤選択基準の主体となっているが、例えばロイコトリエン経路阻害薬にはきわめて反応性がよい人（レスポンダー）の存在も知られている。成人の気管支喘息発症と関連する5つのSNPが報告されており（Nature Genetics. 2011; 43: 893-6）、今後これらと薬剤反応性の関係が解析されることで喘息の個別化医療に大きな発展が期待される。

- **その他の特記事項：**　気管支喘息の症状増悪は血中IgE濃度と相関があり、IgEが喘息の発症と増悪に深く関与している。この背景をもとに**IgE中和抗**

体（オマリズマブ）が開発され、注射薬として用いられている。大量のステロイドが必要な重症喘息患者でもステロイドが減量できるなどの効果を認める。

慢性閉塞性肺疾患治療薬 drugs used for chronic obstructive pulmonary disease

> ● キーポイント
>
> 1. 慢性閉塞性肺疾患（COPD）は呼吸器全体に慢性炎症を来す疾患で、進行すると患者の QOL は著しく低下する。
> 2. COPD の主な原因は喫煙で、薬物治療は禁煙指導とともに行う。
> 3. COPD では気道のコリン反応性が亢進しており、治療には吸入抗コリン薬を用いる。

イプラトロピウム臭化物水和物
ipratropium bromide hydrate
チオトロピウム臭化物水和物
tiotropium bromide hydrate

チオトロピウム

慢性閉塞性肺疾患 chronic obstructive pulmonary disease（**COPD**）はかつて肺気腫および慢性気管支炎とよばれていた2つの病態を総称する疾患概念で、有毒粒子やガスの吸入で生じる肺の慢性炎症に基づく気流制限を呈する進行性の病態である。慢性の咳嗽、喀痰、労作時呼吸困難のため、進行すると QOL が著しく損なわれる。気流制限は末梢気道の閉塞性病変によっているが、気管支喘息と異なり、肺胞壁の破壊や中枢気道での粘液腺肥大による過剰分泌も伴い、病変が呼吸器全体に及ぶのが特徴である。

主な原因は喫煙で、薬物治療は**禁煙**が前提である。気管支喘息と同様に**吸入ステロイド**や**長時間作用型β₂受容体作動薬**が急性増悪の予防に使用でき、また急性増悪時には**短時間作用型 β₂ 受容体作動薬**も適応となるが、COPD の気道閉塞には副交感神経の神経終末でのアセチルコリン遊離が関与するとされ、COPD の気道拡張効果が最も得られるものは**抗コリン薬**（ムスカリン受容体拮抗薬）と考えられている。**イプラトロピウム**などの**短時間作用型**と、**チオトロピウム**などの**長時間作用型** long-acting muscarinic antagonist（**LAMA**）がある。

● 薬理作用： 第四級アンモニウムのイプラトロピウムとチオトロピウムはどちらも副交感神経のムスカリン受容体 M_1～M_5 を同程度の親和性で非選択的に競合阻害する。細胞内 Ca^{2+} 濃度を上昇させて気道平滑筋を収縮させる M_3 受容体を阻害することで気道拡張効果をもたらす。イプラトロピウムの作用持続時間は比較的短いが、チオトロピウムは受容体からの解離がきわめて遅く、作用は長時間持続する。

● 薬物動態： 気道局所での利用率は吸入投与量の20%程度であるが、水溶性が高く、消化管に到達した成分も2～3%以下しか吸収されない。吸収されたイプラトロピウムの最高血中濃度到達時間は3時間、半減期は3.2時間で、ほとんど糞中に排泄される。

● 有害反応： 頻度が1%未満の重大な有害反応として、吸収された成分による非特異的抗コリン作用による心不全、心房細動、期外収縮、イレウス、閉塞隅角緑内障が報告されており、そのほかの頻度の比較的高い有害反応に口渇、咽頭刺激、心悸亢進、消化不良などがある。緑内障と前立腺肥大には投与禁忌である。

● 臨床使用： 定時吸入投与する。イプラトロピウムは1日3回、チオトロピウムは1日1回の吸入を行う。

● その他の特記事項： 長期作用型抗コリン薬は COPD の増悪リスクの抑制効果に優れるが、抗炎症薬によって病態を長期管理できる気管支喘息と異なり、COPD の進行を止める唯一の効果的な方法は禁煙であることを患者が理解することが最も重要である。

消化器疾患の薬
drugs for digestive organ diseases

8

制吐薬 antiemetics・消化管機能調整薬 prokinetics

● キーポイント

1. 嘔吐は原因により関与する神経が異なるため、制吐薬の選択は原因に即して行う。
2. 化学療法に伴う嘔吐にはセロトニン 5-HT$_3$ 受容体拮抗薬など、消化管に由来する嘔吐にはドパミン D$_2$ 受容体拮抗薬などを用いる。
3. 消化管機能低下による腹部症状には、セロトニン 5-HT$_4$ 受容体作動薬で機能調整を図る。

5-HT$_3$ 受容体拮抗薬
　グラニセトロン塩酸塩
　　granisetron hydrochloride
　オンダンセトロン塩酸塩水和物
　　ondansetron hydrochloride hydrate
　ラモセトロン塩酸塩　ramosetron hydrochloride
NK$_1$ 受容体拮抗薬
　アプレピタント　aprepitant
D$_2$ 受容体拮抗薬
　メトクロプラミド　metoclopramide
　ドンペリドン　domperidone
5-HT$_4$ 受容体作動薬
　モサプリドクエン酸塩水和物
　　mosapride citrate hydrate
その他
　トリメブチンマレイン酸塩　trimebutine maleate

グラニセトロン

ラモセトロン

メトクロプラミド

アプレピタント

ドンペリドン

　嘔吐反応は延髄外側網様体にある**嘔吐中枢** emetic center に刺激を送る第4脳室底最後野の**化学受容器引き金帯** chemoreceptor trigger zone（**CTZ**）、自律神経求心路、内耳前庭からの入力などで生じ、セロトニン 5-HT$_3$ 受容体、ドパミン D$_2$ 受容体、ヒスタミン H$_1$ 受容体、ムスカリン M$_1$ 受容体などが関与する。制吐には嘔吐の原因に応じた受容体拮抗薬を用いる。化学療法による悪心・嘔吐には**5-HT$_3$受容体拮抗薬**のグラニセトロンなどが用いられる（強い悪心を生じるシスプラチンなどに対しては**NK$_1$受容体拮抗薬**も用いられる）。消化管に由来する嘔吐には**D$_2$受容体拮抗薬**のメトクロプラミドやドンペリドン、乗り物酔い（動揺病）には**抗ヒスタミン薬**（➡ p.321）を用いる。
　また、モサプリドやトリメブチンが消化管機能異常による腹部症状に対して使用される。

● **薬理作用：　5-HT$_3$受容体拮抗薬**は、嘔吐にかかわる中枢（CTZ および孤束核）および消化管の 5-HT$_3$ 受容体を競合し、とくに化学療法に由来する嘔吐反応を抑制する。**NK$_1$受容体拮抗薬**は、CTZ や嘔吐中枢にある NK$_1$ 受容体を競合し、嘔吐を抑制する。**D$_2$受容体拮抗薬**は、CTZ と孤束核の D$_2$ 受容体を阻害することで、消化管に由来する嘔吐反応を抑制する。モサプリドは、**5-HT$_4$受容体**を介して消化管の筋層間神経叢の介在ニューロンを刺激し、副交感神経の ACh 遊離を促して消化管運動を刺激する。また、トリメブチンの作用機序の一部は、消化管の**オピオイド μ 受容体**を介して ACh やノルアドレナリンの作用を制御することによるとされる。

● **薬物動態：　**経口投与された制吐薬、消化管運動調整薬の最高血中濃度到達時間は 1〜2 時間であり、2 時間（モサプリド）から 12 時間（ドンペリドン）の半減期で主に尿中に排泄される。

● **有害反応：　**重大な有害反応として、5-HT$_3$ 受容体拮抗薬でてんかん様発作、D$_2$ 受容体拮抗薬で悪性症候群、錐体外路症状、肝機能障害が報告されている。また、両者ともショック、アナフィラキシーを起こすことがある。

● **相互作用：　**D$_2$ 受容体拮抗薬は、抗精神病薬や

レセルピンとの併用で抗ドパミン作用が増強し、内分泌調節異常や錐体外路症状が出現しやすくなる。また抗コリン薬の消化管作用を阻害する。

● **臨床使用：** 可能な場合は経口剤を用いるが、経口投与が困難な場合は注射投与を行う。一般的な悪心には D_2 受容体拮抗薬、抗がん化学療法（シスプラチンなど）や放射線照射による強い悪心・嘔吐に対しては、5-HT$_3$ 受容体拮抗薬や NK$_1$ 受容体拮抗薬が用いられる。

鎮痙薬 antispasmodics

> ● **キーポイント**
> 1. 鎮痙薬は、平滑筋の痙攣性収縮による消化管、胆道系、尿路の疼痛抑制と、消化管検査の前投薬に使用される。
> 2. 中枢移行が少ないムスカリン受容体の競合的拮抗薬が鎮痙薬として用いられる。
> 3. 使用に際しては、禁忌疾患の有無を確かめ、抗コリン薬の一般的な有害反応に注意する。

ブチルスコポラミン臭化物
  scopolamine butylbromide
ブトロピウム臭化物　butropium bromide

平滑筋の痙攣性収縮は、消化性潰瘍、胃炎、腸炎などによる**消化管**の疼痛、胆石症、胆嚢炎による**胆道系**の疼痛、尿路結石などによる**尿路**の疼痛の原因である。これには副交感神経のムスカリン受容体が関与しており、鎮痙薬として**抗コリン薬のブチルスコポラミン**や**ブトロピウム**などが用いられる。これらは上記症状の改善のほか、消化管検査の前投薬としても使用される。

ブチルスコポラミン

● **薬理作用：** 平滑筋のムスカリン受容体を競合阻害する。消化管運動にかかわる M_3 受容体への選択性は低いが、第四級アミンのため中枢移行は少ない。M_1 受容体への作用により胃液分泌抑制作用も示す。

● **薬物動態：** 経口投与後 1.5 時間後に最高血中濃度となり、半減期は 2 〜 3 時間で、54 ％が尿中に排泄される。

● **有害反応：** 抗コリン作用により症状が悪化する緑内障、前立腺肥大、重篤な心疾患、麻痺性イレウスには禁忌である。細菌性の出血性大腸炎の患者にも消化管運動抑制による症状悪化の可能性があり禁忌である。有害反応としては口渇が 5 ％以上にみられ、心悸亢進、排尿障害、視野調節障害、眠気、顔面紅潮なども 0.1 〜 5 ％未満に認められる。

● **相互作用：** 抗コリン作用をもつ三環系抗うつ薬、フェノチアジン系薬、抗ヒスタミン薬などは鎮痙薬によって抗コリン作用が増強するため併用に注意が必要である。

● **臨床使用：** 1 回量 10 〜 20 mg を 1 日 3 〜 5 回経口投与する。経口投与できない場合は坐剤または注射剤を用いる。症状が強い場合や消化管検査前投薬の場合も注射投与する。

消化性潰瘍治療薬 drugs used for peptic ulcer

> ● **キーポイント**
> 1. 消化性潰瘍の主原因はヘリコバクター・ピロリ感染と非ステロイド性抗炎症薬（NSAIDs）で、潰瘍は胃酸の分泌抑制とこれらの原因の除去により治療する。
> 2. 胃酸分泌抑制にはプロトンポンプ阻害薬（PPI）とヒスタミン H$_2$ 受容体拮抗薬を用いる。
> 3. 原因治療を行わない場合は高率で再発するため、ピロリ菌が原因の場合は除菌療法を、NSAIDs が原因の場合は NSAIDs 中止かプロスタグランジン製剤の投与を行う。

プロトンポンプ阻害薬
  オメプラゾール　omeprazole
  ランソプラゾール　lansoprazole
  ラベプラゾールナトリウム　rabeprazole sodium
  ボノプラザンフマル酸塩　vonoprazan fumarate
H$_2$ 受容体拮抗薬
  シメチジン　cimetidine
  ラニチジン塩酸塩　ranitidine hydrochloride
  ファモチジン　famotidine
制酸薬
  乾燥**水酸化アルミニウムゲル・水酸化マグネシウム**配合剤
  dried aluminium hydroxide gel/magnesium hydroxide
粘膜保護・修復促進薬
  スクラルファート水和物　sucralfate hydrate
  エカベトナトリウム水和物　ecabet sodium hydrate
粘液分泌促進薬
  ミソプロストール　misoprostol
  テプレノン　teprenone
  レバミピド　rebamipide

消化性潰瘍 peptic ulcer（**胃潰瘍**および**十二指腸潰瘍**）は、胃酸およびペプシンによる胃・十二指腸粘膜の限局性組織損傷で病巣が粘膜筋板を越えるものをいう。消化性潰瘍の主な原因は**ヘリコバクター・ピロリ**（*Helicobacter pylori*、ピロリ菌）感染と**非ステロイド性抗炎症薬（NSAIDs）**の内服である。ピロリ菌陰性・NSAIDs 非内服群の潰瘍発生率を 1 とした場合、ピロ

リ菌陽性群とNSAIDs内服群の潰瘍発生率は単独でそれぞれ18.1倍と19.4倍で、両要因をもつ群では61.1倍になる。胃粘膜は粘液と重炭酸によって酸やペプシンから防御されるが、ピロリ菌とNSAIDsはこれらの防御因子を阻害するために潰瘍が形成される。非ピロリ菌・非NSAIDs潰瘍はわが国では消化性潰瘍全体の2%程度で、ゾリンジャー・エリソン症候群Zollinger-Ellison syndrome、クローン病、肝硬変などによる胃粘膜血流障害などを背景にもつ場合である。かつて重要視されたストレス、喫煙、飲酒などは症状悪化の要因にはなっても消化性潰瘍の直接原因ではないと考えられている。

消化性潰瘍はかつて代表的な難治・再発性疾患で、出血や穿孔により致死的となることも多かったが、**ヒスタミンH_2受容体拮抗薬とプロトンポンプ阻害薬** proton pump inhibitor（**PPI**）の開発によって治癒までの期間が著しく短縮され、**ピロリ除菌療法**やNSAIDs中止による原因への対応によって治癒後の再発抑制も可能となった。潰瘍治療の基本薬は**攻撃因子**を抑制する酸分泌抑制薬で、**オメプラゾール、ランソプラゾール、ラベプラゾール**などのPPIと、**シメチジン、ファモチジン、ラニチジン**などのH_2受容体拮抗薬

が用いられる。また抗潰瘍効果は弱いが即効性がある**制酸薬**（乾燥**水酸化アルミニウム・水酸化マグネシウム**配合剤など）による酸中和も攻撃因子の軽減を目的とする。さらに、**防御因子**を増強する薬物として、**粘膜保護・修復促進薬**のスクラルファートやエカベト、**粘液分泌促進薬**のミソプロストール、テプレノン、レバミピドなどを用いる。防御因子増強薬ではスクラルファートの抗潰瘍効果が最も高い。またミソプロストールは、NSAIDsによる消化性潰瘍にとくに有効である（図IV-8-1）。

● 薬理作用：

PPI　PPIは壁細胞からの酸（H^+、プロトン）の分泌経路であるH^+/K^+-ATPアーゼ（プロトンポンプ）の不可逆的阻害薬である。腸溶剤として投与されるプロドラッグで、小腸で吸収されて血中より壁細胞に移行し、酸性環境下でスルフェナミドに代謝されたのちにプロトンポンプのシステイン残基とジスルフィド結合して不可逆的に不活性化する。1回投与で胃酸

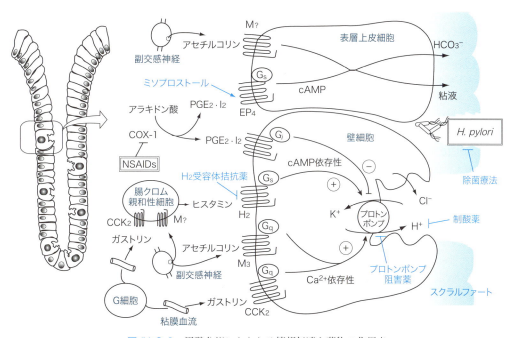

図 IV-8-1　胃酸分泌にかかわる情報伝達と薬物の作用点

［Brunton LL, et al. eds. Goodman and Gilman's the Pharmacological Basis of Therapeutics, 12th ed, McGraw-Hill ; 2011. p.1310, Figure 45-1］

分泌を24時間以上抑制し、1日1回投与を続けるとプロトンポンプの新規発現と不可逆阻害が平衡に達する2〜5日後には胃酸分泌の70%が持続的に抑制される。6〜8週間の投与による消化性潰瘍の治癒率は90〜98%である。なお、最近、従来のPPIとは異なる機序でプロトンポンプを阻害するボノプラザンが開発された。**ボノプラザン**は、酸による活性化を必要とせず、カリウムイオンに競合してH$^+$/K$^+$-ATPアーゼを可逆的に阻害する（**カリウムイオン競合型酸抑制薬**）。

H$_2$受容体拮抗薬　壁細胞の基底膜側に存在するH$_2$受容体へのヒスタミンの結合を競合阻害する。ヒスタミンは腸クロム親和性細胞に由来し、壁細胞内のcAMP濃度上昇を介してプロトンポンプからの酸分泌を刺激する。H$_2$受容体拮抗薬は胃酸分泌の抑制のほか、主細胞からのペプシン分泌も抑制する。シメチジンの場合、初回投与約1時間から2時間の胃酸分泌量は基礎分泌が91%、刺激分泌が68〜80%抑制され、継続投与後は24時間の平均胃酸分泌は55%抑制される。6〜8週間の投与による消化性潰瘍の治癒率は80〜86%である。

制酸薬　水酸化アルミニウムや水酸化マグネシウムなどの制酸薬は、化学的に胃酸（塩酸）を中和除去する。しばしば複数の制酸薬成分の配合剤が用いられる。H$_2$受容体拮抗薬の開発までは潰瘍治療の標準薬であったが、効果が弱く作用時間が短いため大量頻回投与を必要とし、現在は単独で用いられることはない。消化性潰瘍、胃炎、胃食道逆流症の急性期にほかの薬物と併用する。

粘膜保護・修復促進薬　スクラルファートは防御因子増強薬のうち単独でH2受容体拮抗薬と同等の有効性がある唯一の薬物である。pHが4未満で粘調なゲル状となり潰瘍底に固着して保護し、効果は6時間持続する。酸性環境下で作用するため食前（食間）に投与する。8週間単独投与による消化性潰瘍治癒率は72〜80%である。エカベトは胃粘膜の傷害部位にpH非依存性に結合して保護する。ピロリ菌のウレアーゼ抑制作用、ペプシン抑制作用、プロスタグランジン産生作用ももつ。

粘液分泌促進薬　胃粘膜でシクロオキシゲナーゼ-1（COX-1）によって産生されるプロスタグランジン(PG)E$_2$およびPGI$_2$は、表層上皮細胞に作用して胃粘液と重炭酸イオンの分泌を促し、壁細胞に作用して酸分泌を抑制し、さらに胃粘膜血流を増加させる。NSAIDsによる消化性潰瘍は、炎症に関与するCOX-2とともにCOX-1が阻害されることが原因とされる。ミソプロストールは合成PGE$_2$誘導体で、経口投与により胃粘膜血流を増加させ、粘液と重炭酸イオンの分泌を増加させ、酸分泌を抑制する。NSAIDsの長期投与に伴う消化性潰瘍に用いられる。テプレノンとレバミピドにも胃粘膜のPGE$_2$・PGI$_2$増加作用があり、胃粘膜血流と粘液を増加させる。

● **薬物動態：**　PPIは結合したプロトンポンプを不可逆阻害するため効果は24時間以上持続するが、代謝排泄は比較的速やかで、経口投与後2.3〜3.6時間で血中濃度が最高となり、1.5〜2.8時間の半減期で尿中および糞中に排泄される。経口投与されたH$_2$受容体拮抗薬は約2時間後に血中濃度が最高となり、1.9〜3.0時間の半減期で尿中に排泄される。エカベトの最高血中濃度到達時間（T_{max}）は2〜5時間で、約8時間の半減期で主に糞中に排泄される。ミソプロストールのT_{max}は経口投与後16分で、21分の半減期で尿中に排泄される。レバミピドは経口投与後2.5時間で最高血中濃度に達し、2時間の半減期で主に糞中に排泄される。

● **有害反応：**　PPIとH$_2$受容体拮抗薬による重大な有害反応は、ショック、アナフィラキシー様症状、汎血球減少、重篤な肝障害、スティーブンス・ジョンソン症候群、間質性肺炎、間質性腎炎、視力障害で、いずれも0.1%未満である。制酸薬を長期にわたり大量投与した場合、吸収されたアルミニウムとマグネシウムによる高マグネシウム血症、アルミニウム脳症、アルミニウム骨症、骨軟化症・くる病（低リン血症）が起きる可能性がある。透析患者ではアルミニウム脳症・骨症の危険性がとくに高いため禁忌である。粘液分泌促進薬による重大な有害反応として、ミソプロストールとレバミピドでショック、アナフィラキシー様症状、テプレノンで肝障害、さらにレバミピドで白血球・血小板減少の報告がある。

● **相互作用：**　PPIは、胃内pH上昇により抗ウイルス薬のアタザナビル、リルピビリンの溶解度を低下させ吸収を阻害するため併用禁忌である。同じ理由でジギタリス製剤、ゲフィチニブ、イトラコナゾールとの併用にも注意を要する。H$_2$受容体拮抗薬の併用注意薬も同様で、さらに同じCYPで代謝されるクマリン系抗凝固薬、ベンゾジアゼピン、抗てんかん薬、三環系抗うつ薬などとの併用にも注意を要する。スクラルファートはクエン酸製剤、血清カリウム血症改善イオン交換樹脂、ニューキノロン系抗菌薬、ジギタリス製剤、甲状腺ホルモン製剤、テオフィリンなどが併用注意である。ミソプロストールはマグネシウム含有制酸薬との併用で下痢が生じやすくなる。

● **臨床使用：**　消化性潰瘍治療薬の多くは経口投与する。PPIは1日1回、H$_2$受容体拮抗薬は朝食後と

眠前の2回または毎食後と眠前の4回投与する。H₂受容体拮抗薬の眠前投与は副交感神経優位となる就寝中の胃酸分泌抑制を目的としている。腹部症状のため内服できない場合は静注が可能である。制酸薬と防御因子増強薬は1日2～4回経口投与する。スクラルファートは空腹時投与、ほかは食後投与、制酸薬は有症時投与も行う。

● その他の特記事項： H₂受容体拮抗薬やPPIによる治療でいったん治癒した潰瘍も半数は1年以内に再発するため、H₂受容体拮抗薬の眠前投与やスクラルファートなどによる維持療法が行われる。2000年に**ピロリ除菌療法**が保険承認されて以降、NSAIDs非服用・ピロリ菌陽性例では除菌治療が原則となり、維持療法が必要な患者はピロリ菌陰性潰瘍例、除菌非適応例、除菌不成功例に限られるようになっている。

■ ヘリコバクター・ピロリ除菌薬

グラム陰性桿菌のヘリコバクター・ピロリは、**ウレアーゼ活性**をもち胃粘膜の尿素を分解してアンモニアを産生し、胃酸を中和して増殖環境を形成する。感染巣の粘液が分解されて胃酸の攻撃を受けやすくなることに加え、アンモニアや菌由来サイトトキシン（CagA、VacA）、好中球由来の活性酸素などによる粘膜の直接傷害が潰瘍の原因となる。胃・十二指腸潰瘍のほかに慢性胃炎、胃MALT（mucosa-associated lymphoid tissue）リンパ腫、胃癌、特発性血小板減少性紫斑病との関連も指摘されており、これらがすべて保険適応となっている。ただし、胃癌への適応は早期胃癌への内視鏡治療後に限られている。

除菌には、PPIと抗菌薬2種類を使用する。まず、ランソプラゾール（30 mg）・**アモキシシリン**（750 mg）・**クラリスロマイシン**（200 mg）を1日2回、7日間経口投与する。これによる除菌が失敗したら、クラリスロマイシンを**メトロニダゾール**（250 mg）に代えて二次除菌を行う。

クラリスロマイシンを用いた処方での除菌成功率は胃潰瘍で87.5～89.2％、十二指腸潰瘍で83.7～91.1％である。除菌後の再発率は年間2.3％で、非除菌例の再発率よりきわめて低い。

有害反応は消化器症状を中心に高率に生じ、軟便と下痢が13.7％と9.1％に、味覚異常や腹部膨満感、肝機能検査値の異常、好中球減少、好酸球増多、貧血、発疹なども1～5％に認める。また10％前後には除菌後に胃内pH低下に伴う胃食道逆流症が増悪または新規発生し、おそらく消化吸収能の改善に伴う生活習慣病の出現や増悪の可能性も指摘されているため注意が必要である。

止瀉薬 antidiarrheals・整腸薬 intestinal regulators・瀉下薬 laxatives

● **キーポイント**

1. 止瀉薬はオピオイドμ受容体を刺激して腸の分泌と蠕動を抑制する。
2. 整腸薬は、正常腸内細菌叢を回復させ、腸の運動と消化吸収能を改善する。
3. 瀉下薬は、腸内容を増加させて腸管運動反射を促す膨張性緩下薬・塩類緩下薬と、腸粘膜を刺激して蠕動運動を生じる刺激性緩下薬がある。

オピオイド受容体作動薬
ロペラミド塩酸塩 loperamide hydrochloride
整腸薬
ビフィズス菌 lactobacillus bifidus
膨張性緩下薬
カルメロースナトリウム carmellose sodium
塩類緩下薬
酸化マグネシウム magnesium oxide
クエン酸マグネシウム magnesium citrate
刺激性緩下薬
センノシド sennoside
ピコスルファートナトリウム水和物
sodium picosulfate hydrate
過敏性腸症候群治療薬
ラモセトロン塩酸塩 ramosetron hydrochloride
ポリカルボフィルカルシウム polycarbophil calcium
メペンゾラート臭化物 mepenzolate bromide

消化管は水分濃縮能をもたず、腸内容物は等張に保たれるため、水分は浸透圧成分（栄養分、電解質）とともに腸管腔内に出入りする。**下痢 diarrhea** は腸内の浸透圧上昇による水分貯留、腸内への過剰な電解質、水分、蛋白質の分泌、腸管運動の亢進による吸収低下などにより糞中の水分が過多（200 g/日以上）になったものである。**オピオイド受容体作動薬のロペラミド**は腸管運動を抑制することで水吸収を促し、止瀉作用を示す。ただし、急性下痢症であっても発熱、強い腹痛、下血を伴う場合は侵襲菌による感染性腸炎を疑い、止瀉薬は禁忌である。また、急性下痢への止瀉効果はないが、正常腸内細菌叢の回復による腸の運動と消化吸収能の改善を目的に、**ビフィズス菌**などの**整腸薬**が用いられる。

便秘 constipation は、「3日以上排便がない」、「排便回数が週3回以下」など排便回数によって定義されるが、硬便、残便感、排便開始困難なども便秘症状の訴

えとなる。便秘は腸管運動反射の不足・低下が原因の**機能性便秘**、大腸の狭窄または拡張を来す大腸癌や中毒性巨大結腸症などによる**器質性便秘**、抗コリン薬などによる**薬剤性便秘**に大別される。瀉下薬（いわゆる便秘薬）の多くは腸内容物の体積を増加させて排便反射を促すもので、機能性便秘が適応となり、器質性便秘に対しては原疾患に対する治療が基本である。機能性便秘に対しては水分と食物繊維の摂取、適度な運動により腸の蠕動を促すことが自然排便機構の刺激となるが、これらによっても便秘が解消しない場合、**膨張性緩下薬** bulk-forming laxative の**カルメロース**により食物繊維に近い排便刺激が得られる。また、**塩類緩下薬** saline laxative の**酸化マグネシウム**も腸内への水分貯留により排便を促す。**クエン酸マグネシウム**も塩類緩下薬であるが、主に消化管検査の前処置に用いられる。**刺激性緩下薬** stimulant laxative の**センノシド**と**ピコスルファート**は大腸の粘膜を刺激して蠕動運動亢進作用により排便を促す。

ただし、瀉下薬（とくに刺激性緩下薬）の過剰な使用は自然排便サイクルを乱すため慎むべきである。

$C_6H_{11}O_5-O$ — センノシド

　過敏性腸症候群 irritant bowel syndrome（**IBS**）は腸の機能性障害で、人口の 15% 以上が潜在的患者といわれる。消化管運動には多くの神経受容体が関与しているため症状は多様で、下痢型、便秘型、それらの混合型など様々な病型がある。5-HT$_3$ 受容体拮抗薬**ラモセトロン**、腸管内での吸水によって便通を整える**ポリカルボフィル**、抗コリン作用によって症状改善をもたらす**メペンゾラート**などから病型に合わせて治療薬を選択するが、難治性のこともある。

● **薬理作用**：

止瀉薬　　ロペラミドはオピオイド μ 受容体を刺激し、腸管神経叢、腸上皮、腸管平滑筋の cAMP の抑制により腸の分泌と蠕動を抑制する。モルヒネの 40 〜 50 倍強力な止瀉作用を示し、中枢神経系への移行はないため通常量では依存性や中枢抑制は生じない。

整腸薬（ビフィズス菌）　　腸内で増殖して乳酸と酢酸を産生し、腸内細菌叢を正常化して整腸作用を示す。

膨張性緩下薬　　カルメロースは食物繊維の主成分であるセルロースの誘導体で、食物繊維と同じく腸で吸収されないため浸透圧効果で腸内に水分をとどめ、腸管内容積が増加して排便反射を促す。

塩類緩下薬　　マグネシウムは腸粘膜からの吸収が困難なため、酸化マグネシウムおよびクエン酸マグネ

シウムにより腸管内が高張となり、投与量に比例して等張になるまで水分が腸管内に移行して腸管内容積が増大し、腸管蠕動運動が亢進することで瀉下作用を示す。

刺激性緩下薬　　刺激性緩下薬は経口後胃・小腸内でほとんど代謝されずに大腸に至り、腸内細菌で代謝されて活性型（センノシドはレインアンスロン、ピコスルファートはジフェノール体）となる。活性型薬は腸粘膜を刺激して蠕動運動を亢進させ、水分吸収を阻害して緩下作用を示す。

IBS 治療薬　　制吐薬として既出の 5-HT$_3$ 受容体拮抗薬ラモセトロンには下痢を抑制する作用もあり、主に下痢型 IBS に有効とされる。ポリカルボフィルは、胃酸で分子内のカルシウムが遊離すると小腸・大腸内で高い吸水性を示して膨潤・ゲル化し、水分を保持することで下痢を改善し、また腸管内容積を増やすことで便秘を改善する。抗コリン薬のメペンゾラートは胃や小腸に比べて大腸への作用が強く、鎮痙作用により IBS に伴う腹部症状を改善する。過緊張が IBS の症状悪化に関与すると思われる場合は、長時間作用型薬のフェノバルビタールとの合剤が使用される場合もある。

● **薬物動態**：　　ロペラミドは経口投与後 3 〜 5 時間で最高血中濃度に達し、半減期が 11 時間で主に糞中に排泄される。緩下薬はそのまま腸管を通過するため血中に吸収されることはほとんどないが、マグネシウム含有緩下薬ではマグネシウムが一部吸収され、クエン酸マグネシウムでは 0.1 〜 0.4 mg/dL の血中マグネシウム濃度の上昇を認める。メペンゾラートは腸管からの吸収はわずかで、経口投与量の 5 〜 22% が尿中に排泄されるが、残りは吸収されずに糞中排泄される。

● **有害反応**：　　重大な有害反応としては、ロペラミドによるイレウス、ショック、スティーブンス・ジョンソン症候群、中毒性表皮壊死融解症、酸化マグネシウムやクエン酸マグネシウムによる高マグネシウム血症（呼吸抑制、意識障害、不整脈）、クエン酸マグネシウムによる腸管穿孔、イレウス、虚血性大腸炎などがある。ビフィズス菌には注意を要する有害反応はない。

ロペラミドは出血性腸炎、偽膜性大腸炎、感染性下痢、潰瘍性大腸炎の患者には疾患悪化の可能性があるため禁忌で、また新生児および 6 ヵ月未満の乳児にも中枢抑制の報告があり禁忌である。緩下薬は一般に急性腹症、麻痺性イレウスや重症の硬便の際には投与禁忌である。クエン酸マグネシウムは腎障害患者には高マグネシウム血症のおそれがあるため禁忌である。ま

た、ポリカルボフィルは急性腹部疾患（虫垂炎、腸出血、潰瘍性大腸炎）と術後イレウス、さらに胃で分離されたカルシウムが吸収され病態が悪化する可能性があるため高カルシウム血症、腎結石、腎不全にも禁忌である。メペンゾラートはほかの抗コリン薬と同様に緑内障、前立腺肥大、重篤な心疾患、麻痺性イレウスに禁忌である。

● 相互作用： ロペラミドはCYP3A4およびCYP2C8で代謝され、またMDR1（P糖蛋白質）の基質となるため、リトナビル、キニジン、イトラコナゾールと併用注意である。マグネシウム含有塩類緩下薬はマグネシウムで吸収または作用が低下するテトラサイクリン系抗生物質、ニューキノロン系抗菌薬、ジギタリス製剤、高カリウム血症改善イオン交換樹脂との併用に注意が必要である。ポリカルボフィルは、高カルシウム血症を起こす可能性がある薬物（活性型ビタミンD製剤、カルシウム剤）、カルシウムの上昇が有害反応を誘発しやすいジギタリス製剤、カルシウムイオンで吸収が阻害されるテトラサイクリン系抗生物質、ニューキノロン系抗菌剤とは併用注意である。また、制酸作用をもつ薬物（PPI、H_2受容体拮抗薬、制酸薬）との併用では、ポリカルボフィルからカルシウムが遊離せず作用が減弱する可能性がある。メペンゾラートは抗コリン症状を増悪する三環系抗うつ薬、フェノチアジン系薬物、抗ヒスタミン薬とは併用注意である。

● 臨床使用： ロペラミドは1日1〜2回経口投与し、症状により増減する。ビフィズス菌は1日3回経口投与。膨張性緩下薬は1日3回、刺激性緩下薬は1日1〜2回投与する。多量の水とともに投与する必要がある。塩類緩下薬は、瀉下薬として用いる場合は1日3回または就寝前の1回投与、検査前処置として用いる場合は検査予定時間の10〜15時間前に投与する。IBS治療薬はいずれも1日3回経口投与する。

● 個別化医療： ラモセトロンは、女性の最高血中濃度が男性の約1.5倍、AUCが約1.7倍と高く、女性では便秘などの有害反応が多かったため、最近まで男性のIBSにのみ承認されていた。しかし最近、男性の半量で有効性・安全性が確認できたため、女性でも承認された。性別で用量が異なるまれな薬であり、男性は5μg、女性は2.5μgを1日1回投与する。

炎症性腸疾患治療薬 drugs used for inflammatory bowel disease

> ● キーポイント
>
> 1. 炎症性腸疾患（潰瘍性大腸炎、クローン病）の発症には免疫異常の関与が推測されており、腸の炎症と免疫の抑制により治療する。
> 2. 潰瘍性大腸炎にはサラゾスルファピリジンかメサラジンを経口または直腸内投与、クローン病にはメサラジンを経口投与する。
> 3. 重症の場合は副腎皮質ホルモン製剤や免疫抑制薬、抗TNF-α抗体を用いる。

サラゾスルファピリジン salazosulfapyridine
メサラジン mesaradine
副腎皮質ホルモン製剤 （➡ p.315）
免疫抑制薬 （➡ p.316）
抗TNF-α抗体製剤 （➡ p.317）
抗IL-12/23 p40抗体製剤 （➡ p.370）

炎症性腸疾患 inflammatory bowel disease （**IBD**）は若年者に発症する消化管の慢性炎症性疾患で、**潰瘍性大腸炎** ulcerative colitis と**クローン病** Crohn's disease からなる。潰瘍性大腸炎の病態は肛門から口側に連続性に向かう結腸粘膜の炎症で、粘血便、腹痛、発熱、下痢を呈し、寛解と増悪を繰り返すうちに高率に**結腸癌**が生じる。クローン病の炎症は筋層にまで達し、消化管全体に不連続性に生じる。症状は腹痛、下痢、発熱、栄養障害で、筋層の線維化、狭窄、瘻孔形成などを来すが、がん化頻度は低い。どちらも原因不明だが、潰瘍性大腸炎にはTh2サイトカインが、クローン病にはTh1サイトカインが関与する免疫異常が発症機序と推測されている。

軽症〜中等症の潰瘍性大腸炎と大腸クローン病には**サラゾスルファピリジンとメサラジン**が第1選択薬として用いられ、重症の炎症性腸疾患には**ステロイド薬や免疫抑制薬**が用いられる。また、これらで十分な効果が得られない中等症〜重症患者には、発症機序に関与する炎症性サイトカイン**TNF-α**への抗体（**インフリキシマブやアダリムマブ**）が用いられる。さらに、中等症〜重症のクローン病にはその炎症反応にかかわるIL-12およびIL-23の共通構成蛋白p40への抗体（ウステキヌマブ）も用いられる。

ここではサラゾスルファピリジンとメサラジンにつ

いて解説する。

● **薬理作用**：　サラゾスルファピリジンは大腸で腸内細菌により **5-アミノサリチル酸（5-ASA）** とスルファピリジンに分解される。薬理作用を示すのは5-ASAで、傷害された粘膜下の結合組織と親和性が高く、そこでインターロイキン(IL)-1とTNF-αの産生抑制、リポキシゲナーゼの抑制、活性酸素の除去などの抗炎症作用を示す。この作用機序のため、クローン病では大腸以外の病変には効果が期待できない。メサラジンはサラゾスルファピリジンの薬効成分5-ASAそのもので、このため経口投与すればクローン病にも有効である。小腸から大腸にかけて徐々に放出される徐放剤として経口投与、または注腸投与される。

● **薬物動態**：　サラゾスルファピリジンは20%がそのまま血中に吸収される（最高血中濃度到達時間 $[T_{max}]$ 5時間、半減期 $[t_{1/2}]$ 5～10時間）。分解後は5-ASAの25%（T_{max} 9～24時間、$t_{1/2}$ 0.6～1.4時間）、スルファピリジンの80%（T_{max} 9～24時間、$t_{1/2}$ 6～14時間）が血中に吸収される。5-ASAは糞中に70%前後排泄され、そのほかは尿中に排泄される。メサラジンは投与量の20%前後が吸収される。T_{max} は製剤により様々で（2.3～12.3時間）、$t_{1/2}$ は0.5～1時間、30～50%が尿中に排泄される。

● **有害反応**：　両薬に共通する重大な有害反応として、再生不良性貧血、汎血球減少、心筋炎、間質性肺炎、急性腎不全、ネフローゼ症候群、重篤な肝障害の報告がある。サラゾスルファピリジンのみの重大な有害反応として、スティーブンス・ジョンソン症候群、薬剤性過敏症症候群、消化性潰瘍、脳症、SLE様症状の報告がある。また、サルファ系薬またはサリチル酸系薬への過敏症の既往がある場合には禁忌である（前者はサラゾスルファピリジンのみ、後者は両薬とも）。

● **相互作用**：　両薬とも骨髄抑制作用があるため、アザチオプリン、メルカプトプリンとの併用に注意が必要である。このほか、サラゾスルファピリジンはスルホニル尿素薬、クマリン系抗凝固薬、ジゴキシン、葉酸との併用で作用が増強または抑制されるため注意が必要である。

● **臨床使用**：　サラゾスルファピリジンは、潰瘍性大腸炎に対して1回500 mg程度を1日4～6回経口で、または1回500～1,000 mg程度を1日2回坐剤で投与する。メサラジンは、潰瘍性大腸炎とクローン病に対して1回500 mg～1,000 mg程度を1日3回経口で、または潰瘍性大腸炎に対して1,000 mgを1日1回注腸または坐剤で投与する。

肝・胆・膵疾患治療薬 drugs used for liver, gall bladder, and pancreas diseases

> ● **キーポイント**
> 1. B型およびC型ウイルス性肝炎では、インターフェロン製剤または抗ウイルス薬によりウイルスの陰性化をめざす。
> 2. 肝硬変に伴う肝性脳症には、腸内でのアンモニア産生・吸収抑制とアミノ酸代謝の是正を行う。
> 3. 膵炎は蛋白質分解酵素による自己消化によって生じ、蛋白質分解酵素阻害薬で治療する。

インターフェロン製剤（→ p.326）
抗肝炎ウイルス薬（→ p.325）
肝不全治療薬（肝性脳症治療薬）
　ラクツロース　lactulose
　ラクチトール水和物　lactitol hydrate
　肝不全用アミノ酸製剤
　カナマイシン一硫酸塩　kanamycin monosulfate
肝庇護薬
　グリチルリチン酸一アンモニウム・グリシン・DL-メチオニン配合剤　glycyrrhizinate monoammonium/glycine/DL-methionine
膵炎治療薬（蛋白質分解酵素阻害薬）
　ナファモスタットメシル酸塩　nafamostat mesilate
利胆薬（胆石溶解薬）
　ウルソデオキシコール酸　ursodeoxycholic acid

　薬物治療の対象となる主な肝・胆・膵疾患は、ウイルス性肝炎、非代償性肝硬変、急性膵炎および慢性膵炎急性増悪、胆石症の一部である。ウイルス性肝炎については、抗ウイルス薬の項（→ p.325）に記す。非代償性肝硬変に伴う**肝性脳症**の治療には**ラクツロース、ラクチトール、肝不全用アミノ酸製剤**などが用いられ、脳症の原因となるアンモニアを産生する腸内細菌の増殖を抗生物質（**カナマイシン**）で抑制する。また、非特異的な慢性肝障害の改善には**肝庇護薬（グリチルリチン酸・グリシン・DL-メチオニン配合剤**など）が用いられる。膵炎には、急性症状の改善を目的として**ナファモスタット**などの**蛋白質分解酵素阻害薬**が用いられる。コレステロール結石による胆石症では、**ウルソデオキシコール酸**などの胆石溶解薬が用いられる。

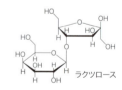
ウルソデオキシコール酸

● **薬理作用：**

肝性脳症治療薬　肝性脳症は体内の蛋白質分解成分（とくに**アンモニア**）が肝機能低下のため代謝・排泄されず蓄積することで生じる。ラクツロースは下部消化管で乳酸菌によって分解されて有機酸（乳酸、酢酸）を生じ、これが腸管内のpHを低下させ、アンモニア産生菌の発育とアンモニアの吸収を抑制する。ラクチトールは大腸のビフィズス菌で分解されて短鎖脂肪酸を生じ、これが同様にアンモニアの産生と吸収を阻害する。肝不全用アミノ酸製剤は肝不全によるアミノ酸代謝障害に伴う血中の**分枝鎖アミノ酸／芳香族アミノ酸モル比（フィッシャー比）**の低下を是正するものである。フィッシャー比の低下は脳内アミノ酸代謝の異常を招き、脳症の原因となる。肝不全用アミノ酸製剤により分枝鎖アミノ酸を点滴で補うことで、脳症の改善と血中アンモニア濃度の低下が得られる。

肝庇護薬　肝庇護薬は慢性肝疾患による肝機能障害の改善を目的とする。グリチルリチン酸は生薬の甘草の主成分で、ステロイドと類似した構造をもち、抗炎症作用、免疫調整作用、肝細胞増殖促進作用、ウイルス増殖抑制作用を示す。グリシンおよびDL–メチオニンはグリチルリチン酸の長期投与に伴う偽性アルドステロン症を抑制する。

膵炎治療薬　急性膵炎および慢性膵炎の急性増悪は、膵臓が蛋白質分解酵素によって自己消化されることで生じる。ナファモスタットはこの膵自己消化を抑制する蛋白質分解酵素阻害薬である。

利胆薬　ウルソデオキシコール酸は動物性生薬の熊胆に含まれ、二次胆汁酸の成分の1つである。利胆作用をもち、胆汁うっ滞を改善することでコレステロール系胆石の溶解作用と胆石症の症状改善作用を示す。また、慢性ウイルス性肝炎や自己免疫性肝炎などの慢性肝疾患に用いると、肝機能検査値の改善が認められる（ただし、長期予後改善効果については確立されていない）。

● **薬物動態：**

肝性脳症治療薬　ラクツロース、ラクチトールとも消化管内で代謝されて効果を示す。吸収は1%以下でそのまま尿中に排泄される。

グリチルリチン酸

肝庇護薬　グリチルリチン酸の経口投与後の最高血中濃度は1〜4時間後と10〜24時間後の二峰性に現れる。尿中にはほとんど排泄されない。

膵炎治療薬　ナファモスタットは点滴投与されるが血中からの消失は速やかで、尿中に50%前後が排泄される。

利胆薬　ウルソデオキシコール酸の最高血中濃度到達時間と半減期はともに1〜2時間で、主に糞中に排泄される。

● **有害反応：**

肝性脳症治療薬　ラクツロースとラクチトールはガラクトースを含むためガラクトース血症の患者には投与禁忌である。またこれらは吸収されないため腸管内の浸透圧成分となり、高頻度で**下痢**を起こす。肝不全用アミノ酸製剤は重篤な腎障害患者、肝障害以外のアミノ酸代謝異常の患者には投与禁忌である。

肝庇護薬　グリチルリチン酸によって低カリウム血症、血圧上昇などの**偽性アルドステロン症 pseudo-hyperaldosteronism** が現れることがあるので投与中は慎重な観察が必要である。

膵炎治療薬　ナファモスタットによる重大な有害反応として、ショック、アナフィラキシー様症状、高カリウム血症、低ナトリウム血症、血球減少、肝機能障害の報告がある。

利胆薬　ウルソデオキシコール酸の投与によって利胆作用が得られるため、完全胆道閉塞患者に用いると症状が増悪する。また劇症肝炎の患者にも投与禁忌である。重大な有害反応として間質性肺炎の報告がある。

● **相互作用：**

肝性脳症治療薬　ラクツロースまたはラクチトールとαグルコシダーゼ阻害薬との併用で、後者の消化器系副作用が増強される。

肝庇護薬　グリチルリチン酸・グリシン・DL–メチオニン配合剤とカリウム喪失性利尿薬との併用により、低カリウム血症が起こる可能性がある。

利胆薬　ウルソデオキシコール酸はスルホニル尿素薬の血糖降下作用を増強する可能性がある。また、コレスチラミン、制酸薬、クロフィブラートでは本薬の効果が減弱する。

● **臨床使用：**　ラクツロースとラクチトールは1日2〜3回経口投与する。グリチルリチン酸・グリシン・DL–メチオニン配合剤は1日2〜3回、ウルソデオキシコール酸は1日3回経口投与する。肝不全用アミノ酸製剤とナファモスタットは点滴投与する。

代謝性疾患の薬
drugs for metabolic diseases

糖尿病治療薬
drugs used for diabetes mellitus

> ● キーポイント
> 1. 1型糖尿病はインスリン療法の絶対的適応である。
> 2. インスリンアナログの開発により、強化インスリン療法が行われるようになった。
> 3. 近年、経口血糖降下薬の選択肢が急増しており、それぞれの薬の特徴に基づく適切な選択が求められる。

糖尿病

糖尿病 diabetes mellitus は、インスリン insulin の絶対的または相対的不足による血糖値の上昇を主徴とする慢性代謝性疾患であり、しばしばインスリン抵抗性を示す。わが国の罹患者は増え続けており、疑い例も含めると一千万人を超えるといわれる。

高血糖による症状として、糖尿による浸透圧利尿から**多尿**となり、多尿による脱水から**口渇**を来し**多飲**となる。病因により1型と2型に分類される（表Ⅳ-9-1）。5～10％を占める**1型糖尿病**は、遺伝的素因やウイルス感染などにより引き起こされた自己免疫性機序が原因となって発症すると考えられている。膵島のβ細胞が障害され、インスリンがほとんど分泌されなくなることが多く、一般に初発年齢は若い。一方、**2型糖尿病**は、インスリン分泌は基本的には障害されていないが、肥満などほかの代謝異常の合併によりインスリンが相対的に不足すること、または**インスリン抵抗性**が増大（組織のインスリン応答性が低下）することで発症する。高齢者に多い。① 空腹時血糖126 mg/dL（7 mmol/L）以上、② 75 g 経口ブドウ糖負荷試験（75 g OGTT）で2時間後の血糖値が200 mg/dL以上、③ 随時血糖200 mg/dL以上、④ ヘモグロビンA1c（HbA1c）6.5％以上という基準により診断される。

高血糖が長く続くと種々の血管障害を生じ、重篤な経過をたどることも多い。細小血管障害として3大合併症（網膜症、腎症、神経障害）が起きるほか、大血管障害（粥状動脈硬化など）も促進される。とりわけ**糖尿病性腎症**は、ネフローゼから慢性腎不全への経過をたどり、高率に透析導入が必要となる。医療費抑制のためにも、糖尿病の克服は非常に重要な課題である。

主な糖尿病治療薬

糖尿病治療薬は、① **インスリン製剤**、② **インスリン分泌促進薬**、③ **インスリン抵抗性改善薬**、④ **糖吸収阻害薬**、⑤ **糖排泄促進薬**の5系統に大きく分類される。1型糖尿病はインスリン補充療法の絶対的適応である。2型糖尿病では非薬物療法（食事療法、運動療法）が非常に重要だが、効果が不十分の場合には、インスリン分泌の状態、インスリン抵抗性、合併症の有無などを考慮し、治療薬を選択して用いる（図Ⅳ-9-1）。

インスリン製剤

不足しているインスリンを体外から補充する治療に用いられる。基本は生合成したヒトインスリンだが、製剤上の工夫により、効果発現時間や持続時間が異なる多くの製品がつくられており、作用時間の特徴から

表 Ⅳ-9-1　1型糖尿病と2型糖尿病の比較

分類	1型	2型
原因	ウイルス感染、自己免疫、膵臓の形成不全など	肥満、過食、運動不足、精神的ストレスなど
発病年齢	20歳未満に多い	40歳以上に多い
糖尿病に占める割合	5～10％	90％以上
体格	やせが多い	肥満が多い
血漿インスリン濃度	低値	正常～高値のことが多い
治療	インスリン補充療法	食事療法、運動療法 経口血糖降下薬 GLP-1受容体作動薬 インスリン補充療法

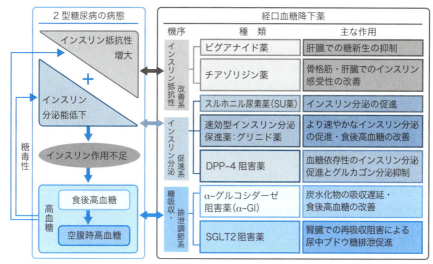

図 IV-9-1　2型糖尿病の病態にあわせた経口血糖降下薬の選択
DPP-4：ジペプチジルペプチダーゼ4、SGLT2：ナトリウム／グルコース共輸送体2。
［日本糖尿病学会 編，"糖尿病医療ガイド 2016-2017"（抜粋）より］

超速効型、速効型、中間型、混合型、持効型の5つに分類される（表IV-9-2）。速効型がふつうの（レギュラー）インスリンである。"中間型インスリン"、"イソフェンインスリン"、"プロタミン結晶性インスリン"は、いずれもプロタミンと結合させることで溶解度を下げ、ゆっくり溶け出すようにつくられた製剤である。超速効型と持効型はアミノ酸配列を変更して血管内への吸収を速めたり遅くしたりした製剤で、**インスリンアナログ**とよばれる。混合型は、中間型インスリンに速効型または超速効型インスリンを一定の比率で混合したものである。

インスリン量は"**単位**"という単位で表される。これは、開発初期にはインスリンの純度が低く効果が安定しなかったため、質量ではなく、バイオアッセイで求めた力価で量を定めていたことの名残である。ヒトインスリンの国際標準品では、1 mgが26単位にあたる。なお、事故を防ぐため、インスリン製剤の濃度は原則として**100 単位/mL**に統一されている。

● 薬理作用：　肝臓、筋肉、脂肪組織などへ、**インスリン受容体**を介して作用する。インスリン受容体は、チロシンキナーゼ共役受容体で、インスリンと結合するαサブユニットと、膜を貫通し細胞質内にチ

表 IV-9-2　インスリン製剤

タイプ	製剤	投与時刻	効果
超速効型	インスリン リスプロ insulin lispro インスリン アスパルト insulin aspart インスリン グルリジン insulin glulisine	毎食直前	発現：10〜20 分 最大：1 時間 持続：3〜5 時間
速効型	インスリン ヒト insulin human （生合成ヒト中性インスリン）	毎食前	発現：0.5 時間 最大：1〜3 時間 持続：8 時間
中間型	インスリン ヒト insulin human （生合成ヒトイソフェンインスリン水性懸濁）	朝食前	発現：1〜1.5 時間 最大：4〜12 時間 持続：18〜24 時間
混合型	インスリン ヒト insulin human （溶解インスリン・イソフェンインスリン） インスリン アスパルト insulin aspart （溶解インスリンアスパルト・プロタミン結晶性インスリンアスパルト） インスリン リスプロ insulin lispro （インスリンリスプロ・中間型インスリンリスプロ）	1日1回朝食前／直前または、1日2回朝夕食前／直前	発現：〜0.5 時間 最大：2相性 持続：18〜24 時間
持効型	インスリン グラルギン insulin glargine インスリン デテミル insulin detemir インスリン デグルデク insulin degludec	1日1回一定時刻	24時間にわたりほぼ一定の血中濃度が保たれる

ロシンキナーゼを内在するβサブユニットがジスルフィド結合で結ばれており、これが二量体を形成している。インスリンの結合により内在チロシンキナーゼが活性化され、二量体間で自己リン酸化が起こる。ついでリン酸化チロシンに**インスリン受容体基質1**（IRS1）が結合してリン酸化される。リン酸化されたIRS1は**ホスファチジルイノシトール−3−キナーゼ**（PI3K）に結合し、活性化する。活性化PI3Kはさらに**プロテインキナーゼB（Akt）**を膜に引き寄せ活性化する。活性化されたAktは**グルコース輸送体4**（GLUT4）を膜に移動させ、グルコースを細胞内に取り込ませる。同時に**グリコーゲン合成酵素キナーゼ3**（GSK3）を不活性化してグリコーゲン合成酵素を活性化し、グリコーゲン合成を促進し、グリコーゲン分解および糖新生を抑制する。

● **薬物動態**： インスリンは消化管で容易に分解されるため、非経口的に投与される。多くの場合は**皮下注射**されるが、場合により静脈内や筋肉内に注射されることもある（海外には吸入剤もあるが、わが国では承認されていない）。

皮下から血管内への吸収速度は製剤によって大きく異なる。インスリンは高濃度溶液中では亜鉛とともに六量体を形成しており、皮下で徐々に解離して二量体、単量体となって血管内へ移行する。このため投与から血中濃度上昇までに30分程度の時間がかかる。そこでアミノ酸配列を変えて多量体形成を妨げ、ただちに吸収されるように改変した**超速効型アナログ**（インスリン リスプロなど）がつくられた。これにより注射直後に食事ができるようになった。逆に効果持続時間を伸ばすには、プロタミンを結合させて溶解度を下げる方法が従来用いられてきたが、最近では、やはりアミノ酸配列に修飾を加えた**持効型アナログ**（インスリン グラルギンなど）が合成され、きわめて長時間血中濃度を維持することができるようになり、基礎分泌を注射で再現することが可能となった。型別の効果発現時間、最大効果発現時間、効果持続時間は、おおむね表IV-9-2に示す通りである。

血管内に吸収されると肝臓または腎臓において速やかにインスリン分解酵素（プロテアーゼ）で分解され、尿中に排泄される。

● **有害反応**： 頻度が高く、重篤となりうる有害反応は**低血糖** hypoglycemia である。場合によっては意識障害や重篤な脳障害を引き起こし、致死的となりうる。また、まれにインスリンに対するアレルギー反応を来して重篤となることがある。

重大な有害反応ではないが、注射部位の皮膚の変化はよくみられる。とくに、同じ部位に注射を繰り返す

とリポジストロフィー lipodystrophy とよばれる皮下脂肪の肥大や萎縮が起こり、インスリンの効果が不安定になる。注射部位を毎回変えるように指導する。

● **相互作用**： インスリンの血糖降下作用を増強する薬物としては、ほかの糖尿病治療薬をはじめ、MAO阻害薬（インスリン分泌促進、糖新生抑制）、三環系抗うつ薬（機序不明）、アスピリン（糖に対するβ細胞の感受性亢進など）、シクロホスファミド（インスリン抗体の生成を抑制）、β受容体拮抗薬（低血糖からのアドレナリンによる回復反応の抑制）、ワルファリン（機序不明）、ベザフィブラート（インスリン感受性増強）、サルファ薬（インスリン分泌の増加）、シベンゾリン・ジソピラミド（インスリン分泌促進）などが知られる。インスリンの血糖降下作用を減弱する薬物としては、チアジド系利尿薬（カリウム喪失によるインスリン分泌低下）、副腎皮質ホルモン製剤（糖新生亢進など）、アドレナリン（糖新生亢進など）、ダナゾール（インスリン抵抗性増強）、フェニトイン（インスリン分泌抑制）などがある。なお、イソニアジド（少量では交感神経の反応性を阻害、大量では糖新生亢進）、蛋白同化ステロイドホルモン、ソマトスタチンアナログは、低血糖または高血糖を起こしやすくする。

● **臨床使用**： インスリンの絶対的（または強い）適応には、1型糖尿病、糖尿病昏睡（糖尿病ケトアシドーシス、高浸透圧高血糖症候群）、糖尿病合併妊娠、重症感染症の併発、全身管理が必要な外科手術などがあり、相対的適応としては、著しい高血糖やケトーシス、経口剤だけでは血糖コントロールが得られない場合などがある。

インスリン療法は、インスリンの補充により健常人の血中インスリン濃度の変動パターンを再現し、血糖値を安定化させることを目的とし、一般に1〜2種類の製剤を1日数回皮下注する（多くは**自己注射**による）。

従来は、中間型や混合型の製剤を1日1〜2回注射する方法が用いられることが多かったが、今日では、血糖自己測定により厳格な血糖管理が可能となったため、**強化インスリン療法** intensive insulin therapy が多く行われるようになった。典型的には、持効型または中間型インスリン製剤を1日1〜2回注射することでインスリン基礎分泌を再現した上で、毎食前に自己測定した血糖値（さらには食事量や運動量など）にあわせて超速効型や速効型のインスリンを注射し、食後の追加分泌を再現する（1日に合計4回注射することが多い）。持効型は食事と関係なく毎日一定時刻（就寝前など）に注射し、超速効型は食直前、速効型は食前

30分に注射する。

このような頻回注射療法に替わって、最近では、ポンプを用いて超速効型インスリンを持続注入する**持続皮下インスリン注入療法（CSII）**が行われることもある。

患者に対しては、低血糖に自ら対処できるよう指導することが最も重要である。また、正しい自己注射の方法も十分指導し習得してもらう。リポジストロフィーを予防するため、注射部位のローテーションについてもよく指導する。

● 個別化医療：　インスリン需要の変動が激しい患者（手術、外傷、感染症、妊婦など）、低血糖を起こしやすい患者（重篤な肝障害または腎障害、下垂体機能不全または副腎機能不全、胃腸障害、飢餓状態、不規則な食事摂取、高齢者など）では慎重に投与する。

妊娠中は経口血糖降下薬が使えないため、インスリン療法に切り替える。

インスリン分泌促進薬

■ スルホニル尿素（SU）薬
グリベンクラミド　glibenclamide
グリクラジド　gliclazide
グリメピリド
　glimepiride

スルホニル尿素（SU）薬はサルファ薬の副作用から誕生した。第二次世界大戦中、サルファ薬は腸チフスなど戦場の感染症に対する治療薬として用いられたが、重度の低血糖性昏睡を起こすことがわかったことから糖尿病への応用が検討されはじめた。その結果、1955年に、抗菌作用はなく強力な血糖降下作用をもつ**カルブタミド**、1956年に**トルブタミド**が合成された（第一世代）。1970年代には第二世代の**グリベンクラミド**や**グリクラジド**、1990年代には第三世代の**グリメピリド**が開発された。

● 薬理作用：　膵β細胞のATP感受性カリウムチャネルのSU受容体部に結合し、カリウムの流出を阻害することにより細胞膜の脱分極を起こす。これにより電位依存性カルシウムチャネルが開き、増加した細胞内カルシウムイオンによりインスリン分泌顆粒からインスリンが開口放出される。グリメピリドは、SU薬としての作用以外に、インスリン抵抗性改善作用も有するといわれている。

● 薬物動態：　グリベンクラミドとグリメピリドは経口投与後1～2時間、グリクラジドは3時間前後で最高血中濃度に達する。蛋白質結合率はいずれ95％前後と高い。半減期はグリベンクラミドとグリメピリドは2時間前後、グリクラジドは10時間前後である。グリベンクラミドは主にCYP2C9およびCYP-3A4、グリメピリドは主にCYP2C9により代謝され、尿中または糞中に排泄される。グリベンクラミドの代謝物は中等度の活性を有する。

● 有害反応：　重篤な低血糖を起こしうる。そのほか重大な有害反応として、再生不良性貧血、溶血性貧血、無顆粒球症、血小板減少、肝障害などが起こりうる。

● 相互作用：　CYP2C9やCYP3A4を阻害したり誘導したりする薬物と、薬物動態上の相互作用を起こしうる。また、インスリンの項で示したような血糖値を低下させたり上昇させたりする薬物と（もちろんインスリンとも）、薬力学上の相互作用を起こしうる。該当する薬剤は非常に多いので、使用時には添付文書で確認する。

● 臨床使用：　1日1～2回、食前または食後に内服する。血糖値、血算、肝機能をモニターする。低血糖症状が現れたら通常はショ糖を、αグルコシダーゼ阻害薬との併用による場合はブドウ糖を投与する。

● 個別化医療：　高齢者および腎障害患者へはとくに慎重に投与する。妊娠中は禁忌である。インスリンが必要となるインスリン依存型糖尿病、糖尿病性昏睡、重症ケトーシス、重篤な肝・腎機能障害、重症感染症、手術前後、重篤な外傷、低血糖を来す下痢・嘔吐などの胃腸障害などでは禁忌である。また、グリベンクラミドはボセンタンと併用禁忌である（どちらも胆汁酸排泄を阻害し、併用すると肝障害を起こしやすい）。

● その他の特記事項：　SU薬はしばしば食欲を増進させ、体重増加を来しやすい。食事療法、運動療法を十分行い、体重のコントロールに努める。

■ 速効型インスリン分泌促進薬
ナテグリニド　nateglinide
ミチグリニドカルシウム水和物
　mitiglinide calcium hydrate

● 薬理作用：　SU基はもっていないが、SU薬と同様にATP感受性カリウムチャネルのSU受容体を阻害し、インスリン分泌を促進する。ただし効果はSU薬より弱い。

● 薬物動態：　経口投与後急速に吸収され、**ナテグリニド**は1時間前後、**ミチグリニド**は15～30分で

最高血中濃度に達し、半減期はいずれも1.2時間程度である。主にCYP2C9で代謝され、尿中および糞中に排泄される。

● 有害反応：　低血糖を起こしうるが、作用持続時間が短く効果も比較的弱いため、SU薬に比べると危険性は低い。そのほか、重大なものとしては肝機能障害や心筋梗塞を起こしうる。

● 相互作用：　SU薬とほぼ同様の相互作用を起こしうる。

● 臨床使用：　2型糖尿病における食後高血糖の改善を目的として、1日3回食直前（10分以内）に内服する。

● 個別化医療：　SU薬と同様、インスリンが必要な重症ケトーシス、糖尿病性昏睡、1型糖尿病、重症感染症、手術前後、重篤な外傷に対しては禁忌、妊婦にも禁忌である。

■ GLP-1受容体作動薬
　　リラグルチド　liraglutide
　　エキセナチド　exenatide

● 薬理作用：　食後の血糖値上昇は、腸上皮細胞から消化管ペプチド**インクレチン** incretin を分泌させる。インクレチンにはGLP-1とGIPがあり、いずれも膵β細胞表面の受容体に結合してインスリン分泌を促進し、食後の急峻な血糖上昇を抑制する（グルカゴン分泌を抑制する作用もあるが、α細胞への直接作用かどうか明らかではない）。また、GLP-1は胃の内容物排出速度を遅らせ、満腹感を助長する効果ももたらす。

　リラグルチドはGLP-1アナログ、**エキセナチド**はアメリカドクトカゲの毒液に含まれるペプチドでGLP-1受容体を刺激する作用を有する。

● 薬物動態：　皮下注後、リラグルチドの血中濃度は10時間前後で最大となり、半減期も10時間程度である。DPP-4（後述）または中性エンドペプチダーゼにより、GLP-1より緩徐に代謝される。エキセナチドは約1.5時間で最高血中濃度に達し、半減期も約1.3時間と短い。DPP-4には抵抗性で、主に腎臓で代謝される。ただし、エキセナチドには徐放性製剤（エキセナチドをD,L-ラクチド・グリコリド共重合体のマイクロスフェア内に包埋したもの）がある。徐放性製剤を週1回皮下注すると8週目で血中濃度が定常状態となり、中止すると10週間で検出されなくなる。

● 有害反応：　重大な副作用として低血糖、急性膵炎、腸閉塞を起こすことがあり、エキセナチドではさらに腎不全やアナフィラキシー反応が起こりうる。エキセナチド徐放性製剤では皮膚注射部位の硬結が起こりやすい。

● 相互作用：　ほかの糖尿病治療薬との併用で低血糖が起こりやすくなる。

● 臨床使用：　2型糖尿病のみに用いる。リラグルチドは1日1回朝または夕に皮下注、エキセナチドは1日2回食前に皮下注、エキセナチド徐放性製剤は週1回皮下注する（いずれも指導の上で自己注射可能）。

● 個別化医療：　重症ケトーシス、糖尿病性昏睡、1型糖尿病、重症感染症、手術などには禁忌、エキセナチドは透析を含む重度腎障害患者にも禁忌である。また、安全性未確立なので妊娠時には原則禁忌である（インスリンを使用する）。

■ ジペプチジルペプチダーゼ4（DPP-4）阻害薬
　　シタグリプチンリン酸塩水和物
　　　sitagliptin phosphate hydrate
　　ビルダグリプチン　vildagliptin
　　アログリプチン安息香酸塩　alogliptin benzoate
　　リナグリプチン　linagliptin
　　テネリグリプチン臭化水素酸塩水和物
　　　teneligliptin hydrobromide hydrate
　　アナグリプチン　anagliptin
　　サキサグリプチン水和物　saxagliptin hydrate
　　トレラグリプチンコハク酸塩　trelagliptin succinate
　　オマリグリプチン　omarigliptin

● 薬理作用：　ジペプチジルペプチダーゼ4（DPP-4）は、インクレチンなど、アミノ（N）末端から2番目にプロリンまたはアラニンを有するペプチドからジペプチドを切り出す酵素であり、膜結合蛋白質として様々な細胞に存在する。DPP-4阻害薬は、DPP-4基質ペプチドと似た構造をしているため、DPP-4と結合して酵素活性を阻害する。このためDPP-4によるインクレチンの分解が抑制され、インクレチン濃度が上昇し、インスリン分泌促進、グルカゴン分泌抑制が起こって血糖値が低下する。インクレチンの分泌は血糖値上昇によって起こるため、DPP-4阻害薬の作用は血糖値依存的である。

● 薬物動態：　**シタグリプチン**を例にとると、経口投与後速やかに吸収され、血中濃度は2～5時間で最高となり、半減期は9.6～12.3時間である。血漿蛋白質結合率は38%。代謝を受けにくく、主に未変化体として尿細管分泌により尿中へ排泄される。ほかの薬も尿中排泄されるものが多いが、**リナグリプチン**

は主に未変化体のまま胆汁中へ排泄される。半減期に応じて1日1～2回投与するものが多いが、**トレラグリプチンとオマリグリプチン**は半減期が長く、週1回投与される。

● 有害反応：　ほかの糖尿病治療薬との併用による低血糖を除けば、一般に有害反応は少ない。重大なものとして、アナフィラキシー反応やスティーブンス・ジョンソン症候群、剥脱性皮膚炎、急性膵炎、肝障害、間質性肺炎、腸閉塞、横紋筋融解症、血小板減少、類天疱瘡などの報告がある。

● 相互作用：　糖尿病治療薬（とくにSU薬）と併用した場合、低血糖のリスクが増加する。そのほか、血糖値を低下させたり上昇させたりする種々の薬物と薬力学上の相互作用を起こしうる。

● 臨床使用：　2型糖尿病だけが適応である。薬物動態に応じて1日1～2回または週1回経口投与する。

● 個別化医療：　小児に対しては安全性未確立、高齢者においては腎機能に注意して薬を選択する。重症ケトーシス、糖尿病性昏睡、1型糖尿病、重症感染症、手術前後、重篤な外傷には禁忌である。

インスリン抵抗性改善薬
■ ビグアナイド系薬

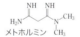
メトホルミン

メトホルミン塩酸塩　　metformin hydrochloride
ブホルミン塩酸塩　　buformin hydrochloride

1920年代、中東原産のマメ科植物ガレガ *Galega officinalis* から抽出された**グアニジン誘導体**に血糖値降下作用のあることが見出され、一時は糖尿病に適用されたが、インスリンの発見（1921年）により忘れられた存在となっていた。しかし、1950年代に2型糖尿病治療薬として再び用いられるようになった。初めに用いられた**フェンホルミン**は乳酸アシドーシスを起こしやすかったため、代わって**ブホルミン**、ついで**メトホルミン**が登場したが、これらも乳酸アシドーシスを起こす懸念があったため、長い間SU薬につぐ存在であった。しかし腎障害患者などを除けば乳酸アシドーシスの頻度は低く、一方SU薬でよく起こる低血糖は少なく、また体重増加も起こさないため、1990年代より見直しが進み、最も古い経口糖尿病治療薬であるにもかかわらず、現在、2型糖尿病治療の基本薬とされている。

● 薬理作用：　作用機序は複雑で十分には解明されていないが、① 肝臓での糖新生抑制、② 骨格筋など末梢での糖利用促進、③ 腸管からの糖吸収抑制などによると考えられている。①については、ミトコンドリアのATP産生を抑制することによりAMP/ATP比を増加させ、エネルギーバランスのセンサーである**AMP活性化プロテインキナーゼ（AMPK）**を活性化し、糖新生・糖放出を抑制するといわれるが、AMPK非依存性の機序があることも示唆されている。②については、嫌気性解糖系を亢進させて末梢組織の糖取り込みを促進するとされる。

また、糖代謝改善効果以外に、脂質代謝改善効果や抗がん効果などを有することも示唆されている。

● 薬物動態：　メトホルミンは、経口投与後2時間前後で血中濃度が最高となり、半減期は3～4時間である。ほとんど代謝を受けず、未変化体のまま尿中に排泄される。ブホルミンについては資料が乏しい。

● 有害反応：　重大なものとして、**乳酸アシドーシス**、低血糖、肝障害、横紋筋融解症などが起こりうる。頻度が高い有害反応は、消化管障害（下痢、悪心、食欲不振）である（乳酸アシドーシスの初期症状のこともあるので注意する）。また、長期使用によりビタミンB_{12}の吸収障害を起こすことがある。

● 相互作用：　**ヨード造影剤**との併用により、おそらくは腎機能低下によって、乳酸アシドーシスを起こすことがあるため、造影検査にあたっては一時的に使用を中止する。腎毒性の強い**ゲンタマイシン**などの抗生物質も併用で乳酸アシドーシスを起こすことがあり、そのような場合には一時的に減量または中止する。さらに利尿作用を有する利尿薬やSGLT2阻害薬（後述）なども**脱水**により乳酸アシドーシスを起こしやすくするため、脱水が現れたら使用を一時中止し適切な処置を行う。

血糖値を変動させる種々の薬物とは薬力学上の相互作用を起こしうる。また、有機陽イオン輸送系を介して腎排泄されるシメチジンは、尿細管輸送を競合してメトホルミンの作用を増強する。

● 臨床使用：　2型糖尿病治療の基本薬である（とくにメトホルミン）。1型糖尿病への適応はないが、インスリン分泌を介する作用ではないため1型にも有効である。1日2～3回食直前または食後に経口投与する。メトホルミンの場合、成人には1日500 mgから開始し、効果をみながら増量し、通常1日750～1,500 mgで維持する（最大量2,250 mg）。食欲を刺激しないため肥満例に用いやすい。低血糖を起こしにくく、インスリンやほかの経口糖尿病薬と併用しやすい。ブホルミンには腸溶錠もあるが、胃粘膜障害は少なく、あえて腸溶錠を選ぶ必要はない。

● 個別化医療：　乳酸アシドーシスを起こしやすい患者（乳酸アシドーシスの既往、中等度以上の腎障害、重度の肝障害、低酸素血症を伴いやすい疾患、アルコール多飲者、脱水のある患者など）への使用は禁

忌である。また、重症ケトーシス、糖尿病性昏睡、重症感染症、手術前後、篤な外傷、栄養不良、飢餓状態、衰弱状態、脳下垂体機能不全、副腎機能不全、妊婦などへも禁忌である。

■ チアゾリジン誘導体

ピオグリタゾン塩酸塩　pioglitazone hydrochloride

● 薬理作用：レチノイド X 受容体と複合体を形成するペルオキシソーム増殖因子活性化受容体γ（PPARγ）とよばれる核内受容体に結合して活性化し、インスリンの情報伝達にとって重要な遺伝子の転写を促進する。そのなかにはリポ蛋白質リパーゼ、脂肪酸輸送蛋白質、GLUT4 などが含まれる。その結果インスリン抵抗性を改善し、肝臓で糖新生を抑制、末梢で糖利用を促進し、血糖値を低下させる。

● 薬物動態：経口投与で速やかに吸収され、2 時間以内に血中濃度は最高となる。血漿蛋白質結合率は 98％以上である。肝臓で代謝されるが複数の代謝物が活性をもち、半減期が未変化体より長い（未変化体は 5～6 時間、代謝物は 24 時間前後）。代謝には CYP1A1、CYP1A2、CYP2C8、CYP2C9、CYP-2C19、CYP2D6、CYP3A4 など多くの CYP が関与する。尿中および胆汁中に排泄される。

● 有害反応：重大なものとして、**心不全の増悪・発症**、浮腫、肝障害、低血糖、横紋筋融解症、間質性肺炎などが起こりうる。浮腫は循環血液量の増加によると考えられ、女性に多い。海外での疫学研究により、**膀胱癌**の発生リスクが増加することが指摘されている。

● 相互作用：ほかの糖尿病治療薬をはじめ、血糖値を変化させる多くの薬と薬力学上の相互作用を起こす。リファンピシンなど CYP を誘導する薬によって作用が減弱する。

● 臨床使用：1 日 1 回、朝食前または朝食後に経口投与する。循環血漿量の増加によると考えられる浮腫が短期間に発現したり、心不全が増悪または発症したりするので、服用中の浮腫、急激な体重増加に注意する。

● 個別化医療：心不全（既往歴も含む）、重症ケトーシス、糖尿病性昏睡、1 型糖尿病、篤な肝障害、篤な腎障害、重症感染症、手術前後、篤な外傷、妊娠中には禁忌である。

糖吸収阻害薬

■ αグルコシダーゼ阻害薬

アカルボース　acarbose
ボグリボース　voglibose
ミグリトール　miglitol

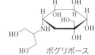
ボグリボース

● 薬理作用：腸管において二糖類から単糖への分解を担うαグルコシダーゼを阻害することにより、食物中の炭水化物の消化吸収を遅らせ、食後の血糖上昇を抑える。

● 薬物動態：アカルボースとボグリボースでは、未変化体の消化管吸収率はきわめて低く、通常用量では血中にはほとんど検出されない。消化管を通過して糞中へ排泄される。ミグリトールは消化管から吸収され（生体利用率 60％）、経口投与後約 2～3 時間で最高血中濃度に達し、ほとんど代謝されず尿中へ排泄される（半減期は 2 時間前後）。

● 有害反応：頻度が高いものは、腹部膨満、鼓腸、下痢などの消化器症状である。重大なものとして、低血糖（多くはほかの糖尿病治療薬との併用による）、腸閉塞、肝障害（劇症肝炎も含まれる）、肝硬変での高アンモニア血症などがある。

● 相互作用：糖尿病治療薬をはじめ、血糖値を変化させる多くの薬と薬力学上の相互作用を起こしうる。

● 臨床使用：主に食後過血糖の改善に用いられる。1 日 3 回食直前に内服する。

● 個別化医療：重症ケトーシス、糖尿病性昏睡、重症感染症、手術前後、篤な外傷、妊娠中には禁忌である。

● その他の特記事項：吸湿性が高いため、PTP 包装シートの状態で保存する。開封後は湿気を避ける。

糖排泄促進薬

■ ナトリウム / グルコース共輸送体 2（SGLT2）阻害薬

イプラグリフロジン L-プロリン
　ipragliflozin L-proline
トホグリフロジン水和物　tofogliflozin hydrate
ダパグリフロジンプロピレングリコール水和物
　dapagliflozin propylene glycolate hydrate
ルセオグリフロジン水和物　luseogliflozin hydrate
カナグリフロジン水和物　canagliflozin hydrate
エンパグリフロジン　empagliflozin

● 薬理作用：**ナトリウム / グルコース共輸送体** sodium/glucose cotransporter（SGLT）は、Na$^+$ の濃度勾配を駆動力としてグルコースを細胞内へ能動輸送するトランスポーターである。SGLT1 と SGLT2 の 2 種類がある。糸球体で濾過されたグルコースは、近位尿細管に発現する SGLT により再吸収される（90％は SGLT2、10％が SGLT1 による）。SGLT2 阻害薬はこ

の再吸収を阻害することで血液中の過剰なグルコースを体外に排出させ、血糖降下をもたらす。

● **薬物動態**： **イプラグリフロジン**ンを例にとると、経口投与後1〜3時間で血中濃度は最高となり、10時間前後の半減期で消失する。生体利用率は90%と高く、血漿蛋白質結合率は95%である。主としてUGT2B7によりグルクロン酸抱合代謝を受け、尿中および糞中に排泄される。

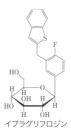
イプラグリフロジン

● **有害反応**： 重大なものとして、低血糖、**腎盂腎炎**（尿路感染から敗血症に至ることもある）、**脱水**（浸透圧利尿による）、**ケトアシドーシス**（血糖コントロールが良好であっても脂肪酸代謝が亢進し、ケトーシスが現れ、ケトアシドーシスに至ることがある）などが起こりうる。

● **相互作用**： 糖尿病治療薬をはじめ、血糖値を変化させる多くの薬と薬力学上の相互作用を起こしうる。また、浸透圧利尿作用があるので、ループ利尿薬やチアジド系利尿薬など利尿薬の作用を増強する。

● **臨床使用**： 2型糖尿病に用いられ、1日1回朝食前または朝食後に内服する。

● **個別化医療**： 重症ケトーシス、糖尿病性昏睡、重症感染症、手術前後、重篤な外傷などでは禁忌である。

● **その他の特記事項**： 服用中は尿糖が陽性となり、血清1,5-アンヒドログルシトール（1,5-AG）が低値を示すので、これらの検査結果は血糖コントロールの参考とならない。

脂質異常症治療薬
drugs used for dyslipidemia

● **キーポイント**

1. 高LDLコレステロール血症は動脈硬化（粥状硬化）の大きな危険因子であり、HMG-CoA還元酵素阻害薬を中心とした薬物療法が必要となることが多い。
2. 低HDLコレステロール血症も大きな危険因子だが、これを確実に改善させる薬物はいまのところ乏しい。
3. 高トリグリセリド血症に対しては、まず生活習慣の改善に努め、薬物治療の必要性をよく検討する。

リポ蛋白質と脂質異常症

コレステロールやトリアシルグリセロール（トリグリセリド、TG）などの脂質は、血漿中にはリポ蛋白質として存在する（表IV-9-3）。**カイロミクロン**は、消化管から吸収された外因性脂質をリンパ管経由で全身血流にのせ、肝臓、脂肪組織、骨格筋などへ運搬する役目を担う。筋肉や脂肪では、毛細血管内皮表面にある**リポ蛋白質リパーゼ**（LPL）によってTGが加水分解され、遊離脂肪酸とグリセロールになり、遊離脂肪酸は筋肉や脂肪に取り込まれてTGに再合成されて貯蔵される。TGを配分して小さくなったカイロミクロンレムナントは肝臓に取り込まれて、コレステロールとして貯蔵されたり、**超低密度リポ蛋白質**（VLDL）に変換されたりする。VLDLは、コレステロールやTGを肝臓から組織へと運搬する。組織のLPLによりTGが減少し、**中間密度リポ蛋白質**（IDL）を経て**低密度リポ蛋白質**（LDL）となる。LDLはコレステロールを多く含み、細胞膜上のLDL**受容体**を介して末梢組織や肝臓の細胞内に取り込まれる。**高密度リポ蛋白**

表 IV-9-3 血漿中のリポ蛋白質

種類	直径（nm）	比重	主なアポ蛋白質	脂質組成	主な役割
カイロミクロン	80〜1000	<0.96	apoB-48、apoC、apoE	TG≫C=PL	食餌に由来するTGを、全身に運搬する
VLDL	30〜75	0.96〜1.006	apoB-100、apoC、apoE	TG>C=PL	肝臓で合成されたTGとCを、末梢組織へ運搬する
IDL	22〜30	1.006〜1.019	apoB-100、apoE	C>TG>PL	TGとCを運搬する
LDL	19〜22	1.019〜1.063	apoB-100	C>PL>TG	Cを組織に運搬する
HDL	7〜10	1.063〜1.210	apoA-I、apoA-II、apoC、apoE	PL>C>TG	末梢組織からCを引き抜き、肝臓へ輸送する

TG：トリアシルグリセロール、C：コレステロール、PL：リン脂質。

質（HDL）は、粥状硬化巣などの末梢組織からコレステロールを吸着しVLDLやLDLに転送することにより、組織から肝臓へのコレステロールの逆輸送を担っている。

　脂質異常症 dyslipidemia には、**高LDLコレステロール血症**（LDLコレステロール値 140 mg/dL 以上）、**低HDLコレステロール血症**（HDLコレステロール値 40 mg/dL 未満）、**高トリグリセリド血症**（TG値 150 mg/dL 以上）の3タイプがある。また、原因からは原発性と二次性に分けられる。原発性は、遺伝的要因と環境要因（とくに食事内容）の組合せによるもの、二次性は、糖尿病、アルコール依存症、ネフローゼ症候群、慢性腎不全、甲状腺機能低下症などに伴ってみられるものである。

主な脂質異常症治療薬

　脂質異常症がみつかっても、ふつうは、いきなり薬物治療をはじめるのではなく、まず生活習慣の改善を試みる。過食、栄養の偏り、運動不足、喫煙などがあれば、それを改善するよう努める。その効果が十分ではない場合に、薬物療法が検討される。

　脂質異常症に用いられる薬には、コレステロールの生合成を抑制する薬（**HMG-CoA還元酵素阻害薬**）、コレステロールや胆汁酸の消化管吸収を抑制する薬（**エゼチミブ、陰イオン交換樹脂**）、コレステロールや胆汁酸の排出を促進する薬（**プロブコール**）、LDL受容体の分解を阻害する薬（**PCSK9阻害薬**）、LPLを活性化する薬（**フィブラート系薬**）、**ニコチン酸誘導体、オメガ-3脂肪酸エステル製剤**などがある。脂質異常症のタイプや患者の状態に適する薬を、注意深く選択する（表IV-9-4）。

HMG-CoA 還元酵素阻害薬

　プラバスタチンナトリウム　pravastatin sodium
　シンバスタチン　simvastatin
　フルバスタチンナトリウム　fluvastatin sodium
　アトルバスタチンカルシウム水和物
　　atorvastatin calcium hydrate
　ピタバスタチンカルシウム　pitavastatin calcium
　ロスバスタチンカルシウム　rosuvastatin calcium

● **薬理作用**：　**HMG-CoA還元酵素**（コレステロール生合成系の律速酵素）を特異的に阻害することによりコレステロール合成を抑制し、肝細胞内コレステロールを減少させる。すると、転写因子SREBPの核内移行が促され、SREBPはLDL受容体遺伝子プロモーターの特定配列に結合し、LDL受容体の発現が増加する。その結果、血中から細胞内へのLDL取り込みが促され、血中LDLコレステロール値が低下する。

　LDLコレステロール低下効果の大きさにより、**プラバスタチン、シンバスタチン、フルバスタチン**を"スタンダードスタチン"、**アトルバスタチン、ピタバスタチン、ロスバスタチン**を"ストロングスタチン"とよぶことがある（ちなみにHMG-CoA還元酵素のステムは"バスタチン"だが、"スタチン"という呼称が定着している）。

プラバスタチンナトリウム

アトルバスタチン

ピタバスタチン

● **薬物動態**：　共通の性質は、経口投与でよく吸収され、肝臓で代謝され（CYPの関与は様々）、主に

表 IV-9-4　脂質異常症治療薬の特性と有害反応

分　類	血清脂質への効果			代表的な有害反応
	LDL-C	TG	HDL-C	
HMG-CoA還元酵素阻害薬	↓↓↓	―～↓	↑	横紋筋融解症、筋肉障害、肝障害など
NPC1L1阻害薬	↓↓	―～↓	↑	消化管障害、肝障害、筋肉障害など
陰イオン交換樹脂	↓↓	―	↑	消化管障害、脂溶性ビタミン吸収障害など
プロブコール	↓	―	↓	QT延長、心室性不整脈、消化管障害など
PCSK9阻害薬	↓↓	―	―	アレルギー反応など
フィブラート系薬	↓	↓↓↓	↑	横紋筋融解症、筋肉障害、肝障害など
ニコチン酸誘導体	↓	↓↓	↑	潮紅、頭痛など
オメガ-3脂肪酸エステル	―	↓	―	肝障害、出血傾向、発疹など

LDL-C：LDLコレステロール、HDL-C：HDLコレステロール、TG：トリアシルグリセロール。
［日本動脈硬化学会，"動脈硬化性疾患予防のための脂質異常症治療のエッセンス"を参考に作表］

胆汁を経て糞中に排泄されることである。多くは経口投与後1時間程度で血中濃度は最高となる。半減期は、プラバスタチン、シンバスタチン、フルバスタチンでは2～3時間程度と短いが、ほかは10～20時間程度と長い。代謝については、プラバスタチン、ピタバスタチン、ロスバスタチンはCYPに依存しないが、シンバスタチン、アトルバスタチンは主にCYP3A4で代謝され、フルバスタチンは主にCYP2C9で代謝される。多くがOATP1B1により肝細胞に取り込まれ、MRP2やBCRPにより胆汁中へ排出される。また、アトルバスタチンはMDR1の基質である。

● 有害反応： 重大なものとして、**横紋筋融解症**、ミオパチー、劇症肝炎を含む肝障害、血小板減少などの血液障害、間質性肺炎、末梢神経障害、多形紅斑などが起こりうる。筋肉障害や末梢神経障害などは、メバロン酸の不足によってファルネシル二リン酸やユビキノンが枯渇するために生じる可能性がある。

● 相互作用： **フィブラート系薬**（後述）との併用で横紋筋融解症のリスクが上昇するため、併用は原則禁忌である。シンバスタチンとアトルバスタチンは、CYP3A4の阻害薬や誘導薬と併用すると薬物動態上の相互作用を起こす。フルバスタチンはCYP-2C9を阻害する薬と相互作用を起こしうる。アトルバスタチンはジゴキシンなどMDR1の基質との相互作用も起こしうる。また、シクロスポリンはOATP-1B1を阻害することによりHMG-CoA還元酵素の血中濃度を上昇させる。とくにピタバスタチンとロスバスタチンでは横紋筋融解症などの重篤な有害反応を起こしやすくなるため、併用禁忌となっている（ほかは併用注意）。

● 臨床使用： 高LDLコレステロール血症、家族性高コレステロール血症の治療に用いられる。プラバスタチンは1日1～2回、そのほかは1日1回経口投与する。メバロン酸の生合成は夜間に亢進するので、1日1回投与の場合は夕食後～就寝前が望ましいとされる。

● 個別化医療： 発生毒性・胎児毒性があるため妊婦には禁忌、乳汁に移行しやすいため授乳婦にも禁忌である。重度の肝障害患者に対して、プラバスタチンは慎重投与、ほかは禁忌である。重篤な腎障害患者では、横紋筋融解症が起こりやすいためとくに慎重に用いる。また、甲状腺機能低下症、遺伝性の筋疾患（筋ジストロフィーなど）またはその家族歴を有する患者、薬剤性肝障害の既往歴のある患者、高齢者などへも慎重に用いる必要がある。

小腸コレステロールトランスポーター(NPC1L1)阻害薬

エゼチミブ　ezetimibe

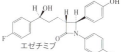

● 薬理作用： エゼチミブおよび活性代謝物のエゼチミブ抱合体が、小腸上部の刷子縁膜上に存在するコレステロールトランスポーターNPC1L1（Niemann-Pick C1-like 1）に小腸の管腔側から結合して阻害し、胆汁由来コレステロールと食事由来コレステロールの吸収を妨げ、血中コレステロール値を低下させる。

● 薬物動態： 小腸管腔側からの直接曝露によって効果を表すと考えられ、全身循環中の血中濃度と薬効のあいだに直接的な関係はないとされている。

経口投与されると、エゼチミブの血中濃度は約2.1時間で最高となり、エゼチミブ抱合体の血中濃度は約1.5時間で最高となる。吸収されると、小腸と肝臓での初回通過効果でフェノール性水酸基がグルクロン酸抱合を受ける（主にUGT1A1、UGT1A3、UGT2B15が関与する）。生成したエゼチミブ抱合体の大部分は胆汁を介して十二指腸へ排泄され、非抱合エゼチミブ（親化合物）とともに薬効を発揮する。エゼチミブ抱合体の一部は腸内細菌により脱抱合を受けて再び吸収され、腸管循環する。主に糞中に排泄される。

● 有害反応： 重大なものとしては、アナフィラキシー、横紋筋融解症、肝障害などが起こりうる。

● 相互作用： HMG-CoA還元酵素阻害薬と併用することで、相加的にLDLコレステロールを低下させる。陰イオン交換樹脂と併用すると吸着されて血中濃度が低下する。シクロスポリンとの併用で血中濃度が上昇する（機序不明）。また、ワルファリンの作用を増強する（機序不明）。

● 臨床使用： 高LDLコレステロール血症、家族性高コレステロール血症、ホモ接合体性シトステロール血症の治療に用いられる。1日1回食後に内服する。

● 個別化医療： 重篤な肝機能障害のある患者に対するHMG-CoA還元酵素阻害薬との併用は禁忌である。シクロスポリン投与中、肝機能障害、糖尿病（空腹時血糖上昇の報告あり）の患者には慎重に投与する。

陰イオン交換樹脂

コレスチラミン　colestyramine
コレスチミド　colestimide

● 薬理作用： 腸管内で胆汁酸と結合してそのまま糞中に排泄される。その結果、胆汁酸の腸管循環が絶たれ、胆汁酸プールが減少する。これを補うため肝

臓の胆汁酸合成が促進され、コレステロールの需要が高まってLDL受容体が誘導され、血中LDLコレステロールが減少する。

● 薬物動態： 吸収されず、すべて糞中に排泄される。

● 有害反応： 重大な副作用としては**腸閉塞、腸管穿孔**があり、そのほか、多くは消化管症状（便秘、腹部膨満、腹痛など）である。

● 相互作用： 陰イオン交換樹脂なので、胆汁酸以外にも消化管内で陰イオン性物質や酸性物質を吸着し、それらの吸収を阻害する可能性がある。吸収阻害を受けやすいものは、メトトレキサート、サラゾスルファピリジン、NSAIDs、ヒドロコルチゾン、ミコフェノール酸モフェチル、チアジド系利尿薬、テトラサイクリン、フェノバルビタール、バンコマイシン、甲状腺ホルモン製剤、ジギタリス、ラロキシフェン、フィブラート系薬、ワルファリン、フルバスタチン、エゼチミブ、胆汁酸製剤（ウルソデオキシコール酸、ケノデオキシコール酸）など数多い。また、アカルボースの効果を増強するとの報告がある。

● 臨床使用： LDLコレステロールを低下させる目的で使用される。1日2〜3回服用する（食前服用のほうが効果が高い）。吸収阻害を受けやすい薬と併用するときは、可能な限り（4時間以上）間隔を空けて投与する。

● 個別化医療： 腸管から吸収されないので安全性が高く、小児や妊娠の可能性のある女性にも投与可能である。

胆道の完全閉塞、腸閉塞の患者には禁忌である。また、便秘、腸管狭窄、腸管憩室、高齢者、嚥下困難、痔、消化管潰瘍またはその既往、出血傾向（ビタミンK欠乏）、肝障害またはその既往などの場合には慎重に投与する。長期服用で脂溶性ビタミン（A、D、E、K）や葉酸の吸収阻害が起こりうるので注意が必要である。

コレステロール異化促進薬

プロブコール probucol

● 薬理作用： コレステロールから胆汁酸への異化促進作用および胆汁酸排泄促進作用を有する。また、コレステロール合成の初期段階を抑制するともいわれる。LDLコレステロールを低下させるが、HDLコレステロールも低下させる。HDLコレステロール低下作用はコレステリルエステル転送蛋白質（CETP）の活性化を介するとされる。また、黄色腫の退縮効果を有する。

● 薬物動態： 経口投与後18時間で最高血中濃度に達し、半減期は50〜62時間である。脂溶性で、血中ではリポ蛋白質とともに運搬される。脂肪組織に蓄積し、中止しても効果が消失するには1ヵ月近くを要する。未変化体として、主として糞中に排泄される。

● 有害反応： 重大なものとして、QT延長による心室性頻拍TdP（torsades de pointes）、消化管出血、末梢神経炎、横紋筋融解症などが起こりうる。HDLコレステロールを低下させる。

● 相互作用： シクロスポリンの作用を弱める可能性がある（機序不明）。

● 臨床使用： 高LDLコレステロール血症、家族性高コレステロール血症、黄色腫に対して用いられる。1日2回食後に内服する。定期的に心電図でQT間隔、不整脈の有無などを確認する。HDLコレステロールの低い患者には用いない。

● 個別化医療： 重篤な心室性不整脈（多源性心室性期外収縮の多発）、妊娠中（安全性未確立）の患者には禁忌である。心筋梗塞の新鮮例、うっ血性心不全、心室性不整脈、QT延長を起こしやすい状態などでは重篤な心室性不整脈を起こすおそれがあり、慎重に投与する。

PCSK9阻害薬

エボロクマブ evolocumab
アリロクマブ alirocumab

● 薬理作用： LDL受容体は、LDL受容体分解促進蛋白質である**プロ蛋白質転換酵素サブチリシン/ケキシン9型** proprotein convertase subtilisin/kexin type 9（PCSK9）と結合することにより、エンドサイトーシスで肝細胞内に取り込まれリソソームで分解される。PCSK9阻害薬（抗PCSK9モノクローナル抗体製剤）はPCSK9のLDL受容体への結合を阻害することによりLDL受容体を増加させ、血中LDLコレステロールを低下させる。

● 有害反応： 重大なものとしては、重篤なアレルギー反応が起こりうる。そのほか、注射部位反応、高血糖、肝機能異常などがみられる。

● 臨床使用： 心血管イベントの発症リスクが高くHMG-CoA還元酵素阻害薬で効果不十分な家族性高コレステロール血症、高コレステロール血症に用いられる。2〜4週に1回、皮下注する。単独使用の有効性・安全性は確立していないのでHMG-CoA還元酵素阻害薬と併用する。

● 個別化医療： 小児への安全性は確立していない。HMG-CoA還元酵素阻害薬と併用するため、妊婦、授乳婦へは使えない。

フィブラート系薬

クリノフィブラート
clinofibrate
ベザフィブラート
bezafibrate
フェノフィブラート
fenofibrate

● 薬理作用： 核内受容体の1つ、**ペルオキシソーム増殖因子活性化受容体α**（PPARα）を活性化する。PPARαが活性化されると脂肪酸のβ酸化が進み、TG、VLDLの合成が低下する。また血管内皮のLPL活性が亢進する。HDLの構成蛋白質アポA-ⅠやアポA-Ⅱの発現を促進し、HDLコレステロールの増加にも寄与する。このほか、血管平滑筋増殖抑制作用、抗炎症作用などによっても動脈硬化抑制効果を示すといわれる。

● 薬物動態： **クリノフィブラート**は経口投与後4〜6時間で最高血中濃度となり、約10時間の半減期で除去される。大部分は未変化体のまま糞中に排泄される。**ベザフィブラート**は徐放性製剤のみ販売されているが、経口投与後4.5時間で最高血中濃度となり、半減期は3時間である。血漿蛋白質結合率は94%と高い。水酸化、グルクロン酸抱合代謝を受け、主に尿中に排泄される。**フェノフィブラート**はプロドラッグで、経口投与後、消化管や血中のエステラーゼで活性物質のフェノフィブリン酸に代謝される。グルクロン酸抱合を受け主に尿中に排泄される。

● 有害反応： 重大なものとして**横紋筋融解症**がある。とくに中等度以上の腎機能障害患者で現れやすい。そのほか、肝障害、筋肉障害（クレアチンキナーゼ上昇、筋肉痛など）、胆石などが起こりうる。

● 相互作用： **HMG-CoA還元酵素阻害薬**と併用すると、急激な腎機能悪化を伴う横紋筋融解症が現れやすい。腎機能障害患者では原則併用禁忌である。そのほか、**ワルファリン**の作用を増強することが知られているので、併用時にはプロトロンビン時間の変化に注意する。

● 臨床使用： 主にTGの低下を目的に使用される。クリノフィブラートは1日3回、ベザフィブラート徐放性製剤は1日2回、フェノフィブラートは1日1回内服する。

● 個別化医療： 禁忌項目は薬によりやや異なるが、概して、重篤腎障害、肝障害、妊婦、授乳婦には禁忌と考えるべきである。

ニコチン酸誘導体

ニコモール nicomol

ニセリトロール niceritrol
トコフェロールニコチン酸エステル
tocopherol nicotinate

● 薬理作用： 脂肪組織における脂肪分解を抑制し、遊離脂肪酸の肝臓への流入が減少する結果、VLDLの合成が抑制される。またLPLを活性化し、リポ蛋白質の異化を促進する。これらにより、TG、LDLコレステロールを減少させ、HDLコレステロールは増加させる。また、ほかの薬では下がらないリポ蛋白（a）を減少させる唯一の薬でもある。このほか、血小板凝集抑制作用、末梢血行改善作用も有するとされる。

● 有害反応・相互作用： 主な有害反応は、末梢血管拡張作用による皮膚症状（潮紅、発赤、掻痒感など）、頭痛、めまい、胃腸障害、動悸などである。ニコモールとHMG-CoA還元酵素阻害剤の併用で横紋筋融解症が出やすくなるとの報告がある。

● 臨床使用： 高LDLコレステロール血症、低HDLコレステロール血症、高トリグリセリド血症に対して用いられる。1日3回食直後に投与する（空腹時に服用すると潮紅・発赤などの発現が多くなる）。

● 個別化医療： ニコモールと**ニセリトロール**は、重症低血圧、出血持続状態には禁忌、妊娠にも原則禁忌、緑内障、肝機能障害、消化性潰瘍などには慎重に投与する。

オメガ-3脂肪酸エステル製剤

オメガ-3脂肪酸エチル omega-3-acid ethyl esters
イコサペント酸エチル ethyl icosapentate

● 薬理作用： **オメガ-3脂肪酸エチル**（主成分としてイコサペント酸エチルとドコサヘキサエン酸エチルを含む）は、肝臓からのTGの分泌を抑制し、さらに血中からのTGの消失を促進することにより、TGを低下させる。**イコサペント酸エチル**は、さらに、抗血小板作用、動脈の伸展性保持作用、血清脂質低下作用などを有する。

● 薬物動態： イコサペント酸エチルおよびドコサヘキサエン酸エチルは、小腸で加水分解を受けたのち、TGやリン脂質などに構成脂肪酸として取り込まれて組織へ移行し、主としてミトコンドリアでのβ酸化によりアセチルCoAに代謝され、TCA回路を経由して最終的に水と二酸化炭素となり、主に呼気から体外に排泄される。

● 有害反応： 重大なものとしては、肝障害が起こりうる。そのほか、過敏症（発疹、かゆみなど）、出血傾向（皮下、歯肉など）、消化器症状（悪心など）、肝機能検査値異常などがみられる。

● **相互作用**： 抗凝固薬や抗血小板薬との併用では、出血傾向に注意が必要である。
● **臨床使用**： 高トリグリセリド血症に用いられる。イコサペント酸エチルは閉塞性動脈硬化症に対しても用いられる。1日1〜3回食後に内服する。
● **個別化医療**： 出血している患者には禁忌である。出血の危険性の高い患者、抗凝固薬や抗血小板薬を投与中の患者、手術前の患者、月経期間中には慎重に投与する。

痛風・高尿酸血症治療薬
drugs used for gout and hyperuricemia

> ● **キーポイント**
> 1. 痛風発作の急性期には、コルヒチン、NSAIDs、副腎皮質ホルモン製剤を使い分け、尿酸降下薬の開始や変更は控える。
> 2. 一般的な高尿酸血症には、尿酸合成阻害薬（キサンチンオキシダーゼ阻害薬）または尿酸排泄促進薬が用いられる。
> 3. がん化学療法における高尿酸血症に対しては、尿酸代謝酵素製剤が用いられることがある。

高尿酸血症

尿酸の過剰産生または尿酸排泄能の低下による血清尿酸値の上昇は、痛風、尿路結石、腎障害などを引き起こし、長期的には動脈硬化性血管障害にもつながると考えられている。**痛風 gout** は、尿酸ナトリウムの針状結晶が関節腔に析出して起きる急性関節炎で、強い痛みを伴う間欠的発作が特徴である。

原因としては、食生活の偏り、飲酒、ストレス、薬の有害反応などが一般的だが、化学療法や放射線療法などにより巨大腫瘍や血液がん細胞が一気に崩壊して内容物が大量に血液中に放出される**腫瘍崩壊症候群 tumor lysis syndrome** でも、高カリウム血症、高リン血症、低カルシウム血症などとともに尿酸値が急上昇する。

血中尿酸値が 7 mg/dL を超えると**高尿酸血症 hyperuricemia** と診断されるが、6 mg/mL を超えると合併症のリスクが高まるといわれる。

痛風・高尿酸血症の治療

痛風発作に対する急性期治療と、高尿酸血症に対する慢性期治療に分けられる。

痛風発作には、炎症と疼痛のコントロールを目的として**非ステロイド性抗炎症薬**（NSAIDs）が標準的に

表 IV-9-5　高尿酸血症の病型分類

病　型	尿中尿酸排泄量 (mg/kg/h)		尿酸クリアランス (mL/分)
尿酸産生過剰型	＞0.51	および	≧7.3
尿酸排泄低下型	＜0.48	または	＜7.3
混合型	＞0.51	および	＜7.3

［日本痛風・核酸代謝学会ガイドライン改訂委員会，“高尿酸血症・痛風の治療ガイドライン 第2版”(2012年追補版) による］

用いられるが、前兆期に**コルヒチン**、重症例に**副腎皮質ホルモン製剤**が用いられることもある。

慢性期には、痛風発作の予防、痛風腎や尿路結石症の予防、さらに心血管リスクを低下させることを目的として、高尿酸血症を改善する。一般にはまず生活習慣の改善（飲酒制限、飲水、アルカリ性食品摂取、運動の奨励）を試みるが、効果不十分なら薬物治療を考慮する。とくに、痛風の既往がある場合や、腎障害、尿路結石、高血圧、メタボリック症候群などを合併し、血清尿酸値が 8 mg/dL 以上の場合、症状も合併症もないが血清尿酸値が 9 mg/dL 以上の場合には薬物治療が勧められる。

尿酸合成阻害薬（キサンチンオキシダーゼ阻害薬）か**尿酸排泄促進薬**のいずれかを選択する。厳密には、尿中尿酸排泄量と尿酸クリアランスに基づき、**尿酸産生過剰型、尿酸排泄低下型、混合型**に分類した上で薬を選択することが望ましい（表IV-9-5）。ただし、尿酸排泄低下型であっても、腎障害や尿路結石症の合併例には尿酸合成阻害薬を用いる。また、尿路結石を予防するため、尿アルカリ化薬（**クエン酸カリウム・クエン酸ナトリウム配合剤**）を用いることもある。

なお、腫瘍崩壊症候群による高尿酸血症の予防的治療には、尿酸を酸化して水溶性の高いアラントインを生成する尿酸分解酵素**ラスブリカーゼ**が用いられている。

痛風発作治療薬
　　コルヒチン　colchicine
　　非ステロイド性抗炎症薬（➡ p.312）
　　副腎皮質ホルモン製剤（➡ p.315）

痛風発作急性期には、NSAIDs を基本として治療薬を選択する。痛風発作の前兆期には**コルヒチン**を用いて発作を頓挫できる可能性がある。発作の極期にはNSAIDs を短期間のみ比較的多量に投与する（**NSAIDs パルス療法**）。NSAIDs が使用できない場合や無効な場合、または発作が重症の場合などには、**副腎皮質ホルモンの経口剤**を選択する。急性期に血清尿酸値を変動させると発作が増悪することが多いため、発作中に

■ コルヒチン

● **薬理作用：** ユリ科イヌサフラン *Colchicum autumnale* の球根や種子に含まれるアルカロイドで、**微小管（チューブリン）重合阻害作用**により、走化性因子に対する好中球の反応性を低下させる。また、好中球の尿酸貪食や貪食好中球の脱顆粒を阻害する。コルヒチン自体に鎮痛作用や抗炎症作用はない。

● **薬物動態：** 経口投与後1時間程度で最高血中濃度に達し、半減期は4時間程度である。主に肝臓のCYP3A4で代謝され、胆汁中および尿中へ排泄される。胆汁中排泄された未変化体とグルクロン酸抱合体は腸肝循環する。

● **有害反応：** 重大なものとして、造血障害（再生不良性貧血、顆粒球減少、白血球減少、血小板減少）、横紋筋融解症、末梢神経障害が起こりうる。そのほか、過敏症（発疹、掻痒など）、消化管障害（下痢、悪心など）、腎障害、肝障害などがみられる。

● **相互作用：** CYP3A4で代謝されるため、CYP-3A4を阻害する薬物やグレープフルーツジュースにより血中濃度が上昇する。またMDR1（P糖蛋白質）の基質なので、これを阻害するシクロスポリンとの併用で血中濃度が上昇する。

● **臨床使用：** 発作3〜4時間前に前兆を感知したらできるだけ早く服用する（服用開始が早いほど効果的である）。1回0.5 mg（1錠）を投与し、発作が寛解するまで3〜4時間ごとに投与する。1日量は1.8 mgまでにとどめることが望ましい。発作が頻発するときは、1日0.5 mgの連日投与も行われる（コルヒチン・カバー）。しかし予防的長期投与は有用性が少なく、重篤有害反応発現の可能性があるため推奨されない。処方中は、有害反応の早期発見のため、検尿、血液検査、生化学検査を定期的に実施する。

● **個別化医療：** 妊娠中（催奇形性あり）、肝臓または腎臓に障害のある患者でCYP3A4を強く阻害する薬物やシクロスポリンを使用中の患者には禁忌である。肝障害、腎障害、高齢者には慎重に投与する。

尿酸合成阻害薬（キサンチンオキシダーゼ阻害薬）

アロプリノール　allopurinol
フェブキソスタット　febuxostat

■ アロプリノール

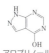

● **薬理作用：** **キサンチンオキシダーゼ（XO）** によって、キサンチンを経て尿酸に酸化代謝されるヒポキサンチン（プリン体代謝物）の異性体である。ヒポキサンチン、キサンチンと競合してXOを阻害することにより尿酸の生合成を抑制し、血中および尿中の尿酸値を低下させる。アロプリノール自体もXOで酸化され、活性代謝物の**オキシプリノール**（こちらはキサンチンの異性体）を生じる。

● **薬物動態：** アロプリノール（未変化体）は、経口投与後約2時間で最高血中濃度に達し、半減期は約1.6〜3時間と短い。アロプリノールは血漿や組織中のXOにより酸化され、大部分が活性代謝物のオキシプリノールとなる。オキシプリノールは、アロプリノールの投与後4〜5時間で最高血中濃度に達し、半減期は17〜30時間と長い。これは、オキシプリノールは近位尿細管から再吸収されるためである。大部分が尿中へ排泄される。

● **有害反応：** 重大な有害反応として、スティーブンス・ジョンソン症候群、中毒性表皮壊死症、紅皮症（剝脱性皮膚炎）、薬剤性過敏症症候群などの重症皮膚障害、過敏性血管炎、アナフィラキシー反応、再生不良性貧血などの造血障害、重篤な肝障害、重篤な腎障害、間質性肺炎、横紋筋融解症などが起こりうる。

● **相互作用：** 薬物動態上では、プリン誘導体のメルカプトプリン、アザチオプリン、ビダラビン、ジダノシン、テオフィリンなどの代謝を抑制し、作用を増強する。そのほか、ワルファリン、シクロスポリン、フェニトインなどの代謝を阻害するとされる。また、クロルプロパミドの尿細管分泌と競合して作用を増強する。

薬力学上では、シクロホスファミドと併用すると、いずれも骨髄抑制作用があるため白血球減少などを引き起こす。また、ペントスタチン、カプトプリル、ヒドロクロロチアジド、アンピシリンとの併用で、重症の過敏反応が現れやすいといわれる。

● **臨床使用：** わが国では"痛風・高尿酸血症を伴う高血圧症"を対象として承認されているが、実際はより広範な病態に用いられている。尿酸産生過剰型の高尿酸血症、腎障害・尿路結石合併例のほか、がん化学療法による高尿酸血症（腫瘍崩壊症候群）の予防・治療にも有効である。

1日2〜3回内服する。急性痛風発作時は、アロプリノールを開始したり変更したりしない（痛風を悪化させる可能性がある）。肝障害、腎障害、高齢者、メルカプトプリン・アザチオプリン投与中、ペントスタチン投与中の患者には慎重に用いる。

● **個別化医療：** スティーブンス・ジョンソン症候群および中毒性表皮壊死症などの重症薬疹発症例のHLA型として、HLA-B*5801アレル保有者が多いと

される（日本人では1%以下）。

■ フェブキソスタット

● 薬理作用： 標的分子はアロプリノールと同じXOだが、アロプリノールと異なりプリン誘導体ではない。XOを選択的に阻害し、アロプリノールより強い尿酸産生抑制作用を示す。

● 薬物動態： 経口投与後1〜1.5時間で最高血中濃度に達し、半減期は7〜8時間である。主な代謝経路はグルクロン酸抱合で、主に尿中へ排泄される。

● 有害反応： 重大なものとして、肝障害、過敏症（全身性皮疹、発疹など）が起こる可能性がある。スティーブンス・ジョンソン症候群などの重篤皮膚障害はアロプリノールより少ない。

● 相互作用： アロプリノール同様、XOにより代謝されるメルカプトプリン、アザチオプリン、ビダラビン、ジダノシンの血中濃度を上昇させる。メルカプトプリンとアザチオプリンは併用禁忌である。

● 臨床使用： 痛風・高尿酸血症、がん化学療法に伴う高尿酸血症に対して、1日1回経口投与する。急激な尿酸値の下降が痛風発作を誘発することがあるため、少量（10 mg）から開始する。腎障害や肝障害には慎重に投与する。

尿酸排泄促進薬

ベンズブロマロン
benzbromarone
プロベネシド　probenecid

ベンズブロマロン

■ ベンズブロマロン

● 薬理作用： ベンズブロマロンおよび活性代謝物の6-ヒドロキシ体は、近位尿細管の管腔側に発現している尿酸トランスポーター—URAT1（SLC22A12）を阻害して尿酸の再吸収を抑制する。

● 薬物動態： 経口投与後、未変化体は2〜3時間で最高血中濃度に達し、半減期5〜6時間で減少する。主にCYP2C9によって代謝される。主要かつ活性代謝物の6-ヒドロキシ体は4〜5時間で最高血中濃度に達し、半減期約18時間で減少する。主に糞中に排泄される。

● 有害反応： 重大なものとして、まれに**劇症肝炎**などの重篤な肝障害が起こりうる（投与開始後半年以内に発症することが多い）。そのほかは、過敏症（蕁麻疹、発疹など）、肝機能検査値異常、消化管障害などがみられる。

● 相互作用： CYP2C9を阻害するため、ワルファリンなどCYP2C9で代謝される薬の血中濃度を上昇させる。ピラジナミドは尿細管からの尿酸分泌を抑制するため本薬の作用を減弱させる。また、アスピリンも尿酸排泄を抑制するため本薬の作用を減弱させる。

● 臨床使用： 1日1〜3回経口投与する。投与開始前に肝機能検査を実施して肝障害がないことを確認し、投与開始後少なくとも6ヵ月間は必ず定期的な検査を実施する。また、投与初期に尿酸の移動により痛風発作の一時的増悪が起こることがあるため、急性痛風発作が治まるまで投与しない。

● 個別化医療： 肝障害、腎結石、高度の腎機能障害、妊娠中（催奇形性がありうる）には禁忌である。

■ プロベネシド

● 薬理作用： 腎尿細管での尿酸の再吸収を抑制することにより、尿酸排泄を促進する。

● 薬物動態： 経口投与後1〜5時間で最高血中濃度に達し、半減期6〜12時間で減少する。グルクロン酸抱合などにより代謝され、尿中および胆汁中に排泄される。

● 有害反応： 重大なものとして、溶血性貧血、再生不良性貧血、アナフィラキシー、肝壊死、ネフローゼ症候群が起こりうる。中枢移行性があり、過量投与で昏睡、痙攣、呼吸不全を起こしうる。

● 相互作用： サリチル酸系薬（アスピリンなど）は、プロベネシドの尿酸排泄作用に拮抗する。数多くの薬の尿細管分泌を阻害し、尿中排泄を低下させる（SU薬、ワルファリン、パントテン酸、セファロスポリン系抗生物質、ペニシリン系抗生物質、ガチフロキサシン、パラアミノサリチル酸、ジアフェニルスルホン、アシクロビル、ガンシクロビル、ザルシタビン、ノギテカン）。尿細管分泌とともに胆汁中排泄を抑制することもある（インドメタシン、ナプロキセン、メトトレキサート）。また、ジドブジンのグルクロン酸抱合を阻害する。

● 臨床使用： 痛風・高尿酸血症のほか、ペニシリンおよびパラアミノサリチル酸の血中濃度維持のためにも用いられる。1日2〜4回経口投与する。投与初期に尿酸の移動により痛風発作の一時的増悪があるため、急性発作が治まるまでは投与しない。尿が酸性の場合は尿酸結石を起こしやすいので、水分の摂取による尿量増加や、尿のアルカリ化（**クエン酸カリウム・クエン酸ナトリウム配合剤**など）を図る。

● 個別化医療： 腎臓結石症または高度の腎障害（悪化させる）、血液障害、2歳未満の乳児（安全性未確立）には禁忌である。

がん化学療法用尿酸分解酵素製剤

ラスブリカーゼ rasburicase

● **薬理作用**：生物の多くは尿酸オキシダーゼにより尿酸を代謝できるが、ヒト上科（ヒト科とテナガザル科）ではこれを発現しておらず尿酸を分解できない。尿酸は抗酸化物質である一方、水溶性が低く、生体内で結晶をつくって痛風を起こす。

ラスブリカーゼは、尿酸を酸化して5-ヒドロキシイソ尿酸と過酸化水素に代謝する尿酸オキシダーゼである（*Aspergillus flavus* に由来する）。ついで5-ヒドロキシイソ尿酸は、自発的にアラントインと二酸化炭素に分解する。アラントインは水溶性が高いので腎臓から容易に排泄される。

● **薬物動態**：半減期は約23時間である。

● **有害反応**：重大なものとしてアナフィラキシー反応、溶血性貧血、メトヘモグロビン血症（尿酸の分解で生じた過酸化水素がヘム鉄を2価から3価に酸化することによる）。

● **臨床使用**：がん化学療法に伴う高尿酸血症（腫瘍崩壊症候群）に対して使用する。化学療法開始前4〜24時間から投与をはじめ、1日1回30分以上かけて点滴静注する。

● **個別化医療**：グルコース-6-リン酸脱水素酵素（G6PD）欠損症の赤血球は過酸化水素に感受性が高く、メトヘモグロビン血症や溶血性貧血が起こりやすい。G6PD欠損や、そのほかの溶血性貧血を起こしやすい赤血球酵素異常を有する患者には禁忌である。

骨粗鬆症治療薬
drugs used for osteoporosis

> ● **キーポイント**
>
> 1. 骨吸収を抑制するビスホスホネートと選択的エストロゲン受容体モジュレーター（SERM）、骨形成を促進する副甲状腺ホルモン製剤の3者が中心的に用いられている。
> 2. カルシウム不足が骨吸収亢進に関与している場合は、活性型ビタミン D_3 製剤も用いられる。
> 3. ビスホスホネートの臨床使用には多くの制約があるので、患者に十分な指導を行う。
> 4. ビスホスホネートや抗RANKL抗体は、悪性腫瘍の骨病変や高カルシウム血症の治療薬としても用いられる。

骨 粗 鬆 症

骨粗鬆症 osteoporosis は、後天的に発生した骨密度低下または骨質劣化により骨強度が低下し、骨折リスクの増加をもたらす疾患である。骨の構造（網目状の多孔質構造）は、破骨細胞による骨吸収（古い骨を壊すこと）と骨芽細胞による骨形成（新しい骨をつくること）により、つねにリモデリングが続けられている（図IV-9-2）。骨粗鬆症は、何らかの原因で骨吸収が相対的に亢進し、骨密度が低下することによって起こる。

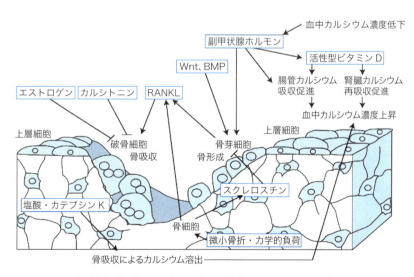

図 IV-9-2 骨リモデリングの制御メカニズムと治療標的

BMP：bone morphogenic protein、RANKL：receptor activator of nuclear factor-κB、Wnt：ウィント。
［骨粗鬆症の予防と治療ガイドライン作成委員会 編，骨粗鬆症の予防と治療ガイドライン2015年版，日本骨粗鬆症学会・日本骨代謝学会・骨粗鬆症財団；2015：p.7，図5をもとに改変］

9　代謝性疾患の薬

骨粗鬆症には、老化や閉経に伴う**原発性骨粗鬆症**と、内分泌系疾患、薬剤（副腎皮質ホルモン製剤など）、栄養などに起因する**続発性骨粗鬆症**があるが、大半が原発性であり、とくに閉経後の女性に多い。加齢や閉経によりエストロゲンが欠乏し、骨吸収の相対的亢進が起こるためと考えられる。また、男性に比べて女性はもともと骨量が少なく、骨形成と骨吸収のバランスが崩れると症状が現れやすいことも女性に多い理由の1つである。

診断は、脆弱性骨折の有無と骨密度からなされる（表IV-9-6）。生命予後とQOL維持の観点からは、椎体と大腿骨近位部の骨折が最も重大である。椎体の圧迫骨折は最も多い骨折で、身長低下、脊柱・腰部の変形、痛みの原因となる。より重大なのは大腿骨近位部骨折で、受傷後の死亡率が高いだけでなく、患者のQOLを著しく低下させ、いわゆる"寝たきり"の原因となる。

主な骨粗鬆症治療薬

既存の治療薬は、いずれも骨密度を上昇させることを目的としており（骨質改善効果が証明された薬はまだない）、主に骨吸収を抑制する薬と骨形成を促進する薬に分類される（図IV-9-2）。現在、**ビスホスホネート系薬**、**選択的エストロゲン受容体モジュレーター（SERM）**、**副甲状腺ホルモン製剤**（テリパラチド）の3者が中心的に用いられ、骨折リスクを考慮して薬が選択される（図IV-9-3）。また、カルシウムの不足が骨吸収亢進に関与すると考えられれば、活性型ビタミンD₃製剤も適宜用いられる。

骨吸収を抑制する薬
■ ビスホスホネート系薬
第一世代
　エチドロン酸二ナトリウム　etidronate disodium
第二世代

表 IV-9-6　原発性骨粗鬆症の診断基準

低骨量を来す骨粗鬆症以外の疾患または続発性骨粗鬆症を認めず、骨評価の結果が下記の条件を満たす場合、原発性骨粗鬆症と診断する。

Ⅰ．脆弱性骨折[*1]あり

1. 椎体骨折[*2]または大腿骨近位部骨折あり

2. その他の脆弱性骨折[*3]があり、骨密度[*4]がYAMの80%未満

Ⅱ．脆弱性骨折[*1]なし

骨密度[*4]がYAMの70%以下または−2.5SD以下

YAM：若年成人平均値（腰椎では20〜44歳、大腿骨近位部では20〜29歳）。

[*1] 軽微な外力によって発生した非外傷性骨折。軽微な外力とは、立った姿勢からの転倒か、それ以下の外力をさす。

[*2] 形態椎体骨折のうち、3分の2は無症候性であることに留意するとともに、鑑別診断の観点からも脊椎X線像を確認することが望ましい。

[*3] そのほかの脆弱性骨折：軽微な外力によって発生した非外傷性骨折で、骨折部位は肋骨、骨盤（恥骨、坐骨、仙骨を含む）、上腕骨近位部、橈骨遠位端、下腿骨。

[*4] 骨密度は原則として腰椎または大腿骨近位部骨密度とする。また、複数部位で測定した場合にはより低い%またはSD値を採用することとする。腰椎においてはL1〜L4またはL2〜L4を基準値とする。ただし、高齢者において、腰椎変形などのために腰椎骨密度の測定が困難な場合には大腿骨近位部骨密度とする。大腿骨近位部骨密度には頸部またはtotal hip（total proximal femur）を用いる。これらの測定が困難な場合は橈骨、第二中手骨の骨密度とするが、この場合は%のみを使用する。

［宗圓聰ら，Ostropro Jpn．2013；21：9-21］

　　アレンドロン酸ナトリウム水和物
　　　alendronate sodium hydrate
　　イバンドロン酸ナトリウム水和物
　　　ibandronate sodium hydrate
第三世代
　　リセドロン酸ナトリウム水和物
　　　risedronate sodium hydrate
　　ミノドロン酸水和物　minodronic acid hydrate
　　ゾレドロン酸水和物　zoledronic acid hydrate

	椎体骨折なし（骨減少例を含む）	既存椎体骨折 1個	既存椎体骨折 2個以上
65歳未満	SERM＞BP	SERM≧BP＞TP	TP＝SERM＝BP（症例によって）
65歳〜75歳未満	SERM＞BP	BP＝SERM＝TP（症例によって）	TP＝BP≧SERM
75歳以上	SERM＝BP＞TP	BP＝TP＞SERM	TP≧BP＞SERM

骨折リスク　低 → 高

図 IV-9-3　骨粗鬆症の骨折リスクと治療薬選択
SERM：選択的エストロゲン受容体モジュレーター、BP：ビジホスホネート製剤、TP：テリパラチド。

骨粗鬆症治療薬 **291**

アレンドロン酸ナトリウム リセドロン酸ナトリウム

● **薬理作用:** ビスホスホネート系薬は P‒C‒P 構造を基本骨格とする化合物で、骨基質のヒドロキシアパタイトに強い親和性を有し、骨に選択的に分布して破骨細胞に取り込まれる。その後の作用機序は、第一世代（側鎖に窒素を含まない）と、第二・第三世代（第二世代は窒素、第三世代は環状窒素を側鎖に含む）により異なる。

第一世代は細胞のなかで代謝され、ATP の機能を競合的に阻害することにより破骨細胞の機能を抑制し、骨の減少を遅らせる。現在**エチドロン酸**のみ市販されているが、骨形成も抑制して骨軟化症を起こすリスクがあるため、現在ではほとんど用いられない。

第二・第三世代は、メバロン酸経路の**ファルネシル二リン酸合成酵素**（FPPS）を阻害して蛋白質のプレニル化を妨げ、破骨細胞の機能を抑制したりアポトーシスを誘導したりして骨吸収抑制効果をもたらす。

● **薬物動態:** 体内に入ると速やかに骨表面に吸着される。代謝は受けず、一部が未変化体のまま尿中へ排泄される。経口投与の場合、血中からは検出されないことも多い。骨に沈着して効果を発揮するため、血中濃度と薬効のあいだに直接の関係はない。

● **有害反応:** 重大なものとして、**食道障害**（食道穿孔、食道狭窄、食道潰瘍、食道炎、食道びらんなど）、口腔内障害（口腔内潰瘍など）、胃腸障害（出血性胃・十二指腸潰瘍、出血性胃炎など）が起こりうる。そのほか、肝機能障害・黄疸、低カルシウム血症、スティーブンス・ジョンソン症候群、**顎骨壊死**・顎骨骨髄炎、外耳道骨壊死、大腿骨の非定型骨折などが起こることがある。

● **相互作用:** Ca^{2+}、Mg^{2+} などの金属を含有する経口剤（カルシウム製剤、マグネシウム製剤、制酸薬、ミネラルウォーターなど）と併用すると、キレート形成により吸収が低下する。

● **臨床使用:** 骨粗鬆症に対する第 1 選択薬の 1 つとして用いられる。

経口投与の場合、朝起床時に、空腹のまま多量（180 mL）の水とともに服用し、その後少なくとも 30 分以上は横にならず、水以外の飲食や他薬の服用を避ける。水以外の飲み物（とくに牛乳や、Ca^{2+}、Mg^{2+} 含量の高いミネラルウォーターなど）、食物、他薬と一緒に服用すると、吸収が抑制されるおそれがある。また口腔・食道の有害反応を避けるため、錠剤を噛んだり、口のなかで溶かしたりせず、速やかに胃内へ到達させる。起床前や就寝前に服用してはならない。

経口剤のほか、静注製剤、点滴静注製剤もある。投与頻度は 1 日 1 回、週 1 回、月 1 回、年 1 回など様々である。

低カルシウム血症を避けるため、食事などから十分なカルシウムを摂取する。

顎骨壊死や顎骨骨髄炎などを避けるため、口腔内を清潔に保ち、定期的に歯科健診を受ける。ビスホスホネートの使用を歯科医に伝え、抜歯などの侵襲的歯科治療はできるだけ避け、必要なら休薬を考慮する。

● **個別化医療:** 食道狭窄またはアカラシア（食道弛緩不能症）など食道通過が遅延する障害のある患者、30 分以上上体を起こしていることのできない患者、低カルシウム血症の患者には禁忌である。嚥下困難、食道炎、胃炎、十二指腸炎、潰瘍など上部消化管障害のある患者には慎重に投与する。小児、妊婦は安全性未確立。授乳は回避する。

● **その他の特記事項:** 第二世代の**パミドロン酸二ナトリウム水和物** pamidronate disodium hydrate と**アレンドロン酸**、第三世代の**ゾレドロン酸**は、悪性腫瘍による高カルシウム血症の治療薬として用いられる。パミドロン酸は乳癌の溶骨性骨転移、ゾレドロン酸は多発性骨髄腫や固形癌骨転移による骨病変にも用いられる。

■ **選択的エストロゲン受容体モジュレーター**

ラロキシフェン塩酸塩
raloxifene hydrochloride
バゼドキシフェン酢酸塩
bazedoxifene hydrochloride

ラロキシフェン

● **薬理作用:** 骨のエストロゲン受容体に対しては作動薬として作用し、乳腺や子宮のエストロゲン受容体には拮抗薬として作用する。このような性質により、**選択的エストロゲン受容体モジュレーター** selective estrogen receptor modulator（SERM）とよばれる。骨においては、破骨細胞の機能を抑制することにより閉経に伴う骨吸収亢進を抑制し、骨量を増加させる。

● **薬物動態:** **ラロキシフェン**は、経口投与後 9 時間前後で最高血中濃度に達し、半減期約 24 時間で除去される。消化管からよく吸収されるが初回通過効果を受けやすく、生体利用率は 2 % にすぎない。肝臓でグルクロン酸抱合を受け、主に胆汁中、一部尿中に排泄される。腸肝循環が認められる。**バゼドキシフェン**も大きな違いはない。

● **有害反応:** 共通の重篤有害反応は**静脈血栓塞栓症**（深部静脈血栓症、肺塞栓症、網膜静脈血栓症など）である。また、ラロキシフェンでは重度の肝障害

が起こりうる。
- 相互作用： ラロキシフェンは、コレスチラミンに吸着されて吸収量が低下する。ワルファリンとの併用でプロトロンビン時間を減少させる（機序不明）。また、アンピシリンとの併用では、腸内細菌叢の減少により腸肝循環量が減少し、血中濃度が低下する。
- 臨床使用： 閉経後骨粗鬆症に対する第1選択薬の1つとして用いられる。1日1回経口投与する。
- 個別化医療： 静脈血栓塞栓症（深部静脈血栓症、肺塞栓症、網膜静脈血栓症など）またはその既往のある患者、長期不動状態（術後回復期、長期安静期など）にある患者、抗リン脂質抗体症候群（静脈血栓塞栓症を起こしやすい）では禁忌である。また、妊婦、授乳婦にも禁忌である。肝障害、腎障害を有する患者には慎重に投与する。

■ 抗RANKL抗体製剤
デノスマブ　denosumab

- 薬理作用： ヒト型抗RANKLモノクローナル抗体製剤である。RANKLは、破骨細胞やその前駆細胞の表面に発現する受容体RANKのリガンドである。RANKを介して破骨細胞の分化、機能、生存を調節する破骨細胞に必須の蛋白質である。**デノスマブ**はRANKL/RANK経路を阻害し、破骨細胞の分化・機能を抑制することにより骨吸収を抑制し、その結果、皮質骨と海綿骨の骨量を増加させ、骨強度を増強させる。
- 薬物動態： 皮下投与後2週間程度で最高血中濃度となり、半減期（β相）は25〜30日である。
- 有害反応： 重大なものとして、**低カルシウム血症**（QT延長、痙攣、テタニー、しびれ、失見当識などを呈する）が起こりやすい（1.4％）。そのほか、顎骨壊死・顎骨骨髄炎、アナフィラキシー、大腿骨の非定型骨折、重篤な皮膚感染症（重篤な蜂巣炎など）が現れることがある。
- 臨床使用： 骨粗鬆症のほか、関節リウマチに伴う骨びらんにも用いられる。半年に1回、60 mgを皮下注する。低カルシウム血症を防止するため、カルシウム値をモニタリングし、毎日カルシウム製剤および活性型ビタミンD_3製剤でカルシウムを補充しながら使用する。
- 個別化医療： 低カルシウム血症、妊娠中の患者（発生毒性、胎児毒性が起こりうる）には禁忌である。
- その他の特記事項： デノスマブの大量・頻回投与には、がんによる骨病変の進展（RANKLにより活性化された破骨細胞が主要因子である）を抑制する効果があり、多発性骨髄腫による骨病変および固形癌骨転移による骨病変などに用いられる。

骨形成を促進する薬
■ 副甲状腺ホルモン製剤
テリパラチド　teriparatide
テリパラチド酢酸塩　teriparatide acetate

- 薬理作用： **テリパラチド**は、ヒト副甲状腺ホルモンのN末端フラグメントであり、34個のアミノ酸で構成される。前駆細胞から骨芽細胞への分化を促進し、骨芽細胞のアポトーシスを抑制するなど、骨芽細胞を活性化し、増加させ、骨量を増やして骨強度を増加させる。
- 薬物動態： 皮下投与後、テリパラチドは15分で最高血中濃度となり、半減期は40〜50分である。テリパラチド酢酸塩は30〜40分で最大となり、半減期は1時間程度である。
- 有害反応： 重大なものはアナフィラキシー反応、ショックである。そのほか、悪心・嘔吐、めまい、頭痛、発疹、高カルシウム血症などがみられる。
- 相互作用： 活性型ビタミンD_3製剤との併用により高カルシウム血症、ジギタリスとの併用により高カルシウム血症に伴う不整脈が起こりうる。
- 臨床使用： 骨折の危険性の高い骨粗鬆症に対して、第1選択薬として用いることができる。テリパラチドは1日1回、テリパラチド酢酸塩は週1回皮下注する。
- 個別化医療： 妊婦、授乳婦に加え、高カルシウム血症、骨パージェット病 Paget's disease of bone など骨肉腫発生のリスクが高いと考えられる患者、原発性の悪性骨腫瘍または転移性骨腫瘍、骨粗鬆症以外の代謝性骨疾患（副甲状腺機能亢進症など）には禁忌である。腎障害、肝障害、尿路結石のある患者には慎重に投与する。

■ 活性型ビタミンD_3製剤
アルファカルシドール　alfacalcidol
カルシトリオール　calcitriol
エルデカルシトール　eldecalcitol

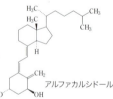
アルファカルシドール

- 薬理作用： 活性型ビタミンD_3アナログで、低カルシウム血症改善効果、骨代謝改善効果を示す。
- 薬物動態： **アルファカルシドール**の場合、経口投与後9時間で最高血中濃度に達し、半減期17.6時間で減少する。
- 有害反応： 重大なものとして、高カルシウム

血症、血清カルシウム値の上昇を伴う急性腎不全、肝機能障害・黄疸などが起こりうる。

● **相互作用**： マグネシウム含有製剤との併用で高マグネシウム血症、ジギタリス、カルシウム製剤、テリパラチドなどとの併用で高カルシウム血症を起こしうる。

● **臨床使用**： 1日1～2回内服する。過量投与を防ぐため、血清カルシウム値を定期的に測定し、基準値を超えないよう投与量を調節する。

● **個別化医療**： エルデカルシトールは妊婦、授乳婦に禁忌、ほかは慎重に投与する。**カルシトリオール**は高カルシウム血症には禁忌、**エルデカルシトール**は、高カルシウム血症のおそれのある患者（腎機能障害、がん、原発性副甲状腺機能亢進症など）、重度の肝機能障害、尿路結石の患者へは慎重に投与する。

骨粗鬆症の疼痛を抑制する薬

■ カルシトニン製剤

エルカトニン elcatonin
カルシトニン（サケ） calcitonin（salmon）

● **薬理作用**： **エルカトニン**は合成ウナギカルシトニン誘導体（31アミノ酸のポリペプチド）、**カルシトニン（サケ）**は合成サケカルシトニン（32アミノ酸のポリペプチド）である。抗侵害受容作用（鎮痛作用）とともに、骨吸収抑制作用、骨形成促進作用を有するとされる。また、腎臓でのカルシウム再吸収を抑制し、血清カルシウム値を低下させる。

● **薬物動態**： 筋注後20～30分で最高血中濃度に達し、半減期は40分前後である。

● **有害反応**： 重大なものとしては、アナフィラキシー反応、低カルシウム血症性テタニー、喘息発作、肝機能障害・黄疸などを起こしうる。比較的多いのは、発疹などの過敏症、悪心・嘔吐、顔面紅潮などである。

● **相互作用**： パミドロン酸との併用により、血清カルシウム値が急に低下することがある。

● **臨床使用**： 骨粗鬆症による疼痛がある患者に、鎮痛を目的として使用する。製剤により週1～2回、筋注する。投与は6ヵ月間を目安とし、漫然と投与しない。

ショックを起こす可能性があるため、アレルギー性疾患の既往、薬物アレルギーについて十分な問診を行い、アレルギー体質や気管支喘息の患者には慎重に投与する。

ビタミン製剤 vitamins

○ **キーポイント**

1. 一般の人で不足や欠乏が健康上の問題となるのは、ほとんどビタミンDのみである。
2. 特殊な状況下で発生する欠乏症を除けば、一般診療上必要性が高いのはビタミンB₁₂、葉酸、ビタミンD、ビタミンKである。
3. 水溶性ビタミンは過剰症を呈することはほとんどないが、脂溶性のビタミンDでは重篤な過剰症が起こりうるので注意する。

ビタミン vitamin は、生物の発育・生存に必要な栄養素のうち、炭水化物、蛋白質、脂質を除いた有機化合物の総称である。ヒトのビタミンとしては**13種類**が知られている（水溶性のB群とC、脂溶性のA、D、E、K）。必要量は微量だが、生体内で合成できないので主に食料から摂取される。

ビタミンが欠乏・不足すると成長障害や疾病が起こる。アルコール中毒、摂食障害、低栄養、消化器疾患、消化器の手術後、極端な偏食、極端な日光忌避など、特殊な状況下では欠乏症も起こりうるが、現代の日本でふつうの生活を送っている限りビタミン欠乏症はまず起こらない。一般の人にとって不足（や過剰）が健康上の問題となるのは、ほとんどビタミンDのみといってよい。

特定の疾患の治療に必要なビタミンについては、各疾患の項で説明する。そのようなものには、**ビタミンB₁₂**（➡ p.256）、**葉酸**（➡ p.256）、**ビタミンD**（➡ p.241）、**ビタミンK**（➡ p.255）などがある。

各ビタミン製剤の詳細を記すと長くなるので、ここでは一覧表にまとめるにとどめる（表IV-9-7）。

294 9 代謝性疾患の薬

表 IV-9-7 ビタミン製剤

特　性	分　類	主な薬剤	欠乏症状または対象疾患	重大な有害反応
水溶性	ビタミンB_1	チアミン塩化物塩酸塩 フルスルチアミン塩酸塩	脚気(心不全、浮腫、末梢神経炎)、ウェルニッケ脳症	ショック
	ビタミンB_2	リボフラビン フラビンアデニンジヌクレオチド	口角炎、口唇炎、舌炎、肛門周囲びらん、湿疹	まれ
	ビタミンB_3 (ナイアシン)	ニコチン酸 ニコチン酸アミド	口角炎、口唇炎、舌炎、接触皮膚炎、湿疹、メニエール症候群、末梢循環障害	過敏症、末梢血管拡張
	ビタミンB_5 (パントテン酸)	パントテン酸カルシウム パンテチン	ストレプトマイシン・カナマイシンの有害反応予防、接触皮膚炎、湿疹	まれ
	ビタミンB_6	ピリドキシン塩酸塩 ピリドキサールリン酸エステル水和物	口角炎、口唇炎、舌炎、湿疹、末梢神経炎	新生児・乳幼児で横紋筋融解症
	ビタミンB_7(ビオチン)	ビオチン	湿疹、接触性皮膚炎、尋常性痤瘡	まれ
	ビタミンB_9(葉酸)	葉　酸	巨赤芽球性貧血、神経管閉鎖症防止	まれ
	ビタミンB_{12}	シアノコバラミン メコバラミン	悪性貧血、末梢神経障害	アナフィラキシー
	ビタミンC	アスコルビン酸	壊血病、毛細管出血、薬物中毒、副腎皮質機能障害	まれ
脂溶性	ビタミンA	レチノールパルミチン酸エステル	夜盲症、角結膜乾燥症、角化性皮膚疾患	ショック
	ビタミンD	アルファカルシドール カルシトリオール	低カルシウム血症、くる病、骨軟化症、骨粗鬆症	高カルシウム血症、急性腎不全、肝障害
	ビタミンE	トコフェロール酢酸エステル トコフェロールニコチン酸エステル	動脈硬化症、末梢循環障害、凍瘡、四肢冷感、非アルコール性脂肪性肝炎(NASH)	まれ
	ビタミンK	フィトナジオン(K_1) メナテトレノン(K_2)	ワルファリン、サリチル酸、抗生物質などによる低プロトロンビン血症	ショック

内分泌系疾患の薬
drugs for endocrine diseases

10

● キーポイント

1. 視床下部 - 下垂体による内分泌系の制御機構に基づき、薬の作用を系統的に理解する。
2. 内因性ホルモン自体またはその誘導体が薬として用いられることが多い。
3. 治療だけではなく、診断（検査）に用いられる薬もある。

ここでは主に、視床下部、下垂体、甲状腺、副腎、性腺などからなる内分泌系（図IV-10-1）において、ホルモンの不足または過剰によって生じる疾患に用いられる薬について解説する。なお、炎症、免疫、循環器、がんなどの分野で中心的に用いられているホルモン関連薬については、各疾患の項ですでに述べられているため省略する。

視床下部ホルモン関連薬 drugs related to hypothalamic hormones

視床下部ホルモンは、検査薬や診断薬として用いられることが多い。成長ホルモン放出ホルモン（GHRH）である**ソマトレリン**は、成長ホルモン（GH）分泌機能検査に用いられ、甲状腺刺激ホルモン放出ホルモン（TRH）である**プロチレリン**は、甲状腺刺激ホルモン（TSH）分泌機能検査、プロラクチン分泌機能検査に用いられる。また、副腎皮質刺激ホルモン放出ホルモン（CRH）である**コルチコレリン**は、副腎皮質刺激ホルモン（ACTH）分泌機能検査に用いられる。治療薬として用いられるものには、成長ホルモン分泌抑制因子（ソマトスタチン）と黄体形成ホルモン放出ホルモン（LHRH）があり、以下に解説する。

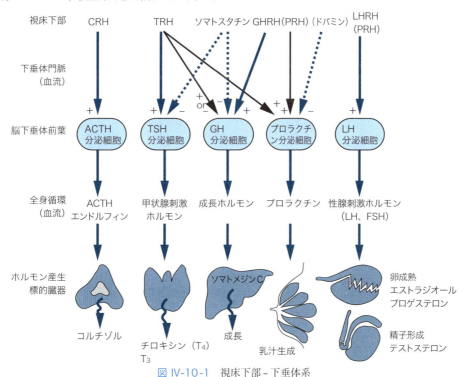

図 IV-10-1　視床下部 - 下垂体系

ソマトスタチン製剤

オクトレオチド酢酸塩 octreotide acetate
ランレオチド酢酸塩 lanreotide acetate

ソマトスタチンアナログであり、先端巨大症患者の下垂体腺腫からの GH 分泌を抑制するほか、VIP 産生腫瘍、カルチノイド、ガストリン産生腫瘍からのホルモン分泌も抑制する。1 日 2 ～ 3 回投与の皮下注製剤と 4 週ごとに筋注する製剤がある。

重大な有害反応としては、投与直後にアナフィラキシーや徐脈が起こりうる。相互作用としては、シクロスポリンの吸収を阻害する。また、インスリン、グルカゴン、成長ホルモンなど、互いに拮抗的に調節しあうホルモン間のバランスを変化させ、一過性の低血糖または高血糖を引き起こすことがある。

黄体形成ホルモン放出ホルモン製剤

リュープロレリン酢酸塩 leuprorelin acetate
ゴセレリン酢酸塩 goserelin acetate
ブセレリン酢酸塩 buserelin acetate

黄体形成ホルモン放出ホルモン（LHRH）アナログであり、下垂体の LHRH 受容体のダウンレギュレーションを起こして、性腺刺激ホルモンの分泌を低下させ、エストロゲンやテストステロンの分泌を抑制する。閉経前乳癌や前立腺癌のホルモン療法（➡ p.357）、"偽閉経療法" として、子宮内膜症や子宮筋腫の治療に用いられる。子宮筋腫では、筋腫の縮小および筋腫に起因する過多月経、下腹痛、腰痛、貧血の改善をもたらす。4 週（28 日）ごとに皮下注する。最初の投与は月経中に行う。ブセレリンには点鼻剤もある。

下垂体ホルモン関連薬
drugs related to pituitary hormones

下垂体前葉からは、成長ホルモン（GH）、甲状腺刺激ホルモン（TSH）、副腎皮質刺激ホルモン（ACTH）、卵胞刺激ホルモン（FSH）、黄体形成ホルモン（LH）、プロラクチンなどが分泌され、おのおのの欠乏症に対してホルモン製剤が投与されることがある。腫瘍からの過剰分泌（GH 産生腫瘍とプロラクチン産生腫瘍が多い）に対しては、外科的切除が原則だが、薬物治療が行われることもある。また、性腺刺激ホルモン（ゴナドトロピン、Gn）は不妊治療に用いられる。

下垂体後葉からはバソプレシンとオキシトシンが分泌される。バソプレシンは欠乏症（下垂体性尿崩症）の治療に用いられ、バソプレシン受容体拮抗薬は心不全、肝硬変、多発性囊胞腎の治療薬として用いられる

（➡ p.246）。また、オキシトシンは誘発分娩に用いられる（➡ p.309）。

成長ホルモン関連薬

ソマトロピン somatropin
ペグビソマント pegvisomant

■ ソマトロピン

ヒト GH 製剤であり、成長促進、肝臓でのインスリン様成長因子 1（IGF-1、ソマトメジン C ともいう）の産生促進、アミノ酸取り込み・蛋白質合成促進などの作用がある。骨端線閉鎖を伴わない低身長症（GH 分泌不全、ターナー症候群 Turner syndrome、慢性腎不全、軟骨異栄養症などによる）の治療に用いる。最近、成人 GH 分泌不全症に対しても重症に限って用いられるようになった。週に 6 ～ 7 回、皮下注または筋注する（自己注射可能）。

重大な有害反応として、痙攣、甲状腺機能亢進症、ネフローゼ症候群、糖尿病などが起こりうる。相互作用としては、グルココルチコイドとの併用で成長促進作用が抑制される。また、インスリンの血糖降下作用を減弱する。甲状腺ホルモン補充療法との併用で、甲状腺機能亢進症状が出現する。糖尿病、悪性腫瘍、妊娠中、高度な肥満または重篤な呼吸器疾患を有するプラダー・ウィリー症候群 Prader-Willi syndrome には禁忌である。GH には細胞増殖作用があるため、脳腫瘍による低身長症には慎重に投与する。心疾患や腎疾患では一過性の浮腫が現れることがあるので注意する。

■ ペグビソマント

ヒト GH 誘導体で、GH 受容体結合を GH と拮抗することにより IGF-1 分泌シグナルが抑制される。先端巨大症における IGF-1 過剰分泌を抑制し、症状を改善する。1 日 1 回皮下注する（自己注射可能）。血中の IGF-1 値をモニターし、投与量を調節する。

重大な有害反応は少ないが、アナフィラキシー様反応、血液障害（出血傾向、白血球増加・減少、血小板減少など）、代謝障害（糖尿病、低血糖、肥満、脂質異常など）などが起こりうる。相互作用として、血糖降下薬の作用を増強し低血糖を起こしやすくなるので注意する。

性腺刺激ホルモン関連薬

HMG/FSH 製剤
ヒト下垂体性性腺刺激ホルモン
　human menopausal gonadotrophin（HMG）
フォリトロピン ベータ follitropin beta

ホリトロピン アルファ　follitropin alfa
HCG 製剤
　　ヒト絨毛性腺刺激ホルモン
　　　human chorionic gonadotrophin（HCG）
　　コリオゴナドトロピン アルファ
　　　choriogonadotropin alfa

■ HMG/FSH 製剤

　HMG は更年期女性の尿に多量に含まれるホルモンで、主に FSH 活性を有するが LH 活性も含む（FSH：LH の比率は製剤により 1:1 〜 0.0003 未満と様々）。卵胞の成熟を促す。HCG（後述）との組合せにより排卵を誘発することから、**間脳性無月経、下垂体性無月経**の排卵誘発に使用される。1 日 1 回 4 〜 20 日間（通常 5 〜 10 日間）筋注し、経腟超音波断層法で測定した卵胞径や血中エストラジオール値などを指標に HCG に切り替える（**HMG–HCG 療法**）。

　重大な有害反応としては、卵巣過剰刺激症候群、血栓症・脳梗塞、呼吸困難・肺水腫、卵巣破裂・卵巣茎捻転が起こりうる。**卵巣過剰刺激症候群**は HMG–HCG 療法で現れ、卵巣腫大、下腹部痛、下腹部緊迫感、腹水・胸水などを呈し、血液濃縮、血液凝固能亢進、呼吸困難を起こすこともある（中止して適切に処置する）。エストロゲン依存性悪性腫瘍、卵巣腫瘍、卵巣腫大、肝障害、妊婦、多嚢胞性卵巣には禁忌である。

　最近では、遺伝子組換え FSH 製剤の**フォリトロピン ベータ**や**ホリトロピン アルファ**が用いられることも多い。

■ HCG 製剤

　HCG は、妊娠中に胎盤でつくられ妊婦尿中に多量に含まれるホルモンで、LH 活性を有している。女性に対しては黄体形成作用、黄体刺激作用、弱い卵胞刺激作用があり、黄体機能不全において黄体機能を回復、維持させる。男性に対しては男性ホルモンを分泌させ、副性腺の発育、性欲の発現を促す。無排卵症、機能性子宮出血、黄体機能不全症、停留精巣、造精機能不全による男子不妊症、下垂体性男子性腺機能不全症、切迫流産、習慣性流産に用いられる。筋注で用いる（用量や投与期間は疾患により様々）。

　重大な有害反応として、ショック、卵巣過剰刺激症候群、血栓症・脳梗塞、呼吸困難・肺水腫、卵巣破裂、卵巣茎捻転などが起こる可能性がある。HMG に引き続いて投与する場合（HMG–HCG 療法）では、卵巣過剰刺激症候群（前述）に注意する。アンドロゲン依存性悪性腫瘍、性早熟症には禁忌である。

　最近では、遺伝子組換え HCG 製剤の**コリオゴナドトロピン アルファ**も販売されている。

後葉ホルモン関連薬

　合成バソプレシン、デスモプレシン（➡ p.246）
　トルバプタン（➡ p.247）
　オキシトシン（➡ p.309）

甲状腺ホルモン関連薬
drugs related to thyroid hormones

　甲状腺ホルモンはチロシンの誘導体（チロシン 2 つがエーテル結合し、芳香環上にヨウ素が結合している）で、**トリヨードチロニン** triiodothyronine（T_3）と**チロキシン** thyroxin（T_4）の 2 種類があり、T_3 は 3 個、T_4 は 4 個のヨウ素原子を結合している。活性は T_3 のほうが数倍強い。なお、甲状腺からはカルシトニンも分泌されるが、これは甲状腺ホルモンとはよばない。

　甲状腺ホルモンは、甲状腺濾胞の壁を形成する濾胞上皮細胞で合成・分泌される。濾胞上皮細胞は**チログロブリン** thyroglobulin とよばれる糖蛋白質を合成し、濾胞内にコロイドとして蓄積する。濾胞上皮細胞はまた、血中からヨウ素イオン（I^-）を取り込みペルオキシダーゼで酸化して陽イオン（I^+）として濾胞内に送り込む。濾胞内で、チログロブリンのチロシン残基にヨウ素が 1 〜 2 個ずつ付加され、再び濾胞上皮細胞内で、ヨウ化チロシン残基同士が 2 つずつエーテル重合する。これがリソソームで消化されて T_3、T_4 が切り離され、血中に放出される。血中を循環する甲状腺ホルモンのほとんどは T_4 で、組織で脱ヨードされて活性の高い T_3 となる。

　甲状腺ホルモンの作用は、全身のほとんどの細胞に発現している甲状腺ホルモン受容体（TR）を介して起こる。TR は核内受容体で、ホルモンとの結合で活性化されると DNA に結合して特定の遺伝子の転写活性を調節する。これにより、全身の細胞で呼吸量・エネルギー産生量を増大させ、基礎代謝量を亢進させる。

　甲状腺疾患は比較的高頻度にみられる。**甲状腺機能亢進症** hyperthyroidism の原因として多いのは**バセドウ病** Basedow's disease である。これは甲状腺刺激ホルモン（TSH）受容体を刺激する自己抗体による自己免疫疾患と考えられる。甲状腺ホルモンの過剰産生により基礎代謝が亢進し、体温上昇、発汗増加、体重減少、振戦、眼球突出などの症状を示す。**甲状腺機能低下症** hypothyroidism は、橋本甲状腺炎、放射性ヨウ素による甲状腺障害、クレチン病（先天的甲状腺欠損や発育不全）などで起こり、基礎代謝の低下、徐脈、

粘液水腫などがみられる。甲状腺機能亢進症には甲状腺ホルモンの分泌を抑制する薬を用い、甲状腺機能低下症には甲状腺ホルモンの補充療法が行われる。

抗甲状腺薬

チアマゾール　thiamazole
プロピルチオウラシル　propylthiouracil
ヨウ化カリウム　potassium iodide

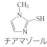
チアマゾール

■ チアマゾール

● 薬理作用：　甲状腺のペルオキシダーゼを阻害することによりヨウ素のチログロブリンへの結合を阻止し、さらにヨウ化チロシンのT_3、T_4への縮合を阻害することにより、甲状腺ホルモンの生合成を抑制する。

● 薬物動態：　経口投与後1時間で最高血中濃度となり、半減期は6.4時間である。グルクロン酸抱合され、主に尿中に排泄される。

● 有害反応：　重大な有害反応として、汎血球減少、再生不良性貧血、**無顆粒球症**、白血球減少、低プロトロンビン血症、第Ⅶ因子欠乏症、血小板減少、血小板減少性紫斑病、肝機能障害、黄疸、多発性関節炎、全身性エリテマトーデス（SLE）様症状、インスリン自己免疫症候群、間質性肺炎、抗好中球細胞質抗体（ANCA）関連血管炎症候群、横紋筋融解症など様々な病態が生じうる。とくに無顆粒球症の発症には注意が必要である。投与開始後2ヵ月以内に発症することが多いので、2ヵ月間は2週に1回血液検査を実施し、その後も定期的に検査を行う。

● 相互作用：　ワルファリンの効果を減弱させ、ジギタリス製剤の血中濃度を上昇させるとの報告がある。

● 臨床使用：　甲状腺機能亢進症に対して、成人には通常、初期量1日30 mgを3～4回に分割して経口投与する（1日60 mgまで増量できる）。症状がほぼ消失したら数週ごとに漸減し、維持量1日5～10 mgを1～2回に分けて投与する。

● 個別化医療：　妊娠中にも用いることはできるが、胎児に甲状腺機能抑制や甲状腺腫が起こることがある。また、妊娠中の投与により、新生児に頭皮欠損症・頭蓋骨欠損症、臍帯ヘルニア、臍腸管の完全または部分的な遺残、気管食道瘻を伴う食道閉鎖症、後鼻孔閉鎖症などが現れたとの報告があるため、妊娠中には一般にプロピルチオウラシルのほうが勧められる。

■ プロピルチオウラシル

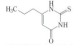
プロピルチオウラシル

● 薬理作用：　チアマゾールと同様、甲状腺のペルオキシダーゼを阻害し、T_3、T_4の合成を阻害する。また、各組織で脱ヨウ素酵素（Dio）を阻害し、T_4からT_3への変換を抑制する。

● 薬物動態：　経口投与後30～60分で最高血中濃度に達し、半減期1.36時間で除去される。

● 有害反応：　重大なものとして、**無顆粒球症**、白血球減少、再生不良性貧血、低プロトロンビン血症、第Ⅶ因子欠乏症、血小板減少、血小板減少性紫斑病、劇症肝炎、黄疸、SLE様症状、間質性肺炎、ANCA関連血管炎症候群、アナフィラキシー、薬剤性過敏症症候群など様々な病態が生じうる。

● 相互作用：　チアマゾール同様、ワルファリンとジギタリスの作用に影響しうる。

● 臨床使用：　甲状腺機能亢進症に対して、成人では初期量1日300 mgを3～4回に分割して経口投与する（最大600 mg）。症状がほぼ消失したら漸減し、維持量1日50～100 mgを1～2回に分割して投与する。

● 個別化医療：　妊娠中も使えるが、胎児に甲状腺腫、甲状腺機能抑制が起こる可能性がある。

■ ヨウ化カリウム

● 薬理作用：　甲状腺機能亢進状態において、cAMPを介するTSHの作用を抑制する。

● 薬物動態：　詳細なデータはない。ヨウ素の大部分は尿中に、少量が糞中に排泄される。

● 有害反応：　重大なものとして、長期連用するとヨウ素中毒やヨウ素悪液質が生じうる。

● 相互作用：　チアマゾール、プロピルチオウラシルとの併用で甲状腺機能低下、甲状腺腫生成を増強する。また、リチウム製剤も甲状腺機能低下作用を有するため、併用で甲状腺機能を低下させ、甲状腺腫生成を増強する可能性がある。カリウム製剤、アリスキレン、ACE阻害薬、アンギオテンシン受容体拮抗薬、カリウム保持性利尿薬と併用すると高カリウム血症を起こすことがある。

● 臨床使用：　甲状腺腫（ヨウ素欠乏、甲状腺機能亢進症を伴うもの）、放射性ヨウ素による甲状腺の内部被曝の予防・低減などに用いる。そのほか、慢性気管支炎・喘息での喀痰喀出困難（去痰作用）、第3期梅毒（ゴム腫の吸収促進）にも適応がある。甲状腺機能亢進症を伴う甲状腺腫には1日5～50 mgを1～3回に分けて経口投与する。放射性ヨウ素による甲状腺の内部被曝の予防・低減には、通常13歳以上には1回100 mgを経口投与する（13歳未満の小児では適切に減量する）。

● 個別化医療：　肺結核には禁忌である（結核病

巣に集まりやすく、再燃させるおそれがある）。ただ
し、放射性ヨウ素による甲状腺の内部被曝の予防・低
減の場合は除く。

甲状腺ホルモン製剤

レボチロキシンナトリウム水和物
levothyroxine sodium hydrate
リオチロニンナトリウム
liothyrnine sodium

● 薬理作用： **レボチロ
キシン**はT_4、**リオチロニン**
はT_3のナトリウム塩である。
組織の酸素消費を高め基礎代謝を上昇させる。

● 薬物動態： レボチロキシンは2〜4時間で最
高血中濃度に達して半減期は1週間程度、リオチロニ
ンは2〜3時間で最高血中濃度に達して半減期は約1
日である。

● 有害反応： 重大なものとして、狭心症、肝機
能障害・黄疸、副腎クリーゼなどが起こりうる。リオ
チロニンではさらに、ショックやうっ血性心不全が現
れることもある。

● 相互作用： ワルファリンの作用、アドレナリ
ン作動薬の作用を増強する。ジゴキシンの作用、血糖
降下薬の作用に影響する。コレスチラミン、コレスチ
ミド、鉄剤、アルミニウム含有製剤、炭酸カルシウム、
炭酸ランタン、セベラマーなどの同時投与により吸収
が抑制される。フェニトインは甲状腺ホルモンの異化
を促進し、血中濃度を低下させることがある。

● 臨床使用： 原発性および下垂体性甲状腺機能
低下症、甲状腺腫の治療に用いる。リオチロニンは速
やかに強力な効果が得られるが、レボチロキシンのほ
うが安定した持続効果が得られるため、特殊な場合を
除いてレボチロキシンを第1選択薬とする。レボチロ
キシンは、成人では通常1日1回25〜100 μgより開
始し、漸増して100〜400 μgで維持する。リオチロ
ニンは、成人では通常1日1回5〜25 μgより開始し、
漸増して25〜75 μgで維持する。

● 個別化医療： 新鮮な心筋梗塞には禁忌である。
狭心症、高血圧、副腎皮質機能不全、脳下垂体機能不
全、低出生体重児、早産児、糖尿病、高齢者には慎重
に投与する。

副腎皮質ホルモン関連薬 drugs related to adrenal cortex hormones

副腎の代表的疾患として、副腎皮質ホルモンの分泌
低下によるアジソン病、副腎皮質ホルモンの分泌過剰
によるクッシング症候群や原発性アルドステロン症が
あげられる。前者にはグルココルチコイドを中心にホ
ルモン補充療法が行われる。後者は手術療法を基本と
するが、薬物治療が行われることもある。なお、抗炎
症薬や免疫抑制薬としての副腎皮質ホルモン製剤につ
いては315ページなど、ミネラルコルチコイド受容体
（MR）拮抗薬（抗アルドステロン薬）については
215、225ページを参照。

分泌低下症の治療薬

ヒドロコルチゾン hydrocortisone
フルドロコルチゾン酢酸エステル
fludrocortisone acetate

アジソン病 Addison's disease（慢性原発性副腎皮質
機能低下症）は、副腎皮質ホルモンの産生低下を示す
症候群である。ほとんどは後天性で、結核などの感染
症、自己免疫による副腎萎縮、悪性腫瘍の副腎転移な
どが原因となる。副腎皮質の90%以上が破壊される
と、脱力、疲労、悪心・嘔吐、便秘、下痢、体重減少、
低血糖、高カリウム血症、低ナトリウム血症、皮膚色
素沈着、腋毛・陰毛の消失（女性）など多彩な症状を
呈する。水・電解質バランスが崩れ、致死的となるこ
ともある。

治療は、副腎皮質ホルモン3系統の補充である。**グ
ルココルチコイド**としてヒドロコルチゾン、アルドス
テロン分泌障害がある場合には**ミネラルコルチコイド**
としてフルドロコルチゾンを用いる。筋力低下や消耗
が激しい場合、**副腎性アンドロゲン**を補充することも
ある。

■ ヒドロコルチゾン

薬の特性については315
ページを参照。アジソン病
に対しては、コルチゾール
の1日分泌量20〜25 mgに相当する量を日内変動に
あわせて朝夕に分割投与する（朝15 mg、夕5〜10
mgなど）。投与は一般に生涯にわたる。

■ フルドロコルチゾン

フルドロコルチゾン
は、強力なミネラルコ
ルチコイド作用を有す
る合成ステロイド薬で、ナトリウム貯留作用は副腎皮
質ホルモン製剤中最も強いものの1つである。塩喪失
型先天性副腎皮質過形成症、塩喪失型慢性副腎皮質機
能不全（塩喪失症状の強いアジソン病）に用いられる
国内唯一のミネラルコルチコイド製剤であり、高い有

効率を示す。経口投与後 45 分で最高血中濃度に達し、半減期は約 7 時間である。多い有害反応は、高血圧、高ナトリウム血症、低カリウム血症、浮腫、満月様顔貌などで、重大なものは一般の副腎皮質ホルモン製剤とほぼ同様、相互作用もほぼ同様である。0.05 〜 0.1 mg を 1 日 1 回、朝投与する。高血圧症には原則禁忌である。

分泌過剰症の治療薬

> メチラポン　metyrapone
> ミトタン　mitotane
> トリロスタン　trilostane

クッシング症候群 Cushing's syndrome は、種々の原因によりコルチゾールが慢性的に過剰分泌されることで起こる症候群である。原因は、副腎腺腫が約 50%、ACTH 産生性下垂体腺腫（クッシング病）が約 35%、ほかに異所性 ACTH 産生腫瘍などがある。グルココルチコイド作用により中心性肥満、満月様顔貌、糖尿病、骨粗鬆症など、ミネラルコルチコイド作用により高血圧、高ナトリウム血症、低カリウム血症、筋力低下などが起こる。腫瘍の摘除を基本とするが、副腎皮質ホルモン合成阻害薬（メチラポン、ミトタン、トリロスタンなど）が用いられることもある。

原発性アルドステロン症は、副腎腺腫や副腎皮質球状層の過形成などにより、アルドステロンが過剰分泌され、高血圧、低カリウム血症などを呈する疾患である。腫瘍があれば摘除を基本とするが、薬物治療も行われる。最もよく用いられるのは MR 拮抗薬のエプレレノンやスピロノラクトンだが（➡ p.215）、トリロスタンが用いられることもある。

■ メチラポン

11β 位の水酸化を特異的に阻害することにより、ヒドロコルチゾン、コルチコステロン、アルドステロンの生合成を阻害する。クッシング症候群の原因診断のための下垂体 ACTH 分泌能試験（CRH 試験のほうが特異度は高い）と、クッシング症候群の治療に用いられる。治療目的では 1 回 250 mg 〜 1 g を 1 日 1 〜 4 回経口投与する（コルチゾール値や症状により用量調節する）。経口投与後 1 時間で最高血中濃度に達し、未変化体またはグルクロン酸抱合体として主に尿中に排泄される。

重大な有害反応としてはショック、副腎皮質機能不全、骨髄抑制が起こりうる。アセトアミノフェンのグルクロン酸抱合を阻害し、肝毒性を増強する。当然ながら、副腎皮質機能不全には禁忌である。

■ ミトタン

副腎皮質細胞に対して選択的に毒性を示し、副腎皮質ホルモンの分泌を抑制する。ホルモン合成のどの段階を阻害するか特定はされていないが、コレステロール側鎖の切断、3 位脱水素、21 位水酸化、11 位水酸化、18 位水酸化などを阻害すると推定されている。副腎癌および手術適応とならないクッシング症候群に用いられ、ホルモン過剰分泌を抑制するとともに、副腎癌では原発巣と転移巣に選択的に作用して腫瘍を縮小させる。1 回 500 mg 〜 1 g、1 日 3 回からはじめ、薬効・有害反応により用量調節する。経口投与後、4 〜 6 時間で最高血中濃度に達し、一部は尿中に排泄されるが、残りは脂肪組織および副腎に蓄積される。

重大な有害反応としては、胃潰瘍、胃出血、紅皮症、痴呆・妄想、副腎不全、低血糖、腎障害、肝障害・黄疸が起こりうる。機序は明らかではないが、スピロノラクトンにより作用が減弱し、ペントバルビタールの作用を減弱するため、これらとは併用禁忌である。トリロスタンとの併用で効果が増強する。

■ トリロスタン

ステロイド誘導体であり、3β-ヒドロキシステロイド脱水素酵素を特異的かつ競合的に阻害することにより、アルドステロンおよびヒドロコルチゾンの合成を抑制する。手術適応とならない原発性アルドステロン症およびクッシング症候群の治療に用いられ、副腎皮質癌にも適応外処方されている。血中濃度は投与後 1 〜 2 時間で最大となる。1 日 3 〜 4 回経口投与する。有害反応としては、肝機能障害、過敏症、消化器症状などがみられる。ミトタンとの併用で効果が増強される。妊娠中には禁忌である。

性ホルモン関連薬
drugs related to sex hormones

男性ホルモン製剤は、精巣機能不全、男子不妊症、末期女性性器癌の疼痛緩和などに用いられ、女性ホルモン製剤は、卵巣機能不全、黄体機能不全、不妊症、月経異常などの治療に用いられる。

男性ホルモン関連薬

> アンドロゲン製剤
> 　メチルテストステロン　methyltestosterone
> 　テストステロンエナント酸エステル
> 　　testosterone enanthate
> アンドロゲン受容体拮抗薬（➡ p.358）
> 5α 還元酵素阻害薬（男性型脱毛症治療薬）

フィナステリド　finesteride
デュタステリド　dutasteride
蛋白質同化ホルモン
メテノロン酢酸エステル
メテノロンエナント酸エステル

■ アンドロゲン製剤

精巣の精細管に作用し精子形成を促進するため、男子性腺機能不全、造精機能障害による男子不妊症に用いられる。また下垂体性性腺刺激ホルモンの分泌を抑制するため、末期女性性器癌の疼痛緩和や手術不能の乳癌にも使用されることがある。**メチルテストステロン**は毎日経口投与、**テストステロン**エナント酸エステルは1～4週ごとに筋注する。

有害反応としては、肝機能障害、女性では月経異常、多毛、嗄声、男性では大量投与で精巣機能抑制などが起こりうる。相互作用として、ワルファリンなど抗凝固薬の作用を増強する。前立腺癌のようなアンドロゲン依存性悪性腫瘍とその疑い、肝障害、妊婦に対しては禁忌である。

■ 5α還元酵素阻害薬（男性型脱毛症治療薬）

フィナステリドは2型5α還元酵素を選択的に阻害、**デュタステリド**は1型および2型5α還元酵素を阻害することにより、テストステロンからジヒドロテストステロンへの変換を抑制して男性型脱毛症の進行を遅延させる。1日1回経口投与する。効果が確認できるまで通常6ヵ月の連日投与が必要である（6ヵ月以上投与しても効果が認められなければ、中止する）。なお、デュタステリドは前立腺肥大症にも用いられる（➡ p.307）。

重大な有害反応として、肝機能障害、黄疸が現れることがある。重度の肝障害患者には慎重投与または禁忌（デュタステリド）、妊婦・授乳婦には禁忌、20歳未満での安全性は未確立である。

■ 蛋白質同化ホルモン

男性ホルモン作用を弱め、蛋白質同化作用（窒素、カルシウム、リンの貯留作用、造血作用）を強めた合成アンドロゲンである。骨粗鬆症、消耗性疾患、再生不良性貧血に用いられる。**メテノロン**酢酸エステルは1日2～3回経口投与、メテノロンエナント酸エステルは1～2週ごとに筋注する。

重大な有害反応として肝障害、黄疸を起こすことがある。副腎皮質ホルモン製剤との併用で耐糖能の低下、ワルファリンとの併用で抗凝固作用の増強などを起こしうる。しばしば"筋肉増強剤"として用いられ、**ドーピング**が問題となる。

女性ホルモン関連薬

女性の性機能は、視床下部－下垂体－卵巣－子宮を軸に、周期的にコントロールされている。プロゲステロン（黄体ホルモン）やエストロゲン（卵胞ホルモン）の低下により子宮内膜が剥がれ落ちて月経を迎えると、視床下部から分泌された黄体形成ホルモン放出ホルモン（LHRH）により下垂体から卵胞刺激ホルモン（FSH）が分泌される。FSHは卵巣を刺激して卵胞を発育させる。卵胞からはエストロゲンが分泌され、子宮内膜を増殖させる（増殖期）。卵胞が成熟してエストロゲン分泌がピークに達すると、下垂体から黄体形成ホルモン（LH）が分泌されて排卵を促す。排卵後の卵胞は黄体となり、プロゲステロンを産生する。プロゲステロンは子宮内膜を分泌期にし、妊娠への準備を整える。妊娠が成立しなければ、黄体は2週間で寿命を終えて再び月経を迎える。

視床下部、下垂体、卵巣、子宮のどこかに異常があるとこの性周期が乱れ、無月経、月経異常、月経困難症、不妊などの障害を起こす。最も多いのは**無月経** amenorrhea で、これに対しては、**女性ホルモン製剤**により消退出血を起こす場合と、HMG/FSH製剤（既出）で卵巣を刺激し排卵を誘発する場合がある。女性ホルモン製剤はまた、FSH分泌を抑制して排卵を抑制することを利用して、**避妊薬**として用いられることもある。さらに、閉経前後に女性ホルモンが低下することによる**更年期障害**の治療薬としても用いられる。

女性ホルモン製剤
エストロゲン製剤
結合型エストロゲン　conjugated estrogens
エストラジオール　estradiol
エストリオール　estriol
エチニルエストラジオール　ethinylestradiol
プロゲステロン製剤
プロゲステロン　progesterone
メドロキシプロゲステロン酢酸エステル
medroxyprogesterone acetate
ノルエチステロン　norethisterone
プロゲステロン・エストロゲン配合剤
ノルエチステロン・エチニルエストラジオール配合剤　norethisterone/ethinylestradiol
ノルゲストレル・エチニルエストラジオール配合剤　norgestrel/ethinylestradiol

エストラジオール　　メドロキシプロゲステロン酢酸エステル

■ エストロゲン製剤

　エストロゲン製剤としては、妊娠馬の尿から精製された**結合型エストロゲン** conjugated equine estrogens（CEE）が古くから用いられてきた。これは多くのエストロゲン様物質の混合物だが、主にエストロン硫酸エステルナトリウム、エクイリン硫酸エステルナトリウム、17α-ジヒドロエクイリン硫酸エステルナトリウムの３つが含まれている。

　CEE はいまもよく用いられるが、最近は純粋なエストロゲンも使用できる。ヒトの生理的エストロゲンは**エストロン**（E_1）、**エストラジオール**（E_2）、**エストリオール**（E_3）に分類されるが、活性の強い E_2（**17βエストラジオール**）製剤が主に用いられている。E_3製剤もあるが、活性は低い。

　また、エストラジオール誘導体の**エチニルエストラジオール**（EE）は、最も強力なエストロゲン活性を有し、**プロゲステロン**との配合剤として月経困難症の治療や経口避妊薬として用いられている。また、前立腺癌や閉経後の末期乳癌に用いられることもある。

　以下、主にエストラジオールについて解説する。

　● **薬理作用：**　核内受容体であるエストロゲン受容体（ER）に結合し、標的遺伝子を発現させる。子宮などの生殖器のみならず、骨、血管、脂質代謝など広く全身に影響を与える。代表的な作用として、子宮内膜・乳腺の増殖促進、排卵制御、骨吸収抑制、脂質代謝制御（LDL の減少と VLDL・HDL の増加）、血液凝固作用などである。

　なお最近、膜の G 蛋白質共役型受容体 GPR30 もエストロゲンの受容体であることが示されているが、生理機能については十分解明されていない。

　● **薬物動態：**　エストラジオールの経口剤については、投与後約８時間で最高血中濃度に達し、半減期は24時間程度である。速やかに吸収されるが初回通過効果が大きく、生体利用率は5%と低い。17β ヒドロキシステロイド脱水素酵素によって酸化され E_1 となり、多くが硫酸抱合を受け胆汁中に排泄されるが、大部分は腸肝循環する。E_1 の一部は CYP3A4 などで代謝され E_3 にも変換される。最終的には、一部は糞中に排泄されるが、大部分はグルクロン酸抱合体として尿中に排泄される。

　● **有害反応：**　共通の重大な有害反応として**血栓症**があり、静脈血栓塞栓症、血栓性静脈炎などのリスクが上昇する。またアナフィラキシー反応も起こりうる。そのほか、性器分泌物の増加、乳房不快感、消化器症状、めまい、血圧上昇、浮腫などがみられる。

　● **相互作用：**　CYP3A4 を阻害する薬物により血中濃度が上昇、CYP3A4 を誘導する薬物により血中濃度が低下する。

　● **臨床使用：**　主として、閉経前後の更年期障害（ほてりや発汗などの血管運動神経症状、腟萎縮症状）に対する**ホルモン補充療法** hormone replacement therapy（HRT）、無月経に対する**カウフマン療法**、および**避妊**に使用される。いずれも、一部または大部分でプロゲステロン製剤との併用が行われる。

　経口剤は１日１回投与、テープ剤は２日ごとに張り替え、ゲル剤は１日１回塗布する。また、エステル化製剤（エストラジオールプロピオン酸エステル、エストラジオール吉草酸エステル）は、１週〜１ヵ月ごとに筋注する。

　● **個別化医療：**　エストロゲン依存性悪性腫瘍（乳癌、子宮内膜癌）、未治療の子宮内膜増殖症、乳癌の既往、血栓塞栓症、妊婦、授乳婦、重篤な肝障害、診断の確定していない異常性器出血には禁忌である。

■ プロゲステロン（黄体ホルモン）製剤

　黄体ホルモン活性のほとんどはプロゲステロンによる。しかし、プロゲステロンそのものは初回通過効果が大きく、経口投与ではほとんど効果が得られない。このためプロゲステロン誘導体（プロゲスチンまたはプロゲストーゲンと総称される）が用いられてきた（安全性と有効性から**メドロキシプロゲステロン**がとくによく用いられている）。ただし近年では、腟座剤などによりプロゲステロンそのものを投与することも増えつつある。

　● **薬理作用：**　プロゲステロンの主な作用は、女性のからだ（とくに子宮）を妊娠できる状態に変化させ、維持することである。月経周期を決め、卵の着床から出産までのあいだ、妊娠を維持させる役目を果たす。子宮内膜に分泌性変化を起こし子宮筋の収縮を抑制する。乳腺の発達を促し、乳汁分泌を抑制する。また、卵巣に働き排卵を抑制する。

　核内受容体であるプロゲステロン受容体（PR）に結合し、標的遺伝子を発現させる。なお、PR の遺伝子は ER の標的遺伝子であり、エストロゲンは PR の発現を誘導する。

　● **有害反応：**　プロゲステロン製剤に共通の重大な有害反応は**血栓症**である。メドロキシプロゲステロンでは、うっ血性心不全、ショック、視神経乳頭水腫などを起こすこともある。そのほか、過敏症（発疹など）、肝機能障害、水・電解質貯留（浮腫、体重増加）、めまい、頭痛、眠気、耐糖能異常などがみられる。

　● **相互作用：**　エストロゲン製剤、ほかのプロゲステロン製剤、副腎皮質ホルモン製剤などとの併用により血栓症のリスクが高まる。

● 臨床使用： 無月経、月経周期異常（稀発月経、頻発月経）、月経量異常（過少月経、過多月経）、機能性子宮出血、黄体機能不全による不妊症などに用いられる。多くの場合エストロゲン製剤と併用し、周期的に使用することが多い。そのほか、子宮内膜症などによる月経困難症、切迫流早産、習慣性流早産、避妊、生殖補助医療（体外受精）における黄体ホルモン補充などに用いられる。

経口剤は1日1〜3回内服、注射剤は1日1〜2回から週1回筋注する。

● 個別化医療： 血栓性疾患（脳梗塞、心筋梗塞、血栓静脈炎など）またはその既往、重篤な肝障害、診断未確定の性器出血、尿路出血、稽留流産では禁忌である。妊娠時の使用は、黄体機能不全による流早産に限られる（流早産以外の患者では妊娠していないことを確認する）。

■ プロゲステロン・エストロゲン（黄体ホルモン・卵胞ホルモン）配合剤

カウフマン療法、不妊症治療、避妊、月経周期変更、月経困難症治療などの目的で、エストロゲン製剤とプロゲステロン製剤は併用されることが多いので、配合剤が多くつくられている。

子宮内膜症治療薬

LHRHアナログ製剤（既出）
エストロゲン製剤（既出）
プロゲステロン製剤（既出）
ダナゾール danazol

■ ダナゾール

テストステロンの誘導体で、下垂体の性腺刺激ホルモン分泌を抑制することから、子宮内膜症、乳腺症の治療に用いられる。経口投与後2〜3時間で最高血中濃度に達する。CYP3A4の阻害作用を有する。1日200〜400 mgを2回に分けて、月経周期第2〜5日より約4ヵ月間連続投与する。

重大な有害反応として、血栓症、心筋梗塞、劇症肝炎、肝腫瘍、間質性肺炎などが起こりうる。相互作用として、ワルファリン、カルバマゼピン、シクロスポリン、タクロリムスの作用を増強、インスリンの作用を減弱、アルファカルシドールとの併用で血中カルシウム値が上昇、シンバスタチン・アトルバスタチンとの併用でミオパシー・横紋筋融解症（CYP3A4阻害による）を引き起こしうる。血栓症の既往、凝固抑制因子の欠損または減少、重篤な肝障害・心疾患・腎疾患、ポルフィリン症、アンドロゲン依存性腫瘍、診断のつかない異常性器出血、妊婦、授乳婦には禁忌である。女性胎児の男性化を起こすことがあるので、妊娠していないことを確認して投与する。

エストロゲン受容体抑制薬

タモキシフェン（➡ p.358）
トレミフェン（➡ p.358）
クロミフェンクエン酸塩 clomifene citrate

■ クロミフェン

視床下部において内因性エストロゲンと競合的に受容体と結合し、そのネガティブフィードバックを阻害してLHRHを分泌させる。その結果、下垂体からFSHとLHが分泌され、卵巣が刺激されて排卵が誘発される。視床下部 – 下垂体系の機能障害による性腺刺激ホルモン（LH、FSH）低分泌無排卵の患者を対象に、**不妊症**の治療に用いられる。エストロゲンが分泌されている第1度無月経に有効で、エストロゲンが分泌されていない第2度無月経にはほとんど効かない。月経または消退性出血開始5日目より、1日50〜150 mgを5日間内服させる。**多胎妊娠**の可能性が高いため、よく説明して使用する。

重大な有害反応として**卵巣過剰刺激症候群**が現れることがある。そのほか、霧視などの視覚異常、発疹などの過敏症、精神神経症状、肝障害、悪心・嘔吐などがみられる。エストロゲン依存性悪性腫瘍、卵巣腫瘍、卵巣腫大、肝障害には禁忌である。また、動物で催奇形性が認められているため妊婦にも禁忌である。

アロマターゼ阻害薬（➡ p.358）

泌尿器・生殖器疾患の薬
drugs for urogenital diseases

11

> ● キーポイント
> 1. 排尿障害には蓄尿障害と排出障害があり、治療薬が異なる。
> 2. 前立腺肥大症に伴う排尿困難では、肥大を縮小させる原因治療も行われる。
> 3. 勃起不全治療薬（PDE 5 阻害薬）は、他疾患への適応拡大が進行しつつある。
> 4. 切迫流・早産には子宮収縮抑制薬が、陣痛誘発・分娩促進には子宮収縮薬が用いられる。

排尿障害治療薬
drugs used for urinary disturbances

尿は腎臓で1日当たり1〜1.5L程度生成され、尿管を通って膀胱に送られる。膀胱は成人で平均500 mL（250〜600 mL）の尿を貯めることができる。膀胱内の蓄尿量が増加すると、橋にある排尿中枢に信号が伝達され、その刺激が大脳に伝えられて尿意として認識される。大脳の排尿命令は延髄、脊髄を経由して膀胱・尿道に伝えられ、その結果、膀胱の収縮と尿道括約筋の弛緩が起こり、尿が排出される（図Ⅳ-11-1）。

排尿障害には、蓄尿時膀胱に尿を保持できない**蓄尿障害**（尿失禁）と、排尿困難、残尿、尿閉などを起こす**排出障害**に分けられる。

蓄尿障害（尿失禁）治療薬

尿失禁には、① **腹圧性尿失禁**（咳、くしゃみ、ジャンプなど、腹圧を急激に上昇させる動作をしたときに尿が漏れる）、② **切迫性尿失禁**（突然強い尿意が起こり、我慢できずに尿が漏れる）、③ **溢流性尿失禁**（排尿障害があるため、膀胱に残った多量の尿が少しずつ溢れて漏れる）、④ **機能性尿失禁**（日常生活動作の衰えや認知症による判断力の低下などで尿を漏らしてしまう）がある。①は女性に多く主に尿道括約筋や骨盤底筋群の筋力低下による。②は膀胱を支配する神経系の障害（**神経因性膀胱**）、不安定膀胱、炎症による膀胱刺激状態などによる。**過活動膀胱** overactive bladder（OAB）とは、尿意切迫感、頻尿、夜間尿、切迫性尿失禁などの背景となる病態である。ここで述べる

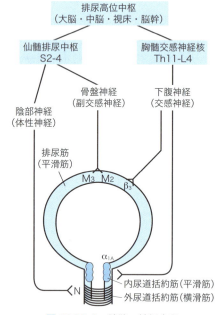

図 Ⅳ-11-1　膀胱の神経支配
[田中千賀子ら 編，"NEW 薬理学 改訂第7版"，南江堂；2017：p.438]

薬は主に①と②の対症療法薬であり、③には排尿障害の治療が、④には生活環境の改善が必要である。

　　ムスカリン受容体拮抗薬
　　　オキシブチニン塩酸塩　oxybutynin hydrochloride
　　　プロピベリン塩酸塩　propiverine hydrochloride
　　　トルテロジン酒石酸塩　tolterodine tartrate
　　　ソリフェナシンコハク酸塩　solifenacin succinate
　βアドレナリン受容体作動薬
　　　クレンブテロール塩酸塩
　　　　clenbuterol hydrochloride

ミラベグロン　mirabegron
その他
　フラボキサート塩酸塩　flavoxate hydrochloride

■ ムスカリン受容体拮抗薬（抗コリン薬）
● 薬理作用：　未変化体や活性代謝物が膀胱平滑筋のムスカリン受容体（主にM_3受容体）を遮断し、膀胱の収縮を抑制する。
● 薬物動態：　オキシブチニンは、経口投与では半減期が約1時間と短く頻回投与が必要なため、経皮吸収剤（テープ剤）が開発されている。主にCYP3A4やCYP3A5で代謝され、尿中・糞中へ排泄される。代謝物の1つN-デスエチルオキシブチニン（DEO）はオキシブチニンと同等の活性を有する。1日1回の貼付で安定した血中濃度が持続する。**プロピベリン、トルテロジン、ソリフェナシン**は経口投与での半減期が比較的長い（とくにソリフェナシンは約40時間と長い）。いずれも主にCYP3A4で代謝され、代謝物には活性を有するものもある。尿中・糞中に排泄される。

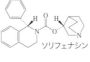

● 有害反応：　抗コリン作用のため、排尿障害・尿閉、眼圧上昇・急性緑内障発作、不整脈、腸閉塞、眠気などを起こしうる。そのほか、血小板減少、腎障害、肝障害、横紋筋融解症、スティーブンス・ジョンソン症候群などを起こすことがある。
● 相互作用：　主にCYP3A4で代謝されるため、CYP3A4を阻害または誘導する薬物との併用に注意する。また、抗コリン作用を増強するほかの抗コリン薬、三環系抗うつ薬、フェノチアジン系抗精神病薬などとの併用にも注意を要する。
● 臨床使用：　オキシブチニン（テープ剤）は1日1回貼付、プロピベリン、トルテロジン、ソリフェナシンは1日1回経口投与する。
● 個別化医療：　尿閉、緑内障、重篤な心疾患、麻痺性イレウス、重症筋無力症などを有する患者へは禁忌である。

■ クレンブテロール
● 薬理作用：　$β_2$アドレナリン受容体を刺激し、平滑筋を弛緩させる。気管支平滑筋を弛緩させるため、喘息の治療に使用されるが、膀胱平滑筋も弛緩させるため、主に腹圧性尿失禁の治療に用いられている。
● 薬物動態：　経口投与後2〜5時間で血中濃度が最高となり、未変化体のまま尿中に排泄される。血中濃度の半減期は約35時間である。
● 有害反応：　重篤な**低カリウム血症**が起こることがある。そのほか、過敏症（発疹など）、神経症状（振戦、めまい、不眠など）、循環器症状（動悸、頻脈、不整脈、血圧上昇など）が起こりうる。
● 相互作用：　カテコールアミン製剤（アドレナリン、イソプレナリンなど）との併用は、交換神経刺激の増大により不整脈や心停止を起こしうる。キサンチン誘導体（テオフィリンなど）、副腎皮質ステロイド薬、カリウム喪失性利尿薬は、カリウム低下作用を増強させて不整脈を引き起こす可能性がある。
● 臨床使用：　1日2回経口投与する。
● 個別化医療：　下部尿路閉塞の患者には禁忌である。有害反応が現れやすいため、甲状腺機能亢進症、高血圧、心疾患、糖尿病、高齢者への使用は注意を要する。

■ ミラベグロン
● 薬理作用：　膀胱平滑筋の$β_3$アドレナリン受容体を刺激し、膀胱を弛緩させる。蓄尿機能を増強し、過活動膀胱における尿意切迫感、頻尿、切迫性尿失禁を改善する。
● 薬物動態：　経口投与後3〜5時間で血中濃度は最高となり、消失半減期は約30時間である。空腹時に内服すると吸収が亢進する。分布容積がきわめて大きい（1,643 L）。主としてエステラーゼで代謝され、一部はCYP3A4やUGTでも代謝される。代謝物の活性は低い。未変化体または代謝物として尿中・糞中に排泄される。
● 有害反応：　重大なものとして**尿閉**と**高血圧**がある。尿閉に至らなくとも、排出障害を来して膀胱に尿が滞留すると**尿路感染**（膀胱炎、腎盂腎炎）を起こしやすいので注意する。血圧が急上昇する例もあるので、必ず血圧をモニターする。そのほか、血液障害（白血球減少など）、心臓障害（動悸、頻脈、QT延長、不整脈など）、内耳障害（めまい）、胃腸障害（便秘、口内乾燥など）、肝障害、クレアチンキナーゼ上昇などがみられる。
● 相互作用：　一部がCYP3A4で代謝され、CYP2D6およびMDR1（P糖蛋白質）を阻害することから、様々な薬物動態上の相互作用を起こしうる。またQT延長を生じる可能性や、交感神経刺激作用があることから、薬力学上の相互作用も起こしうる。とくに、フレカイニドとプロパフェノンは、いずれもCYP2D6で代謝され、またQT時間を延長しやすいことから、二重の相互作用をもたらす可能性があり併

用禁忌とされている。併用に注意が必要なものとして、① イトラコナゾール、リトナビル、クラリスロマイシンなどCYP3A4やMDR1を阻害する薬、② リファンピシンなど、CYP3A4やMDR1を誘導する薬、③ フェノチアジン系抗精神病薬、三環系抗うつ薬、メトプロロール、デキストロメトルファンなどCYP2D6で代謝される薬、④ ジゴキシン（MDR1阻害作用により排泄が阻害される）、⑤ ピモジド（CYP2D6の基質であるとともに、QT延長・催不整脈作用を有する）、⑥ カテコールアミン製剤（交感神経刺激作用の増大により不整脈や心停止を起こしうる）などがある。

● 臨床使用： 通常50 mgを1日1回、食後に内服する。中等度の肝機能障害（Child-Pughスコア7〜9）や重度の腎機能障害（eGFR 15〜29 mL/分/1.73 m²）の患者へは1日1回25 mgから開始する。

● 個別化医療： 重症心疾患へは禁忌である。QT時間を延長する抗不整脈薬を投与中の患者（フレカイニド、プロパフェノンは併用禁忌）、QT延長症候群の患者、重度の不整脈、急性心筋虚血など不整脈を起こしやすい患者、低カリウム血症などへの投与は慎重を要する。また、肝障害患者、腎障害患者、高齢者、緑内障患者への投与も慎重を要する。

■ フラボキサート

作用機序は明らかではないが、Ca^{2+}チャネルの抑制による平滑筋弛緩作用や弱い抗コリン作用を示し、膀胱容量の増大、尿意発現の遅延、排尿回数の減少をもたらす。排尿力を低下させにくい利点がある。重篤な有害反応として、アナフィラキシーや肝障害が起こりうる。腸閉塞や下部尿路の高度の通過障害では禁忌、緑内障では慎重な投与が求められる。薬物相互作用は少ない。

排出障害治療薬

排出障害には、主に前立腺の肥大を原因として起こる**排尿困難**（膀胱収縮力の低下や尿道圧迫などで、尿が出にくくなる状態）や**尿閉**（膀胱に多量の尿がたまっているが、まったく尿を出せない状態）がある。内尿道括約筋を弛緩させる対症療法のほか、前立腺肥大の原因療法も行われる。

α₁アドレナリン受容体拮抗薬
タムスロシン塩酸塩 tamsulosin hydrochloride
シロドシン silodosin
ウラピジル urapidil
ナフトピジル naftopidil
抗アンドロゲン薬（黄体ホルモン製剤）

ゲストノロンカプロン酸エステル
gestonorone caproate
クロルマジノン酢酸エステル
chlormadinone acetate
5α還元酵素阻害薬
デュタステリド dutasteride

■ α₁アドレナリン受容体拮抗薬

● 薬理作用： α₁受容体拮抗作用により、前立腺部および尿道に分布する交感神経の緊張を緩和して尿道内圧を低下させ、前立腺肥大に伴う排尿障害を改善する。

● 薬物動態： **タムスロシン**は口腔内崩壊錠として販売されているが、同時に徐放性製剤でもある（微粒子コーティングによる）。経口投与後7〜8時間で最高血中濃度に達し、消失半減期は10時間前後である。CYP3A4などで代謝され、さらに硫酸抱合やグルクロン酸抱合を受け、尿中・糞中に排泄される。**シロドシン**は、経口投与後1〜2時間で最高血中濃度に達し、消失半減期は7時間前後である。主にCYP3A4、UGT、アルコール脱水素酵素、アルデヒド脱水素酵素で代謝され、尿中・糞中に排泄される。**ウラピジル**は、経口投与後4時間程度で最高血中濃度に達し、消失半減期は3時間前後である。CYP2D6で代謝され、主として尿中に排泄される。**ナフトピジル**は、経口投与後1時間程度で最高血中濃度に達し、消失半減期は10時間前後である。CYP2C9やCYP3A4などで代謝され、尿中・糞中に排泄される。

● 有害反応： 血管平滑筋も弛緩させるため、血圧低下、起立性低血圧を起こしやすい。重大な有害反応として、血圧低下に伴う一時的な意識喪失・失神や肝障害が起こりうる。

● 相互作用： 降圧薬、ホスホジエステラーゼ5阻害薬との併用で低血圧を起こしやすいので注意する。

● 臨床使用： 1日1〜2回経口投与する。

■ 抗アンドロゲン薬

● 薬理作用： **ゲストノロン**も**クロルマジノン**も**プロゲステロン製剤**である。少量投与では、血中テストステロンの前立腺内への取り込みを阻害することにより抗アンドロゲン作用を示すが、投与量が増加すると視床下部・下垂体機能を抑制し、血中性腺刺激ホルモン、テストステロン濃度の低下による抗アンド

ロゲン作用が現れ、前立腺を萎縮させる。

●　薬物動態：　ゲストノロンは筋注後3日目に最高血中濃度に達し、肝臓で還元代謝されたのちグルクロン酸抱合または硫酸抱合され、1週間後までに投与量の60％、2週間後までに85％、4週間後までに90％が糞中に排泄される。クロルマジノンは経口投与後4～5時間で最高血中濃度に達し、半減期は7～10時間である。空腹時より食後のほうが胆汁分泌によって吸収されやすくなる。

●　有害反応：　クロルマジノンでは、重大な有害反応として、うっ血性心不全、血栓症、劇症肝炎、糖尿病などが起こりうる。そのほか、共通して、性機能障害、肝障害、腎障害、過敏症、貧血、浮腫などがみられる。

●　臨床使用：　ゲストノロンは2～3ヵ月間を目途に週1回筋注する（漫然と続けない）。クロルマジノンは1日2回、徐放錠なら1日1回内服する。

●　個別化医療：　重篤な肝障害には禁忌であり、心疾患・腎疾患（ナトリウム・体液の貯留）、耐糖能異常などを有する患者への投与は慎重を要する。

■　デュタステリド

●　薬理作用：　テストステロンをジヒドロテストステロン（前立腺肥大に関与する主なアンドロゲン）に変換する1型および2型**5α還元酵素**を阻害する。前立腺肥大症のほか、男性型脱毛症にも用いられる。

●　薬物動態：　1回0.5 mgを1日1回経口投与すると（前立腺肥大症への承認用量）、約5ヵ月で定常状態に達し、定常状態における消失半減期は3～4週間である。主にCYP3A4とCYP3A5で代謝され、糞中に排泄される。

●　有害反応：　重大なものとして肝障害を起こしうる。そのほかでは、性欲減退、勃起不全、女性化乳房などの性機能障害が起こりやすい。

●　相互作用：　CYP3A4阻害作用を有する薬との併用に注意する。

●　臨床使用：　1日1回経口投与する。

●　個別化医療：　胎児毒性があるため女性への投与は禁忌、子どもは安全性が未確立のため禁忌、また重度の肝障害患者へも禁忌である。

●　その他の特記事項：　前立腺特異抗原（PSA）の値を低下させるため、前立腺癌の診断に影響を与える可能性がある。また、経皮吸収されるので、とくに女性と子どもはカプセルから漏れた薬に触れないよう注意する（触れたらただちに石鹸水で洗う）。

勃起不全治療薬
drugs used for erectile dysfunction

　　シルデナフィルクエン酸塩　　sildenafil citrate
　　バルデナフィル塩酸塩水和物
　　　　vardenafil hydrochloride hydrate
　　タダラフィル　　tadalafil

●　薬理作用：　陰茎において、cGMP分解酵素である**5型ホスホジエステラーゼ**（PDE-5）の活性を阻害することによりcGMP濃度を上昇させ、血管拡張をもたらす。その結果、陰茎海綿体に血液が充満して勃起が起こる。**勃起不全** erectile dysfunction（ED）の治療薬として開発されたが、血管拡張作用があることから、肺高血圧症をはじめ他疾患へも適応が広がりつつある。

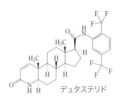
シルデナフィル

●　薬物動態：　シルデナフィルは、経口投与後1時間以内に血中濃度は最高となり、消失半減期は約3時間である。食後投与すると吸収速度が有意に減少する。代謝には主としてCYP3A4、ついでCYP2C9が関与し、主に糞中に排泄される。バルデナフィルもほぼ同様の経過を辿るが、食事の影響は受けない。これらに対し、タダラフィルは最高血中濃度に達するのが経口投与後約3時間で、半減期は約14時間と長い。主にCYP3A4で代謝されたのち抱合代謝を受け、主に糞中に排泄される。

●　有害反応：　ごくまれに過敏症（スティーブンス・ジョンソン症候群を含む）も起こりうるが、ほとんどの有害反応は薬理作用によるもので、とくに循環器系有害反応には注意が必要である。潮紅、動悸、頻脈、低血圧はしばしば起こり、まれには失神を起こすこともある。心筋梗塞や心臓突然死など重篤な有害反応も起こりうる。

●　相互作用：　主にCYP3A4で代謝されるため、CYP3A4阻害作用、誘導作用を有する薬との併用には注意する。

　硝酸薬との併用は薬力学上の相互作用により重大な結果を招くため、禁忌である。硝酸薬は可溶性グアニル酸シクラーゼ（sGC）を活性化してcGMP産生を高めるが、PDE-5阻害薬と併用するとcGMP濃度が極度に上昇し、過度に血圧を下げ、致死的となることもある。硝酸薬を使用していないことを必ず確認し、PDE-5阻害薬投与中および投与後も硝酸薬を用いないよう、患者に徹底させる。同様の理由で、sGC刺激薬（リオシグアト）との併用も禁忌である。また、

これら以外の血管拡張薬との併用でも急激な血圧低下が起こりうるので十分注意する。

シルデナフィルとバルデナフィルは抗不整脈薬のQT延長を増強する可能性があるため、アミオダロンなど併用禁忌の抗不整脈薬がある。

● 個別化医療：　心血管系障害を有するなど性行為が不適当と考えられる患者、重度の肝機能障害を有する患者、低血圧またはコントロールされていない高血圧患者、脳卒中や心筋梗塞の最近の既往がある患者、網膜色素変性症の患者（ホスホジエステラーゼの遺伝的障害を有することがある）には禁忌である。

子宮収縮抑制薬（切迫流・早産治療薬）
uterorelaxants

βアドレナリン受容体作動薬
　リトドリン塩酸塩　ritodrine hydrochloride
　イソクスプリン塩酸塩　isoxsuprine hydrochloride
マグネシウム製剤
　硫酸**マグネシウム**水和物・**ブドウ糖**配合剤
　　magnesium sulfate heptahydrate/D-glucopyranose

■ βアドレナリン受容体作動薬
● 薬理作用：　子宮平滑筋のβ受容体を刺激してcAMP含量を増加させ、貯蔵部位へのカルシウムの取り込みを促進して子宮収縮を抑制する。

● 薬物動態：　**リトドリン**の経口剤では投与後1時間で最高血中濃度に達し、半減期はα相0.2時間、β相1.36時間である。硫酸抱合やグルクロン酸抱合を受け、12時間以内にほとんどが尿中へ排泄される。**イソクスプリン**の経口剤では投与後1時間以内に最高血中濃度に達し、半減期は約1.5時間である。グルクロン酸抱合などを受け、尿中に排泄される。

● 有害反応：　リトドリンで多いのは、動悸・頻脈、手指の振戦、潮紅、悪心・腹痛などである。重大なものとして、経口剤では、横紋筋融解症、汎血球減少、低カリウム血症、高血糖、糖尿病性ケトアシドーシス、新生児腸閉塞などが起こりうる。注射剤では、それらに加えて、心不全、肺水腫、胸水、無顆粒球症、ショック、不整脈、スティーブンス・ジョンソン症候群、中毒性表皮壊死症、胎児・新生児の心不全、新生児心室中隔壁の肥大、新生児低血糖などの報告がある。イソクスプリンでもβ刺激作用による有害反応は起こりうるが、重大なものは少ない。

● 相互作用：　ほかのβ受容体作動薬や拮抗薬と薬力学的に相互作用する。リトドリン注射剤では、副腎皮質ホルモン製剤との併用で水分貯留による肺水腫が発生することがある。

● 臨床使用：　リトドリンは1回1錠（5 mg）を1日3回食後に内服するか、緊急を要する場合は50～150 μg/分で点滴静注する。イソクスプリンは1回1～1.5錠（10～15 mg）を1日3～4回内服するか、1回5～10 mgを1～2時間ごとに筋注し、症状が治まったら経口投与に切り替える。リトドリンは妊娠16週未満、イソクスプリンは12週未満には用いない（安全性が確立していない）。

■ マグネシウム製剤
● 薬理作用：　マグネシウムが細胞内カルシウム濃度を減少させ子宮平滑筋収縮抑制作用を示すため、切迫流・早産の治療に用いられる。リトドリンと併用すると作用が増強される。また子宮以外にも作用し、中枢神経系抑制と骨格筋弛緩が起こる。筋弛緩は、マグネシウムが神経筋接合部におけるアセチルコリンの放出を阻害するためと考えられ（この作用はカルシウムで拮抗される）、**子癇**（妊娠高血圧症候群の患者に起こる脳症で、痙攣や意識障害などが起こる）の治療にも用いられる。

● 薬物動態：　標準的な投与方法（下記）により、血中マグネシウム濃度（正常値1.8～2.4 mg/dL）は4.0 mg/dL程度に増加する。

● 有害反応：　重大なものとしては、高マグネシウム血症により**マグネシウム中毒**が起こることがある。血中マグネシウム濃度の軽度～中等度の上昇で、筋力低下、深部腱反射（アキレス腱反射、膝蓋腱反射）の減弱・消失、悪心・嘔吐、低血圧、徐脈、心筋刺激伝導障害などが起こり、10 mg/mLを超えると傾眠、四肢筋・呼吸筋麻痺、麻痺性イレウス、完全房室ブロック、心停止などを起こす。投与中は、腱反射、呼吸数、血中マグネシウム濃度などで慎重なモニタリングを行う。分娩直前に使用すると新生児に高マグネシウム血症が起きるため、分娩前2時間は原則として投与しない。

● 相互作用：　サルファ薬との併用でスルフヘモグロビン血症を起こす（機序不明）。筋弛緩薬の作用持続時間を延長する（機序不明）。リトドリンとの併用でクレアチンキナーゼ上昇、呼吸抑制、心筋虚血などを起こす（機序不明）。カルシウムチャネル遮断薬との併用で高度の低血圧、神経筋伝達遮断の増強を起こす。催眠鎮静薬・麻酔薬との併用で呼吸抑制が増強される。アミノグリコシド系抗生物質で神経筋遮断作用が増強する。カルシウム製剤により効果が減弱する。

● 臨床使用： 負荷投与として硫酸マグネシウム水和物 4 g を 30 〜 40 分かけて静注したのち、持続注入ポンプを用いて 1 g/h の速度で静注して血中濃度を維持する（効果不十分のとき、最大 20 mg/h まで増量可）。

● 個別化医療： 重症筋無力症の患者、心ブロックの既往歴のある患者、低張性脱水症の患者には、いずれも症状を悪化させるため禁忌である。腎障害、高マグネシウム血症、低カリウム血症、糖尿病、尿崩症、貧血、心疾患、高齢者には慎重に投与する。

子宮収縮薬（陣痛誘発・分娩促進薬）
uterotonics

下垂体後葉ホルモン製剤
　オキシトシン　oxytocin
プロスタグランジン製剤
　ジノプロストン　dinoprostone
　ジノプロスト　dinoprost
　ゲメプロスト　gemeprost

■ オキシトシン
　オキシトシンは、視床下部の室傍核と視索上核の神経分泌細胞で合成され、下垂体後葉から分泌されるアミノ酸 9 個のペプチドホルモンである。1953 年、デュ・ヴィニョーにより動物のペプチドとして初めて構造が解明され、化学合成にも成功した。製剤には合成オキシトシンが用いられている。子宮筋に作用して律動的な収縮を惹起するため、子宮収縮の誘発・促進、子宮出血の治療に用いられる。

● 薬理作用： G 蛋白質（G_q）共役受容体を介してホスホリパーゼ C を活性化し、細胞内カルシウム濃度を上昇させて子宮平滑筋を収縮させる。受容体は、子宮に限らず、中枢神経、乳腺、腎臓、心臓、胸腺、膵臓、脂肪組織などにも発現している。

● 有害反応： 重大なものとして、アナフィラキシー、ショック、過強陣痛、子宮破裂、頸管裂傷、羊水塞栓症、微弱陣痛、弛緩出血、胎児機能不全などが起こりうる。そのほか、過敏症、新生児黄疸、不整脈、血圧変動、悪心・嘔吐などが起こることがある。子宮破裂、頸管裂傷などは、多産婦や帝王切開・子宮切開術既往歴のある妊婦で起こりやすい。

● 相互作用： ジノプロストンやジノプロストと同時併用すると過強陣痛を起こしやすいため、分娩誘発、微弱陣痛の治療には併用禁忌である。これらを前後して用いる場合は 1 時間以上の間隔をおき、十分な分娩監視を慎重に行う。また、シクロホスファミドとの併用で、オキシトシンの作用が増強される（機序不明）。

● 臨床使用： 分娩誘発、微弱陣痛に用いるほか、弛緩出血、胎盤娩出前後、子宮復古不全、帝王切開術（胎児の娩出後）、治療的流産、人工妊娠中絶にも用いられる。オキシトシン投与の必要性と危険性を患者に十分説明し、同意を得てから使用する。
　原則として精密持続点滴装置を用いて点滴静注する（筋注や静注は調節性に欠けるため、やむを得ない場合のみ）。少量（1 〜 2 ミリ単位/分）から開始し、陣痛発来状況および胎児心音を観察しながら適宜増減する。過強陣痛などは点滴開始初期に起こることが多いのでとくに注意する。点滴速度を上げる場合は、一度に 1 〜 2 ミリ単位/分の範囲で、30 分以上経過を観察しながら徐々に行う。また、速度が 20 ミリ単位/分を超えないように注意する。

● 個別化医療： 感受性には個人差が大きいので、分娩監視装置を用いて母体・胎児の状態を十分観察しながら投与する。骨盤狭窄・児頭骨盤不均衡・胎位異常（正常な経腟分娩が進行しない）、前置胎盤（出血の危険性が大きい）、常位胎盤早期剥離（外科的処置が必要）、重度胎児機能不全、過強陣痛、切迫子宮破裂においては使用禁忌である。

■ プロスタグランジン（PG）製剤
　PGE_2（ジノプロストン）と $PGF_{2α}$（ジノプロスト）は、生理的な子宮平滑筋収縮物質である。これらを製剤化したものが、妊娠末期における陣痛誘発や分娩促進のために用いられる。また治療的流産を目的としてジノプロストや PGE_1 誘導体のゲメプロストが用いられる。

● 薬理作用： ジノプロストンは PGE_2 受容体を介して子宮頸管熟化作用と子宮収縮作用を示す。ジノプロストは $PGF_{2α}$ 受容体を介して子宮平滑筋を収縮させる。ゲメプロストは子宮収縮作用と子宮頸管開大作用を示す。

● 有害反応： 顔面潮紅、嘔気・嘔吐などは比較的多くみられる。重大なものとして、母体側において心室細動・心停止・ショック、呼吸困難、過強陣痛（子宮破裂、頸管裂傷などを起こしうる）、胎児側において胎児機能不全徴候（切迫仮死徴候、徐脈、頻脈など）、羊水混濁などがある。

● 相互作用： ほかの子宮収縮薬と同時併用すると過強陣痛を起こしやすいため、投与終了後 1 時間以上経過していない場合には禁忌である。また、子宮頸管熟化に用いられる**プラステロン硫酸エステルナトリウム水和物（DHA-S 製剤）**を投与中または投与後十分な時間が経過していない場合には禁忌である。

● 臨床使用： ジノプロストン（経口剤）は子宮頸管熟化作用を有するので、オキシトシンやジノプロストによる陣痛誘発に先立って用いられることが多い。1回0.5 mg（1錠）を1時間ごとに6回内服する（1日総量6錠を1クールとする）。点滴静注と比べて調節性に欠けるので、分娩監視装置を用いて子宮収縮の状態および胎児心音を観察し、投与間隔を保つよう十分注意する。ジノプロスト（注射剤）は、精密持続点滴装置を用いて静脈内に投与する。治療的流産に用いるときは卵膜外投与が行われる。ゲメプロスト（腟坐剤）は、1 mg（1個）を3時間ごとに後腟円蓋部へ挿入する（1日最大投与量は5 mg）。

● 個別化医療： オキシトシンの禁忌項目に加えて、帝王切開または子宮切開などの既往歴がある場合（子宮が脆弱化していることがあり、過強陣痛が生じると子宮破裂を起こしやすい）、吸湿性頸管拡張材（ラミナリア桿など）を挿入中またはメトロイリンテル挿入後1時間以上経過していない場合（過強陣痛を起こすおそれがある）は禁忌である。また、気管支喘息またはその既往歴のある患者には、ジノプロストは禁忌、ジノプロストンは慎重に投与する（気管支を収縮させる可能性がある）。

● その他の特記事項： 海外では、治療的流産のためにプロスタグランジンE_1製剤のミソプロストール（➡ p.267）が用いられているが、わが国では適応外である。

炎症・免疫異常の薬
drugs for inflammation and immunological diseases

12

発熱・炎症に用いる薬
drugs used for fever and inflammation
発熱と炎症

生体が外傷や感染などによって組織の損傷を受けると、免疫反応にかかわる細胞と可溶性のメディエーター(ブラジキニン、プロスタグランジン[PG]、サイトカインなどの生理活性物質)が関与して**炎症反応** inflammatory reaction とよばれる組織反応を引き起こす。炎症の特徴として、発赤、腫脹、熱感、疼痛の4つがあげられる。炎症反応で最初にみられるのは血管反応であり、局所で血流が増加しこれに伴い発赤、熱感がみられる。また、血管透過性が亢進するため血管内皮細胞の隙間が広がって、血液中から白血球が局所に遊走し、血漿が局所に漏出し腫脹(浮腫)が生じる。遊走してきた白血球により炎症の原因が除去されれば炎症反応は終息し、組織の修復が行われる。

PGは、細胞膜リン脂質から**ホスホリパーゼA_2**によりアラキドン酸が切り出され、これに**シクロオキシゲナーゼ** cyclooxygenase (**COX**)をはじめとする酵素が働くことにより生成される。PGにはPGI$_2$、PGF$_{2α}$、PGD$_2$、PGE$_2$などが含まれる。PGE$_2$は、生体の機能の維持に重要な役割を果たしているが、炎症反応にも深く関与している。PGE$_2$は末梢において血管を拡張させることにより血流を増加させ、局所の発赤、腫脹、熱感の発現に関与する。PGE$_2$自身には発痛作用はないが、知覚神経終末に作用し痛覚を過敏にするため疼痛の発現にも関与する。さらに、脳内で産生されると視床下部の体温調節中枢に作用し、発熱を招く(図IV-12-1)。

COXには**COX-1**と**COX-2**の2種類のアイソザイムが存在する。COX-1はほぼすべての細胞に恒常的に発現しており、止血や血栓形成の制御、胃粘膜の保護、腎血流の維持など、生体の機能維持に必要なPG合成を担っている。したがって、COX-1が抑制されると、出血傾向、消化管障害、腎障害などの有害反応が現れる。一方COX-2は、炎症刺激によって局所で発現誘導される炎症反応性酵素である。

現在使用されている抗炎症薬は、**非ステロイド性抗炎症薬** non-steroidal anti-inflammatory drugs (**NSAIDs**)と**ステロイド性抗炎症薬**(副腎皮質ホルモン製剤)に大別できる。PGの産生を抑制する効果は両者に共通しているが、後者には、炎症性サイトカイン産生の抑制など、そのほかの強力な抗炎症機序がある。

なお、これらとは別に、抗炎症作用はもたないが、主に中枢神経系に働いて解熱・鎮痛作用を発揮する**解熱鎮痛薬**があり、主にアセトアミノフェンが使われている。まず、これから解説する。

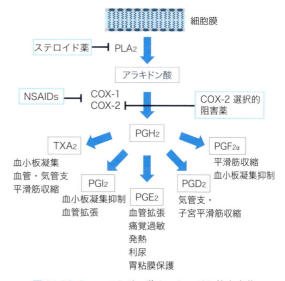

図 IV-12-1　アラキドン酸カスケードと抗炎症薬
PLA$_2$：ホスホリパーゼA_2、COX：シクロオキシゲナーゼ、PG：プロスタグランジン、TX：トロンボキサン。

解熱鎮痛薬 antipyretics

> ● キーポイント
>
> 1. 解熱鎮痛薬は、ピリン系薬（ピラゾロン誘導体とピラゾリジン誘導体）と非ピリン系薬に分類されるが、前者はアレルギー反応を生じやすいため、あまり用いられない。
> 2. 非ピリン系薬のアセトアミノフェンが有効性・安全性ともに優れるため、解熱または鎮痛の目的で多用されている。

アセトアミノフェン acetaminophen（パラセタモール paracetamol）

● 薬理作用： アセトアミノフェンは、視床下部の体温調節中枢に作用し、皮膚血管を拡張させて熱放散を促すことにより解熱効果を現すとされる。また、視床や大脳皮質に作用して痛覚閾値を高め、痛みを抑制するといわれる。

1877年に合成された古い薬だが、作用機序の詳細は依然明らかになっていない。脳内 COX の抑制という機序が示唆されているが、少なくとも末梢では COX 抑制による抗炎症作用は認められない。一方、活性代謝物の AM404（N-アラキドノイルアミノフェノール）がアナンダミド（カンナビノイド受容体の内因性リガンド）の作用を増強する可能性も示唆されている。

● 薬物動態： 経口投与されたアセトアミノフェンはほとんど完全に胃腸管から吸収される。血漿中濃度は30〜60分で最高に達する。アセトアミノフェンは、常用量では大半が肝臓でグルクロン酸抱合や硫酸抱合によって代謝され、排泄される。一部は CYP2E1 で酸化され、活性代謝物 N-アセチル-p-ベンゾキノンイミン（NAPQI）を生成する。NAPQI は肝細胞内でグルタチオン抱合を受けたのち、尿中に排泄される。

● 有害反応： アセトアミノフェンが過剰量となりグルクロン酸抱合や硫酸抱合の処理能力を越えると、主として CYP2E1 により代謝されるようになる。さらに NAPQI の解毒にかかわるグルタチオン抱合能力も限界に達すると、蓄積した NAPQI が肝細胞構成蛋白質と共有結合して肝毒性を表す。

● 臨床使用： オピオイド（➡ p.140）に比べると鎮痛効果は弱いが、安全性に優れており、慢性疼痛の第1選択薬となっている。解熱・鎮痛には300〜500 mg の頓用、変形性関節症などには300〜1,000 mg を投与間隔4〜6時間以上で投与する。小児の解熱・鎮痛には1回10〜15 mg/kg を用いる。経口剤（錠、細粒、ドライシロップ）、坐剤、注射剤など、剤形が豊富にある。

● 個別化医療： ウイルス感染症の小児の解熱薬としても、安全に使用できる。妊娠時の安全性は必ずしも確立していないが、注意すれば妊娠中にも使用できる。消化管障害を引き起こすことはまれであり、すでに消化管障害を有する患者にも使用できる。

抗炎症薬 anti-inflammatory drugs

> ● キーポイント
>
> 1. NSAIDs は COX の抑制により PG の産生を抑え、解熱・鎮痛・抗炎症効果をもたらす。
> 2. NSAIDs の有害反応も、大部分は COX 阻害作用に起因する。
> 3. ステロイド薬は、炎症関連遺伝子の発現抑制により強力な抗炎症作用を発揮する。
> 4. ステロイド薬は、長期に用いると多彩な有害反応を呈するため、用量・投与期間に十分注意する。

非ステロイド性抗炎症薬（NSAIDs）

NSAIDs はその化学構造に基づいて表IV-12-1 のように分類される。構造式はサブクラスで異なるが、解熱・鎮痛・抗炎症作用は共通である。鎮痛については、体性痛には有効だが内臓痛にはほとんど効かない。抗炎症作用の強さは薬物により大きく異なる。NSAIDs は、COX 活性を阻害することにより薬効を発揮する。COX-2選択的阻害薬以外の NSAIDs は、両アイソザイム（COX-1、COX-2）の活性を阻害する。NSAIDs 使用時にみられる共通の有害反応である出血傾向、胃腸障害、腎障害は、主に COX-1 の阻害に起因する。

NSAIDs の多くは経口投与され、一部は胃から、大部分は小腸上部から吸収される。経口投与された NSAIDs は、胃腔で一部が非イオン形となっており、胃粘膜細胞に入りやすい。しかし細胞内では pH が上昇するのでイオン形が多くなり、血中へは移行しにくく粘膜細胞内へとどまる。これを**イオントラッピング ion-trapping** というが、このため胃粘膜を傷害しやすい。この有害反応を軽減するために種々の剤形（腸溶錠、徐放錠、坐剤など）が考案されたり、プロドラッグが開発されたりしている。

NSAIDs の有害反応に、いわゆる"**アスピリン喘息**"がある。アスピリン喘息は、アスピリンだけではなく NSAIDs 全般に対する過敏症（不耐症）である。通常、NSAIDs 投与後1時間以内に鼻閉、鼻汁、咳、喘息様呼吸困難が現れ、時に悪心、腹痛、下痢などの

発熱・炎症に用いる薬　**313**

表 IV-12-1　NSAIDs の分類

化学構造	主な薬物
サリチル酸系	アスピリン
フェナム酸系	メフェナム酸
アリール酢酸系	インドメタシン、スリンダク、ジクロフェナク、エトドラク
プロピオン酸系	ロキソプロフェン、イブプロフェン、ケトプロフェン
オキシカム系	ピロキシカム、メロキシカム
コキシブ系	セレコキシブ

表 IV-12-2　NSAIDs の相互作用

併用薬	相互作用
ワルファリン スルホニル尿素系 血糖降下薬	血漿蛋白質結合率の高い NSAIDs と併用すると、これらの遊離薬物濃度が上昇して作用が増強され、出血や低血糖を起こすおそれがある
メトトレキサート	NSAIDs はメトトレキサートの腎排泄を阻害するため、血中濃度が上昇して有害反応が現れやすくなる
ACE 阻害薬 チアジド系利尿薬	NSAIDs は PG 合成を抑制するため、ACE 阻害薬の血管拡張作用が減弱する可能性がある。また腎血流減少、体液貯留により利尿薬の降圧効果を減弱させる可能性がある
ニューキノロン系 抗菌薬	ニューキノロン系抗菌薬は GABA 受容体を阻害して中枢神経系の興奮を増大させるが、NSAIDs はこの阻害作用を増強するため痙攣を起こすことがある

腹部症状を伴う。激しい気道反応を示し、時として死に至ることもある。COX（主に COX-1）の阻害によりリポキシゲナーゼ系が亢進し、ロイコトリエン類が過剰となって発症すると考えられるが、過敏性を獲得する原因は不明である。成人発症の喘息患者の約 10% を占めるとされ、このような患者への NSAIDs 投与は禁忌である。

また、水痘やインフルエンザに罹患している小児にサリチル酸系薬物を投与すると、遺伝的素因がある場合、肝障害を伴う致命的な脳障害（**ライ症候群 Reye's syndrome**）を引き起こす可能性があるため、このような小児へのサリチル酸系薬物の投与は禁忌である。一般に、ウイルス性疾患に罹患している小児に NSAIDs を投与すると脳症・脳炎を発症する可能性が指摘されているため、NSAIDs は避けてアセトアミノフェンを使用すべきである。

NSAIDs に催奇形性は認められていないため、妊娠初期には一応使用できる。しかし、妊娠後期に使用すると PGE$_2$ の減少による動脈管閉鎖などが起こる可能性があるため、後期の使用は禁忌である。着床や胎盤形成に影響するともいわれるため、可能であれば妊娠全般を通じて使用しないほうがよい。

NSAIDs の多くは高い血漿蛋白質結合率を示すため、結合を競合する薬物（ワルファリンやトルブタミドなど）と併用すると有害反応が現れやすい。PG の合成抑制により降圧薬の効果を減弱させることがあり、また、ニューキノロン系抗菌薬による γ-アミノ酪酸（GABA）受容体抑制を強めて痙攣を誘発しうる（表IV-12-2）。

以下に各薬物群の特徴を述べる。

■ **サリチル酸系**

アスピリン　aspirin
（**アセチルサリチル酸**　acetyl salicylic acid）

● **薬理作用**：　**アスピリン**は、COX の活性中心にあるセリン残基をアセチル化することにより、COX

を不可逆的に阻害する。これにより PG の産生が抑制され、末梢性に抗炎症・鎮痛効果を示す。また、視床下部の体温調節中枢に作用して解熱作用を発揮する。血小板ではトロンボキサン A$_2$（TXA$_2$）の産生抑制により血小板凝集を抑制する。この作用を利用して心筋梗塞や脳梗塞の予防に低用量のアスピリンが用いられている（➡ p.250）。

● **薬物動態**：　アスピリンは経口投与後、一部は胃から大部分は腸管上部から吸収される。組織移行性はよく、ほとんどの組織に分布する。サリチル酸はグルクロン酸抱合体、グリシン抱合体などに変化して尿中に排泄される。

● **有害反応**：　血小板の TXA$_2$ の合成を阻害するので出血傾向が現れることがある。また、胃粘膜保護作用および腎血流を維持している PG の低下により、胃腸障害、腎障害がみられるが、これらは COX-2 選択的阻害薬以外の NSAIDs に共通の有害反応である。

● **臨床使用**：　解熱・鎮痛の目的では 1 回 0.5 〜 1.5 g で頓服される。関節リウマチには、1 日 1 〜 4.5 g で投与されるが、抗リウマチ効果を発揮するには、抗炎症作用を発揮するよりも 10 倍以上の血中濃度が必要とされる。

■ **アリール酢酸系**
　インドール酢酸系
　インドメタシン
　　indomethacin
　スリンダク　sulindac
　フェニル酢酸系
　ジクロフェナクナトリウム
　　diclofenac sodium

● **薬理作用**：　**インドメタシン**は強力な COX 阻

害薬（効力はアスピリンの20〜30倍）である。このため消化管障害が起こりやすく、日常的な解熱鎮痛に経口では用いにくい。主に坐剤、塗布剤などとして用いられている。**スリンダク**はインドメタシン類似のプロドラッグで、体内で還元されてスルフィド体となり作用する。胃腸障害や腎障害は比較的少ないが抗炎症作用の強さはインドメタシンの1/2以下である。**ジクロフェナク**はCOX-2選択性が比較的高く、インドメタシンよりも強力な抗炎症作用を発揮するが、胃腸障害や腎障害はインドメタシンに比べて少なく、経口剤、坐剤、塗布剤などとして用いられる。

● **薬物動態**： インドメタシンは、O–脱メチル化、N–脱アセチル化、グルクロン酸抱合などの代謝を受け、尿中・糞中に排泄される。スリンダクは、活性のない代謝物（スルホン体）や未変化体として尿中排泄されるため、腎障害が比較的少ない。**ジクロフェナク**はCYP2C9などで代謝され、尿中・糞中に排泄される。いずれも、90%以上の高い血漿蛋白質結合率を示す。

● **有害反応**： 血小板のTXA_2の合成を阻害するので出血傾向が現れることがある。胃腸障害、腎障害をはじめとするNSAIDs共通の副作用を示すが、その発生率はインドメタシンが最も高い。

● **臨床使用**： インドメタシンは経皮吸収剤（塗布剤、貼布剤）として用いられることが多い。スリンダクは1回150 mgを朝夕食直後に内服する。ジクロフェナクは経口剤、坐剤、経皮吸収剤として使用される。経口投与では25〜50 mgを頓用、関節リウマチや変形性関節症などでは1日75〜100 mgを3回に分服、または37.5 mgの徐放カプセルを1日2回内服する。

■ プロピオン酸系

イブプロフェン ibuprofen
ケトプロフェン ketoprofen
ロキソプロフェンナトリウム水和物
　　loxoprofen sodium hydrate

● **薬理作用**： COXを可逆的に阻害する。抗炎症作用の強さはアスピリンとインドメタシンの中間程度である。胃腸障害などの有害反応が少なく抗炎症効果が強いので、使用頻度が高い。**ロキソプロフェン**はプロドラッグであり、活性代謝物である$trans$–OH体が薬効をもつ。効果と安全性のバランスがよいとされ、頻用されている。**ケトプロフェン**は、日本では経口剤としては使用されていないが、経皮吸収剤として頻用されている。

● **薬物動態**： プロピオン酸系薬はいずれも、血中での血漿蛋白質結合率は90%以上であり、肝臓で代謝されたのち、速やかに尿中排泄される。

● **臨床使用**： **イブプロフェン**は、頓用では200 mg、関節リウマチ・変形性関節症などには200 mgを1日3回経口投与する。ロキソプロフェンは、頓用では60〜120 mg、関節リウマチ・変形性関節症などには60 mgを1日3回経口投与する。ケトプロフェンは経皮吸収剤として、20〜40 mgを局所投与する。

■ オキシカム系

メロキシカム meloxicam

● **薬理作用**： **メロキシカム**はCOX-1、COX-2をともに阻害するが、COX-2をより強力に阻害する。このため、COX-1阻害による胃腸障害などの有害反応が少ないとされている。

● **薬物動態**： メロキシカムは、経口投与の生体利用率が97%と高い。血中での血漿蛋白質結合率は90%以上である。代謝には主にCYP2C9が、一部CYP3A4が関与する。尿中および糞中にほぼ同じ割合で排泄される。一般にオキシカム系は半減期が長く、メロキシカムの半減期は約28時間である。

● **臨床使用**： メロキシカムは、関節リウマチや変形性関節症などに10 mgを1日1回食後に投与する。

■ COX-2選択的阻害薬（コキシブ系）

セレコキシブ celecoxib

● **薬理作用**： **セレコキシブ**は、重要な生理機能を担うCOX-1は阻害せず、炎症時に誘導されるCOX-2のみ阻害する抗炎症薬として開発された。COX-1を阻害する濃度の数十分の1の濃度でCOX-2を阻害する。

● **薬物動態**： セレコキシブは主にCYP2C9によって代謝され、主に糞中に排泄される。血中での血漿蛋白質結合率は90%以上である。

● **有害反応**： COX-1阻害作用の強いNSAIDsにみられる胃腸障害、腎障害、出血傾向などは少ない。しかし、COX-1阻害による血小板凝集抑制作用がない一方、血管内皮細胞でのCOX-2依存性PGI_2産生が抑制されるため、血栓を形成しやすいといわれる。実際、血栓症を起こしやすいという臨床的エビデンスにより類薬ロフェコキシブは市場から撤退した。ただし、セレコキシブによる血栓症の増加はほかのNSAIDsと同程度という報告もある。

● **相互作用**： セレコキシブはCYP2D6の基質

ではないが、CYP2D6の阻害作用を有する。

● 臨床使用： セレコキシブは、変形性関節症や関節リウマチの消炎・鎮痛に1回100〜200 mgを1日2回朝夕食後に投与する。

ステロイド性抗炎症薬（ステロイド薬、副腎皮質ホルモン製剤）

ヒドロコルチゾンコハク酸エステルナトリウム
　hydrocortisone sodium succinate
プレドニゾロン　prednisolone
メチルプレドニゾロンコハク酸エステルナトリウム
　methylprednisolone sodium succinate
デキサメタゾン　dexamethasone
ベタメタゾン　betamethasone

ステロイド性抗炎症薬（ステロイド薬）は、副腎皮質の束状層で産生される**副腎皮質ホルモン（グルココルチコイド）**の類縁物質である。**ヒドロコルチゾン**（コルチゾール）は生理的な副腎皮質ホルモンそのものであり、その他（**プレドニゾロン、メチルプレドニゾロン、デキサメタゾン、ベタメタゾン**など）はそれをもとに合成した薬物である。

強力な抗炎症作用と免疫抑制作用を有し、副腎不全の患者に補充療法として用いる場合を除けば、炎症性疾患、自己免疫疾患、アレルギー性疾患に対する対症療法薬として使用される。短期間投与するだけなら安全域はきわめて広い。しかし、生理作用として、蛋白質異化の促進、糖新生の促進、脂肪代謝への作用、中枢神経作用などがあるため、長期投与の場合、中等量以上の投与で種々の深刻な有害反応を引き起こす。このため、最小有効量を使用する。また、急激な減量や中止は離脱症候群や疾患の再燃を起こすことがあるので、減量は1〜2週ごとに1割を目安として徐々に行うのが一般的である。

効力は、ヒドロコルチゾンを1とすると、ヒドロコルチゾン（1）＜プレドニゾロン（4）＜メチルプレドニゾロン（5）＜デキサメタゾン、ベタメタゾン（20〜30）の順に大きくなる（括弧内の数字は効力比）。

● 薬理作用： ステロイド薬にはグルココルチコイド作用とミネラルコルチコイド作用があり、そのバランスは各薬物によって異なる。抗炎症作用はグルコ

コルチコイド作用によるものである。

ステロイド薬は脂溶性が高く、細胞膜を通過して細胞質の**グルココルチコイド受容体** glucocorticoid receptor（**GR**）に結合する。GRは熱ショック蛋白質HSP90と複合体を形成しているが、ステロイド薬が結合するとHSP90と解離し、核内へ移行してDNAの特異的配列（グルココルチコイド応答配列 glucocorticoid response element［**GRE**］）に結合して特定の遺伝子を発現させる。ステロイド薬で発現誘導される遺伝子には、炎症性サイトカインの転写を促進する転写因子NF-κB（nulear factor-κB）の抑制分子IκB（inhibitor κB）やPGの合成を抑制するリポコルチンなどが含まれているため、強力な抗炎症効果をもたらす。

● 薬物動態： 血中ヒドロコルチゾンの約90%は、血漿蛋白質であるコルチコステロイド結合グロブリンとアルブミンに結合している。ヒドロコルチゾンはCYP3A4などで代謝され、尿中に排泄される。

● 有害反応： 糖新生の増加による血糖値の上昇やこれが高じた糖尿病、蛋白質異化作用の増加による筋肉の消耗、骨粗鬆症、皮膚萎縮、小児の成長遅滞が起こる。また、脂肪代謝の停滞による中心性肥満、満月様顔貌が生じる。中枢神経作用による多幸感や不眠、うつ状態を引き起こすことがある。炎症反応・免疫応答を低下させるため、感染に対する防御能が低下する（易感染性）。長期間投薬すると、内因性ステロイドホルモンの合成が抑制され副腎皮質が萎縮する。このとき投薬を急に中止すると、**ステロイド離脱症候群**（発熱、筋肉痛、関節痛、食欲不振、悪心、ショックなど）を引き起こす。

表 IV-12-3　ステロイド薬の相互作用

併用薬	相互作用
フェノバルビタール フェニトイン カルバマゼピン リファンピシン	これらはCYP3A4の発現を誘導するため、ステロイド薬の代謝を亢進させ、効果を減弱させるおそれがある
サリチル酸誘導体	ステロイド薬はサリチル酸誘導体（アスピリンなど）の代謝と腎排泄を促進する。このため、併用中にステロイド薬を減量すると、サリチル酸誘導体の血中濃度が増加して有害反応が現れる可能性がある
抗凝固薬 血糖降下薬	ステロイド薬は血液凝固能を高め、血糖値を上昇させる作用があるため、これらの効果を減弱させる
カリウム喪失性利尿薬	ステロイド薬はミネラルコルチコイド作用によりカリウム排泄を増加させるため、これらと併用すると低カリウム血症が起こりやすくなる

● **相互作用**： 種々の薬物と相互作用を示す。その代表的なものを表IV-12-3に示す。

● **臨床使用**： 原則として経口投与する。ホルモンの日内リズムにあわせて少量なら朝1回投与し、分割投与する場合でも朝を多くする。十分量投与して効果が現れたら漸減し、可能なら中止する。即効性が必要なら静脈内投与、また全身性有害反応を回避するため吸入、塗布、関節内注射など様々な投与経路がある。

ヒドロコルチゾンは、グルココルチコイド作用が弱く、ミネラルコルチコイド作用が相対的に強く、また半減期が短いので通常は用いられないが、即効性があるためショックに対する静脈内投与に適している。プレドニゾロンは、効力も作用持続時間も中等度のため使いやすく、ステロイド内服薬のなかで最も多く使用されている。自己免疫疾患の初期には1日20～60 mgを使用するが、維持量としては1日7.5 mg以下で使用できることが多い。プレドニゾロンが無効のとき、より強力なデキサメタゾンやベタメタゾンを用いることもあるが、全身性有害反応も強くなる。各種免疫性疾患の急性期のパルス療法にはメチルプレドニゾロンを用い、1日1,000 mgを3日間連続点滴投与する。

抗リウマチ薬 anti-rheumatic drugs

> ● **キーポイント**
> 1. 関節リウマチに特徴的な薬として、疾患修飾性抗リウマチ薬（DMARDs）がある。
> 2. DMARDsは、免疫反応を低下させたり炎症性サイトカインを抑制したりして、関節破壊などリウマチの進行を防止する薬である。
> 3. DMARDsには、低分子化合物と生物学的製剤がある。

関節リウマチとDMARDs

関節リウマチ rheumatoid arthritis（**RA**）は、自己免疫性機序により、主に手足の関節が炎症を起こし、関節痛や関節の変形が生じる有病率の高い膠原病の1つである。四肢の関節が侵されやすいが、脊椎、血管、心臓、肺、皮膚、筋肉など全身臓器に病変が及ぶこともある。関節炎が続くと、関節包の内側にある滑膜に血管や細胞が増えて厚く腫れる。肥厚した滑膜は関節の動きを妨げ、関節痛やこわばりなどの症状が生じる。炎症がさらに進行すると、骨の軟骨部分や靱帯、ついには骨自体が破壊されてしまい、機能障害を生じる。

疾患修飾性抗リウマチ薬 disease-modifying anti-rheumatic drugs（**DMARDs**）は、免疫の異常を是正することにより炎症を鎮め、関節破壊の進行を抑制するために用いられ、低分子化合物と生物学的製剤に大別できる。RAと診断したら早期よりDMARDsを開始する。これらに、炎症や疼痛をコントロールするためのNSAIDsやステロイド薬を併用し、早期に寛解状態を達成して順次薬物を減量・中止していく。DMARDsは今日のリウマチ治療の主流となっているが、いったん効果が認められてもやがて減弱する場合が多いこと、重篤な有害反応が高頻度で起こることなど問題も多い。

低分子DMARDs

■ 免疫抑制薬

メトトレキサート methotrexate
レフルノミド leflunomide
タクロリムス水和物 tacrolimus hydrate

メトトレキサートとレフルノミドは、核酸の合成を阻害することにより、免疫応答を担うリンパ球の細胞分裂を阻害する細胞毒性薬である。**タクロリムス**は、特異的免疫抑制薬である（→ p.319）。

● **薬理作用**： メトトレキサートは葉酸代謝に拮抗し、リンパ球に対して細胞毒性を示す（図IV-12-2）。また、強力な内因性抗炎症物質であるアデノシンの濃度を上昇させて抗炎症作用を現すとも考えられている。RA治療の中心をなす薬物で**アンカードラッグ**とよばれるが、第1選択薬であり、最後の手段という意味ではない。

レフルノミドはプロドラッグであり、代謝物がピリミジン合成阻害作用を有する。

● **薬物動態**： メトトレキサートは主として肝臓

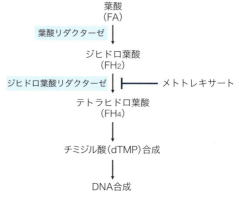

図 IV-12-2 メトトレキサートの作用機序

のアルデヒドオキシダーゼにより代謝され、主に尿中に排泄される。最高血中濃度到達時間は1～2時間、半減期は2～3時間で蓄積性はない。

レフルノミドおよびその活性代謝物は、主に代謝酵素CYP3A4により代謝される。また、活性代謝物はCYP2C9を阻害することが報告されている。

● 有害反応： 免疫抑制と細胞毒性のため、いずれも易感染性、間質性肺炎、骨髄抑制などが現れうる。とくにメトトレキサートの投薬時には致死的な骨髄抑制が現れることがあるので、休薬期間を厳守しなければならない。

● 相互作用： NSAIDsと併用すると、メトトレキサートの排泄が遅延し、有害反応が増強される。また、スルホンアミド系薬、テトラサイクリン、クロラムフェニコール、フェニトイン、バルビツール酸誘導体などは、血漿蛋白質と結合しているメトトレキサートを競合的に遊離させ、有害反応を増強する。

レフルノミドおよびその活性代謝物はCYP3A4によって代謝されるため、この酵素の誘導または阻害作用のある薬や飲食物との相互作用に注意する。

● 臨床使用： メトトレキサートの用法はやや複雑だが、有害反応を避けるため、用法を遵守し患者の状態を注意深くモニターする。1週間単位投与量6 mgを1回または2～3回に分けて分服。分服の場合は12時間間隔で投与。1回または2回分服の場合は残り6日間、3回分服の場合は残り5日間を休薬する。1週ごとにこれを繰り返す。

レフルノミドは1日1回100 mgを3日間から開始し維持量は1日1回20 mgを経口投与する。なお、維持量は、症状や体重により適宜1日1回10 mgに減量する。

● 個別化医療： 催奇形性や細胞毒性があるため、妊婦・授乳婦への投与は禁忌である。

■ 免疫調整薬

　　サラゾスルファピリジン　salazosulfapyridine
　　ペニシラミン　penicillamine
　　ブシラミン　bucillamine

● 薬理作用： サラゾスルファピリジンはサルファ薬の一種である。詳細な作用機序は不明だが、T細胞およびマクロファージのサイトカイン産生を抑制することにより抗リウマチ作用を示すと考えられている。炎症性腸疾患に用いる場合は大腸内で分解されて生じる5-アミノサリチル酸（5-ASA）が主要薬効物質だが、RAでは小腸で吸収されたサラゾスルファピリジン自体が薬効成分と考えられている。中等度の抗リウマチ効果を有し、効果発現まで1～2ヵ月かかる

が軽～中等症のリウマチ患者にしばしば使用される。

ペニシラミンはペニシリンの代謝物で、SH基が免疫複合体やリウマトイド因子のS－S結合に作用して抗リウマチ効果を現すが、有害反応が多い。ペニシラミン誘導体のブシラミンは、遅効性だが有害反応が比較的少ないためペニシラミンよりよく用いられている。

● 薬物動態： サラゾスルファピリジンは腸溶錠として経口投与され、一部が未変化体として小腸で吸収され（生体利用率は5～6％）、大部分は大腸でスルファピリジンと5-ASAに分解される。アルブミン結合率は90％以上である。サラゾスルファピリジン自体は尿中排泄されるが、代謝物は糞中・尿中に排泄される。

ペニシラミンは、食後または鉄剤・制酸剤服用後に内服すると、空腹時に比べ吸収率が低下する。ペニシラミンとブシラミンは尿中に排泄される。

● 有害反応： サラゾスルファピリジンの主な有害反応は発疹で、重篤な有害反応は少ないが、発熱、発疹、肝機能障害などを伴う薬剤性過敏症症候群を起こすことがある。

ペニシラミンとブシラミンは、皮疹、蛋白尿、ネフローゼ症候群を起こすことがある。ペニシラミンはさらに肝障害や血小板減少症を起こしやすい。

● 相互作用： サラゾスルファピリジンは経口糖尿病薬との併用で低血糖を引き起こすことがある。

ペニシラミンと金製剤の併用は、ペニシラミンの有害反応を増強するため禁忌である。

● 臨床使用： サラゾスルファピリジンは1回500 mgを朝夕2回に内服する。

ペニシラミンは100 mgを1日1～3回空腹時に服用する。ブシラミンは1回100 mgを1日3回食後に服用する。

生物学的DMARDs

　　インフリキシマブ　infliximab
　　アダリムマブ　adalimumab
　　エタネルセプト　etanercept
　　トシリズマブ　tocilizumab
　　アバタセプト　abatacept

● 薬理作用： 関節内で起こっているサイトカインの悪循環を断ち切って正常な状態に戻すことによって炎症を抑え、関節の破壊を防ぐ。サイトカインのなかでもとくにTNF-αが過剰につくられ、破骨細胞を活性化して関節軟骨を破壊したり、滑膜の細胞を増殖させて炎症を増悪させたりするので、TNF-αの作用を阻害するため、抗TNF-α抗体インフリキシマブ

（キメラ抗体)、**アダリムマブ**（ヒト化抗体）や、TNF受容体融合蛋白質（**エタネルセプト**）などが開発された。また、RAの病態進行にかかわるIL-6の受容体に対するヒト化抗体トシリズマブも治療に用いられている。これらは効果発現が早く、奏功率も8割以上と高く、強い抗リウマチ効果を示す。

アバタセプトはT細胞表面のCTLA-4と免疫グロブリンの融合蛋白質で、抗原提示細胞とT細胞間の共刺激シグナルを阻害することでT細胞の活性化を抑制する新しいタイプの免疫抑制薬である。

● 有害反応： 共通の有害反応として、過敏症、免疫抑制による感染症などがあげられる。結核、肺炎、敗血症など、重篤な感染症が起こりうるため十分注意する。

● 臨床使用： インフリキシマブはキメラ抗体なので、インフュージョン・リアクション（急性輸液反応）を比較的起こしやすい。また抗キメラ抗体（中和抗体）産生を抑制するため、メトトレキサートとの併用が義務づけられている。3 mg/kgを0、2、6週に、その後は8週間隔で点滴静注する。アダリムマブはヒト化抗体なので、インフュージョン・リアクションや中和抗体の産生はインフリキシマブより少ない。1回40 mgを2週に1回皮下注する。エタネルセプトは1日1回10〜25 mgを週に2回または、1日1回25〜50 mgを週に1回皮下注する。トシリズマブは1回8 mg/kgを4週間隔で点滴静注する。アバタセプトは体重60 kg未満で500 mg、60 kg以上100 kg以下で750 mg、100 kg超で1 gを1回の投与量とし点滴静注する。初回投与後2週、4週に投与し、以後4週間隔で投与する。

● その他の特記事項： 一般に、薬価が非常に高い。

免疫異常に用いる薬
drugs used for immune disorders
免疫反応と疾患

免疫は、"自己"と、細菌などの病原体・異物・がん細胞・移植臓器などの"非自己"を区別し、"非自己"の侵襲から"自己"を守る生体防御機構である。

免疫には自然免疫と獲得免疫の2つがある。**自然免疫** innate immune system は、病原体などの侵入に際して最初に活性化される初期の生体防御システムであり、マクロファージ、樹状細胞、顆粒球（好中球など）によって担われる。マクロファージや樹状細胞などの抗原提示細胞が外部から侵入した病原体や異物を貪食により殺傷・除去するが、このとき断片化した異物の

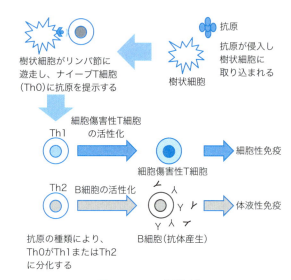

図 IV-12-3　免疫反応

一部（抗原）をナイーブT細胞によって認識されるように提示する。これにより抗原特異的に活性化されるのが**獲得免疫** adaptive immune system であり、これは**細胞性免疫** cell-mediated immunity と**体液性免疫** humoral immunity に大別される。細胞性免疫はキラーT細胞（CTL）などの細胞傷害性細胞が異物に対する攻撃の中心となり、体液性免疫はB細胞が産生する抗体とよばれる蛋白質が主役を務める。自然免疫系に関与する細胞は抗原を記憶することはないが、獲得免疫で活性化されるT細胞やB細胞はその一部がメモリー細胞となり、抗原についての情報を記憶する。これにより、再び同じ異物が侵入してきた際、速やかに獲得免疫系が作動する（図IV-12-3）。

免疫機構は生体防御のために欠くことができないが、不適切な反応は逆に生体を傷つけることにもなる。例えば、本来はからだに有害ではないものに対して免疫反応が起こるアレルギー疾患（喘息、花粉症、食物アレルギー、薬物アレルギーなど）、自己・非自己の認識を誤ったことにより自己破壊性の病態を呈する自己免疫疾患（関節リウマチ、全身性エリテマトーデス、ベーチェット病、クローン病など）があげられる。また、臓器移植後の拒絶反応のように、免疫反応が生体にとって不都合な場合もある。アレルギー疾患には抗アレルギー薬、自己免疫疾患と臓器移植後の拒絶反応の抑制には免疫抑制薬が用いられる。免疫抑制下で生ワクチンを接種すると発症のおそれがあるので免疫抑制薬との併用は禁忌である。

免疫抑制薬 immunosuppressants

◆ キーポイント

1. 免疫抑制薬には、① 特異的免疫抑制薬、② 細胞毒性薬、③ 分子標的薬がある。
2. 特異的免疫抑制薬は、カルシニューリンの阻害によりT細胞のサイトカイン産生を抑えて免疫反応を抑制する。
3. 細胞毒性薬は、リンパ球系細胞に対する作用が強い抗腫瘍薬であり、有害反応が多い。
4. 分子標的薬は、T細胞の活性化に関する分子を特異的に阻害する。

■ 特異的免疫抑制薬（カルシニューリン阻害薬）

シクロスポリン
ciclosporin
タクロリムス水和物
tacrolimus hydrate

特異的免疫抑制薬 specific immunosuppressants は、活性化されたT細胞においてサイトカイン産生を誘導する細胞内シグナルを抑制することにより、T細胞が関与する免疫応答を特異的に抑制する。従来の細胞毒性薬（後述）と異なり骨髄抑制を来さず、強力にT細胞機能を抑制する。移植治療の成績を飛躍的に向上させ、移植後免疫抑制療法において中心的な役割を果たしている。

● **薬理作用：** T細胞は活性化されると、さらなる活性化や増殖のためにサイトカイン（主に**インターロイキン-2**［IL-2］）を産生する。**シクロスポリン**や**タクロリムス**は、主としてT細胞（ヘルパーT細胞）によるサイトカイン産生を阻害することにより、T細胞特異的に強力な免疫抑制作用を示す。これらは、T細胞に特異的に存在する**イムノフィリン**（シクロスポリンでは**シクロフィリン**、タクロリムスでは**FK506結合蛋白質**）と複合体を形成し、T細胞活性化において重要な役割を果たしている脱リン酸化酵素**カルシニューリン**と結合してその活性を阻害し、IL-2などの遺伝子発現を誘導する転写因子 NFAT（nuclear factor of activated T cells）の脱リン酸化による核内移行を阻害し、サイトカイン産生を抑制する。シクロスポリンよりもタクロリムスのほうが50〜100倍強力な細胞性免疫抑制作用を示す。

● **薬物動態：** シクロスポリンやタクロリムスは主に肝臓で CYP3A4 により代謝される。これらの薬物は体内動態の個体間・個体内変動が大きく、また治療域が狭いため、血中濃度のモニタリングによる投与量の調節が必要である。

● **有害反応：** 共通の有害反応として、免疫抑制による易感染性、腎障害、神経障害、耐糖能異常、高血圧などが多くみられる。シクロスポリンには肝毒性も報告されている。

● **相互作用：** CYP3A4 によって代謝されるため、この酵素の誘導または阻害作用のある薬や飲食物との相互作用に注意する。また、シクロスポリンは、OATP1B1 を介する HMG-CoA 還元酵素阻害薬の肝細胞への取り込みを阻害することにより、これらの血中濃度を上昇させ、横紋筋融解症などの有害反応の発現頻度を上昇させる。

● **臨床使用：** 移植における拒絶反応の制御のほかに、自己免疫疾患の治療に用いられる。シクロスポリンは、腎移植には移植の1日前から1日量9〜12 mg/kgを、肝移植には1日量14〜16 mg/kgを2回に分けて内服し、以後漸減する。タクロリムスは、腎移植・肝移植とも1日量0.15 mg/kgを内服し、以後漸減する。薬の効果と有害反応のモニタリングのため定期的に血中濃度を測定する。また、外用薬としてアトピー性皮膚炎の治療にも使用される。相互作用による有害反応を避けるため、シクロスポリンとピタバスタチン・ロスバスタチンの併用は禁忌とされている。

● **個別化医療：** 妊婦・授乳婦への投与は禁忌である。

■ 細胞毒性薬

アザチオプリン azathioprine
ミゾリビン mizoribine
ミコフェノール酸モフェチル mycophenolate mofetil
メトトレキサート（既出）

細胞毒性薬は細胞に毒性を示す薬物で、抗腫瘍薬またはその誘導体のうちリンパ球系への作用が強いものが用いられる。核酸の合成を阻害することにより、細胞分裂を阻害する。特異性が低く、骨髄細胞や生殖系

細胞、腸管上皮細胞などの細胞分裂がさかんな細胞も障害され、有害反応が高頻度にみられる。

● **薬理作用**： これらは、核酸や蛋白質の合成過程で生成される代謝物質と類似の構造をもつ**代謝拮抗薬** antimetabolites とよばれる低分子化合物である。**アザチオプリン、ミゾリビン、ミコフェノール酸モフェチル**は生体内の代謝物質と見誤られて細胞内に取り込まれ、いずれもプリン生合成経路を阻害し核酸の合成、細胞分裂を阻害する。

● **薬物動態**： アザチオプリンはプリン類似物質である6-メルカプトプリンのプロドラッグであり、ミコフェノール酸モフェチルはグアノシン産生の律速酵素の阻害薬であるミコフェノール酸のプロドラッグである。アザチオプリン、ミゾリビン、ミコフェノール酸モフェチルは主に腎臓から排泄される。

● **有害反応**： 共通の有害反応として、消化管障害、骨髄抑制、脱毛、易感染性などがあるが、ミゾリビンの有害反応は比較的軽度である。

● **相互作用**： アザチオプリンと高尿酸血症治療薬アロプリノールは、類似化学構造を有するために、代謝過程での競合が起こり、アザチオプリンの有害反応である骨髄抑制が増強される。

● **臨床使用**： 腎移植における拒絶反応の制御のほかに、ループス腎炎などの治療に使用される。アザチオプリンは腎移植に1日量2〜3 mg/kgで使用し、以後漸減する。アロプリノールを併用する場合は投与量を1/3〜1/4に減量する。また、白血球が減少している患者への投与は禁忌とされている。ミゾリビンは腎移植に1日量2〜3 mg/kgで使用し、ミコフェノール酸モフェチルは腎移植に1回1 gを1日2回12時間ごと食後に服用する。

● **個別化医療**： アザチオプリン、ミゾリビン、ミコフェノール酸モフェチルはいずれも妊婦・授乳婦への投与は禁忌である。ミゾリビン、ミコフェノール酸モフェチルは腎排泄性なので、腎障害時には投与量の減量が必要である。

● **その他の特記事項**： 細胞毒性薬は長年、免疫抑制薬の中心であったが、移植領域では現在主に特異的免疫抑制薬が使用され、細胞毒性薬は特異的免疫抑制薬やステロイド薬と併用されることが多い。

■ 分子標的薬

バシリキシマブ　basiliximab
エベロリムス　everolimus

バシリキシマブは、ヒト**IL-2受容体**α鎖に対するヒト/マウスキメラ型モノクローナル抗体であり、IL-2が受容体に結合することを抑制する。これによりT細胞の活性化が阻害される。移植後の急性拒絶反応を抑制するため、20 mgを移植術前2時間以内に、2回目を移植後4日に静注する。アナフィラキシーや、細菌・ウィルス感染に注意する。

エベロリムスは、**mTOR**（molecular target of rapamycin）というT細胞内にあるシグナル伝達分子を特異的に阻害することにより、T細胞の活性化を抑制する。日本では心移植における拒絶反応のみ適応となっている。1回0.75 mgを1日2回内服する。血中濃度のモニタリングが必要である。

免疫増強薬 immunostimulants

> ● **キーポイント**
>
> 1. 免疫増強薬は免疫機能が低下した患者に用いられる。
> 2. 血液製剤や免疫を活性化するサイトカインが用いられる。

免疫賦活薬ともいわれ、がん、感染症、エイズなど免疫機能が低下した患者に用いられる。免疫グロブリン、IL-2やインターフェロン（IFN）などのサイトカインが使用されている。

■ 免疫グロブリン

体液性免疫を補充するために使用する血液製剤である。免疫不全症の感染予防に定期的に投与される。特殊免疫グロブリン製剤は特異的抗体の力価を高めた製剤で、抗破傷風免疫グロブリン製剤、抗HBs免疫グロブリン製剤などがある。

■ サイトカイン製剤

インターフェロン製剤
　インターフェロンアルファ　interferon alfa
　ペグインターフェロンアルファ-2a
　　peginterferon alfa-2a
　ペグインターフェロンアルファ-2b
　　peginterferon alfa-2b
　インターフェロンベータ　interferon beta
　インターフェロンガンマ-1a　interferon gamma-1a
インターロイキン-2製剤
　セルモロイキン　celmoleukin
　テセロイキン　teceleukin

インターフェロン（**IFN**）は、T細胞、NK細胞、マクロファージなどの免疫担当細胞の活性化を促す。IFN-α、IFN-β、IFN-γの3種類があり、抗ウイルス薬、抗がん薬、多発性硬化症治療薬などとして用いられている。半減期が短いので、ポリエチレングリコー

ル（PEG）と結合させた PEG 化 INF も使用される。詳細については抗ウイルス薬の項（➡ p.326）を参照。

インターロイキン-2（IL-2）には T 細胞増殖刺激作用がある。免疫機能低下時の免疫賦活薬として使用される。

抗アレルギー薬 anti-allergy drugs

> **キーポイント**
> 1. 抗アレルギー薬は、Ⅰ型アレルギー反応によって起こる疾患を対象とする。
> 2. Ⅰ型アレルギー反応の中心を担うヒスタミンの作用を抑える薬が主に用いられる。

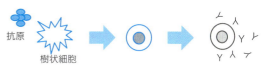

図 IV-12-4　Ⅰ型アレルギー反応

アレルギーは、免疫反応のバランスが崩れ、かえって生体に不利に働いてしまう反応である。Ⅰ～Ⅳ型に分類され、Ⅰ～Ⅲ型は反応が比較的速やかであることから、**即時型アレルギー反応**とよばれ、Ⅳ型は T 細胞から反応がはじまり症状が発現するまで時間がかかるため**遅延型アレルギー反応**とよばれている。抗アレルギー薬の対象となるアレルギーは **Ⅰ型アレルギー**（気管支喘息、アレルギー性鼻炎、アトピー性皮膚炎など）であり、この反応は**免疫グロブリン E（IgE）**依存型ともよばれ、IgE が大きく関与している（図IV-12-4）。

■ **ヒスタミン H_1 受容体拮抗薬**
第一世代
ジフェンヒドラミン塩酸塩
diphenhydramine hydrochloride
クロルフェニラミンマレイン酸塩
chlorpheniramine maleate
第二世代
フェキソフェナジン塩酸塩
fexofenadine hydrochloride
ケトチフェンフマル酸塩　ketotifen fumarate
セチリジン塩酸塩　cetirizine hydrochloride
ロラタジン　loratadine

ヒスタミンは主に肥満細胞によって産生され、肥満細胞内の顆粒に貯蔵されているが、抗原の結合など外部刺激が加わることにより、細胞外へ放出される。ヒスタミンの様々な作用のうち、① 気管支収縮作用、② 血管拡張作用、③ 知覚神経刺激作用などがアレル

ギー反応を引き起こす。ヒスタミンの受容体として 4 種類の受容体（H_1～H_4）がみつかっているが、アレルギー反応に関与する受容体は H_1 である。しかしながら、H_1 受容体は中枢神経にも発現しているため、従来の古典的（第一世代）H_1 拮抗薬には眠気などの中枢神経抑制作用や、抗コリン作用（口渇、排尿障害など）が認められたが、中枢への移行性が軽減された第二世代の H_1 拮抗薬にはこれらの有害反応が少なく、また持続性にも優れている。

● **薬理作用**：　ヒスタミンが細胞表面の H_1 受容体に結合するのと競合して、ヒスタミンによる作用を抑制する。これにより、血管拡張や知覚神経刺激が抑えられ、くしゃみや鼻水などのアレルギー反応が抑制される。

● **薬物動態**：　第一世代は中枢神経系への移行性が高いが、第二世代ではアルブミンと結合しやすいため中枢神経系へ移行しにくい。**ジフェンヒドラミン**は主に肝臓で代謝され、尿中へ排泄される。**クロルフェニラミン**は肝臓で CYP2C11、CYP2B1 などにより代謝され、尿中に排泄される。**フェキソフェナジン**はほとんど代謝されず、主に糞中に排泄される。**ケトチフェン**の血中・尿中における主要代謝物はグルクロン酸抱合体であり、主に尿中に排泄される。**セチリジン**は大部分が未変化体として尿中に排泄される。**ロラタジン**は、小腸または肝臓において速やかに活性代謝物へと代謝されたのち、グルクロン酸抱合体として尿中・糞中に排泄される。

● **有害反応**：　中枢神経作用により眠気が起こりやすいので（とくに第一世代）、自動車の運転や機械の操作に従事しないよう注意する。第一世代の薬物では、抗コリン作用のため緑内障が増悪する可能性がある。また、不整脈や胃腸障害などの有害反応も起こり

うる。第二世代ではこれらの有害反応は少ない。

● 相互作用： アルコール、中枢神経抑制薬、抗コリン薬などは、薬力学上の相互作用により、第一世代 H_1 受容体拮抗薬の有害反応を増強するおそれがある。

● 臨床使用： アレルギー性鼻炎のくしゃみや鼻汁、アトピー性皮膚炎・蕁麻疹のかゆみに使用される。ジフェンヒドラミンは外用剤として使用されることが多い。クロルフェニラミンは1回2〜6 mg を1日1〜4回服用する。フェキソフェナジンは1回60 mg を1日2回服用する。ケトチフェンは1回2 mg を1日2回朝食後と就寝前に服用する。セチリジンは1日1回10 mg を就寝前に服用する。ロラタジンは1日1回10 mg を食後に服用する。

第一世代 H_1 受容体拮抗薬は効果発現が早いため急性期に投与されることが多いが、副作用が強い点に注意が必要である。

■ そ の 他

抗ヒスタミン作用をもたない抗アレルギー薬として、**ロイコトリエン受容体拮抗薬**（プランルカスト、ザフィルルカストなど）、**Th2 サイトカイン阻害薬**（スプラタスト）、**トロンボキサン A_2**（TXA_2）**合成酵素阻害薬**（オザグレル）、**TXA_2 受容体拮抗薬**（セラトロダスト）、TXA_2 受容体のほか DP_2（CTRH2）受容体にも拮抗する**ラマトロバン、メディエーター遊離抑制薬**（クロモグリク酸、トラニラスト）などがあげられる。気管支喘息（➡ p.262）やアレルギー性鼻炎の治療に使用されている。

感染症の薬
drugs for infectious diseases

13

抗ウイルス薬 antiviral drugs

● キーポイント
1. ウイルス感染症には免疫力により自然治癒するものが多い。
2. HIV や C 型肝炎ウイルス（HCV）などによる重症ウイルス感染症に対する治療薬が集中的に開発されている。
3. ウイルス増殖過程を直接抑制する低分子化合物が多いが、宿主の免疫を活性化するインターフェロン製剤や抗ウイルス抗体などもある。

ウイルスは宿主細胞に感染して、子孫を複製し、増殖する。その過程は、① 吸着（ウイルスが宿主の細胞膜に特異的構造を介して付着する）、② 侵入（ウイルスの外皮が宿主細胞の形質膜と融合して、ウイルスのヌクレオカプシドが宿主細胞の内部に入る）、③ 脱殻（ヌクレオカプシドが開いて、ウイルスの遺伝子が宿主細胞の核に入る）、④ 複製（ウイルスの遺伝子が複製され、ウイルス蛋白質が合成される）、⑤ 成熟（ウイルスの構成成分が集合して新たなウイルス粒子が形成される）、⑥ 放出（子孫ウイルスが感染細胞から放出されて感染が広がる）からなる（図IV-13-1）。抗ウイルス薬は、これらの増殖過程のどこかを抑制する。また、ウイルスの増殖を直接抑制するものではないが、宿主の免疫を活性化する薬物や、ウイルスに対する抗体も抗ウイルス薬として使用される。

抗ヘルペスウイルス薬

アシクロビル　aciclovir
バラシクロビル塩酸塩
　　valaciclovir hydrochloride
ビダラビン　vidarabine

● 薬理作用・薬物動態：　アシクロビルは、感染細胞内でウイルス性チミジンキナーゼで一リン酸化されたのち宿主細胞性キナーゼにより三リン酸化されて活性体となり、ウイルス DNA に取り込まれてウイルス DNA 合成を阻害する。活性化にウイルスのチミジンキナーゼを必要とするため宿主の細胞に対する毒性は少ない。バラシクロビルはアシクロビルの水酸基がアミノ酸の L-バリンでエステル化されており、経口投与での生体利用率が倍増している。体内でバリン残基が切断されてアシクロビルになる。

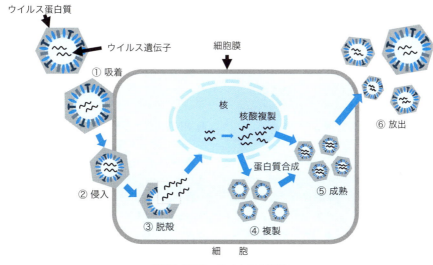

図 IV-13-1　ウイルスの増殖

ビダラビンはヌクレオシドの一種で、ウイルスのDNA合成を強く阻害する。単純ヘルペスウイルスに対しては広く作用するが、RNAウイルスには無効である。

● 臨床使用： アシクロビルは、ヘルペスウイルスによる単純疱疹、脳炎および髄膜炎、水痘・帯状疱疹の治療に、点滴静注または経口剤、点眼剤、軟膏として用いられる。バラシクロビルは経口剤である。ビダラビンは、注射剤として単純ヘルペスウイルス脳炎の治療に用いられ、また外用剤として単純疱疹および帯状疱疹の治療に用いられる。

抗サイトメガロウイルス薬

　　ガンシクロビル　ganciclovir
　　バルガンシクロビル塩酸塩
　　　valganciclovir hydrochloride
　　ホスカルネットナトリウム水和物
　　　foscarnet sodium hydrate

● 薬理作用： **ガンシクロビル**はリン酸化され、ガンシクロビル三リン酸となってDNAポリメラーゼを阻害する。**バルガンシクロビル**はガンシクロビルのプロドラッグである。**ホスカルネット**はサイトメガロウイルスのDNAポリメラーゼに直接作用し、ウイルス増殖を抑制する。サイトメガロウイルス網膜炎に使用され、ガンシクロビルに耐性を示すサイトメガロウイルスにも有効である。

● 有害反応： ガンシクロビルは白血球減少症、血小板減少症などを起こす。ホスカルネットは腎毒性が強く、高度腎障害患者には禁忌である。腎毒性のある薬物との併用に注意する。

● 臨床使用： 種々のサイトメガロウイルス感染症に点滴静注または経口で使用される。

抗インフルエンザウイルス薬

インフルエンザウイルスの脱殻の段階を阻害する**M2蛋白質阻害薬**、放出の段階を阻害する**ノイラミニダーゼ阻害薬**、複製の段階を阻害する**RNAポリメラーゼ阻害薬**が承認されている。また、キャップ依存性エンドヌクレアーゼ阻害薬が開発されつつある。

■ M2蛋白質阻害薬

　　アマンタジン塩酸塩　amantadine hydrochloride

● 薬理作用： ウイルスの増殖過程の脱殻の過程で働く**M2蛋白質**の阻害により効果を示す。A型インフルエンザにのみ有効で、M2蛋白質をもたないB型には無効である。

● その他の特記事項： 抗パーキンソン薬として広く使用されている（→ p.176）。2009年以降A型は耐性ウイルスが主流となっており、現在、インフルエンザの治療薬としては推奨されていない。

■ ノイラミニダーゼ阻害薬

　　ザナミビル水和物　zanamivir hydrate
　　オセルタミビルリン酸塩　oseltamivir phosphate
　　ラニナミビルオクタン酸エステル水和物
　　　laninamivir octanoate hydrate
　　ペラミビル水和物　peramivir hydrate

● 薬理作用： ウイルスが感染細胞から遊離する段階（放出）に働くウイルスのノイラミニダーゼ neuraminidase（**NA**）を選択的に阻害する。A型、B型のいずれにも有効である。

● 薬物動態： **ザナミビル**は活性体であり、吸入により上気道の感染部位に高濃度に分布する。代謝はほとんどされず、消化管または腎臓から排泄される。**オセルタミビル**はプロドラッグであり、消化管より吸収され肝臓で代謝されて活性物質となる。**ラニナミビル**もプロドラッグで、吸入されたのち気道上皮細胞に取り込まれ、細胞内で代謝を受け活性物質となり、長くそこにとどまる。**ペラミビル**は活性体で、静注で投与され、代謝はほとんど受けず腎臓から排泄される。

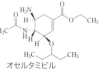
オセルタミビル

● 有害反応： インフルエンザウイルスに特異的に作用し、有害反応は少ない。オセルタミビル使用後の飛び降りなどの事故が10歳代の患者で報告されたため、10歳代での使用が原則禁止されているが、インフルエンザ自体の症状として精神症状や異常言動がみられることが認識されている。どの薬でも、小児・学童が事故を起こさないよう十分注意する。

● 臨床使用： ザナミビルとラニナミビルは吸入で、オセルタミビルは経口で、ペラミビルは静注で使用される。

● その他の特記事項： オセルタミビル、ザナミビル、ラニナミビルは予防にも使用できる。

■ RNAポリメラーゼ阻害薬

　　ファビピラビル　favipiravir

● 薬理作用： インフルエンザウイルスのRNAポリメラーゼを阻害し、ウイルスの増殖を抑制する。

● 臨床使用： 経口で使用される。現時点では一般診療には使用できず、新型インフルエンザへの備えとなっている。

抗RSウイルス薬

パリビズマブ palivizumab
- **薬理作用**： RS（respiratory syncytial）ウイルスのF蛋白質に結合して感染性を中和するヒト化モノクロナール抗体である。
- **薬物動態**： 血中濃度は投与後7日までに最高に達する。半減期は18.1〜43.8日。
- **有害反応**： ショック、アナフィラキシーに注意する。
- **臨床使用**： RSウイルスによる重篤な下気道疾患の発症抑制のため、リスクが高い新生児・乳児・幼児にのみ筋注する。

抗B型肝炎ウイルス薬

ラミブジン lamivudine
アデホビルピボキシル adefovir pivoxil
エンテカビル水和物 entecavir hydrate
テノホビルジソプロキシルフマル酸塩 tenofovir disoproxil fumarate

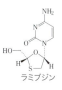
ラミブジン

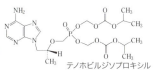
テノホビルジソプロキシル

- **薬理作用**： 核酸アナログで、**逆転写酵素**の阻害により**B型肝炎ウイルス** hepatitis B virus（**HBV**）の複製を抑制する。**ラミブジン**は、もともとはヒト免疫不全ウイルス（HIV）の治療用に開発された薬だが、HBVはHIVと同様に逆転写の過程を経るためHBVにも有効である。細胞内でリン酸化されてラミブジン5'-三リン酸となり、HBVのDNA合成をシチジン三リン酸（CTP）と競合することで阻害する。**アデホビル**および**エンテカビル**も同様にアデホビル二リン酸およびエンテカビル5'-三リン酸に代謝され、ウイルスのDNA合成を競合阻害する。
- **薬物動態**： ラミブジン、アデホビル、エンテカビルはいずれも経口投与後1時間前後で最高血中濃度となり、未変化体または代謝物として、糸球体濾過・尿細管分泌を介して主に腎臓から排泄される。腎機能障害患者では投与量を調節する。腎毒性を有する薬物、尿細管分泌を競合する薬物とは併用に注意する。
- **有害反応**： 投与終了後にウイルスが再増殖し、肝機能悪化や肝炎重症化を起こす可能性がある。投与を終了する場合は、終了後数ヵ月以上にわたって慎重に経過観察を行う。しばしば投与終了が困難となり、長期にわたる治療が必要になる。

重大な有害反応として、血小板減少、横紋筋融解症、乳酸アシドーシス、重篤な腎障害などがある。また、催奇形性・胎児毒性の可能性があるため、妊娠時の投与には十分慎重になるべきである。
- **相互作用**： 尿細管分泌により排泄される薬との併用により血中濃度が上昇する可能性があり、注意が必要である。
- **その他の特記事項**： 使用中に耐性ウイルスが出現することが問題となっている。

抗C型肝炎ウイルス薬

慢性C型肝炎の標準治療は、近年までインターフェロン（後述）とリバビリンの併用であったが、有効性も安全性も満足できるものではなかった。しかし最近、**C型肝炎ウイルス** hepatitis C virus（**HCV**）特異的な**直接作用型抗ウイルス薬** direct acting antivirals（**DAAs**）が次々と開発され、低分子化合物の組合せによる治療でよい成績が得られるようになり、いまではインターフェロンを使用しない治療が主流となっている。DAAsには、**NS3A/4A阻害薬**（プロテアーゼ阻害薬）、**NS5A阻害薬**、**NS5B阻害薬**（RNA依存性RNAポリメラーゼ阻害薬）がある。

リバビリン rivavirin

リバビリン

- **薬理作用**： グアノシンと化学構造が類似したプリンヌクレオシドアナログで三リン酸体がウイルスのRNA依存性RNAポリメラーゼによりRNAに取り込まれ、ウイルス遺伝子を不安定化させることによって増殖を抑制する。
- **薬物動態**： リバビリンは単回投与で最高血中濃度到達時間は3時間、半減期は27時間で尿中・糞中に排泄される。
- **有害反応**： 催奇形性、胎児毒性が報告されており、妊娠・授乳中の女性には禁忌である。妊娠する可能性のある女性には避妊を指示する。また精子異常や精液移行の可能性があるため、パートナーが妊娠する可能性のある男性患者にも避妊を指示する。

インターフェロンとの併用で多くの重大な有害反応が報告されている。とくに、溶血性貧血をしばしば起こす。
- **相互作用**： ジダノシン、アバカビルなどのヌクレオシドアナログとの併用で、乳酸アシドーシス、肝不全の報告がある。また、ジドブジンの効果を減弱させる可能性、アザチオプリンとの併用で骨髄抑制が生じる可能性がある。
- **臨床使用**： インターフェロンまたはソホスブビルとの併用で1日2回経口投与する。

直接作用型抗ウイルス薬（DAAs）

■ NS3A/4A（プロテアーゼ）阻害薬

テラプレビル　telaprevir
シメプレビルナトリウム　simeprevir sodium
アスナプレビル　asunaprevir
パリタプレビル水和物　paritaprevir hydrate

● 薬理作用：　HCVの増殖に重要な役割を果たしている非構造蛋白質NS3A/4A領域のセリンプロテアーゼを直接阻害することにより、ウイルス増殖を阻害する。

● 有害反応：　テラプレビル・ペグインターフェロン・リバビリン3剤併用療法で、皮膚症状、貧血、腎障害、高尿酸血症などが起こりうる。シメプレビル・ペグインターフェロン・リバビリン3剤併用療法ではビリルビン上昇が高率に起こり、肝トランスポーターの活性阻害が原因とされている。アスナプレビルとダクラタスビルの併用では肝機能障害が8〜10%に生じる。

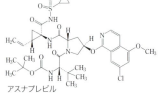
アスナプレビル

● 相互作用：　テラプレビルはCYP3A4によって代謝され、CYP3A4/5、MDR1、OATP1B1を阻害する。シメプレビルはCYP3A、MDR1、OATP-1B1の基質であり、またこれらを阻害する。アスナプレビルはCYP3A、MDR1、OATP1B1/2B1の基質で、CYP2D6、MDR1、OATP1B1/1B3/2B1を阻害、一方CYP3A4を誘導する。パリタプレビルはUGA1A1、MDR1、BCRP、OATPを阻害する。したがって、いずれも多数の併用禁忌・注意薬がある。

● 臨床使用：　いずれも経口投与する。テラプレビル、シメプレビルはインターフェロン・リバビリンと併用する。アスナプレビルはダクラタスビルと併用する。パリタプレビルは、オムビタスビル・リトナビルとの配合剤として用いる。

● その他の特記事項：　治療により出現した耐性ウイルスの多くは治療終了後、時間の経過とともに検出されなくなっていく。

■ NS5A阻害薬

ダクラタスビル塩酸塩　daclatasvir hydrochloride

ダクラタスビル

レジパスビルアセトン付加物　ledipasvir acetonate
オムビタスビル水和物　ombitasvir hydrate

● 薬理作用：　NS5AはウイルスRNA複製と細胞内シグナル伝達経路の調節に重要な役割を果たす多機能蛋白質である。これらはNS5Aを選択的に阻害し、ウイルスの複製を抑制する。

● 有害反応：　肝機能障害がしばしばみられる。

● 相互作用：　ダクラタスビルはCYP3A4およびMDR1の基質であり、MDR1、OATP1B1/1B3、BCRPを阻害する。レジパスビルはMDR1、BCRPの基質である。オムビタスビルはUGT1A1を阻害する。したがって、多数の薬物が併用禁忌・注意薬となっている。

● 臨床使用：　経口投与する。ダクラタスビルはアスナプレビルと併用する。これにより80〜90%のウイルス陰性化率が得られる。レジパスビルはソホスブビルとの、オムビタスビルはパリタプレビル・リトナビルとの配合剤の成分として用いられる。

■ NS5B（ポリメラーゼ）阻害薬

ソホスブビル
sofosbuvir

● 薬理作用：
肝細胞内で三リン酸体（活性代謝物）に変換されるヌクレオチドプロドラッグで、NS5B（RNA依存性RNAポリメラーゼ）を阻害し、RNA鎖の伸長を停止させる。リバビリンとの併用で、セログループ2（ジェノタイプ2）のHCVに高い有効性を示す。

ソホスブビル

● 有害反応：　リバビリンとの併用で、倦怠感、頭痛、吐き気などがみられる。貧血（とくに溶血性貧血）が高頻度に起こるが、多くは併用薬リバビリンによると思われる。

● 相互作用：　MDR1の基質であり、MDR1を誘導する薬物と併用すると血中濃度が低下する。このため、リファンピシン、カルバマゼピン、フェニトイン、セイヨウオトギリソウが併用禁忌、リファブチン、フェノバルビタールが併用注意となっている。

インターフェロン製剤

インターフェロンアルファ　interferon alfa
インターフェロンアルファ-2b　interferon alfa-2b
インターフェロンベータ　interferon beta
ペグインターフェロンアルファ-2a
　peginterferon alfa-2a
ペグインターフェロンアルファ-2b
　peginterferon alfa-2b

インターフェロン interferon（**IFN**）は、HBV、HCVの持続感染が成立し慢性肝炎となっている患者に対してウイルスの排除を目的として使用される。B型活動性肝炎では、ウイルスの排除率は高くない。IFNにはα型とβ型がある。IFNそのものを製剤化したものと、注射部位からの放出を緩やかにした**ポリエチレングリコール（PEG）化製剤**がある。PEG化の目的は、薬物動態を変化させ効果を持続させることと、宿主の免疫系による認識・排除からIFNを守ることである。

● 薬理作用： 肝細胞のIFN受容体に結合し、JAK/STAT系を活性化する。活性化STATはDNAの結合部位に結合してプロテインキナーゼRなど数百の**IFN誘導性遺伝子群** IFN-stimulated genes を発現させ、細胞を抗ウイルス状態に変化させる。

● 薬物動態： PEG化していないIFNは不安定で血中半減期は3〜8時間と短く、24時間後には検出感度以下となる。PEG化製剤では、単回投与後の最高血中濃度到達時間が22〜70時間、半減期が28〜40時間となり、治療域の血中濃度が長時間（3日以上）維持される。

● 有害反応： 全身倦怠感、発熱、頭痛、関節痛などのインフルエンザ様症状が高頻度で起こる。重大な有害反応として、間質性肺炎を含む呼吸器障害、抑うつとそれによる自殺企図、白血球減少、血小板減少、自己免疫現象、溶血性尿毒症症候群、糖尿病、重篤な肝障害、重篤な腎障害、ショック、心筋症、消化管出血、網膜症、敗血症、スティーブンス・ジョンソン症候群、横紋筋融解症など非常に多彩な病態が起こりうる。

● 相互作用： 小柴胡湯を併用すると間質性肺炎が現れることがあり、併用禁忌である。CYP1A2やCYP2D6など肝薬物代謝酵素を阻害し、テオフィリン、メトプロロール、ワルファリンなどの血中濃度を高める。また、免疫抑制薬の効果を抑制する。

● 臨床使用： PEG化していないIFNは週3回または連日、PEG化IFNは週1回注射投与する。

単独でのHCVのRNA陰性化率は、ウイルスの遺伝子型と当初のウイルスRNA量によって異なる（3〜80％）。リバビリンとPEG化IFNの併用により、IFNが奏効しにくい1型ウイルスでも陰性化率は60％になる。HBVに対するHBe（hepatitis B envelope）抗体出現率は50〜60％である。

抗ヒト免疫不全ウイルス薬

ヒト免疫不全ウイルス human immunodeficiency virus（**HIV**）に対しては、今日多数の薬剤が開発されている。耐性ウイルスの出現を防ぐため1剤で治療することは少なく、いくつかの薬剤を併用することが多い。配合剤も多く開発されている。

逆転写酵素阻害薬

核酸系逆転写酵素阻害薬（nRTIs）
　ジドブジン　　zidovudine
　（アジドチミジン　azidothymidine）
　ジダノシン　　didanosine
　ラミブジン　　lamivudine
　サニルブジン　sanilvudine
　アバカビル硫酸塩　abacavir sulfate
　テノホビルジソプロキシルフマル酸塩
　　tenofovir disoproxil fumarate
　エムトリシタビン　emtricitabine
非核酸系逆転写酵素阻害薬（nnRTIs）
　ネビラピン　　nevirapine
　エファビレンツ　efavirenz
　エトラビリン　etravirine
　リルピビリン塩酸塩　rilpivirine hydrochloride

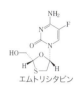
ジドブジン
エムトリシタビン

● 薬理作用： ウイルスRNAを鋳型として、ウイルスがもつ酵素によりDNAが生成される逆転写の過程を抑制する。

● 有害反応： スティーブンス・ジョンソン症候群、中毒性表皮壊死症、薬剤性過敏症症候群、薬剤性肝障害、腎障害、血液障害などを起こすことがある。一般的な有害反応は多彩である。

● 相互作用： 非核酸系薬にはCYP（3A、2B、2Cなど）を介する多くの相互作用がある。

プロテアーゼ阻害薬

インジナビル硫酸塩エタノール付加物
　indinavir sulfate ethanolate
サキナビルメシル酸塩　saquinavir mesilate
ネルフィナビルメシル酸塩　nelfinavir mesilate
リトナビル　ritonavir
ロピナビル　lopinavir
アタザナビル硫酸塩　atazanavir sulfate
ホスアンプレナビルカルシウム水和物
　fosamprenavir calcium hydrate
ダルナビルエタノール付加物　darunavir ethanolate

リトナビル
ダルナビル

● 薬理作用： HIVウイルス蛋白質は個々に合成されるのではなく、まず大きな前駆体蛋白質が合成され、これがHIV特異的プロテアーゼによって

切断されて個々の酵素や構造蛋白質がつくられる。プロテアーゼ阻害薬はこの過程を阻害することにより、ウイルス増殖を抑制する。

● 有害反応： 多彩な重篤有害反応が起こりうる。高血糖、糖尿病悪化が起こることがある。

● 相互作用： 多くが**CYP 3A**などを介する相互作用を起こしやすく、併用禁忌・注意薬が非常に多い。

インテグラーゼ阻害薬

ラルテグラビルカリウム　raltegravir potassium
ドルテグラビルナトリウム　dolutegravir sodium
エルビテグラビル
　elvitegravir

ラルテグラビルカリウム

● 薬理作用： ウイルス DNA が宿主細胞のゲノムに組み込まれる際に利用されるインテグラーゼを抑制してウイルスの増殖を阻害する。

● その他の特記事項： 耐性ウイルスが出現しやすい。**エルビテグラビル**は逆転写酵素阻害薬との配合剤として用いられる。

侵入阻害薬（CCR5阻害薬）

マラビロク　maraviroc

● 薬理作用： HIV が細胞に侵入する際に利用する細胞膜上のケモカイン受容体**CCR5**に選択的に結合する。HIV-1 エンベロープ糖蛋白質 gp120 と CCR5 の相互作用を遮断することで、CCR5 指向性 HIV-1 の細胞内侵入を阻害する。

● その他の特記事項： 患者の HIV が CCR5 を利用する場合にのみ有効である。使用前に CCR5 指向性検査を行う。

抗細菌薬 antibacterial drugs

> **● キーポイント**
> 1. 細菌（原核生物）はヒト（真核生物）との違いが大きく、選択毒性の高い薬が比較的つくりやすい。
> 2. 細胞壁、蛋白質合成系、DNA 合成系などが標的となっている。
> 3. 抗菌スペクトルの広い薬は菌交代症を起こしやすいため、病原菌の感受性を十分考慮して薬を選ぶ。
> 4. 使用が拡大するほど耐性菌を生む可能性が高まるため、乱用を避ける。
> 5. 抗菌薬の薬理作用と薬物動態を十分考慮して、最適の用量・用法を決める。

原核生物は古細菌と真性細菌からなるが、古細菌には明らかな病原性は認められておらず、治療の対象となるのは真性細菌である。真性細菌には、一般的な球菌や桿菌のほか、らせん状菌のスピロヘータ、細胞内寄生菌のマイコプラズマ、クラミジア、リッチケアなどが含まれる。

細菌細胞の表層構造は種によって異なるが、マイコプラズマを除いて細胞膜の外側に強固な**細胞壁**がある。細胞壁は、**ペプチドグリカン** peptidoglycan とよばれる網袋状の大きな分子の 2 ～ 3 層からなる。真核生物に細胞壁は存在しないので、細胞壁合成を阻害する抗菌薬が多数開発されている。また、代謝系も真核生物とは異なることが多く、DNA 複製、DNA からRNA への転写、蛋白質合成の各段階を阻害する薬物がある。

薬の抗菌力は**最小阻止濃度** minimum inhibitory concentration（**MIC**）として測定され、これに基づいて、各種病原微生物の感受性の範囲を示す**抗菌スペクトル**が決められる。スペクトルの広い薬は正常細菌叢を乱して**菌交代症** microbial substitution disease を生じる可能性があるため、病原菌の感受性を十分考慮して薬を選択しなければならない。

新しい抗菌薬の効果は概して高いが、使用が拡大するにつれ**耐性菌**が出現・増加し、効果がしだいに薄れてくる。ある種の薬に対して耐性化した菌がほかの薬にも耐性を獲得するようになった**多剤耐性菌**の出現が、感染症の治療を困難にしている。

以下、細胞壁（1 ～ 8）、細胞膜（9）、蛋白質合成系（10 ～ 16）、DNA 合成系（17 ～ 19）を標的とする薬の順に解説する。

1. ペニシリン系抗生物質

古典的ペニシリン
　ベンジルペニシリンカリウム
　　benzylpenicillin potassium
　ベンジルペニシリンベンザチン水和物
　　benzylpenicillin benzathine hydrate
広域ペニシリン
　アンピシリン水和物　ampicillin hydrate
　アモキシシリン水和物　amoxicillin hydrate
耐性ブドウ球菌用ペニシリン
　クロキサシリンナトリウム水和物
　　cloxacillin sodium hydrate
緑膿菌に感受性を有するペニシリン
　ピペラシリンナトリウム　piperacillin sodium

ベンジルペニシリンカリウム　　　アンピシリンナトリウム

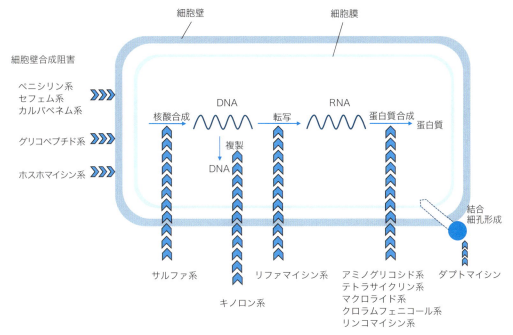

図 IV-13-2 抗細菌薬の作用

　ペニシリンは、1928年、アレクサンダー・フレミングによってアオカビから発見された世界初の抗生物質である。1940年代にベンジルペニシリンが単離され、臨床使用がはじまった。1950年代には、**β-ラクタム** β-lactam（四員環の環状アミド）を有する基本骨格**6-アミノペニシラン酸** 6-aminopenicillanic acid（6-AMP）が同定され、以後、適用菌種の拡大と抗菌活性の増大を目的として、6-AMPをもとに多数の合成ペニシリンが開発された。

　β-ラクタム環は、ペニシリンに遅れて開発されたセフェム系、モノバクタム系、ペネム系、カルバペネム系にも共通の構造で、これらを**β-ラクタム系抗生物質**という。

● **薬理作用**：　細菌の細胞膜に存在し、細胞壁ペプチドグリカン合成に必要なペプチド転移酵素などの酵素群からなる**ペニシリン結合蛋白質** penicillin-binding protein（**PBP**）のセリン残基に結合する。これにより細胞壁合成を阻害し、細菌を破裂させ死滅させる。

　誘導体の側鎖構造により薬理作用が異なり、種々の抗菌スペクトルを生じる。ベンジルペニシリンの抗菌スペクトルは、ブドウ球菌属、レンサ球菌属、肺炎球菌などの**グラム陽性球菌**を基本とし、淋菌、髄膜炎菌などのグラム陰性球菌やスピロヘータ（梅毒トレポネーマなど）などにも活性を有する。しかし、グラム陰性桿菌には無効である。アミノペニシリン（基本骨格にアミノ基を有する）に属する**アンピシリン**や**アモ**キシシリンなどの半合成ペニシリンは、大腸菌、インフルエンザ菌、*Proteus mirabilis*などの**グラム陰性桿菌**にも有効である。ベンジルペニシリンやアンピシリンなどは、黄色ブドウ球菌が産生する**β-ラクタマーゼ**（ペニシリナーゼ）により不活性化されるが、**クロキサシリン**などの**ペニシリナーゼ耐性ペニシリン**が開発されている。アンピシリン誘導体のピペラシリンは**緑膿菌**やセラチア属などのグラム陰性桿菌にも活性を示す。

● **薬物動態**：　静注・筋注により体液、組織中に広く分布する。天然のベンジルペニシリンは胃酸によって分解されやすいため経口投与には適さない。このためベンジルペニシリンの耐酸性誘導体（ベンザチン水和物）が開発されている。アンピシリンは注射剤および経口剤として使用されるが、服用後の吸収はやや劣る。一方、アモキシシリンは消化管吸収性に優れる。ピペラシリンは胆汁内への移行性がとくによい。

　半減期は30〜60分程度と概して短く、多くは代謝を受けず主として尿中に排泄される。

● **有害反応**：　過敏症（I型アレルギー反応）による**アナフィラキシー**、ショックの発症頻度が比較的高い。血液障害、肝障害、腎障害もみられる。腸内細菌の減少が起こると、ビタミンBやビタミンKの欠乏症を惹起する。胆汁排泄率が高いアンピシリン、ピペラシリンなどでは、消化管障害（悪心、嘔吐、下痢など）、**偽膜性腸炎**の頻度が高い。特殊な反応として、EB（Epstein-Barr）ウイルス感染時にアミノペニシリ

ン（アンピシリン、アモキシシリン）を使用すると、非掻痒性皮疹をほぼ100％発症する（**アンピシリン疹**）。また、ペニシリンで破壊された梅毒菌体成分により惹起される **Jarisch-Herxheimer 反応**（治療早期の悪寒、発熱、筋肉痛など）はよく知られる。

2. セフェム系抗生物質

セファロスポリン系
 第一世代
  セファゾリンナトリウム水和物
   cefazolin sodium hydrate
  セファレキシン
   cefalexin
 第二世代
  セフォチアム塩酸塩　cefotiam dihydrochloride
  セファクロル　cefaclor
 第三世代
  セフトリアキソンナトリウム水和物
   ceftriaxone sodium hydrate

セファゾリンナトリウム

セフトリアキソンナトリウム

  セフォタキシムナトリウム　cefotaxime sodium
  セフタジジム水和物　ceftazidime hydrate
  セフォペラゾンナトリウム　cefoperazone sodium
  セフジニル　cefdinir
  セフジトレンピボキシル　cefditoren pivoxil
  セフカペンピボキシル塩酸塩水和物
   cefcapene pivoxil hydrochloride hydrate
 第四世代
  セフェピム塩酸塩水和物
   cefepime dihydrochloride hydrate
  セフォゾプラン塩酸塩　cefozopran hydrochloride
セファマイシン系
  セフメタゾールナトリウム　cefmetazole sodium
オキサセフェム系
  ラタモキセフナトリウム　latamoxef sodium
  フロモキセフナトリウム　flomoxef sodium

● **薬理作用：**　ペニシリン系と同様、抗菌活性はβ-ラクタム環によりもたらされる。**7-アミノセファロスポラン酸** 7-aminocephalosporanic acid を基本骨格とする**セファロスポリン系**、7位にメトキシ基を有する**セファマイシン系**と**オキサセフェム系**に分類される。側鎖構造の違いにより、種々の抗菌スペクトルを示す。

セファロスポリン系の第一世代は、酸やペニシリナーゼに安定な天然抗生物質**セファロスポリンC**の抗菌力を側鎖構造の改変により強化したものである。ブドウ球菌、連鎖球菌などのグラム陽性球菌、大腸菌、クレブシエラ属などのグラム陰性桿菌に対して活性を

有する。第二世代は、グラム陰性桿菌の外膜透過性の改善により抗菌力が増強され、ヘモフィルス属やモラクセラ属などにまで抗菌スペクトルが拡大された。**セフトリアキソン**や**セフォタキシム**などの第三世代は、肺炎球菌などのグラム陽性球菌のほか、グラム陰性桿菌に対する抗菌活性がさらに強化され、**セフタジジム**など一部は緑膿菌にまで抗菌スペクトルが拡大された。第四世代は、グラム陰性桿菌に最も広い抗菌スペクトルをもちながら良好なグラム陽性球菌活性を有するように開発された。

セファマイシン系は注射剤として使用されるが、緑膿菌やセラチア属を除くグラム陰性桿菌に対する良好な抗菌活性を基本とする。7位メトキシ基によってβ-ラクタマーゼに対し高い安定性を示すため、バクテロイデス属などβ-ラクタマーゼ産生率の高い嫌気性菌に対して良好な活性を示すことが特徴の1つである。同じく7位にメトキシ基を有するオキサセフェム系もβ-ラクタマーゼに対しきわめて優れた安定性を示し、グラム陰性桿菌や嫌気性菌に対する抗菌活性に優れている。**フロモキセフ**は、グラム陰性菌に加えてグラム陽性菌への抗菌力が強化されている。

● **薬物動態：**　セフェム系薬は一般的に消化管吸収が悪いため、経口剤はプロドラッグとして製剤化されたものが多い。ピボキシル基を付加した**セフジトレンピボキシル**、**セフカペンピボキシル**などがその例である。それでも消化管からの吸収効率はさほど高くはなく、個体差が大きいといわれる。血漿蛋白質結合率が60％以下の薬では血中半減期は1時間程度だが、95％の薬では8時間程度まで延長する。セフトリアキソンは半減期が長いため1日1回投与が可能となっている。代謝されずにそのまま尿中・胆汁中へ排泄されるものが多い。第一世代、第二世代セファロスポリン系は髄液移行性が不良だが、第三世代のセフトリアキソンやセフォタキシム、第四世代セファロスポリン系は良好で、髄膜炎に使用される。

● **有害反応・相互作用：**　主なものは**過敏症**（Ⅰ型アレルギー）だが、頻度はペニシリン系より低い。また、ペニシリン系とセファロスポリン系の交差アレルギーは低頻度である。血液障害、肝障害、腎障害、消化器症状もみられる。3位側鎖にメチルテトラゾールチオール基を有するもの（**セフメタゾール**など）はビタミンKエポキシド還元酵素を阻害するため、ビタミンK依存性凝固因子を抑制して出血傾向を来すことがある。また、この側鎖がアルデヒドデヒドロゲナーゼを阻害するので、ジスルフィラム様の**嫌酒作用**を示すことがある。広域スペクトルを有する第三世代セファロスポリン系などは、偽膜性腸炎を起こしやす

いとされる。

3. β−ラクタマーゼ阻害薬

ペニシリン系との配合剤またはエステル化合物
スルバクタムナトリウム・アンピシリンナトリウム
配合剤 sulbactam sodium/ampicillin sodium
スルタミシリントシル酸塩水和物
sultamicillin tosilate hydrate
クラブラン酸カリウム・**アモキシシリン**水和物配合
剤 clavulanate potassium/amoxicillin hydrate
タゾバクタム・ピペラシリン水和物配合剤
tazobactam/piperacillin hydrate
セフェム系との配合剤
スルバクタムナトリウム・セフォペラゾンナトリウ
ム配合剤
sulbactam sodium/cefoperazone sodium

● 薬理作用： β−ラクタム環を有する抗菌薬を加水分解してβ−ラクタム構造を破壊する酵素群を**β−ラクタマーゼ** β−lactamase と総称する。ペニシリンの登場以来、細菌は種々のβ−ラクタマーゼを産生することにより、抗菌薬への耐性を獲得してきた。ペニシリン系、セファロスポリン系を分解するβ−ラクタマーゼをそれぞれ**ペニシリナーゼ、セファロスポリナーゼ**ということもある。**クラブラン酸、スルバクタム、タゾバクタム**などのβ−ラクタマーゼ阻害薬は、これらβ−ラクタマーゼに結合して不活性化する。クラブラン酸は細菌から分離された物質で、スルバクタムとタゾバクタムは合成化合物である。なお、β−ラクタマーゼ阻害薬自体にも、弱いがペニシリン結合蛋白質への結合を介する抗菌活性があり、β−ラクタム系抗菌薬との配合により相乗効果を示すといわれる。

● 薬物動態： クラブラン酸は経口剤、スルバクタムとタゾバクタムは注射剤として使用される。クラブラン酸の消化管吸収は食事の影響を受けるため、食前に投与される。クラブラン酸は肝臓で代謝され胆汁中に排泄される。一方、スルバクタムとタゾバクタムは尿中に排泄される。

● 有害反応： クラブラン酸は用量依存性に下痢を起こす。このため、クラブラン酸と**アモキシシリン**の配合比を変え、クラブラン酸の量を減じた剤形もある。

4. モノバクタム系抗生物質

アズトレオナム aztreonam
● 薬理作用： β−ラクタム環は有するが、ほかのβ−ラクタム系薬と異なり、隣の環状構造（五員環や六員環）をもたない。グラム陰性桿菌のペニシリン結合蛋白質（PBP3）のみに結合し、殺菌的に作用する。

またβ−ラクタマーゼにきわめて安定で、緑膿菌を含む好気性グラム陰性桿菌に対して選択的に、良好な抗菌活性を示す。

● 薬物動態： ほとんど代謝されず、主として尿中に排泄される。

● 有害反応： ペニシリン系と類似の有害反応を示すが、頻度はペニシリン系より少ない。ほかのβ−ラクタム系との交差アレルギーが非常に少なく、他薬にアレルギーがあっても使用しやすい点が特徴の1つである。

5. ペネム系抗生物質

ファロペネムナトリウム水和物
faropenem sodium hydrate

● 薬理作用： ペニシリン系（五員環）とセフェム系（二重結合）の特徴を併せもつようにデザインされたもので、五員環の2位と3位を二重結合した天然には存在しない骨格を有する。経口薬として開発された**ファロペネム**は、市中感染の起炎菌であるグラム陽性菌・陰性菌に対して強い抗菌力を示す。

● 薬物動態： ファロペネムはプロドラッグ化されているが、消化管吸収はさほどよくない。広く体液・組織中に分布するが、髄液への移行はよくない。未変化体のまま、またはデヒドロペプチダーゼ−1（後述）で代謝されたのち、尿中に排泄される。半減期は1〜2時間程度と短い。

● 有害反応： ペニシリン系と類似の有害反応が起こりうるが、ペニシリン系より頻度は少ない。ファロペネムは、吸収不良による下痢などの消化器症状が比較的多い。

6. カルバペネム系抗生物質

イミペネム水和物・**シラスタチン**ナトリウム配合剤
imipenem hydrate/cilastatin sodium
メロペネム水和物
meropenem hydrate
ドリペネム水和物
doripenem hydrate

● 薬理作用： ペニシリン系の五員環にセフェム系のような二重結合が入り（penem）、硫黄が炭素 carbon に置換されているため**カルバペネム** carbapenem とよばれる。① 結合可能なペニシリン結合蛋白質が多い、② グラム陰性桿菌の外膜透過性が高い、③ 多くのβ−ラクタマーゼに対して安定性が高い、などの特徴を有し、優れた抗菌力を示すとともに、グラム陽性球菌、緑膿菌を含むグラム陰性桿菌、嫌気性菌などにわたる非常に広い抗菌スペクトルをもつ。ほかのβ−ラクタム系薬やアミノグリ

コシド系薬に交叉耐性が認められず、各種耐性菌に対しても有効である。**イミペネム**は近位尿細管に局在する**デヒドロペプチダーゼ-I（DHP-I）**によって分解され、分解産物が腎毒性や中枢神経毒性を示すため、**DHP-I 阻害薬シラスタチン**との配合剤となっている。カルバペネム骨格の 4 位にメチル基を導入することで DHP-I に対し安定化された**メロペネム**は腎毒性や中枢神経毒性が少なく、単剤で使用できる。

● **薬物動態**：　静注後、前立腺や眼球内を除いて、広く体液・組織中に分布する。半減期は 60 分程度と短く、大部分は尿中に排泄される。第三・第四世代セファロスポリンと同程度に髄液移行がよく、髄膜炎にも使用される。イミペネムと比べ、メロペネムは胆汁内への移行も良好である。

● **有害反応**：　ペニシリン系と類似の有害反応を起こしうるが、頻度はペニシリン系と比べて少ない。しかしながら、ペニシリン系との**交差アレルギー**は、セフェム系より高頻度といわれる。β-ラクタム系はいずれも大量投与すると痙攣が誘発される可能性があるが、カルバペネム系ではその頻度が高いとされている。イミペネムでの報告が多く、メロペネムや**ドリペネム**では少ない。

7. ホスホマイシン系抗生物質

ホスホマイシンカルシウム水和物
　fosfomycin calcium hydrate
ホスホマイシンナトリウム　fosfomycin sodium

● **薬理作用**：　細胞壁のペプチドグリカン合成を阻害するが、β-ラクタム系とは異なり、初期段階の**UDP サイクル**をターゲットとする。もともとはクロラムフェニコール耐性サルモネラ菌に対して開発されたが、今日では第 1 選択薬となる状況はきわめて限られる。グラム陽性菌・陰性菌に広い抗菌スペクトルを示すが、基本的には、感受性のよい大腸菌などによる腸管感染症や尿路感染症に使用される。

● **薬物動態**：　細菌細胞内への透過性は糖の能動的な取り込み系に依存しているため、組織の環境により抗菌活性が異なる。これが腸管感染症以外では単独で第 1 選択薬となりにくい原因の 1 つとなっている。体内ではほとんど代謝されずに尿中に排泄されるので、経口剤は腸管感染症のほかに尿路感染症に使用される。他薬とのあいだに交叉耐性を認めないため、注射剤（-ナトリウム）は難治性感染症において併用を試みる価値はある。

● **有害反応**：　重篤な有害反応の報告は少ない。むしろ、バンコマイシン（後述）などとの併用にて腎毒性を軽減させるとの報告もある。点滴静注によるナトリウム負荷には注意を要する。

8. グリコペプチド系抗生物質

バンコマイシン塩酸塩　vancomycin hydrochloride
テイコプラニン　teicoplanin

バンコマイシン

● **薬理作用**：　巨大な分子量（バンコマイシン 1,485.71、テイコプラニン 1,564.25 ～ 1,893.68）をもつ糖ポリペプチドからなる抗生物質である（テイコプラニンは複数化合物の混合物）。作用機序は細胞壁の合成阻害だが、β-ラクタム系の機序とは異なり、ペプチドグリカン前駆体の N-アセチルムラミン酸に結合するペンタペプチド末端のジアラニン（-D-alanyl-D-alanine）に強く結合することによる。

バンコマイシンはグラム陽性菌に対して殺菌的に作用し、グラム陰性菌に対しては無効である。主に、**メチシリン耐性黄色ブドウ球菌（MRSA）**、**ペニシリン耐性肺炎球菌（PRSP）**などの多剤耐性グラム陽性菌に対して使用される。多くの場合、MRSA に対する第 1 選択薬として用いられる。また、β-ラクタム系にアレルギーの場合にも使用される。グラム陽性嫌気性菌に対しても有効であり、なかでも偽膜性腸炎の原因となる *Clostridium difficile* に活性を有する。テイコプラニンは、バンコマイシンとほぼ同じ抗菌スペクトルを示し、気道感染症については第 1 選択薬となりうるが、ほかでは概して第 2 選択薬に位置づけられる。

● **薬物動態**：　バンコマイシンは消化管からは吸収されないので点滴静注される（ただし、感染性腸炎を対象とする経口剤もある）。体内分布は比較的よいが胆道系や髄液への移行は不良である。バンコマイシンの半減期は 4 ～ 6 時間だが、テイコプラニンは長時間血中に残存するため 1 日 1 回の維持投与が可能である。いずれも大半は未変化体のまま尿中に排泄されるため、腎機能に応じた用法・用量の調節が求められる。また、治療域が狭いため、血中濃度モニタリングが行われる。

● **有害反応：** バンコマイシンを急速静注したときに起きる蕁麻疹様の皮疹は、**赤色人症候群 red man syndrome** として知られる。投与速度を落とすことで回避できる。**腎毒性**があり、発生頻度は 5% 未満だが、アミノグリコシド系薬と併用したり血中濃度が治療域を超えると頻度が高まる。耳毒性もまれにみられる。アレルギー様反応、アナフィラキシー様症状もみられる。テイコプラニンは、バンコマイシンと比べると有害反応は少ない。

9. リポペプチド系抗生物質

ダプトマイシン daptomycin
● **薬理作用：** 細菌から分離された**サイクリックリポペプチド**という新しいタイプの抗菌薬である。細胞膜に結合し、これを破壊することにより殺菌的に作用するとされる。MRSA やバンコマイシン**耐性腸球菌（VRE）** などの多剤耐性グラム陽性菌に対する治療薬として開発され、グラム陰性菌に活性はない。もともとは皮膚軟部組織感染症に対する適応のみであったが、敗血症、心内膜炎、骨髄炎などへの有効性から、最近は適応が広がりつつある。

● **薬物動態：** 注射剤のみ使用可能で、骨軟部組織への移行が良好であることが特徴の 1 つである。肺胞内ではサーファクタントと結合して抗菌活性が落ちるため、肺炎に対しては適応がない。PAE（後述）を示し、1 日 1 回投与が可能である。主に尿中に排泄される。

● **有害反応・相互作用：** 一般的なものとして、消化器症状や肝障害などがみられる。特徴的なものとしては、**ミオパチー**による筋肉痛、筋炎が知られている。濃度依存性に生じるとされ、定期的にクレアチンキナーゼ（CK）を測定することが望ましい。同じく筋肉障害を起こす HMG-CoA 還元酵素阻害薬との併用は可能なら避けるべきである。

10. アミノグリコシド系抗生物質

ゲンタマイシン硫酸塩
 gentamicin sulfate
トブラマイシン tobramycin
アミカシン硫酸塩
 amikacin sulfate
アルベカシン硫酸塩
 arbekacin sulfate
ストレプトマイシン硫酸塩
 streptomycin sulfate
カナマイシン一硫酸塩 kanamycin monosulfate

ゲンタマイシン（C_1）

● **薬理作用：** **アミノ配糖体**（アミノ基のついた糖）を構成成分とする塩基性抗生物質群である。細菌細胞内のリボソーム 30S サブユニットに作用し、蛋白質合成初期複合体の形成を阻害することにより殺菌作用を示す。グラム陽性菌・陰性菌、結核菌など広範な菌種に有効で、抗菌力にも優れている。ただし、細胞内に取り込まれるときに酸素を必要とするため、嫌気性菌には無効である。緑膿菌をはじめとするグラム陰性桿菌による重症難治性感染症に対し、しばしば他薬と併用される。**ゲンタマイシン、ストレプトマイシン**は、グラム陽性球菌（とくに腸球菌）による感染症（心内膜炎が代表例）に対して β-ラクタム系薬と併用される。**ストレプトマイシン**と**アミカシン**は、結核菌に対して活性を有する。**アルベカシン**は広範な耐性菌に有効であるが、MRSA 感染症のみに対する治療薬として使用されている（感受性 90%）。

● **薬物動態：** 経口投与では吸収されないため、感染性腸炎や肝性脳症に用いる**カナマイシン経口剤**を除き、注射剤（筋注または点滴静注）または外用剤として用いられる。注射後の血中濃度は 30 分〜1 時間で最高に達し、半減期は 2〜3 時間である。

　アミノグリコシド系の抗菌活性は最高血中濃度（C_{max}）に比例し、また **PAE**（postantibiotic effect）があるため血中濃度のトラフ値が最小発育阻止濃度（MIC）以下になっても効果が 2〜4 時間程度残存する。有効性を高めるため C_{max} を上げる一方、有害反応を避けるためトラフ値はむしろ一定値以下になるよう、1 日 1 回投与法が推奨されている。脳脊髄液にはほとんど移行せず、肺や肝臓・胆道系への移行性も低い。また、酸性環境下では効力が落ちるため、pH の低い膿瘍などでは効きにくい。大部分は代謝されず尿中に排泄される。

● **有害反応：** β-ラクタム系抗生物質に比べて毒性が強い。ただし、β-ラクタム系でみられるアレルギー反応はまれである。**腎障害**と**聴器障害**の発症頻度が高い。腎毒性は用量依存性で投与 5〜7 日以降の発症が多く、ほとんどは可逆的である。聴器障害も用量依存性で、第 8 脳神経障害による聴力低下と前庭機能障害による平衡障害やめまいが起こる。内耳の有毛細胞が破壊されると非可逆性難聴となる。とくにストレプトマイシンによる難聴が有名である。腎機能が低下しているときは血中半減期が延長するので用量の調節が必要であり、有害反応を予防するため血中濃度の測定が推奨されている。

11. テトラサイクリン系抗生物質

ドキシサイクリン塩酸塩水和物
 doxycycline hydrochloride hydrate
ミノサイクリン塩酸塩 minocycline hydrochloride

13 感染症の薬

チゲサイクリン tigecycline

● **薬理作用**： 4個（テトラ）の六員環を基本骨格とする。古典的テトラサイクリンの半合成誘導体として開発された第二世代（**ドキシサイクリン、ミノサイクリン**）、ミノサイクリンの誘導体として開発された第三世代（**チゲサイクリン**）が主に使用される。

細菌細胞内のリボソーム（主に30S）に作用して蛋白質合成を阻害することにより、静菌的効果を発揮する。抗菌スペクトルが非常に広いことを1つの特徴とする。すなわち、グラム陽性菌・陰性菌、嫌気性菌に対して広く抗菌活性を示す。ミノサイクリンは黄色ブドウ球菌に対して高い活性を示し、さらに一般細菌以外の細胞内寄生菌（マイコプラズマ、クラミジア、リケッチア、レジオネラなど）やスピロヘータに対しても抗菌活性を示す。一般細菌に対しては主に代替薬として使用される。近年登場したチゲサイクリンはミノサイクリンの誘導体ではあるが、臨床使用はまったく異なる。すなわち、多剤耐性グラム陽性菌（PRSP、MRSA、VREなど）や多剤耐性グラム陰性菌に対して活性を有するため、これらの細菌による院内感染症を中心に使用される（日本では、アシネトバクターなどの多剤耐性グラム陰性桿菌に対してのみ適応を有している）。

● **薬物動態**： ドキシサイクリンとミノサイクリンは消化管吸収に優れており経口剤として使用されるが、キレート作用を有するので、カルシウム、マグネシウム、アルミニウムを含む制酸薬や鉄剤と併用すると吸収が阻害される。吸収後は血中持続時間が長く、脂溶性のため組織移行性に優れており、髄液や前立腺を含め全身に広く分布する。テトラサイクリン系抗生物質は代謝を受けにくく、未変化体で尿中と胆汁中に排泄される。腎機能による用量調節は不要である。

● **有害反応**： 頻度の高い有害反応は、悪心、嘔吐、下痢などの消化器症状である。妊婦には肝障害が発現しやすく、重篤化しやすい。吸収後、母乳や胎児へも移行し、骨組織や歯への（色素）沈着も起こるので、妊婦や8歳以下の乳幼児への適用は避けるべきである。ミノサイクリンに特徴的な有害反応として前庭神経障害（めまいなど）が知られる。

12. マクロライド系抗生物質

エリスロマイシンステアリン酸塩
　　　erythromycin stearate
クラリスロマイシン clarithromycin
アジスロマイシン水和物 azithromycin hydrate

ジョサマイシン josamycin

● **薬理作用**： 大きなラクトン（環状エステル）に数個の糖が結合したものがマクロライド系とよばれる。放線菌が産生する**エリスロマイシン**など天然のマクロライドは**14員環ラクトン**を有し、**クラリスロマイシン**はこの半合成誘導体である。さらに、より大きなラクトン環を有する**アジスロマイシン**（**15員環**）、**ジョサマイシン**（**16員環**）などが開発された。臨床上使用頻度が高いのは、エリスロマイシン、クラリスロマイシン、アジスロマイシンの3つである。

細菌細胞内のリボソーム50Sサブユニットに結合し、蛋白質合成を阻害することにより静菌作用を示す。一般細菌に対してはグラム陽性球菌（とくに連鎖球菌）に対して活性を有しており、アレルギーでβ-ラクタム系薬などが使用できない場合の代替薬として有用である。アジスロマイシンは一部のグラム陰性桿菌（インフルエンザ菌など）にも感受性を有する。マクロライド系薬の最も重要な特徴として、**細胞内寄生菌**（マイコプラズマ、クラミジア、リケッチア、レジオネラなど）に高い抗菌活性を有しており、第1選択薬として使用されることが多い。特殊な例として、百日咳菌、ヘリコバクター属（*H. pylori*など）、カンピロバクター属、非定型抗酸菌などに対しても第1選択薬である。

● **薬物動態**： エリスロマイシンは酸に不安定で胃液でかなり分解されるが、クラリスロマイシンやアジスロマイシンは分解を受けにくい。マクロライド系薬は組織移行性に優れており、とくに呼吸器系への移行性がよい。ただし髄液、関節腔、膿瘍などへの移行性は悪い。アジスロマイシンは、ラクトン環に窒素が入る15員環を形成したことで、血中濃度よりも10〜100倍高い濃度を細胞（多形核白血球や肺胞マクロファージなど）のなかで長期間維持できる。近年上市されたアジスロマイシン静注剤は、重症肺炎での有用性が検討されている。

代謝・排泄はそれぞれ異なる。エリスロマイシンは CYP3A で代謝され、主に胆汁中、一部尿中へ排泄される。クラリスロマイシンは CYP3A4 で代謝され、主に尿中へ排泄される（腎障害時に減量が必要）。アジスロマイシンは主に未変化体として胆汁中に排泄される。エリスロマイシンの血中半減期は 1 時間程度、クラリスロマイシンは約 4 時間、アジスロマイシンは 60 時間以上であり、順に必要な投与回数が減少し、クラリスロマイシンは 1 日 2 回、アジスロマイシンは 1 日 1 回で短期間での投与が可能である。

● 有害反応： エリスロマイシンは胃酸による分解時に産生されるヘミケタルという物質により、悪心・下痢などの消化器症状を生ずる。胃内での安定性が増したクラリスロマイシンやアジスロマイシンでは、これらの症状は少ない。β-ラクタム系薬と比べて、アレルギー反応などの有害反応は概して少ない。ただし、**QT$_c$ 間隔延長**による**心室性頻拍 TdP**（torsades de pointes）を起こしうることがよく知られている。急速静注で心停止の報告もある。

● 相互作用： エリスロマイシンとクラリスロマイシンは主に CYP3A4 で代謝され、また **CYP3A4** および **MDR1** を阻害する。このため、これらにより代謝、排泄される薬物と相互作用を起こす。とくに QT 延長を来しうる薬との併用には注意が必要である。アジスロマイシンではこのような薬物相互作用は少ない。

13. クロラムフェニコール系抗生物質

クロラムフェニコール　chloramphenicol

● 薬理作用： 細菌細胞内のリボソーム 50S サブユニットと結合し、蛋白質合成阻害により静菌的効果を示す。抗菌スペクトルが広く、グラム陽性菌・陰性菌、嫌気性菌、細胞内寄生菌などに対して活性を有する。世界的には**腸チフス**などの**サルモネラ感染症**に使用されることはあるが、日本では有害反応（造血障害）のためほとんど使用されなくなっている。ただし、**クロラムフェニコール**の経腟剤は細菌性腟炎に対して現在でも有用性が高い。

● 薬物動態： 細胞内への透過性が非常によく、髄膜透過性にも優れる。

● 有害反応： 造血機能障害が比較的高頻度で出現し、また薬物代謝系が未発達な新生児では**グレイ（灰色）症候群**（急性末梢循環不全）が現れやすい。用量依存性に造血障害（とくに貧血）が生じるが、投薬中止で回復する。最も重大な有害反応である**再生不良性貧血**（頻度 1/25,000～40,000）は用量依存性ではなく、また非可逆的であるとされる。

14. リンコマイシン系抗生物質

リンコマイシン塩酸塩水和物
lincomycin hydrochloride hydrate
クリンダマイシン塩酸塩・リン酸エステル
clindamycin hydrochloride/phosphate

● 薬理作用： 細菌細胞内のリボソーム 50S サブユニットに結合し、蛋白質合成阻害により静菌的効果を発揮する。**リンコマイシン、クリンダマイシン**は主としてグラム陽性菌に優れた抗菌活性を示すが、抗菌力は後者のほうが強く、現在臨床的によく用いられているのはクリンダマイシンのみである。好気性グラム陰性桿菌には無効。クリンダマイシンの重要な特徴として、**嫌気性菌**（とくに *Bacteroides fragilis*）に優れた抗菌力を示すことがあげられる。このため、膿瘍を含めて腹腔骨盤内の感染症（嫌気性菌感染合併が多い）に対して有用である。特殊な例として、ブドウ球菌や連鎖球菌による壊死性筋膜炎などの軟部組織感染症で、蛋白質合成阻害による毒素産生抑制を目的に併用される場合がある。

● 薬物動態： 消化管からの吸収が非常に良好で、経口でも注射剤でも投与可能である。血中に入ると、広く体液、組織に分布するが、髄液への移行はよくない。血中半減期は約 2.5 時間であり、主に肝臓で代謝され胆汁中に排泄されるため、腎障害時の減量を必要としない。重度の肝障害時には減量が必要である。

● 有害反応： 最も頻度が高いのは消化器症状である。とくに下痢は 20% 程度の頻度で生じる。下痢の原因としては**偽膜性腸炎**の頻度が高く、抗菌薬のなかで最も偽膜性腸炎を惹起しやすい薬にあげられる。偽膜性腸炎の発症は投与量とも投与日数とも関係ないとされ、中止後 1 ヵ月以上経って発症する場合もある。また、頻度は低いが、急速静注で心停止の報告がある。

15. ストレプトグラミン系抗生物質

キヌプリスチン・ダルホプリスチン配合剤
quinupristin/dalfopristin

● 薬理作用： ストレプトグラミン系の半合成誘導体キヌプリスチンとダルホプリスチンの 3：7 の配合剤である。リボソーム 50S サブユニットに働いて蛋白質合成の別々の過程を阻害し、相乗的に殺菌効果を発揮する。MRSA、VRSA、VRE などの多剤耐性グラム陽性菌に対して活性を有するが、日本では **VRE** にのみ適応がある。ただし、*Enterococcus faecalis* は自然耐性なので、*E. faecium* に対してのみ承認されている。

● 薬物動態：　注射で投与され、組織・臓器への移行はおおむね良好だが、髄液への移行はよくない。血中半減期は約1時間なので、1日3回の投与を要する。肝臓で代謝され胆汁中に排泄されるため、腎障害時の用量調節は不要である。

● 有害反応・相互作用：　一般的なものとして、消化器症状、肝障害がみられる。特徴的なものとして、注射部位の発赤疼痛や筋肉痛、関節痛などが知られる。**CYP3A4**を強力に阻害するため、併用薬の濃度上昇を来すことがある。とくにQT延長作用のある薬剤との併用には注意が必要である。

16. オキサゾリジノン系合成抗菌薬

リネゾリド　linezolid

● 薬理作用：　有機合成によりつくられた人工化合物である。細菌細胞内のリボソーム50Sサブユニットに結合し蛋白質合成を阻害する。基本となる抗菌スペクトルはグラム陽性菌であり、グラム陰性菌に対しては無効である。バンコマイシンと同様、MRSAやVREなどの多剤耐性グラム陽性菌に対して使用される。**VRE**に対しては第1選択薬である。もともとVRE感染症を除いてバンコマイシンの代替薬の位置づけであったが、最近では、良好な組織移行から肺炎や髄膜炎では第1選択薬として使用される機会も増えている。

● 薬物動態：　経口剤と注射剤がある。消化管からほぼ100%吸収され、全身の組織・臓器への移行はきわめてよく、髄液への移行も十分とされる。半減期は5.5時間程度で、非酵素的酸化により代謝され主に尿中へ排泄される。肝・腎機能に応じた用量調節は必要ないとされている。

● 有害反応・相互作用：　多いのは悪心・嘔吐などの消化器症状である。造血障害も比較的よく認められ、投与後2週以降に多い。なかでも血小板減少の頻度が高い。薬物相互作用として、**モノアミンオキシダーゼ（MAO）阻害作用**が知られており、SSRIとの併用によりセロトニン症候群を生じることがあり、併用は避けることが望ましい。

17. ピリドンカルボン酸（キノロン）系合成抗菌薬

ノルフロキサシン　norfloxacin
オフロキサシン　ofloxacin
シプロフロキサシン塩酸塩
　ciprofloxacin hydrochloride
パズフロキサシンメシル酸塩　pazufloxacin mesilate
レボフロキサシン水和物

levofloxacin hydrate
ガチフロキサシン水和物
　gatifloxacin hydrate
モキシフロキサシン塩酸塩
　moxifloxacin hydrochloride
ガレノキサシンメシル酸塩水和物
　garenoxacin mesilate hydrate
シタフロキサシン水和物　sitafloxacin hydrate

● 薬理作用：　ピリドンカルボン酸を基本骨格とする化合物で、作用機序はDNA複製に必要な**トポイソメラーゼ**の阻害によるDNA複製阻害であり、効果は殺菌的である。ピリドンカルボン酸の6位にフッ素を導入したものは**フルオロキノロン系**抗菌薬と総称されるが、フッ素を含まないものを**オールドキノロン**、フルオロキノロン系を**ニューキノロン**とよぶことが多い。初期に開発された薬は、トポイソメラーゼⅡ（別名 DNAジャイレース）阻害によるグラム陰性桿菌への活性が中心であったが、近年開発された薬は、トポイソメラーゼⅣ阻害によるグラム陽性球菌への活性も示すようになっている。

　最初に開発された**ナリジクス酸** nalidixic acid（オールドキノロン）は、消化管吸収の悪さや代謝のために大量投与が必要であった。これらの点を改良した初期のフルオロキノロン（**ノルフロキサシン**、**オフロキサシン**、**シプロフロキサシン**など）は、緑膿菌を含めてグラム陰性菌に対して有用な薬となった。さらに、肺炎球菌などのグラム陽性菌や細胞内寄生菌（マイコプラズマ、クラミジア、レジオネラなど）に良好な活性を有するようになった**レボフロキサシン**、**パズフロキサシン**などは**レスピラトリー(呼吸器系)キノロン**とよばれ、レジオネラに対しては第1選択薬である。最近は、嫌気性菌にも活性を有する次世代キノロン薬（**モキシフロキサシン**、**ガレノキサシン**、**シタフロキサシン**など）が登場している。

　このように広範な抗菌スペクトルにより、グラム陰性菌中心の腸管、尿路感染症から、グラム陽性菌、細胞内寄生菌中心の呼吸器系感染症まで広く使用されている。また、結核菌を含む抗酸菌治療や、バイオテロ対策としての炭疽菌治療にも用いられる。

● 薬物動態：　消化管からの吸収がよく、十分な血中濃度が内服で得られる。ただし、アルミニウム、マグネシウムなどの金属含有製剤などと併用すると吸収が落ちる。1〜2時間で最高血中濃度に達し、髄液を除いて組織移行性は非常に良好である。代謝経路は薬により様々である。半減期は新しい薬ほど長くなる傾向があり、1日1〜2回投与が可能である。レボフロキサシンや、モキシフロキサシンなどの次世代キノロンでは1日1回投与が可能となっている。これに

は、アミノグリコシド系と同様PAEを示すことも関係する。

シプロフロキサシン、パズフロキサシン、レボフロキサシンでは注射剤が承認されている。

● 有害反応・相互作用： 悪心、嘔吐、下痢などの消化器症状が主である。また、頭痛、めまい、不眠などの中枢神経症状も比較的よくみられる。まれに、錯乱、意識障害など重症化する場合があるが、初期のキノロン（オフロキサシンなど）に比較的多く、レボフロキサシンなどでは改善されている。**QT延長**を起こすものが多いので注意を要する。とくにモキシフロキサシンで頻度が高く、クラスⅠaまたはクラスⅢの抗不整脈薬との併用は禁忌である。特殊な有害反応として、腱断裂（とくにアキレス腱）の報告がある。

CYP1A2の阻害を介して薬物相互作用を起こすことがある。また、γ-アミノ酪酸（GABA）受容体を阻害して痙攣発作を誘発し、非ステロイド性抗炎症薬（NSAIDs）との併用はこれをさらに悪化させるといわれる。

18. サルファ系合成抗菌薬（サルファ薬）

スルファメトキサゾール・トリメトプリム配合剤
（ST合剤） sulfamethoxazole/trimethoprim
スルファジアジン sulfadiazine

● 薬理作用： サルファ薬は**スルファニルアミド** sulfanilamideを基本骨格とし、アミド基が各種の複素環によって置換された合成化学療法薬の総称である。サルファ薬は、微生物特有の葉酸合成系に必要なパラアミノ安息香酸に構造が似ているため、この経路をブロックすることにより最終的にDNA合成を阻害し、抗菌作用を示す。

臨床上最も有用性が高い**スルファメトキサゾール**は、同じく葉酸合成系を阻害する**トリメトプリム**との配合剤（**ST合剤**）として使用される（ただし、トリメトプリムはサルファ薬ではない）。多くのグラム陽性菌・陰性菌に対して有効であり、広い抗菌スペクトルを有する。グラム陽性菌のなかではブドウ球菌、とくにMRSAに対して有用である。グラム陰性菌に対しては、主に感受性の良好な大腸菌などによる尿路感染症に適応を有する。また、頻度は少ないが、*Stenotrophomonas maltophilia*やノカルディア属などの細菌に対しては第1選択薬である。ST合剤はその作用機序から真菌、原虫に対しても活性を有している。真菌の一種である*Pneumocystis jirovecii*による**ニューモシスチス肺炎**（いわゆるカリニ肺炎）は、HIV患者などの免疫不全

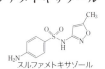

者にしばしば合併するが、ST合剤は第1選択薬となっている。

スルファジアジンは、トキソプラズマやマラリアなどの原虫症治療に用いられる（➡ p.342）。

● 薬物動態： 消化管吸収が非常によく、静注時と同様の血中濃度を得ることができる。脂溶性が高く、髄液を含め各組織・臓器への移行は良好である。スルファメトキサゾールは肝臓で*N*アセチル化やグルクロン酸抱合されて、尿中に排泄される。

● 有害反応： 一般的な有害反応は、悪心、嘔吐、下痢などの消化器症状である。ST合剤で頻度の高い特徴的な有害反応は**皮疹**で、軽症から重症（スティーブンス・ジョンソン症候群など）まで様々である。またST合剤では、造血障害（白血球、赤血球、血小板いずれにも起こりうる）、電解質異常（高カリウム血症が主）、腎障害なども比較的頻度が高い。サルファ薬は血漿アルブミンと結合してビリルビンを遊離し、**高ビリルビン血症**を引き起こすことがある。このため、妊婦（とくに妊娠末期）、新生児、未熟児には禁忌である。また、併用薬を結合蛋白質から競合的に遊離させるため、ワルファリンなどの一部の薬では相互作用が問題となる。

19. リファマイシン系抗生物質

リファンピシン rifampicin
リファブチン rifabutin

● 薬理作用： 放線菌の産生する**リファマイシン**から半合成された誘導体である。RNAポリメラーゼ阻害によりDNAからRNAへの転写を抑制し、殺菌的に作用する。**リファンピシン**が臨床的に頻用される。主にグラム陽性菌と抗酸菌に対して有効。グラム陽性菌では、主にブドウ球菌（とくにMRSA）感染症での併用薬として使用される。一番の特徴は**抗酸菌**に対する有用性で、**結核**の治療におけるキードラッグである（後述）。単独での使用は早期に耐性を誘導するため、必ず併用で用いる。ただし、結核菌や髄膜炎菌の感染予防に用いるときは単独での投与が可能である。**リファブチン**は、結核治療において有害反応や薬物相互作用が問題となる場合の代替薬に位置づけられている。

● 薬物動態： リファンピシンは消化管吸収がよく、組織・臓器への分布にも優れている。生体内の人工物への親和性がよいため、人工弁や人工関節におけ

るブドウ球菌感染症に対しても好んで用いられる。リファンピシンは主に肝臓で代謝され胆汁中に排泄されるため、腎障害時の減量は不要である。

● 有害反応・相互作用： リファンピシンで高頻度に起こる有害反応は、悪心、嘔吐、下痢などの消化器症状と肝障害である。**肝障害の程度は軽症から再投与不可の重症**まで様々で、ほかの抗結核薬との併用でさらに高頻度になる。皮疹や造血障害がみられることもある。また、汗や尿などすべての体液がオレンジ色に着色する。リファンピシンは**CYP 3 A 4**を強力に誘導するので、薬物相互作用には十分な注意が必要である。

抗 結 核 薬

リファンピシン、リファブチン（既出）
イソニアジド　isoniazid
エタンブトール塩酸塩　ethambutol hydrochloride
ピラジナミド　pyrazinamide

● 薬理作用： 結核治療のキードラッグはリファンピシン（前述）だが、単剤では耐性を獲得する頻度が高いこともあり一般に多剤併用が行われる。**リファンピシン・イソニアジド・エタンブトール・ピラジナミドの4剤併用**が基本である。イソニアジド、エタンブトール、ピラジナミドの作用機序については、分裂能抑制やRNA合成阻害など、一部については明らかであるが不明点も多い。これらは**抗酸菌**（とくに**結核菌**）に特化して使用されており、リファンピシンのような一般細菌への適応はない。

● 薬物動態： イソニアジド、エタンブトール、ピラジナミドはいずれも消化管吸収がよく、組織移行性も比較的よい。髄液への移行も良好といわれる。イソニアジドは肝臓でNアセチル化されたのち、さらに代謝を受け尿中へ排泄される。腎機能障害時は代謝物の蓄積が考えられるため、高度障害では用量・投与間隔の調節が勧められている。エタンブトールとピラジナミドは主に尿中へ排泄され、腎機能による用量調節を必要とする。

● 有害反応： 最もよくみられるのは**肝障害**である。とくにイソニアジド、ピラジナミドで起こりやすく、ピラジナミドはリファンピシンとの併用で時に重篤な肝障害を惹起するとされる。個別には、イソニアジドで**末梢神経障害**、エタンブトールで**視神経障害**、ピラジナミドで**高尿酸血症**が起こることがよく知られている。末梢神経障害の予防として、ビタミンB₆の内服を行う。

そ　の　他

メトロニダゾール　metronidazole

● 薬理作用： 受動拡散により細菌細胞内に入り、フリーラジカルを産生して核酸や蛋白質合成を障害することにより殺菌的に働く。抗菌スペクトルに特徴があり、一般細菌の感受性は低いが、主に嫌気性菌や原虫に対して高い活性を有する。嫌気性菌では、**偽膜性腸炎**の*Clostridium difficile*に対する第1選択薬である。また、*Bacteroides fragilis*などのバクテロイデス属による腹腔内感染症などに有効である。原虫では、*Trichomonas vaginalis*（**腟トリコモナス症**）や*Entamoeba histolytica*（**赤痢アメーバ症**）などの第1選択薬である。特殊な適応としては、*Helicobacter pylori*による消化性潰瘍に対して適応がある（→ p.269）。

● 薬物動態： 消化管吸収はきわめて良好で、静注時と同等の血中濃度が得られる。組織・臓器への分布も良好で、髄液、膿瘍（脳膿瘍も含めて）への移行性もよい。肝臓で代謝されたのち、尿中へ排泄される。腎障害時の用量調節は必要ない。

● 有害反応・相互作用： 最も多いのは悪心などの消化器症状である。最も重大な有害反応は、痙攣、運動失調などの中枢神経障害やニューロパチーなどの末梢神経障害である。長期間にわたる大量投与で報告がある。一部のセフェム系薬と同様、ジスルフィラム様の**嫌酒作用**がある。ワルファリンの代謝を阻害するなど相互作用の報告があり、注意する。

抗真菌薬 antifungal drugs

🔵 **キーポイント**

1. 真菌（真核生物）は細菌（原核生物）よりヒトの細胞に近く、選択毒性が概して低いため、重篤な有害反応に十分注意する。
2. アゾール系薬は薬物動態上の相互作用を起こしやすい。

真菌感染症は、皮膚、毛髪、爪などを侵す**表在性真菌症** superficial mycosis と、肺や消化管など内臓を侵す**深在性真菌症** deep-seated mycosis に分けられる。原核生物である細菌と異なり真菌は真核生物なので、種々の代謝経路がヒトに類似している。このため、高い選択毒性が期待できる標的分子に乏しく、開発に成功した薬剤は多くはない。

抗 真 菌 薬　　**339**

ポリエン系薬

アムホテリシン**B**　amphotericin B
ナイスタチン　nystatin
ピマリシン　pimaricin

アムホテリシンB

● 薬理作用：　ポリエン系薬は、真菌細胞膜のエルゴステロールと結合して親水性チャネルを形成し、細胞内成分を漏出させることで殺菌的に働くと考えられている。

　アムホテリシンBは、アスペルギルス、カンジダ、ムコール、クリプトコッカスなど広範な病原真菌に強い活性を示す。**ナイスタチン**は消化管カンジダ症に、**ピマリシン**は角膜真菌症に用いられる。

● 薬物動態：　消化管からはほとんど吸収されないが、消化管カンジダ症に対してアムホテリシンBやナイスタチンの経口剤が用いられる。アムホテリシンBは、深在性真菌症に対して、静脈内、気管内、胸腔内、髄腔内などへ直接投与される。ピマリシンは点眼液または眼軟膏として用いられる。

● 有害反応：　アムホテリシンBの注射剤は、腎毒性や血液障害などの重篤な有害反応を起こしうる。これを軽減するため、リポソーム製剤が開発されている。

アゾール系薬

イミダゾール系
　ミコナゾール　miconazole
トリアゾール系
　フルコナゾール　fluconazole
　イトラコナゾール　itraconazole
　ボリコナゾール　voriconazole

ミコナゾール

● 薬理作用：　真菌の細胞膜は、コレステロールを利用するヒトの細胞膜と異なり、**エルゴステロール**を利用している。アゾール系薬は、ラノステロールのC-14脱メチル化酵素（真菌の**CYP**）を阻害し、細胞膜機能の維持に必要なエルゴステロールの合成を抑制する。このエルゴステロール合成酵素阻害活性や、排出型トランスポーターの基質特異性によって抗真菌スペクトラムが異なると考えられている。

● 薬物動態：　イミダゾール系の**ミコナゾール**は主として外用剤として用いられるが、経口や静注によっても投与される。トリアゾール系は消化管吸収に優れるため経口剤として用いるほか、注射剤としても用いられる。**フルコナゾール**をリン酸エステル化して溶解性を高めたホスフルコナゾールは、少量の注射液量で大量投与が可能である。**イトラコナゾール**は経口剤とシクロデキストリンを添加した注射剤が用いられる。

イトラコナゾール

● 有害反応：　腎機能障害、肝機能障害、皮疹などが起こるが頻度は低く、重篤なものは少ない。**ボリコナゾール**は、血中濃度のトラフ値が高くなると肝障害が出現しやすくなる。血中濃度を測定するか、肝機能をモニタリングしながら投与量の調節を行う。ボリコナゾールの血中濃度測定は保険適応となっている。

● 相互作用：　アゾール系薬は真菌のCYPを阻害するが、ヒトのCYPも抑制する。とくにCYP3A4の強力な阻害薬であり、また自身もCYP3A4で代謝されるため、CYP3A4で代謝される数多くの薬物を併用すると有害反応を生じやすい。またMDR1を阻害するため、MDR1の基質とも相互作用を起こす。一般に、トリアゾール系よりイミダゾール系のほうがCYP3A4阻害作用は強い。

ピリミジン系薬

フルシトシン　flucytosine

● 薬理作用：　真菌のシトシンデアミナーゼによって**5-フルオロウラシル**に変換され、代謝拮抗薬として核酸の合成を阻害する。耐性が起こりやすいが、アムホテリシンBと併用すると相乗効果が得られるため、アムホテリシンBの減量が可能となる。

● 薬物動態：　経口投与で速やかに消化管から吸収され、髄液中など組織移行性がよい。ほとんど代謝されずに腎臓から排泄される。

● 有害反応：　骨髄抑制（白血球減少、血小板減少）、腎障害、消化管障害、肝障害などが起こりうる。

● 相互作用：　テガフール・ギメラシル・オテラシルカリウム配合剤（ティーエスワン®）と併用すると、ギメラシルによりフルオロウラシルの代謝が阻害され重篤な有害反応が起こるため、併用禁忌である。

キャンディン系（エキノキャンディン系）薬

ミカファンギンナトリウム　micafungin sodium
カスポファンギン酢酸塩　caspofungin acetate

ミカファンギン
ナトリウム

● 薬理作用：　アスペルギルス属から単離された**エキノキャンディンB**をもとに合成された環状リポペプチドで、真菌に特有の$1,3-\beta-$グルカン合成酵素に作用して細胞壁合成を阻害する。カンジダ属とアスペルギルス属にのみ効果がある。作用機序が異なるほかの抗真菌薬と併用可能である。

● 薬物動態：　肝臓で代謝され主に糞中へ排泄されるため、腎機能低下患者でも用量を調節する必要がない。

● 有害反応：　肝機能障害の頻度が高いため、肝機能をモニタリングしながら投与する。

● 相互作用：　他薬との相互作用が少なく、併用禁忌や併用注意の指定はない。

抗原虫薬 antiprotozoal drugs

> ● キーポイント
>
> 1. 熱帯・亜熱帯では原虫感染症が蔓延しており、とくにマラリアは罹患者数が依然として世界最大の疾患である。
> 2. 海外との交流が盛んとなり、国内でも原虫感染症を診る機会が増えている。
> 3. マラリアをはじめ主な原虫感染症にどのような薬が用いられているか、作用機序を含めて理解する。

原虫感染症は、公衆衛生が十分普及していない熱帯・亜熱帯地域では一般的な感染症である。ヒトに感染症を起こす原虫には、マラリア原虫、赤痢アメーバ、トキソプラズマ、トリパノソーマ、リーシュマニア、ジアルジアなどがある。原虫は真核生物に属し、生物学的性質がヒト宿主細胞に似ているため、原虫感染症は、原核生物である細菌の感染症よりも薬物治療が一般にむずかしい。

マラリア治療薬

　マラリア malaria 罹患患者は世界で2億人を超え、1年間で60万人以上が死亡していると推定される。世界で最も患者数の多い感染症である。マラリアは4

表 IV-13-1　マラリア治療薬

分　類	マラリア治療薬	肝内期	血中期	
		シゾント	シゾント	ガメトサイト
血中殺シゾント薬	キニーネ	−	+	+/−
	クロロキン	−	+	+/−
	メフロキン	−	+	−
	ドキシサイクリン	−	+	−
	アルテミシニン	−	+	+
組織殺シゾント薬	アトバコン・プログアニル	+	+	+/−
	プリマキン	+	−	+

青字：キニーネとその誘導体、黒字：非キニーネ薬。

種類の原虫（熱帯熱マラリア原虫、三日熱マラリア原虫、四日熱マラリア原虫、卵形マラリア原虫）によって引き起こされる。このうち**熱帯熱マラリア原虫**が最も重篤な症状を引き起こす。

　感染した**ハマダラカ**に吸血されると、蚊の唾液を介してスポロゾイトが血中に侵入し、速やかに肝細胞内に移行して分裂し、多核のシゾントを形成する（**肝内期**）。シゾントから多数のメロゾイトが血中に放出され、赤血球に侵入する。メロゾイトは、リング→トロホゾイト→シゾントへと形態を変えながら無性生殖で分裂・増殖し、成熟すると赤血球を壊してメロゾイトを放出、再び別の赤血球に侵入するというサイクルを繰り返す（**血中期**）。一部のメロゾイトは雌雄のガメトサイトに分化し、血中で長期にわたり生存する（**ガメトサイト期**）。ハマダラカによってガメトサイトが血液と一緒に吸い取られ、ハマダラカ体内でスポロゾイトとなる。こうして生活環は最初に戻り、繰り返される。

　マラリア治療薬は、作用部位によって、主に血中で作用する**血中殺シゾント薬**と、主に肝臓内で作用する**組織殺シゾント薬**に分類される（表IV-13-1）。

■ キニーネとその誘導体

キニーネ塩酸塩水和物
　quinine hydrochloride
プリマキンリン酸塩
　primaquine phosphate
メフロキン塩酸塩
　mefloquine hydrochloride

キニーネ

　抗マラリア薬としては、アカネ科アカキナノキの樹皮から単離された**キニーネ**が古くから用いられてきた。キニーネは、第二次世界大戦からベトナム戦争頃までは、代わるもののない特効薬であった。しかし毒性が強いことから、その後、キニーネの構造をもとに

クロロキン、プリマキン、メフロキンなどの治療薬が合成された。

● **薬理作用:** よくわかっていないが、マラリア原虫が赤血球の内部に侵入して身を守るのに必要な化学物質ヘモゾインの生成を阻害することで、殺虫作用を発揮すると考えられている。

● **薬物動態:** 経口投与によって速やかに吸収される。薬物は、赤血球、肝臓、腎臓、肺、メラニン組織、白血球に高濃度に分布する。さらに、脳血液関門を通過するため中枢神経にも分布し、胎盤も通過する。メフロキンは肝臓で代謝されて、主に糞中に排泄される。プリマキンは、未変化体も代謝物も主に尿中に排泄される。

● **有害反応:** マラリア治療薬として用いられる程度の低用量では有害反応は少ない。メフロキンは悪心・嘔吐などの消化器症状、めまいなどの中枢神経症状、抑うつ・幻覚などの精神神経症状、心電図変化などを起こす。プリマキンはメトヘモグロビン血症を起こすことがある。

● **臨床使用:** メフロキンは、心伝導異常、精神障害、てんかんの患者には禁忌、プリマキンは、グルコース-6-リン酸脱水素酵素（G6PD）欠損症（溶血性貧血を起こす）、妊婦には禁忌である。東南アジアや南アジア、アフリカ、南米中北部など赤道直下の地域で、クロロキン耐性の熱帯熱マラリア原虫が多くみられるようになった。

● **その他の特記事項:** クロロキンは、日本では1955年頃から使われたが、マラリア以外の様々な疾患（腎炎など）にも用いられた。しかし、マラリア以外には無効だったばかりか**クロロキン網膜症**という「薬害」を生み、用いられなくなった。ただし、世界的には、関節リウマチやエリテマトーデスなどに用いられており、日本でも、誘導体の**ヒドロキシクロロキン**がエリテマトーデスの適応を得ている。

■ 非キニーネ薬

>アルテメテル・ルメファントリン配合剤
>artemether/lumefantrine
>アトバコン・プログアニル塩酸塩配合剤
>atovaquone/proguanil hydrochloride
>ドキシサイクリン塩酸塩水和物
>doxycycline hydrochloride hydrate

アルテメテルは、古くから中国で解熱薬として用いられてきたキク科クソニンジンから単離された**アルテミシニン**の誘導体である。**アルテミシニン**（およびその誘導体）は多剤耐性熱帯

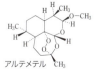
アルテメテル

表 IV-13-2　アメーバ赤痢治療薬

分 類	アメーバ赤痢治療薬	管腔内 腸管内の栄養体	全 身 大腸壁および肝臓内の栄養体
管腔性殺アメーバ薬	パロモマイシン	＋	－
	ジロキサニド	＋	－
全身性殺アメーバ薬	クロロキン	－	＋
混合性殺アメーバ薬	メトロニダゾール	＋	＋
	チニダゾール	＋	＋

熱マラリアに効果があり、有害反応および薬剤耐性を起こしにくいことから、現在の第1選択薬となっている。ただし、半減期が短いため単独では使用されず、半減期の長い抗マラリア薬ルメファントリンとの合剤が開発されており、日本でも最近承認された。作用機序はよくわかっていないが、アルテミシニンは感染赤血球のヘム鉄と反応してフリーラジカルを産生することにより効果を表すと考えられている。

アトバコンは、マラリア原虫ミトコンドリア内の電子伝達系を阻害することにより、核酸合成に必要なピリミジンの生合成を阻害する。**プログアニル**は、核酸合成にかかわる葉酸の働きを阻害することにより、マラリア原虫の増殖を抑制する。これらの合剤が、マラリアの予防・治療に使用されている。

また、**ドキシサイクリン**（→ p.333）がマラリアに有効なことがわかっており、予防や、ほかのマラリア治療薬と併用して治療に用いられる。

アメーバ赤痢治療薬

アメーバ赤痢 amoebic dysentery は、**赤痢アメーバ**を病原体とする腸感染症である。赤痢アメーバの感染シスト（嚢子）に汚染された飲食物などを経口摂取することにより感染する。シストは小腸で脱嚢して栄養体（虫型）となり、大腸粘膜に潰瘍性病変を形成する。大腸粘膜の栄養体が多量になると全身感染を生じ、肝膿瘍などを生じる。栄養体は大腸内で被嚢しシストとなって糞中に排出され、感染源となる。

治療薬は、主な作用部位に基づいて表IV-13-2のように分類される。以下に主な薬のみ解説する。

■ パロモマイシン硫酸塩 paromomycin sulfate

● **薬理作用:** アミノグリコシド系抗生物質である。リボソーム30Sユニットと非可逆的に結合して蛋白質合成を阻害することにより直接的な殺アメーバ作用を示すとともに、アメーバの食餌となる腸内細菌

を減少させることにより間接的にも抗アメーバ作用を示す。

● 薬物動態： 消化管からほとんど吸収されず、腸管腔で作用する。

● 有害反応： 腹部不快感と下痢を引き起こす。

● 臨床使用： 通常、成人には1回500 mgを1日3回、10日間経口投与する。

■ メトロニダゾール metronidazole

● 薬理作用： 病原体に取り込まれ、還元されてニトロソ化合物（R–NO）を生じ、これがDNAを切断することにより殺虫作用を示す。

● 薬物動態： 経口投与によって速やかに完全吸収され、体内の組織と組織液に広く分布する。肝臓で代謝され、未変化体と代謝物が尿中に排泄される。

● 有害反応： 悪心・嘔吐などの消化器症状、金属味、蕁麻疹、口腔カンジダ症、めまいや末梢神経麻痺などの神経症状を示す。

● 相互作用： アルデヒド脱水素酵素を阻害するため、ジスルフィラム様の嫌酒作用を生じる。

● 臨床使用： 全身性にも作用するため、管腔性殺アメーバ薬と併用される。通常、成人は1回500 mgを1日3回、10日間経口投与する。催奇形の可能性があり、妊婦には禁忌である。

トキソプラズマ症治療薬

トキソプラズマ toxoplasma は、感染肉の生食または調理不十分によって感染する。健康な成人であれば無症候のままか、かぜ様症状が現れる程度だが、胎児や幼小児、臓器移植患者、エイズ患者など免疫能が低下した状態にある場合は、重症化して死に至ることもある。治療には、葉酸合成を阻害する**ピリメタミン**と**スルファジアジン**の併用などを行う。

妊婦が感染すると、児に**先天性トキソプラズマ症**を起こす。感染妊婦への**スピラマイシン**の投与が先天性トキソプラズマ症の発症を抑制するといわれる。

■ スピラマイシン酢酸エステル spiramycin acetate

● 薬理作用： マクロライド系抗生物質で、リボソーム50Sサブユニットに結合して病原体の蛋白質合成を阻害する。細菌感染症や梅毒に適応があるが、適応外使用としてトキソプラズマ症に用いられている。

● 薬物動態： 血中から組織への移行性に優れ、胎盤を通過しやすい。

● 有害反応： 下痢、悪心、嘔吐などの消化器症状を起こす。長期連用により、肝障害を起こすことが

ある。

● 臨床使用： 母子感染の予防・治療に使用する。通常、成人では、1回200 mgを1日4〜6回経口投与する。

駆虫薬 anthelmintics

> ◔ **キーポイント**
>
> 1. 世界的にみると寄生虫感染者は非常に多く、海外との交流により様々な寄生虫性疾患に遭遇する可能性がある。
> 2. 放置すると重篤な経過をたどる疾患もあるため、早期に適切な治療薬を選択する。
> 3. 寄生虫と宿主の違いを利用して、どのような薬が用いられているか理解する。

寄生虫の多くは**蠕虫**（体が細長く、蠕動により移動する虫）であり、**線虫類**（回虫、鉤虫、鞭虫、フィラリア、蟯虫、糞線虫、旋毛虫）、**吸虫類**（住血吸虫）、**条虫類**（包虫、嚢虫）に分類される。また、**ヒゼンダニ**の寄生により皮膚感染症（疥癬）が起きる。駆虫するには、寄生虫にはあるが宿主（ヒト）にはない代謝経路、または宿主とは異なった特徴をもつ代謝経路に作用するような薬物を用いる（表IV-13-3）。

■ メベンダゾール mebendazole

線虫（鞭虫、蟯虫、鉤虫、ズビニ鉤虫、回虫）駆除の第1選択薬である。

メダンダゾール

● 薬理作用： 線虫のβ–チューブリンに結合して微小管の形成を阻害する。また、線虫へのグルコースの取り込みも阻害する。

● 薬物動態： 水にほとんど溶けず、通常の投与量ではほとんど吸収されない。吸収されたとしても、初回通過効果により不活性化合物に代謝される。メベンダゾールが作用した線虫は、糞中に排泄される。

● 有害反応： 腹痛や下痢などが起こりうる。

● 臨床使用： 通常、成人では、1回100 mgを1日2回、3日間経口投与する。催奇形性や胎児毒性の疑いがあることから、妊婦には禁忌である。

表 IV-13-3　駆虫薬

分　類	駆虫薬
線虫症治療薬	メベンダゾール、ピランテル、イベルメクチン、ジエチルカルバマジン
吸虫症治療薬	プラジカンテル
条虫症治療薬	プラジカンテル、アルベンダゾール

■ ピランテルパモ酸塩 pyrantel pamoate

回虫・蟯虫・鉤虫症の治療に用いられる。

● 薬理作用： 脱分極性の神経筋接合部の遮断薬として作用し、虫体のニコチン受容体を持続的に活性化して阻害する。薬理作用により麻痺した線虫は、糞中に排泄される。

● 薬物動態： 経口ではほとんど吸収されず、腸管腔で直接作用する。

● 有害反応： 悪心、嘔吐、下痢などの消化器症状が起こりうる。

● 臨床使用： 通常、体重 1 kg 当たり 10 mg を 1 回だけ経口投与する。

■ イベルメクチン ivermectin

イベルメクチン(B₁ₐ)

放線菌が産生する**アベルメクチン** avermectin の誘導体で、日本では、**腸管糞線虫症**、**疥癬**に対して用いられている。日本では適応外使用だが、回旋糸状虫による**オンコセルカ症**の第 1 選択薬である。

● 薬理作用： 無脊椎動物の神経・筋細胞のグルタミン酸作動性 Cl⁻ チャネルに結合し、Cl⁻ の透過性を亢進させて膜の過分極を起こし、虫体を麻痺させて死に至らしめる。

● 薬物動態： 経口投与 4 ～ 5 時間後に血中濃度が最高になる。半減期が約 2 日と長い。肝代謝を受け、主として糞中に排泄される。

● 有害反応： スティーブンス・ジョンソン症候群 / 中毒性表皮壊死症、重篤な肝障害、血小板減少を起こすことがある。また、マゾッティ反応とよばれる過敏症（一過性の搔痒増悪、発疹など）がみられることがあり、むしろ、オンコセルカ症や疥癬の診断に使われている。

● 臨床使用： 通常、体重 1 kg 当たり約 200 μg を 2 週間隔で 2 回経口投与する。疥癬の治療では、体重 1 kg 当たり、約 200 μg を空腹時に水とともに 1 回投与する。妊婦には禁忌。

■ ジエチルカルバマジンクエン酸塩
diethylcarbamazine citrate

糸状虫（フィラリア）の駆除に用いられる。

● 薬理作用： 糸状虫の細胞内小器官に直接作用し、細胞のアポトーシスを引き起こす。

● 薬物動態： 経口投与すると速やかに吸収され、主に尿中に排泄される。

● 有害反応： 発熱、倦怠感、筋痛、関節痛、頭痛、白血球増加などが起こりうる。

● 臨床使用： 通常、投与開始 3 日間は、成人 1 日 1 回 100 mg（小児 50 mg）を夕食後経口投与する。次の 3 日間は、成人 1 日 300 mg（小児 150 mg）を 3 回に分けて毎食後経口投与する。その後毎週 1 回、成人 1 日 300 mg（小児 150 mg）を 8 週間経口投与する。

■ プラジカンテル praziquantel

吸虫症、条虫症の治療に用いられる。

● 薬理作用： 寄生虫の細胞膜の Ca^{2+} 透過性を高め、痙縮と麻痺を引き起こす。

● 薬物動態： 経口投与すると速やかに吸収され、脳脊髄液にも分布する。胆汁中に高い濃度を示す。速やかに酸化、代謝されるため、半減期は 1 ～ 3 時間と短い。代謝物は活性をもたず、尿中と胆汁中に排泄される。

● 有害反応： 傾眠、めまい感、倦怠感、食欲不振、消化器症状などが起こりうる。

● 相互作用： CYP3A4 により代謝されるため、これを誘導または阻害する薬物の併用は、プラジカンテルの薬物動態に影響を及ぼす。

● 臨床使用： 通常、1 回 20 mg/kg を 1 日 2 回経口投与する。眼球内で虫体が崩壊すると眼が傷害される可能性があるため、眼球の囊虫症には禁忌である。妊婦や授乳中の女性には慎重投与する。

■ アルベンダゾール albendazole

包虫症、囊虫症の治療に用いられる。

● 薬理作用： メベンダゾールと同様、微小管形成とグルコース取り込みを阻害する。

● 薬物動態： 経口で吸収されるが、高脂肪食により吸収が増強される。初回通過効果が高く、ほとんどが強力な活性代謝物であるアルベンダゾールスルホキシドに代謝される。半減期は 4 ～ 15 時間とばらつきが大きい。アルベンダゾールと代謝物は主に尿中に排泄される。

● 有害反応： 囊虫症の短期間治療（1 ～ 3 日）では一般に軽く、一過性に頭痛や悪心などが起こる。長期間にわたる包虫症の治療（3 ヵ月）の場合、肝毒性、無顆粒球症、汎血球減少が起きることがある。

● 臨床使用： 成人の包虫症では、通常、1 日 600 mg を 3 回に分割し、食事とともに服用する。28 日間連続投与し、14 日間休薬する。妊婦や 2 歳以下の子

どもには禁忌である。

ワクチン・トキソイド・抗毒素
vaccines, toxoids and antitoxoid antibodies

> ● キーポイント
>
> 1. 感染性病原体による疾患の発病を予防するため、免疫を誘導するものである。
> 2. 接種年齢、接種量、接種回数が予防接種法により定められているものを定期接種とよび、それ以外を任意接種とよぶ。
> 3. ワクチンの有害作用は副反応とよばれ、抗原に対するアレルギー反応が主体である。重篤なアナフィラキシー反応は接種直後に出現することが多い。

　ワクチンは、感染性病原体による疾患を予防するため、抗原を個体に投与して、その疾患に特異的な免疫を誘導することを目的とする。感染症の予防には、病原体の成分を抗原として使用する。増殖性を残したまま病原性をほとんど失くした**弱毒生ワクチン**、感染性を失わせた**不活化ワクチン**、遺伝子組換え技術を利用して産生した**遺伝子組換えワクチン**がある。

　免疫を誘導するためにワクチンが最初に接種されることを**プライミング**、免疫を増強するために引き続き接種されることを**ブースター**という。多くのワクチンは乳幼児期に接種される。これにより誘導された免疫の持続性はワクチンにより異なっており、感染予防効果を高めるため学童期に追加接種（第2期接種）が必要なものがある。

　ワクチンの接種を一般に**予防接種**とよぶ。予防接種は**予防接種法**に従って実施され、接種の時期や量が政令で規定されている**定期接種**と、法律による規定のない**任意接種**がある。定期接種となっているワクチンも、定められた年齢以外で接種する場合は任意接種となる。接種年齢や接種量、接種回数を定める政令は適宜改正されるため、最新のものを確認する必要がある。また、海外への渡航に際して、日本では流行していない感染症が渡航先で流行している場合、ワクチンの接種が必要な場合がある。海外渡航の際に使用されるワクチンは**トラベルワクチン**とよばれている。

　また、病原体ではないが、個体に重大な反応を起こす**毒素**に対する免疫を誘導するために用いられるのが**トキソイド**である。トキソイドの投与によって得られる抗体には毒素の作用を抑える作用があり、毒素による病態を治療するために用いられる抗体が**抗毒素**である。

● **有害作用：**　ワクチンによる有害作用を**副反応**という。副反応には、接種局所にみられる副反応と全身性の副反応がある。局所の副反応の主なものは、紅斑、硬結、腫脹などである。全身性の副反応には、発熱、全身倦怠感、筋肉痛、頭痛、食欲不振などがある。これらは接種された抗原に対する免疫反応の一部である。重篤な副反応として、**アナフィラキシー反応**がある。これはワクチンに対するアレルギー反応であり、接種後短時間で出現するため、ワクチン接種後30分間は注意深い観察が求められている。アナフィラキシーは生命に危険を及ぼすこともあるので、適切な対応が求められる。まれではあるが、**急性散在性脳脊髄炎、血小板減少性紫斑病**などの重篤な副反応も報告されている。

表 IV-13-4　日本で使用されているワクチン・トキソイド（2017年4月時点）

弱毒生ワクチン
　弱毒生麻疹ワクチン、弱毒生風疹ワクチン、弱毒生麻疹風疹混合ワクチン、弱毒生おたふくかぜワクチン、弱毒生水痘ワクチン

経口弱毒生ワクチン
　ロタウイルスワクチン（1価、5価）

不活化ワクチン
　インフルエンザHAワクチン（3価）、ポリオワクチン、百日咳ジフテリア破傷風混合ワクチン（DPT）、百日咳ジフテリア破傷風不活化ポリオワクチン（セービン株とソークワクチン）、細胞培養日本脳炎ワクチン、組織培養不活化狂犬病ワクチン、ヒトパピローマウイルス様粒子ワクチン（2価、4価）

細菌抗原ワクチン
　23価ポリサッカライド肺炎球菌ワクチン、13価肺炎球菌結合型ワクチン、ヘモフィルスb型ワクチン（破傷風トキソイド結合体、無毒性変異ジフテリア毒素結合体）、4価髄膜炎菌ワクチン（ジフテリアトキソイド結合体）

肝炎ワクチン
　組織培養不活化A型肝炎ワクチン、組換えB型肝炎ワクチン

細菌ワクチン
　BCGワクチン

トキソイド
　ジフテリア破傷風混合トキソイド、破傷風トキソイド、成人用ジフテリアトキソイド、沈降はぶトキソイド

抗毒素
　ガス壊疽ウマ抗毒素、破傷風ウマ抗毒素、ジフテリアウマ抗毒素、ボツリヌスウマ抗毒素、はぶウマ抗毒素、まむしウマ抗毒素

消毒薬 disinfectants

> ● キーポイント
>
> 1. 院内感染を防止するため、人体、器具、環境などを適切な薬を用いて消毒することはきわめて重要である。
> 2. 殺菌スペクトルと対象への適合性により、最も適した消毒薬を選択する。

医療現場には様々な病原体が存在し、それらに曝された患者、医療従事者、医療器具などを介して**院内感染** nosocomial infection がしばしば起こる。これを防ぐため様々な対策が講じられるが、滅菌や消毒を適切に行うことが最も重要である。

滅菌 sterilization は、病原性の有無を問わずすべての生命体を死滅させるか除去することをいい、手術器具など無菌組織に直接触れる器具に適用されるが、人体には適用できない。これに対して**消毒** disinfection は、病原微生物を殺すか病原性をなくすことにより感染症が起こらなくすることをいい、器具にも人体にも適用される。消毒に用いる薬物を**消毒薬** disinfectant という。

病原微生物は種類によって消毒薬に対する抵抗性が異なる。一般細菌・酵母様真菌＜糸状細菌＜結核菌・ウイルス＜芽胞（細菌の生育環境が悪くなると形成される耐久性の高い細胞構造）の順に抵抗性が強くなる。

消毒薬が効果を示す対象範囲を**殺菌スペクトル** bacteriocidal spectrum という。消毒薬はその効果によって、**低水準・中水準・高水準**に分類される（表IV-13-5）

低水準消毒薬

結核菌などの抵抗性を有する菌、および消毒薬に耐性を有する一部の菌以外の微生物を死滅させる。

■ **ベンザルコニウム塩化物** benzalkonium chloride、**ベンゼトニウム塩化物** benzethonium chloride

● **薬理作用**：　陽電荷をもった第四級アンモニウム塩であり、陰電荷の病原体表面に吸着することで菌体蛋白質の変性を引き起こし、殺菌作用を示す。ふつうの石鹸が溶けると陰イオンになるのに対しこれらは陽イオンとなるため、**逆性石鹸**とよばれることがある。

● **臨床使用**：　臭気や刺激臭がない。手指、皮膚、手術部位の粘膜、医療用器材、環境に用いられる。

■ **クロルヘキシジングルコン酸塩** chlorhexidine gluconate

● **薬理作用**：　陽イオンのビグアニドで、陰電荷の病原体表面に吸着することで細胞膜に傷害を与え、

表 IV-13-5　消毒薬

主な対象物	消毒薬[*1]	微生物							ウイルス				対象物						
		一般細菌	MRSA	緑膿菌		真菌	結核菌	芽胞	エンベロープ有	エンベロープ無	エイズ	B型・C型肝炎	ヒト			器具		環境	排泄物
				感受性菌	耐性菌								手指・皮膚	創傷面	粘膜	金属	非金属		
ヒト・環境・器具	ベンザルコニウム(低)	○	△	○	×	△	×	×	△	×	×	×	○	○	○	○	○	○	×
	ベンゼトニウム(低)	○	△	○	×	△	×	×	△	×	×	×	○	○	○	○	○	○	×
	クロルヘキシジン(低)	○	△	○	×	△	×	×	△	×	×	×	○	○	×	○	○	○	×
	エタノール(中)	○	○	○	○	○	○	×	○	△	○	△	○	○	×	○	○	△	×
	イソプロパノール(中)	○	○	○	○	○	○	×	○	×	○	△	○	○	×	○	○	△	×
ヒト	ポビドンヨード(中)	○	○	○	○	○	○	△	○	○	○	○	○	○	○	×	×	×	×
	オキシドール(他)	○	△	△	×	△	×	△	○	○	○	○	○	○	○	×	×	×	×
環境・器具	次亜塩素酸ナトリウム(中)	○	○	○	○	○	△	△	○	○	○	○	△	×	△	△	○	○	○
	グルタラール(高)	○	○	○	○	○	○	○	○	○	○	○	×	×	×	○	○	○	○

[*1]　（　）内は消毒液の水準などを示す。
○：有効、△：十分な効果が得られないことがある、×：無効、MRSA：メチシリン耐性黄色ブドウ球菌。

殺菌効果を示す。

● 臨床使用：　においがなく、皮膚刺激性も少ない。手指、皮膚、医療用器材、環境の消毒に用いられる。皮膚への有害性は小さいが、腟・膀胱などの粘膜へ使用してショックが起きたとの報告があり、以後それらへの使用が禁止されている。

中水準消毒薬

芽胞以外のすべての微生物を殺滅するが、なかには殺芽胞性を示すものもある。

■ ポビドンヨード povidone iodine
● 薬理作用：　ヨウ素の酸化作用により、菌体蛋白質を変性させて殺菌効果を示す。
● 有害反応：　金属腐食作用がある。
● 臨床使用：　効果が持続し、皮膚刺激性が少ない。皮膚、粘膜の消毒に適している。手術前後の皮膚消毒や皮膚感染症の予防に用いられる。ヨウ素過敏症には禁忌である。

■ エタノール ethanol、
　　イソプロパノール isopropanol
● 薬理作用：　蛋白質変性作用により殺菌効果を示す。
● 臨床使用：　即効性があり毒性が低い。手指、皮膚、注射剤のアンプル・バイアルなどの消毒に用いられる。エタノールでは、濃度が80％前後のとき最も消毒力が強い。

■ 次亜塩素酸ナトリウム sodium hypochlorite
● 薬理作用：　酵素阻害や蛋白質の変性、核酸の分解により殺菌作用を示す。芽胞菌以外のほとんどの病原菌に有効である。
● 有害反応：　金属腐食性と刺激性が強い。
● 臨床使用：　食品衛生、哺乳瓶、医療用器材、環境、排泄物の消毒に用いられる。

高水準消毒薬

大量の芽胞の場合を除いて、すべての微生物を死滅させる。

■ グルタラール glutaral
● 薬理作用：　酵素蛋白質の失活と蛋白質凝固作用をもち、さらに DNA 合成や蛋白質合成を阻害することで殺菌作用を示す。
● 有害反応：　皮膚に付着すると発疹や皮膚炎などの有害反応を生じることがある。また、揮発性が強く眼や呼吸器の粘膜を刺激することがある。取り扱いの際は、ゴム手袋・マスク・ゴーグルなどを着用する。
● 臨床使用：　医療用器材、環境、排泄物の消毒に用いられる。

その他（創傷・潰瘍部消毒薬）

■ 過酸化水素水 hydrogen peroxide solution
　　（オキシドール oxydol）
● 薬理作用：　ヒドロキシルラジカルの酸化作用により、細胞膜・核酸を分解することで殺菌作用を示す。
● 有害反応：　熱や強いショックを与えたりすると、爆発することがある。
● 臨床使用：　創傷部の消毒薬として用いられる。

抗悪性腫瘍薬（抗がん薬）

drugs for cancers

14

悪性腫瘍（がん）の薬物治療

　がん細胞は、正常細胞が遺伝子変異により形質転換し、無秩序に増殖する性質を獲得した異常な細胞である。無制限に栄養を要求して生体を消耗させるとともに、組織・臓器を占拠してその機能を著しく障害し、さらに、浸潤・転移により多数の臓器を機能不全に陥れる。

　わが国では、国民の半数が生涯に何らかのがんに罹患し、3分の1はがんが原因で死亡する。治療法は、固形腫瘍では一般に外科的摘出が第1選択で、抗悪性腫瘍薬（抗がん薬）はその補助手段または転移・再発防止手段として用いられ、薬物のみによって悪性細胞を死滅させ完全治癒をもたらすことはむずかしい。ただし、血液がんなどでは抗がん薬による完治が期待できる場合もある。

　無制限な増殖というがん細胞の特徴を利用する従来の**細胞毒性薬**[*1]は、がん細胞の DNA 自体を標的とするものや、DNA 合成（S 期）や細胞分裂（M 期）など細胞周期特異的な標的分子に作用するものが多い。このため、生体のなかで細胞分裂が盛んな血球細胞、消化管上皮細胞、毛母細胞などの増殖も阻害され、深刻な有害反応が頻発する。そこで最近では、がん細胞の増殖に関与する責任分子を特異的に阻害することにより、がん細胞に高い**選択毒性**を有する薬（**分子標的薬**）が盛んに開発されている。また、それ自体は抗がん活性をもたないが、ホルモン依存性の乳癌や前立腺癌などに対して**ホルモン療法薬**が用いられる。

　以上は腫瘍の縮小を目的とする薬物だが、実際のがん治療では、抗がん薬による有害反応の予防・軽減を目的とした支持療法薬（制吐薬、造血薬など）、がんに由来する疼痛などの症状を和らげるための緩和療法

薬（鎮痛薬など）などもしばしば用いられ、骨転移を伴う場合には骨折予防のための薬が用いられることもある（これらについては、該当する各項を参照）。

細胞毒性薬 cytotoxic drugs

> ● キーポイント
>
> 1. 従来型の抗がん薬（細胞毒性薬）は、がん細胞が無制限に増殖することを利用して効果を表す。
> 2. 主な作用機序は、DNA 合成障害または微小管障害をもたらすことである。
> 3. がん細胞への選択性が低いため、盛んに増殖している正常細胞（血球、消化管上皮、毛根など）の増殖も抑制し、深刻な有害反応を引き起こす。

　古くから用いられている抗がん薬は、がん細胞がつねに分裂を繰り返し増殖し続けるという特性を利用してがん細胞に障害を与える。これらは、主に作用機序により、**アルキル化薬**、**代謝拮抗薬**、**抗がん性抗生物質**、**微小管阻害薬**、**トポイソメラーゼ阻害薬**、**白金製剤**に分類できる（図IV-14-1）。がん細胞だけに障害を与える薬が抗がん薬としては理想的だが、ターンオーバーが速い正常細胞にも障害を与えることが多く、深刻な有害反応の原因となっている（表IV-14-1）。

　細胞毒性薬を用いると、がん細胞がその薬への**耐性**を獲得することがある。耐性が生じる機序としては、① がん細胞への薬の取り込みの低下、② がん細胞内での解毒能（代謝能）の亢進、③ 標的分子の変異・変化、④ 細胞外への汲み出しの亢進などがあげられる。なかでも、薬の汲み出しは多くのがん細胞で亢進する。がん細胞では MDR1（➡ p.6）の発現が上昇していることが多く、ATP をエネルギー源として多種類の抗がん薬を細胞外に汲み出して薬を無効にする。

[*1]　細胞毒性薬：　従来型の抗がん薬は**化学療法薬**とよばれることが多い。しかし、感染症治療薬も化学療法薬とよばれていて紛らわしいので、ここでは、薬の作用機序をより的確に表す細胞毒性薬という呼称を用いることにした。

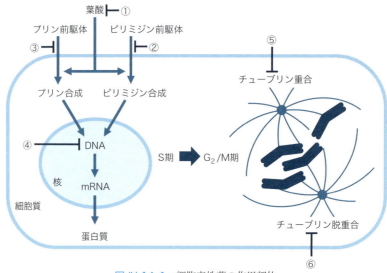

図 IV-14-1　細胞毒性薬の作用部位

① 葉酸代謝拮抗薬、② ピリミジン代謝拮抗薬、③ プリン代謝拮抗薬、④ アルキル化薬、抗がん性抗生物質、トポイソメラーゼ阻害薬、白金製剤、⑤ チューブリン重合阻害薬（ビンカアルカロイド類）、⑥ チューブリン脱重合阻害薬（タキサン類）。

表 IV-14-1　細胞毒性薬の使用でみられる有害反応

副作用	症状
消化管障害	悪心、嘔吐、消化管からの出血、下痢、口腔粘膜の炎症
骨髄抑制	赤血球や白血球、血小板などの減少による貧血や深刻な感染症、出血傾向など
毛根細胞障害	脱毛症

アルキル化薬

シクロホスファミド水和物　cyclophosphamide hydrate
メルファラン　melphalan
ブスルファン　busulfan

アルキル化薬 alkylating agents とは、核酸や蛋白質にメチル基、エチル基などのアルキル基（$-C_nH_{2n+1}$）を結合させ、変性させる能力を有する化合物の総称である。アルキル化薬として用いられている**シクロホスファミド**は、第一次世界大戦中にドイツ軍が使用したマスタードガスという毒ガスに由来している。マスタードガスはその細胞毒性から"がんの薬"としての可能性が検討され、その化学構造のなかの硫黄原子を窒素原子に変換させた化合物、**ナイトロジェンマスタード**が米国で開発され、白血病や悪性リンパ腫を対象として世界で最初に使用された。しかし、強い有害反応を有していたため、それを和らげる目的で、ナイトロジェンマスタードのプロドラッグ、シクロホスファミドがドイツで開発された。ナイトロジェンマスタード誘導体としては、このほかにも**メルファラン**が抗がん薬として使用されている。

● **薬理作用**：主にグアニンの7位窒素原子にアルキル基を共有結合させてDNAに架橋を形成し、細胞周期非特異的にDNAの機能を障害する。

● **薬物動態**：シクロホスファミドはプロドラッグで、主にCYP2B6の代謝を受け活性化される。活性代謝物は主に尿中に排泄される。メルファランは、モノヒドロキシ体およびジヒドロキシ体に加水分解され、尿中に排泄される。**ブスルファン**は、尿中にメタンスルホン酸として排泄される。

● **有害反応**：共通の有害反応として、骨髄抑制、消化管障害（悪心・嘔吐・食欲不振）が起こる。シクロホスファミドは、尿中活性代謝物により**出血性膀胱炎**が起こりやすいので、大量投与時などには輸液やメスナで予防する。また、心毒性を有する。ブスルファンでは肺障害（間質性肺炎、肺線維症）が起こりやすい（ブスルファン肺）。

● **相互作用**：シクロホスファミドは、ATPの代謝を阻害する抗がん薬ペントスタチンと併用すると心毒性が増強されるため、併用は禁忌である。骨髄抑制作用を有するほかの抗がん薬、アロプリノール、放射線照射と併用すると骨髄抑制が増強される。フェノバルビタールと併用すると、酵素誘導により活性型への変換が促進され作用が増強される。

● **臨床使用**：シクロホスファミドは、多発性骨髄腫、悪性リンパ腫、乳癌、急性白血病、肺癌などに1日100～200 mgを経口または静注で連日投与する。シクロホスファミド、メルファラン、ブスルファンは、種々の血液腫瘍に対する造血幹細胞移植における前治

療として大量に投与される。
● **個別化医療**：肥満の患者では投与量が過多になる可能性があるため注意する。主に腎排泄により除去されるので腎障害患者ではクリアランスの低下に注意し、投与中は十分な水分補給を行う。
● **その他の特記事項**：シクロホスファミドはがんのほかにも膠原病に有用な薬であり、日本では適応外だが、2011年に公知申請という特例扱いで、治療抵抗性の膠原病（リウマチ性疾患）に対する効能が正式に認められている。

代謝拮抗薬

代謝拮抗薬 antimetabolites は、核酸合成過程で生じる生体物質に類似した構造をもつ低分子化合物で、生理的な物質と誤られて細胞内に取り込まれ、核酸合成にかかわる酵素を阻害するほか、核酸に組み込まれて誤った情報をつくり出しDNA合成を阻害する。代謝拮抗薬は、**葉酸代謝拮抗薬** antifolates、**ピリミジン代謝拮抗薬** pyrimidine antimetabolites、**プリン代謝拮抗薬** purine antimetabolites などに分類され、活発に分裂を繰り返す細胞ほど高い効果を発揮する。DNA合成期に入ったときに薬を作用させる必要があるため、治療効果を上げるため、長時間生体内にとどまるプロドラッグや代謝阻害薬との配合剤が開発されている。

■ 葉酸代謝拮抗薬
 メトトレキサート methotrexate
 ペメトレキセドナトリウム水和物
  pemetrexed sodium hydrate

● **薬理作用**：いずれも構造が葉酸に似ているため細胞内で葉酸と競合し、ジヒドロ葉酸還元酵素の阻害により核酸合成を抑制する。**メトトレキサートはジヒドロ葉酸還元酵素**と不可逆的に結合する。**ペメトレキセド**は細胞内に取り込まれ、ポリグルタミン酸化を受ける。これにより細胞内に長期滞在し、複数の葉酸代謝酵素（チミジル酸合成酵素、ジヒドロ葉酸還元酵素、グリシンアミドリボヌクレオチドホルミルトランスフェラーゼなど）を阻害して核酸合成を阻害し、増殖阻害や細胞死を誘発する。
● **薬物動態**：メトトレキサートの一部は肝臓で低活性の7-ヒドロキシメトトレキサートに代謝されるが、大部分は未変化体のまま尿中へ排泄される。ペメトレキセドはほとんど代謝されず、大部分が未変化体として尿中へ排泄される。
● **有害反応**：メトトレキサートは重篤な骨髄抑制、肝・腎機能障害などを起こすことがある。免疫抑制作用があるため感染抵抗性が減弱し、日和見感染が起こることもある（免疫抑制作用を利用して、低用量で抗リウマチ薬として使用される；→ p.316）。メトトレキサートの正常細胞への毒性は、活性葉酸である**ホリナートカルシウム** folinate calcium（別名**ロイコボリンカルシウム** leucovorin calcium）の投与により中和できる（ロイコボリン救援療法）。これにより、メトトレキサートの大量療法が可能になった。尿細管での結晶析出に伴う腎障害を予防するため、十分な水分補給および尿のアルカリ化を行う。ペメトレキセドの毒性（骨髄抑制、消化管障害など）は、葉酸とビタミンB_{12}の前投与である程度軽減できる。
● **相互作用**：多くの薬と相互作用を起こす。非ステロイド性抗炎症薬（NSAIDs）と併用すると、腎血流量低下などにより排泄が遅延するため有害反応が増強される。メトトレキサートは、スルホンアミド誘導体、テトラサイクリン、クロラムフェニコール、フェニトイン、バルビツール酸誘導体などにより血漿中遊離薬物濃度が増加する。スルファメトキサゾール・トリメトプリム配合剤は葉酸代謝阻害を増強する。ペニシリン、プロベネシド、シプロフロキサシンは、メトトレキサートの腎排泄を阻害する。
● **臨床使用**：メトトレキサートは、急性白血病、慢性リンパ性白血病に1日5〜10 mgを1週間に3〜6日経口投与する。絨毛癌、乳癌などの治療にも使用される。投与量の多いときは必ず血中濃度のモニタリングを行う。ペメトレキセドは1日1回500 mg/m^{2}を点滴静注し、20日間以上休薬する。悪性胸膜中皮腫にはシスプラチンと併用、非小細胞肺癌には単独で用いられる。
● **個別化医療**：メトトレキサートは、肝障害患者、腎障害患者、胸水・腹水などを伴う患者には禁忌である。胸水・腹水など多量の第三スペースがあるとメトトレキサートの分布容積が増加し、半減期が延びて重大な有害反応を招く。ペメトレキセドは、高度の骨髄抑制を伴う患者への投与は禁忌である。

■ ピリミジン代謝拮抗薬
 フッ化ピリミジン系
  フルオロウラシル fluorouracil
  テガフール tegafur
  カペシタビン capecitabine
 シトシンアラビノシド系
  シタラビン cytarabine
  ゲムシタビン塩酸塩
   gemcitabine hydrochloride

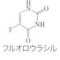
フルオロウラシル

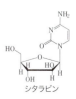
シタラビン

● **薬理作用**：フッ化ピリミジン系の基本化合物は、ウラシルの5位の水素をフッ素で置換した**フルオ**

ロウラシル 5-fluorouracil である。フルオロウラシルは体内で活性本体の 5-フルオロデオキシウリジン一リン酸（FdUMP）を生じ、これにより**チミジル酸合成酵素**が阻害され、チミンの合成ができなくなるため DNA 合成が阻害される。また、フルオロウラシルが誤って組み込まれることで DNA 合成、RNA 合成が阻害される。

シトシンアラビノシド系はシチジン類似化合物で、**シタラビン**ではリボースがアラビノースに置換され、**ゲムシタビン**ではリボースの 2′ 位がフッ素原子 2 個で置換されている。これらは誤って DNA に取り込まれ DNA ポリメラーゼを阻害する。

● **薬物動態**： フルオロウラシルは、肝臓の**ジヒドロピリミジン脱水素酵素（DPD）**などにより代謝され、様々な代謝物として呼気中（CO_2）や尿中に排泄される。**テガフール**はフルオロウラシルのプロドラッグで、CYP2A6 による代謝と自然分解により、長時間にわたって緩徐にフルオロウラシルを生成する。**カペシタビン**も同じくプロドラッグで、肝臓などで代謝されたのち、がん細胞内に豊富なチミジンホスホリラーゼによりフルオロウラシルに変換される。段階的に代謝されてフルオロウラシルを生じるので長時間にわたり血中濃度が維持でき、また、正常細胞よりがん細胞でフルオロウラシルを生じやすいため有害反応の軽減が期待できる。

シタラビンとゲムシタビンは、90％以上が肝臓や血液で低活性のウラシル体に代謝され尿中に排泄される。

● **有害反応**： いずれも、細胞増殖の盛んな骨髄や消化管粘膜などに大きな影響を与えやすい。骨髄抑制により重篤な白血球減少、血小板減少、貧血など、消化管粘膜傷害により、重篤な口内炎、潰瘍、腸炎、激しい下痢などが起こりうる。フッ化ピリミジン系では**手足症候群**が起こりやすく、とくにカペシタビンで頻発する。シタラビンは中枢神経系障害やアレルギー反応なども起こしやすい。ゲムシタビンでは 1％ 程度に間質性肺炎が起こる。

● **相互作用**： フルオロウラシルと同系統の薬剤との併用は禁忌である。とくにティーエスワン®（下記）と併用すると、ギメラシルがフルオロウラシルの代謝を阻害し、血中フルオロウラシル濃度が著しく上昇するため、死に至る可能性がある。帯状疱疹治療薬ソリブジンとの併用で DPD によるフルオロウラシルの代謝が阻害され、多くの死者が出た（➡ p.69）。

シタラビンやゲムシタビンは強い骨髄抑制作用を有するので、ほかの抗がん薬や放射線照射の併用により重篤な骨髄抑制などの有害反応が現れるおそれがあ

る。

● **臨床使用**： フルオロウラシルは、胃癌、結腸・直腸癌、乳癌などに 1 日 200 〜 300 mg を 1 〜 3 回に分けて内服する。テガフールは、1 日 800 〜 1,200 mg を 2 〜 4 回に分けて内服する。

シタラビンは、急性白血病の寛解導入には 1 日 0.8 〜 1.6 mg/kg の静注を 2 〜 3 週連続投与、維持療法には同量を週 1 回投与する。ゲムシタビンは、非小細胞肺癌、膵癌、胆道癌などに、1 回 1,000 mg/m² を週 1 回点滴静注、3 週間連続し 4 週目は休薬、これを 1 コースとして繰り返す。

● **その他の特記事項**： テガフールの効果を高めるため、フルオロウラシルの分解を抑制するウラシルを配合した**テガフール・ウラシル配合剤**や、テガフールの効果を高めるとともに消化管障害を防ぐために開発された**テガフール・ギメラシル・オテラシルカリウム配合剤**（ティーエスワン®）なども用いられる。

■ プリン代謝拮抗薬

メルカプトプリン水和物　mercaptopurine hydrate
フルダラビンリン酸エステル　fludarabine phosphate

● **薬理作用**： **メルカプトプリン**は、アデニンやグアニンなどプリン体のアナログ（プリン環 6 位の炭素に硫黄が結合したもの）であり、細胞内で 6-チオイノシン一リン酸（TIMP）に変換される。TIMP は、イノシン一リン酸（IMP）からアデニンとグアニンを合成する IMP 脱水素酵素を阻害するため、DNA と RNA が合成できなくなる。アザチオプリンはメルカプトプリンのプロドラッグで、組織内でメルカプトプリンを緩徐に遊離することができ、主に免疫抑制薬として用いられる（➡ p.319）。**フルダラビン**はプリンヌクレオチド誘導体で、血液中で速やかに脱リン酸化され活性代謝物 2F-ara-A を生じ、これががん細胞内に取り込まれ 2F-ara-ATP となり DNA と RNA の合成を阻害する。

● **薬物動態**： メルカプトプリンはキサンチンオキシダーゼにより酸化され、チオ尿酸となり尿中に排泄される。フルダラビンは、活性代謝物 2F-ara-A として尿中に排泄される。

● **有害反応**： 骨髄抑制はいずれでも起こる。メルカプトプリンは毒性による肝障害を起こしやすく、しばしば黄疸を呈する。フルダラビンは間質性肺炎、中枢神経系障害、日和見感染など、様々な重篤有害反応を起こしやすい。

● **相互作用**： メルカプトプリンは、キサンチンオキシダーゼを阻害するアロプリノールとは併用注

意、フェブキソスタット、トピロキソスタットとは併用禁忌である（➡ p.288）。また、チオプリン S-メチル転移酵素（TPMT）でも不活化されるため、これを阻害するアミノサリチル酸誘導体（メサラジン、サラゾスルファピリジンなど）は併用注意である。フルダラビンは、ペントスタチン（アデノシンデアミナーゼ阻害薬）との併用により致死的な肺毒性が現れるとされ、併用禁忌である。

● 個別化医療： フルダラビンは活性代謝物が腎臓から排泄されるので、重い腎機能障害のある患者へは投与禁忌である。

抗がん性抗生物質

抗がん性抗生物質は、微生物が産生する化合物のうち抗がん活性を示すものである。これらの薬物は、がん細胞の酵素（DNAポリメラーゼ、RNAポリメラーゼ、トポイソメラーゼⅡなど）を阻害することにより、がん細胞の増殖を阻害する。

■ アントラサイクリン系抗生物質
ドキソルビシン塩酸塩　doxorubicin hydrochloride
ダウノルビシン塩酸塩　daunorubicin hydrochloride

● 薬理作用： ストレプトマイセス属の細菌に由来し、二重鎖DNAの塩基対に入り込み（インターカレーション intercalation）、DNAと安定な結合をつくる。これにより、二重らせん構造に変化を生じさせ、DNAポリメラーゼ、RNAポリメラーゼ、トポイソメラーゼⅡによる反応を阻害する。そのほか、生体内の2価イオンと反応して発生した活性酸素により、細胞の蛋白質や細胞膜を障害する。

● 薬物動態： ドキソルビシンは、細胞内に存在するNADPH依存性の酵素（アルド-ケト還元酵素とミクロソームグリコシダーゼ）で低活性代謝物に変化したのち、抱合代謝され、尿中・糞中に排泄される。

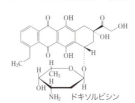
ドキソルビシン

ダウノルビシンは、肝臓で速やかに活性代謝物ダウノルビシノールに変化し、続いてグリコシダーゼで不活性化され尿中・糞中に排泄される。

● 有害反応： 心筋細胞は活性酸素で傷害されやすく、これらの薬によりしばしば心筋障害を引き起こす。心筋障害の発生率は総投与量と関係しており、蓄積による不可逆性心筋障害を呈する。そのほか、重い有害反応として骨髄抑制、間質性肺炎、腎障害などが起こりうる。

● 相互作用： 心毒性の発現機序の1つとして、ミクロソームを介したフリーラジカルの産出と、それに続く脂質の過酸化が心筋に障害を与えると推定されている。放射線を照射すると体内にフリーラジカルが発生するため、縦隔照射を併用すると心毒性が増強される。

● 臨床使用： ドキソルビシンは、悪性リンパ腫をはじめ多くのがん・肉腫に対し、単独投与（1日0.2〜0.6 mg/kgを数日間静注してしばらく休薬、これを数回反復する）または他薬と併用される。ダウノルビシンは、急性白血病に1日0.4〜1 mg/kgを連日または隔日に3〜5回静注したのち1週休薬し、投与を反復する。

● 個別化医療： 心機能障害またはその既往歴のある患者には、心筋障害が現れやすいため投与禁忌である。

● その他の特記事項： ドキソルビシンには、DDS（➡ p.112）を考慮したドキソルビシン内封リポソーム製剤が開発されている。表面をポリエチレングリコールで修飾したリポソーム（ステルスリポソーム）内にドキソルビシンを封入したもので、腫瘍選択性があるため高い抗がん活性を示すとされる。有害反応の低減も期待されるが、インフュージョン・リアクション（急性輸液反応）や手足症候群が現れやすい。

■ ブレオマイシン塩酸塩 bleomycin hydrochloride

ストレプトマイセス属の細菌に由来する。がん細胞中で鉄とキレートを形成して活性酸素を発生させDNAを切断するという独特の作用機序を有する。ほかの抗がん薬でしばしば起こる骨髄抑制がほとんど起こらず、消化管障害も軽い。しかし肺毒性を有し、間質性肺炎や肺線維症を起こしやすい。また皮膚障害も起こりやすい。扁平上皮癌や悪性リンパ腫などの化学療法において重要な地位を占めている。

■ マイトマイシンC mitomycin C

ストレプトマイセス属の細菌に由来する。細胞内で酵素的に還元され、DNAの架橋形成やアルキル化などによりDNA合成を阻害する。低酸素状態（腫瘍組織中）のほうが、効率よく還元が起こる。放射線感受性を高める効果が強い。溶血性尿毒症症候群、急性腎不全、骨髄抑制、間質性肺炎など様々な有害反応を起こしうる。機序は不明だが、ビンカアルカロイド類（下記）と併用すると息切れや気管支痙攣が起こることがある。白血病や種々のがんに用いられる。

微小管阻害薬

微小管は、有糸分裂時の紡錘体形成において重要な

役割を果たすとともに、細胞内小器官の配置、細胞内物質輸送（とくに神経細胞の軸索輸送）、細胞運動などにも深く関与する。微小管阻害薬は微小管を構成するβ-チューブリンに結合し、α-チューブリンとβ-チューブリンからなる二量体の重合・脱重合を阻害することにより、がん細胞の分裂（G_2/M期）を阻害する。しかし、正常細胞の分裂にも影響を与え、また、末梢神経障害など特徴的な有害反応も引き起こす。

■ ビンカアルカロイド類
　　ビンクリスチン硫酸塩　vincristine sulfate
　　ビンブラスチン硫酸塩　vinblastine sulfate
　　ビノレルビン酒石酸塩　vinorelbine ditartrate

● 薬理作用：　キョウチクトウ科ニチニチソウ *Catharanthus roseus* から抽出された植物アルカロイドで、微小管を構成するβ-チューブリンに結合してチューブリンの重合を阻害し、細胞分裂を停止させる。

● 薬物動態：　主にCYP3A4で代謝され、尿中・糞中に排泄される。

● 有害反応：　微小管は神経細胞の軸索輸送に関与するため、ビンカアルカロイド類は神経障害を起こしやすい。とくに**ビンクリスチン**で多くみられ、神経毒性が用量規制因子である。**ビンブラスチン、ビノレルビン**は骨髄抑制を起こしやすく、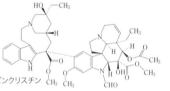
ビンクリスチン
好中球減少が用量規制因子となる。ビノレルビンでは骨髄抑制による死亡例が認められているので、とくに注意する。また、これらは血管外漏出を起こすと周囲組織が壊死するおそれがあるので注意する。

● 相互作用：　CYP3A4を阻害する薬（アゾール系抗真菌薬やマクロライド系抗菌薬など）との併用で血中濃度が上昇し、有害反応が現れやすくなる。

● 臨床使用：　ビンクリスチンは白血病、悪性リンパ腫、小児固形癌などに、0.02〜0.05 mg/kg（小児では0.05〜0.1 mg/kg）を週1回静注する。ビンブラスチンは悪性リンパ腫などに0.1 mg/kgを週1回、ついで0.05 mg/kgずつ増量し、週1回0.3 mg/kgを静注する。ビノレルビンは非小細胞肺癌に1回20〜25 mg/m^{2}を1週間隔で静注する。

■ タキサン類
　　パクリタキセル　paclitaxel
　　ドセタキセル水和物　docetaxel hydrate

● 薬理作用：　**パクリタキセル**はイチイ科タイヨウイチイ *Taxus brevifolia* に由来するアルカロイドで、β-チューブリンに結合してチューブリンの脱重合を阻害し、微小管の分解を妨げる。その結果、微小管とそれに由来する異常構造物の束が形成され有糸分裂が停止する。放射線の感受性の高いG_2/M期で細胞周期を停止させるため、放射線の増感作用がある。**ドセタキセ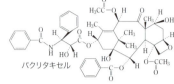
パクリタキセル
ル**はパクリタキセルの誘導体で、より強力な作用を示す。

● 薬物動態：　パクリタキセルはCYP3A4やCYP2C8で代謝され、主に糞中に排泄される。ドセタキセルはCYP3A4で代謝され、主に糞中に排泄される。

● 有害反応：　難溶性のパクリタキセルを溶解させるための溶媒にポリオキシエチレンヒマシ油と無水エタノールが使用されており、これに起因する高度のアレルギー反応による死亡例が報告されている。これを防止するため、必ず前投薬（デキサメタゾン、ジフェンヒドラミン、H_2受容体拮抗薬）を行う。**nab-パクリタキセル**はこの問題を解決すべく開発され、ヒト血清アルブミンにパクリタキセルを結合させナノ粒子化したパクリタキセル製剤で、生理食塩水に懸濁し投与することが可能になった。

また、慢性毒性として末梢神経障害が高頻度に起こる。ドセタキセルはパクリタキセルよりも骨髄抑制作用が強く、用量規制因子は好中球減少である。

● 相互作用：　CYP3A4を阻害する薬（アゾール系抗真菌薬やマクロライド系抗菌薬など）との併用で血中濃度が上昇し、有害反応が発現しやすくなる。

● 臨床使用：　典型的な場合、パクリタキセルは卵巣癌、非小細胞肺癌、乳癌、胃癌などに210 mg/m^{2}を1回点滴静注し3週以上休薬、これを繰り返す。ドセタキセルは乳癌、非小細胞肺癌、胃癌などに60 mg/m^{2}の点滴静注を3〜4週間隔で行う。

● その他の特記事項：　パクリタキセルの商品名（タキソール®）とドセタキセルの商品名（タキソテール®）が非常に似ているため間違えられ、致死的な医療事故が起きている。投与にあたっては必ず一般名を確認すること。

トポイソメラーゼ阻害薬

トポイソメラーゼは、DNAのねじれを解消するためにDNA鎖を切断し再結合させる酵素である。二本鎖のうち1本だけ切断するものを**トポイソメラーゼⅠ**、2本とも切断するものを**トポイソメラーゼⅡ**とい

う．トポイソメラーゼ阻害薬は，これらの酵素を阻害することによりDNAの再結合を妨げ，細胞死を導く．

■ カンプトテシン誘導体

イリノテカン塩酸塩水和物
irinotecan hydrochloride hydrate

● 薬理作用： 中国原産のミズキ科カンレンボク *Camptotheca acuminata* に由来する**カンプトテシン**の誘導体で，代謝物の **SN-38** が抗がん活性の本体である．トポイソメラーゼIを阻害することによりDNA合成（S期）を妨げ，殺細胞効果を示す．

● 薬物動態： **イリノテカン**はプロドラッグで，カルボキシエステラーゼにより活性代謝物SN-38に変換される．一部はCYP3A4で不活性代謝物に変換される．SN-38は，主に肝臓のUGT1A1により代謝され胆汁中に排泄されるが，グルクロン酸が脱抱合されると腸管循環する．

● 有害反応： 骨髄抑制，高度な下痢などの重い有害反応を高頻度で起こし，時に致命的となる．用量規制因子は，白血球減少と下痢である．投与早期に起こる下痢はコリン作動性，数日後に現れる下痢は消化管粘膜障害による．

● 相互作用： アタザナビル（HIVプロテアーゼ阻害薬）はUGTを阻害しSN-38の代謝を遅延させるため，併用禁忌である．CYP3A4を阻害したり誘導したりする薬物はSN-38の血中濃度に影響を与えるので，併用には注意する．

● 臨床使用： 代表的な用法・用量としては，肺癌，子宮頸癌，卵巣癌，胃癌，大腸癌，乳癌などに，1回 $100\,mg/m^2$ を1週間隔で3〜4回点滴静注し，少なくとも2週休薬する（これを繰り返す）．

● 個別化医療： UGT1A1の遺伝子多型 UGT-1A1*6（発現低下）と*28（活性低下）ではUGT-1A1の処理能力が低下するため，重篤な有害反応（とくに好中球減少）の発現率が高くなる．これら多型の検査には保険が適用される（→ p.83）．

■ ポドフィロトキシン誘導体

エトポシド etoposide

● 薬理作用： **エトポシド**は，メギ科北米原産ポドフィルム *Podophyllum peltatum* の根などに含まれる**ポドフィロトキシン**の誘導体で，トポイソメラーゼIIと結合し，切断されたDNAの再結合を阻害することにより殺細胞効果を現す．S期後半から G_2/M期

にある細胞が高い感受性を示し，効果の大きさは作用濃度と作用時間の双方に依存する．

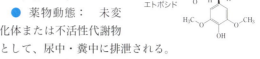

● 薬物動態： 未変化体または不活性代謝物として，尿中・糞中に排泄される．

● 有害反応： 重篤なものに骨髄抑制，アナフィラキシー反応，間質性肺炎などがある．

● 臨床使用： エトポシドは，小細胞肺癌，悪性リンパ腫などに，内用（1クール：成人で1日175〜200 mgを5日間連続内服し，3週休薬など）または注射（1クール：1回60〜100 mg/m^2 を5日間連続点滴静注し，3週休薬など）で用いられる．

白 金 製 剤

シスプラチン cisplatin
カルボプラチン carboplatin
オキサリプラチン oxaliplatin

● 薬理作用： これらは白金錯体を核とする化合物で，グアニン，アデニンの7位窒素原子と結合することにより，アルキル化薬と同じようにDNAに架橋を形成し，DNA合成を阻害する．シス型の白金錯体だけが有効で，トランス型は抗がん作用を示さない．

● 薬物動態： いずれも主に尿中に排泄される．

● 有害反応： **シスプラチン**は腎毒性が強いため，水分を十分補給し（少なくとも投与前後に1Lずつ），必要に応じて利尿薬（フロセミドなど）を用いる．催吐作用が強いので，5-HT_3 受容体拮抗薬とデキサメタゾンで悪心・嘔吐を抑制する．大量投与時の強い催吐作用には NK_1 受容体拮抗薬（アプレピタント）が用いられる．蝸牛管の有毛細胞が傷害され聴力障害が起こることもある．

カルボプラチンは，腎毒性は弱いが重篤な骨髄抑制が起こることがある．また，投与を重ねるとアナフィラキシー反応の発現率が上昇する可能性がある．

オキサリプラチンではきわめて高頻度に末梢神経障害がみられ，投与後数日以内に現れる急性障害と長期投与後に現れる慢性障害に分けられる．急性障害は寒冷刺激で誘発され，手足口唇周囲の知覚異常が多く，休薬で回復しやすい．慢性障害の発現はオキサリプラチンの累積投与量と関係し，感覚性神経機能障害をもたらし，回復には長期を要する．

● 相互作用： シスプラチンは，同じく腎障害・聴覚障害を起こしやすいアミノグリコシド系抗生物質やバンコマイシンなどとの併用には注意する．

● 臨床使用： シスプラチンは多くの悪性固形癌

に点滴静注で用いる（1クール：1日1回15〜20 mg/m²を5日間連続投与し、2週以上休薬など）。カルボプラチンは頭頸部癌や小細胞肺癌などに点滴静注で用いる（1クール：1回300〜400 mg/m²を投与し、4週以上休薬など）。オキサリプラチンは、切除不能の進行・再発大腸癌などにほかの抗がん薬と併用して点滴静注される（1クール：1回85 mg/m²を投与し、13日以上休薬など）。併用療法にはFOLFOX（フルオロウラシルとレボホリナートと併用）、XELOX（カペシタビンと併用）、SOX（ティーエスワン®と併用）などがある。

● **個別化医療：** シスプラチンは重い腎障害のある患者に対して、カルボプラチンは重い骨髄抑制のある患者に対して、オキサリプラチンは重い感覚神経障害のある患者に対して投与禁忌である。

分子標的薬 molecular targeted drugs

> ● **キーポイント**
>
> 1. 分子標的薬は、がん細胞のなかで活性化されているシグナル分子をターゲットとする。
> 2. 低分子化合物と生物学的製剤とがある。
> 3. バイオマーカーによって効果を予測できることがある。
> 4. 標的分子選択性は一般に高い（とくに抗体製剤は高い）が、多様な有害反応が現れる。

分子標的薬は、がんの発生や増殖に必要な細胞内外の情報伝達分子に選択的に作用することにより増殖を抑制したり細胞死を導いたりするもので、著しい効果がみられることもある。標的分子により、**増殖シグナル阻害薬、血管新生阻害薬、プロテアソーム阻害薬、mTOR阻害薬、抗CD20抗体薬、免疫チェックポイント阻害薬**などに分類される。また構造からは、低分子化合物とモノクローナル抗体に大別される。低分子化合物は細胞内部のシグナル分子に結合し、シグナル伝達の阻害を行う。モノクローナル抗体は細胞表面の標的分子に結合し、補体系の活性化および抗体依存性に細胞傷害性細胞（NK細胞、マクロファージ）を活性化し、標的細胞を破壊する。

従来の化学療法薬で頻発する骨髄抑制、消化管障害、脱毛などの有害反応は比較的少ないが、それぞれの薬剤に特有な有害反応があり、しばしば重篤となる。抗体薬では**インフュージョン・リアクション（急性輸注反応）**infusion reactionという過敏反応が生じることがあり、アナフィラキシー様症状を呈して重篤

となることがある。抗体薬には、マウス抗体（-omab）、キメラ抗体（-ximab）、ヒト化抗体（-zumab）、完全ヒト化抗体（-umab）があり、この順に免疫原性が低下するため、理論的にはこの順にインフュージョン・リアクションは減少すると考えられる。

増殖シグナル阻害薬

EGF受容体阻害薬

上皮成長因子epidermal growth factor（EGF）は、細胞表面のEGF受容体に結合して増殖シグナル伝達系を活性化し、DNA合成と細胞増殖を導く。EGF受容体の変異や下流のシグナル伝達分子の変異により増殖シグナルが恒常的に活性化され、細胞ががん化する。EGF受容体阻害薬は、EGFのシグナルを選択的に阻害することによりがん細胞の増殖を阻害する。EGF受容体はErbBファミリーに属しErbB1〜B4の4種類が知られているが、このうちErbB1（EGFR）とErbB2（HER2）に対する阻害薬が開発されている。

■ **EGFR阻害薬**

ゲフィチニブ gefitinib
エルロチニブ塩酸塩 erlotinib hydrochloride
セツキシマブ
　cetuximab
パニツムマブ
　panitumumab

エルロチニブ

ゲフィチニブとエルロチニブはEGFRのチロシンキナーゼに対する低分子阻害薬で、EGFRの自己リン酸化を阻害することにより細胞増殖を抑制しアポトーシスを誘導する。主に肺癌に使用されるが、ともにEGFRに遺伝子変異を有する細胞で感受性が高く、ゲフィニチブはEGFR遺伝子変異陽性例にのみ適応がある。5%程度に間質性肺炎などの肺障害が起こり、致死的となりうる。

セツキシマブとパニツムマブは、EGFRに結合してこれを介する増殖シグナル伝達を阻害する抗体薬である。このため、EGFRの下流に位置する情報伝達分子KRASに変異がある場合は効果が見込めない。主に結腸・直腸癌に用いられるが、KRASが野生型であることを確認して用いる。セツキシマブでは重度のインフュージョン・リアクションが起こりやすいがパニツムマブでは少ない。セツキシマブ、パニツムマブともに重い皮膚障害（痤瘡様皮膚炎・発疹など）が起こりやすい。また、間質性肺炎や重度の下痢なども起こりうる。

■ HER2阻害薬

トラスツズマブ　trastuzumab
ラパチニブトシル酸塩水和物
　　　lapatinib tosilate hydrate

　トラスツズマブはHER2に対する抗体で、HER2が過剰発現している乳癌や胃癌の治療に用いられる。重篤な有害反応としては、心障害、アナフィラキシー様症状、間質性肺炎などが起こりうる。**ラパチニブ**は、EGFRとHER2の両方を阻害する低分子チロシンキナーゼ阻害薬で、HER2の過剰発現がみられる乳癌に経口投与される。重篤な肝障害、間質性肺炎、心障害などが起こりうる。

Bcr-Abl阻害薬

イマチニブメシル酸塩　imatinib mesilate
ニロチニブ塩酸塩水和物
　　nilotinib hydrochloride hydrate
ダサチニブ水和物　dasatinib hydrate

　慢性骨髄性白血病では、**フィラデルフィア染色体**という異常染色体がみつかる。この異常染色体により、チロシンキナーゼ活性を有する**Bcr-Abl**という融合蛋白質が発現し、造血幹細胞を無制限に増殖させる。
　イマチニブはBcr-Ablのチロシンキナーゼ活性を阻害する低分子薬であり、慢性骨髄性白血病、フィラデルフィア染色体陽性の急性リンパ性白血病の治療に経口投与で使用される。また、PDGF（血小板由来成長因子）受容体チロシンキナーゼ、c-Kit受容体チロシンキナーゼも阻害することが知られ、c-Kitを過剰発現している消化管間質腫瘍(GIST)にも用いられる。
　ニロチニブと**ダサチニブ**は第二世代のBcr-Abl阻害薬で、ともにBcr-Ablへの親和性が高められている。ダサチニブは、Srcファミリー（Src、Fyn、Lck、Yes）、c-Kit、PDGF受容体、エフリン受容体などのチロシンキナーゼも阻害する。また、Ablキナーゼの変異によりイマチニブ耐性となったがん細胞の多くにも効果がある。

血管新生阻害薬

ベバシズマブ
　bevacizumab
ソラフェニブトシル酸塩
　sorafenib tosilate
スニチニブリンゴ酸塩

sunitinib malate

　固形癌が成長するためには、血管を腫瘍のなかに引き込み、酸素および栄養分の補給を受ける必要がある。このため、がん細胞は血管新生促進作用をもつ**血管内皮増殖因子** vascular endothelial growth factor（VEGF）を分泌し、自分自身に栄養を供給するための血管を新生する。血管新生阻害薬はVEGFまたはVEGF受容体に結合し、それらの機能を阻害することによりがんの成長を抑制する。
　ベバシズマブは血中のVEGFと結合するヒト化モノクローナル抗体で、VEGFと受容体の結合を妨げる。結腸・直腸癌、非小細胞肺癌、子宮頸癌、乳癌などに用いられ、一部の例外を除いてほかの抗がん薬と併用で、数週間以上の間隔で点滴静注される。インフュージョン・リアクション、消化管穿孔、創傷治癒遅延、出血、血栓、高血圧など特有の有害反応が起こりうる。
　ソラフェニブと**スニチニブ**はVEGF受容体チロシンキナーゼを阻害する低分子薬で、腎細胞癌などに用いられる。いずれも、VEGF受容体のみならず、PDGF受容体を含む複数の分子を標的とするマルチターゲット型チロシンキナーゼ阻害薬である。ソラフェニブは、皮膚障害を高頻度に起こし（手足症候群、剥脱性皮膚炎、スティーブンス・ジョンソン症候群、ライエル症候群、ケラトアカントーマ、有棘細胞癌など）、ほかにも様々な重篤有害反応が起こりうる。スニチニブは、骨髄抑制、心血管障害（高血圧、QT延長／心室性不整脈、心不全、血栓、塞栓など）を起こしやすく、手足症候群の頻度が高い。

プロテアソーム阻害薬

ボルテゾミブ　bortezomib

　プロテアソームは蛋白質の分解を担う酵素複合体で、ユビキチンで標識された蛋白質を分解し、細胞周期、免疫応答、情報伝達など細胞の様々な機能に関与する。**ボルテゾミブ**は、選択的かつ可逆的にプロテアソームを阻害する低分子薬で、主に多発性骨髄腫の治療に使用される。プロテアソームを阻害することにより、細胞増殖抑制、アポトーシス誘導などを誘導し、抗がん作用を示す。そのほか、NF-κBの活性化を抑制し、骨髄腫細胞と骨髄間質細胞の接着を阻害する。また、IL-6の分泌を抑制して、骨髄腫細胞の増殖を抑制する。間質性肺障害、心障害、末梢神経障害、骨髄抑制、低血圧、腫瘍崩壊症候群などの重篤な有害反応が起こりうる。

mTOR 阻害薬

エベロリムス　everolimus
テムシロリムス　temsirolimus

mTOR（molecular target of rapamycin）という、細胞増殖や血管新生にかかわるPI3K/Aktシグナルの下流に位置する分子を特異的に阻害する低分子化合物である。この阻害により、がん細胞の増殖およびがん組織の血管新生を抑制する。主に腎細胞癌や乳癌の治療に使用される。エベロリムスの低用量剤は免疫抑制薬として使用されており、使用時には易感染性、日和見感染、感染症増悪のリスクに注意が必要である。とくに、間質性肺疾患による死亡例が報告されていることもあり、処方前に必ず間質性肺炎の有無を確認する。また、薬物血中濃度モニタリングが必要である。

抗CD20抗体薬

リツキシマブ　rituximab

リツキシマブはBリンパ球に特異的に発現するCD20抗原に結合するキメラ抗体である。主に、CD20陽性のB細胞性非ホジキンリンパ腫の治療薬として使用される。単独でも用いられるが併用されることも多く、B細胞性悪性リンパ腫の標準治療とされてきたCHOP療法（シクロホスファミド＋ドキソルビシン＋ビンクリスチン＋プレドニゾロン）にリツキシマブを加えたR-CHOP療法が新たな標準治療となりつつある。インフュージョン・リアクションによるアナフィラキシー、肺障害、心障害などにより死亡例が報告されているので、投与中は十分な観察が必要である。そのほか、腫瘍崩壊症候群、B型肝炎増悪、肝障害、骨髄抑制などの重篤有害反応が起こりうる。

免疫チェックポイント阻害薬

免疫力を高めることによりがん細胞を排除する治療法（がん免疫療法 cancer immunotherapy）は古くから研究されてきたが、高い有効性を示すものは少なかった。一方、免疫応答システムには、過剰な免疫反応を抑制する免疫チェックポイント immune checkpoints とよばれる機構があり、がん細胞はこの機構を利用して自分に対する免疫応答にブレーキをかけることにより、免疫細胞の攻撃を免れようとしていることがわかってきた（図IV-14-2）。そこで、この免疫チェックポイント機構を解除することにより免疫細胞の働きを活発化する薬が開発され、一部のがんで大きな効果をもたらしている。このような薬を免疫チェックポイント阻害薬 immune checkpoint inhibitors という。

■ 抗CTLA-4T抗体薬

イピリムマブ　ipilimumab

細胞傷害性T細胞 cytotoxic T lymphocytes（CTL）への抑制シグナルを伝達するCTLA-4（cytotoxic T lymphocyte-associated protein 4）は、免疫寛容にかかわる制御性T細胞でつねに高発現し、樹状細胞のB7（CD80/CD86）とCTLのCD28の結合を阻害してCTLのプライミングを抑制することで過剰な免疫応答を抑制している。抗ヒトCTLA-4モノクローナル抗体のイピリムマブは、CTLA-4に結合してCTLへの抑制シグナルを遮断するため、CTLの抗がん免疫活性を増強する。

イピリムマブは根治切除不能な悪性黒色腫に用いられる。しかし、免疫活性を全身的に増強するため、自己免疫性有害反応がしばしば引き起こされる。

■ 抗PD-1抗体薬、抗PD-L1抗体薬

ニボルマブ　nivolumab
ペムブロリズマブ　pembrolizumab
アテゾリズマブ　atezolizumab
アベルマブ　avelumab

PD-1（programmed cell death-1）は、そのリガンドであるPD-L1（PD-ligand 1）、PD-L2（PD-ligand 2）と相互作用することにより、T細胞の活性化を抑制する。PD-1は、恒常的には発現していないが、活性化状態のT細胞、B細胞、ナチュラルキラー細胞、骨髄系細胞に発現し、がん病巣ではCTLおよびナチュラルキラー細胞に強く発現している。PD-L1は、抗原提示細胞、がん細胞、感染細胞などで恒常的に発現しているが、PD-L2は、抗原提示細胞や一部のB細胞でのみ恒常的に発現し、がん病巣において種々のサイトカインにより発現誘導される。このため、がん病巣では、がん細胞のPD-L1またはPD-L2と、CTLやナチュラルキラー細胞のPD-1が相互作用し、免疫細胞の抗がん活性が低下すると考えられる。抗PD-1抗体（ニボルマブ、ペムブロリズマブ）はPD-1と結合することにより、また、抗PD-L1抗体（アテゾリズマブ、アベルマブ）はPD-L1と結合することによりPD-L1とPD-1の相互作用を阻害し、免疫チェックポイント機構を解除する（図IV-14-2）。

これら抗体薬の適応は拡大しつつあり、ニボルマブ

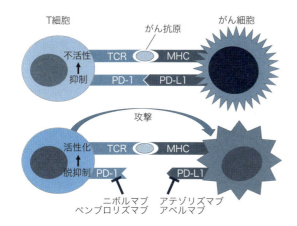

図 IV-14-2　免疫チェックポイント機構と阻害薬
TCR：T細胞受容体、MHC：主要組織適合遺伝子複合体、PD-1：programmed cell death-1、PD-L1：PD ligand 1。

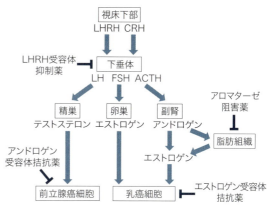

図 IV-14-3　ホルモン療法薬
LHRH：黄体形成ホルモン放出ホルモン、CRH：副腎皮質刺激ホルモン放出ホルモン、LH：黄体形成ホルモン、FSH：卵胞刺激ホルモン、ACTH：副腎皮質刺激ホルモン。

については、現時点で、根治切除不能の悪性黒色腫、切除不能の進行・再発非小細胞肺癌、根治切除不能または転移性の腎細胞癌、再発または難治性の古典的ホジキンリンパ腫、再発または遠隔転移を有する頭頸部癌、がん化学療法後に増悪した治癒切除不能の進行・再発胃癌に適応を有する。しかし、免疫応答を全身的に増強させるため、自己免疫性の有害反応をしばしば引き起こし重篤となりうる。

ホルモン療法薬
drugs used in hormone therapy

> ● キーポイント
> 1. ホルモン療法薬は、性ホルモン依存性に増殖するがん（乳癌や前立腺癌など）に対するホルモン刺激を遮断することにより、がん細胞の増殖を抑制する。
> 2. 性ホルモンの合成・分泌を阻害するものと、性ホルモンの受容体を抑えるものがある。

これらの薬は、それ自身は抗がん作用を示さないが、性ホルモンの制御を介してホルモン依存性のがん（乳癌や前立腺癌など）に有効性を示す。

乳癌細胞は、乳腺に由来するため、乳腺と同じように女性ホルモンの刺激を受けて増殖する。ホルモン療法は、乳癌細胞に対する女性ホルモンの刺激を絶つことで効果を現す。女性ホルモンの由来は、閉経前と閉経後とでは異なる。閉経前は、卵巣から分泌されるエストロゲンが主体だが、閉経後はアロマターゼにより男性ホルモンから変換されて生じるエストロゲンが主となる。したがって、閉経前は卵巣のエストロゲン分泌を抑える**黄体形成ホルモン放出ホルモン（LHRH）受容体抑制薬**を使用し、閉経後は**アロマターゼ阻害薬**を用いる。また、エストロゲンと受容体の結合を阻害する**エストロゲン受容体拮抗薬**は、閉経前後にかかわらず用いられる。

前立腺癌は男性ホルモン（アンドロゲン）の1つテストステロンにより増殖刺激を受けるため、ホルモン療法によりテストステロンの刺激を抑制する。精巣のテストステロン分泌を抑えるためにはLHRH受容体抑制薬が使用され、テストステロンががん細胞の受容体に結合するのを妨げるためには**アンドロゲン受容体拮抗薬**が用いられる。また、女性ホルモンによって男性ホルモンの分泌が抑制されるため、エストロゲン誘導体が用いられることもある（図IV-14-3）。

■ LHRH受容体抑制薬
リュープロレリン酢酸塩　leuprorelin acetate
ゴセレリン酢酸塩　goserelin acetate

視床下部から分泌されるLHRHのアナログで、下垂体のLHRH受容体のダウンレギュレーションを起こすことにより卵巣のエストロゲンや精巣のテストステロンの分泌を抑え、閉経前乳癌や前立腺癌に対して抗がん効果を現す。閉経前乳癌の治療に使用する場合、原則として、乳癌細胞にホルモン受容体が発現していることを確認する。投与開始後早期に性ホルモンの一過性上昇を認め、前立腺癌では症状（骨痛、排尿障害、脊髄圧迫など）が一時的に悪化することがあり、抗アンドロゲン薬を併用することもある。低エストロゲン症状としてほてり、のぼせ、めまい、肩こり、頭痛、不眠などがみられる。注射部位の皮膚に硬結を生じやすい。1ヵ月または3ヵ月に1度、皮下注する。

投与を忘れると性ホルモンが再上昇するため、アドヒアランスに注意を要する。

■ アロマターゼ阻害薬
    アナストロゾール anastrozole
    レトロゾール letrozole
    エキセメスタン exemestane

閉経後のエストロゲンは、ほとんど、アロマターゼによるアンドロゲンの変換によって産生される。アロマターゼ阻害薬はこの変換を阻害することにより、閉経後乳癌の増殖を抑制する。エストロゲンの欠乏による骨密度低下、骨粗鬆症、骨折などに注意を要する。

■ エストロゲン受容体拮抗薬
    タモキシフェンクエン酸塩
    tamoxifene citrate
    トレミフェンクエン酸塩
    toremifene citrate

エストロゲン受容体にエストロゲンと競合的に結合し、エストロゲン受容体陽性乳癌に抗がん効果を示す。とくに**タモキシフェン**は、ホルモン感受性乳癌の確立した標準治療薬である。タモキシフェンは主にCYP3A4とCYP2D6により代謝され、未変化体よりはるかに活性が高い代謝物（4-OH-タモキシフェンおよびエンドキシフェン）を生じる。このため、CYP-3A4を誘導するリファンピシンやCYP2D6を阻害するパロキセチンなど選択的セロトニン再取り込み阻害薬（SSRI）との併用には注意を要する。とくにSSRIは薬効を減弱させる可能性がある。有害反応としては、血栓症や子宮体癌のリスクの上昇に注意が必要である。**トレミフェン**はQT延長を起こすおそれがあるため、クラスIAおよびクラスIII抗不整脈薬との併用は禁忌である。

■ アンドロゲン受容体拮抗薬
    フルタミド flutamide
    ビカルタミド bicalutamide

アンドロゲン受容体へのアンドロゲンの結合を阻害することにより、前立腺癌に対する抗がん効果を示す。**フルタミド**は吸収後、活性代謝物OH-フルタミドとなって作用する。フルタミドも**ビカルタミド**も、重篤な肝障害を起こしうる。とくにフルタミドは劇症肝炎など重篤な肝障害による死亡例が報告されているため、少なくとも月1回、定期的に肝機能検査を行って有害反応を監視する。また、すでに肝障害を有する例には禁忌である。ビカルタミドはCYP-

3A4を阻害するため、この酵素で代謝される薬との併用には注意を要する。

■ エストロゲン誘導体
    エストラムスチンリン酸エステルナトリウム水和物
    estramustine phosphate sodium hydrate

エストラムスチンは、女性ホルモンのエストラジオールとナイトロジェンマスタードの化合物であり、前立腺癌の治療に用いられる。女性ホルモンとして前立腺癌の増殖を抑制するほか、アルキル化薬としての抗がん効果も示す。しかし、心血管障害やむくみ、女性化乳房などの有害反応がしばしば起こる。

その他の抗がん薬

● キーポイント

1. 上記カテゴリーのほかにも、がん細胞の特性を利用した様々な薬物が抗がん薬として用いられている。

■ レチノイン酸誘導体
    トレチノイン tretinoin
    タミバロテン tamibarotene

レチノイン酸（ビタミンAの一種）の誘導体であり、急性前骨髄球性白血病細胞を成熟顆粒球へ分化誘導する。**トレチノイン**は全トランス型レチノイン酸で、急性前骨髄球性白血病に対して高い寛解率を示す。**タミバロテン**は、再発または難治性の急性前骨髄球性白血病に用いる。いずれも催奇形性があるので妊婦には禁忌、妊娠する可能性のある女性にも原則禁忌である。また、ビタミンA過剰症を避けるため、ビタミンA製剤との併用は禁忌である。有害反応として、レチノイン酸症候群（発熱、肺うっ血、胸水、間質性肺炎、肝不全、腎不全、多臓器不全などを呈する）が高率に発生するため、発熱、白血球増加、呼吸困難などの徴候に注意し、発症したらただちにステロイド薬による治療を開始する。

■ L-アスパラギナーゼ L-asparaginase

L-**アスパラギナーゼ**は血中のL-アスパラギンをアスパラギン酸とアンモニアに分解する酵素で、L-アスパラギンを枯渇させる。正常細胞はアスパラギン合成酵素により自らL-アスパラギンを合成できるが、急性リンパ性白血病細胞の多くはこの酵素の発現レベルが低く、L-アスパラギンの枯渇により栄養欠乏状

態に陥る。古くから、主に急性リンパ性白血病の治療薬として用いられてきた。肝臓での血液凝固関連因子の合成が障害されるため、脳出血、脳梗塞、肺出血などの重篤有害反応が起こりうる。また、膵臓の蛋白質合成が障害されることにより、急性膵炎や糖尿病も起こりうる。アナフィラキシーにも注意を要する。

■ サリドマイド誘導体
サリドマイド thalidomide
レナリドミド水和物
  lenalidomide hydrate

サリドマイド

サリドマイドは1950年代に催眠・鎮静薬として開発されたが、1960年代初めに重い先天異常を引き起こすことが明らかとなり、販売が中止された（➡ p.68）。しかし、1990年代に血管新生抑制作用を有す

ることが報告され、それ以来再評価が進み、現在では、再発または治療抵抗性の多発性骨髄腫およびハンセン病の結節性紅斑に対する治療薬として承認されている。作用機序は完全には解明されていないが、血管新生抑制、サイトカイン産生抑制、細胞接着因子発現抑制、免疫調節、アポトーシス誘導、細胞増殖抑制などの機序が示唆されている。強い催奇形性があるため、使用にあたって遵守するべき厳格な安全管理手順が定められている。妊娠中の投与はもちろん禁忌だが、パートナーの男性も避妊を徹底する。そのほか、血栓症や末梢神経障害などの有害反応が起こりうる。

レナリドミドはサリドマイドの誘導体で、多発性骨髄腫と骨髄異形成症候群に用いられる。催奇形性を示す可能性があるため、サリドマイドに準じて使用は厳しく管理される。

眼疾患治療薬

drugs for ophthalmological diseases

15

```
◆ キーポイント
1. 緑内障には、房水流出を促進するプロスタグランジン関連薬と房水産生を抑制する β
   受容体拮抗薬などが第 1 選択薬として用いられる。
2. 加齢黄斑変性症には抗 VEGF 薬が用いられることがある。
3. 眼への局所投与であっても、血中へ移行して全身性有害反応を起こすものが多いので
   注意する。
```

緑内障治療薬 drugs used for glaucoma

緑内障 glaucoma は、眼圧により視神経が圧迫され視神経萎縮を起こす疾患で、隅角の構造により閉塞隅角緑内障と開放隅角緑内障に分類される。

閉塞隅角緑内障には、房水流出部である隅角が短期間でふさがり、房水排出能の急速な低下により眼圧が急上昇するため発症する**急性閉塞隅角緑内障**と、隅角が緩徐にふさがる**慢性閉塞隅角緑内障**がある。前者では突如激しい眼痛、頭痛、腹痛、嘔吐などの症状が出るが、後者は自覚症状に乏しく、徐々に視野狭窄が起きる。**開放隅角緑内障**は、隅角は開いているが、房水流出部の流れが悪くなって発症する。慢性閉塞隅角緑内障と似て自覚症状に乏しく、徐々に視野が減少する。誘因がとくにない**原発開放隅角緑内障**が一番多く、緑内障の90%を占める。そのなかで無治療時の眼圧が21 mmHg 以下と正常範囲にあるものを**正常眼圧緑内障**といい、緑内障の72%を占める日本で最も多い病型である。また、別の眼疾患、全身性疾患、ステロイド薬の使用など、誘因が明らかなものを**続発性緑内障**という。眼圧検査、隅角検査、眼底検査、視野検査などで診断される。

治療法は薬物治療、レーザー治療、外科治療から選択される。治療薬は、房水産生を抑制するものと房水流出を促進するものに分けられ、後者はさらに主経路（線維柱帯・シュレム管）を介するものと、副経路（ぶどう膜強膜流出路）を介するものに分けられる（表IV-15-1）。

表 IV-15-1　緑内障の治療薬

作用機序		薬物群
房水産生抑制		β受容体拮抗薬 α₂受容体作動薬 炭酸脱水酵素阻害薬
房水流出促進	主経路（線維柱帯・シュレム管経由）	ムスカリン受容体作動薬 Rho キナーゼ阻害薬
	副経路（ぶどう膜強膜流出路経由）	プロスタグランジン関連薬 α₁受容体拮抗薬 α₂受容体作動薬

■ プロスタグランジン関連薬

プロスタグランジン $F_{2\alpha}$ 誘導体
　ラタノプロスト　latanoprost
　イソプロピルウノプロストン
　　isopropylunoprostone
　トラボプロスト
　　travoprost
　タフルプロスト
　　tafluprost
プロスタマイド $F_{2\alpha}$ 誘導体
　ビマトプロスト　bimatoprost

ラタノプロスト

● **薬理作用**：　副経路であるぶどう膜強膜流出路からの房水流出を促進することにより眼圧を下げる。緑内障の第1選択薬である。

● **有害反応**：　特徴的なものとして、色素沈着（メラニンの増加）による虹彩や眼瞼の色調変化や、眼周囲の多毛化（睫毛が長く、太く、濃くなるなど）がある。眼瞼色素沈着や眼周囲多毛化は投与中止後徐々に消失または軽減する可能性があるが、**虹彩色素沈着**は中止後も消失しないとされている。定期的に診察し、状態に応じて投与中止を考慮する。そのほか、結膜充

血、眼掻痒症、角膜びらんなどが現れることがある。

● 相互作用： プロスタグランジン関連薬を複数併用すると、眼圧が上昇することがある。

● 臨床使用： 1日1～2回点眼する。頻回に点眼すると眼圧降下作用が減弱する。眼瞼色素沈着、眼周囲多毛化を予防するため、眼瞼についた薬液をよくふき取るか洗顔するよう、患者を指導する。点眼後一時的に霧視などの視覚異常が現れることがあるため、回復するまで機械類の操作や自動車の運転などに従事しないよう指導する。

眼圧下降効果の小さいノンレスポンダーを除外するため片眼トライアルが行われることがある。効果が十分でなければ、他薬に切り換えるかβ受容体拮抗薬などを併用する。

■ 交感神経抑制薬

β受容体拮抗薬
　チモロールマレイン酸塩
　　timolol maleate
　カルテオロール塩酸塩　carteolol hydrochloride
α₁受容体拮抗薬
　ブナゾシン塩酸塩　bunazosin hydrochloride
α₁β受容体拮抗薬
　ニプラジロール　nipradilol
　レボブノロール塩酸塩　levobunolol hydrochloride
α₂受容体作動薬
　ブリモニジン酒石酸塩　brimonidine tartrate

チモロール

β受容体拮抗薬：

● 薬理作用： アドレナリンβ受容体を遮断し、房水産生の抑制により眼圧を下げる（**表IV-15-2**）。プロスタグランジン関連薬と並んで、緑内障の第1選択薬である。

● 有害反応： 重大なものとして、眼類天疱瘡、喘息発作、呼吸困難、うっ血性心不全、心ブロック、脳血管障害、全身性エリテマトーデスなどがある。全身的に吸収される可能性があり、全身投与と同様の有害反応が現れうる。気管支喘息、重篤な慢性閉塞性肺疾患、コントロール不十分な心不全、洞性徐脈、房室ブロック、心原性ショックでは禁忌である。

● 相互作用： CYP2D6で代謝されるため、選択的セロトニン再取り込み阻害薬（SSRI）などと併用すると代謝が抑制され作用が増強する。β受容体拮抗薬の全身投与、カルシウムチャネル遮断薬、ジギタリス製剤と併用すると、相加的効果により房室伝導障害、心機能低下、低血圧などを起こす可能性がある。アドレナリンに併用すると、β作用の抑制によりα作用優位となり、散瞳作用が助長される。

● 臨床使用： 1日2回点眼する（薬液の粘性を増し眼表面での滞留性を高めた長時間作用型製剤では1日1回点眼する）。**チモロール**は、プロスタグランジン関連薬や炭酸脱水酵素阻害薬との配合剤も販売されている。

α₁受容体拮抗薬： アドレナリンα₁受容体遮断により、副経路であるぶどう膜強膜流出路からの房水流出を促進する。特徴的な有害反応として**術中虹彩緊張低下症候群** intraoperative floppy iris syndrome（**IFIS**）があり、白内障手術をむずかしくする（降圧薬や排尿障害治療薬としてのα₁受容体拮抗薬にも共通する）。他薬の効果が不十分、または他薬を使用できない場合に用いられる。

α₁β受容体拮抗薬： β受容体遮断による房水産生抑制とα₁受容体遮断による房水流出促進の両作用を併せもつ。有害反応はβ受容体遮断によるものが多く、禁忌はβ受容体拮抗薬に準ずる。

α₂受容体作動薬： アドレナリンα₂受容体を刺激し、房水産生の抑制と、ぶどう膜強膜流出路を介する房水流出の促進により眼圧を下げる。

過敏症（発疹など）、眼症状（角膜炎、結膜炎など）、循環器症状（脈拍数変動、血圧変動）、中枢神経症状（抑うつ、めまい、傾眠など）など様々な有害反応がある。有害反応のため2歳未満には禁忌である。降圧薬と併用すると降圧作用を増強し、中枢神経抑制薬やアルコールと併用すると鎮静作用を増強する。

他薬の効果が不十分、または他薬を使用できない場合に用いる。脳血管障害、起立性低血圧、血圧・脈拍数の変動により症状が悪化する可能性のある心血管疾患がある場合、とくに慎重に用いる。

■ 炭酸脱水酵素阻害薬

　ドルゾラミド塩酸塩　dorzolamide hydrochloride
　ブリンゾラミド　brinzolamide

毛様体の炭酸脱水酵素を阻害して重炭酸イオン形成を遅延させることによりナトリウムの輸送を低下させ、房水産生を抑制する。**ドルゾラミド**は主にCYP2C9、CYP2C19、CYP3A4によって代謝され、**ブリンゾラミド**はCYP3A4をはじめ複数の酵素で代

表 IV-15-2　眼の自律神経支配

	交感神経		副交感神経	
	作　用	受容体	作　用	受容体
虹　彩				
散大筋	収縮（散瞳）	α₁		
輪状筋			収縮（縮瞳）	M
毛様体筋	［弛緩］	β₂	収縮	M
毛様体上皮	眼房水分泌促進	β		

謝される。主に腎臓より尿中へ排出されるため、重い腎障害患者には禁忌である。重大な有害反応として、ドルゾラミドでスティーブンス・ジョンソン症候群や中毒性表皮壊死症が現れることがある。また、様々な眼症状（眼刺激症状、角膜炎、結膜炎など）、全身症状（頭痛、めまいなど）がみられる。ブリンゾラミドでは5%以上に味覚異常が起こる。大量のアスピリンと併用すると、双方の有害反応を増強する。他薬の効果が不十分なとき、または他薬が使えないときに用いられる。

■ ムスカリン受容体作動薬
ピロカルピン塩酸塩　pilocarpine hydrochloride

毛様体筋と瞳孔括約筋を収縮させて縮瞳（表IV-15-2）と眼圧下降をもたらす。眼圧下降は、シュレム管を介する主経路からの房水流出を増加させることによる。重大な有害反応としては眼類天疱瘡がある。また、過敏症（眼瞼炎）、眼症状（視力低下、調節障害、結膜充血、眼瞼炎、白内障など）のほか、下痢、悪心・嘔吐、頭痛、発汗、流涎などがみられる。虹彩炎には禁忌、気管支喘息、網膜剥離のリスクのある患者にはなるべく避ける。縮瞳（暗黒感）や調節障害が起きるので車の運転などを禁止する。

■ 交感神経刺激薬
ジピベフリン塩酸塩　dipivefrin hydrochloride

アドレナリンのプロドラッグで、眼内のエステラーゼで加水分解されアドレナリンを生ずる。アドレナリンは、房水産生抑制と、線維柱帯・シュレム管を介する主経路からの房水流出を促進する。開放隅角緑内障の治療薬であり、狭隅角や浅い前房など眼圧上昇の素因がある患者には禁忌である。重大な有害反応として眼類天疱瘡がある。隅角診断確定後に投与する。

■ コリンエステラーゼ阻害薬
ジスチグミン臭化物　distigmine bromide

緩やかで可逆的な抗ChE作用をもち、緑内障のほか、調節性内斜視、眼筋型重症筋無力症にも適応がある。脱分極性筋弛緩薬とは併用禁忌、アセチルコリンの作用に影響する薬物との併用には注意を要する。

■ Rhoキナーゼ阻害薬
リパスジル塩酸塩水和物
　ripasudil hydrochloride hydrate

Rhoキナーゼを阻害することにより、主経路（線維柱帯・シュレム管）からの房水流出を促進して眼圧を下げるといわれる。有害反応として、結膜充血が高頻度に起こり（多くは一過性）、結膜炎、眼瞼炎、眼刺激症状などがみられる。他薬の効果が不十分なとき、または他薬が使えないときに用いられる。

加齢黄斑変性症治療薬 drugs used for age-related macular degeneration

加齢黄斑変性症は、加齢に伴い網膜の黄斑部が原因不明の変性を起こす疾患である。萎縮型と滲出型の2つの病型に分けられる。萎縮型は徐々に黄斑部の細胞が減っていくタイプで、黄斑に地図状の萎縮病巣が形成され緩徐に視力が低下していく。有効な治療法はいまのところない。滲出型は、脈絡膜新生血管からの血漿の滲出や出血により黄斑に障害が生じるタイプである。滲出型では、新生血管が中心窩になければレーザーで新生血管を焼灼する。新生血管が中心窩にある場合には、血管内皮増殖因子（VEGF）のシグナルを阻害し血管新生を抑制する抗VEGF薬が第1選択となる。

■ 抗VEGF薬（血管新生阻害薬）
ペガプタニブナトリウム　pegaptanib sodium
ラニビズマブ　ranibizumab
アフリベルセプト　aflibercept

● 薬理作用：　血管内皮増殖因子（VEGF）は血管新生、血管透過性亢進、炎症を惹起する蛋白質である。ペガプタニブは、VEGF-A165に結合して活性を阻害するPEG化オリゴヌクレオチド、ラニビズマブは、VEGFに対するヒト化モノクローナル抗体のFab断片、アフリベルセプトは、VEGF受容体1および2の細胞外ドメインをヒトIgG1のFcドメインに結合させた可溶性デコイ受容体である。中心窩下脈絡膜新生血管を伴う加齢黄斑変性症のほか、ラニビズマブとアフリベルセプトは網膜静脈閉塞症に伴う黄斑浮腫、病的近視における脈絡膜新生血管、糖尿病黄斑浮腫にも有効性が認められている。

● 薬物動態：　いずれも硝子体内に注射で投与され、半減期は5～10日である。

● 有害反応：　重大なものとして、眼圧上昇、硝子体出血、眼内炎、網膜出血、網膜裂孔、網膜剥離、外傷性白内障などの眼障害が起こりうる。ペガプタニブではショック、アナフィラキシー、ラニビズマブとアフリベルセプトでは脳卒中が起こりうる。

● 臨床使用：　30Gの眼科用針を使用し硝子体内に注射する。使用後の残液は微生物汚染のおそれがあるため、1バイアルは1回だけの使用に限り、再使用しない。

● その他の特記事項： 薬剤への過敏症、眼内に重度の炎症または眼の感染症がある場合には禁忌である。緑内障や高眼圧症、ラニビズマブとアフリベルセプトでは脳卒中や一過性脳虚血発作の既往がある場合も、慎重な判断が求められる。胚・胎児毒性を有する可能性があるため、妊娠中の使用は有益性がリスクを上回るときのみ、または禁忌（アフリベルセプト）である。また授乳中の使用は避ける。

白内障治療薬 drugs used for catalact

白内障 catalact は、水晶体を構成する蛋白質であるクリスタリンが変性し、黄白色や白色に濁ることにより発症する。有効な治療薬はなく、現在使用されている薬は、比較的早期に用いる場合に限って進行を遅らせる可能性がある。

ピレノキシン pirenoxine

キノイド物質の作用を競合的に阻害して水晶体の透明性を維持し、白内障の進行を抑制するとされる。有害反応として、過敏症（眼瞼炎など）と眼症状（角膜炎、結膜炎など）がある。溶解後、冷所にて遮光保存し3週間以内に使用する。

抗炎症薬 antiinflammatory drugs

■ 副腎皮質ホルモン製剤
ベタメタゾンリン酸エステルナトリウム
betamethasone sodium phosphate
フルオロメトロン fluorometholone
デキサメタゾンメタスルホ安息香酸エステルナトリウム dexamethasone metasulfobenzoate sodium
プレドニゾロン酢酸エステル prednisolone acetate
ヒドロコルチゾン酢酸エステル
hydrocortisone acetate

眼瞼炎、結膜炎、角膜炎、強膜炎、上強膜炎、前部ぶどう膜炎、術後炎症など、外眼部および前眼部の炎症性疾患に用いられる。作用機序については315ページを参照。点眼薬と眼軟膏があり、薬物動態が異なることに注意する。長期使用により、眼圧上昇、白内障、ヘルペス、真菌感染症を起こすことがある。また、全身性有害反応にも注意する。角膜上皮剝離や角膜潰瘍、ウイルス性結膜・角膜疾患、結核性眼疾患、真菌性眼疾患、化膿性眼疾患、耳または鼻に結核性・ウイルス性疾患を有する場合には原則禁忌である。

■ 非ステロイド性抗炎症薬
プラノプロフェン pranoprofen
ブロムフェナクナトリウム水和物
bromfenac sodium hydrate
ジクロフェナクナトリウム diclofenac sodium
ネパフェナク nepafenac

外眼部および前眼部の炎症性疾患や、術中・術後の炎症の予防・治療などに用いられる。作用機序については312ページを参照。有害反応としては一般的な眼症状が多いが、角膜上皮障害があると、角膜びらん、潰瘍、穿孔へ進行するおそれがあるので慎重に投与する。ショック、アナフィラキシーを起こすこともあるので慎重に用いる。また、眼の感染症を不顕性化するおそれがあるので、感染症に伴う炎症に対してはとくに慎重に用いる。ネパフェナクは、フェニトイン、ワルファリン、サルファ薬、スルホニル尿素薬とアルブミン結合を競合して作用を増強しうる。

抗アレルギー薬 antiallergic drugs

■ ヒスタミンH₁受容体拮抗薬
レボカバスチン塩酸塩 levocabastine hydrochloride
オロパタジン塩酸塩 olopatadine hydrochloride
エピナスチン塩酸塩 epinastine hydrochloride

アレルギー性結膜炎、春季カタルの治療に用いられる。作用機序については321ページを参照。眼局所の有害反応としては、眼痛、角膜炎、結膜炎、眼瞼炎、搔痒症、羞明、流涙、眼脂など様々な症状が起こりうる。レボカバスチンは、ショック、アナフィラキシーを起こすことがあるので注意する。オロパタジンでは、頭痛、味覚異常、めまいなどの精神神経症状、アラニンアミノトランスフェラーゼ（ALT）・アスパラギン酸アミノトランスフェラーゼ（AST）上昇などが起こりうる。

レボカバスチンやオロパタジンなどの製剤に保存料として含まれる塩化ベンザルコニウムは過敏症を起こすことがある。塩化ベンザルコニウムは含水性ソフトコンタクトレンズに吸着されるので装用時の点眼は避ける。

■ ケミカルメディエーター遊離抑制薬
クロモグリク酸ナトリウム cromoglicate sodium
ケトチフェンフマル酸塩 ketotifen fumarate
トラニラスト tranilast
イブジラスト ibudilast

作用機序については262ページを参照。有害反応として過敏症（発疹、眼部腫脹、眼瞼浮腫、顔面浮腫、眼瞼炎、眼瞼皮膚炎）や眼症状（眼痛、霧視、眼乾燥、結膜炎、羞明、結膜充血、角膜びらん）などがみられる。保存料の塩化ベンザルコニウムが過敏症を起こす

ことがある。**クロモグリク酸**には、塩化ベンザルコニウムを含まない1回使い切りのユニット・ドーズ（UD）製剤もある（過敏症の患者に限って保険適用される）。

■ **免疫抑制薬**
　シクロスポリン　ciclosporin
　タクロリムス水和物　tacrolimus hydrate

　春季カタルには肥満細胞のみならずT細胞も大きく関与すると考えられ、これらはT細胞のサイトカイン産生を抑制して効果を表す（詳細は319ページを参照）。抗アレルギー薬の効果が不十分な春季カタル（眼瞼結膜巨大乳頭の増殖が認められる場合）に使用される。眼感染症には禁忌である。有害反応としては眼症状が多いが、感染症に十分注意する。

感染症治療薬 antiinfective drugs

■ **抗　菌　薬**
　抗生物質
　　クロラムフェニコール　chloramphenicol
　　ゲンタマイシン硫酸塩　gentamicin sulfate
　　ジベカシン硫酸塩　dibekacin sulfate
　　トブラマイシン　tobramycin
　　セフメノキシム塩酸塩　cefmenoxime hydrochloride
　　バンコマイシン塩酸塩　vancomycin hydrochloride
　合成抗菌薬
　　オフロキサシン　ofloxacin
　　レボフロキサシン水和物　levofloxacin hydrate
　　ノルフロキサシン　norfloxacin
　　ガチフロキサシン水和物　gatifloxacin hydrate

　眼瞼炎、涙嚢炎、麦粒腫、結膜炎、角膜炎(角膜潰瘍を含む)などの治療に用いる。作用機序などの詳細については328ページを参照。耐性菌の出現を防ぐため、原則として感受性を確認し、治療上必要な最低限の期間の使用にとどめる。

■ **抗 真 菌 薬**
　ピマリシン　pimaricin
　真菌性角膜炎の治療に用いるポリエン系抗真菌薬である。真菌細胞膜を直接障害して殺真菌効果を発揮する。作用機序は338ページを参照。眼局所用製剤としては唯一の抗真菌薬で、点眼液と眼軟膏がある。アゾール系などほかの抗真菌薬は、自家調整薬として眼局所に投与されている。

■ **抗ウイルス薬**
　アシクロビル　aciclovir

　単純性ヘルペスによる結膜炎の治療に用いる3%の眼軟膏である。作用機序は323ページを参照。1週間で改善の兆しがみられないか悪化する場合はほかの治療に切り換え、漫然と投与しない。有害反応を起こさないため長期投与はなるべく避ける。コンタクトレンズに付着する可能性があるので、投与中コンタクトレンズの使用は避ける。主な有害反応は、びまん性表在性角膜炎、結膜びらんなどである。

その他の薬物

■ **散　瞳　薬**
　トロピカミド　tropicamide
　アトロピン硫酸塩水和物　atropine sulfate hydrate
　シクロペントラート塩酸塩
　　cyclopentolate hydrochloride
　フェニレフリン塩酸塩　phenylephrine hydrochloride

　診断または治療を目的とする散瞳（表IV-15-2）のため、ムスカリン受容体拮抗薬やα_1受容体作動薬（フェニレフリン）が用いられる。緑内障、狭隅角、浅い前房など、眼圧上昇の素因のあるときは禁忌である。

■ **角膜保護薬**
　人工涙液
　ヒアルロン酸ナトリウム　hyaluronate sodium
　ジクアホソルナトリウム　diquafosol sodium
　レバミピド　rebamipide

　乾燥から角膜を保護し、ドライアイなどの治療に用いられる。**ジクアホソル**はP2Y$_2$受容体作動薬で、水分・ムチンの分泌を促進する。**レバミピド**はムチン遺伝子の発現を亢進し、ムチン量を増加させる。

■ **ビタミン製剤**
　シアノコバラミン　cyanocobalamin
　フラビンアデニンジヌクレオチドナトリウム
　　flavin adenine dinucleotide sodium

　シアノコバラミンはビタミンB_{12}製剤で、調節性眼精疲労における微動調節の改善に用いられる。**フラビンアデニンジヌクレオチド**はビタミンB_2製剤で、ビタミンB_2の欠乏や代謝障害が関与すると推定される角膜炎、眼瞼炎に用いられる。

皮膚疾患の薬
drugs for dermatological diseases

16

> ● キーポイント
> 1. 皮膚外用剤には薬効成分以外に様々な基剤が用いられ、それらの組合せにより、軟膏、クリーム、外用液、テープ、パップなど様々な剤形の薬がつくられている。
> 2. 使用にあたっては、皮膚の性状にあった基剤や剤形を選択する。
> 3. 代表的な皮膚疾患と薬物治療の原則について理解する。

基剤と皮膚吸収性

正常な皮膚は表皮・真皮・皮下組織から構成されており、そのほか汗腺・皮脂腺・毛などの付属器がある（図IV-16-1）。表皮はさらに角質層（透明層）・顆粒層・有棘層・基底層の4層に分けられ、基底層の細胞が角質層まで移動して脱落するまで約4週間かかる。薬物を皮膚に投与したい場合、分泌された皮脂と汗からなる皮脂膜とその下の角質層が障壁となる。この障壁を越えて薬を標的に到達させるためには、適切な基剤を選択する必要がある。

基剤 base とは、医薬品（や化粧品）の製造に際して使われる賦形剤のことをいう（皮膚外用剤だけでなく、製剤一般に用いられる）。基剤自体には、疾患に対する薬効は原則としてない。基剤を用いる主目的は、有効成分の量は一般にごく少量で、有効成分だけで製剤をつくるのはむずかしいため、基剤を混ぜて扱いやすいボリュームに調節することである。しかしそれ以外に、吸収効率を高めたり、または逆に吸収を遅らせたり、病変部の保護や冷却などの効果をもたらしたりすることもある。

皮膚外用剤には、軟膏剤、クリーム剤、液剤など様々な剤形があるが、それらは基剤の種類・特徴によってさらに細かく分けられる。基剤の主な構成成分は、**油性成分・水性成分・界面活性剤・その他の添加物**の4つである。油性成分としては、白色ワセリン、流動パラフィン、ミツロウなど、水性成分としてはポリエチレングリコール（マクロゴール）、グリセロールなどが用いられる。基剤が油性成分と水性成分の両方を含む場合、そのままでは分離してしまうため、界面活性剤を添加して乳化させる必要がある。また、基剤に水性成分が存在すると一般に使用感は向上するものの、微生物の繁殖やpHの変化などが起こりやすくなるため、保存剤などの添加物が必要となる。

薬物の皮膚吸収性は、主に"基剤と皮膚の親和性"と"基剤と薬物の親和性"に影響される（表IV-16-1）。角質層は脂溶性が高いため、親水性基剤より油脂性基剤のほうが親和性は高く、経皮吸収性が高まる。一方、基剤と薬物との親和性が高いほど薬物は基剤中にとどまりやすいため、皮膚吸収性が低下する。したがって、水溶性薬物の場合は、親水性基剤より油脂性基剤のほうが皮膚吸収性は高まるが、脂溶性薬物の場合は一概にいえず、"基剤と皮膚の親和性"と"基剤と薬物の親和性"のどちらが強いかによる。ま

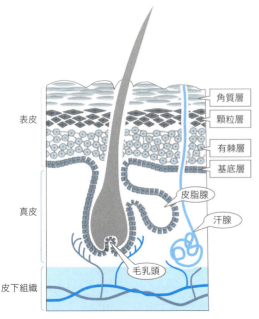

図 IV-16-1　皮膚の構造

16 皮膚疾患の薬

表 IV-16-1　薬効成分の経皮吸収性に及ぼす基剤の影響

薬物（薬効成分）	基剤	基剤と皮膚の親和性	基剤と薬物の親和性
水溶性薬物	親水性基剤	低い（吸収性を低下させる）	高い（吸収性を低下させる）
	油脂性基剤	高い（吸収性を亢進させる）	低い（吸収性を亢進させる）
脂溶性薬物	親水性基剤	低い（吸収性を低下させる）	低い（吸収性を亢進させる）
	油脂性基剤	高い（吸収性を亢進させる）	高い（吸収性を低下させる）

［マルホ株式会社のウェブコンテンツ「基礎からわかる外用剤」(https://www.maruho.co.jp/medical/academic/infostore/index.html) などを参考に作成］

た、基剤中の薬物の拡散性や、基剤中の薬物の状態（溶解度やイオン化度など）も皮膚吸収性に影響を与える。

油脂性基剤は刺激性が低く、乾燥面でも湿潤面でも用いることができるため適用性が広い。ただし、べたつくので使用感が悪い欠点がある。**親水性基剤**は水疱、びらん、潰瘍などの多い湿潤面に適する。**乳剤**は**水中油滴型（o/w 型）**と**油中水滴型（w/o 型）**に分けられるが、いずれも乾燥面に適する。o/w 型は水分含有量が多く、乾燥面に水分を与えるとともに水が気化熱を奪い冷却効果がある。水で容易に洗い流せる。w/o 型は水分含有量が少なく水で容易に洗い流せないため、皮膚保護効果が得られる。

皮膚疾患にも全身投与する薬剤がしばしば用いられるが、本章では、皮膚疾患治療の主体をなす皮膚外用剤を中心に解説する。

感染症治療薬 antiinfective drugs

■ 真菌症治療薬

白癬の罹患率はきわめて高いため、多くの薬剤が開発されている。主な皮膚真菌症治療薬（外用剤）を表IV-16-2 にまとめる。

真菌の細胞膜を構成する脂質（エルゴステロール）の合成阻害などにより効果を発揮する（→ p.339）。

種類によって抗菌スペクトルが異なり、適応疾患も異なる。イミダゾール系は抗菌スペクトルが広く、白癬菌のほか、カンジダ属、癜風菌に対しても高い抗菌力がある。このうち、**ラノコナゾール**と**ルリコナゾール**は白癬菌に対する活性が比較的高い。**ケトコナゾール**は脂漏性皮膚炎を引き起こす癜風菌にも高い抗菌活性がある。アリル

表 IV-16-2　主な皮膚真菌薬治療薬

分　類	剤　形
イミダゾール系	
クロトリマゾール clotrimazole	クリーム、ゲル、外用液
ミコナゾール硝酸塩 miconazole nitrate	クリーム
イソコナゾール硝酸塩 isoconazole nitrate	クリーム
ビホナゾール bifonazole	クリーム、外用液
ケトコナゾール ketoconazole	クリーム、ローション
ラノコナゾール lanoconazole	クリーム、軟膏、外用液
ルリコナゾール luliconazole	クリーム、軟膏、外用液、爪外用液
トリアゾール系	
イトラコナゾール itraconazole	カプセル
エフィナコナゾール efinaconazole	爪外用液
モルホリン系	
アモロルフィン塩酸塩 amorolfine hydrochloride	クリーム
アリルアミン系	
テルビナフィン塩酸塩 terbinafine hydrochloride	クリーム、外用液、スプレー、錠
ベンジルアミン系	
ブテナフィン塩酸塩 butenafine hydrochloride	クリーム、外用液、スプレー

アミン系、ベンジルアミン系は白癬菌に対する抗菌活性が強いが、カンジダ属や癜風菌への効果はやや劣る。

爪白癬には、抗真菌薬の経口投与（**テルビナフィン**連続投与や**イトラコナゾール**のパルス療法）が標準的に行われるが、有害反応や併用薬との相互作用などのために全身投与が困難な例もしばしばある。そのような場合、**エフィナコナゾール**や高濃度**ルリコナゾール**の爪外用液剤が試みられる。

■ 細菌感染症治療薬

外用抗菌薬は、毛囊炎や化膿性汗孔周囲炎などの皮膚付属器感染症、痤瘡、黄色ブドウ球菌による伝染性膿痂疹、湿疹・皮膚炎の二次感染、浅在性熱傷の二次感染などの**表在性感染症**に用いる。びらん面や湿潤面では軟膏、痤瘡などではクリーム、液剤、ゲルを用いる。主な薬を表IV-16-3 にまとめた。おのおのの作用機序については 328 ページを参照。

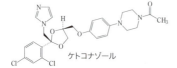
テルビナフィン

抗アレルギー薬・抗炎症薬・免疫抑制薬　**367**

表 IV-16-3　主な皮膚細菌感染症治療薬

分　類	剤　形
クロラムフェニコール系抗生物質	
クロラムフェニコール　chloramphenicol	外用液、軟膏
テトラサイクリン系抗生物質	
テトラサイクリン塩酸塩　tetracycline hydrochloride	軟膏、粉末
デメチルクロルテトラサイクリン塩酸塩　demethylchlortetracycline hydrochloride	軟　膏
アミノグリコシド系抗生物質	
フラジオマイシン硫酸塩　fradiomycin sulfate	貼付剤
ゲンタマイシン硫酸塩　gentamicin sulfate	軟膏、クリーム
クリンダマイシンリン酸エステル　clindamycin phosphate	ゲル、ローション
ステロイド系抗生物質	
フシジン酸ナトリウム　fusidate sodium	軟　膏
キノロン系抗菌薬	
ナジフロキサシン　nadifloxacin	軟膏、クリーム、ローション
オゼノキサシン　ozenoxacin	ローション
サルファ薬	
スルファジアジン　sulfadiazine	軟　膏
スルファジアジン銀　sulfadiazine silver	クリーム
配合剤	
クロラムフェニコール・フラジオマイシン硫酸塩・プレドニゾロン配合剤 　　chloramphenicol/fradiomycin sulfate/prednisolone	軟　膏
バシトラシン・フラジオマイシン硫酸塩配合剤　bacitracin/fradiomycin sulfate	軟　膏
オキシテトラサイクリン塩酸塩・ポリミキシンB硫酸塩配合剤 　　oxytetracycline hydrochloride/polymixin B sulfate	軟　膏
フラジオマイシン硫酸塩・結晶トリプシン配合剤　fradiomycin sulfate/crystallized trypsin	外用散

■　ウイルス感染症治療薬

　　アシクロビル　acyclovir（軟膏、クリーム）
　　ビダラビン　vidarabine（軟膏、クリーム）

　単純疱疹や帯状疱疹の治療に、**アシクロビル、ビダラビン**の外用剤（軟膏またはクリーム）が用いられる。作用機序については323ページを参照。

抗アレルギー薬・抗炎症薬・免疫抑制薬
antiallergic, antiinflammatory and immunosuppressive drugs

　蕁麻疹、湿疹、皮膚搔痒症、虫さされ、アトピー性皮膚炎などアレルギーや炎症によって起こる皮膚疾患に用いられる。

■　抗ヒスタミン薬

　　ジフェンヒドラミン　diphenhydramine（クリーム）
　　ジフェンヒドラミンラウリル硫酸塩
　　　diphenhydramine laurylsulfate（軟膏）

　蕁麻疹、湿疹、小児ストロフルス、皮膚搔痒症、虫さされに用いられる。作用機序などは321ページを参照。

■　副腎皮質ホルモン製剤（ステロイド薬）

　種類により適応に若干の違いはあるが、湿疹・皮膚炎群、皮膚搔痒症、痒疹群、虫さされ、乾癬、掌蹠膿疱症、扁平苔癬、薬疹・中毒疹など、広範な皮膚疾患が対象となり、非常に多種類の製剤が販売されている（表IV-16 -4）。

　効力によりA（最も強力）〜E（微力）の5ランクに分けられる。通常はC（強力）以下のランクが用いられ、激しい急性病変（結節、痒疹、虫さされなど）にはA〜Bランクが用いられる。毛嚢脂腺系が多い顔面や、皮膚が薄い頸部や陰嚢への使用にはC〜Eランク、また高齢者へもC〜Eランク、小児ではD〜Eランクの薬剤が第1選択薬となる。

　顔面や広範囲に長期連用すると、緑内障、白内障、皮内出血、毛細血管拡張などの有害反応が現れることがある。乳児は皮膚が敏感なため、必要以上に強力なステロイド薬を使用するのは好ましくない。基本的には、抗ヒスタミン薬か弱いステロイド薬にとどめる。高齢者の皮膚も表皮が薄く敏感なため、軽症であれば抗ヒスタミン薬にとどめる。強いかゆみなどの場合のみ、ステロイド薬を短期間（1週間程度）で使用する。顔面への使用については、原因の明確なかぶれや虫さされなどに限定し、1週間以内で使用する。

　ステロイド薬は免疫を抑制する作用があるため、感染症の場合はかえって悪化させる。患部が手、足、指間、股間の場合には、白癬菌症やカンジタ症の可能性

16 皮膚疾患の薬

表 IV-16-4　主なステロイド薬外用剤

強度分類	一般名
A：最も強力	クロベタゾールプロピオン酸エステル　clobetasol propionate ジフロラゾン酢酸エステル　diflorason diacetate
B：とても強力	モメタゾンフランカルボン酸エステル　mametasone furoate ベタメタゾン酪酸エステルプロピオン酸エステル　betamethasone butyrate propionate フルオシノニド　fluocinonide ベタメタゾンジプロピオン酸エステル　betamethasone dipropionate ジフルプレドナート　difluprednate アムシノニド　amcinonide ジフルコルトロン吉草酸エステル　diflucortolone valerate ヒドロコルチゾン酪酸エステルプロピオン酸エステル　hydrocortisone butyrate propionate
C：強力	デプロドンプロピオン酸エステル　deprodone propionate デキサメタゾンプロピオン酸エステル　dexamethasone propionate デキサメタゾン吉草酸エステル　dexamethasone valerate ベタメタゾン吉草酸エステル　betamethasone valerate ベクロメタゾンプロピオン酸エステル　beclometasone dipropionate フルオシノロンアセトニド　fluocinolone acetonide
D：中間	プレドニゾロン吉草酸エステル酢酸エステル　prednisolone valerate acetate トリアムシノロンアセトニド　triamcinolone acetonide アルクロメタゾンプロピオン酸エステル　alclometasone dipropionate クロベタゾン酪酸エステル　clobetasone butyrate ヒドロコルチゾン酪酸エステル　hydrocortisone butyrate デキサメタゾン　dexamethasone
E：微力	プレドニゾロン　prednisolone

をよく調べ、それらの場合には抗真菌薬を用いる。患部が口唇、外陰部の場合にはヘルペスウイルス感染症の可能性があり、抗ウイルス薬の処方が必要となる。

■ 消炎・鎮痛薬
　皮膚外用剤として用いられる消炎・鎮痛薬には、① 皮膚を標的とするものと、② 関節・腱鞘など深部組織を標的とするものとがある（表IV-16-5）。いずれも局所効果を期待して投与されるもので、全身性有害反応は少ない。局所の有害反応として、皮膚刺激症状、接触皮膚炎、光線過敏症などを起こすことがある。

■ 免疫抑制薬
　タクロリムス水和物　tacrolimus hydrate（軟膏）
　アトピー性皮膚炎に対して、ステロイド薬外用剤などによる従来の治療法では効果が不十分な場合や、有害反応によりそれらが投与できない場合などに用いられる。1日1～2回適量を患部に塗布する。作用機序は319ページを参照。
　なお、正常の皮膚へは分子量が500を超えると吸収率が下がる。タクロリムス水和物の分子量は822.03なので正常な皮膚からは吸収されにくく、表皮剝離のある皮膚からのみ吸収される。一方、シクロスポリンの分子量は1,202.61のため、患部の皮膚へも吸収さ

れない（皮膚外用剤はない）。

表 IV-16-5　消炎・鎮痛薬皮膚外用剤

標的	主な薬	剤形
皮膚	スプロフェン　suprofen	軟膏、クリーム
	ベンダザック　bendazac	軟膏
	ウフェナマート　ufenamate	軟膏、クリーム
	イブプロフェンピコノール 　ibuprofen piconol	軟膏、クリーム
	ジメチルイソプロピルアズレン 　dimethyl isopropyl azulene	軟膏
	グリチルレチン酸 　glycyrrhetic acid	クリーム、軟膏
深部	ジクロフェナクナトリウム 　diclofenac sodium	ゲル、ローション、テープ、ハップ
	インドメタシン 　indometacin	ゲル、クリーム、ゾル、軟膏、外用液、テープ、ハップ
	ケトプロフェン　ketoprofen	ゲル、クリーム、ローション、テープ、ハップ
	ピロキシカム　piroxicam	軟膏
	フェルビナク　felbinac	軟膏、ローション、クリーム、テープ、ハップ
	ロキソプロフェンナトリウム 水和物 　loxoprofen sodium hydrate	ゲル、テープ、ハップ

褥瘡・皮膚潰瘍治療薬
drugs used for decubitus

　褥瘡（床ずれ）は、寝たきりで体位変換ができない場合のように、荷重などの外力が骨と皮膚表層のあいだの軟部組織の血流を低下・停止させる状況が一定時間続いたときに生じる阻血性組織傷害である。仙骨部、肩甲骨部、肘、くるぶしなどに好発する。傷害が表皮から深部組織に至り、感染症を伴い重症化する場合もある。予防が大切だが、非薬物療法としては、体位変換、創部の洗浄、創部の保護、壊死組織の除去などを行う。外用剤による薬物治療としては、抗炎症作用、抗菌作用、肉芽形成促進作用、壊死組織除去作用などを有する表IV-16-6 に示すような薬剤が使われる。褥瘡以外の皮膚潰瘍（熱傷、外傷、糖尿病などによる）にも用いられるものがある。

乾癬治療薬 drugs used for psoriasis

　乾癬は、銀白色の鱗屑（剥がれ落ちた角質細胞）を伴う境界明瞭な盛り上がった紅斑を呈し、慢性的な経過をたどる皮膚角化疾患である。好発部位は、機械的刺激を慢性的に受けやすい頭部、肘・膝、臀部、下腿伸側など。約50％の患者にかゆみがあり、爪の変形や関節炎を伴うこともある。関節リウマチやクローン病とともにTh17細胞性自己免疫性疾患と考えられており、炎症性刺激により表皮のターンオーバーが異常に亢進している。主にステロイド薬外用剤や活性型ビタミンD$_3$外用剤が用いられ、紫外線療法なども行われる。これらが無効のときは、ビタミンA誘導体、免疫抑制薬（シクロスポリンなど）、ステロイド薬の経口剤も用いられる。これらが奏功しない場合、抗TNF-α抗体や乾癬専用の抗体薬が用いられることもある。

■ 活性型ビタミンD$_3$製剤

タカルシトール水和物
tacalcitol hydrate（軟膏、クリーム、ローション）
カルシポトリオール calcipotriol（軟膏）
マキサカルシトール
maxacalcitol（軟膏、ローション）

　活性型ビタミンD$_3$は、表皮角化細胞に対する増殖抑制作用を示し、表皮増殖ターンオーバーの異常亢進を抑制する。また、表皮角化細胞に対する分化誘導作用により、角化異常を改善する。さらに、炎症性サイトカイン調節作用を有し、炎症性細胞の浸潤を減少させる。

　重大な有害反応として、高カルシウム血症とそれによる腎機能低下、急性腎不全が起こりうる。

表 IV-16-6　主な褥瘡・皮膚潰瘍治療薬

薬物名	作用機序
アルプロスタジル アルファデクス alprostadil alfadex（軟膏）	PGE$_1$製剤。病変局所の循環障害を改善し、肉芽形成および表皮形成を促進する
アルクロキサ alcloxa（外用散、軟膏）	損傷皮膚組織の修復作用と、分泌物の吸着による患部の乾燥化作用により、治癒を促進する
リゾチーム塩化物 lysozyme chloride（軟膏、シート）	線維芽細胞の増殖促進作用、結合織線維の形成促進作用を有する
ブロメライン bromelain（軟膏）	炎症性浸出物の吸収を促進し、また起炎性ポリペプチドを分解して抗炎症作用を示す
ソルコセリル（幼牛血液抽出物） solcoseryl（軟膏）	ミトコンドリアの呼吸を促進しATP産生を高め、組織機能を賦活する。また線維芽細胞増殖を促進する
トレチノイントコフェリル tretinoin tocoferil（トコレチナート tocoretinate）（軟膏）	マクロファージ、線維芽細胞、血管内皮細胞に直接作用し、血管新生を伴った肉芽形成を促す
ブクラデシンナトリウム bucladesine sodium（軟膏）	局所血流障害を改善し、線維芽細胞増殖および血管新生を直接賦活して肉芽形成・表皮形成を促す
ヨウ素 iodine（外用散、軟膏）	ヨウ素の殺菌作用と基剤カデキソマーによる創面清浄化機能により、治癒を促進する
トラフェルミン trafermin（スプレー）	遺伝子組換え塩基性線維芽細胞増殖因子（bFGF）製剤で、血管新生作用や肉芽形成促進作用を示す
精製**白糖**・ポビドンヨード配合剤 sucrose/povidone iodine（軟膏）	白糖が滲出液を吸収して創部の浮腫を軽減し、創傷治癒を促す。ヨウ素は抗菌作用を発揮する

■ ビタミンＡ誘導体

エトレチナート etretinate（カプセル）

乾癬をはじめとする角化異常症に対する対症療法として用いる。詳細な作用機序は不明だが、落屑（角層細胞の接着力の低下）とともに正常な上皮の再形成（増殖と分化）に関与すると考えられる。

■ 抗体製剤

インフリキシマブ infliximab
アダリムマブ adalimumab
ウステキヌマブ ustekinumab
セクキヌマブ secukinumab

乾癬の病態にかかわる炎症性サイトカインに対する抗体が用いられる。最初に承認されたのは、抗TNF-α抗体製剤の**インフリキシマブ**と**アダリムマブ**である。TNF-α による Th 17 細胞の活性化、IL-17、IL-22 などのサイトカイン産生、炎症反応による表皮ターンオーバーの亢進を阻害し、乾癬の病勢を鎮める。**ウステキヌマブ**はヒト型抗ヒト IL-12/23 p40 抗体であり、IL-12 と IL-23 に共通のサブユニット IL-12/23 p40 に高い親和性で結合し、IL-12 と IL-23 が免疫細胞表面の受容体複合体に結合するのを阻止する。**セクキヌマブ**はヒト抗ヒト IL-17A 抗体であり、炎症性サイトカイン IL-17A と結合して IL-17 受容体への結合を阻害する。

尋常性痤瘡治療薬
drugs used for acne vulgaris

アダパレン adapalene（ゲル）

過酸化ベンゾイル benzoyl peroxide（ゲル）
クリンダマイシンリン酸エステル
clindamycin phosphate（ゲル）

尋常性痤瘡は、顔面などの皮脂腺に富んだ毛包に、面皰（皮脂や角質などによる毛孔の閉塞）、紅色丘疹、膿疱などを生じる疾患で、若年者に好発する。皮脂分泌の亢進や毛漏斗部（毛穴の出口付近）の異常角化が引き起こす病態と考えられている。

尋常性痤瘡専用の薬としては上記のものがある。**アダパレン**には、角化細胞のレチノイン酸受容体を刺激して角化細胞の分化を抑制し、異常角化を抑えて面皰を改善する効果などがある。**過酸化ベンゾイル**は強力な酸化物質で、分解で生じた活性酸素（フリーラジカル）により、アクネ菌やブドウ球菌に抗菌作用を示すとともに、角質細胞デスモゾームを変性させ毛漏斗部の角質剥離作用を示す。**クリンダマイシン**はリンコマイシン系抗生物質である（➡ p.335）。

治療は皮疹の状態に応じて選択する。面皰など非炎症性皮疹が主体の段階では、抗菌薬を含まない外用剤（アダパレン、過酸化ベンゾイル、またはそれらの配合剤）や、クリンダマイシン・過酸化ベンゾイル配合剤などを用いる。軽症の炎症性皮疹には、抗菌薬外用剤、アダパレンと抗菌薬外用剤の併用、クリンダマイシン・過酸化ベンゾイル配合剤などを用いる。中等症〜重症の炎症性皮疹には、抗菌薬（テトラサイクリン系やマクロライド系）の内服を主体とし、上記外用剤を併用する。炎症性皮疹が消退したら抗菌薬は中止し、抗菌薬を含まない外用剤に切り替える。

中毒の治療薬
antidotes

17

● キーポイント

1. 中毒（とりわけ急性中毒）においては、全身管理、吸収の阻害、排泄の促進、解毒薬・拮抗薬の投与、が治療の４大原則といわれている。
2. 急性中毒の場合、原因物質（有機リンやシアン化物など）によっては特異的な解毒薬・拮抗薬が有効である。
3. 慢性中毒、なかでもアルコール依存症とニコチン依存症については、補助薬による薬物療法が併用される。

中毒治療薬の作用機序

現在使用されている中毒の治療薬、とくに**急性中毒**の治療薬の主な作用機序は、① 標的となる受容体において毒物・薬物または毒性代謝物と競合的に拮抗する、② 毒物・薬物または毒性代謝物により失活した酵素活性を回復させる、③ 毒物・薬物または毒性代謝物と結合して毒性を弱め、排泄を促進する、④ 毒物・薬物または毒性代謝物との化学反応により毒性の低い化学物質へ変化させる、などである。一方、**慢性中毒**、とくに**依存症**の治療に用いられる薬物は、離脱症状や乱用を抑制することが目的である（表IV-17-1）。

急性中毒の治療薬

有機リン中毒の治療薬

プラリドキシムヨウ化物
pralidoxime iodide

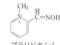
プラリドキシム

有機リンの代表的なものとして、農薬や、化学兵器のなかでも致死性が高いサリン、VXなどがあり、これらはアセチルコリンを加水分解する**アセチルコリンエステラーゼ** acetylcholine esterase（AChE）を非可逆的に阻害する。これは有機リンのなかのリン酸基がAChEに結合してリン酸化AChEとなるためである。有機リン中毒の治療は全身管理とともにできるだけ早く失活したAChE活性を回復させることが重要であ

表 IV-17-1 主な中毒の種類と治療薬

中毒の種類	治療薬	中毒起因物質	作用機序
有機リン中毒	プラリドキシム	有機リン剤	失活したアセチルコリンエステラーゼ活性の回復
重金属などによる中毒	ジメルカプロール	ヒ素、水銀、鉛、銅	金属イオンと毒性の弱い複合体を形成して排泄を促進
	エデト酸	鉛	
	デフェロキサミン	鉄	
	デフェラシロクス		
シアン化物中毒	ヒドロキソコバラミン	シアン化物	失活したシトクロム c オキシダーゼ活性の回復
	チオ硫酸ナトリウム	シアン化物、ヒ素	化学反応により毒性の弱いチオシアン酸イオンへ変換
アセトアミノフェン中毒	アセチルシステイン	アセトアミノフェン	グルタチオン抱合反応を促進して毒性の弱い代謝物へ変換
オピオイド中毒	ナロキソン	オピオイド	オピオイド受容体におけるオピオイド結合の競合阻害
慢性アルコール中毒（アルコール依存症）	ジスルフィラム	アルコール（エタノール）	アルデヒド脱水素酵素の阻害
	シアナミド		
	アカンプロサート		グルタミン酸作動性神経系の抑制による飲酒欲求の抑制
ニコチン依存症	ニコチン	ニコチン	補充による離脱症状の緩和
	バレニクリン		離脱症状の緩和と満足感・報酬感の抑制

り、これに用いられるのが**プラリドキシム**である。

● 薬理作用： プラリドキシムはリン酸化AChEのリン酸基と結合し、リン酸基を解離させることによってAChEを再活性化する。しかしながらAChEとリン酸基との結合は24〜48時間後には強固なものとなりプラリドキシムによる再活性化が不可能となる。この現象を有機リン中毒における**エイジング** aging とよぶ。

● 臨床使用： 有機リン曝露後は可及的速やかに（24時間以内）にプラリドキシムを点滴静注または静注することが望ましい。投与初期には呼吸管理を十分に行い、投与後1時間経過しても十分な効果が得られない場合は、再び初回と同様の投与を行う。

重金属などによる中毒の治療薬

ジメルカプロール　dimercaprol
エデト酸カルシウム二ナトリウム水和物
　calcium disodium edetate hydrate
デフェロキサミンメシル酸塩　deferoxamine mesilate
デフェラシロクス　deferasirox

重金属などによる中毒に対する薬物は、主として重金属と結合してその排泄を促進する薬物、すなわち金属キレート剤に相当するものである。**ジメルカプロール**は重金属中毒（ヒ素、水銀、鉛、銅など）に対する治療薬としての適用が認められているが、とくに**ヒ素中毒**の第1選択薬とされている。エデト酸（エチレンジアミン四酢酸、EDTA）は工業的にも汎用されているキレート剤だが、臨床的には**エデト酸カルシウム**が**鉛中毒**に対して適用される。**デフェロキサミン**と**デフェラシロクス**はいずれも鉄に特異的なキレート剤であり、**鉄過剰症**（ヘモクロマトーシス）の治療に用いられる。

● 薬理作用： 生体内の酵素の多くにはチオール基（SH基）が含まれている。ヒ素や水銀などはこのSH基への親和性が高く、速やかにSH基と共有結合を形成することで酵素活性が阻害され毒性が発揮される。ジメルカプロールの化学構造中には隣接する2つのSH基が存在するので、生体内酵素に存在するSH基と競合するかたちでジメルカプロールがヒ素や水銀と共有結合し、その結果五員環構造をもった毒性の低いジメルカプロール–金属複合体が形成されて尿中に排泄されるようになる（図IV-17-1）。第1選択薬とされているヒ素中毒の場合、生体内で産生される毒性の高いメチル亜ヒ酸中のヒ素イオン（As^{3+}）と共有結合して毒性の低い複合体を形成し、これが尿中に排泄される。

エデト酸カルシウムは体内において鉛イオン（Pb^{2+}）

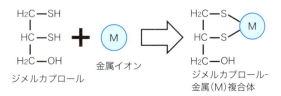

図 IV-17-1　ジメルカプロール

を捕集して、エデト酸カルシウムに含まれるCa^{2+}との置換作用により水溶性の鉛錯塩となる。これによりPb^{2+}を特異的に体外（尿中）に排泄することができる。

デフェロキサミンは3価の鉄イオン（Fe^{3+}）と結合して安定な水溶性のフェリオキサミンBを形成し鉄の尿中排泄を促進する。フェリチンおよびヘモジデリンから鉄を除去するがトランスフェリンからの鉄はほとんど除去せず、またヘモグロビン鉄とも反応しないという特徴がある。デフェラシロクスもFe^{3+}と結合するが、その複合体は胆汁を介して糞中に排泄される。

● 臨床使用： ジメルカプロールは脂溶性で容易に酸化されるため、筋注のみの投与となる。エデト酸カルシウムは点滴静注にて投与する。鉛による中毒に関しては、何らかの症状（脳症または嗜眠、食欲不振、腹痛、便秘、嘔吐、筋痛、脱力など）がある場合や無症状であっても血中鉛濃度が100 μg/dLを超える（小児なら70 μg/dL以上）場合は、ジメルカプロールとエデト酸カルシウムとを併用して投与する。

デフェロキサミンは筋注または点滴静注で用いられるが、注射後の半減期が短い（5〜10分）ので、十分な効果を得るためには持続点滴または持続皮下注で連日投与する必要がある。一方、デフェラシロクスは半減期が約10〜20時間と長く、経口による1日1回の投与によって持続的な鉄排泄効果が発揮されることから、服薬アドヒアランスの改善が期待できる。

シアン化物中毒の治療薬

ヒドロキソコバラミン　hydroxocobalamin
チオ硫酸ナトリウム水和物
　sodium thiosulfate hydrate

シアン化カリウム（青酸カリ）やシアン化ナトリウム（青酸ソーダ）といったシアン化物は様々な産業で用いられており、化学テロのなかでも致死性が高い毒物の1つとして位置づけられている。また火災で発生する有毒ガスのなかには、アクリルやポリウレタンなど窒素を含む材料よりシアン化水素ガスが発生することから、火災による死亡や重症中毒の原因として、シアン化物中毒は一酸化炭素中毒と同様に重要である。

シアン化物中毒の原因は、**シアン化物イオン**（CN^-）が細胞内のミトコンドリアに存在する**シトクロム c オ**

キシダーゼを失活させ、そのために細胞呼吸（好気性代謝）が阻害されることによる。これは酵素活性中心にあるヘム鉄（Fe^{3+}）にシアン化物イオンが結合するためである。このシトクロム c オキシダーゼ活性を再賦活化するのが**ヒドロキソコバラミン**であり、一方シアン化物イオンと反応してこれを無毒化するのが**チオ硫酸ナトリウム**である。

● 薬理作用： ヒドロキソコバラミンはその分子中に存在する**コバルトイオン**（Co^+）がシアン化物イオンに対してヘム鉄よりも親和性が高いため、シトクロム c オキシダーゼに結合しているシアン化物イオンを解離させヒドロキソコバラミンのほうに結合させる。結果として**シアノコバラミン**（すなわちビタミンB_{12}）が産生されることでシアン化物イオンは無毒化されて尿中に排泄され、同時にシトクロム c オキシダーゼ活性も回復する。

チオ硫酸ナトリウムはミトコンドリアに存在する酵素（ロダネーゼ）の触媒下でシアン化物イオンと反応し、シアン化物イオンは毒性が弱く尿中に排泄されやすい**チオシアン酸イオン**に変換される。

● 臨床使用： ヒドロキソコバラミンもチオ硫酸ナトリウムも静脈内投与を行うが、ヒドロキソコバラミンとの化学的配合変化が認められるので、同じ静脈ラインでの同時投与は避ける。

アセトアミノフェン中毒の治療薬

アセチルシステイン　acetylcysteine

アセトアミノフェンは、医療用医薬品以外にも、市販されている総合感冒薬や解熱鎮痛薬の多くに含まれている。自殺目的での大量服用や治療用量を超える量の繰り返し服用などが原因で生じる**アセトアミノフェン中毒**では、重篤な肝障害が生じて死に至る場合もある。

● 薬理作用： アセトアミノフェンの主要な代謝物である **N-アセチル-p-ベンゾキノンイミン（NAPQI）** は毒性を有しており、通常は肝臓のグルタチオン抱合反応により解毒される。しかしながら急性過剰摂取の際にはNAPQIが過剰産生され、これがグルタチオンを枯渇させてしまい、その結果NAPQIが蓄積し肝細胞壊死・肝不全、およびほかの臓器障害を引き起こすとされている。

アセチルシステインはグルタチオンの前駆物質として**グルタチオン**貯蔵量を増加させるほか、肝臓で代謝されて**システイン**になるとNAPQIと結合することでこれを無毒化する。

● 臨床使用： アセチルシステインはアセトアミノフェン摂取後なるべく早期に投与を開始する。8時間以内が望ましいが、24時間以内であれば効果が認められることが報告されている。初回投与からその72時間後まで4時間ごとに経口投与する。

オピオイド中毒の治療薬

ナロキソン塩酸塩　naloxone hydrochloride

モルヒネをはじめとするオピオイドは鎮痛薬として汎用されており、過剰投与によって縮瞳（ピンポイント瞳孔）、意識障害（昏睡）、呼吸抑制を3大主徴とする**オピオイド中毒**が生じることがある。ヘロインは酢酸の存在下でモルヒネを加熱して製造される半合成麻薬（3,6-ジアセチルモルヒネ）であるが、医療目的の使用は日本では禁止されており、その乱用が問題とされている薬物の1つである。このヘロインの急性中毒もまたオピオイド中毒と同様の症状を来す。

● 薬理作用： ナロキソンはμ、κ、δ いずれの**オピオイド受容体**に対しても拮抗薬として作用するが、とくにμ受容体に対する親和性が高い。またこれ自体は作動薬としての活性を示さない純粋な拮抗薬である。したがってモルヒネ、ヘロインのようなμ受容体親和性が高いオピオイドによる急性中毒症状、とくに昏睡や呼吸抑制に対してナロキソンの投与が有効である。ただし慢性中毒の患者に対しては離脱症状が惹起される危険性があるため使用は望ましくない。

その他の急性中毒治療薬

■ フルマゼニル　flumazenil

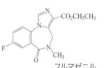

フルマゼニルは**ベンゾジアゼピン系薬物**に対する拮抗薬である。ベンゾジアゼピン系薬物は中枢神経系の **GABA$_A$受容体**に結合して受容体機能を増強し、その薬理作用である鎮静・催眠作用、抗不安作用、抗痙攣作用を来す。ベンゾジアゼピン系薬物のGABA$_A$受容体への結合を競合的に阻害するのがフルマゼニルである。フルマゼニルの投与対象は、①手術または検査時にベンゾジアゼピン系薬物で鎮静された患者で覚醒遅延または呼吸抑制が認められた場合、②ベンゾジアゼピン系薬物が高用量または長期にわたり投与された患者で過度の鎮静を生じたり必要以上に鎮静が持続したりした場合、③大量にベンゾジアゼピン系薬物を服用した中毒患者などである。

■ プロタミン硫酸塩　protamine sulfate

プロタミンは抗凝固薬**ヘパリン**の拮抗薬である。アンチトロンビンと拮抗しプロタミン・ヘパリン複合体を形成することで、ヘパリンの抗凝固作用を中和す

る。ヘパリン過量投与時、ヘパリンによる抗凝固療法中の患者の観血的処置時、血液透析・人工心肺・選択的脳血流冷却法などの血液体外循環後などにおけるヘパリン作用の中和に用いられる。

■ D-マンニトール　D-mannitol

マンニトールは薬理学的に不活性で細胞膜を通過せず、静注されれば細胞外液中に分布し、糸球体より自由に濾過され尿細管で再吸収されることなく尿中に排泄される。その結果、血漿浸透圧が上昇し細胞内から細胞外への水の移動が起こる。一般的な利尿薬としては用いられず脳圧や眼圧の降下に用いられる。また中毒に関係する適応として、薬物中毒などによる急性腎不全患者の尿量維持を目的に使用される。

慢性中毒（依存症）の治療薬

アルコール依存症の治療薬（抗酒薬、断酒補助薬）

ジスルフィラム　disulfiram
シアナミド　cyanamide
アカンプロサートカルシウム　acamprosate calcium

アルコールによる慢性中毒、すなわち**アルコール依存症**における薬物療法には精神症状・離脱症状に対する薬物治療とともに断酒を維持するための薬物治療がある。断酒の維持に用いられる薬物として"飲酒すると気持ち悪くなる"という状態をつくることによって飲酒行動を起こさなくする**抗酒薬（嫌酒薬）**、飲酒欲求を直接減らすことにより断酒を補助する**断酒補助薬**の2種類がある。抗酒薬として用いられているものが**ジスルフィラムとシアナミド**、断酒補助薬として用いられているものが**アカンプロサート**である。

● 薬理作用：　ジスルフィラムおよびシアナミドはいずれも肝臓の**アルデヒド脱水素酵素** aldehyde dehydrogenase（ALDH）を阻害し、飲酒時の血中アセトアルデヒド濃度を上昇させる。その結果、顔面潮紅、熱感、頭痛、悪心・嘔吐といった、宿酔の不快な症状が出現する。

アカンプロサートは中枢神経系に作用する。アルコール依存症ではグルタミン酸が担う脳の興奮性神経系の活動が過剰になっており、抑制性神経系の活動とのバランスを保とうとするために飲酒欲求が出現すると考えられている。アカンプロサートはこのグルタミン酸作動性神経系における過剰な活動を抑制し、抑制性神経系とのバランスを正して飲酒欲求を抑えると考えられており、抗酒薬とは別の作用機序を有する。

● 薬物動態：　ジスルフィラムは遅効性であるが、服薬を中止しても14日間は効果が持続する。一方、シアナミドは速効性で最高血中濃度到達時間が10〜15分と早い。

● 臨床使用：　ジスルフィラムは粉末であり1日1〜3回に分割して経口投与する。シアナミドは内服液を1〜2回に分割投与する。起床後すぐに抗酒薬を服用することでその日1日の断酒を決意させる、という意味で1日1回起床時の服用が推奨される。1週間投与したあとに飲酒試験（平常の飲酒量の10の1以下の酒量を飲ませる）を行い、発現する症状の程度により維持量を決める。

アカンプロサートは1日3回食後に経口投与する。ただし服用期間は原則として24週間と制限されている。

ニコチン依存症の治療薬（禁煙補助薬）

ニコチン　nicotine
バレニクリン酒石酸塩　varenicline tartrate

喫煙者の約7割が**ニコチン**による慢性中毒、いわゆる**ニコチン依存症**（タバコ依存症）といわれている。このニコチン依存症における離脱症状、すなわち禁煙時の焦燥感や不安感などの緩和に対し投与されるのが**禁煙補助薬**である。現在、日本で使用することができる禁煙補助薬には**ニコチン置換薬**（ニコチン貼付剤などのニコチン製剤）と**非ニコチン置換薬**（バレニクリン）がある。

● 薬理作用：　ニコチンの標的である**ニコチン性アセチルコリン受容体（nAChR）**は脳に広く分布しており、喫煙によるニコチンの慢性曝露によって$\alpha_4\beta_2$型 nAChR のアップレギュレーションと耐性が形成され、これがニコチン依存性に関与していると考えられている。

ニコチン製剤によってニコチンを補給することで禁煙による離脱症状を緩和することができ、これにより禁煙に導く方法を**ニコチン置換療法**という。一方、バレニクリンは $\alpha_4\beta_2$ 型 nAChR に対する部分作動薬であると同時に、競合的拮抗薬としても作用する。すなわち、バレニクリンの弱い作動薬としての作用により禁煙による離脱症状を緩和すると同時に、喫煙由来のニコチンに対する競合的拮抗薬としての作用により、喫煙による快感や満足感が得られにくくなる（**非ニコチン置換療法**）。

● 臨床使用：　ニコチン貼付剤は投与するニコチン量を徐々に減量し（4週後に2/3量に減量し、その2週後に1/3量に減量）、最終的には使用を終了する（10週間を超えて継続投与しないことが原則）。一方、バレニクリンは経口投与であり、投与開始から8日目までに一定量まで増量して、そのまま最大12週まで継続する。ただしバレニクリンとニコチン製剤は原則として併用しない。

救命救急に必要な薬

emergency drugs

18

> ● キーポイント
> 1. 救命救急の現場では、生命の危機にある患者をはじめ、多様な患者への速やかな投薬処置が必要となる。
> 2. 急性循環不全（ショック）には昇圧薬や強心薬が用いられることが多いが、虚血性心疾患や不整脈など、血管拡張や心機能抑制が必要な場合も多い。
> 3. 痙攣や疼痛に対して鎮静薬・鎮痛薬がしばしば用いられ、過剰投与には中和薬もある。

ここでは、救命救急の現場で使用される頻度の高い薬について解説する。各薬物の基本的な性質についてはほかの項で述べているので、ここでは救急での用い方について主に説明する。緊急時に用いる薬なので、注射剤が主体になる。

なお、これらについては製剤名（商品名）も覚えておいたほうがよいと思われるため、一般名だけではなく代表的な製剤名も記した（かっこ内）。

重度の血圧低下に用いる薬

drugs used for severe hypotension

心不全や大量出血などでショック状態に陥ったときは、心機能を亢進させたり、末梢血管を収縮させたりして血圧を上昇させ、重要臓器の血流（とくに脳血流と冠血流）を維持する必要がある。そのため、様々な昇圧薬が目的に応じて使用される。

なお、心拍出量や血圧に変化を与える薬は、自律神経系に作用するものが多い。表IV-18-1 に、心臓、血管、気管支における自律神経系受容体の機能についてまとめた。

表 IV-18-1　心臓、血管、気管支における自律神経系受容体の機能

作用部位	交感神経系		副交感神経系	
心　臓	アドレナリンβ_1受容体	心収縮力増強心拍数増加	ムスカリン受容体	心拍数減少
血　管	アドレナリンα_1受容体	収　縮	ムスカリン受容体	拡　張
気管支	アドレナリンβ_2受容体	拡　張	ムスカリン受容体	収　縮

アドレナリン受容体作動薬

■ アドレナリン adrenaline（ボスミン®）

β_1作用による強力な心収縮力増強により心拍出量を増加させるとともに、α_1作用によって末梢血管を収縮させ、血圧を上昇させる。生命維持にとって最も重要なホルモンの1つであり、心肺停止時に使用される最も強力な心血管作動薬である。非常に強い効果をもたらすので、取り扱いには十分な注意を要する。

心肺停止時には、1 mg（1アンプル）を3～5分ごとに静脈内または骨髄内（脛骨内側など）に投与する。静脈路・骨髄路がいずれも確保できないときは、気管内投与を考慮する。重度の低血圧に用いるときは、0.1～0.5 µg/kg/分程度の速度で持続静注も可能である。β_2作用により気管支平滑筋を拡張させるため、重度の喘息発作時にも使用される。成人で0.1～0.3 mg 程度を皮下注する。アナフィラキシーには、0.01 mg/kg（成人0.5 mg、小児0.3 mg 程度）を筋注する。アナフィラキシーの既往がある者や危険性の高い者には、自己注射用製剤（エピペン®）を携帯させることができる。

■ ノルアドレナリン noradrenaline（ノルアドレナリン®）

重度の低血圧に主に持続静注で使用される。α_1作用により強力に血管を収縮させ、血圧を上昇させる。0.05～0.5 µg/kg/分程度の速度で投与される。

- ドパミン塩酸塩 dopamine hydrochloride
  （イノバン®）

  ノルアドレナリン、アドレナリンの前駆物質であり、心不全などによる重度低血圧に対し血圧を維持するため、2〜10 μg/kg/分の速度で持続静注される。低用量（2〜5 μg/kg/分）ではドパミンD_1受容体作用により腎血流量が増加して尿量が増加し、中用量（5〜10 μg/kg/分）では$β_1$受容体に作用して心収縮力が増加し、高用量（10〜μg/kg/分）になると$α_1$受容体に作用して末梢血管を収縮させると考えられている。

- ドブタミン塩酸塩 dobutamine hydrochloride
  （ドブトレックス®）

  ドパミンと同様、血圧維持のため1〜5 μg/kg/分の速度で持続静注される。$β_1$作用により心拍出量が増大するが、α作用は非常に弱く末梢血管収縮作用はほとんどない。

- エフェドリン塩酸塩 ephedrine hydrochloride
  （ヱフェドリン「ナガヰ」®）

  エフェドリンはマオウに含まれるアドレナリン受容体作動薬である。$α_1$作用による血管収縮と$β_1$作用による心収縮力増強により血圧が上昇する。麻酔時の血圧降下に、成人には4〜8 mgを静脈内ボーラス投与する。

- フェニレフリン塩酸塩 phenylephrine hydrochloride
  （ネオシネジン®）

  $α_1$受容体に選択的に作用し、末梢血管収縮により血圧上昇をもたらす。$β_1$作用はなく、血圧上昇のため反射的に心拍数を減少させる。成人には2〜5 mg程度を皮下注または筋注、あるいは0.1〜0.2 mg程度を静注する。

アセチルコリン受容体拮抗薬

- アトロピン硫酸塩水和物 atropine sulfate hydrate
  （アトロピン硫酸塩）

  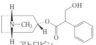

  ムスカリン受容体拮抗薬であり、副交感神経を遮断することにより心拍数を増加させる。腺分泌を抑制し唾液や気道分泌液を減少させるため、術前投薬としても用いられる。農薬やサリンなどの有機リン中毒や毒キノコ中毒ではアセチルコリン受容体が過度に刺激されるため、治療薬として用いられる。通常成人には0.5 mg（1アンプル）を皮下注または筋注する。場合により静注も可能である。

心機能を抑制する薬
cardiosuppressive drugs

狭心症では、心臓の酸素消費を抑えることが心筋の保護につながる。

β受容体拮抗薬

$β_1$受容体刺激を遮断して心収縮力抑制と心拍数減少をもたらし、心筋酸素消費量を減少させる。代表的な注射薬に次のようなものがある。

- プロプラノロール塩酸塩 propranolol hydrochloride
  （インデラル®）

  最も代表的なβ受容体拮抗薬であり、$β_1$受容体、$β_2$受容体ともに遮断する。狭心症、頻脈性不整脈などに用いられる。$β_2$受容体遮断により喘息を悪化させる可能性があるため、注意が必要である。また、褐色細胞腫の降圧には必ず$α_1$受容体拮抗薬を用い、β受容体拮抗薬の単独使用は高血圧クリーゼを起こす可能性があるため原則禁忌である。通常成人には2 mg（1アンプル）〜10 mgを徐々に静注する。

- ランジオロール塩酸塩 landiolol hydrochloride
  （オノアクト®）

  超短時間作用型の静注用β受容体拮抗薬であり、緊急時に用いやすい。$β_1$受容体に選択的に作用する。術中・術後の頻脈性不整脈などに、添付文書に記された速度で静脈内へ持続投与する。

血管を拡張させる薬 vasodilators

虚血性心疾患など心筋酸素消費量を抑制したい場合や、緊急時・手術時の血圧コントロールなどに用いられる。

硝酸薬

ニトログリセリン　nitroglycerin　（ミリスロール®）
二硝酸イソソルビド　isosorbide dinitrate（ニトロール®）
ニコランジル　nicorandil　（シグマート®）

末梢静脈・動脈の拡張により前負荷・後負荷を減少させ、心臓の酸素消費量を低下させる。また冠動脈を拡張させ心筋虚血部への酸素供給量を増加させる。不安定狭心症、急性心不全、手術時に血圧を低下させたいときなどに使用される。

ニトログリセリンは、血圧を低下させる場合は0.5〜

5 μg/kg/分程度で、急性心不全では0.05〜0.1 μg/kg/分で開始し、循環動態をモニターしながら漸増し、最適速度で維持する。**二硝酸イソソルビド**も定められた速度で点滴静注する（急性心不全では1.5〜8 mg/h、増量は10 mg/h まで）。

ニコランジルは、ATP感受性カリウムチャネル開口による血管拡張作用も有する。添付文書に記された速度で点滴静注する（不安定狭心症では2 mg/h で開始、急性心不全では0.2 mg/kg を5分程度で静注後、0.2 mg/kg/h で持続静注する）。

カルシウムチャネル遮断薬

Ca^{2+} の細胞内流入を遮断して血管平滑筋を弛緩させ、血圧を低下させる。高血圧性緊急症、急性心不全などに用いられる。救急時に用いる注射剤としては次のようなものがある。

■ **ニカルジピン塩酸塩 nicardipine hydrochloride（ペルジピン®）**
ジヒドロピリジン系なので、血圧降下に対して反射性に心拍数が上がりやすい。高血圧性緊急症では0.5 μg/kg/分から開始し、血圧をモニターしながら速度を調節する。手術時の異常高血圧に対して、0.2〜0.5 mg 程度（適宜増減）を静脈内投与する。

■ **ジルチアゼム塩酸塩 diltiazem hydrochloride（ヘルベッサー®）**
房室結節の Ca^{2+} 流入も抑制するため心拍数を低下させる。このため、上室性の頻脈性不整脈にも用いられる。不整脈には1回10 mg を緩徐に静注する（適宜増減）。高血圧性緊急症や不安定狭心症では定められた速度（5 μg/kg/分前後）で点滴静注する。

■ **ベラパミル塩酸塩 verapamil hydrochloride（ワソラン®）**
房室結節抑制により心拍数を減少させるため、頻脈性不整脈（発作性上室性頻拍、発作性心房細動・粗動）に使用される（血圧も下げるが、日本では降圧薬としては認められていない）。ウォルフ・パーキンソン・ホワイト症候群 Wolff–Parkinson–White（WPW）syndrome を伴う場合、副伝導路の伝導性を高める可能性があり注意が必要である。1回5 mg（1アンプル）を5分以上かけて緩徐に静注する（適宜増減）。

抗不整脈薬 antiarrhythmic drugs

救急の現場では、生命予後に影響しない上室性不整脈から致死性の心室性不整脈まで様々な不整脈と遭遇する。前述のβ受容体拮抗薬（ヴォーン・ウィリアムズ分類II群）やカルシウムチャネル遮断薬（同IV群）も不整脈治療に用いられる。ここでは、それ以外の抗不整脈薬で使用頻度の高いものをあげる。

■ **プロカインアミド塩酸塩 procainamide hydrochloride（アミサリン®）**
ヴォーン・ウィリアムズ分類Ia群に属し、上室性不整脈、心室性不整脈など様々な不整脈に有効である。1回200〜1,000 mg を50〜100 mg/分の速度で静注する。

■ **リドカイン塩酸塩 lidocaine hydrochloride（キシロカイン®）**
ヴォーン・ウィリアムズ分類Ib群に属し、心室性不整脈の治療・予防に最もよく用いられる。心室頻拍・心室細動による心停止に対しては、アミオダロンの代替薬として用いられる。1回50〜100 mg（1アンプル）を1〜2分で緩徐に静注する。効果は10〜20分で消失するので、効果を持続させるには10〜20分間隔で投与を繰り返すか1〜2 mg/分の速度で持続点滴静注する。

■ **アミオダロン塩酸塩 amiodarone hydrochloride（アンカロン®）**
ヴォーン・ウィリアムズ分類III群に属し、致死性で難治性の心室頻拍・心室細動に対して用いられる。既存の不整脈の重度の悪化、トルサード・ド・ポアンツ（TdP［torsades de pointes］）、心停止など致死性の有害反応を生じる可能性があり、十分に知識・経験のある医師が用いるべきである。添付文書に定められた方法で静注する。

■ **硫酸マグネシウム magnesium sulfate（硫酸 Mg 補正液 1 mEq/mL）**
TdP、低マグネシウム血症による心停止、ジギタリス中毒による致死性の心室性不整脈などに使用される。20 mEq を数分かけて緩徐に静注する。

■ **ジゴキシン digoxin（ジゴシン®）**
強心作用がよく知られるが、救急医療上重要な作用は、房室結節の伝導速度を低下させ、心拍数を減少さ

せることである。心房細動や心房粗動による頻脈に用いられる。有害反応として重症不整脈を起こすことがある。添付文書に従い静注する。

■ アデノシン三リン酸二ナトリウム水和物 adenosine triphosphate disodium hydrate（アデホス®）

発作性上室性頻拍を停止させるために用いられる（適応外使用）。半減期が非常に短いため、静注路を確保した上で10～20 mgを急速静注し、生理食塩水で後押しする。

鎮静薬（およびその拮抗薬）sedatives

救急の現場では、痙攣の抑制や、気管挿管による気道確保の際などに鎮静薬が必要となることがある。主にベンゾジアゼピン系薬が用いられる。

■ ジアゼパム diazepam（セルシン®、ホリゾン®）

痙攣発作を抑えるため、静注で用いられる。10 mgを緩徐に筋注または静注し、必要であれば数時間ごとに繰り返し投与する。

■ ミダゾラム midazolam（ドルミカム®）

麻酔前投薬や、ICUでの人工呼吸管理中の鎮静などに用いられる。人工呼吸中の鎮静には、0.03 mg/kgを1分以上かけて静注し導入したのち、0.03～0.18 mg/kg/hの持続静注で維持する。

■ フルマゼニル flumazenil（アネキセート®）

ベンゾジアゼピン系薬に対する拮抗薬である。鎮静や呼吸抑制から回復させるために用いられる。初回0.2 mgを緩徐に静注し、効果が得られなければ0.1 mgずつ繰り返し静注する。

鎮痛薬（およびその拮抗薬）analgesics

激しい痛みを抑えるため、オピオイド鎮痛薬が必要となることがしばしばある。強力な鎮痛効果とともに鎮静効果も得られる。

■ モルヒネ塩酸塩 morphine hydrochloride（モルヒネ塩酸塩）

急性心筋梗塞などの激しい痛みに対して用いられる。不安定狭心症や非ST上昇心筋梗塞への投与は死亡率を上昇させる可能性があるため注意が必要である。1回5～10 mgを皮下注する。

モルヒネの効果を高め有害反応を抑制するためアト

ロピンとの配合剤（モヒアト）が用いられることもあるが、重い心疾患には禁忌である。

■ ペンタゾシン pentazocine（ソセゴン®、ペンタジン®）

最も使用頻度の高い鎮痛薬の1つである。κオピオイド受容体には作動薬として作用するがμ受容体への作動作用は弱く、モルヒネには弱い拮抗作用を示す。連用で薬物依存を起こすことがある。1回15 mgを筋注または皮下注する。

■ ナロキソン塩酸塩 naloxone hydrochloride（ナロキソン塩酸塩）

オピオイドによる呼吸抑制や意識障害の改善に用いる。1回0.2 mgを静注し、効果不十分のときは1～2回追加投与する。

筋弛緩薬（およびその中和薬）muscle relaxants

気管挿管時や手術麻酔時、骨折・脱臼の徒手整復時などに用い、筋肉の緊張をとり、手技や管理が円滑に行えるようにする。使用中は必ず人工呼吸管理が必要となるため、それに熟練した医師のみが使用する。

■ スキサメトニウム塩化物 suxamethonium chloride（スキサメトニウム）

神経筋接合部のニコチン性アセチルコリン受容体に作用し、持続性脱分極を起こすことにより筋肉を弛緩させる。静脈内に急速投与をすると1分程度で全身の筋肉に一過性の筋線維性攣縮が起こり、その後筋弛緩が得られる。筋肉の収縮を伴うため、横紋筋融解症や悪性高熱症、高カリウム血症、筋肉痛などの有害反応を起こす可能性がある。1回10～60 mgを静注、または2.5 mg/分程度の速度で持続静注する。

■ ロクロニウム臭化物 rocuronium bromide（エスラックス®）
■ ベクロニウム臭化物 vecuronium bromide（ベクロニウム）

神経筋接合部のニコチン性アセチルコリン受容体に拮抗することにより、筋弛緩作用を示す。ロクロニウムは0.6 mg/kg、ベクロニウムは0.08～0.1 mg/kgを静注後、必要に応じて追加投与する。ロクロニウムは7 μg/kg/分程度の速度で持続注入も行われる。

- ■ ダントロレンナトリウム水和物 dantrolene sodium hydrate（ダントリウム®）

脱分極性筋弛緩薬や揮発性吸入麻酔薬などによる悪性高熱症や向精神薬による悪性症候群に対して用いられる。筋小胞体からの Ca^{2+} の遊離を抑制し、骨格筋の興奮収縮連関を抑制することにより効果を示すと考えられている。初回 1 mg/kg 程度を静注し、効果不十分なときは追加投与する。

- ■ スガマデクスナトリウム sugammadex sodium（ブリディオン®）

ロクロニウムとベクロニウムに対し非常に高い親和性をもち、これらを直接包接することにより不活性化し神経筋接合部での濃度を低下させることで、筋弛緩から回復させる。浅い筋弛緩状態では 1 回 2 mg/kg、深い筋弛緩状態では 1 回 4 mg/kg を静注する。

その他

- ■ 炭酸水素ナトリウム sodium bicarbonate（メイロン®）

代謝性アシドーシスの補正に使用される。十分な換気が行われていない状態で呼吸性アシドーシスに使用すると、逆に二酸化炭素が蓄積して細胞内アシドーシスをもたらすおそれがある。代謝性アシドーシスでは、不足 HCO_3^-（mEq/L）×0.2× 体重（kg）を静注する。アシドーシス以外に、pH の上昇により排泄が促進される薬物（バルビツール酸系薬など）による中毒、メニエール病などのめまいに投与される。

- ■ 酸素 oxygen

すべての心肺障害、低酸素を疑わせる状況で使用される。動脈血酸素飽和度を 94％以上に維持することが目標である。しかし近年では、心肺停止から回復したあとなどのように虚血再灌流傷害のリスクがあるような状況では、不必要な高酸素が組織傷害をもたらす可能性も指摘されている。一酸化炭素中毒、潜水病、血流障害、ある種の感染症などでは、高圧酸素療法が用いられることもある。

輸 液 と 輸 血

infusion and transfusion

19

● キーポイント

1. 高度の脱水、体液・電解質バランスが崩れた場合、経口摂取不能時などには、必要な水分、電解質、栄養などを輸液製剤で補う必要がある。
2. 大量出血や血液疾患などでは、血液製剤の投与が必要となる。
3. 大部分は生理的な成分を製剤化したものであるが、有害反応は起こりうる。

　体内の全水分量は、体重の約60％であり、40％が細胞内液、20％が細胞外液である（図IV-19-1）。細胞外液のうち血漿は5％であり、血管外の間質液が15％を占める。輸液に際しては、輸液した水分がどこに分布するかをイメージすることが大切である。例えば、細胞外液類似液はNa含有量が多いため細胞外に分布して血漿中に1/4程度とどまるため、循環血液量を増加させる。一方、5％ブドウ糖液を投与すると、ブドウ糖は速やかに代謝されるため、投与された水分はすべて自由水となって細胞内・外に均等に分布するため、血管内にとどまるのは輸液量の1/12のみということになる。

　成人の1日必要量は、通常、水分量1,500〜2,000 mL、Na 60〜80 mEq、K 30〜40 mEqである。また、ブドウ糖100 g（400 kcal）が体内の蛋白質分解を防ぐ必要最小限の投与量と考えられている。輸液計画では、生存維持に必要な補給と、すでに体内より失われている分の補給を考える必要がある。

　多様な輸液製剤や血液製剤が販売されている。ここではそれぞれの特徴や有害反応などについて解説する。

輸液製剤 infusion preparations

電 解 質 輸 液

等張性電解質輸液（細胞外液類似液）

　電解質の浸透圧が細胞外液と等張であり、血液の電解質組成に近くつくられている。すなわちNaの含有量が多く（表IV-19-1）、輸液された水分は細胞外液にとどまりやすいため、出血や嘔吐、下痢など循環血液量が減少した病態でよく用いられる。**生理食塩水**（0.9% NaCl）、アルカリ化のため乳酸を含む**乳酸リンゲル液**（ハルトマン液）、酢酸を含む**酢酸リンゲル液**、重炭酸を含む**重炭酸リンゲル液**がある。乳酸や酢酸は体内で重炭酸に代謝され、酸塩基平衡の維持に寄与する。ただし、乳酸は肝臓で代謝されるため、肝障害患者では乳酸アシドーシスを招く可能性がある。

　いずれの輸液も大量のNaを含むため、心疾患患者では過量投与に注意が必要である。また、大量輸液時の低Mg血症予防に1〜2 mEq/L程度のMg^{2+}を加えた製剤もある。目的に応じて、ブドウ糖を1〜5％程度加えた製剤が用いられることもある。

低張性電解質輸液

　等張性電解質輸液と比較してNa濃度が低い。しかし、ブドウ糖などが加えられており浸透圧としては血漿と同等以上になっている。NaClやKなどの含有量の異なる様々な製剤が市販されている。日本では"ソリタ方式"とよばれる分類が一般的に用いられており、低張性電解質輸液は1〜4号液に分類される。1、2号液はNa濃度が生理食塩水の半分、3、4号液は1/3〜1/4になっている（表IV-19-1）。1号液は"開始液"、2号液は"脱水補給液"、3号液は"維持液"、

電解質組成	細胞内液　　40%		細胞外液 20%	
			間質液15%	血漿 5%
	K　140 mEq/L		Na 140 mEq/L	
	Na　10 mEq/L		K　　4 mEq/L	

図 IV-19-1　体内の水分量

輸液製剤 **381**

表 IV-19-1 輸液製剤の含有成分の目安

		mEq/L						糖質 (%)
		Na+	K+	Ca2+	Cl-	Mg2+	アルカリ化剤	
細胞外液(血漿)		140	4	5	100	1.5	24 (HCO$_3^-$)	—
等張性電解質輸液 (細胞外液類似液)	生理食塩水	154	—	—	154			
	乳酸・酢酸・重炭酸 リンゲル液	130	4	3	109	0 (1〜2)	25〜28	0 (1〜5)
低張性電解質輸液	1号液	90	—	—	70		20	2.5
	3号液	35〜50	20〜35	—	35〜50	0〜5	20	2.5〜10
糖質輸液	5% ブドウ糖液	—	—	—	—		—	5
高カロリー輸液	糖・電解質・アミノ酸・ ビタミンなど	50	20〜30	4〜8	50	4	40〜50	12〜23
代用血漿剤	低分子デキストラン ヒドロキシエチルデンプン	130	4	3	109	—	20〜28	0〜1

4号液は"術後回復液"とよばれるが、使用頻度が高いのは1号液と3号液である。"ソリタ方式"は簡便で有用だが、輸液の組成を考えることのできる医師が減ってしまったともいわれる。

〈1号液（開始液）〉 生理食塩水の半分程度のNaClと2.5%前後のブドウ糖を含む。生理食塩水と5%ブドウ糖液を足して2で割ったような組成であり、そのため half-saline（半生理食塩水）ともよばれる。Na含有量が細胞外液よりも低いため心疾患患者に使用しやすく、さらにKを含まないため腎不全患者、小児などにも使用しやすく、安全域が広い輸液製剤である。とりあえず輸液を開始するときに用いやすいため"開始液"とよばれる。

〈3号液（維持液）〉 経口摂取不能時の水分、電解質の維持に用いられる。Na含有量は生理食塩水の1/3〜1/4程度であり、ブドウ糖は製品により異なるが2.5〜10%程度が含まれている。Kは20 mEq/L程度と高濃度であり、腎不全時や高カリウム血症時には注意が必要である。通常、成人の場合には3号液500 mLを3〜4本輸液すれば、1日に必要な水分、Na、Kが補充されることになる。しかし当然、患者ごとに必要な水分、電解質は異なるため、適切な輸液計画をたてなければならない。また、3号液にはCaやMg、Pといった電解質は含まれていない製剤も多く、含有カロリーも低いため長期投与には適さない。末梢静脈からの輸液による維持は、最大2週間までである。

糖 質 輸 液

5% ブドウ糖液

細胞外液と等張で、末梢静脈から投与しても血管炎を起こしにくい。ブドウ糖は代謝され、水分は細胞内・外に均等に分布するため、自由水の補給がなされる。5% ブドウ糖液500 mL中には25 gのブドウ糖を含むが、ブドウ糖1 gは4 kcalなので含有カロリーは100 kcalである。1日2,000 mL投与しても総カロリーは400 kcalである。

高張ブドウ糖液

長期にわたり経口摂取不能の場合には、静脈から必要カロリーを投与する必要がある。20%を超える高濃度のブドウ糖液を投与する必要があるが、末梢静脈からの高張液の投与は血管炎を起こすため、中心静脈とよばれる上大静脈や下大静脈にカテーテルを留置し投与される。

高カロリー輸液

高濃度のブドウ糖、アミノ酸、ビタミン、電解質、微量元素などを含み、長期間経口摂取不能時に必要な水分、カロリーなどを補充するために用いられる。末梢静脈からの投与では血管炎を起こすため、中心静脈から投与される。患者病態に合わせて必要なカロリーや栄養素などを考慮し、輸液計画をたてる。現在は様々なキット製剤が市販されており、組み合わせて使用されることが多い。一般に、比較的低濃度のブドウ糖を含む製剤から開始し、徐々にカロリーを上げていく。

脂 肪 製 剤

長期の高カロリー輸液が必要な場合には、脂肪製剤の投与が必要となる。脂肪は1 g当たり9 kcalであり、エネルギー源としても重要である。

アミノ酸製剤

アミノ酸は蛋白質を構成する有機物であり、窒素を多く含む。蛋白質の代謝速度は速く、分解されアミノ酸になり、さらにアンモニア、尿素となり排泄される。飢餓時には、からだを構成している蛋白質が崩壊し、大量の窒素が失われる。窒素平衡を維持するためには0.75 g/kg/日必要とされる。アミノ酸は1 g当たり4 kcalである。

代用血漿剤

高分子の多糖類である**ヒドロキシエチルデンプン**（HES）や**デキストラン**は、膠質浸透圧が高いため血管内へ水を引きつける作用が強く、これらを含む輸液製剤は、集中治療時や術後などに循環血漿量を増加させるために用いられる。HES製剤として平均分子量130,000のボルベン®や70,000のヘスパンダー®など、低分子デキストラン製剤として平均分子量40,000のサヴィオゾール®などが用いられている。ヘスパンダー®には1%のブドウ糖が含まれる。比較的安価であり感染症の心配がないものの、重大な有害反応として腎機能障害を起こす可能性がある。とくにHES製剤では、敗血症患者への使用により死亡、腎不全、術後出血のリスクを増大させる可能性が指摘されており、その使用については論争がある。

血液製剤 blood products

赤血球、血小板、凝固因子欠乏時には、必要に応じた血液製剤により補充する必要がある。以下、各血液製剤の特徴を解説する。

全血液 whole blood

すべての血液成分（赤血球、血小板、血漿など）を含むが、現在では、必要な血液成分だけの製剤が利用できるため、献血由来の全血液が使用されることはほとんどない。ただし、貯血法による自己血輸血の場合には、全血製剤がしばしば用いられる。

血球製剤

赤血球液 red blood cells（RBC）

血漿、白血球、血小板の大部分をヒト血液から除去し、赤血球保存用添加液（MAP液）を加えた製剤である。採血量200 mLに由来するものが1単位とよばれる。ヘマトクリット値は約60%に濃縮されており、400 mL採血由来製剤（2単位）の量は約280 mLである。4〜6℃で保存され、有効期限は21日間である。

輸血による移植片対宿主病（GVHD）を予防するため、15〜50 Gyの放射線を照射して供血者のリンパ球の増殖能を抑制した照射製剤を用いることも多いが、その場合は保存液中カリウム濃度の増加が認められる。

RBC輸血開始の明確な基準はないが、ヘモグロビン値（Hb）7 g/dL以下程度に貧血が進行した場合に、輸血開始が考慮されることが多い。当然、開始基準は患者病態によって異なり、心肺障害などをもつ患者では輸血開始は早くなり、健康な若年成人の場合にはHb 7 g/dL以下であっても輸血を控えることもある。およその目安として、2単位の輸血でHbが1.5 g/dL前後上昇するが、患者の体重やRBCに含まれる赤血球数など様々な要因に左右される。

濃厚血小板 platelet concentrate（PC）

血小板が2万/μL以下になると出血傾向が現れる可能性が高くなるため、血小板輸血が考慮される。血小板1単位はヒト血液200 mLに由来し、0.2×10^{11}以上の血小板を含む。輸血後の血小板増加数は、次の式で予測できる。予測血小板増加数(/μL)＝輸血血小板数÷循環血液量×2/3。PC製剤は5単位、10単位、15単位、20単位からなり、5単位の輸血で、前式より、1〜2万/μL程度増加する。10単位製剤で約200 mLである。血小板は、20〜24℃で振盪し保存され、有効期限は採血後わずか4日間である。使用するまで振盪することが大切である。PCには白血球が含まれているため、頻回のPC輸血を行うと白血球が抗原となり抗体が産生され、アレルギー反応を起こす。これを回避するため、頻回PC輸血を行う患者では白血球除去フィルターが用いられる。また、GVHD予防のために照射製剤も用いられる。

血漿製剤

新鮮凍結血漿 fresh frozen plasma（FFP）

採血後の新鮮な血漿を−20℃以下に凍結保存したもの。血液200 mL由来製剤が約120 mLである。FFPの主な投与目的は、凝固因子を補充し、フィブリン形成による二次止血の効果を高めることである。適応病態としては、肝障害、大量出血、播種性血管内凝固症候群（DIC）などがあげられる。止血のために必要な凝固因子活性は正常の20〜30%程度とされており、投与必要量は通常200〜800 mL程度である。使用時には30〜37℃の恒温槽で解凍し、3時間以内に輸注する。

アルブミン製剤

アルブミンは分子量約66,000の蛋白質であり、血

管内へ水分を引きつける血漿膠質浸透圧の中心を担っている。アルブミン製剤は、血漿浸透圧を維持し循環血漿量を確保することや、組織間液を血管内へ移行させ浮腫を改善することを目的として投与される。等張アルブミン製剤（5%製剤）は主に急性期の循環血液量の補充に用いられ、20%または25%製剤は主に慢性期の低アルブミン血症による浮腫の治療に用いられる。加熱処理されるためHIVをはじめ種々のウイルスが不活化されるが、パルボウイルスB19やクロイツフェルト・ヤコブ病 Creutzfeldt–Jakob disease などの感染リスクを完全には除去できないとされる。

免疫グロブリン製剤

ヒト免疫グロブリンG（IgG）を含む製剤であり、原発性免疫不全症や重症感染症などで使用される。

血液凝固因子製剤

特定の凝固因子が欠乏する病態に対して用いられる。例えば血友病Aには血液凝固第Ⅷ因子製剤、血友病Bには第Ⅸ因子製剤、フォン・ウィルブランド病にはフォン・ウィルブランド因子を含む第Ⅷ因子製剤が用いられる。インヒビター（抗体）を保有する血友病患者に対しては、遺伝子組換え活性型第Ⅶ因子製剤や活性型プロトロンビン複合体製剤が用いられる。

輸血による有害反応

輸血により様々な有害反応が起こりうる。輸血開始直後や輸血中に患者の状態をよく観察することが大切だが、輸血後も遅発性有害反応を起こす可能性があり、注意を要する。代表的な有害反応には以下のようなものがある。

輸血感染症

梅毒、B型・C型肝炎ウイルス、HIV、HTLV–1などの感染症はスクリーニングが行われており、輸血による感染は非常に少なくなっている。しかし、感染し

て間もない時期には検出できない時期（ウィンドウ期）があることや、完全にスクリーニングできないウイルスや原虫が存在すること、また未知のウイルスなどがありうることから、輸血感染症は完全には予防できない。

溶血性輸血反応 hemolytic transfusion reactions

不適合輸血により、輸血後早期（24時間以内）に急性溶血性反応（多くは血管内溶血）が起きる。とくにABO型不適合輸血では重篤になりやすく、溶血による多量のヘモグロビンにより腎機能障害を来しやすい。また、2度目以降の輸血では、輸血赤血球に対する抗体が産生され、遅発性溶血反応（多くは血管外溶血）を起こすことがある。

輸血後移植片対宿主病（輸血後GVHD）

輸血製剤中のリンパ球が受血者内で増殖し、宿主に対して拒絶反応を起こすことがまれにある。通常は、輸注されたリンパ球は宿主の免疫細胞により排除されるが、免疫不全状態にある場合や宿主がリンパ球を非自己と認識できないときに起こり、致死性の反応を起こす。予防として、血液製剤への放射線照射や、近親者からの輸血を行わないことなどの対策がとられる。

輸血関連急性肺障害

輸血後数時間以内に激しい呼吸困難と胸部X線上肺水腫の所見を呈する。抗白血球抗体によって起こると考えられ、死亡率は6〜10%である。呼吸管理、ステロイド薬の投与、ショックへの対応などが必要となる。

電解質異常

大量輸血時には、赤血球濃厚液中に含まれるKによる高カリウム血症や、抗凝固薬のクエン酸による低カルシウム血症などがみられる。

付　録　一般名・商品名対照表

※ 薬の名前としてはまず一般名を知ってほしいので、本文中では原則として一般名のみ記して商品名は記していない。しかし診療の現場では商品名も必要となることが多いと思われるため、一般名と商品名の対照表（一般名から商品名を知る表）をつけた。ただし後発品も含めると商品名は数多いため、ここでは先発品名を中心に主なもののみ記した。

一般名	商品名	一般名	商品名
アカルボース	グルコバイ	アプリンジン塩酸塩	アスペノン
アカンプロサートカルシウム	レグテクト	アプレピタント	イメンド
アザチオプリン	アザニン、イムラン	アフロクアロン	アロフト
亜酸化窒素	笑気ガス	アポモルヒネ塩酸塩水和物	アポカイン
アシクロビル	ゾビラックス	アマンタジン塩酸塩	シンメトレル
アジスロマイシン水和物	ジスロマック	アミオダロン塩酸塩	アンカロン
アジルサルタン	アジルバ	アミカシン硫酸塩	アミカマイシン
アスコルビン酸	ハイシー、ビタシミン	アミトリプチリン塩酸塩	トリプタノール
アズトレオナム	アザクタム	アミノフィリン水和物	キョーフィリン、ネオフィリン
アスナプレビル	スンベプラ	アムホテリシン B	ファンギゾン、アムビゾーム
アスパラギナーゼ（L-）	ロイナーゼ	アムロジピンベシル酸塩	アムロジン、ノルバスク
アスピリン（アセチルサリチル酸）	バイアスピリン	アメジニウムメチル硫酸塩	リズミック
アズレンスルホン酸	アズノール	アモキサピン	アモキサン
アセタゾラミド	ダイアモックス	アモキシシリン水和物	アモリン、サワシリン、パセトシン
アセチルコリン塩化物	オビソート		
アセチルシステイン	ムコフィリン	アモキシシリン水和物・クラブラン酸カリウム（合剤）	オーグメンチン、クラバモックス
アセトアミノフェン（パラセタモール）	カロナール、アセリオ、アンヒバ、アルピニー	アモバルビタール	イソミタール
アセブトロール塩酸塩	アセタノール	アリスキレンフマル酸塩	ラジレス
アゼラスチン塩酸塩	アゼプチン	アリピプラゾール	エビリファイ
アゼルニジピン	カルブロック	アリロクマブ	プラルエント
アゾセミド	ダイアート	アルガトロバン水和物	スロンノン HI、ノバスタン HI
アタザナビル硫酸塩	レイアタッツ	アルテプラーゼ	アクチバシン、グルトパ
アダパレン	ディフェリン	アルテメテル・ルメファントリン（合剤）	リアメット
アダリムマブ	ヒュミラ		
アデノシン三リン酸二ナトリウム水和物	アデホス、ATP、トリノシン	アルファカルシドール	アルファロール、ワンアルファ
		アルブミン（人血清）	献血アルブミン、メドウェイ
アテノロール	テノーミン	アルプラゾラム	コンスタン、ソラナックス
アデホビルピボキシル	ヘプセラ	アルプロスタジル	パルクス、リプル
アトバコン・プログアニル塩酸塩（合剤）	マラロン	アルベカシン硫酸塩	ハベカシン
		アルベンダゾール	エスカゾール
アトモキセチン塩酸塩	ストラテラ	アレンドロン酸ナトリウム水和物	フォサマック、ボナロン
アトルバスタチンカルシウム水和物	リピトール	アログリプチン安息香酸塩	ネシーナ
		アロチノロール塩酸塩	アロチノロール塩酸塩
アドレナリン（エピネフリン）	ボスミン、エピペン	アロプリノール	ザイロリック
アドレノクロムモノアミノグアニジンメシル酸塩水和物	S・アドクノン	アンチトロンビン III（乾燥濃縮人）	アンスロビン P、ノイアート、献血ノンスロン
アトロピン硫酸塩水和物	アトロピン硫酸塩	アンピシリン水和物	ビクシリン
アナグリプチン	スイニー	アンピシリン・クロキサシリンナトリウム水和物（合剤）	ビクシリン S
アナストロゾール	アリミデックス		
アバカビル硫酸塩	ザイアジェン	アンピシリンナトリウム・スルバクタムナトリウム（合剤）	ユナシン-S
アバタセプト	オレンシア		
アピキサバン	エリキュース	アンブロキソール塩酸塩	ムコソルバン、ムコサール
アフリベルセプト	アイリーア	アンベノニウム塩化物	マイテラーゼ

一般名	商品名	一般名	商品名
アンレキサノクス	ソルファ	エキセナチド	バイエッタ、ビデュリオン
イコサペント酸エチル	エパデール	エキセメスタン	アロマシン
イストラデフィリン	ノウリアスト	エスシタロプラムシュウ酸塩	レクサプロ
イソクスプリン塩酸塩	ズファジラン	エスゾピクロン	ルネスタ
イソソルビド	イソバイド、メニレット	エスタゾラム	ユーロジン
イソニアジド	イスコチン、ヒドラ	エストラジオール	ジュリナ、エストラーナ、ル・エストロジェル
イソフルラン	フォーレン		
イソプレナリン塩酸塩	プロタノール、アスプール	エストラムスチンリン酸エステルナトリウム水和物	エストラサイト
イソプロパノール	イソプロパノール消毒液		
イソプロピルウノプロストン	レスキュラ	エストリオール	エストリール、ホーリン
イダルビシン塩酸塩	イダマイシン	エストロゲン（結合型）	プレマリン
一硝酸イソソルビド	アイトロール	エゼチミブ	ゼチーア
イトラコナゾール	イトリゾール	エソメプラゾールマグネシウム水和物	ネキシウム
イバンドロン酸ナトリウム水和物	ボンビバ		
イブジラスト	ケタス	エタネルセプト	エンブレル
イブプロフェン	ブルフェン	エダラボン	ラジカット
イプラグリフロジン L–プロリン	スーグラ	エタンブトール塩酸塩	エサンブトール、エブトール
イプラトロピウム臭化物水和物	アトロベント	エチゾラム	デパス
イベルメクチン	ストロメクトール	エチドロン酸二ナトリウム	ダイドロネル
イホスファミド	イホマイド	エチニルエストラジオール	プロセキソール
イマチニブメシル酸塩	グリベック	エチレフリン塩酸塩	エホチール
イミダプリル塩酸塩	タナトリル	エデト酸カルシウム二ナトリウム水和物	ブライアン
イミプラミン塩酸塩	イミドール、トフラニール		
イミペネム水和物・シラスタチンナトリウム（合剤）	チエナム	エドキサバントシル酸塩水和物	リクシアナ
		エトスクシミド	エピレオプチマル、ザロンチン
イリノテカン塩酸塩水和物	カンプト、トポテシン		
イルベサルタン	アバプロ、イルベタン	エトドラク	オステラック、ハイペン
インジナビル硫酸塩エタノール付加物	クリキシバン	エトポシド	ベプシド、ラステット
		エトラビリン	インテレンス
インスリンアスパルト	ノボラピッド	エトレチナート	チガソン
インスリングラルギン	ランタス	エドロホニウム塩化物	アンチレクス
インスリングルリジン	アピドラ	エナラプリルマレイン酸塩	レニベース
インスリンデグルデク	トレシーバ	エノキサパリンナトリウム	クレキサン
インスリンデテミル	レベミル	エピナスチン塩酸塩	アレジオン
インスリンヒト(生合成ヒトイソフェンインスリン水性懸濁)	ノボリン N、ヒューマリン N	エピルビシン塩酸塩	ファルモルビシン
		エファビレンツ	ストックリン
インスリンヒト（生合成ヒト中性インスリン）	ノボリン R、ヒューマリン R	エフィナコナゾール	クレナフィン
		エフェドリン塩酸塩	エフェドリン
インスリンリスプロ	ヒューマログ	エプレレノン	セララ
インスリンリスプロ・中間型インスリンリスプロ	ヒューマログミックス	エペリゾン塩酸塩	ミオナール
		エベロリムス	アフィニトール、サーティカン
インターフェロンアルファ	スミフェロン	エポエチンアルファ	エスポー
インターフェロンアルファ-2b	イントロン A	エポエチンベータ	エポジン
インターフェロンガンマ-1a	イムノマックス-γ	エポエチンベータペゴル	ミルセラ
インターフェロンベータ	フエロン	エホニジピン塩酸塩エタノール付加物	ランデル
インターフェロンベータ-1a	アボネックス		
インターフェロンベータ-1b	ベタフェロン	エポプロステノールナトリウム	フローラン
インダパミド	ナトリックス	エボロクマブ	レパーサ
インドメタシン	インテバン、インダシン、イドメシン	エムトリシタビン	エムトリバ
		エリスロマイシン	エリスロマイシン
インフリキシマブ	レミケード	エルカトニン	エルシトニン
ウステキヌマブ	ステラーラ	エルゴタミン酒石酸塩・無水カフェイン・イソプロピルアンチピリン（合剤）	クリアミン
ウラピジル	エブランチル		
ウルソデオキシコール酸	ウルソ		
ウロキナーゼ	ウロナーゼ	エルゴメトリンマレイン酸塩	エルゴメトリンマレイン酸塩
エカベトナトリウム水和物	ガストローム	エルデカルシトール	エディロール

一般名	商品名	一般名	商品名
エルトロンボパグオラミン	レボレード	カルベジロール	アーチスト
エルビテグラビル・コビシスタット・	スタリビルド、ゲンボイヤ	カルペリチド	ハンプ
エムトリシタビン・テノホビルジ		カルボシステイン（L-）	ムコダイン
ソプロキシルフマル酸塩（合剤）		カルボプラチン	パラプラチン
エルロチニブ塩酸塩	タルセバ	カルメロースナトリウム	バルコーゼ
エレトリプタン臭化水素酸塩	レルパックス	ガレノキサシンメシル酸塩水和物	ジェニナック
塩化カリウム	スローケー、KCL	ガンシクロビル	デノシン
エンタカポン	コムタン	カンデサルタンシレキセチル	ブロプレス
エンテカビル水和物	バラクルード	含糖酸化鉄	フェジン
エンパグリフロジン	ジャディアンス	肝不全用アミノ酸製剤	アミノレバン
オーラノフィン	オーラノフィン	カンレノ酸カリウム	ソルダクトン
オキサゾラム	セレナール	キニジン硫酸塩水和物	キニジン硫酸塩、硫酸キニジ
オキサリプラチン	エルプラット		ン
オキシコドン塩酸塩水和物	オキシコンチン、オキファス	キニーネ塩酸塩水和物	塩酸キニーネ
	ト、オキノーム	キヌプリスチン・ダルホプリスチン	シナシッド
オキシトシン	アトニン-O	（合剤）	
オキシブチニン塩酸塩	ポラキス、ネオキシ	球形吸着炭	クレメジン
オクスカルバゼピン	オクノベル	クアゼパム	ドラール
オクトレオチド酢酸塩	サンドスタチン	グアナベンズ酢酸塩	ワイテンス
オザグレル塩酸塩水和物	ドメナン、ベガ	クエチアピンフマル酸塩	セロクエル
オザグレルナトリウム	カタクロット、キサンボン	クエン酸カリウム・クエン酸ナトリウム	ウラリット
オセルタミビルリン酸塩	タミフル	水和物（合剤）	
オフロキサシン	タリビッド	クエン酸ナトリウム（輸血用）	チトラミン
オマリグリプチン	マリゼブ	クエン酸第一鉄ナトリウム	フェロミア
オマリズマブ	ゾレア	クエン酸第二鉄水和物	リオナ
オムビタスビル水和物・パリタプレ	ヴィキラックス	クエン酸マグネシウム	マグコロール
ビル水和物・リトナビル（合剤）		グラニセトロン塩酸塩	カイトリル
オメガ-3脂肪酸エチル	ロトリガ	クラリスロマイシン	クラリシッド、クラリス
オメプラゾール	オメプラゾン、オメプラール	グリクラジド	グリミクロン
オランザピン	ジプレキサ	グリセリン（濃）・果糖（合剤）	グリセオール
オルプリノン塩酸塩水和物	コアテック	グリチルリチン酸一アンモニウム・	グリチロン
オルメサルタンメドキソミル	オルメテック	グリシン・DL-メチオニン（合剤）	
オロパタジン塩酸塩	アレロック、パタノール	クリノフィブラート	リポクリン
オンダンセトロン塩酸塩水和物	ゾフラン	グリベンクラミド	オイグルコン、ダオニール
過酸化水素水	オキシフル	グリメピリド	アマリール
（オキシドール）		クリンダマイシン塩酸塩 /-リン酸	ダラシン
過酸化ベンゾイル	ベピオ	エステル	
下垂体性性腺刺激ホルモン（ヒト）	HMG	グルコン酸カルシウム	カルチコール
カスポファンギン酢酸塩	カンサイダス	グルタラール	サイデックス
ガチフロキサシン水和物	ガチフロ	クレマスチンフマル酸塩	タベジール
カナグリフロジン水和物	カナグル	クレンブテロール塩酸塩	スピロペント
カナマイシン一硫酸塩	カナマイシン、硫酸カナマイ	クロカプラミン塩酸塩水和物	クロフェクトン
	シン	クロキサゾラム	セパゾン
ガバペンチン	ガバペン	クロザピン	クロザリル
カフェイン（無水）	カフェイン	クロチアゼパム	リーゼ
カプトプリル	カプトリル	クロトリマゾール	エンペシド
カペシタビン	ゼローダ	クロナゼパム	ランドセン、リボトリール
カベルゴリン	カバサール	クロニジン塩酸塩	カタプレス
ガランタミン臭化水素酸塩	レミニール	クロバザム	マイスタン
カルシトニン（サケ）	カルシトラン	クロピドグレル硫酸塩	プラビックス
カルシトリオール	ロカルトロール	クロフィブラート	ビノグラック
カルシポトリオール	ドボネックス	クロミフェンクエン酸塩	クロミッド
カルテオロール塩酸塩	ミケラン	クロミプラミン塩酸塩	アナフラニール
カルバゾクロムスルホン酸ナトリウム	アドナ	クロモグリク酸ナトリウム	インタール
水和物		クロラゼプ酸二カリウム	メンドン
カルバマゼピン	テグレトール	クロラムフェニコール	クロロマイセチン

一般名	商品名	一般名	商品名
クロルジアゼポキシド	コントール	ジクアホソルナトリウム	ジクアス
クロルフェニラミンマレイン酸塩（d体）	ポララミン	シクレソニド	オルベスコ
クロルフェネシンカルバミン酸エステル	リンラキサー	シクロスポリン	サンディミュン、ネオーラル
クロルプロマジン塩酸塩	ウインタミン、コントミン	ジクロフェナクナトリウム	ボルタレン、ナボール
クロルヘキシジングルコン酸塩	ヒビテン	シクロペントラート塩酸塩	サイプレジン
クロルマジノン酢酸エステル	ルトラール、プロスタール	シクロホスファミド水和物	エンドキサン
ゲストノロンカプロン酸エステル	デポスタット	ジゴキシン	ジゴシン
ケタミン塩酸塩	ケタラール	ジスチグミン臭化物	ウブレチド
ケトコナゾール	ニゾラール	シスプラチン	ブリプラチン、ランダ
ケトチフェンフマル酸塩	ザジテン、ジキリオン	ジスルフィラム	ノックビン
ケトプロフェン	ミルタックス、モーラス	ジソピラミドリン酸塩	リスモダン
ゲフィチニブ	イレッサ	シタグリプチンリン酸塩水和物	グラクティブ、ジャヌビア
ゲムシタビン塩酸塩	ジェムザール	ジダノシン	ヴァイデックス
ゲメプロスト	プレグランディン	シタフロキサシン水和物	グレースビット
ゲンタマイシン硫酸塩	ゲンタシン	シタラビン	キロサイド
抗破傷風人免疫グロブリン	テタノブリン、破傷風グロブリン	ジドブジン（アジドチミジン）	レトロビル
コカイン塩酸塩	コカイン塩酸塩	シナカルセト塩酸塩	レグパラ
ゴセレリン酢酸塩	ゾラデックス	ジノプロスト	プロスタルモン・F
コデインリン酸塩水和物	コデインリン酸塩	ジノプロストン	プロスタグランジン E_2
コリオゴナドトロピンアルファ	オビドレル	ジヒドロコデインリン酸塩	ジヒドロコデインリン酸塩
コルチコレリン	ヒトCRH	ジピベフリン塩酸塩	ピバレフリン
コルヒチン	コルヒチン	ジピリダモール	ペルサンチン
コルホルシンダロパート塩酸塩	アデール	ジフェニドール塩酸塩	セファドール
コレスチミド	コレバイン	ジフェンヒドラミン /- 塩酸塩 /-ラウリル硫酸塩	レスタミン /ベナ、レスタミン /ベナパスタ
コレスチラミン	クエストラン	ジフェンヒドラミンサリチル酸塩・ジプロフィリン（合剤）	トラベルミン
サキサグリプチン水和物	オングリザ	シプロフロキサシン塩酸塩	シプロキサン
サキナビルメシル酸塩	インビラーゼ	シプロヘプタジン塩酸塩水和物	ペリアクチン
ザナミビル水和物	リレンザ	ジベカシン硫酸塩	パニマイシン
サニルブジン	ゼリット	シベンゾリンコハク酸塩	シベノール
サラゾスルファピリジン（スルファサラジン）	サラゾピリン、アザルフィジンEN	シメチジン	タガメット
サリチルアミド・アセトアミノフェン・無水カフェイン・クロルフェニラミンマレイン酸塩（合剤）	ペレックス配合顆粒	シメプレビルナトリウム	ソブリアード
		ジメモルファンリン酸塩	アストミン
サリチルアミド・アセトアミノフェン・無水カフェイン・プロメタジンメチレンジサリチル酸塩（合剤）	PL配合顆粒、ピーエイ配合錠	ジメルカプロール	バル
		ジメンヒドリナート	ドラマミン
		ジモルホラミン	テラプチク
サリドマイド	サレド	絨毛性性腺刺激ホルモン（ヒト）	HCG、ゴナトロピン
サルブタモール硫酸塩	サルタノール、ベネトリン	ジョサマイシン	ジョサマイシン
サルポグレラート塩酸塩	アンプラーグ	ジルチアゼム塩酸塩	ヘルベッサー
サルメテロールキシナホ酸塩	セレベント	シルデナフィルクエン酸塩	バイアグラ、レバチオ
サルメテロールキシナホ酸塩・フルチカゾンプロピオン酸エステル（合剤）	アドエア	シルニジピン	アテレック
		シロスタゾール	プレタール
		シロドシン	ユリーフ
酸化マグネシウム	酸化マグネシウム、マグミット	シンバスタチン	リポバス
		水酸化アルミニウムゲル（乾燥）・水酸化マグネシウム（合剤）	マーロックス
次亜塩素酸ナトリウム	次亜塩素酸ナトリウム	スガマデクスナトリウム	ブリディオン
ジアゼパム	セルシン、ホリゾン、ダイアップ	スキサメトニウム塩化物	スキサメトニウム、レラキシン
		スクラルファート水和物	アルサルミン
シアナミド	シアナマイド	スコポラミン臭化水素酸塩水和物	ハイスコ
シアノコバラミン	シアノコバラミン、ビタミン B_{12}	スチリペントール	ディアコミット
		ストレプトマイシン硫酸塩	硫酸ストレプトマイシン
		スニチニブリンゴ酸塩	スーテント
		スピペロン	スピロピタン
ジエチルカルバマジンクエン酸塩	スパトニン	スピラマイシン酢酸エステル	アセチルスピラマイシン

一般名	商品名	一般名	商品名
スピロノラクトン	アルダクトン A	ソラフェニブトシル酸塩	ネクサバール
スプラタストトシル酸塩	アイピーディ	ソリフェナシンコハク酸塩	ベシケア
スボレキサント	ベルソムラ	ゾルピデム酒石酸塩	マイスリー
スマトリプタン	イミグラン	ゾルミトリプタン	ゾーミッグ
スリンダク	クリノリル	ゾレドロン酸水和物	ゾメタ、リクラスト
スルコナゾール硝酸塩	エクセルダーム	第 VII 因子（乾燥濃縮人血液凝固	バイクロット
スルタミシリントシル酸塩水和物	ユナシン	第 X 因子加活性化）	
スルトプリド塩酸塩	バルネチール	第 VIII 因子（乾燥濃縮人血液凝	コンファクト F
スルバクタムナトリウム・アンピシ	ユナシン-S	固）	
リンナトリウム（合剤）		第 IX 因子（乾燥濃縮人血液凝固）	ノバクト M、クリスマシン M
スルバクタムナトリウム・セフォペラ	スルペラゾン	第 XIII 因子（乾燥濃縮人血液凝	フィブロガミン P
ゾンナトリウム（合剤）		固）	
スルピリド	ドグマチール	ダウノルビシン塩酸塩	ダウノマイシン
スルピリン水和物	メチロン	タカルシトール水和物	ボンアルファ
スルファジアジン /– 銀	テラジアパスタ / ゲーベン	ダクラタスビル塩酸塩	ダクルインザ
スルファメトキサゾール・トリメト	バクタ、バクトラミン	タクロリムス水和物	プログラフ、プロトピック
プリム（合剤）		ダサチニブ水和物	スプリセル
セクキヌマブ	コセンティクス	抱水クロラール	エスクレ
セコバルビタールナトリウム	アイオナール・ナトリウム	タゾバクタム・ピペラシリン水和物	ゾシン
セチプチリンマレイン酸塩	テシプール	（合剤）	
セチリジン塩酸塩	ジルテック	タダラフィル	シアリス、アドシルカ、ザル
セツキシマブ	アービタックス		ティア
セファクロル	ケフラール	ダナゾール	ボンゾール
セファゾリンナトリウム水和物	セファメジン α	ダナパロイドナトリウム	オルガラン
セファレキシン	ケフレックス	ダパグリフロジンプロピレングリ	フォシーガ
セフェピム塩酸塩水和物	マキシピーム	コール水和物	
セフォゾプラン塩酸塩	ファーストシン	ダビガトランエテキシラートメタン	プラザキサ
セフォタキシムナトリウム	クラフォラン、セフォタックス	スルホン酸塩	
セフォチアム塩酸塩	パンスポリン	ダプトマイシン	キュビシン
セフォペラゾンナトリウム	セフォペラジン	タフルプロスト	タプロス
セフカペンピボキシル塩酸塩水和	フロモックス	タペンタドール塩酸塩	タペンタ
物		タミバロテン	アムノレイク
セフジトレンピボキシル	メイアクト	タムスロシン塩酸塩	ハルナール
セフジニル	セフゾン	タモキシフェンクエン酸塩	ノルバデックス
セフタジジム水和物	モダシン	タリペキソール塩酸塩	ドミン
セフトリアキソンナトリウム水和	ロセフィン	ダルテパリンナトリウム	フラグミン
物		ダルナビルエタノール付加物	プリジスタ
セフメタゾールナトリウム	セフメタゾン	ダルベポエチンアルファ	ネスプ
セフメノキシム塩酸塩	ベストコール、ベストロン	炭酸カルシウム（沈降）	カルタン
セベラマー塩酸塩	フォスブロック、レナジェル	炭酸水素ナトリウム（重曹）	メイロン
セボフルラン	セボフレン	炭酸ランタン水和物	ホスレノール
セラトロダスト	ブロニカ	炭酸リチウム	リーマス
セリプロロール塩酸塩	セレクトール	タンドスピロンクエン酸塩	セディール
セルトラリン塩酸塩	ジェイゾロフト	ダントロレンナトリウム水和物	ダントリウム
セルモロイキン	セロイク	チアプリド塩酸塩	グラマリール
セレギリン塩酸塩	エフピー	チアマゾール（メチマゾール）	メルカゾール
セレコキシブ	セレコックス	チアミラールナトリウム	イソゾール、チトゾール
センノシド	プルゼニド	チアミン塩化物塩酸塩	メタボリン、ビタミン B₁
ソタロール塩酸塩	ソタコール	チオトロピウム臭化物水和物	スピリーバ
ゾテピン	ロドピン	チオペンタールナトリウム	ラボナール
ゾニサミド	エクセグラン、トレリーフ	チオ硫酸ナトリウム水和物	デトキソール
ゾピクロン	アモバン	チクロピジン塩酸塩	パナルジン
ソホスブビル	ソバルディ	チゲサイクリン	タイガシル
ソマトレリン酢酸塩	注射用 GRF	チザニジン塩酸塩	テルネリン
ソマトロピン	グロウジェクト、ジェノトロピ	チモロールマレイン酸塩	チモプトール
	ン、ノルディトロピン	ツロブテロール塩酸塩	ベラチン、ホクナリン

一般名	商品名	一般名	商品名
テイコプラニン	タゴシッド	ドセタキセル水和物	タキソテール
テオフィリン	テオドール、ユニフィル	ドネペジル塩酸塩	アリセプト
テガフール	フトラフール	ドパミン塩酸塩	イノバン
テガフール・ギメラシル・オテラシルカリウム（合剤）	ティーエスワン	トピラマート	トピナ
		トピロキソスタット	ウリアデック、トピロリック
デキサメタゾン /- 吉草酸エステル /- シペシル酸エステル /- パルミチン酸エステル /- プロピオン酸エステル /- メタスルホ安息香酸エステルナトリウム /- リン酸エステルナトリウム	デカドロン、アフタゾロン、サンテゾーン / ザルックス、ボアラ / エリザス / リメタゾン / メサデルム / ビジュアリン / オルガドロン、デカドロン	ドブタミン塩酸塩	ドブトレックス
		トブラマイシン	トブラシン
		トホグリフロジン水和物	アプルウェイ、デベルザ
		トラスツズマブ	ハーセプチン
		トラセミド	ルプラック
		トラゾドン塩酸塩	デジレル、レスリン
デキストラン 40・ブドウ糖（合剤）	低分子デキストラン糖	トラニラスト	リザベン
デキストロメトルファン臭化水素酸塩水和物	メジコン	トラネキサム酸	トランサミン
		トラボプロスト	トラバタンズ
デクスメデトミジン塩酸塩	プレセデックス	トラマドール塩酸塩	トラマール、ワントラム
テストステロンエナント酸エステル	エナルモンデポー、テスチノンデポー	トリアゾラム	ハルシオン
		トリアムシノロンアセトニド	ケナコルト-A、ケナログ、レダコート
デスフルラン	スープレン		
デスモプレシン酢酸塩水和物	デスモプレシン、ミニリンメルト	トリアムテレン	トリテレン
デスラノシド	ジギラノゲン	トリクロホスナトリウム	トリクロリール
テセロイキン	イムネース	トリクロルメチアジド	フルイトラン
デソゲストレル・エチニルエストラジオール（合剤）	マーベロン	トリヘキシフェニジル塩酸塩	アーテン
		ドリペネム水和物	フィニバックス
テトラカイン塩酸塩	テトカイン	トリミプラミンマレイン酸塩	スルモンチール
テトラコサクチド酢酸塩	コートロシン	トリメブチンマレイン酸塩	セレキノン
テトラサイクリン塩酸塩	アクロマイシン	トリロスタン	デソパン
テネリグリプチン臭化水素酸塩水和物	テネリア	ドルゾラミド塩酸塩	トルソプト
		ドルテグラビルナトリウム	テビケイ
デノスマブ	プラリア、ランマーク	トルテロジン酒石酸塩	デトルシトール
デノパミン	カルグート	トルバプタン	サムスカ
テノホビルジソプロキシルフマル酸塩	テノゼット、ビリアード	トレチノイン	ベサノイド
		トレミフェンクエン酸塩	フェアストン
デフェラシロクス	エクジェイド	トレラグリプチンコハク酸塩	ザファテック
デフェロキサミンメシル酸塩	デスフェラール	ドロキシドパ	ドプス
テプレノン	セルベックス	トロピカミド	ミドリン M
テムシロリムス	トーリセル	トロンビン	献血トロンビン経口・外用
デメチルクロルテトラサイクリン塩酸塩	レダマイシン	トロンボモデュリンアルファ	リコモジュリン
		ドンペリドン	ナウゼリン
テモカプリル塩酸塩	エースコール	ナイスタチン	ナイスタチン
デュタステリド	アボルブ、ザガーロ	ナテグリニド	スターシス、ファスティック
デュロキセチン塩酸塩	サインバルタ	ナドロール	ナディック
テラプレビル	テラビック	ナファゾリン硝酸塩	プリビナ
テリパラチド /- 酢酸塩	フォルテオ / テリボン	ナファモスタットメシル酸塩	フサン
テルビナフィン塩酸塩	ラミシール	ナフトピジル	フリバス
テルミサルタン	ミカルディス	ナプロキセン	ナイキサン
ドカルパミン	タナドーパ	ナラトリプタン塩酸塩	アマージ
ドキサゾシンメシル酸塩	カルデナリン	ナリジクス酸	ウイントマイロン
ドキサプラム塩酸塩水和物	ドプラム	ナルデメジントシル酸塩	スインプロイク
ドキシサイクリン塩酸塩水和物	ビブラマイシン	ナルトグラスチム	ノイアップ
ドキソルビシン塩酸塩（アドリアマイシン）	アドリアシン	ナルフラフィン塩酸塩	レミッチ
		ナロキソン塩酸塩	ナロキソン塩酸塩
トコフェロール酢酸エステル /- ニコチン酸エステル	ユベラ / ユベラ N	ニカルジピン塩酸塩	ペルジピン
		ニコチン	ニコチネル TTS
トシリズマブ	アクテムラ	ニコチン酸	ナイクリン
トスフロキサシントシル酸塩水和物	オゼックス、トスキサシン	ニコチン酸アミド	ニコチン酸アミド
ドスレピン塩酸塩	プロチアデン	ニコモール	コレキサミン

一般名	商品名	一般名	商品名
ニコランジル	シグマート	ビガバトリン	サブリル
二硝酸イソソルビド	ニトロール、フランドル	ビカルタミド	カソデックス
ニセリトロール	ペリシット	ビキサロマー	キックリン
ニトラゼパム	ネルボン、ベンザリン	ピコスルファートナトリウム水和物	ラキソベロン
ニトレンジピン	バイロテンシン	ビソプロロールフマル酸塩	メインテート
ニトログリセリン	ニトロペン、ミオコール、ミリスロール	ピタバスタチンカルシウム	リバロ
		ビダラビン	アラセナ-A
ニトロプルシドナトリウム水和物	ニトプロ	ヒドララジン塩酸塩	アプレゾリン
ニフェカラント塩酸塩	シンビット	ヒドロキシジン塩酸塩/-パモ酸塩	アタラックス/-P
ニフェジピン	アダラート、セパミット	ヒドロキシプロゲステロンカプロン酸エステル	プロゲデポー
ニプラジロール	ハイパジール		
ニボルマブ	オプジーボ	ヒドロキソコバラミン	シアノキット
ニムスチン塩酸塩	ニドラン	ヒドロクロロチアジド	ヒドロクロロチアジド
ニメタゼパム	エリミン	ヒドロコルチゾン/-コハク酸エステルナトリウム/-酢酸エステル	コートリル/サクシゾン、ソル・コーテフ/HCゾロン
ニルバジピン	ニバジール		
ニロチニブ塩酸塩水和物	タシグナ	ビノレルビン酒石酸塩	ナベルビン
ネオスチグミン臭化物/-メチル硫酸塩	ワゴスチグミン	ビフィズス菌	ビオフェルミン、ラックビー
		ピペラシリンナトリウム	ペントシリン
ネパフェナク	ネバナック	ビペリデン塩酸塩	アキネトン
ネビラピン	ビラミューン	ビマトプロスト	ルミガン
ネモナプリド	エミレース	ピマリシン	ピマリシン
ネルフィナビルメシル酸塩	ビラセプト	ピモジド	オーラップ
ノギテカン塩酸塩	ハイカムチン	ピモベンダン	アカルディ
ノルアドレナリン（ノルエピネフリン）	ノルアドレナリン	ピラジナミド	ピラマイド
ノルエチステロン	ノアルテン	ピラルビシン塩酸塩	テラルビシン、ピノルビン
ノルエチステロン・エチニルエストラジオール（合剤）	ルナベル、オーソ	ピランテルパモ酸塩	コンバントリン
ノルトリプチリン塩酸塩	ノリトレン	ピリドキサールリン酸エステル水和物	アデロキザール、ピドキサール
ノルフロキサシン	バクシダール	ピリドキシン塩酸塩	アデロキシン、ビタミンB6
バカンピシリン塩酸塩	ペングッド	ピリドスチグミン臭化物	メスチノン
パクリタキセル	タキソール、アブラキサン	ピルシカイニド塩酸塩水和物	サンリズム
バクロフェン	ギャバロン、リオレサール	ビルダグリプチン	エクア
バシリキシマブ	シムレクト	ピルメノール塩酸塩水和物	ピメノール
パズフロキサシンメシル酸塩	パシル、パズクロス	ピレタニド	アレリックス
バゼドキシフェン酢酸塩	ビビアント	ピレノキシン	カタリン、カリーユニ
バソプレシン（合成）	ピトレシン	ピレンゼピン	ガストロゼピン
パニツムマブ	ベクティビックス	ピロカルピン塩酸塩	サンピロ、サラジェン
バラシクロビル塩酸塩	バルトレックス	ピロキシカム	バキソ、フェルデン
パリビズマブ	シナジス	ピロヘプチン塩酸塩	トリモール
パリペリドン	インヴェガ、ゼプリオン	ビンクリスチン硫酸塩	オンコビン
バルガンシクロビル塩酸塩	バリキサ	ピンドロール	カルビスケン
バルサルタン	ディオバン	ビンブラスチン硫酸塩	エクザール
バルデナフィル	レビトラ	ファスジル塩酸塩水和物	エリル
バルプロ酸ナトリウム	セレニカ、デパケン	ファビピラビル	アビガン
バレニクリン酒石酸塩	チャンピックス	ファムシクロビル	ファムビル
ハロキサゾラム	ソメリン	ファモチジン	ガスター
パロキセチン塩酸塩水和物	パキシル	ファレカルシトリオール	フルスタン、ホーネル
ハロペリドール	セレネース	ファロペネムナトリウム水和物	ファロム
パロモマイシン硫酸塩	アメパロモ	フィトナジオン	ケーワン、ビタミンK1
パンクレアチン	パンクレアチン	フィナステリド	プロペシア
バンコマイシン塩酸塩	塩酸バンコマイシン	フィブリノゲン（乾燥人）	フィブリノゲンHT
パンテチン	パントシン	フィルグラスチム	グラン
パントテン酸カルシウム	パントテン酸カルシウム	フィンゴリモド塩酸塩	イムセラ、ジレニア
ヒアルロン酸ナトリウム	アルツ、スベニール、ヒアレイン	フェキソフェナジン塩酸塩	アレグラ
ピオグリタゾン塩酸塩	アクトス	フェニトイン	アレビアチン、ヒダントール
ビオチン	ビオチン	フェニレフリン塩酸塩	ネオシネジン

一般名	商品名	一般名	商品名
フェノバルビタール /-ナトリウム	フェノバール / ノーベルバール、ルピアール	フルニトラゼパム	サイレース、ロヒプノール
フェノフィブラート	トライコア、リピジル	フルバスタチンナトリウム	ローコール
フェブキソスタット	フェブリク	フルフェナジンマレイン酸塩	フルメジン
フェンタニル /-クエン酸塩	デュロテップ、ワンデュロ / フェンタニル、アブストラル、イーフェン	フルボキサミンマレイン酸塩	デプロメール、ルボックス
		フルマゼニル	アネキセート
フェントラミンメシル酸塩	レギチーン	フルラゼパム塩酸塩	ダルメート
フォリトロピンベータ	フォリスチム	ブレオマイシン塩酸塩	ブレオ
フォンダパリヌクスナトリウム	アリクストラ	フレカイニド酢酸塩	タンボコール
ブクラデシンナトリウム	アクトシン	プレガバリン	リリカ
ブシラミン	リマチル	プレドニゾロン /-コハク酸エステルナトリウム /- 吉草酸エステル酢酸エステル /- 酢酸エステル /-ファルネシル酸エステル	プレドニン / 水溶性プレドニン / リドメックス / プレドニン / ファルネゾン
ブスルファン	マブリン、ブスルフェクス		
ブセレリン酢酸塩	スプレキュア、スプレキュアMP		
ブチルスコポラミン臭化物	ブスコパン	プロカインアミド塩酸塩	アミサリン
ブデソニド	パルミコート、ゼンタコート	プロカイン塩酸塩	塩酸プロカイン、ロカイン
ブデソニド・ホルモテロールフマル酸塩水和物（合剤）	シムビコート	プロカテロール塩酸塩水和物	メプチン
		プロゲステロン	プロゲホルモン、ルテウム、ルティナス
ブテナフィン塩酸塩	ボレー、メンタックス		
ブトロピウム臭化物	コリオパン	フロセミド	ラシックス、オイテンシン
ブナゾシン塩酸塩	デタントール	プロタミン硫酸塩	プロタミン硫酸塩
ブピバカイン塩酸塩水和物	マーカイン	ブロチゾラム	レンドルミン
ブプレノルフィン塩酸塩	レペタン	プロチレリン	TRH注射液、ヒルトニン
ブホルミン塩酸塩	ジベトス	プロテインC（乾燥濃縮人活性化）	アナクトC
フマル酸第一鉄	フェルム	ブロナンセリン	ロナセン
ブメタニド	ルネトロン	プロパフェノン塩酸塩	プロノン
フラジオマイシン硫酸塩	ソフラチュール	プロパンテリン臭化物	プロ・バンサイン
プラジカンテル	ビルトリシド	プロピベリン塩酸塩	バップフォー
プラスグレル塩酸塩	エフィエント	プロピルチオウラシル	チウラジール、プロパジール
プラゾシン塩酸塩	ミニプレス	プロフェナミン塩酸塩	パーキン
プラノプロフェン	ニフラン	プロブコール	シンレスタール、ロレルコ
プラバスタチンナトリウム	メバロチン	プロプラノロール塩酸塩	インデラル
フラビンアデニンジヌクレオチドナトリウム	フラビタン	プロベネシド	ベネシッド
		プロペリシアジン	ニューレプチル
フラボキサート塩酸塩	ブラダロン	プロポフォール	ディプリバン
プラミペキソール塩酸塩水和物	ビ・シフロール、ミラペックス	ブロマゼパム	レキソタン
プラリドキシムヨウ化物	パム	ブロムフェナクナトリウム水和物	ブロナック
プランルカスト水和物	オノン	ブロムヘキシン塩酸塩	ビソルボン
プリマキンリン酸塩	プリマキン	ブロムペリドール	インプロメン
プリミドン	プリミドン	プロメタジン塩酸塩	ヒベルナ、ピレチア
ブリモニジン酒石酸塩	アイファガン	フロモキセフナトリウム	フルマリン
ブリンゾラミド	エイゾプト	ブロモクリプチンメシル酸塩	パーロデル
フルオシノロンアセトニド	フルコート	ブロモバレリル尿素	ブロバリン
フルオロウラシル	5-FU	ペガプタニブナトリウム	マクジェン
フルオロメトロン	フルメトロン	ペグインターフェロンアルファ-2a	ペガシス
フルコナゾール	ジフルカン	ペグインターフェロンアルファ-2b	ペグイントロン
フルジアゼパム	エリスパン	ペグビソマント	ソマバート
フルシトシン	アンコチル	ペグフィルグラスチム	ジーラスタ
フルスルチアミン塩酸塩	アリナミンF	ベクロニウム臭化物	ベクロニウム
フルタゾラム	コレミナール	ベクロメタゾンプロピオン酸エステル	キュバール
フルタミド	オダイン	ベザフィブラート	ベザトールSR、ベザリップ
フルダラビンリン酸エステル	フルダラ	ベタキソロール塩酸塩	ケルロング
フルチカゾンプロピオン酸エステル	フルタイド、フルナーゼ	ベタネコール塩化物	ベサコリン
フルトプラゼパム	レスタス	ベタヒスチンメシル酸塩	メリスロン
フルドロコルチゾン酢酸エステル	フロリネフ	ベタメタゾンリン酸エステルナトリウム /-酪酸エステルプロピオン酸エステル	リンデロン / アンテベート

一般名	商品名	一般名	商品名
ペチジン塩酸塩	オピスタン	ミコナゾール	フロリード
ベニジピン塩酸塩	コニール	ミコフェノール酸モフェチル	セルセプト
ペニシラミン	メタルカプターゼ	ミソプロストール	サイトテック
ベバシズマブ	アバスチン	ミゾリビン	ブレディニン
ヘパリンカルシウム /‐ナトリウム	ヘパリンカルシウム / ヘパリンナトリウム	ミダゾラム	ドルミカム
		ミチグリニドカルシウム水和物	グルファスト
ベプリジル塩酸塩水和物	ベプリコール	ミトタン	オペプリム
ベポタスチンベシル酸塩	タリオン	ミドドリン塩酸塩	メトリジン
ペメトレキセドナトリウム水和物	アリムタ	ミノサイクリン塩酸塩	ミノマイシン
ベラパミル塩酸塩	ワソラン	ミノドロン酸水和物	ボノテオ、リカルボン
ベラプロストナトリウム	ドルナー、プロサイリン	ミラベグロン	ベタニス
ペラミビル水和物	ラピアクタ	ミリモスチム	ロイコプロール
ベリンドプリルエルブミン	コバシル	ミルタザピン	リフレックス、レメロン
ペルゴリドメシル酸塩	ペルマックス	ミルナシプラン塩酸塩	トレドミン
ペルフェナジンマレイン酸塩	ピーゼットシー	ミルリノン	ミルリーラ
ペロスピロン塩酸塩水和物	ルーラン	メキサゾラム	メレックス
ベンザルコニウム塩化物	オスバン	メキシレチン塩酸塩	メキシチール
ベンジルペニシリンカリウム	ペニシリン G カリウム	メキタジン	ゼスラン、ニポラジン
ベンジルペニシリンベンザチン水和物	バイシリン	メコバラミン	メチコバール
		メサドン塩酸塩	メサペイン
ベンズブロマロン	ユリノーム	メサラジン	アサコール、ペンタサ、リアルダ
ペンタゾシン	ソセゴン、ペンタジン		
ペンタミジンイセチオン酸塩	ベナンバックス	メダゼパム	レスミット
ベンダムスチン塩酸塩	トレアキシン	メタンフェタミン塩酸塩	ヒロポン
ペントバルビタールカルシウム	ラボナ	メチラポン	メトピロン
ボグリボース	ベイスン	メチルエフェドリン塩酸塩（dl‐）	メチエフ
ホスアンプレナビルカルシウム水和物	レクシヴァ	メチルエルゴメトリンマレイン酸塩	パルタン M、メテルギン
		メチルジゴキシン	ラニラピッド
ホスカルネットナトリウム水和物	ホスカビル	メチルスコポラミンメチル硫酸塩（N‐）	ダイピン
ホスフェニトインナトリウム水和物	ホストイン		
ホスホマイシンカルシウム水和物	ホスミシン	メチルテストステロン	エナルモン
ボセンタン水和物	トラクリア	メチルドパ水和物	アルドメット
ボツリヌス毒素（A 型）	ボトックス	メチルフェニデート塩酸塩	コンサータ、リタリン
ボツリヌス毒素（B 型）	ナーブロック	メチルプレドニゾロンコハク酸エステルナトリウム	ソル・メドロール
ボノプラザンフマル酸塩	タケキャブ		
ポビドンヨード	イソジン	メチルメチオニンスルホニウムクロリド	キャベジン U
ポリカルボフィルカルシウム	コロネル、ポリフル		
ボリコナゾール	ブイフェンド	メテノロン酢酸エステル /‐エナント酸エステル	プリモボラン / プリモボラン・デポー
ポリスチレンスルホン酸カルシウム /‐ナトリウム	カリメート / ケイキサレート		
		メトクロプラミド	プリンペラン
ホリトロピンアルファ	ゴナールエフ	メトトレキサート	リウマトレックス、メソトレキセート
ホリナートカルシウム（ロイコボリンカルシウム）	ロイコボリン、ユーゼル		
		メトプロロール酒石酸塩	セロケン、ロプレソール
ボルテゾミブ	ベルケイド	メトホルミン塩酸塩	メトグルコ、グリコラン
ホルモテロールフマル酸塩水和物	オーキシス	メドロキシプロゲステロン酢酸エステル	ヒスロン、プロベラ
マイトマイシン C	マイトマイシン		
マキサカルシトール	オキサロール	メトロニダゾール	フラジール
マザチコール塩酸塩水和物	ペントナ	メナテトレノン	ケイツー、グラケー
マジンドール	サノレックス	メピバカイン塩酸塩	カルボカイン
マプロチリン塩酸塩	ルジオミール	メフェナム酸	ポンタール
マラビロク	シーエルセントリ	メフルシド	バイカロン
マンニトール（D‐）	マンニットール、マンニット T15	メフロキン塩酸塩	メファキン
		メペンゾラート臭化物	トランコロン
ミアンセリン塩酸塩	テトラミド	メベンダゾール	メベンダゾール
ミカファンギンナトリウム	ファンガード	メマンチン塩酸塩	メマリー
ミグリトール	セイブル	メルカプトプリン水和物	ロイケリン

一般名	商品名	一般名	商品名
メルファラン	アルケラン	リファンピシン	リファジン
メロキシカム	モービック	リボフラビンリン酸エステルナトリウム	ビスラーゼ、ビタミンB$_2$
メロペネム水和物	メロペン	リマプロストアルファデクス	オパルモン、プロレナール
免疫グロブリン（人）	ガンマーグロブリン、グロブリン	硫酸鉄（乾燥）	テツクール、フェロ・グラデュメット
モキシフロキサシン塩酸塩	アベロックス、ベガモックス	硫酸マグネシウム水和物・ブドウ糖（合剤）	マグセント
モザバプタン塩酸塩	フィズリン	リュープロレリン酢酸塩	リュープリン
モサプラミン塩酸塩	クレミン	リラグルチド	ビクトーザ
モサプリドクエン酸塩水和物	ガスモチン	リルピビリン塩酸塩	エジュラント
モダフィニル	モディオダール	リルマザホン塩酸塩水和物	リスミー
モルヒネ塩酸塩/-硫酸塩水和物	モルヒネ塩酸塩、アンペック/MSコンチン、カディアン、ピーガード	リンコマイシン塩酸塩水和物	リンコシン
		ルセオグリフロジン水和物	ルセフィ
モンテプラーゼ	クリアクター	ルリコナゾール	ルリコン、ルコナック
モンテルカストナトリウム	キプレス、シングレア	レジパスビルアセトン付加物・ソホスブビル（合剤）	ハーボニー
ヨウ化カリウム	ヨウ化カリウム	レセルピン	アポプロン
葉　酸	フォリアミン	レチノールパルミチン酸エステル	チョコラA
ヨウ素	カデックス	レトロゾール	フェマーラ
ラクチトール水和物	ポルトラック	レナリドミド水和物	レブラミド
ラクツロース	モニラック、ラクツロース	レノグラスチム	ノイトロジン
ラスブリカーゼ	ラスリテック	レバミピド	ムコスタ
ラタノプロスト	キサラタン	レバロルファン酒石酸塩	ロルファン
ラタモキセフナトリウム	シオマリン	レフルノミド	アラバ
ラニチジン塩酸塩	ザンタック	レベチラセタム	イーケプラ
ラニナミビルオクタン酸エステル水和物	イナビル	レボカバスチン塩酸塩	リボスチン
		レボチロキシンナトリウム水和物	チラージンS
ラニビズマブ	ルセンティス	レボドパ	ドパゾール、ドパストン
ラノコナゾール	アスタット	レボドパ・カルビドパ（合剤）	メネシット、ネオドパストンL
ラパチニブトシル酸塩水和物	タイケルブ	レボドパ・ベンセラジド（合剤）	イーシー・ドパール、ネオドパゾール、マドパー
ラベタロール塩酸塩	トランデート		
ラベプラゾールナトリウム	パリエット		
ラマトロバン	バイナス	レボノルゲストレル・エチニルエストラジオール（合剤）	アンジュ、トリキュラー、ラベルフィーユ
ラミブジン	ゼフィックス、エピビル		
ラメルテオン	ロゼレム	レボブノロール塩酸塩	ミロル
ラモセトロン塩酸塩	イリボー、ナゼア	レボブピバカイン塩酸塩	ポプスカイン
ラモトリギン	ラミクタール	レボフロキサシン水和物	クラビット
ラルテグラビルカリウム	アイセントレス	レボメプロマジンマレイン酸塩	ヒルナミン、レボトミン
ラロキシフェン塩酸塩	エビスタ	レミフェンタニル塩酸塩	アルチバ
ランソプラゾール	タケプロン	ロキソプロフェンナトリウム水和物	ロキソニン
ランレオチド酢酸塩	ソマチュリン	ロクロニウム臭化物	エスラックス
リオチロニンナトリウム	チロナミン	ロサルタンカリウム	ニューロタン
リザトリプタン安息香酸塩	マクサルト	ロスバスタチンカルシウム	クレストール
リシノプリル水和物	ゼストリル、ロンゲス	ロチゴチン	ニュープロ
リスペリドン	リスパダール	ロピナビル・リトナビル（合剤）	カレトラ
リセドロン酸ナトリウム水和物	アクトネル、ベネット	ロピニロール塩酸塩	レキップ
リツキシマブ	リツキサン	ロピバカイン塩酸塩水和物	アナペイン
リドカイン塩酸塩	キシロカイン	ロフェプラミン塩酸塩	アンプリット
リトドリン塩酸塩	ウテメリン	ロフラゼプ酸エチル	メイラックス
リトナビル	ノービア	ロペラミド塩酸塩	ロペミン
リナグリプチン	トラゼンタ	ロミプロスチム	ロミプレート
リネゾリド	ザイボックス	ロメリジン塩酸塩	テラナス、ミグシス
リパスジル塩酸塩水和物	グラナテック	ロラゼパム	ワイパックス
リバスチグミン	イクセロン、リバスタッチ	ロラタジン	クラリチン
リバビリン	レベトール、コペガス	ロルノキシカム	ロルカム
リバーロキサバン	イグザレルト	ロルメタゼパム	エバミール、ロラメット
リファブチン	ミコブティン	ワルファリンカリウム	ワーファリン

索　引

あ

アカシジア　*188*
アカルボース　*280*
アカンプロサート　*374*
アクアポリン2　*246*
悪性高熱症　*33, 64, 86, 150, 154*
悪性高熱症治療薬　*153*
悪性症候群　*64, 173, 188*
悪性貧血　*256*
悪　夢　*151*
ア　サ　*72*
アザチオプリン　*319*
亜酸化窒素　*149, 151*
アシクロビル　*323, 364, 367*
アジスロマイシン　*334*
アジソン病　*299*
アシドーシス治療薬　*240*
アジドチミジン➡ジドブジン
アジルサルタン　*214*
アズトレオナム　*331*
アスナプレビル　*326*
L-アスパラギナーゼ　*358*
アスピリン　*100, 220, 235, 249, 250, 313*
アスピリン喘息　*312*
アセタゾラミド　*161, 242, 258*
アセタゾラミドナトリウム　*243*
N-アセチル基転移酵素2　*84*
アセチルコリン　*34*
アセチルコリンエステラーゼ　*179, 206, 371*
アセチルコリン仮説　*206*
アセチルコリン受容体拮抗薬　*376*
アセチルサリチル酸➡アスピリン
アセチルシステイン　*373*
N-アセチル-*p*-ベンゾキノンイミン　*77, 373*
アセトアミノフェン　*77, 100, 143, 160, 260, 312*
アセトアミノフェン中毒　*373*
　——の治療薬　*373*
アゾセミド　*243*
アゾール系抗真菌薬（アゾール系薬）　*78, 339*
アタザナビル　*327*
アダパレン　*370*
アダリムマブ　*271, 317, 370*
アップレギュレーション（受容体の）　*33*
アディポカイン　*48*
アテゾリズマブ　*356*
アデノシン　*50, 231*
アデノシンA₂ₐ受容体拮抗薬　*171,*

176
アデノシン三リン酸　*51, 231, 378*
アデノシン受容体➡P1受容体
アデノシン二リン酸　*51, 248*
アテノロール　*212, 230*
アデホス®　*378*
アデホビルピボキシル　*325*
アテローム血栓性梗塞　*235*
アトバコン　*341*
アドヒアランス　*58*
アトピー性皮膚炎　*368*
アトモキセチン　*197*
アトルバスタチン　*80, 282*
アドレナリン　*35, 36, 260, 375*
　——の添加　*148*
アドレナリン受容体　*36*
アドレナリン受容体作動薬　*375*
　——α₂受容体作動薬　*156*
　——β₂受容体作動薬　*262, 263*
アドレナリン反転　*187*
アドレノクロムモノアミノグアニジン　*255*
アドレノクロム誘導体　*254*
アトロピン　*230, 364, 376*
アナグリプチン　*278*
アナストロゾール　*358*
アナフィラキシー　*62, 329*
アナフィラキシーショック　*65*
アナフィラキシー反応　*65, 344*
アナンダミド　*72*
アニリノピリジンスルホニル尿素誘導体　*243*
アネキセート®　*378*
アバカビル　*327*
アバタセプト　*317*
アピキサバン　*253*
アフリベルセプト　*362*
アプリンジン　*229*
アプレピタント　*265*
アフロクアロン　*155*
アベルマブ　*356*
アベルメクチン　*343*
ア　ヘン　*72*
アポモルヒネ　*173*
アマンタジン　*171, 176, 324*
アミオダロン　*78, 230, 377*
アミカシン　*333*
アミサリン®　*377*
アミド型局所麻酔薬　*147, 148*
アミド結合　*147*
アミトリプチリン　*157, 159, 192*
アミノグリコシド系抗生物質　*100, 333, 341, 367*
5-アミノサリチル酸　*272*
アミノ酸　*39*

アミノ酸製剤　*382*
7-アミノセファロスポラン酸　*330*
アミノ配糖体　*333*
アミノフィリン　*261*
6-アミノペニシラン酸　*329*
α-アミノ-3-ヒドロキシ-5-メチル-4-イソオキサゾールプロピオン酸　*41*
γ-アミノ酪酸　*39*
アミロイドカスケード仮説　*205*
アミロイド前駆体蛋白質　*205*
アミロイドβ　*205*
アミロライド　*244, 247*
アミン　*34*
アムシノニド　*368*
アムホテリシンB　*339*
アムロジピン　*216*
アメジニウム　*217*
アメーバ赤痢　*341*
アメーバ赤痢治療薬　*341*
アモキサピン　*192*
アモキシシリン　*269, 328, 331*
アモバルビタール　*204*
アモロルフィン　*366*
2-アラキドノイルグリセロール　*72*
アラキドン酸　*52*
アラキドン酸カスケード　*53*
アリスキレン　*214*
アリピプラゾール　*184*
アリルアミン系抗真菌薬　*366*
アリール酢酸系抗炎症薬　*313*
アリロクマブ　*284*
アルガトロバン　*253*
アルキル化薬　*347, 348*
アルクロキサ　*369*
アルクロメタゾン　*368*
アルコール　*71*
アルコール依存症　*374*
　——の治療薬　*374*
アルコール脱水素酵素　*14*
アルコール脱水素酵素1B　*85*
アルツハイマー病　*204, 205*
　——の薬物療法　*209*
アルデヒド脱水素酵素　*14, 79, 374*
アルデヒド脱水素酵素2　*85*
アルテプラーゼ　*254*
アルテミシニン　*341*
アルテメル　*341*
アルドステロン　*51*
アルドステロン拮抗薬　*238, 244*
アルドステロン受容体　*245*
アルドステロン受容体拮抗薬　*215, 225*
アルドステロン誘導蛋白質　*245*
アルファカルシドール　*241, 292*

396 索 引

αグルコシダーゼ　*280*
αグルコシダーゼ阻害薬　*280*
α-シヌクレイン　*170*
α遮断薬 ➡ α₁受容体拮抗薬
α受容体　*36*
α₂アドレナリン受容体作動薬 ➡ α₂受容体作動薬
α₂受容体　*211*
α₂受容体作動薬　*361*
α,βアドレナリン受容体拮抗薬（α,β受容体拮抗薬）　*213*
α,β遮断薬 ➡ α,β受容体拮抗薬
α,β受容体拮抗薬　*213,220,361*
α₁アドレナリン受容体拮抗薬 ➡ α₁受容体拮抗薬
α₁酸性糖蛋白質　*11,94*
α₁受容体　*212*
α₁受容体拮抗薬　*212,306,361*
α₁β受容体拮抗薬 ➡ α,β受容体拮抗薬
アルブミン　*11,77,94*
アルブミン製剤　*382*
アルプラゾラム　*199*
アルプロスタジル　*369*
アルベカシン　*333*
アルベンダゾール　*343*
アルミニウム脳症　*240*
アレルギー　*62*
アレルギー性結膜炎　*363*
アレルギー性鼻炎　*110*
アレルギー反応　*61*
アレンドロン酸　*290,291*
アログリプチン　*278*
アロステリック効果　*30*
アロチノロール　*213*
アロプリノール　*79,240,287*
アロマターゼ阻害薬　*303,357,358*
アンカードラッグ　*316*
アンカロン®　*377*
アンギオテンシノーゲン　*45*
アンギオテンシン　*45*
アンギオテンシンⅡ　*224*
アンギオテンシン受容体拮抗薬　*210,214,225,237*
アンギオテンシン変換酵素　*45,214*
アンギオテンシン変換酵素阻害薬　*210,214,225,237*
安静狭心症　*217*
安全性
　ICH　*128*
　医薬品選択の基準　*57*
安全性情報　*67*
安全性速報　*67*
安全性薬理試験 ➡ 一般薬理試験
アンチトロンビンⅢ　*249,251*
安定狭心症　*217*
アンテドラッグ　*11,89,112*
アントラサイクリン系抗生物質　*351*
アンドロゲン受容体拮抗薬　*300,357,358*
アンドロゲン製剤　*300,301*
アンピシリン　*328,331*
アンピシリン疹　*330*
アンフェタミン（類）　*73*
アンブロキソール　*259*

アンベノニウム　*181*
アンモニア　*273*

い

イエローレター ➡ 緊急安全性情報
イオン結合　*22*
イオンチャネル　*24,25*
イオンチャネル型グルタミン酸受容体　*41*
イオンチャネル内蔵型受容体　*24*
イオントラッピング　*9,12,100,312*
イオントランスポーター　*25*
胃潰瘍　*266*
医　学　*2*
医学研究倫理　*134*
育　薬　*124*
イコサペント酸エチル　*285*
維持液 ➡ 3号液
意識消失　*149*
維持投与　*21*
萎縮型加齢黄斑変性症　*362*
異種脱感作　*32*
異常自動能　*227*
異所性石灰化　*240*
維持療法　*192*
イストラデフィリン　*176*
イソクスプリン　*308*
イソコナゾール　*366*
イソソルビド　*161,242*
イソニアジド　*338*
イソフルラン　*149,151*
イソプレナリン　*212,230*
イソプロパノール　*346*
イソプロピルアンチピリン　*157*
イソプロピルウノプロストン　*360*
依存症　*371*
依存症の治療薬 ➡ 慢性中毒の治療薬
依存性試験　*125*
依存性薬物　*71*
イダルシズマブ　*254*
一塩基多型　*82*
Ⅰ型アレルギー　*321*
Ⅰ型サイトカイン受容体ファミリー　*48*
1型糖尿病　*274*
Ⅰ群（抗不整脈薬）　*228*
1号液　*380,381*
一次血栓　*248*
一次止血　*248*
一硝酸イソソルビド　*218*
1回膜貫通型受容体　*25*
一過性脳虚血発作（TIA）　*235*
一酸化窒素　*53,218*
一酸化窒素合成酵素　*53*
一般毒性試験　*125*
一般名　*58*
一般名処方　*118*
一般薬理試験　*125*
一般用医薬品　*124*
1包化　*96*
溢流性尿失禁　*304*
遺伝子組換えワクチン　*344*
遺伝子型　*82*

遺伝子多型　*82*
遺伝子治療臨床研究に関する指針　*136*
遺伝子変異　*62*
遺伝的差異　*33,82*
遺伝毒性試験　*125*
糸状虫　*343*
イトラコナゾール　*339,366*
胃内pH　*88*
胃内容排出速度　*9*
イヌリン・クリアランス　*95*
イノバン®　*376*
イバンドロン酸　*290*
イピリムマブ　*356*
イブジラスト　*363*
イブプロフェン　*314*
イブプロフェンピコノール　*368*
イプラグリフロジン　*280*
イプラトロピウム　*264*
イベルメクチン　*343*
イマチニブ　*355*
イミダゾール系抗真菌薬　*339,366*
イミダプリル　*214*
イミプラミン　*192*
イミペネム　*331*
イムノフィリン　*319*
医薬品　*124*
　——の開発　*124*
　——の管理　*114*
　——の廃棄　*115*
　——の表示　*114,117*
　——の保管　*114*
医薬品医療機器総合機構　*63,67,126*
医薬品・医療機器等安全性情報報告制度　*67*
医薬品開発のプロセス　*124*
医薬品の臨床試験の実施の基準に関する省令 ➡ GCP
医薬品副作用被害救済制度　*67*
胃抑制ペプチド　*48*
依頼者　*127*
イリノテカン　*353*
医療過誤　*59,67*
医療行為　*56*
医療用医薬品　*124*
イルベサルタン　*214*
陰イオン交換樹脂　*282,283*
インクレチン　*47,278*
インジナビル　*327*
飲　酒　*77*
インスリン　*47,99,103,274*
インスリンアスパルト　*275*
インスリンアナログ　*275*
インスリングラルギン　*275*
インスリングルリジン　*275*
インスリン受容体　*47,275*
インスリン受容体基質1　*47,276*
インスリン製剤　*274*
インスリン抵抗性　*274*
インスリン抵抗性改善薬　*274,279*
インスリンデグルデク　*275*
インスリンデテミル　*275*
インスリンヒト　*275*
インスリン分泌促進薬　*274,277*

インスリン様成長因子-1　44
インスリンリスプロ　275
陰性症状　182
インターナリゼーション（受容体の）　32
インダパミド　215, 243
インターフェロン　48, 320, 327
インターフェロン アルファ　320, 326
インターフェロン アルファ-2b　326
インターフェロン ガンマ-1a　320
インターフェロン製剤　272, 320, 326
インターフェロン ベータ　320, 326
インターロイキン　48
インターロイキン-2　319
インターロイキン-2製剤　320
インテグラーゼ阻害薬　328
インデラル®　376
インドシアニングリーン　102
インドシアニングリーン試験　102
インドメタシン　160, 247, 313, 368
インドール酢酸系抗炎症薬　313
院内感染　345
インフォームド・コンセント　58, 98, 134, 135
インフュージョン・リアクション　354
インフリキシマブ　271, 317, 370
インヘラー ➡ 定量吸入器

う

ウイルス感染症治療薬　367
ウォーン・ウィリアムズ分類　228
後向き研究　130
ウステキヌマブ　370
うっ血性心不全　64, 221
うつ病　190
　──の病相　190
うつ病性障害　190
ウフェナマート　368
ウラピジル　306
ウルソデオキシコール酸　272
ウレアーゼ活性　269
ウロキナーゼ　254
ウロキナーゼ製剤　254
上乗せ試験　132

え

エイコサノイド　52
エイジング　372
エカベト　266
疫学研究に関する倫理指針　136
エキセナチド　278
エキセメスタン　358
エキノキャンディン系薬 ➡ キャンディン系薬
エキノキャンディンB　340
エスシタロプラム　193
エスゾピクロン　203
エスタゾラム　201
エステル型局所麻酔薬　146, 147, 148
エステル結合　147
エストラジオール　52, 301

エストラムスチン　358
エストリオール　52, 301
エストロゲン　51
エストロゲン受容体拮抗薬　357, 358
エストロゲン受容体抑制薬　303
エストロゲン製剤　301, 302, 303
エストロン　52, 302
エスラックス®　378
エゼチミブ　238, 282, 283
エタネルセプト　317
エタノール　71, 204, 346
エダラボン　235
エタンブトール　338
エチゾラム　199, 201
エチドロン酸　290
エチニルエストラジオール　301
エチレフリン　217
エデト酸カルシウム　372
エドキサバン　253
エトスクシミド　164, 167
エトポシド　353
エトラビリン　327
エトレチナート　370
エドロホニウム　179
エドロホニウムテスト　180
エナラプリル　214, 224
エノキサパリン　251
エビデンス・レベル　130
エピナスチン　363
エピペン®　375
エファビレンツ　327
エフィナコナゾール　366
エフェドリン　376
エフェドリン「ナガヰ」®　376
エプレレノン　215, 225, 244
エペリゾン　155
エベロリムス　320, 356
エポエチン アルファ　256
エポエチン ベータ　256
エポエチン ベータ ペゴル　256
エポキシド加水分解酵素　14
エホニジピン　216
エポプロステノール　216
エボロクマブ　284
エムトリシタビン　327
エリスロポエチン　256
エリスロポエチン製剤　241, 256
エリスロマイシン　334
エルカトニン　293
エルゴステロール　339
エルゴタミン　157
エルゴタミン系急性期治療薬　157, 158, 159
エルゴタミン・カフェイン・イソプロピルアンチピリン配合剤　159
エルデカルシトール　292
エルトロンボパグ　257
エルビテグラビル　328
エルロチニブ　354
エレトリプタン　157
塩　196
遠位尿細管　244
塩化アンモニウム　80
塩化ベンザルコニウム　363

エンケファリン　42
炎症　311
炎症性疾患　111
炎症性腸疾患　271
炎症性腸疾患治療薬　271
炎症反応　311
炎症・免疫異常の薬　311
延髄呼吸中枢　258
エンタカポン　79, 175
エンテカビル　325
エンドセリン　45
エンドセリン受容体拮抗薬　216
エンドポイント　132
β-エンドルフィン　42, 44
エンパグリフロジン　280
塩類緩下薬　269, 270

お

オイル/ガス分配係数　150
黄体形成ホルモン　44
黄体形成ホルモン放出ホルモン　43
黄体形成ホルモン放出ホルモン受容体抑制薬　357
黄体形成ホルモン放出ホルモン製剤　296
黄体ホルモン製剤 ➡ プロゲステロン製剤
黄体ホルモン・卵胞ホルモン配合剤 ➡ プロゲステロン・エストロゲン配合剤
横断研究　129
嘔吐中枢　265
横紋筋融解症　64, 283, 285
大うつ病エピソード　190
大うつ病性障害　190
オキサセフェム系抗生物質　330
オキサゾリジノン系合成抗菌薬　336
オキサリプラチン　353
オキシカム系　314
オキシコドン　140
オキシテトラサイクリン　367
オキシトシン　44, 297, 309
オキシドール ➡ 過酸化水素水
オキシブチニン　304
オキシプリノール　287
オクスカルバゼピン　168
お薬手帳　122
オクトレオチド　296
オザグレル　236, 250, 261
オゼノキサシン　367
オセルタミビル　324
オータコイド　34
オテラシル　79
オノアクト®　376
オピオイド　72, 140
オピオイド受容体　72, 141, 373
オピオイド受容体拮抗薬　140
オピオイド受容体作動薬　269
オピオイドスイッチ ➡ オピオイドローテーション
オピオイド中毒　373
　──の治療薬　373
オピオイド鎮痛薬　140

オピオイドμ受容体　265
オピオイドローテーション　144
オフロキサシン　336, 364
オマリグリプチン　278
オマリズマブ　261, 263, 264
オムビタスビル　326
オメガ-3脂肪酸エステル製剤　282, 285
オメガ-3脂肪酸エチル　285
ω₁受容体　203
ω₂受容体　203
オメプラゾール　266
オランザピン　184
オールドキノロン　336
オルプリノン　223
オルメサルタンメドキソミル　214
オレキシン　44
オレキシン1受容体　44
オレキシン2受容体　44
オレキシン受容体拮抗薬　203
オロパタジン　363
オンコセルカ症　343
オンダンセトロン　265

か

開始液 ➡ 1号液
概日リズム　203
外傷後ストレス障害　198
開始量　126
疥癬　343
回転性めまい　161
ガイドライン ➡ 倫理指針
介入　129
介入研究　130
カイニン酸受容体　41
概念実証試験　126
開発業務受託機関　127
開放隅角緑内障　360
外用　8
潰瘍性大腸炎　271
潰瘍部消毒薬　346
解離性麻酔薬　152
解離定数　28
カイロミクロン　281
カウフマン療法　302
化学受容器　258
化学受容器引き金帯　265
化学名　58
化学療法薬　347
過活動膀胱　304
過感受性　33
核酸　27
核酸系逆転写酵素阻害薬　327
覚せい剤　116
――の管理　116
覚せい剤原料　116
――の管理　116
覚醒剤精神病　197
覚醒時興奮　151
獲得免疫　318
核内受容体　27
核内分子　26
角膜保護薬　364

下行性疼痛抑制系　142
過酸化水素水　346
過酸化ベンゾイル　370
下肢浮腫　216
下垂体後葉ホルモン　43
下垂体後葉ホルモン製剤　309
下垂体性無月経　297
下垂体前葉ホルモン　44
下垂体ホルモン関連薬　296
カスポファンギン　339
かぜ症候群　260
かぜ症候群治療薬　260
片麻痺性片頭痛　160
偏り ➡ バイアス
ガチフロキサシン　336, 364
過鎮静　142
顎骨壊死　291
褐色細胞腫　212
活性化第X因子　249
活性化第X因子阻害薬　253
活性型ビタミンD　241
活性型ビタミンD製剤　241
活性型ビタミンD₃製剤　292, 369
活性化Na⁺チャネル遮断薬　229
活性化部分トロンボプラスチン時間　252
κ受容体　43
カテコールアミン　35
カテコールアミン誘導体　222
カテコール-O-メチル基転移酵素　171
果糖　235
寡動　170
カナグリフロジン　280
カナマイシン　272, 333
ガバペンチン　168
過敏症　330
過敏性腸症候群　270
過敏性腸症候群治療薬　269
カフェイン　157, 197
カプトプリル　214
花粉症　110
カペシタビン　349
カベルゴリン　173
過眠症　197, 201
ガメトサイト　340
可溶性グアニル酸シクラーゼ　218
空咳　214
ガランタミン　206
カリウムイオン　26
カリウムイオン競合型酸抑制薬　268
カリウム吸着薬　240
カリウム保持性利尿薬　215, 224, 242, 244
カリクレイン　45
カルシウムイオン　25
カルシウム感受性増強薬　222, 224
カルシウム拮抗薬　216, 218, 220, 239
カルシウム受容体　241
カルシウム受容体作動薬　241
カルシウムチャネル遮断薬　210, 216, 218, 220, 377
カルシトニン　48

カルシトニン（サケ）　293
カルシトニン遺伝子関連ペプチド（CGRP）　157
カルシトニン製剤　293
カルシトリオール　241, 292
カルシニューリン阻害薬 ➡ 特異的免疫抑制薬
カルシポトリオール　369
カルテオロール　361
カルバゾクロム　254
カルバペネム　331
カルバペネム系抗生物質　331
カルバマゼピン　77, 164, 166, 195
カルバミン酸エステル類 ➡ カルバメート系コリンエステラーゼ阻害薬
カルバメート系コリンエステラーゼ阻害薬　179, 181
カルビドパ　79, 171
カルブタミド　277
カルベジロール　213, 224, 230
カルペリチド　225
カルボキシエステラーゼ　14
γ-カルボキシ化　252, 255
L-カルボシステイン　259
カルボニル還元酵素　14
カルボプラチン　353
カルメロース　269
加齢黄斑変性症　362
加齢黄斑変性症治療薬　362
ガレノキサシン　336
がん　111
肝炎　101
肝炎ワクチン　344
がん化学療法用尿酸分解酵素製剤　289
肝機能障害者
――の薬物治療　101
――の薬物動態　101
眼筋型重症筋無力症　178, 179
肝クリアランス　18, 101
冠血栓性狭心症　217
肝血流律速型　101
肝血流量　95, 101
がん原性試験　125
肝硬変　102, 246, 247
肝固有クリアランス　101
がん細胞　57, 87
鑑査者　122
ガンシクロビル　324
肝疾患治療薬　272
眼疾患治療薬　360
間質性腎炎　64, 237
間質性肺炎　64
肝重量　95
肝障害　338
感情障害　182
肝処理能律速型　101
乾性咳嗽　259
肝性脳症　272
肝性脳症治療薬　272, 273
関節リウマチ　100, 316
間接路D₂タイプ神経　170
乾癬　369
完全作動薬　29

索　引　**399**

感染症治療薬　366
感染症の薬　323
完全静脈麻酔　149
乾癬治療薬　369
肝臓　8
肝代謝型　103
肝抽出率　101
カンデサルタン　224
カンデサルタンシレキセチル　214
含糖酸化鉄　256
冠動脈形成術　220, 221
肝内期（マラリアの）　340
カンナビノイド　72
間脳性無月経　297
肝庇護薬　272, 273
肝不全治療薬　272
肝不全用アミノ酸製剤　272
カンプトテシン　353
カンプトテシン誘導体　353
γ-アミノ酪酸　39
γ-カルボキシ化　252, 255
γ-グルタミルカルボキシラーゼ
　　252
がん免疫療法　356
カンレノ酸　244
カンレノン　245
冠攣縮性狭心症　217

き

期外収縮　227
気管支喘息　99, 110, 213
気管支喘息治療薬　260
疑義照会　120
基剤　365
キサンチン　287
キサンチンオキシダーゼ　79, 287
キサンチンオキシダーゼ阻害薬 ➡ 尿酸
　　合成阻害薬
キサンチン誘導体　261, 262, 263
器質性狭心症　217
器質性便秘　270
記述的研究　129
キシロカイン　377
偽性アルドステロン症　273
偽性コリンエステラーゼ（ChE）➡ ブチ
　　リルコリンエステラーゼ
偽性バーター症候群　243
喫煙　77
拮抗作用　29
拮抗性鎮痛薬　144
拮抗薬　29
気道過敏性　261
キニジン　80
キニナーゼⅠ　45
キニナーゼⅡ　45, 214
キニーネ　340
キニノーゲン　45
キヌプリスチン　335
機能性尿失禁　304
機能性便秘　270
キノホルム　68
キノホルム薬害　68
キノロン系抗菌薬　78, 336, 367

気分安定薬　190, 195
気分障害　190
気分障害治療薬　190
偽膜性大腸炎　65
偽膜性腸炎　329, 335, 338
ギメラシル　79
逆作動薬　29
逆性石鹸　345
逆転写酵素　325
逆転写酵素阻害薬　327
キャンディン系薬　339
旧 GCP　136
球形吸着炭　239
吸収（薬物の）　5, 8, 88
吸収相　102
急性アカシジア　188
急性冠症候群　218
急性冠症候群治療薬　220
急性散在性脳脊髄炎　344
急性ジストニア　187
急性心筋梗塞　217
急性腎障害　239
急性心不全　221
急性腎不全　64, 239
急性錐体外路症状　187
急性中毒　371
　──の治療薬　371
急性治療期　190
急性閉塞隅角緑内障　360
急性輸注反応 ➡ インフュージョン・リ
　　アクション
急速交代型 ➡ ラピッド・サイクラー
吸着　76, 323
吸虫類　342
吸入　10
吸入ステロイド　264
吸入ステロイド薬　110, 260, 261,
　　262, 263
吸入麻酔法の発明　152
吸入麻酔薬　86, 149, 151
救命救急に必要な薬　375
強オピオイド　140, 144
強化インスリン療法　276
凝固因子　248
凝固因子製剤　255
競合的拮抗薬　29
凝固促進薬　255
狭心症　217
狭心痛　217
強心配糖体　222, 223
強心薬　222
橋中心髄鞘崩壊症　247
強直間代発作　163
強迫性障害　198
共有結合　22
局所刺激性試験　125
局所浸潤麻酔　148
局所投与　11
局所麻酔　11, 147
局所麻酔薬　146
虚血性心疾患の薬　217
虚血性脳血管障害の薬　235
巨赤芽球性貧血　256
去痰薬　258, 259

起立性低血圧　212
キレート形成　76
近位尿細管　242
禁煙　264
禁煙補助薬　74, 374
緊急安全性情報　67
菌交代症　328
筋固縮　170
筋弛緩　149
筋弛緩中和薬　153
筋弛緩薬　153, 378
筋線維束性攣縮　180
筋注 ➡ 筋肉内注射
緊張型頭痛　160
筋肉型ニコチン性アセチルコリン受容
　　体　34
筋肉内注射　9, 89
筋無力性クリーゼ　178

く

クアゼパム　201
グアナベンズ　211
グアニジン誘導体　279
グアニル酸シクラーゼ　225
グアニンヌクレオチド結合蛋白質 ➡ G
　　蛋白質
クエチアピン　184
クエン酸カリウム・クエン酸ナトリウム
　　配合剤　286, 288
クエン酸第一鉄　256
クエン酸第二鉄　240
クエン酸マグネシウム　269, 270
薬の名前　58
駆虫薬　342
クッシング症候群　300
クマリン誘導体　252
くも膜下出血　235, 236
グラニセトロン　265
クラブラン酸　331
グラム陰性桿菌　329
グラム陽性球菌　329
クラリスロマイシン　269, 334
クラーレ　153
グリア細胞　206
クリアランス　16
グリクラジド　277
グリコーゲン合成酵素キナーゼ3
　　276
グリコペプチド系抗生物質　332
グリシン　40, 272
クリーゼ　178
グリセリン ➡ グリセロール
グリセロール　235, 242
グリチルリチン酸　272
グリチルレチン酸　368
クリノフィブラート　285
グリベンクラミド　277
グリメピリド　277
クリンダマイシン　335, 367, 370
グルカゴン　47
グルカゴン様ペプチド-1　48
β-グルクロニダーゼ　16
グルクロン酸　14

グルココルチコイド　51,299,315
グルココルチコイド応答配列 ➡ GRE
グルココルチコイド受容体　315
グルコース依存性インスリン分泌刺激ポリペプチド　48
グルコース輸送体4　276
グルコース-6-リン酸脱水素酵素欠損症　33
グルタチオン　373
γ-グルタミルカルボキシラーゼ　252
グルタミン酸　40
グルタミン酸仮設　183
グルタミン酸興奮神経毒性仮説　206
グルタミン酸作動性Cl⁻チャネル　343
グルタラール　346
クレアチニンクリアランス　95,103
グレイ（灰色）症候群　91,335
グレープフルーツ　79
クレンブテロール　304
クロキサシリン　328
クロザピン　184
クロスオーバー法　131
クロストリジウム・ディフィシル　65
クロトリマゾール　366
クロナゼパム　168
クロニジン　211
クロバザム　168
クロピドグレル　250
クロベタゾール　368
クロベタゾン　368
クロミフェン　303
クロミプラミン　192
クロモグリク酸　261,262,363,364
クロラゼブ酸　199
クロラムフェニコール　335,364,367
クロラムフェニコール系抗生物質　335,367
クロルジアゼポキシド　199
クロルフェニラミン　321
クロルフェネシン　156
クロルプロマジン　184
クロルヘキシジン　345
クロルマジノン　306
クロロキン　341
クロロキン網膜症　341
クローン病　271
群発頭痛　160

け

経気道投与　10
経口弱毒生ワクチン　344
経口投与　8,9,10,88
継続療法　192
系統的な誤差　130
経皮投与　10
痙攣　332
痙攣重責症　170
痙攣発作　162
劇症肝炎　64,102,288
撃発活動　227
劇薬　114
──の管理　114

ケース・コントロール研究 ➡ 症例対照研究
ゲストノロン　306
ケタミン　149,152
血圧　210
血圧異常症の薬　210
血圧低下（重度）に用いる薬　375
血液/ガス分配係数　150
血液凝固（外因系・内因系）　248
血液凝固因子製剤　383
血液睾丸関門　12
血液疾患の薬　248
血液製剤　382
血液胎盤関門　12
血液脳関門（BBB）　12
結核　337
結核菌　338
血管拡張薬　210,216
血管強化薬　254
血管新生阻害薬　354,355,362
血管性認知症　205
血管性浮腫　214
血管痛　150
血管内皮増殖因子　355
血管を拡張させる薬剤　376
血球製剤　382
結合型エストロゲン　301,302
結合形薬物　3,107
血漿製剤　382
血漿蛋白質　11
血漿蛋白質結合率　11
血漿中濃度　3,107
血漿中非結合形薬物分率　16
血漿中遊離形薬物濃度　3
血漿中遊離形薬物分率　16
血小板　248
血小板減少症治療薬　257
血小板減少性紫斑病　344
血清コリンエステラーゼ　85
血清中濃度　3
血栓　248
血栓症　63,100,249,302
血栓性血小板減少性紫斑病　65,251
血栓溶解薬　221,235,236,249,254
血中期（マラリアの）　340
血中殺シゾント薬　340
血中濃度　3
血中濃度測定分画　107
血中濃度測定法　106
血中薬物濃度　3
結腸癌　271
血友病A　255
血友病B　255
血流改善薬　161
血流量依存性　19
ケトアシドーシス　281
ゲートウェイドラッグ　70
ケトコナゾール　366
ケトチフェン　321,363
ケトプロフェン　314,368
解熱鎮痛薬　311,312
ゲノム薬理学 ➡ 薬理遺伝学
ゲフィチニブ　354
ケミカルメディエーター遊離阻害薬　262
ケミカルメディエーター遊離抑制薬　363
ゲムシタビン　349
ゲメプロスト　309
ケモカイン　48
下痢　269,273
原因療法薬 ➡ 根治療法薬
幻覚　151
幻覚発現薬　73
嫌気性菌　335
研究デザイン　129
研究倫理　135
嫌酒作用　330,338
嫌酒薬 ➡ 抗酒薬
検証的試験　126
ゲンタマイシン　279,333,364,367
原虫感染症　340
原発開放隅角緑内障　360
原発性アルドステロン症　215,245,300
原発性骨粗鬆症　290

こ

5α還元酵素　51,307
5α還元酵素阻害薬　300,301,306
5αリダクターゼ ➡ 5α還元酵素
抗IL-12/23p40抗体製剤　271
抗悪性腫瘍薬　347
抗アセチルコリン受容体抗体　178
降圧薬　210,236,237,239
降圧利尿薬　244
抗RANKL抗体製剤　292
抗RSウイルス薬　325
抗アルドステロン薬　215,225
抗アレルギー薬　261,262,263,321,363,367
抗アンドロゲン薬　306
広域ペニシリン　328
抗インフルエンザウイルス薬　324
抗ウイルス薬　323,364
抗うつ薬　190,236
抗うつ薬療法　190
高LDLコレステロール血症　238,282
抗炎症薬　312,363,367,368
効果器　31
口渇　274
高カリウム血症　240,245
高カルシウム血症　244
高カロリー輸液　381
抗肝炎ウイルス薬　272
交感神経刺激薬　362
交感神経抑制薬　210,211,361
抗がん性抗生物質　347,351
抗がん薬 ➡ 抗悪性腫瘍薬
後期有害反応　173
抗凝固薬　220,235,238,249,251
抗狭心症薬　218
抗菌スペクトル　328
抗筋特異的受容体型チロシンキナーゼ（MuSK）抗体　178
抗菌薬 ➡ 抗細菌薬
口腔　8

索引　**401**

口腔カンジダ症　263
抗痙攣薬の評価　163
攻撃因子　267
高血圧　210, 236, 305
高血圧症　99, 110
高血圧性腎硬化症　237
高血圧性脳出血　235
抗結核薬　338
抗血小板薬　220, 235, 238, 249
抗血栓薬　248
抗原性試験　125
抗原虫薬　340
抗甲状腺薬　99, 298
抗コリン薬 ➡ ムスカリン受容体拮抗薬
交差アレルギー　332
抗細菌薬　328, 364
虹彩色素沈着　360
抗サイトメガロウイルス薬　324
抗酸菌　337, 338
抗 C 型肝炎ウイルス薬　325
鉱質コルチコイド ➡ ミネラルコルチコ
　イド
抗 CTLA- 4 抗体薬　356
抗 CD 20 抗体薬　354, 356
抗酒薬　374
甲状腺機能亢進症　99, 297
甲状腺機能低下症　297
甲状腺刺激ホルモン　44
甲状腺刺激ホルモン放出ホルモン　43
甲状腺ホルモン　49
甲状腺ホルモン関連薬　297
甲状腺ホルモン受容体　49
甲状腺ホルモン製剤　299
抗真菌薬　338, 364
高水準消毒薬　346
合成抗菌薬　336, 337, 364
抗精神病薬　182
向精神薬　96, 115, 182
　──の管理　115
公正性の原則　135
合成バソプレシン　297
合成 PGI2 製剤　216
抗生物質　328, 364
抗線溶薬　255
構造 - 活性相関　22
抗体製剤　370
抗ダビガトラン抗体　254
好中球減少症　251
高張グリセロール製剤　235
高張ブドウ糖液　381
高張マンニトール　235
抗 TNF-α 抗体製剤　271
抗低密度リポ蛋白質受容体関連蛋白質 4
　（Lrp 4）抗体　179
抗てんかん薬　162
行動・心理症状　204
抗毒素　344
高トリグリセリド血症　238, 282
高尿酸血症　215, 240, 243, 244, 286,
　338
高尿酸血症治療薬　240
更年期障害　301
抗脳浮腫薬　235
抗 B 型肝炎ウイルス薬　325

抗ヒスタミン薬　110, 160, 265, 367
抗ヒト免疫不全ウイルス薬　327
抗 PD-1 抗体薬　356
抗 PD-L1 抗体薬　356
高ビリルビン血症　337
抗不安薬　198, 220
抗 VEGF 薬　362
抗不整脈薬　225, 377
抗プラスミン薬　255
高プロラクチン血症　188
抗ヘルペスウイルス薬　323
候補化合物の探索　124
抗マラリア薬　340
抗水利尿薬　245
高密度リポ蛋白質　281
後葉ホルモン関連薬　297
抗リウマチ薬　316
抗利尿ホルモン　43
抗利尿ホルモン製剤　246
抗利尿ホルモン不適合分泌症候群
　245, 247
効　力　28
高齢化社会　94
高齢　94
　──の薬物治療　95
高齢社会　94
コカイン　73, 196
5 型ホスホジエステラーゼ　307
コキシブ系 ➡ COX-2 選択的阻害薬
呼吸器系キノロン ➡ レスピラトリーキ
　ノロン
呼吸刺激薬　258
呼吸抑制　142
国際共同試験　128
黒質緻密部　170
コクラン共同計画　133
コクラン・ライブラリー　133
誤　差　130
ゴセレリン　296, 357
骨格筋リアノジン受容体　150
骨吸収を抑制する薬　290
骨形成を促進する薬　292
骨粗鬆症　243, 289
　──の疼痛を抑制する薬　293
骨粗鬆症治療薬　289
骨軟化症　240
コデイン　72, 140, 259
古典的ペニシリン　328
5% ブドウ糖液　381
コバルトイオン　373
個別化医療　82
固有活性　28
コリオゴナドトロピン アルファ　297
コリンアセチルトランスフェラーゼ
　205
コリンエステラーゼ阻害薬　179,
　206, 362
コリン作動性クリーゼ　178, 181
コルチコレリン　295
コルチゾール　51
コルヒチン　286, 287
コレスチミド　283
コレスチラミン　283
コレステロール　51, 281

コレステロール異化促進薬　284
コロニー刺激因子（CSF）製剤　257
混合型
　インスリン　275
　高尿酸血症　286
　臓器障害　103
根治療法薬　56
コントローラー ➡ 長期管理薬
コンプライアンス ➡ 服薬遵守

さ

再開通療法　249
再灌流療法　221
催奇形性 ➡ 発生毒性
細菌感染症　100
細菌感染症治療薬　366
細菌抗原ワクチン　344
細菌ワクチン　344
サイクリックリポペプチド　333
最高血中濃度　19
最高血中濃度到達時間　19
最小阻止濃度　328
最小中毒濃度　20
最小肺胞濃度　150
最小有効濃度　19
再審査（承認後の）　127
再生不良性貧血　64, 335
最大効果　28
最大耐用量　125
最大電撃痙攣モデル　163
最大無毒性量　125
最適化　124
細動（不整脈）　228
サイトカイン　48
サイトカイン製剤　320
催不整脈作用　231
細胞外液類似液 ➡ 等張性電解質輸液
細胞外分子　24
細胞周期　111
細胞障害因子　48
細胞性免疫　318
細胞毒性薬　319, 347
細胞内寄生菌　334
細胞内動態　4
細胞内分子　26
細胞壁　328
細胞膜分子　24
催眠薬　198, 200
サキサグリプチン　278
サキナビル　327
酢酸リンゲル液　380
坐　剤　89
殺菌スペクトル　345
作動作用　28
作動薬　29
ザナミビル　324
サニルブジン　327
作用機序（薬物の）　22
作用点（薬物の）　22
サラゾスルファピリジン　271, 317
サリチルアミド　260
サリチル酸系　313
サリドマイド　68, 97, 359

402 索　引

サリドマイド事件　97
サリドマイド薬害　68
サリドマイド誘導体　359
サルファ系合成抗菌薬　337
サルファ薬　337, 367
サルブタモール　260, 262
サルポグレラート　251
サルメテロール　260, 262
サルモネラ感染症　335
III型サイトカイン受容体ファミリー　48
酸化マグネシウム　269, 270
三環系抗うつ薬　190, 192
III群（抗不整脈薬）　228
3号液　380, 381
三硝酸グリセロール　218
酸素　220, 379
3大激痛　160
三段階除痛ラダー　143
散瞳薬　364
サンプル・サイズ　130

し

次亜塩素酸ナトリウム　346
ジアセチルモルヒネ　72
ジアゼパム　155, 167, 170, 199, 378
シアナミド　79, 374
シアノコバラミン　256, 364, 373
シアン化物イオン　372
シアン化物中毒治療薬　372
ジエチルカルバマジン　343
子癇　308
時間治療　108, 109
時間薬理学　109
ジギタリス　223
ジギタリス製剤　222, 223, 230
ジギトキシン　223
子宮収縮薬　309
子宮収縮抑制薬　308
糸球体腎炎　237
糸球体濾過　15, 103
糸球体濾過率　91, 95, 103, 239
子宮内膜症治療薬　303
ジクアホソル　364
シグマート®　376
シクレソニド　260
シクロオキシゲナーゼ　53, 311
シクロオキシゲナーゼ-1　250
シクロオキシゲナーゼ阻害薬　250
シクロスポリン　80, 238, 283, 319, 364
シクロフィリン　319
ジクロフェナク　313, 363, 368
シクロペントラート　364
シクロホスファミド　238, 348
刺激性緩下薬　269, 270
刺激生成異常　227
刺激伝導異常　227
刺激伝導系　225
止血　248
止血薬　254
事故（抗精神薬）　116
持効型インスリン　275

持効型インスリンアナログ　276
視交差上核　108
ジゴキシン　223, 230, 377
自己受容体　36
ジゴシン®　377
自己注射　276
事故届　115, 116
脂質異常症　99, 110, 281
脂質異常症改善薬　238
脂質異常症治療薬　281
脂質代謝異常　188
止瀉薬　269, 270
自主臨床試験　127
視床下部ホルモン　43
視床下部ホルモン関連薬　295
シシリアン・ガンビット分類　228
視神経障害　338
ジスキネジア　173, 188
ジスチグミン　181, 362
システイン　373
システマティック（系統的）レビュー　133
ジストニア　187, 188
シスプラチン　353
ジスルフィラム　79, 374
姿勢反射障害　170
自然変動　132
自然免疫　318
持続皮下インスリン注入療法　277
ジソピラミド　229
シゾント　340
シタグリプチン　278
ジダノシン　327
シタフロキサシン　336
シタラビン　349
疾患修飾性抗リウマチ薬　316
疾患モデル動物　125
実験的介入　129
実施者　127
湿性咳嗽　259
シトクロム c オキシダーゼ　372
シトクロム P450　13, 77, 78, 339
　小児の―　91
シトシンアラビノシド系　349
ジドブジン　327
シナカルセト　241
歯肉肥厚　216
α-シヌクレイン　170
ジノプロスト ➡ PGF$_{2\alpha}$
ジノプロストン ➡ PGE$_2$
自発的な同意　136
1,25-ジヒドロキシビタミン D$_3$　241
ジヒドロキシフェニルアラニン　171
ジヒドロコデイン　140
ジヒドロテストステロン　51, 307
ジヒドロピリジン系　216, 220
ジヒドロピリミジン脱水素酵素　69, 79, 80, 85, 350
ジヒドロ葉酸還元酵素　349
ジピベフリン　362
ジピリダモール　238, 251
ジフェニドール　161
ジフェニルブチルピペリジン誘導体　184

ジフェンヒドラミン　160, 321, 367
ジフルコルトロン　368
ジフルプレドナート　368
ジプロフィリン　160
シプロフロキサシン　336
ジフロラゾン　368
ジベカシン　364
ジペプチジルペプチダーゼ4　278
ジペプチジルペプチダーゼ4阻害薬　278
シベンゾリン　229
脂肪肝　102
脂肪製剤　381
シメチジン　78, 266, 267
ジメチルイソプロピルアズレン　368
シメプレビル　326
ジメルカプロール　372
ジメンヒドリナート　160
ジモルホラミン　258
社会不安障害　198
弱オピオイド　140, 144
弱毒生ワクチン　344
瀉下薬　269, 270
周期性嘔吐症候群　160
重金属　372
集合管　244
重症筋無力症　177
重症筋無力症診断薬　179
重症筋無力症治療薬　177, 181
重曹 ➡ 炭酸水素ナトリウム
縦断研究　130
重炭酸リンゲル液　380
重篤副作用疾患別対応マニュアル　62
重篤有害反応　62
17βエストラジオール　302
十二指腸潰瘍　266
主作用　61
出血　63
出血性膀胱炎　348
術後回復液　381
術後高次脳機能障害　151
術後せん妄　151
術中覚醒　151
術中覚醒記憶　151
術中虹彩緊張低下症候群　361
受動拡散　5
授乳　100
授乳婦の薬物治療　97
受容体　31, 281
受容体理論　27
主要評価項目　133
腫瘍崩壊症候群　286
循環器疾患の薬　210
春季カタル　363, 364
順応　32
昇圧薬 ➡ 低血圧症治療薬
使用依存性抑制　147
消炎薬 ➡ 抗炎症薬
消化管　8, 266
消化管運動の亢進　76
消化管運動の抑制　76
消化管機能調整薬　265
消化器疾患の薬　265
消化性潰瘍　110, 266

消化性潰瘍治療薬　*266*
笑気 ➡ 亜酸化窒素
硝酸薬　*218, 220, 225, 376*
上室期外収縮　*234*
上室性不整脈　*227, 234*
消失速度定数　*18*
消失半減期　*18*
上室頻拍　*234*
脂溶性薬物　*13*
脂溶性領域　*147*
静注 ➡ 静脈内注射
条虫類　*342*
小腸コレステロールトランスポーター阻
　　害薬　*283*
消　毒　*345*
消毒薬　*345*
小児の薬物治療　*88*
小児薬用量　*92*
承認審査　*126*
上皮成長因子　*354*
上皮成長因子受容体阻害薬　*354*
上皮ナトリウムチャネル　*215, 244*
上皮ナトリウムチャネル遮断薬　*242,*
　　244
商品名　*58, 59*
情報伝達因子　*31*
小胞モノアミントランスポーター阻害薬
　　212
静脈血栓　*249*
静脈血栓症　*253*
静脈血栓塞栓　*253*
静脈血栓塞栓症　*291*
静脈内注射　*9*
静脈麻酔薬　*149, 151*
常用量依存　*71*
症例対照研究　*130*
初回通過効果（FPE）　*9*
食生活指導　*157*
褥　瘡　*369*
褥瘡治療薬　*369*
食道障害　*291*
食道静脈瘤　*246*
食品医薬品局　*68*
ジョサマイシン　*334*
女性化乳房　*215, 245*
女性ホルモン関連薬　*301*
女性ホルモン製剤　*301*
ショック　*329*
処　方　*58, 118*
処方箋　*118*
　　──の記載事項　*118*
　　──の交付　*114, 115, 116*
　　──の有効期限　*120*
徐脈性不整脈　*227*
処理能依存性　*19*
シラスタチン　*331*
自律神経作用薬　*230*
ジルチアゼム　*216, 230, 377*
シルデナフィル　*216, 307*
シルニジピン　*216*
シロシビン　*73*
シロスタゾール　*251*
シロドシン　*306*
腎盂腎炎　*237, 281*

真核生物　*340*
人格の尊重　*135*
新規抗てんかん薬　*168*
腎機能障害者の薬物治療　*102*
腎機能の臨床評価　*103*
心機能を抑制する薬（救命救急に必要
　　な）　*376*
心筋梗塞　*221, 249, 254*
心筋細胞
　　──のイオンチャネル　*225*
　　──の電気的活動　*225*
真菌症治療薬　*366*
心筋リモデリング　*221*
シング‐ヴォーン・ウィリアムズ分類
　　228
腎クリアランス　*18*
神経因性膀胱　*304*
神経回路網仮説　*184*
神経型ニコチン性アセチルコリン受容
　　体　*34*
神経原性炎症　*157*
神経疾患の薬　*156*
神経遮断薬　*212*
神経症状　*187*
神経成長因子　*48*
神経伝達物質　*34*
神経内分泌系　*43*
神経ペプチド　*42*
心原性脳塞栓　*235*
人工涙液　*364*
深在性真菌症　*338*
腎疾患の薬　*237*
心室性不整脈　*227, 234*
心室頻拍　*63*
滲出型加齢黄斑変性症　*362*
腎障害　*333*
　　──による薬物動態の変化　*102*
尋常性痤瘡　*370*
尋常性痤瘡治療薬　*370*
親水性基剤　*366*
腎性骨症　*240, 241*
真性コリンエステラーゼ ➡ アセチルコ
　　リンエステラーゼ
腎性尿崩症　*245, 247*
腎性尿崩症治療薬　*247*
腎性貧血　*241, 256*
腎性貧血治療薬　*241*
振　戦　*170*
新鮮凍結血漿　*382*
腎臓病　*237*
　　──の薬　*237*
心臓弁膜症　*175*
身体依存　*70*
人体実験　*129*
診　断　*56*
　　有害反応　*67*
診断薬　*56*
陣痛誘発・分娩促進薬 ➡ 子宮収縮薬
浸透圧利尿薬　*235, 242*
腎毒性　*333*
侵入（ウイルスの）　*323*
侵入阻害薬　*328*
真の評価項目　*133*
真の薬効　*132*

腎排泄型　*103*
シンバスタチン　*282*
深部静脈血栓症　*63*
心不全　*213, 221, 247, 280*
　　──の薬　*221*
　　──の病態生理　*221*
　　──の薬物治療　*221*
心不全治療薬　*222*
腎不全の治療薬　*239*
心房細動　*234, 253*
心房性ナトリウム利尿ペプチド　*46,*
　　225
心房粗動　*234*
心抑制作用　*231*
診　療　*56*
親和性　*28*

す

膵炎治療薬　*272, 273*
水酸化アルミニウムゲル　*266, 267*
水酸化マグネシウム　*266, 267*
膵疾患治療薬　*272*
水素イオン　*26*
水素結合　*22*
水中油滴型　*366*
睡眠障害　*201*
水溶性薬物　*13, 91*
水溶性領域　*147*
頭蓋内圧亢進　*235*
スガマデクス　*153, 379*
スキサメトニウム　*153, 378*
スクラルファート　*266, 267*
スタディ（研究調査）　*124, 129*
スチリペントール　*169*
スティーブンス・ジョンソン症候群
　　66, 86
スティール現象　*219, 251*
ステム（語幹）　*58*
ステロイド系抗生物質　*367*
ステロイド性抗炎症薬　*311, 315*
ステロイドパルス療法　*238*
ステロイドホルモン　*51*
ステロイド薬 ➡ 副腎皮質ホルモン薬
ステロイド離脱症候群　*315*
ストレプトグラミン系抗生物質　*335*
ストレプトマイシン　*333*
ストロングスタチン　*282*
スニチニブ　*355*
スピラマイシン　*342*
スピロノラクトン　*215, 225, 244*
スプラタスト　*261*
スプロフェン　*368*
スボレキサント　*203*
スポロゾイト　*340*
スポンサー（発案者）　*127*
スマトリプタン　*157*
炭火焼肉　*77*
スモン　*68*
スリンダク　*313*
スルタミシリン　*331*
スルバクタム　*331*
スルピリド　*184, 195*
スルファジアジン　*337, 342, 367*

スルファジアジン銀　367
スルファニルアミド　337
スルファピリジン　272
スルファメトキサゾール　337
スルファモイル安息香酸誘導体　243
スルフォラファン　77
スルホニル尿素薬　277

せ

正義　135
生後発達　88
制酸薬　266, 267, 268
正常眼圧緑内障　360
生殖器疾患の薬　304
生殖細胞系列　82
生殖毒性試験　125
精神依存　70
精神刺激薬　190, 196
精神疾患の薬　182
精神症状　187
性腺刺激ホルモン関連薬　296
性腺刺激ホルモン放出ホルモン　43
製造販売後調査　127
製造販売後臨床試験　127
生体高分子　22
生体リズム　108
生体利用率　8, 16, 19
成長ホルモン　44
成長ホルモン関連薬　296
成長ホルモン放出ホルモン　43
整腸薬　269, 270
制吐薬　265
生物学的疾患修飾性抗リウマチ薬
　　317
生物学的製剤　100, 261
生物由来製品　117
　──の管理　117
成分名　58
性ホルモン　51
性ホルモン関連薬　300
セイヨウオトギリソウ　77
生理活性物質　34
生理食塩水　380
世界医師会　135
赤色血栓　249
赤色人症候群　333
脊髄くも膜下麻酔　148
脊椎硬膜外麻酔　148
責任ある研究遂行　135, 136
赤痢アメーバ　341
赤痢アメーバ症　338
セクキヌマブ　370
セコバルビタール　204
セチプチリン　193
セチリジン　321
舌下投与　10, 219
セツキシマブ　354
赤血球液　382
切迫性尿失禁　304
切迫流・早産治療薬 ➡ 子宮収縮抑制薬
セファクロル　330
セファゾリン　330
セファマイシン系　330

セファレキシン　330
セファロスポリナーゼ　331
セファロスポリン系　330
セファロスポリンC　330
セフェピム　330
セフェム系抗生物質　100, 330
セフォゾプラン　330
セフォタキシム　330
セフォチアム　330
セフォペラゾン　330, 331
セフカペンピボキシル　330
セフジトレンピボキシル　330
セフジニル　330
セフタジジム　330
セフトリアキソン　330
セフメタゾール　330
セフメノキシム　364
セベラマー　240
セボフルラン　149, 151
セラトロダスト　261
セリン/トレオニンキナーゼ　48
セルシン®　378
セルトラリン　193
セルモロイキン　320
セレギリン　175
セレコキシブ　314
セロトニン　37
セロトニン仮説　184
セロトニン症候群　159, 194
セロトニン・ドパミン受容体拮抗薬
　　182, 184
セロトニン・ノルアドレナリン再取り込
　み阻害薬　190, 194
線維性骨炎　240
閃輝暗点　158
全血液　382
全血中濃度　3, 107
善行　135
全身型重症筋無力症　178, 179
全身クリアランス　18
全身循環　8, 10
全身投与　8
全身麻酔　149
全身麻酔薬　149
喘息発作　261
選択的エストロゲン受容体モジュレー
　　ター　290, 291
選択的弛緩薬結合薬　155
選択的セロトニン再取り込み阻害薬
　　190, 193
選択毒性　57, 347
蟯虫　342
線虫類　342
先天性トキソプラズマ症　342
セント・ジョーンズ・ワート　77
センノシド　269, 270
全般性不安障害　198
全般発作　163, 169
線溶　249

そ

躁うつ病　190
相加作用　33

臓器クリアランス　18
臓器血流量　18
早期後脱分極　227
臓器障害者の薬物治療　101
臓器処理能　18
早期有害反応　172
双極性障害　190
造血因子　48
造血薬　255
相互作用
　吸収過程での──　76
　代謝過程での──　77
　胆汁中排泄に関する──　80
　尿中排泄に関する──　80
　排泄過程での──　80
　分布過程での──　76
　薬物動態上の──　76
　薬力学上の──　33, 76, 80
創傷・潰瘍部消毒薬　346
相乗作用　33
増殖因子　48
増殖シグナル阻害薬　354
早朝高血圧　110
躁病エピソード　190, 195
創薬　124
即時型アレルギー反応　321
続発性骨粗鬆症　290
続発性緑内障　360
組織　8
組織殺シゾント薬　340
組織プラスミノーゲン活性化因子
　　254
組織プラスミノーゲン活性化因子製剤
　　254
疎水性結合　22
ソセゴン®　378
ソタロール　230
速効型インスリン　275
速効型インスリン分泌促進薬　277
ゾニサミド　168, 175
ゾピクロン　203
ソフト・エンドポイント　132
ソホスブビル　326
ソマトスタチン　43
ソマトスタチン製剤　296
ソマトレリン　295
ソマトロピン　296
ソラフェニブ　355
ソリタ方式　380
ソリフェナシン　304, 305
ソリブジン　69
ソリブジン薬害　69
ソルコセリル　369
ゾルピデム　203
ゾルミトリプタン　157
ゾレドロン酸　290, 291
尊厳性の原則　135

た

第一世代抗精神病薬　182
第I相（代謝）　13
　小児の──　91
第I相（分布）　11

索　引　**405**

第Ⅰ相臨床試験　126
体液性免疫　318
第Ⅸ因子　255
体細胞系列　82
体細胞変異　87
第三級アンモニウム　206
第Ⅲ相臨床試験　126
胎児性フェニトイン症候群　166
体質性黄疸　8
胎児毒性　97
体脂肪率　94
代謝（薬物の）　5, 10, 12, 89
代謝型グルタミン酸受容体　41
代謝拮抗薬　320, 347, 349
代謝酵素活性
　　──の上昇　77
　　──の低下　78
代謝性アシドーシス　240
代謝性疾患の薬　274
代謝相（腎機能障害者）　103
第ⅩⅢ因子　255
体重増加　188
対照薬　132
対症療法薬　56, 96
耐　性　32, 71, 219, 347
耐性菌　328
耐性ブドウ球菌用ペニシリン　328
大腿四頭筋拘縮症　89
体内動態（薬物の）　5
胎内曝露　97
体内薬物濃度　3
第Ⅶ因子　255
第二世代抗精神病薬　182
第Ⅱ相（代謝）　13, 14
　小児の──　91
第Ⅱ相（分布）　11
第Ⅱ相臨床試験　126
大脳基底核神経回路の調節　170
ダイノルフィン　42
第Ⅷ因子　246, 255
大　麻　72
退薬症状　70
代用血漿剤　382
代用評価項目　133
第四級アンモニウム　179
第Ⅳ相臨床試験 ➡ 製造販売後臨床試験
多　飲　274
ダウノルビシン　351
ダウンレギュレーション（受容体の）
　　32
タカルシトール　369
タキサン類　352
タキフィラキシー　32
ダクラタスビル　326
タクロリムス　316, 319, 364, 368
多元受容体作用抗精神病薬　182, 184
多剤耐性菌　328
ダサチニブ　355
多施設共同試験　126
タゾバクタム　331
多胎妊娠　303
タダラフィル　216, 307
脱殻（ウイルスの）　323
脱感作　32

脱共役　32
脱　水　279, 281
脱水補給液　380
脱分極性筋弛緩薬　86, 153
ダナゾール　303
ダナパロイド　251
多　尿　274
ダパグリフロジン　280
多発性嚢胞腎　237, 239, 247
ダビガトランエテキシラート　253
ダプトマイシン　333
タフルプロスト　360
タペンタドール　140
タミバロテン　358
タムスロシン　306
タモキシフェン　303, 358
タリペキソール　173
ダルテパリン　251
ダルナビル　327
ダルベポエチン アルファ　256
ダルホプリスチン　335
単位（インスリン）　275
単回投与毒性試験　125
探索的試験　126
炭酸カルシウム　240
炭酸水素ナトリウム　80, 240, 379
炭酸脱水酵素　242
炭酸脱水酵素阻害薬　242, 361
炭酸ランタン　240
短時間作用型アドレナリンβ₂受容体作
　　動薬　261, 264
短時間作用型局所麻酔薬　146
胆汁中排泄　15
断酒補助薬　374
単純アルコール類（コリンエステラーゼ
　　阻害薬）　179
単純拡散　5
男性型脱毛症治療薬 ➡ 5α還元酵素阻害
　　薬
男性ホルモン関連薬　300
胆石発作の誘発　143
胆石溶解薬　272
胆道括約筋　143
胆道系の疼痛　266
胆道疾患治療薬　272
タンドスピロン　200
ダントリウム®　379
ダントロレン　150, 153, 379
胆嚢の収縮　143
蛋白質同化ホルモン　301
蛋白質分解酵素阻害薬　272
単盲検　132

ち

チアガビン　169
チアジド系利尿薬（チアジド系薬）
　　210, 215, 224, 238, 242, 243, 244,
　　247
チアゾリジン誘導体　280
チアプリド　184
チアマゾール　297
チアミラール　149, 151
チエノピリジン誘導体　250

遅延型アレルギー反応　321
遅延後脱分極　224, 227
チェン・プルソフの式　30
チオシアン酸イオン　373
チオトロピウム　264
チオプリンS–メチル基転移酵素　84
チオペンタール　149, 151
チオ硫酸ナトリウム　372, 373
蓄　積　12
蓄尿障害　304
チクロピジン　250
チゲサイクリン　334
治　験　126
治験コーディネーター　127
治験施設支援機関　127
チザニジン　155
腟トリコモナス症　338
遅発性ジストニア　188
遅発性錐体外路症状　188
遅発性脳血管攣縮　236
チミジル酸合成酵素　350
チーム医療　58
チモロール　361
注意欠如・多動性障害　73, 197
中型有棘神経　170
中間型インスリン　275
中間密度リポ蛋白質　281
中時間作用型局所麻酔薬　147
注射投与　8, 9
抽出比　18
中水準消毒薬　345, 346
中枢作用薬　211
中枢神経型（アセチルコリン受容体）
　　34
中枢神経症状　187
中枢性筋弛緩薬　155, 156
中枢性鎮咳薬　259
中枢性尿崩症　245
中枢性めまい　161
中性アミノ酸トランスポーター　172
中　毒　61
　　──の治療薬　371
中毒性表皮壊死症　66
β–チューブリン　342, 352
チューブリン重合阻害作用 ➡ 微小管重
　　合阻害作用
中和薬　378
腸管運動　88
腸肝循環　16
腸管穿孔　284
腸管糞線虫症　343
長期管理薬　261
聴器障害　333
超高齢社会　94
調　剤　58, 120
調剤者　122
長時間作用型アドレナリンβ₂受容体作
　　動薬　110, 261, 264
長時間作用型局所麻酔薬　147
長時間作用型ムスカリン受容体拮抗薬
　　264
超速効型インスリン　275
超速効型インスリンアナログ　276
腸チフス　335

超低密度リポ蛋白質　281
腸閉塞　284
直接経口抗凝固薬　249,253
直接作用型抗ウイルス薬　325,326
直接的レニン阻害薬　214
直接路 D_1 タイプ神経　170
直腸内投与　8,10
治療　56
治療域　19,20,105,106
治療指数　20
治療薬　56
治療薬物モニタリング　105
チロキシン　49,297
チログロブリン　49,297
チロシンキナーゼ　25
チロシンキナーゼ型受容体ファミリー
　48
鎮咳薬　258,259
鎮痙薬　266
鎮静薬　378
鎮痛補助薬　143
鎮痛薬　140,220,368,378

つ

痛風　286
通風・高尿酸血症治療薬　286
痛風発作治療薬　286
d-ツボクラリン　153
爪白癬　366

て

手足症候群　350
低 HDL コレステロール血症　282
ディオバン事件　137
低カリウム血症　215,243,244,263,
　305
低カルシウム血症　240,241,292
定期接種　344
定型抗精神病薬　182,184
低血圧　217
低血圧症治療薬　217
低血糖　63,276
テイコプラニン　332
定常状態　20
低水準消毒薬　345
低張性電解質輸液　380
低分子化合物　27
低分子疾患修飾性抗リウマチ薬　316
低分子ヘパリン　251
低密度リポ蛋白質　281
定量吸入器　261
テオフィリン　261
テガフール　79,349
テガフール・ウラシル配合剤　350
テガフール・ギメラシル・オテラシルカ
　リウム配合剤　350
適応外使用　92
適合性（医薬品選択の基準）　57
デキサメタゾン　315,363,368
デキストラン　382
デキストロメトルファン　259
デクスメデトミジン　151

テストステロン　51,300
デスフルラン　149,151
デスモプレシン　246,297
テセロイキン　320
鉄過剰症　372
鉄欠乏　241
鉄欠乏性貧血　256
鉄製剤　241,256
テトラカイン　147
テトラサイクリン　334,367
テトラサイクリン系抗生物質　333,
　367
テトラヒドロカンナビノール　72
テネリグリプチン　278
デノスマブ　292
デノパミン　222
テノホビルジソプロキシル　325
デヒドロエピアンドロステロン　51
デヒドロペプチダーゼ-I　332
デフェラシロクス　372
デフェロキサミン　372
テプレノン　266
デプロドン　368
テムシロリムス　356
デメチルクロルテトラサイクリン
　247,367
テモカプリル　214
デュタステリド　301,306,307
デュビン・ジョンソン症候群　7
デュロキセチン　194
テラプレビル　326
テーラーメード医療　82
テリパラチド　292
δ受容体　43
テルビナフィン　366
テルミサルタン　214
電解質異常　383
電解質コルチコイド ➡ ミネラルコルチ
　コイド
電解質輸液　380
てんかん　99,162
点眼　11
てんかん動物モデル　163
てんかん発作　162
電気的キンドリングモデル　163
転写因子　27
点接合　12
伝達麻酔　148
点鼻　10

と

糖吸収阻害薬　274,280
統合失調症　182
同時対照　131
糖質コルチコイド ➡ グルココルチコイ
　ド
糖質輸液　381
同種脱感作　32
透析　104
透析患者の薬物治療　104
等張性電解質輸液　380
疼痛　99
糖尿病　99,188,274

糖尿病性腎症　237,274
糖尿病治療薬　274
糖排泄促進薬　274,280
動物実験　125
動脈血栓　249
投与間隔　20
投与量　3,20
投与量-反応曲線　28
ドキサゾシン　212
ドキサプラム　258
ドキシサイクリン　333,341
トキソイド　344
トキソプラズマ　342
トキソプラズマ症治療薬　342
ドキソルビシン　351
特異的免疫抑制薬　319
特殊毒性試験　125
毒性　62
毒性試験　125
毒性反応　61
毒素　344
特定生物由来製品　117
　──の管理　117
特定薬剤治療管理料　106
毒薬　114
　──の管理　114
毒薬・劇薬の在庫　114
時計遺伝子　108
トコフェロールニコチン酸エステル
　285
トシリズマブ　317
ドセタキセル　352
突然変異　82
突発的な睡眠　175
ドネペジル　206
ドパミン　35,37,170,222,376
ドパミン過剰仮説　182
ドパミン系安定化薬　185
ドパミン受容体作動薬　171,173,174
ドパミン神経の変性　170
ドパミン D_2 受容体拮抗薬　195
ドパミン D_2 受容体部分作動薬　182,
　184
ドパミントランスポーター　197
ドパミン報酬系　197
ドパミン放出促進薬　176
トピラマート　168
トピロキソスタット　79
ドーピング　301
ドブタミン　222,376
ドブトレックス®　376
トブラマイシン　333,364
トポイソメラーゼ　336
トポイソメラーゼ I　352
トポイソメラーゼ II　352
トポイソメラーゼ阻害薬　347,352
トホグリフロジン　280
トラスツズマブ　355
トラセミド　215,243
トラニラスト　261,363
トラネキサム酸　255
トラフェルミン　369
トラフ値　106
トラベルワクチン　344

索　引　**407**

トラボプロスト　*360*
トラマドール　*140*
トランスポーター　*6, 26*
トリアシルグリセロール　*281*
トリアゾラム　*201*
トリアゾール系　*339, 366*
トリアムシノロン　*368*
トリアムテレン　*215, 244*
トリグリセリド ➡ トリアシルグリセ
　　ロール
トリクロルメチアジド　*215, 243*
トリプシン　*367*
トリプタン系（急性期治療）薬　*157,*
　　158, 159
トリヘキシフェニジル　*176*
ドリペネム　*331*
トリメトプリム　*337*
トリメブチン　*265*
トリヨードチロニン　*49, 297*
トリロスタン　*300*
トルサード・ド・ポワント　*63, 226,*
　　227, 335
ドルゾラミド　*361*
ドルテグラビル　*328*
トルテロジン　*304*
トルバプタン　*239, 247, 297*
トルブタミド　*277*
ドルミカム®　*378*
トレチノイン　*358*
トレチノイントコフェリル　*369*
トレミフェン　*303, 358*
トレラグリプチン　*278*
ドロキシドパ　*176*
トロピカミド　*364*
トロンビン　*249, 255*
トロンビン阻害薬　*253*
トロンボキサン　*52*
トロンボキサン A₂　*248*
トロンボキサン A₂ 受容体拮抗薬　*322*
トロンボキサン A₂ 阻害薬　*262*
トロンボキサン合成酵素　*236*
トロンボキサン合成酵素阻害薬　*250,*
　　322
トロンボポエチン受容体作動薬　*257*
ドンペリドン　*265*

な

内因性オピオイド　*42*
内因性クレアチニンクリアランス測定
　　法　*103*
内因性交感神経刺激作用　*212*
内在化（受容体の）　*32*
内耳性めまい　*161*
ナイスタチン　*339*
ナイトロジェンマスタード　*348*
内服 ➡ 経口投与
内分泌系疾患の薬　*295*
内用 ➡ 経口投与
内リンパ水腫　*161*
ナジフロキサシン　*367*
納　豆　*80*
ナテグリニド　*277*
ナトリウムイオン　*25*

ナトリウム / グルコース共輸送体
　　280
ナトリウム / グルコース共輸送体 2 阻害
　　薬　*280*
ナトリウム利尿　*241*
ナトリウム利尿ペプチド　*46*
ナトリウム利尿ペプチド製剤　*225*
ナノスフェア　*113*
ナファモスタット　*272*
ナフトピジル　*306*
鉛中毒　*372*
ナラトリプタン　*157*
ナリジクス酸　*336*
ナルコレプシー　*44, 197*
ナルデメジン　*143*
ナルトグラスチム　*257*
ナルフラフィン　*141*
ナロキソン　*140, 373, 378*
難治性てんかん　*164*
難　聴　*243*

に

2 型アセトアルデヒド脱水素酵素 ➡ 2 型
　　アルデヒド脱水素酵素
2 型アルデヒド脱水素酵素　*79, 85,*
　　219
Ⅱ型サイトカイン受容体ファミリー
　　48
2 型糖尿病　*274*
ニカルジピン　*216, 377*
Ⅱ群（抗不整脈薬）　*228*
ニコチン　*73, 374*
ニコチン依存症　*374*
　　——の治療薬　*374*
ニコチン酸誘導体　*282, 285*
ニコチン受容体　*343*
ニコチン性アセチルコリン受容体
　　34, 374
ニコチン置換薬　*374*
ニコチン置換療法　*374*
ニコモール　*285*
ニコランジル　*218, 376*
二次ガス効果　*151*
二次血栓　*248*
二次止血　*248*
二次性アルドステロン症　*245*
二次性副甲状腺機能亢進症　*241*
二重盲検　*132*
二硝酸イソソルビド　*218, 376*
ニセリトロール　*285*
日常生活動作　*96*
日内変動　*109*
日周リズム　*108*
ニトラゼパム　*201*
ニトログリセリン　*216, 218, 225,*
　　376
ニトロプルシド　*216*
ニトロール®　*376*
ニフェカラント　*230*
ニフェジピン　*99, 216, 220*
ニプラジロール　*361*
ニボルマブ　*356*
ニモジピン　*236*

乳　剤　*366*
乳酸アシドーシス　*279*
乳酸リンゲル液　*380*
ニューキノロン　*336*
ニューモシスチス肺炎　*337*
ニュルンベルク綱領　*134*
ニュルンベルク国際軍事裁判　*134*
尿細管再吸収　*15, 103*
尿細管分泌　*15, 91, 103*
尿酸合成阻害薬　*286, 287*
尿酸産生過剰型　*286*
尿酸産生抑制薬　*240*
尿酸排泄促進薬　*286, 288*
尿酸排泄低下型　*286*
尿失禁 ➡ 蓄尿障害
尿中排泄　*15*
尿中未変化体排泄率　*16*
尿毒症毒素　*239*
尿毒症毒素吸着薬　*239*
尿　閉　*305, 306*
尿崩症　*245*
尿崩症治療薬　*245*
尿　路　*266*
尿路感染　*305*
ニロチニブ　*355*
任意接種　*344*
妊　娠　*97*
妊娠中によくある疾患　*99*
認知機能障害　*176, 182, 187, 204*
　　——の薬物療法　*209*
認知症　*204*
　　——の周辺症状　*204*
　　——の中核症状　*204*
認知症治療薬　*204*
妊婦の薬物治療　*97, 98*

ぬ

ヌクレオシド　*50*
ヌクレオチド　*50, 51*

ね

ネオシネジン®　*376*
ネオスチグミン　*155, 181*
捻れ状多形性心室頻拍 ➡ torsades de
　　pointes
熱帯熱マラリア原虫　*340*
ネパフェナク　*363*
ネビラピン　*327*
ネルフィナビル　*327*
粘液分泌促進薬　*266, 267, 268*
粘膜修復促進薬　*266, 267, 268*
粘膜保護薬　*266, 267, 268*

の

ノイラミニダーゼ　*324*
ノイラミニダーゼ阻害薬　*324*
脳圧亢進　*242*
脳幹性前兆（片頭痛の）　*160*
濃厚血小板　*382*
脳梗塞　*235, 249, 254*
脳循環代謝改善薬　*236*

脳性ナトリウム利尿ペプチド　46
脳卒中　235
　　——の薬　235
濃度　3, 27
濃度 - 時間曲線下面積　18
濃度 - 反応曲線　27
濃度比　29
脳浮腫　235, 242
ノルアドレナリン　35, 36, 375
ノルアドレナリン®　375
ノルアドレナリン系作用薬　171, 176
ノルアドレナリン作動性・特異的セロト
　　ニン受容体作動性抗うつ薬　195
ノルエチステロン　301
ノルエチステロン・エチニルエストラジ
　　オール　301
ノルゲストレル・エチニルエストラジ
　　オール　301
ノルトリプチリン　192
ノルフロキサシン　336, 364
ノンレム睡眠　201

は

バイアス　130
肺高血圧症治療薬　216
配合剤　81
肺梗塞　249
排出障害　304
排出障害治療薬　306
排泄（薬物の）　5, 14, 91
排泄相（腎機能障害者の）　103
肺塞栓　254
肺塞栓症　63
排尿困難　306
排尿障害治療薬　304
パーキンソン症候群　170
パーキンソン病　170
パーキンソン病治療薬　170
白色血栓　249
白癬　366
白糖・ポビドンヨード配合剤　369
白内障　363
白内障治療薬　363
パクリタキセル　352
バクロフェン　156
バシトラシン　367
播種性血管内凝固（DIC）　249
バシリキシマブ　320
パズフロキサシン　336
バセドウ病　297
バゼドキシフェン　291
パーソナルドラッグ　58
バソプレシン　43, 246
バソプレシン V_2 受容体拮抗薬　239
白金製剤　347, 353
白血球減少症治療薬　257
発生毒性　97
発生毒性試験　125
発　熱　99, 311
発熱・炎症に用いる薬　311
発表倫理　136
ハード・エンドポイント　132
パニック障害　198

パニツムマブ　354
ハプテン　61, 62
ハマダラカ　340
パミドロン酸　291
ハーモナイゼーション国際会議　128
パラシクロビル　323
パラセタモール ➡ アセトアミノフェン
バランス麻酔　149
パリタプレビル　326
パリビズマブ　325
パリペリドン　184
バルガンシクロビル　324
バルサルタン　214
バルデナフィル　307
バルビタール　204
バルビツール酸系催眠薬　204
バルビツール酸誘導体　71
バルプロ酸　78, 157, 164, 166, 195
バレニクリン　374
パロキセチン　78, 193
ハロタン　149, 151
ハロペリドール　184
パロモマイシン硫酸塩　341
汎血球減少症 ➡ 再生不良性貧血
バンコマイシン　332, 364
バンコマイシン耐性腸球菌　333, 335,
　　336
半数効果用量　20
半数致死量　20, 125
反跳現象　213
反復投与毒性試験　125

ひ

ヒアルロン酸　364
ピオグリタゾン　280
非回転性めまい　161
非核酸系逆転写酵素阻害薬　327
比較試験　131
比較対照　131
皮下注射（皮下注）　9, 89, 276
ビガバトリン　169
ビカルタミド　358
ビキサロマー　240
非キニーネ薬　341
非競合的拮抗薬　30
ビグアナイド系薬　279
ピーク値　106
ピークドーズ・ジスキネジア　177
非結合形薬物　107
被験者　127
ピコスルファート　269
皮質拡延性抑制　157
皮質ドパミン低下・皮質下ドパミン亢進
　　仮説　183
微小管重合阻害作用　287
微小管阻害薬　347, 351
皮　疹　337
ヒスタミン　38
ヒスタミン H_1 受容体拮抗薬　321,
　　363
ヒスタミン H_2 受容体拮抗薬　267
非ステロイド性抗炎症薬　99, 247,
　　266, 286, 311, 312, 363

ビスホスホネート系薬　290
ヒゼンダニ　342
ヒ素中毒　372
ビソプロロール　212, 224, 230
非脱分極性筋弛緩薬　153
ピタバスタチン　282
ビタミン　293
ビタミンA誘導体　370
ビタミン B_6　77
ビタミン B_{12}　256, 293
ビタミンD　293
ビタミンK　80, 86, 252, 293
ビタミン K_1 ➡ フィトナジオン
ビタミン K_2 ➡ メナテトレノン
ビタミンK依存性カルボキシラーゼ
　　255
ビタミンKエポキシド還元酵素　252
ビタミンKエポキシド還元酵素複合体サ
　　ブユニット1　33, 86, 253
ビタミンK製剤　255
ビタミン製剤　293, 364
ビダラビン　323, 367
非定型抗精神病薬　182, 184
ヒトIL-2受容体　320
ヒト下垂体性性腺刺激ホルモン　296
ヒトゲノム・遺伝子解析研究に関する倫
　　理指針　136
ヒト絨毛性腺刺激ホルモン　297
ヒト白血球抗原　86
ヒト免疫不全ウイルス　327
ヒドララジン　99, 216
ヒドロキシエチルデンプン　382
ヒドロキシクロロキン　341
5-ヒドロキシトリプタミン　37
ヒドロキソコバラミン　256, 372, 373
ヒドロクロロチアジド　215, 243
ヒドロコルチゾン　299, 315, 363,
　　368
ヒドロモルフォン　140
人を対象とする医学系研究に関する倫理
　　指針　136, 137
非ニコチン置換薬　374
非ニコチン置換療法　374
泌尿器疾患の薬　304
避　妊　302
避妊薬　301
ビノレルビン　352
非バルビツール酸系催眠薬　204
ビフィズス菌　269, 270
皮膚外用剤
　　——の界面活性剤　365
　　——の水性成分　365
　　——の添加物　365
　　——の油性成分　365
皮膚潰瘍治療薬　369
皮膚感作性試験　125
皮膚吸収　89
皮膚吸収性　365
皮膚疾患の薬　365
皮膚粘膜眼症候群　66
ピペラシリン　328, 331
ビペリデン　176
非ベンゾジアゼピン系催眠薬　203
ヒポキサンチン　287

ビホナゾール　366
ビマトプロスト　360
非麻薬性鎮咳薬　259
非麻薬性鎮痛薬　140, 144, 145
ピマリシン　339, 364
ピモジド　184
ピモベンダン　224
費用（医薬品選択の基準）　57
評価項目　133
病原体　27, 57
表在性感染症　366
表在性真菌症　338
標準的抗てんかん薬　164
標的（薬物の）　22
標的分子 ➡ 薬物標的分子
表面麻酔　148
ピラジナミド　338
ピランテル　343
ピリドスチグミン　181
ピリドンカルボン酸　336
ピリドンカルボン酸系 ➡ キノロン系
ピリドンカルボン酸系合成抗菌薬
　　336
ピリミジン系薬　339
ピリミジン代謝拮抗薬　349
ピリメタミン　342
非臨床試験　124, 125
ピルケース　96
ピルジカイニド　229
ビルダグリプチン　278
ピレノキシン　363
ピロカルピン　362
ピロキシカム　368
ピロヘプチン　176
ピロリ除菌療法　267, 269
ビンカアルカロイド類　352
ビンクリスチン　352
貧血　256
貧血治療薬　256
品質（ICH）　128
頻拍　228
ビンブラスチン　352
頻脈性不整脈　227

ふ

ファスジル　236
ファビピラビル　324
ファモチジン　266, 267
ファルネシル二リン酸合成酵素　291
ファレカルシトリオール　241
ファロペネム　331
不安障害　198
不安定狭心症　217, 220
フィッシャー比 ➡ 分枝鎖アミノ酸／芳
　　香族アミノ酸モル比
フィトナジオン　255
フィナステリド　301
フィブラート系薬　238, 282, 283, 285
フィブリノゲン　249, 255
フィブリン　249, 255
フィラデルフィア染色体　355
フィラリア ➡ 糸状虫
フィルグラスチム　257

フェキソフェナジン　321
フェニトイン　77, 78
フェニルアルキルアミン系　216, 220
フェニル酢酸系　313
フェニレフリン　364, 376
フェノチアジン誘導体　184
フェノバルビタール　77, 164, 167,
　　204
フェノフィブラート　285
フェブキソスタット　79, 240, 287,
　　288
フェリチン　256
フェルバメート　169
フェルビナク　368
フェンシクリジン　183
フェンタニル　72, 140
フェンホルミン　279
不応性　32
フォリトロピン ベータ　296
フォルタレザ改訂版　135
フォン・ウィルブランド因子　246,
　　248
フォン・ウィルブランド因子分解酵素
　　65
フォンダパリヌクス　251
不活化ワクチン　344
賦活症候群　194
不活性化 Na+チャネル遮断薬　229
負荷投与　21
腹圧性尿失禁　304
副甲状腺ホルモン　48
副甲状腺ホルモン製剤　290, 292
複合領域（ICH）　128
副作用　61
副次評価項目　133
副腎性アンドロゲン　299
副腎皮質刺激ホルモン　44
副腎皮質刺激ホルモン放出ホルモン
　　43
副腎皮質ホルモン　286, 315
副腎皮質ホルモン関連薬　299
副腎皮質ホルモン製剤　111, 162,
　　235, 238, 271, 286, 315, 363, 367
副腎皮質ホルモン分泌過剰症治療薬
　　300
副腎皮質ホルモン分泌低下症治療薬
　　299
副腎皮質ホルモン薬 ➡ 副腎皮質ホルモ
　　ン製剤
複製（ウイルスの）　323
副反応　344
服薬アドヒアランス　58
服薬遵守　58
ブクラデシン　369
フシジン酸　367
ブシラミン　317
ブースター　344
ブスルファン　348
不整脈　224
　　──の成因　225
　　──の電気生理学的機序　227
不整脈治療の変遷　235
ブセレリン　296
ブチリルコリンエステラーゼ　85,

　　154, 179, 206
ブチルスコポラミン　266
ブチロフェノン誘導体　184
フッ化ピリミジン系　349
ブデソニド　260, 261
ブテナフィン　366
浮動性めまい ➡ 非回転性めまい
ブドウ糖液（5%）　381
ブトロピウム　266
ブナゾシン　361
不妊症　303
ブピバカイン　147
ブプレノルフィン　72, 140
部分作動薬　29, 142
ブホルミン　279
フマル酸第一鉄　256
不眠症　201
ブメタニド　243
プライミング　344
フラジオマイシン　367
プラジカンテル　343
ブラジキニン　45
ブラジキニン増強ペプチド　214
プラスグレル　250
プラステロン硫酸エステル　309
プラスミノーゲン　255
プラスミノーゲン活性化因子　249,
　　254
プラスミン　255
プラセボ　132
プラセボ効果　131, 132
プラセボ対照試験　133
プラゾシン　212
フラノクマリン　79
プラノプロフェン　363
プラバスタチン　282
フラビンアデニンジヌクレオチド
　　364
フラボキサート　305
プラミペキソール　173
プラリドキシム　371, 372
プランルカスト　261, 262
ブリディオン®　379
プリマキン　340
プリミドン　164, 167
ブリモニジン　361
フリーラジカル消去薬　236
ブリンゾラミド　361
プリン代謝拮抗薬　349, 350
フルオシノニド　368
フルオシノロン　368
フルオロウラシル　349
　　5-フルオロウラシル　339
フルオロキノロン系　336
フルオロメトロン　363
ブルガダ症候群　234
フルコナゾール　339
フルシトシン　339
フルタミド　358
フルダラビン　350
フルチカゾン　260, 262
フルドロコルチゾン　299
フルニトラゼパム　201
フルバスタチン　282

フルフェナジン　184
フルボキサミン　78, 193
フルマゼニル　199, 373, 378
ブルーレター ➡ 安全性速報
ブレオマイシン　351
フレカイニド　229
プレドニゾロン　238, 315, 363, 367, 368
プレプロ型前駆体蛋白質　42
プロオピオメラノコルチン　44
プロカイン　146
プロカインアミド　377
プロ型前駆体蛋白質　42
プロカテロール　260
プログアニル　341
プロゲステロン　51, 301
プロゲステロン・エストロゲン配合剤　301, 303
プロゲステロン製剤　301, 302, 303, 306
プロスタグランジン　52
プロスタグランジン $F_{2\alpha}$ 誘導体　360
プロスタグランジン関連薬　360
プロスタグランジン製剤　111, 309
プロスタサイクリン受容体作動薬　250
プロスタノイド　52
フロセミド　215, 224, 243
プロタミン　251, 373
プロ蛋白質転換酵素サブチリシン/ケキシン9型　284
ブロチゾラム　201
プロチレリン　295
プロテアーゼ阻害薬　326, 327
プロテアソーム阻害薬　354, 355
プロテインC　249
プロテインキナーゼ　25
プロテインキナーゼB　276
プロドラッグ　10, 13, 112
プロトロンビン　249
プロトロンビン時間　107, 253
プロトンポンプ　267
プロトンポンプ阻害薬　110, 266, 267
ブロナンセリン　184
プロパフェノン　229
プロピオン酸系　314
プロピベリン　304
プロピルチオウラシル　99, 298
プロフェナミン　176
プロブコール　282, 284
プロプラノロール　157, 212, 219, 230, 376
プロベネシド　80, 288
プロポフォール　149, 151
プロポフォール注入症候群　150
ブロマゼパム　199
ブロムフェナク　363
ブロムヘキシン　259
プロメタジン　260
ブロメライン　369
フロモキセフ　330
ブロモクリプチン　173
ブロモバレリル尿素　204
プロラクチン　44

分枝鎖アミノ酸/芳香族アミノ酸モル比　273
分子標的薬　57, 87, 320, 347, 354
分析的研究　129
糞中排泄　16
分布(薬物の)　5, 11, 89
　──の制御機構　12
分布相(腎機能障害者)　102
分布容積　16
　──の変動要因　17
分離分析法　107

へ

平滑筋収縮　246
並行群間比較　131
閉塞隅角緑内障　360
ペガプタニブ　362
ペグインターフェロン アルファ-2a　320, 326
ペグインターフェロン アルファ-2b　320, 326
ペグビソマント　296
ベクロニウム　153, 378
ベクロメタゾン　260, 368
ベザフィブラート　285
βアドレナリン受容体拮抗薬　36, 96, 111, 210, 212, 218, 219, 220, 224, 230, 361, 376
βアドレナリン受容体作動薬　304, 308
β-エンドルフィン　42, 44
β-グルクロニダーゼ　16
β細胞　274
β遮断薬 ➡ βアドレナリン受容体拮抗薬
β受容体拮抗薬 ➡ βアドレナリン受容体拮抗薬
β_3 アドレナリン受容体　305
β-チューブリン　342, 352
β_2 アドレナリン受容体　305
β_2 アドレナリン受容体作動薬　260
β_2 受容体作動薬 ➡ β_2 アドレナリン受容体作動薬
β_2 受容体作動薬・吸入ステロイド薬配合剤　260
ベタヒスチン　161
ベタメタゾン　315, 363, 368
β-ラクタマーゼ　329, 331
β-ラクタマーゼ阻害薬　331
β-ラクタム　329
β-ラクタム系抗生物質(β-ラクタム系)　329
β_1 アドレナリン受容体作動薬　222
β_1 選択性　212
ベニジピン　216
ペニシラミン　317
ペニシリナーゼ　329, 331
ペニシリナーゼ耐性ペニシリン　329
ペニシリン　100, 328
ペニシリン系抗生物質　328
ペニシリン結合蛋白質　329
ペニシリン耐性肺炎球菌　332
ペネム系抗生物質　331
ベバシズマブ　355

ヘパリン　100, 221, 251, 373
ヘパリン誘発性血小板減少症　251
ヘパリン類　249, 251
ペプチド　42
ペプチドグリカン　328
ベプリジル　230
ヘム鉄　373
ペムブロリズマブ　356
ペメトレキセド　349
ベラパミル　80, 160, 216, 230, 377
ベラプロスト　216, 250
ペラミビル　324
ヘリコバクター・ピロリ　266
ヘリコバクター・ピロリ除菌薬　269
ペリンドプリル　214
ペルオキシソーム増殖因子活性化受容体 α　285
ペルオキシソーム増殖因子活性化受容体 γ　280
ペルゴリド　173
ペルジピン®　377
ヘルシンキ宣言　135
ペルフェナジン　184
ヘルベッサー®　377
ベルモント・レポート　135
ヘロイン　72
ペロスピロン　184
変異型　82
変異原性試験 ➡ 遺伝毒性試験
ベンジルアミン系　366
ベンジルペニシリン　328
ベンズアミド誘導体　184
ベンズブロマロン　78, 288
ベンゼトニウム　345
ベンセラジド　79, 171
ベンゾジアゼピン系抗不安薬　199
ベンゾジアゼピン系催眠薬　201
ベンゾジアゼピン系薬　167
ベンゾジアゼピン系薬物中毒　373
ベンゾジアゼピン誘導体　71
ベンゾチアゼピン系　216, 220
ベンダザック　368
ペンタジン®　378
ペンタゾシン　72, 140, 378
ヘンダーソン-ハッセルバルヒの式　6
片頭痛　157
　急性期治療薬　157
　予防的治療薬　157, 159
片頭痛治療薬　157
ペンテトラゾール痙攣モデル　163
ペントバルビタール　203
便秘　143, 269
ヘンレ係蹄　243

ほ

防御因子　267
膀胱癌　280
芳香族(L-)アミノ酸脱炭酸酵素　77, 79, 171
抱合反応　14
　小児の──　91
放出　323

索　引　**411**

抱水クロラール　*204*
放線菌　*343*
膨張性緩下薬　*269, 270*
法令（臨床試験に関する）　*136*
ボグリボース　*280*
補充療法薬　*56*
ホスアンプレナビル　*327*
ホスカルネット　*324*
ホスファチジルイノシトール−3−キナーゼ　*276*
ホスフェニトイン　*164*
ホスホジエステラーゼ3（PDE3）　*223, 251*
ホスホジエステラーゼ阻害薬　*222, 251*
ホスホジエステラーゼ3阻害薬　*223*
ホスホジエステラーゼ5阻害薬　*216*
ホスホマイシン　*332*
ホスホマイシン系抗生物質　*332*
ホスホリパーゼA₂　*311*
ボスミン®　*375*
ボセンタン　*216*
勃起不全　*307*
勃起不全治療薬　*307*
発作治療薬（気管支喘息の）　*261*
ボツリヌス毒素　*153*
ボツリヌス毒素製剤　*153, 155*
ポドフィロトキシン　*353*
ポドフィロトキシン誘導体　*353*
ボノプラザン　*266, 268*
ポビドンヨード　*346, 369*
ポリエチレングリコール　*112*
ポリエチレングリコール化製剤　*327*
ポリエン系薬　*339*
ポリカルボフィル　*269*
ボリコナゾール　*339*
ポリスチレンスルホン酸カルシウム　*240*
ポリスチレンスルホン酸ナトリウム　*240*
ホリゾン®　*378*
ホリトロピン アルファ　*297*
ホリナート　*349*
ポリミキシンB　*367*
ポリメラーゼ阻害薬　*326*
ボルテゾミブ　*355*
ホルモテロール　*261*
ホルモン　*34*
ホルモン補充療法　*302*
ホルモン療法薬　*347, 357*
翻訳後プロセシング　*42*

ま

マイトマイシンC　*351*
マイネルト基底核　*205*
前向き観察研究　*130*
前向き研究　*130*
マキサカルシトール　*241, 369*
膜通過機構（薬物の）　*5*
マグネシウム製剤　*308*
マグネシウム中毒　*308*
膜輸送機構　*26*
マクロライド系　*100*

マクロライド系抗生物質　*79, 80, 334, 342*
マザチコール　*176*
マゾッティ反応　*343*
末梢循環障害　*213*
末梢神経障害　*338*
末梢性AADC阻害薬　*171*
末梢性筋弛緩薬　*153*
末梢性鎮咳薬　*259*
末梢性めまい ➡ 内耳性めまい
麻　薬　*114*
　　──の管理　*114, 115*
麻薬・覚せい剤の譲渡・譲受　*116*
麻薬管理者　*115*
麻薬性鎮咳薬　*259*
麻薬性鎮痛薬　*140, 144, 145*
麻薬施用者　*115*
マラビロク　*328*
マラリア　*340*
マラリア治療薬　*340*
慢性好酸球性炎症　*261*
慢性C型肝炎　*325*
慢性腎臓病　*237*
慢性心不全　*221*
慢性腎不全　*239*
慢性中毒　*371*
　　──の治療薬　*374*
慢性特発性血小板減少性紫斑病　*257*
慢性閉塞隅角緑内障　*360*
慢性閉塞性肺疾患　*264*
慢性閉塞性肺疾患治療薬　*264*
D−マンニトール　*235, 242, 374*

み

ミアンセリン　*193*
ミオグロビン尿　*64*
ミオパチー　*333*
ミカファンギンナトリウム　*339*
ミグリトール　*280*
ミコナゾール　*339, 366*
ミコフェノール酸モフェチル　*319*
水制限　*247*
水中毒　*246*
水・ナトリウム代謝異常の薬　*237*
水利尿　*245*
　　──を調節する薬　*245*
水利尿薬　*247*
ミソプロストール　*266, 267*
ミゾリビン　*238, 319*
ミダゾラム　*167, 201, 378*
ミチグリニド　*277*
密着接合　*12*
ミトタン　*299*
ミドドリン　*217*
ミネラルコルチコイド　*51, 299*
ミネラルコルチコイド受容体　*215, 245*
ミネラルコルチコイド受容体拮抗薬　*224, 225, 242, 244*
ミノサイクリン　*333*
ミノドロン酸　*290*
未変化体尿中排泄率　*18*

μ受容体　*43, 72, 141*
ミラベグロン　*78, 305*
ミリスロール®　*376*
ミリモスチム　*257*
ミルタザピン　*195*
ミルナシプラン　*194*
ミルリノン　*223*

む

無顆粒球症　*65, 189, 251, 298*
無月経　*301*
無作為化比較試験　*131*
矛盾性運動　*176*
無水カフェイン　*260*
ムスカリン受容体拮抗薬　*171, 176, 266, 304, 305*
ムスカリン受容体作動薬　*362*
ムスカリン性アセチルコリン受容体　*34*
無　痛　*149*
無　動　*170*

め

メイロン®　*379*
メキシレチン　*229*
メコバラミン ➡ メチルコバラミン
メサドン　*140*
メサラジン　*271*
メスカリン　*73*
メスナ　*348*
メタ解析　*133*
メタンフェタミン　*73, 196*
DL−メチオニン　*272*
メチシリン耐性黄色ブドウ球菌　*332*
メチラポン　*299*
N−メチル−D−アスパラギン酸　*41*
メチルコバラミン　*256*
メチルジゴキシン　*223*
メチルテストステロン　*300*
メチルドパ　*99, 211*
メチルフェニデート　*73, 197*
メチルプレドニゾロン　*238, 315*
滅　菌　*345*
メディエーター遊離抑制薬　*322*
メテノロン　*301*
メトクロプラミド　*265*
メトトレキサート　*100, 316, 319, 349*
メトプロロール　*212, 224, 230*
メトホルミン　*279*
メドロキシプロゲステロン　*301, 302*
メトロニダゾール　*269, 338, 342*
メナテトレノン　*255*
メニエール病　*161*
メピバカイン　*147*
メフロキン　*340*
メペンゾラート　*269*
メベンダゾール　*342*
メマンチン　*207*
メラトニン受容体作動薬　*203*
メルカプトプリン　*350*
メルファラン　*348*

索引

メロキシカム　314
メロゾイト　340
メロペネム　331
免疫異常に用いる薬　318
免疫学的測定法　107
免疫グロブリン　320
免疫グロブリンE　321
免疫グロブリンスーパーファミリー　48
免疫グロブリン製剤　383
免疫疾患　318
免疫増強薬　320
免疫チェックポイント　356
免疫チェックポイント阻害薬　354, 356
免疫調整薬　317
免疫反応　318
免疫賦活薬 ➡ 免疫増強薬
免疫抑制薬　238, 271, 316, 319, 364, 367, 368

も

盲検　132
モキシフロキサシン　336
モザバプタン　247
モサプリド　265
モダフィニル　197
モニタリング　58
　抗凝固療法の──　107
モノアミンオキシダーゼ　14, 190
モノアミンオキシダーゼB　171
モノアミンオキシダーゼ受容体仮説　190
モノアミンオキシダーゼ阻害作用　336
モノアミン仮説　190
モノアミン受容体仮説　190
モノアミントランスポーター　36
モノバクタム系抗生物質　331
モヒアト　378
モメタゾン　368
モルヒネ　72, 140, 378
モルホリン系　366
モンテプラーゼ　254
モンテルカスト　261

や

夜間高血圧　110
薬害　68
薬害史（日本）　69
薬学　2
薬剤交付　120, 122
薬剤使用歴　67
薬剤性パーキンソン症候群　170, 187
薬剤性便秘　270
薬剤耐性　87
薬剤抵抗性　32
薬物依存　70
　──の発現機序　70
薬物感受性　31
薬物受容体　22
薬物性肝障害　64

薬物性腎障害　64
薬物相互作用　75
薬物送達システム　112
薬物代謝酵素　82
薬物治療　94
　──の基本戦略　56
　──の適正化　57
　──の目的　56
薬物同士の結合　76
薬物動態（PK）　4, 5, 82, 231
　──の基本パラメーター　16
　──の日内変動　109
　──の病態による変動　21
　──の変化　94
薬物動態試験　125, 126
薬物動態モニタリング　105
薬物投与計画　19
薬物トランスポーター　6, 80, 85
薬物トランスポーター活性の変動　76
薬物標的分子　22, 27, 31
薬物名　58
薬物有害反応　61
　重篤な──　62
薬物乱用　70
薬物乱用頭痛　159
薬理遺伝学　82
薬理学　2
　──の中心概念　2
薬力学（PD）　4, 22, 86
　生後の変化　92
薬力学的相互作用 ➡ 相互作用（薬力学上の）
薬力学モニタリング　105, 107
薬理ゲノム学 ➡ 薬理遺伝学
薬理作用　4, 22, 86, 182
　──の日内変動　109
　──の変化　95
　──の様式　27
薬理試験　125
野生型　82
薬効　61
　──の遺伝的差異　82
薬効薬理試験　125
夜尿症　246

ゆ

有益性の原則　135
有害事象　61
有害な自律神経反射の除去　149
有害反応　61, 62, 231
　──の遺伝的差異　82
　──のグレード　61
　──の診断　67
　──の治療　67
　──の予防　66
有機陰イオン輸送体　80
有機硝酸エステル　218
有機溶剤　73
有機リン　371
有機リン酸エステル類　179
有機リン中毒の治療薬　371
有効性
　ICH　128

医薬品選択の基準　57
遊離形薬物　3
遊離形薬物分率　11
輸液　380
輸液製剤　380
輸血　380
　──による有害反応　383
　──の有害反応　383
輸血感染症　383
輸血関連急性肺障害　383
輸血後移植片対宿主病（輸血後GVHD）　383
油脂性基剤　366
油中水滴型　366

よ

陽イオン交換樹脂　240
ヨウ化カリウム　298
溶血性輸血反応　383
葉酸　256, 293
葉酸製剤　256
葉酸代謝拮抗薬　349
陽性症状　182
ヨウ素　369
用法　58
用量　58
用量設定試験　126
用量漸増法　131
抑うつ症状　187
余剰受容体　31
ヨード造影剤　279
予防　56
　有害反応の──　67
予防接種　344
予防接種法　344
予防薬　56
与薬　58
四環系抗うつ薬　193
IV群（抗不整脈薬）　228
4条件（全身麻酔）　149

ら

ライエル症候群 ➡ 中毒性表皮壊死症
ライ症候群　313
β-ラクタマーゼ　329, 331
β-ラクタマーゼ阻害薬　331
β-ラクタム　329
ラクチトール　272
ラクツロース　272
ラクナ梗塞　235
ラスブリカーゼ　286, 289
ラタノプロスト　360
ラタモキセフ　330
ラニチジン　266
ラニナミビル　324
ラニビズマブ　362
ラノコナゾール　366
ラパチニブ　355
ラピッド・サイクラー　195
ラベタロール　99, 213
ラベプラゾール　266
ラマトロバン　322

ラミブジン　*325, 327*
ラメルテオン　*203*
ラモセトロン　*265, 269*
ラモトリギン　*168, 195*
ラルテグラビル　*328*
ラロキシフェン　*291*
ランジオロール　*376*
卵巣過剰刺激症候群　*297, 303*
ランソプラゾール　*266*
ランダム化比較試験 ➡ 無作為化比較試験
ランダムな誤差　*130*
卵胞刺激ホルモン　*45*
ランレオチド　*296*

り

リアノジン受容体　*33, 86*
リオシグアト　*216*
リオチロニン　*299*
リザトリプタン　*157*
リシノプリル　*214, 224*
リスペリドン　*184*
リセドロン酸　*290*
リゼルギン酸ジエチルアミド　*73*
リゾチーム　*369*
離脱症候群　*194*
離脱症状 ➡ 退薬症状
利胆薬　*272, 273*
リチウム　*195, 247*
リツキシマブ　*356*
リドカイン　*147, 229, 377*
リード化合物　*124*
リトドリン　*308*
リトナビル　*327*
リドル症候群　*215, 244*
リナグリプチン　*278*
利尿薬　*161, 210, 215, 224, 238, 241*
リネゾリド　*336*
リバウンド現象 ➡ 反跳現象
リパスジル　*362*
リバスチグミン　*206*
リバビリン　*325*
リバーロキサバン　*253*
リファブチン　*337, 338*
リファマイシン　*337*
リファマイシン系抗生物質　*337*
リファンピシン　*77, 337, 338*
リポキシゲナーゼ　*53*
リポジストロフィー　*276*
リポソーム　*113*
リポソームブピバカイン　*149*
リポ蛋白質　*281*
リポ蛋白質リパーゼ　*281*
リポペプチド系抗生物質　*333*
リマプロスト　*250*
硫酸鉄　*256*
硫酸マグネシウム　*308, 377*
硫酸 Mg 補正液　*377*
リュープロレリン　*296, 357*
良性発作性頭位めまい症　*161*
緑内障　*111, 242, 243, 360*
緑内障治療薬　*360*
緑膿菌　*328, 329*

リラグルチド　*278*
リリーバー ➡ 発作治療薬
リルピビリン　*327*
リン吸着薬　*240*
リンコマイシン　*335*
リンコマイシン系抗生物質　*335*
リン酸カルシウム　*240*
臨床医学　*2*
臨床研究　*129*
　──に関する倫理指針　*136*
臨床研究コーディネーター　*127*
臨床試験　*126, 127, 129*
　──の科学　*129*
　──の方法　*130*
　──の倫理　*134*
臨床薬理学　*2*
臨床薬理試験　*126*
臨床用量依存 ➡ 常用量依存
リンパ球刺激試験　*62*
リンフォカイン　*48*
倫理指針（臨床試験に関する）　*136*
倫理審査　*135, 136*
倫理審査委員会　*136*

る

ルセオグリフロジン　*280*
ループス腎炎　*237*
ループ利尿薬　*215, 224, 238, 242, 243*
ルメファントリン　*341*
ルリコナゾール　*366*

れ

レヴィ小体　*170*
レヴィ小体型認知症　*205*
歴史的対照　*131*
レジパスビル　*326*
レスピラトリーキノロン　*336*
レセルピン　*212*
レチノイン酸誘導体　*358*
レトロゾール　*358*
レナリドミド　*359*
レニン　*45*
レニン-アンギオテンシン-アルドステロン系抑制薬　*210, 213, 220*
レニン-アンギオテンシン系　*99*
レニン-アンギオテンシン系抑制薬　*224*
レニン阻害薬　*214*
レノグラスチム　*257*
レバミピド　*266, 364*
レフルノミド　*316*
レベチラセタム　*168*
レボカバスチン　*363*
レボチロキシン　*299*
レボドパ　*171*
レボドパ作用増強薬　*175*
レボドパ製剤　*171*
レボブノロール　*361*
レボブピバカイン　*147*
レボフロキサシン　*336, 364*
レボメプロマジン　*184*

レミフェンタニル　*149, 151*
レム睡眠　*201*

ろ

ロイコトリエン　*52*
ロイコトリエン経路阻害薬　*262*
ロイコトリエン受容体拮抗薬　*322*
ロイコボリン ➡ ホリナート
ロイコボリン救援療法　*349*
労作狭心症　*217*
老年症候群　*95*
ロキソプロフェン　*314, 368*
ロクロニウム　*153, 378*
ロサルタン　*214*
ロスバスタチン　*282*
ロチゴチン　*173*
ロピナビル　*327*
ロピニロール　*173*
ロピバカイン　*147*
ロフラゼプ酸エチル　*199*
ロペラミド　*143, 269*
ロミプロスチム　*257*
ロメリジン　*157*
ロラゼパム　*168, 170, 199*
ロラタジン　*321*
ロルメタゼパム　*201*

わ

ワクチン　*344*
ワソラン®　*377*
ワルファリン　*86, 107, 238, 249, 252, 285*

A

A型ボツリヌス毒素　*153*
A_1 受容体　*50*
A_{2A} 受容体　*50*
A_{2B} 受容体　*50*
A_3 受容体　*50*
AADC ➡ 芳香族アミノ酸脱炭酸酵素
ABCトランスポーター　*6*
ACE ➡ アンギオテンシン変換酵素
ACE 阻害薬 ➡ アンギオテンシン変換酵素阻害薬
ACh ➡ アセチルコリン
AChE ➡ アセチルコリンエステラーゼ
ACTH ➡ 副腎皮質刺激ホルモン
ADAMTS13 ➡ フォン・ウィルブランド因子分解酵素
ADH1B ➡ アルコール脱水素酵素1B
ADHD ➡ 注意欠如・多動性障害
ADL ➡ 日常生活動作
ADME　*5*
ADP ➡ アデノシン二リン酸
ADP 受容体　*250*
ADP 受容体拮抗薬　*250*
AIP ➡ アルドステロン誘導蛋白質
ALDH2 ➡ 2型アルデヒド脱水素酵素
AMP 活性化プロテインキナーゼ　*279*
AMPA ➡ α-アミノ-3-ヒドロキシ-5-メチル-4-イソオキサゾー

ルプロピオン酸
AMPA 受容体　41
AMPK ➡ AMP 活性化プロテインキナーゼ
ANP ➡ 心房性ナトリウム利尿ペプチド
ANP$_A$ 受容体　46
ANP$_B$ 受容体　46
APTT ➡ 活性化部分トロンボプラスチン時間
ARB ➡ アンジオテンシン受容体拮抗薬
5-ASA ➡ 5-アミノサリチル酸
AT$_1$ 受容体　45
AT$_2$ 受容体　45
ATP ➡ アデノシン三リン酸
ATP 感受性 K$^+$ チャネル　47
ATP 受容体 ➡ P2 受容体
AUC ➡ 濃度-時間曲線下面積

B

B 型肝炎ウイルス　325
B 型ナトリウム利尿ペプチド　46
B 型ボツリヌス毒素　153
B$_1$ 受容体　46
B$_2$ 受容体　46
Bcr-Abl　355
Bcr-Abl 阻害薬　355
BCRP　8,86
BK ➡ ブラジキニン
BLT　53
BMAL1　108
BNP ➡ B 型ナトリウム利尿ペプチド

C

C 型肝炎ウイルス　325
C 型ナトリウム利尿ペプチド　46
Ca^{2+} ➡ カルシウムイオン
Ca^{2+} シグナル　25
Ca^{2+} チャネル遮断薬（抗不整脈薬）　230
cAMP　222
cAMP 依存性プロテインキナーゼ（PKA）　222
CB$_1$ 受容体　72
CB$_2$ 受容体　72
CCR5　328
CCR5 阻害薬　328
cGMP　218
cGMP 依存性プロテインキナーゼ　218
Cheng-Prusoff の式 ➡ チェン・プルソフの式
Child-Pugh スコア　102
CKD ➡ 慢性腎臓病
CLOCK　108
Clostridium difficile　332,338
C_{max} ➡ 最高血中濃度
CNP ➡ C 型ナトリウム利尿ペプチド
Cockcroft-Gault の式　95,103
COMT 阻害薬　171,175
COPD ➡ 慢性閉塞性肺疾患
COX ➡ シクロオキシゲナーゼ
COX-1　311

COX-2　311
COX-2 選択的阻害薬　314
C_R ➡ 濃度比
CRA（clinical research associate）　127
CRC ➡ 臨床研究コーディネーター
CRH ➡ 副腎皮質刺激ホルモン放出ホルモン
CRY　108
CTLA-4　356
CTZ ➡ 化学受容器引き金帯
CYP ➡ シトクロム P450
CYP1A2　13,77,78
CYP3A　328
CYP3A4　13,77,78,79,335,336,338
CYP3A7　91
CYP2C9　13,78,83,253
CYP2C19　13,83
CYP2D6　13,78,83
CYP2E1　77
CysLT　53

D

D$_1$ 様受容体　37
D$_2$ 受容体拮抗作用　182
D$_2$ 受容体拮抗薬　265
D$_2$ 様受容体　37
DAAs ➡ 直接作用型抗ウイルス薬
DDS ➡ 薬物送達システム
DHP-I ➡ デヒドロペプチダーゼ-I
DHP-I 阻害薬　332
DHP 系 ➡ ジヒドロピリジン系
DI ➡ 尿崩症
DMARDs ➡ 疾患修飾性抗リウマチ薬
DOAC ➡ 直接経口抗凝固薬
L-DOPA ➡ レボドパ
L-DOPA 製剤 ➡ レボドパ製剤
DP 受容体　53
DPD ➡ ジヒドロピリミジン脱水素酵素
DPP-4 阻害薬 ➡ ジペプチジルペプチダーゼ 4 阻害薬
DRI ➡ 直接的レニン阻害薬
DSS ➡ ドパミン D$_2$ 受容体部分作動薬

E

E$_1$ ➡ エストロン
E$_2$ ➡ エストラジオール
E$_3$ ➡ エストリオール
E6（Guideline for Good Clinical Practice）　128
EBM　57
ED$_{50}$ ➡ 半数効果用量
EGF 受容体阻害薬 ➡ 上皮成長因子受容体阻害薬
eGFR　95,103
EM（extensive metabolizer）　83
ENaC ➡ 上皮ナトリウムチャネル
EP 受容体　53
EPR 効果　113
ET-1　45
ET-2　45
ET-3　45

ET$_A$　45
ET$_B$　45

F

FDA ➡ 食品医薬品局
First-in-Human 試験　126
FK506 結合蛋白質　319
FP 受容体　53
FSH ➡ 卵胞刺激ホルモン

G

G 蛋白質　24
G 蛋白質共役型受容体　24
G 蛋白質共役型受容体ファミリー　48
GABA ➡ γ-アミノ酪酸
GABA$_A$ 受容体　39,373
GABA$_A$ 受容体作動薬　155
GABA$_B$ 受容体　39
GABA$_B$ 受容体作動薬　155
GC-A 受容体　225
GCP（Good Clinical Practice）　126
GCP（医薬品の臨床試験の実施の基準に関する省令）　136
G-CSF　257
G-CSF 製剤　257
GFR ➡ 糸球体濾過率
GFR 推算式　103
GH ➡ 成長ホルモン
GHRH ➡ 成長ホルモン放出ホルモン
GIP ➡ 胃抑制ペプチド
Giusti-Hayton の式　103
Gla 化 ➡ γ-カルボキシ化
GLP-1 ➡ グルカゴン様ペプチド-1
GLP-1 受容体作動薬　278
GLUT-4　47
GnRH ➡ 性腺刺激ホルモン放出ホルモン
GPCR ➡ G 蛋白質共役型受容体
GR ➡ グルココルチコイド受容体
GRE　315
GST　77

H

H$^+$ ➡ 水素イオン
H$_1$ 受容体拮抗薬　110
H$_2$ 受容体拮抗薬　110,266,268
HBV ➡ B 型肝炎ウイルス
HCG 製剤　297
HCV ➡ C 型肝炎ウイルス
HER2 阻害薬　355
HIV ➡ ヒト免疫不全ウイルス
H$^+$/K$^+$-ATPアーゼ　267
HMG-CoA 還元酵素　282
HMG-CoA 還元酵素阻害薬　110,220,238,282,285
HMG/FSH 製剤　296,297
HMG-HCG 療法　297
5-HT ➡ 5-ヒドロキシトリプタミン
5-HT$_{1A}$ 受容体作動性抗不安薬　200
5-HT$_{1B}$ 受容体　158
5-HT$_{1D}$ 受容体　158

索　引　**415**

5-HT$_2$受容体拮抗薬　*251*
5-HT$_3$受容体拮抗薬　*265*
5-HT$_4$受容体　*265*
5-HT$_4$受容体作動薬　*265*

I

IBD ➡ 炎症性腸疾患
IBS ➡ 過敏性腸症候群
IBS 治療薬　*270*
ICG ➡ インドシアニングリーン
ICH ➡ ハーモナイゼーション国際会議
ICH-GCP　*128*
ICS ➡ 吸入ステロイド薬
IFIS ➡ 術中虹彩緊張低下症候群
IFN ➡ インターフェロン
IFN 誘導性遺伝子群　*327*
IgE ➡ 免疫グロブリン E
IgE 中和抗体 ➡ オマリズマブ
IGF-1 ➡ インスリン様成長因子-1
IL ➡ インターロイキン
IL-17 受容体ファミリー　*48*
IM (intermediate metabolizer)　*83*
INN (international nonproprietary names)　*58*
INR (international normalized ratio)　*107, 253*
IP 受容体　*53*
IRB ➡ 倫理審査委員会
IRS-1 ➡ インスリン受容体基質-1
ISA ➡ 内因性交感神経刺激作用

J

Jarisch-Herxheimer 反応　*330*

K

K 細胞　*48*
K$^+$ ➡ カリウムイオン
K$^+$チャネル遮断（抗不整脈薬）　*230*
K_D ➡ 解離定数

L

L 型電位依存性 Ca^{2+}チャネル　*216*
L 細胞　*48*
LABA ➡ 長時間作用型アドレナリン β$_2$受容体作動薬
LAMA ➡ 長時間作用型ムスカリン受容体拮抗薬
LD$_{50}$ ➡ 半数致死量
LH ➡ 黄体形成ホルモン
LHRH ➡ 黄体形成ホルモン放出ホルモン
LHRH アナログ製剤　*303*
LHRH 受容体抑制薬 ➡ 黄体形成ホルモン放出ホルモン受容体抑制薬
LHRH 製剤 ➡ 黄体形成ホルモン放出ホルモン製剤
LOX ➡ リポキシゲナーゼ
LSD　*73, 184*
LT ➡ ロイコトリエン
LTA$_4$　*53*

LTB$_4$　*53*
LTC$_4$　*53*
LTD$_4$　*53*

M

M$_1$受容体　*34*
M$_2$受容体　*34*
M$_3$受容体　*34, 305*
M$_4$受容体　*34*
M$_5$受容体　*34*
M$_2$蛋白質　*324*
M$_2$蛋白質阻害薬　*324*
MAC ➡ 最小肺胞濃度
mAChR ➡ ムスカリン性アセチルコリン受容体
MAO ➡ モノアミンオキシダーゼ
MAO 阻害作用 ➡ モノアミンオキシダーゼ阻害作用
MAO-B ➡ モノアミンオキシダーゼ B
MAO-B 阻害薬　*171, 175*
MARTA ➡ 多元受容体作用抗精神病薬
M-CSF 製剤　*257*
MDMA　*73*
MDR1　*6, 76, 80, 85, 335*
MEC ➡ 最小有効濃度
MIC ➡ 最小阻止濃度
M/P 比　*100*
MPTP　*175*
MR ➡ ミネラルコルチコイド受容体
MRA ➡ アルドステロン受容体拮抗薬
MRP　*7*
MRP2　*7*
MRP4　*8*
MRSA ➡ メチシリン耐性黄色ブドウ球菌
MTC ➡ 最小中毒濃度
mTOR　*320*
mTOR 阻害薬　*354, 356*

N

NA ➡ ノイラミニダーゼ
Na$^+$ ➡ ナトリウムイオン
Na$^+$チャネル遮断（抗不整脈薬）　*229*
Na$^+$ポンプ　*223*
nab-パクリタキセル　*352*
nAChR ➡ ニコチン性アセチルコリン受容体
Na$^+$/Cl$^-$共輸送体　*215, 244*
Na$^+$/K$^+$-ATPアーゼ　*223, 242*
Na$^+$/K$^+$/2Cl$^-$共輸送体　*243*
NAPQI ➡ N-アセチル-p-ベンゾキノンイミン
NaSSA ➡ ノルアドレナリン作動性・特異的セロトニン受容体作動性抗うつ薬
NAT2 ➡ N-アセチル基転移酵素 2
NCC ➡ Na$^+$/Cl$^-$共輸送体
NK1 受容体拮抗薬　*265*
N$_M$ 型受容体 ➡ 筋肉型ニコチン性アセチルコリン受容体
NMDA ➡ N-メチル-D-アスパラギン酸
NMDA 受容体　*41*

NMDA 受容体チャネル阻害薬　*206, 207*
NMDA スパイク　*208*
N$_N$ 型受容体 ➡ 神経型ニコチン性アセチルコリン受容体
nnRTIs ➡ 非核酸系逆転写酵素阻害薬
NO ➡ 一酸化窒素
NOAEL ➡ 最大無毒性量
non-REM 睡眠 ➡ ノンレム睡眠
NOS ➡ 一酸化窒素合成酵素
NPC1L1 阻害薬 ➡ 小腸コレステロールトランスポーター阻害薬
nRTIs ➡ 核酸系逆転写酵素阻害薬
NS5A 阻害薬　*325, 326*
NS3A/4A 阻害薬　*325, 326*
NSAID パルス療法　*286*
NSAIDs ➡ 非ステロイド性抗炎症薬
NS5B 阻害薬　*325, 326*

O

OAT　*8*
OAT1　*80*
OAT3　*80*
OATP　*8*
OATP1B1　*80, 85*
OCT　*8*
OCT1　*80*
OCTN　*8*
off-label use ➡ 適応外使用
o/w 型 ➡ 水中油滴型
OX1R ➡ オレキシン 1 受容体
OX2R ➡ オレキシン 2 受容体

P

P 糖蛋白質 ➡ MDR1
P ドラッグ ➡ パーソナルドラッグ
P1 受容体　*50*
P2 受容体　*51*
P2X 受容体　*51*
P2Y 受容体　*51*
PA ➡ プラスミノーゲン活性化因子
pA_2　*30*
PAE (postantibiotic effect)　*333*
PBP ➡ ペニシリン結合蛋白質
PCP ➡ フェンシクリジン
PCP 精神病　*183*
PCSK9 阻害薬　*282, 284*
PD-1　*356*
PD-L1　*356*
PD-L2　*356*
PEG 化製剤 ➡ ポリエチレングリコール化製剤
PEPT1　*8*
PEPT2　*8*
PER　*108*
PG ➡ プロスタグランジン
PG 製剤 ➡ プロスタグランジン製剤
PGD$_2$　*53*
PGE$_1$誘導体　*309*
PGE$_2$（ジノプロストン）　*53, 309*
PGF$_{2\alpha}$（ジノプロスト）　*53, 309*
PGI$_2$　*53*

PGI$_2$受容体　　*250*
PGI$_2$誘導体　　*250*
pH　　*76,80*
PIVKA 型凝固因子　　*252*
pK_a　　*6*
PM（poor metabolizer）　　*83*
PMDA ➡ 医薬品医療機器総合機構
POMC ➡ プロオピオメラノコルチン
PPI ➡ プロトンポンプ阻害薬
PRSP ➡ ペニシリン耐性肺炎球菌
PTH ➡ 副甲状腺ホルモン

Q

QT 延長　　*63,335,337*
QT 延長症候群　　*234*
QT$_c$ 間隔延長 ➡ QT 延長

R

RA ➡ 関節リウマチ
RA（rapid acetylator）　　*84*
RA 系抑制薬　　*239*
RAA 系抑制薬 ➡ レニン - アンギオテン
　シン - アルドステロン系抑制薬
RCT ➡ 無作為化比較試験
REM 睡眠 ➡ レム睡眠
Rho キナーゼ　　*236*
Rho キナーゼ阻害薬　　*362*
RM（rapid metabolizer）　　*82*
RNA ポリメラーゼ阻害薬　　*324*
RyR1　　*86*

S

SA（slow acetylator）　　*84*
SABA ➡ 短時間作用型アドレナリン β$_2$
　受容体作動薬
Schild プロット　　*30*
SDA ➡ セロトニン・ドパミン受容体拮
　抗薬
SGLT2 阻害薬 ➡ ナトリウム / グルコー

ス共輸送体 2 阻害薬
SIADH ➡ 抗利尿ホルモン不適合分泌症
　候群
SJS ➡ スティーブンス・ジョンソン症候
　群
SLC トランスポーター　　*6*
SMON ➡ スモン
SN-38　　*353*
SNP ➡ 一塩基多型
SNRI ➡ セロトニン・ノルアドレナリン
　再取り込み阻害薬
SSRI ➡ 選択的セロトニン再取り込み阻
　害薬
ST 合剤　　*337*
SU 薬 ➡ スルホニル尿素薬

T

$t_{1/2}$ ➡ 消失半減期
T$_3$ ➡ トリヨードチロニン
T$_4$ ➡ チロキシン
TCA ➡ 三環系抗うつ薬
TDM ➡ 治療薬物モニタリング
TdP ➡ torsades de pointes
Th2 サイトカイン阻害薬　　*262,322*
THC ➡ テトラヒドロカンナビノール
therapeutic orphan　　*92*
T_{max} ➡ 最高血中濃度到達時間
TNF-α　　*271*
torsades de pointes（TdP）　　*63,226,
　227,335*
TP 受容体　　*53*
t-PA ➡ 組織プラスミノーゲン活性化因
　子
TPMT ➡ チオプリン S-メチル基転移酵
　素
TR ➡ 甲状腺ホルモン受容体
TR（therapeutic range）　➡ 治療域
TRH ➡ 甲状腺刺激ホルモン放出ホルモ
　ン
TSH ➡ 甲状腺刺激ホルモン

TTP ➡ 血栓性血小板減少性紫斑病
TX ➡ トロンボキサン
TXA$_2$　　*53*
TXA$_2$ 合成酵素　　*250*

U

UDP-グルクロン酸転移酵素　　*14,77,
　91*
UDP-グルクロン酸転移酵素 1A1
　83,91
UDP サイクル　　*332*
UGT ➡ UDP-グルクロン酸転移酵素
UGT1A1 ➡ UDP-グルクロン酸転移酵
　素 1A1
UM（ultrarapid metabolizer）　　*83*

V

V$_1$（V$_{1a}$）受容体　　*43,246*
V$_2$ 受容体　　*43,246*
V$_2$ 受容体拮抗薬　　*247*
V$_3$（V$_{1b}$）受容体　　*43*
van der Waals 結合　　*22*
V_d ➡ 分布容積
VKOR ➡ ビタミン K エポキシド還元酵
　素
VKORC1 ➡ ビタミン K エポキシド還元
　酵素複合体サブユニット 1
VMAT 阻害薬 ➡ 小胞モノアミントラン
　スポーター阻害薬
Von Harnack の表　　*92*
VRE ➡ バンコマイシン耐性腸球菌
vWV 因子分解酵素 ➡ フォン・ウィルブ
　ランド因子分解酵素

W

wearing-off 現象　　*173,177*
well-stirred モデル　　*101*
w/o 型 ➡ 油中水滴型

ベッドサイドの薬理学

平成 30 年 3 月 31 日　発　行

| 編　者 | 笹　栗　俊　之 |
| | 宮　田　篤　郎 |

発行者　池　田　和　博

発行所　丸善出版株式会社

〒101-0051　東京都千代田区神田神保町二丁目17番
編集：電話 (03) 3512-3266／FAX (03) 3512-3272
営業：電話 (03) 3512-3256／FAX (03) 3512-3270
https://www.maruzen-publishing.co.jp

© Toshiyuki Sasaguri, Atsuro Miyata, 2018

組版印刷・富士美術印刷株式会社／製本・株式会社 星共社

ISBN 978-4-621-30274-3　　C 3047　　　　　　　Printed in Japan

JCOPY 〈(社)出版者著作権管理機構　委託出版物〉
本書の無断複写は著作権法上での例外を除き禁じられています．複写
される場合は，そのつど事前に，(社)出版者著作権管理機構（電話
03-3513-6969, FAX 03-3513-6979, e-mail：info@jcopy.or.jp）の許諾
を得てください．